W0263641

HANDBUCH DER GESAMTEN AUGENHEILKUNDE

BEGRÜNDET VON **A. GRAEFE** UND **TH. SAEMISCH**

FORTGEFÜHRT VON **C. HESS**

HERAUSGEGEBEN UNTER MITARBEIT VON

C. ADAM-BERLIN, TH. AXENFELD-FREIBURG I. BR., C. BEHR-HAMBURG, ST. BERNHEIMER-WIEN †, A. BIELSCHOWSKY-BRESLAU, A. BIRCH-HIRSCHFELD-KÖNIGSBERG I. PR., A. BRÜCKNER-BASEL, R CORDS-KÖLN, A. ELSCHNIG-PRAG, O. EVERSBUSCH-MÜNCHEN †, A. FICK-HERRSCHING A. AMMERSEE, B. FLEISCHER-ERLANGEN, E. FRANKE-KOLBERG, S. GARTEN-LEIPZIG †, W. GILBERT-HAMBURG, ALFR. GRAEFE-HALLE †, R. GREEFF-BERLIN, A. GROENOUW-BRESLAU, K. GRUNERT-BREMEN, O. HAAB-ZÜRICH, E. HEDDAEUS-DRESDEN, L. HEINE-KIEL, E. HERING-LEIPZIG †, E. HERTEL-LEIPZIG, C. VON HESS-MÜNCHEN †, E. VON HIPPEL-GÖTTINGEN, J. HIRSCHBERG-BERLIN, F. B. HOFMANN-BERLIN, J. VAN DER HOEVE-LEIDEN, J. IGERSHEIMER-GÖTTINGEN, E. KALLIUS-HEIDELBERG, J. KÖLLNER-WÜRZBURG, A. KRAEMER-SAN DIEGO †, E. KRÜCKMANN-BERLIN, H. KUHNT-BONN, R. KÜMMELL-HAMBURG, F. LANGENHAN-HANN.-MÜNDEN, H. LAUBER-WIEN, TH. LEBER-HEIDELBERG †, G. LENZ-BRESLAU, A. LINK-KÖNIGSBERG I. PR., W. LÖHLEIN-GREIFSWALD, A. LÖWENSTEIN-PRAG, F. MERKEL-GÖTTINGEN †, J. VON MICHEL-BERLIN †, J. W. NORDENSON-STOCKHOLM, M. NUSSBAUM-BONN †, E. H. OPPENHEIMER-BERLIN, A. PETERS-ROSTOCK, A. PÜTTER-KIEL, M. VON ROHR-JENA, R. SALUS-PRAG, TH. SAEMISCH-BONN †, H. SATTLER-LEIPZIG, C. H. SATTLER-KÖNIGSBERG I. PR., O. SCHIRMER-GREIFSWALD †, W. SCHLAEFKE-KASSEL †, G. SCHLEICH-TÜBINGEN, H. SCHLOFFER-PRAG, H. SCHMIDT-RIMPLER-HALLE A. S. †, OSCAR SCHULTZE-WÜRZBURG †, R. SEEFELDER-INNSBRUCK, H. SNELLEN JUN.-UTRECHT, K. STARGARDT-MARBURG, W. STOCK-TÜBINGEN, S. V. SZILY SEN.-BUDAPEST, A. V. SZILY-FREIBURG I. BR., W. UHTHOFF-BRESLAU, H. VIRCHOW-BERLIN, A. WAGENMANN-HEIDELBERG, K. WESSELY-WÜRZBURG.

VON

TH. AXENFELD UND A. ELSCHNIG

DRITTE NEUBEARBEITETE AUFLAGE

SPRINGER-VERLAG BERLIN HEIDELBERG GMBH

1924

VERLETZUNGEN DES AUGES

MIT BERÜCKSICHTIGUNG DER UNFALLVERSICHERUNG

VON

A. WAGENMANN

PROFESSOR IN HEIDELBERG

DRITTE AUFLAGE

III. BAND

MIT 59 TEXTFIGUREN

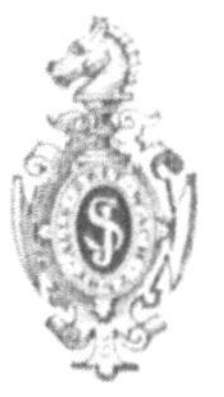

SPRINGER-VERLAG BERLIN HEIDELBERG GMBH

1924

ISBN 978-3-642-98155-5   ISBN 978-3-642-98966-7 (eBook)
DOI 10.1007/978-3-642-98966-7

Inhalt.

VI. Verletzungen durch Schuß.

VII. Beschädigung des Auges durch Verletzung des übrigen Körpers.

Kapitel XVII₃.

Verletzungen des Auges mit Berücksichtigung der Unfallversicherung. III.

Von

A. Wagenmann,

Professor in Heidelberg.

Mit zahlreichen Figuren im Text.

IV. Verletzungen durch thermische, chemische und elektrische Einwirkung, sowie durch anderweitige strahlende Energien (leuchtende und ultraviolette Strahlen, Röntgenstrahlen, Radiumstrahlen).

Allgemeines über Verletzungen durch thermische und chemische Einwirkung (Verbrennungen und Verätzungen des Auges).

§ 210. Die Verbrennungen und Verätzungen des Auges, die unter den verschiedenen schädlichen Einwirkungen, die in diesem Kapitel zusammengefaßt sind, eine besonders große praktische Bedeutung besitzen, sind früher vielfach in ihrer Wirkung auf das Auge in eine Linie gestellt. Sie gleichen sich in der Tat in einer Reihe äußerer Erscheinungen, während die schädlichen Vorgänge im Gewebe im einzelnen doch große Verschiedenheiten aufweisen. Selbst die Wirkung verschiedener chemischer Substanzen gestaltet sich je nach der chemischen Natur verschieden. Verbrennungen und Verätzungen betreffen häufig die Hornhaut und Bindehaut gleichzeitig, oft noch die Lider und die Umgebung des Auges. Sie gleichen sich insofern in ihrer Einwirkung auf die Gewebe des Auges, daß sie in schwereren Fällen stets zu einer gewaltsamen Veränderung der chemischen Konstitution der Gewebe, zu Nekrose und Zerstörung der Membranen führen. Der Verlauf, der Endausgang der Verletzung und die Folgezustände haben viel Analoges. In fast allen schweren Fällen kombiniert sich dauernde hochgradige Schädigung des Bulbus mit mehr oder weniger flächenhafter narbiger Verwachsung und Schrumpfung des Bindehautsacks, mit Symblepharonbildung, Verkrümmung und Veränderungen der Lider, abnormer Lidstellung, sowie öfters mit Beweglichkeitsbeschränkung des Auges. Waren die Lider allein betroffen, treten bei beiden Verletzungsarten analoge Veränderungen der Lider, besonders der Lidstellung durch Substanzverlust und Narbenschrumpfung ein, und der Bulbus kann durch die Folgezustände Schaden erleiden. Als Ausgang beider Verletzungen bleibt in schweren Fällen dauernde Entstellung zurück.

Charakteristisch ist ferner, daß durch den Verletzungsvorgang und die Form der Schädlichkeit häufiger beide Augen betroffen werden und daß das männliche Geschlecht vorwiegend diesen Verletzungen ausgesetzt ist. Die schweren thermischen und chemischen Verletzungen unterscheiden sich in ihrem Endausgang von den schweren mechanischen Verletzungen. Die Natur und Eigenschaft der thermisch und chemisch wirkenden Substanzen bringen es mit sich, daß besonders häufig flächenhafte Schädigungen der Augenoberfläche veranlaßt werden und daß sich die schädigende Wirkung durch tiefergreifende physikalische und chemische Prozesse auf eine weitere Umgebung erstreckt, als es der ursprünglich betroffenen Stelle entspricht.

Das Auge besitzt einen doppelten natürlichen Schutz gegen Verbrennung und Verätzung, in erster Linie den reflektorischen Lidschluß und sodann die Tränenflüssigkeit, die die Wirkung heißer Substanzen durch Abkühlung und die Wirkung chemischer Substanzen durch Verdünnung mildern kann. Der reflektorische Lidschluß kann das Auge vor schwerem Schaden bewahren und bewirken, daß derselbe Verletzungsvorgang, der in dem einen Fall beim Versagen des Schutzes Verlust beider Augen nach sich zieht, in einem andern Fall bei rechtzeitiger Einwirkung dieses Schutzes nur vorübergehend leichte Veränderungen der Lidhaut bewirkt, z. B. bei Fall in eine Kalkgrube usw.

In den Statistiken sind früher vielfach Verbrennungen und Verätzungen zusammengefaßt. Ich verweise auf die Zusammenstellungen in § 10 S. 25.

Die Verletzungen durch thermische Einwirkungen.

Die Verletzungen durch thermische Einflüsse werden meist durch hohe Temperaturen, selten durch niedere Temperaturen veranlaßt, es sind also meist Verbrennungen, nur selten Erfrierungen.

Die Verletzungen des Auges durch Kälteeinwirkung.

§ 211. Durch starke Kälteeinwirkung kann am Auge und an den Augenlidern ebenso wie an anderen Körperstellen lokale Gewebsschädigung verschiedenen Grades und selbst Nekrose entstehen. Im ganzen sind aber Schädigungen durch Kälteeinwirkung selten.

An den Augenlidern kann nach langdauernder Applikation von Eis auf das Auge Lidgangrän vorkommen. PLAUT (1900) hat aus der AXENFELD-schen Klinik einen derartigen Fall mitgeteilt.

Einem 43jährigen Dienstmädchen war wegen rechtsseitiger geringer Konjunktivitis nach Hineinfliegen von Sand von der Mutter eine trockene Schweinsblase mit Eisstückchen gefüllt direkt auf die geschwollenen Lider aufgelegt. Die Blase blieb 24 Stunden ununterbrochen liegen, wobei der Inhalt häufig erneuert wurde. Die Lider waren danach bretthart und geschwollen. Die Haut der Lider, besonders des unteren, war ausgedehnt nekrotisch, der Bulbus selbst intakt. Unter Salbenverband trat Demarkation mit Abstoßung der nekrotischen Partien ein, nur das äußere Blatt des Lids war nekrotisiert. Der Tarsus und die Konjunktiva blieben erhalten.

In einem von KOELLE (1902) mitgeteilten Fall war bei einem 6 Monate alten Kind, das an diphtheroider Bindehautenzündung nach Scharlach litt, ebenfalls nach langdauernder Eisanwendung Lidnekrose beobachtet, doch ist fraglich, inwieweit die Kälte die Ursache der Gangrän war.

Derartige Fälle mahnen zur Vorsicht, langdauernde direkte Eisanwendung auf das Auge ist zu vermeiden. Meist genügt die Anwendung von Eiswasserumschlägen oder die Abkühlung der Kompressen auf Eis. Wird eine Eisblase aufgelegt, so muß zum Schutz des Auges eine trockene Gazeschicht oder ein Salbenlappen untergelegt werden und die Eisblase darf nicht direkt auf die Haut gebracht werden. Außerdem soll Eis nicht längere Zeit ununterbrochen angewandt werden.

Die geschützte Lage des Auges, vor allem der Blutreichtum der Lider und die Möglichkeit, durch Lidschluß das Auge vor Kälte zu schützen, erklären, daß selbst bei langem Aufenthalt in großer Kälte Gewebsschädigungen am Auge, wie etwa die Erfrierungen von Nase, Ohr oder Endgliedern der Extremitäten, kaum vorkommen. Immerhin können durch starke Kälte bei bewegter Luft, vor allem beim Gehen in starken Schneestürmen, sei es im hohen Norden, sei es im Hochgebirge, Veränderungen an der Bindehaut und Hornhaut vorkommen.

OLE BULL (1895) wies darauf hin, daß Schneestürme und die dadurch veranlaßte Abkühlung selbst schwere Ophthalmien hervorrufen. Die Massage mit den Händen wirkt dabei günstig.

Bei Hochgebirgstouren kann durch Gehen im Schneesturm ohne Augenschutzbrille starke Reizung am Auge mit nachfolgender Konjunktivalhyperämie veranlaßt werden. Zum Teil werden die anfänglichen Schmerzen und Beschwerden hervorgerufen durch das starke mechanische Aufschlagen der kleinen Eiskristalle, die wie Nadelstiche auf der Haut und im Auge wirken.

DUBOIS DE LAVIGERIE (1895) berichtete, daß bei einem Radfahrer während einer Rekordfahrt bei kalter Witterung eine starke Sehstörung durch zentrale Hornhauttrübungen auftrat. Die Trübungen gingen von selbst zurück. Möglich ist, daß die vermehrte Verdunstung ebenfalls dabei mitwirkte.

In dem von PICK (1906) mitgeteilten Fall, bei dem während einer mehrstündigen Seefahrt im Wind eine kleine Glaskörperblutung im myopischen Auge auftrat, handelt es sich nicht um die Folgen der Abkühlung, sondern des Winddrucks.

v. Herrenschwand (1916, 1918) berichtete über 10 Fälle von Schädigung der Hornhaut im Hochgebirgskriege bei Soldaten, die in einer Höhe von 2000 m und darüber durch längere Zeit ununterbrochen dem grellen Sonnenlicht, der Wirkung des blendenden Schnees, heftigen Stürmen und Kälte ausgesetzt waren. Die Hornhaut zeigte eine Eindellung mit Abschilferung oder Blasenbildung des Epithels, zarter Trübung und in schwereren Fällen eine Miterkrankung der tieferen Schichten in einem bandförmigen Bezirke der Hornhautmitte, der der Gestalt der durch Blendung zusammengekniffenen, nur schmal geöffneten Lidspalte entsprach. Als Ursache wurde neben der schädigenden Einwirkung ultravioletter Strahlen die austrocknende Eigenschaft der verdünnten Luft, sowie die erhöhte Verdunstung der Tränenflüssigkeit infolge der Kälte und der häufigen Stürme angenommen.

Freytag (1917) fand bei einem Soldaten an seinem myopischen Auge nach längerem Aufenthalt bei nur geringer Kälte eine vorübergehende streifenartige Hornhauttrübung und Herabsetzung der Sensibilität mit Verschleierung des Sehens. Der Zustand verschwand schnell in der Wärme. Außerdem berichtete er über eine Beobachtung Sattlers, der eine Mattigkeit und leichte Trübung der Hornhautmitte im Lidspaltenbereich eines Auges bei einem 13jährigen Jungen, der sich längere Zeit auf der Eisbahn bei — 30° C herumgetummelt hatte, als Ursache einer entzündlichen Reizung gefunden hatte.

Gefrierung zur Lokalanästhesie und experimentelle Untersuchungen über den Einfluß der Kälte auf das Auge.

Die Lidhaut verträgt eine kurzdauernde und nicht zu tiefgehende Gefrierung ganz gut, so daß die künstliche Gefrierung zur Lokalanästhesie bei kleineren Operationen am Lid und Tränensack mit Vorteil verwendet werden kann. Ich selbst habe die Lokalanästhesie mit Äthylchlorid, das seinen Siedepunkt schon bei + 12,5° C hat und deshalb überaus schnell verdampft, empfohlen (1902). Gefrierung bis 20 Sekunden, die eine genügende Anästhesierung ergibt, wird ohne jeden Nachteil vertragen.

Wie Versuche ergeben, tritt nach etwas längerer und stärkerer Gefrierung eine Rötung auf, die mehrere Tage anhält, auch kann die Epidermis sich dann abheben. Bei Kaninchenversuchen rief Einfließenlassen von etwas Äthylchlorid in den Bindehautsack nur vorübergehende Injektion und Reizung hervor, die Kornea blieb klar. Durch Einwirkung des Äthylchloridstrahls auf Bindehaut und Hornhaut trat oberflächliche Gefrierung ein. Die Folge war stärkere Injektion der Bindehaut und eine mehrere Tage anhaltende Hornhauttrübung an der Gefrierungsstelle. Bei langdauernder Gefrierung ließ sich Konjunktivalnekrose, sowie an der Hornhaut Epithelnekrose und selbst tiefergehende Gewebsnekrose hervorrufen.

Wessely (1917) stellte Erfrierungsversuche an der Hornhaut des Kaninchens mittels Aufsetzen eines aus dünnem Kupferblech gefertigten Kessels, der mit einer aus Schnee und Salz bestehenden Kältemischung oder mit Kohlensäureschnee gefüllt war und Temperaturen bis — 20° C aufwies, an. Nach 5 bis 30 Sekunden Einwirkung wurde schneeweiße Gefrierung der berührten Hornhautstelle beobachtet, die nach Fortnahme des Gefäßes in wenigen Sekunden verschwand. Wurde die Hornhaut 1—2 Wochen lang täglich 15—20 Sekunden lang gefroren, so erfolgte zarte, parenchymatöse Trübung, Stichelung und Abstoßung des Epithels, bei längerer Einwirkung kam es zur Ulzeration. Mikroskopisch fanden sich schon nach kurzdauernder Erfrierung Degeneration und prolieferende Vorgänge am Hornhautepithel, sowie Quellung der Hornhautgrundsubstanz und Zerfall der fixen Hornhautkörperchen. Bei stärkerer Einwirkung kam es zur Abstoßung des Epithels. Zur Prüfung der Frage, ob das geschädigte Epithel regenerationsfähig sei, wurde an einer mit Gefrierung vorbehandelten Hornhaut eine Schnittwunde durch den Bezirk angelegt. Es trat Wundschluß mit Epithelwucherung ein, aber es machten sich wichtige Unterschiede sowohl am Epithel als auch an der Grundsubstanz gegenüber dem Wundschluß an einer ungeschädigten Hornhaut bemerkbar.

SCHÖLER (1918) legte beim Kaninchen einen Kohlensäureschneebehälter auf die entblößte Sklera auf. Nach 8—35 Sekunden langer Gefrierung beobachtete er einen leicht milchigen Hauch in der Netzhaut entsprechend der Einwirkungsstelle. Die äußerliche Reaktion war gering und schnell vorübergehend. Die Medien blieben klar. Nach 1—2 Wochen entwickelte sich in allmählicher Steigerung das Bild einer exsudativen Chorioretinitis mit starker Pigmentanhäufung bis zur Aderhaut-Netzhautatrophie mit zartem Narbenschleier.

Ferner erinnere ich daran, daß mehrere Angaben über den Einfluß der Kälte auf die brechenden Medien des Auges bei Tieren vorliegen. Bringt man nach KUNDE (1857) einen Frosch in eine Temperatur unter 0°, so bildet sich, noch bevor das Leben desselben vollständig erloschen ist, eine Trübung der Linse aus. Ein Frosch kann nach KUNDE stundenlang in einer Temperatur von — 10° R gelegen haben, so daß er hart wie ein Stein ist, und läßt sich dennoch wieder ins Leben zurückführen. Die Trübung der Linse verschwindet dann, doch konnten nach 24 Stunden noch Spuren davon aufgefunden werden. Auch DE CRECCHIO (1866) sah die Linsentrübung nach dem Wiederauftauen der Tiere meist nach $\frac{1}{2}$ Stunde zurückgehen, doch beobachtete er zuweilen später eine neue Trübung durch Kapselkatarakt. Ebenso traten in etwa 10% der Fälle nachträglich Hornhauttrübungen auf und die Augen blieben in vielen Fällen bei durchsichtiger Linse und Hornhaut blind. ABELSDORFF (1899) beobachtete ebenfalls bei Fröschen, die einige Zeit in Temperaturen unter 0° gehalten waren, mit Eintritt der Kältestarre die von DU BOIS-REYMOND schon erwähnte Pupillenverengerung und Katarakt. Die Linsentrübung erschien als Kortikaltrübung und ging bei Wiedererwärmen der Tiere zurück. Sodann verweise ich auf die Untersuchungen von v. MICHEL (1882, 1899), der den Einfluß niederer Temperaturen auf Kornea, Linse, Kammerwasser und Glaskörper geprüft hat. (Vgl. LEBER, dieses Handb., II. Abt., Bd. II, 2, S. 451.)

Die Verletzungen des Auges durch die Einwirkung hoher Temperatur. (Die Verbrennungen des Auges.)

Die Wirkung der Verbrennung auf die einzelnen Gewebe des Auges und ihre Folgen.

§ 212. Bei den Verbrennungen können wir je nach dem Wärmegrad und der Dauer der Einwirkung an den Geweben des Auges und der Lider verschiedene Grade der Verbrennung unterscheiden.

An der Haut der Augenlider treten die bekannten 3 Grade der Hautverbrennung in Erscheinung: 1. Rötung, 2. Blasenbildung durch Flüssigkeitserguß unter das Hornblatt der Epidermis, 3. Nekrose durch Wasserentziehung und Koagulation des Eiweiß mit Ausgang in Schorfbildung. Der Schorf kann weiß, gelb, braun oder schwarz sein, je nach der weiteren Zersetzung der organischen Substanz, die unter Entwicklung von brenzlichen Gasen mit Zurücklassung tierischer Kohle erfolgt. Die Nekrose und Gewebszerstörung setzt sich in schwereren Fällen auf die unter der Lidhaut gelegenen Teile des Augenlides fort. Das Lid kann auch lochförmig durchbrannt werden.

Liegt an den Augenlidern Verbrennung 1. oder 2. Grades vor, so bleiben bei aseptischer Heilung keine schädlichen Folgen zurück. Ist Gewebsnekrose — Verbrennung 3. Grades — erfolgt, so muß der Schorf als Fremdkörper durch demarkierende Entzündung unter Neubildung von Gefäßen und Granulationsgewebe abgestoßen werden. Der Prozeß heilt aus mit einer Narbe, die je nach dem Substanzverlust zu Verkürzung des Gewebes und zu Zugwirkung auf die Umgebung führt. Die Folge richtet sich je nach der Ausdehnung und Lage der verschorften Partie. Schon umschriebene Nekrosen am Lidrand oder im inneren Lidwinkel führen zu abnormer Stellung der Zilien, Verwachsung und Verödung oder Verziehung der Tränenpunkte und Tränenkanälchen, und, wenn beide Lider im Augenwinkel getroffen sind, zu partieller Verwachsung der Lider — Ankyloblepharon. Ausgedehnterer Substanzverlust oder gar tief bis auf den Orbitalknochen reichende Nekrose führt, falls die Lider von außen allein betroffen waren, stets zu Narbenektropium mit Behinderung des Lidschlusses — zu Lagophthalmus. Die Gefahr für die Hornhaut erscheint größer bei Narbenektropium des oberen Lides als bei dem des unteren, am größten bei Ektropium beider Lider. Ist ein größerer Teil des Lides in toto zerstört und ist an der Konjunktiva und am Bulbus Nekrose eingetreten, so können unregelmäßige Vernarbungen der granulierenden Flächen eintreten. Hochgradiges Ektropium kommt zustande, wenn auch die Gesichtshaut in der Umgebung des Auges flächenhaft tief verbrannt war.

An der Hornhaut, die keine Gefäße hat, findet man als geringsten Grad der Verbrennung eine zarte, leichte Trübung. Bei unverändertem Epithel kommt es dagegen nicht zu eigentlicher Blasenbildung, vielmehr tritt bei stärkerer Einwirkung als 2. Grad der Verbrennung sofort Nekrose auf, die sich aber nur auf das Epithel erstrecken kann. Das Epithel sieht weißlich-grau getrübt aus, stößt sich schnell ab und hängt oft in weißlichen Fetzen noch auf der Hornhaut. Eigentliche Blasenbildung entsteht nur selten, manchmal erst während der Vernarbung. Den nächsten Grad der Verbrennung an der Hornhaut stellt die Nekrose der Grundsubstanz dar, die sich verschieden weit in die Tiefe erstrecken kann. Dabei kann die Membran als solche erhalten sein, die nekrotische Hornhaut hat ein opakes, graues oder weißliches Aussehen wie gesottenes Eiweiß oder erscheint neben starker Trübung gelblich und gerunzelt. Eigentümliche Glanzlosigkeit und Trockenheit der Oberfläche mit Anästhesie deuten auf tiefe

Nekrose der Grundsubstanz hin. Durch die Verbrennung entsteht häufig sofort ein tiefer Substanzverlust mit Hinterlassung eines gelbbräunlichen Schorfes. Auch hier gilt, daß alles Nekrotische der Abstoßung anheimfällt. Erstreckte sich die Nekrose nur auf das Epithel, so erfolgen die Abstoßung und die Ausfüllung des Epitheldefektes in der Regel schnell ohne Folgen zu hinterlassen. Manchmal ist die Epithelialisierung verzögert. Leichtere Trübungen der Hornhaut hellen sich auf. War ein zirkumskripter Teil der Grundsubstanz nekrotisch, so kommt es zu demarkierender Entzündung, Abstoßung des Nekrotischen, Geschwürsbildung und Heilung durch Narbengewebe mit Hinterlassung einer dauernden Trübung. Je nach der Ausdehnung und Tiefe der Nekrose kommt es zu weiterer Komplikation, wie Perforation der Hornhaut, Vorfall von Contenta bulbi usw. Hat eine besonders hohe Temperatur auf die Hornhaut einige Zeit eingewirkt, wie bei Verletzungen durch glühendes Metall, besonders Eisen, durch siedendes Öl u. dgl., so können auch Trübungen in der Linse durch Einwirkung der Hitze hervorgerufen werden. Für den Verlauf und Ausgang ist besonders wichtig, ob die Heilung aseptisch bleibt oder ob Infektion hinzutritt.

Bei schwerster Nekrose der Hornhaut in großer Ausdehnung ist die Erhaltung der Form des Auges nicht möglich, der Prozeß endet mit Phthisis bulbi oder Staphylom. Ist die Hornhautnekrose weniger schwer, führt die meist mit Vaskularisation einhergehende Vernarbung zu bleibenden Trübungen der Hornhaut. Dabei hat die Narbe bei peripherer Lage große Neigung, die Bindehaut vom Rand heranzuziehen und die Form des Pseudopterygiums anzunehmen. Auch können bei gleichzeitig vorhandener Wundfläche der Bindehaut der Lider abnorme Verklebungen und Verwachsungen zwischen Hornhaut und Bindehaut eines oder beider Lider entstehen — Symblepharon corneale.

An der Bindehaut kommt als 1. Grad Rötung vor, besonders an der Conjunctiva tarsi und fornicis. Der 2. Grad ist der Flüssigkeitserguß unter die Bindehaut — Chemosis, vor allem deutlich und stark bei der Verbrennung der Conjunctiva bulbi. Die Schleimhaut bleibt manchmal lange Zeit sulzig verdickt, die Gefäße ausgedehnt. Der 3. Grad ist die Nekrose, die sich auf das Epithel beschränken kann. Die Oberfläche sieht leicht grauweißlich verfärbt, wie behaucht aus und bietet besonders an der Conjunctiva bulbi ein glanzloses Aussehen dar. Den weiteren Grad der Nekrose stellt die Nekrose der ganzen Membran mit Bildung eines grauweißlichen oder gelblichen Schorfs dar. Die Conjunctiva bulbi erscheint an der nekrotischen Partie entweder als weiße, glanzlose Membran mit runzliger Oberfläche, oft an der verbrannten Stelle deutlich eingesunken, oder umgewandelt in einen gelblich-bräunlichen Schorf, der der Sklera anhaftet. An der Konjunktiva der Übergangsfalten und Conjunctiva tarsi sieht man bei ausgesprochener Gewebsnekrose gewöhnlich einen eingesunkenen grau-weißen oder gelblichen Schorf. Der verbrannte Schorf läßt sich zuweilen leicht abwischen oder stößt sich schnell ab, so daß die Sklera bzw. der Tarsus frei zutage liegt. Die Verbrennung kann sich auf die Sklera oder den Tarsus erstrecken und zu gelblichem glanzlosem Schorf dieser Teile führen.

Die leichteren Grade der Bindehautverbrennung heilen ohne Folgen aus, zuweilen bleibt die Konjunktiva einige Zeit wie leicht behaucht oder sulzig verdickt und hyperämisch. Für die Bindehaut gilt ebenfalls, daß nekrotisches Gewebe und ein Schorf sich abstoßen müssen. Gewöhnlich kommt es an dem verbrannten Bezirk zuerst zu einer Fibrinausscheidung und zur Membranbildung, so daß eine ausgedehnte verbrannte Stelle ganz an kruppöse Konjunktivalveränderung erinnert. Dann vollzieht sich unter Bildung von etwas Granulationsgewebe die Abstoßung des Nekrotischen. Unter starker Heranziehung der Nachbarschaft vernarbt der Bindehaut-defekt, wobei durch die straffe Narbenbildung starke Verkürzung des Binde-hautsackes eintritt. An den verdickten Narben bleibt vermehrte Gefäßfüllung oft lange Zeit zurück, ohne daß die Schleimhaut entzündet ist (Pfalz 1909). Sind die beiden Blätter an entsprechenden Stellen wund geworden, so tritt Neigung zu flächenhafter Verklebung der Blätter hervor. Die Folgen der Vernarbung sind um so größer, je ausgedehnter der nekrotische Bezirk ist. Erstreckt sich die Nekrose bis in die Übergangsfalte und kontinuierlich auf die gegenüberliegende Partie des Bindehautsackes, so entsteht immer unter entsprechender narbiger Verkürzung und Verödung eine feste Verwachsung der Wundflächen, deren Breite von der Größe der Wundfläche abhängt (Symblepharon sclerale). Waren nur zwei zirkumskripte gegenüberliegende Wundflächen unter Freibleiben der Übergangsfalte verbrannt, so kann durch Verklebung ein brückenförmiges Symblepharon anterius entstehen. Bei Mit-beteiligung der Hornhaut erstreckt sich das Symblepharon bis auf die Horn-haut, Symblepharon corneale. Die Bildung partieller Narbenstränge hat Einfluß auf die Lidstellung und führt zu Entropium und Trichiasis. Ebenso haben ausgedehntere Verwachsungen Beweglichkeitsbeschränkungen des Auges im Gefolge. Nur bei flächenhafter Verbrennung des ganzen Bindehautsackes entsteht ein totales Symblepharon ohne Veränderung der Lidstellung, das Auge sieht wie ein geschlossenes Auge aus.

War die Sklera in ihrer ganzen Dicke mit nekrotisch geworden, so liegt nach Abstoßung des Schorfs die Uvea frei oder, falls die Bulbuswand in ihrer ganzen Dicke ergriffen war, wird der Glaskörperraum eröffnet. Nur selten erstreckt sich nach Verkohlung der vorderen Bulbuswand die Verbrennung primär auf das innere Auge und führt zu einer Zerstörung der inneren Augenhäute, der Linse, des Glaskörpers mit Verschorfung und Verkohlung der Substanzen. In den allerschwersten Fällen erstreckt sich die Verkohlung auf den ganzen Orbitalinhalt.

Auf die schädliche Wirkung der strahlenden Energien kommen wir später zurück, da vielfach nicht die hohe Temperatur, sondern der Gehalt an ultravioletten Strahlen das schädliche Agens ist. In § 227 finden sich auch Angaben über die Durchlässigkeit der Augenmedien für Ultrarot (Diathermansie). Mit der Einwirkung langdauernder Erhitzung ist der Star der Glasbläser in Zusammenhang gebracht. (Vgl. § 227 und Star der Glasbläser: Hess, Pathologie und Therapie des Linsensystems, dieses Handb., 2. Aufl., 1905, Kap. IX, S. 106.) Bei den Verletzungen durch elektrische Einwirkung werden die dabei vorkommenden Verbrennungen des Auges berücksichtigt.

Shahan und Lamb (1916) haben die histologischen Folgen der Hitzeeinwirkung auf die Kaninchenhornhaut untersucht. Sie fanden an der Hornhaut anfangs ödematöse Schwellung der überhitzten Partie und bei zunehmenden Hitzegraden Zerstörung des Epithels, dann des Endothels und Koagulationsnekrose an der Hornhautgrundsubstanz und schließlich auch an der Iris Schwellung.

Vorkommen und Befund. Verbrennungen entstehen auf die mannigfachste Weise. Nach der Art der Entstehung lassen sich verschiedene mehr oder weniger charakteristische Gruppen von Verbrennungen unterscheiden, so durch offene Feuerflammen, durch glühende oder geschmolzene Metalle, glühende Kohlen und Schlacken, durch siedende Flüssigkeiten und durch Dampf. Der Befund gestaltet sich ferner ganz verschieden je nach der Ausdehnung und Intensität der Verbrennung und der Dauer der Einwirkung.

Bei den Kriegsverletzungen kommen zum Teil schwerste Verbrennungen vor durch Flammenwerfer, die als Nahkampfwaffe eine an der Luft sich selbst entzündende Flüssigkeit schleudern, durch die in nächster Nähe explodierenden Granaten, Handgranaten, durch Geschosse, die eine Brandwirkung hervorrufen sollen, wie Brandgranaten, Brandbomben, durch Stichflammen, die am Verschluß aus dem Geschütz herausschlagen, durch Pulverexplosionen, durch Pulververbrennung in Scheinbatterien, durch Stichflammen von Minen, Benzin, durch Signalraketen, durch Leuchtkugeln, die aus Leuchtpistolen verfeuert werden und wobei der Stopfen der Patrone wie ein Geschoß wirken kann, durch Karbidexplosion bei Benutzung der Azetylenlampen, durch Brandschäden usw.

Kasuistik: Zusammenstellungen zahlreicher und verschiedenartiger Verbrennungen finden sich z. B. bei Zander und Geissler (1864), de Bovis (1891), Andreae (1899) und Praun (1899). Ich habe durch Klunker (1907) 26 Fälle von Verbrennungen, die ich in den Jahren 1893—1907 in der Augenklinik zu Jena klinisch behandelt habe und die durch die mannigfachsten Vorgänge veranlaßt waren, mitteilen lassen, sowie durch Windel (1913) 37 ambulant und 24 klinisch behandelte Fälle von Verbrennungen, die ich in dem fast 3jährigen Zeitraum vom 1. Oktober 1910 bis 17. Juli 1913 in der Heidelberger Augenklinik beobachtet habe.

Verbrennungen durch Kriegsverletzungen finden sich u. a. erwähnt bei Spiro (1915), Gilbert (1915), de Saint-Martin (1916) und v. Szily (1918).

Verbrennung durch Feuerflammen. Durch offene Feuerflammen werden nicht allzuoft Verbrennungen des Auges veranlaßt und

meist ist neben der Augenoberfläche die Bedeckung und die Umgebung de;
Auges mit betroffen (Fig. 142). Sie kommen vor durch offenes Herdfeuer
durch unvermutet aufschlagende Flammen bei Entzündung brennbarer Stoffe
wie Spiritus, Äther, Benzin, Petroleum, Leuchtgas, Karbid, Zelluloid, be
Entzündung von Gasen, schlagenden Wettern in Bergwerken, durch Ver·
brennung von Pulver, bei Schadenfeuer, durch Flammenwerfer usw.

Fig. 142.

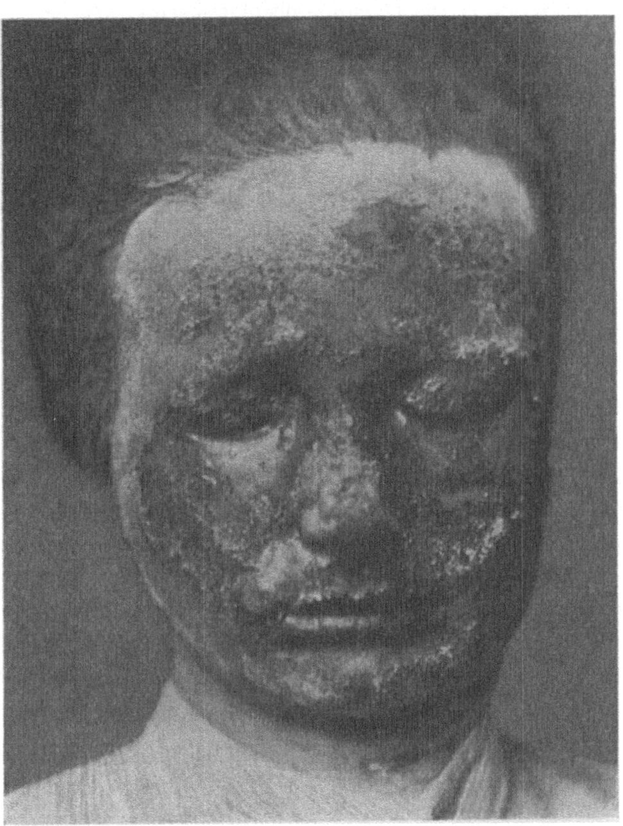

Die Verbrennungen durch unvermutet aufschlagende Flammen oder
Stichflammen verlaufen bei der Kürze der Einwirkung oft günstig. Konnten
die Betroffenen noch reflektorisch die Lider schließen, so beschränkt sich
die Verbrennung auf die Lider. Die Zilien und Augenbrauen sind versengt,
in leichteren Fällen zeigen sich nur Erythem- und Blasenbildung, die in
kurzer Zeit ohne Schaden unter Salbenverband ausheilen, doch können
auch schwerere Lidbrandwunden mit Nekrose, Verschorfung und ihren
Folgen eintreten. Traf die emporzündende Flamme das geöffnete Auge, so
sieht man neben Verbrennung des Lidrandes an der Kornea und an der

Conjunctiva bulbi im Lidspaltenbezirk meist nur Nekrose des Epithels mit leichter grauer Trübung der Grundsubstanz, da es bei der nur kurz einwirkenden Verbrennung meist nicht zu tieferer Nekrose der Grundsubstanz kommt. Waren die Hornhaut und Bindehaut mit betroffen, so tritt stets stärkerer Reizzustand mit Injektion, Schwellung der Bindehaut, starkem Tränenfluß und nachfolgender Sekretion der Bindehaut, mit Schwellung der Lider, Lidkrampf, verbunden mit anfänglich lebhaften Schmerzen in Erscheinung. Ohne Hinzutreten von Infektion heilt die Verletzung in relativ kurzer Zeit aus; durch Infektion werden Hornhautgeschwüre mit ihren Folgen hervorgerufen.

Bei stärkerer Einwirkung der Feuerflammen, z. B. wenn Leute bei Schadenfeuer durch Flammen hindurch sich zu retten suchen, kann Hornhautnekrose mit nachfolgender Ulzeration eintreten. An den Leichen durch Schadenfeuer Verbrannter erstreckt sich die Nekrose und Verkohlung auf das innere Auge; Linse, Glaskörper, Retina und Aderhaut werden in bröcklige Massen verwandelt und in den schwersten Fällen kann das Auge samt Orbitalinhalt verkohlen. Über den Augenbefund an verkohlten Leichen haben z. B. v. AMMON (1851) und HÖLDER (1860, ref. ZANDER und GEISSLER S. 60) berichtet. Verbrennung durch Stichflamme findet sich z. B. bei KLUNKER (1907) und WINDEL (1913). NÄGELI (1868) hat seine Selbstbeobachtung bei Hornhautverletzung durch eine Flamme mitgeteilt.

Verbrennung durch Pulver. Ein kleiner Teil der durch Entzündung von Pulver verursachten Verletzungen gehört im wesentlichen zu den Verbrennungen durch offene Feuerflammen. Je komprimierter die explodierende entzündbare Pulvermasse liegt, desto mehr überwiegt die mechanische explosive Wirkung durch Gasentwicklung und es kommt zu der komplizierten Explosionsverletzung, bei der das Auge vor allem durch die mit fortgeschleuderten Fremdkörper der Umgebung sowie durch fortgeschleuderte tief eindringende unverbrannte Pulverkörner bedroht ist. Ist die Pulvermasse aber locker geschüttet, so hat die Verbrennung Zeit, Korn für Korn zu ergreifen, und damit überwiegt die Wirkung der aufschlagenden Flamme, wenn auch einzelne unverbrannte Körner durch die aufpuffende Flamme mit weggeschleudert werden und oberflächlich eindringen. Die Wirkung der aufschlagenden Flamme ist um so heftiger, je näher am Auge die Verbrennung erfolgt. Derartige Verbrennungen werden bei Berufsarbeitern, Bedienungsmannschaft von Kanonen, vor allem auch bei Kindern beobachtet, die locker hingeschüttetes Pulver anzünden und mit übergebeugtem Kopf die Flamme anblasen. Neben leichten Verbrennungen mit günstigem Ausgang (z. B. HOGG 1875, DE BOVIS 1891, FOURNET 1879, KOCH 1896, KLUNKER 1907 aus der Jenaer Augenklinik, WINDEL 1913 aus der Heidelberger Augenklinik) kommen auch schwere mit Hornhautnekrose, Geschwürsbildung, Perforation und Ausgang in Leukom, Phthisis bulbi, Symblepharon usw. vor.

Schliephake (1876) erwähnte nach oberflächlicher Verbrennung das Auftreten von Spannungsverminderung des Auges. Grossmann (1877) berichtete über doppelseitige schwere Hornhautulzeration nach Schießpulververbrennung mit Ausgang rechts in Symblepharon mit Totalleukom und links in Partialleukom, so daß nach Iridektomie an diesem Auge Snellen XI gelesen werden konnte. Auch durch Feuerwerkskörper kommen Verbrennungen, häufig aber kombiniert mit anderweitigen Verletzungen vor (z. B. Nikati 1883, Randolph 1906). Klunker (1907) berichtete in einem von mir in Jena beobachteten Fall über Verbrennung durch Feuerwerkskörper mit gleichzeitiger schwerer Contusio bulbi. Windel (1913) teilte mehrere von mir in Heidelberg beobachtete Verbrennungen durch Feuerwerkskörper mit, darunter einen mit gleichzeitiger starker Contusio bulbi. Auf die Verbrennungen bei Explosionsverletzungen kommen wir im V. Abschnitt zurück.

Verbrennung durch geschmolzene oder glühende Metalle, sowie durch glühende Schlacke. Viel häufiger und von großer praktischer Bedeutung sind die Verbrennungen durch geschmolzene oder glühende Metalle, sowie durch glühende Schlacke. Von Metallen, die im geschmolzenen Zustand ins Auge gelangen, sind zu nennen: das Blei, Zinn, Zink, Lötmetalle, Legierungen, seltener Kupfer, vor allem aber das Eisen. Die Verletzungen werden vornehmlich bei Leuten, die mit den geschmolzenen Metallen bei ihrer Arbeit zu hantieren haben, beobachtet und entstehen durch Herumspritzen der flüssig gewordenen Substanz. Die geschmolzenen Metalle werden dann ganz besonders leicht herumgeschleudert, wenn sie mit Wasser in Berührung kommen, da der sich sofort durch Erhitzen bildende Dampf die Teile auseinanderspritzt. Die das Auge treffenden Teile brennen sich gewöhnlich fest, erkalten und bleiben auf der Oberfläche haften.

Gelangt das Metall in den Konjunktivalsack, so kann es sich auf der Oberfläche schnell verbreiten und wird auf der Hornhaut oder im Konjunktivalsack zwischen Lidern und Bulbus festgehalten. Da die im Moment des Auftreffens stattfindende Verdampfung der Augenfeuchtigkeit einen Schutz abgibt, kann auch ein die Hornhaut treffendes Partikelchen durch den Lidrand noch in den Konjunktivalsack geschoben werden und erst hier mit der Oberfläche verkleben. Je nach der Verletzung findet man auch in dem Schorf am Lidrand oder auf der Lidhaut eingebrannte Metallstückchen. Die Schwere der Verbrennung hängt vor allem von dem Temperaturgrad des eindringenden Metalls sowie von der in das Auge gelangten Menge ab. Blei mit einer Schmelzungstemperatur von 330° C, Zinn mit einer von 280° C sind weit weniger gefährlich als geschmolzenes Eisen mit einer Temperatur von 1200°.

Trifft geschmolzenes Blei das Auge, so breitet es sich schnell aus und verklebt mit der Oberfläche, ohne aber gewöhnlich zu tieferer Verschorfung zu führen, da das Metall durch die Feuchtigkeit des Auges und die reflektorisch abgesonderte Tränenflüssigkeit rasch erkaltet und erstarrt. In solchen Fällen findet man gewöhnlich schon auf der Lidhaut dünne

Plättchen von Blei haften, ebenso am Lidrand, ja die Lidspalte kann durch die mit den Zilien und dem Lidrand fest zusammenhängenden Bleistückchen geschlossen sein. Nach Öffnung der Lider findet man dann dünne Platten und Schalen auf der Oberfläche haften, selbst die ganze Hornhaut und ein Teil der Skleralbindehaut können durch einen dünnen, am Rand gewöhnlich gezackten Bleiabguß bedeckt sein. Ganz ähnlich ist der Befund, wenn geschmolzenes Zinn, Zink oder Legierungen dieser Lötmetalle in den Bindehautsack gelangen. Das Loslösen der mit der Oberfläche fest verklebten Metallschale macht immer einige Schwierigkeit, ist recht schmerzhaft und läßt sich meist nicht ermöglichen, ohne daß Epithelfetzen mit abgelöst werden. Die Verbrennung des darunterliegenden Gewebes besteht gewöhnlich nur in Nekrose des Epithels und oberflächlicher Trübung der Hornhaut, doch kann sie in seltenen Fällen schwer sein und zu Zerstörung der Membran führen (DESPAIGNE, YVERT 1880, DE BOVIS 1891, SAEMISCH 1876, SOMOGYI 1905, MARX 1908).

Fälle von Verbrennung durch geschmolzenes Blei mit günstigem Ausgang sind in größerer Zahl mitgeteilt. ZANDER und GEISSLER (1864) haben aus der älteren Literatur referiert die Fälle von PAMARD (Ann. d'Ocul. V., p. 162), GUÉPIN (Ann. d'Ocul. X., p. 254, 1841), STELLWAG VON CARION (Die Ophthalmologie I., S. 320).

Weitere Fälle aus neuerer Zeit sind u. a. mitgeteilt von STOETER (1875), MANDELSTAMM (1881), v. HASNER (1881), HOMBURG (1883), FERRIER (1884), BOURSIER (1884), BAUDRY (1888), DE BOVIS (1891), WEIFENBACH (1899), PRAUN (1899), BAGNERIS (1900), HOWARD HANSELL (1900), ALONSO (1901), MARX (1908), NATANSON (1909), CECCHETTO (1912). Ich selbst habe mehrere derartige Fälle beobachtet. [Vgl. KLUNKER (1907) aus der Jenaer Augenklinik, WINDEL (1913) aus der Heidelberger Klinik.]

In einem von SOMOGYI (1905) mitgeteilten Falle waren beide Augen durch flüssiges Blei verbrannt; am rechten Auge trat glatte Heilung nach leichter Verbrennung ein, am linken Auge war die Oberfläche von einer 23 mm langen und 16 mm breiten Bleischale bedeckt und es kam zu totalem Symblepharon.

In dem von MARX (1908) mitgeteilten Falle von doppelseitiger Verbrennung durch flüssiges Blei mußte das linke Auge wegen tiefer Zerstörung der unteren Hornhautpartie und der Sklera mit beginnender Eiterung exenteriert werden. In der nur wenig veränderten Hornhauthälfte fand sich anatomisch eine echte Brandblase im Epithel.

Oberflächliche Verbrennung durch heißes Lötmetall beobachtete SCHÖN (ZANDER und GEISSLER 1864, S. 492), durch geschmolzenes Zinn: FISCHER (Lehrb. S. 45), HEIDENREICH (1896), durch Zink: WEIFENBACH (1899), FANO (1883), KLEIN-BÄRINGER (1909), CRAMER (1912), WINDEL (1913). Ich selbst beobachtete eine Verbrennung durch geschmolzenes Zinn. Der Lidrand und die Kornea waren bedeckt. Die Zilien hafteten beim Abnehmen fest in den Schalen. [Vgl. WINDEL (1913), 3 Fälle aus der Heidelberger Klinik.]

Eine analoge Verletzung durch eine Legierung von Silber und Kupfer hat ANSIAUX (Ann. d'Ocul. VIII., p. 91) mitgeteilt.

Verbrennungen durch Kupfer finden sich z. B. bei GUIOT (1901), KLUNKER (1907, in einem von mir beobachteten Falle).

Besonders schwere, mit tiefer Nekrose einhergehende Verbrennungen kommen zustande, wenn geschmolzenes Metall mit hoher Schmelztemperatur, vor allem wenn geschmolzenes oder weißglühendes Eisen oder flüssige oder glühende Schlacke, geschmolzenes flüssiges Glas usw. in das Auge spritzen, da die hohe Temperatur äußerst intensiv wirkt und da die meist auf der Oberfläche verbleibenden Partikelchen viel langsamer erkalten. Derartige Verletzungen werden vor allem bei Arbeitern in der Eisen- und Stahlindustrie und im Hüttenbetrieb beobachtet, bei Gießern, Formern, Schmelzern, Schweißern, Puddlern, Hammerschmieden usw. Die schwersten Verbrennungen entstehen, wenn etwas größere Partikelchen eindringen und an der Oberfläche haften bleiben, wie es vor allem bei flüssigem Metall oder glühender Schlacke vorkommt. Die Lider werden in großer Ausdehnung vollkommen verschorft, die Bulbuswand in ihrer ganzen Dicke zerstört, so daß mehr oder weniger große Perforationen im Bereich der Sklera und Hornhaut entstehen und Verlust des Auges häufig eintritt. Ja, die Lider und der ganze vordere Bulbusabschnitt können in einen dicken braunen Schorf verwandelt werden. Neben Verlust des Auges bleiben ausgedehnte Narben mit Verödung des Konjunktivalsackes, Defekten an den Lidern, totalem Symblepharon und Ankyloblepharon zurück. Bei diesen schwersten Verbrennungen ist selbst Exitus letalis durch Meningitis nach Panophthalmie beobachtet (Homburg 1883, Fall 23).

Selbst wenn nur kleinere Partikelchen flüssigen Metalls oder flüssiger Schlacke ins Auge spritzen, entsteht immer tiefere Nekrose der Hornhaut, Bindehaut und Sklera, die leicht zur Perforation des Bulbus mit ihren Folgen und zu narbiger Schrumpfung führen. Die Wirkung ist stets eine äußerst intensive, wenn auch je nach der Größe des eingedrungenen Stückchens eine mehr oder wenig räumlich begrenzte. Nur beim Eindringen ganz kleiner Partikelchen kann ein für die Gebrauchsfähigkeit des Auges günstiger Ausgang erfolgen.

So hat Hilbert (1893) einen Fall mitgeteilt, in dem sich das erkaltete 4 mm lange Stückchen Eisen im unteren Konjunktivalsack fest eingebrannt fand, während die offenbar zuerst getroffene Hornhaut nur eine rauchige Trübung ohne Epitheldefekt zeigte. Die Verletzung heilte innerhalb von 16 Tagen mit Hinterlassung kleiner Narben und mit normalem Sehvermögen aus. Den Umstand, daß die Hornhaut frei blieb und das geschmolzene Eisenpartikelchen in den unteren Teil des Konjunktivalsackes gelangen konnte, erklärte Hilbert dadurch, daß die unmittelbare Berührung durch die sofortige Wasserverdampfung nicht verbrennend wirkte, und daß dann der Lidschlag das Metall nach unten in den Bindehautsack schob.

Verbrennungen durch flüssiges Metall oder Schlacke sind mehrfach mitgeteilt. Saemisch (dieses Handb., 1. Aufl., Bd. IV) hat über mehrere derartige schwerste Verbrennungen berichtet. Weitere Fälle finden sich bei Homburg (1883), Praun (1899), Hillemanns (1903), D'Aubigné Carhart (1898). Klunker (1907) hat mehrere Fälle aus meinem Beobachtungsmaterial mitgeteilt, darunter einen schweren Fall bei einem Eisengießer, dem flüssiges Eisen mit der Gußform ins Auge geflogen war. [Vgl. auch WINDEL (1913), von mir beobachtete Fälle aus der Heidelberger Klinik.] In einem von OLIVER (1907) mitgeteilten Falle war einem 23jährigen Ingenieur ein 34 g schweres Stück glühendes Eisen in das linke Auge geflogen und hatte das Auge bis auf die hintere Skleralpartie vollständig verbrannt.

WEIFENBACH (1899) berichtete aus der Gießener Klinik über 106 Fälle von Verletzung des Auges durch glühende Metalle und Schlacken. Die Verletzung war veranlaßt 65 mal durch glühendes Eisen (5 mal doppelseitig), 7 mal durch glühendes Zinn und Blei (1 mal doppelseitig), 34 mal durch glühende Schlacke (8 mal doppelseitig).

Verbrennungen des Auges durch heiße, mehr oder weniger starkglühende Metalle und mit kurzdauernder Einwirkung. Die Metalle können ferner Verbrennungen dadurch hervorrufen, daß sie in heißem oder mehr oder weniger starkglühendem Zustand in kleineren oder größeren Stücken gegen das Auge anfliegen oder in das Auge gestoßen werden. Da der Hitzegrad des Metalls ein geringerer und die Zeitdauer der Brennwirkung meist eine kurze ist, so unterscheiden sich diese Verbrennungen in mannigfacher Beziehung von denen der vorigen Gruppe. Derartige Verletzungen treten vor allem beim Hämmern und Verarbeiten des Metalls auf und werden deshalb besonders bei Schlossern, Schmieden und sonstigen Eisenarbeitern beobachtet. Sie können ferner durch Brennscheren, Plätteisen hervorgerufen werden und werden bei weiblichen Individuen, aber auch bei Friseuren usw. beobachtet. Ganz analoge Verletzungen entstehen durch heiße oder glühende Glasstücke.

Als Typus der umschriebenen kurzdauernden Brennwirkung durch glühendes, nicht im Auge verbleibendes Metall kann die Kauterisation durch Glühhitze gelten, die wir als wichtiges therapeutisches Verfahren zum vollständigen Zerstören von erkranktem Gewebe, vor allem bei Behandlung von progressiven Hornhautgeschwüren benutzen. Man kann dabei die umschriebene Wirkung der Glühhitze auf die Gewebe des Auges gut verfolgen. Zuweilen kommen auch ungewollte Verbrennungen des gesunden Gewebes durch Unruhe des Patienten oder sonstige Zwischenfälle vor. Die Kauterisation ist auch experimentell benutzt, um die Heilungsvorgänge nach Verbrennung zu untersuchen, so von COHNHEIM, EBERTH, FUCHS, HOFFMANN (1885), OVIO (1905), der die Regenerationsvorgänge nach Hornhautkauterisation durch Versuche feststellte.

Die gegen das Auge anfliegenden oder gestoßenen glühenden Metallstücke können verschiedene Größe besitzen und damit verschieden umfangreiche Brennwirkung an der Aufschlagstelle hervorrufen. Und je nach ihrer Aufschlagsstelle sind die Lider allein oder Lider und Augenoberfläche betroffen. Nicht selten finden sich gleichzeitig am Lidrand, an der Bindehaut unterhalb des Lidrandes und an der Augenoberfläche im Lidspaltenbezirk Verbrennungen. Da die meist etwas größeren Stücke in der Regel das Auge sofort wieder verlassen und abfallen, wird die Bindehaut und Augenoberfläche nicht flächenhaft wie bei Verbrennungen mit flüssigem, geschmolzenem Metall betroffen, wir finden nur eine der Berührungsstelle entsprechende, umschriebene und je nach dem Hitzegrad verschieden intensive Verbrennung. Da der Fremdkörper das Auge meist verläßt, ist die Zeitdauer der Verbrennung zudem eine geringe. Zuweilen finden sich in dem Schorf kleine Verunreinigungen, wie Rostpartikelcken usw., aber kein größerer Fremdkörper. Falls einmal ein das Auge treffendes heißes oder rotglühendes Metallstück doch in den Konjunktivalsack eingedrungen und haften geblieben ist, so gleicht die Verbrennung mehr der durch geschmolzene Metalle.

Handelte es sich um kleinste erhitzte oder glühende Stahlfunken, so brennen sie sich oberflächlich auf der Hornhaut oder Bindehaut im Lidspaltenbezirk an ihrer Aufschlagsstelle ein, kühlen sofort ab und rufen daher nur eine oberflächliche minimale Brennwirkung hervor. Da der Fremdkörper auf der Oberfläche verbleibt, so tritt die Brennwirkung gegenüber der des zurückbleibenden Fremdkörpers zurück. Diese häufigen Verletzungen durch kleine Stahlfunken sind bei den Fremdkörperverletzungen der Hornhaut näher berücksichtigt.

Traf ein größeres anfliegendes glühendes Metallstück seitwärts vom Lidrand auf oder wurde das Auge im Moment der Verletzung geschlossen, so kann die Verbrennung auf das Lid beschränkt bleiben und je nach dem Verbrennungsgrad zu Rötung, Blasenbildung oder Nekrose mit Verschorfung führen. Das Lid kann in seiner ganzen Dicke nekrotisch werden, so daß lochartige Perforation des Lides sich nachweisen läßt.

So beobachtete ich bei einem 16jährigen Schlosserlehrling, dem ein glühendes Eisenstück mit scharfer Kante gegen das linke Auge geflogen war, eine Verbrennung des oberen Lides in seiner ganzen Dicke mit lochförmiger Perforation. Trotz baldiger Epidermisüberpflanzung nach Abtragung des Granulationsgewebes ließ sich ein geringes Ektropium des Oberlides nicht ganz vermeiden (Klunker 1907, Fall IV).

War der innere Augenwinkel getroffen, so können Verbrennung der Karunkel, der Tränenröhrchen und -kanälchen usw. eintreten. Bei ausgedehnter Nekrose der Lidhaut stellt sich narbige Verkürzung mit den bereits genannten Folgezuständen, vor allem Ektropium, ein.

Trifft der glühende Fremdkörper den Bulbus, so ist öfters der Lidrand oben und unten vor allem im intermarginalen Teil mit verbrannt, da durch Lidschluß im Moment der Verletzung eine Berührung der Lidränder mit dem heißen Fremdkörper erfolgt. Am intermarginalen Teil findet sich dann ein grauweißer rinnenförmiger Schorf, die Zilien sind oft umschrieben mit verbrannt. Je nach dem getroffenen Teil weist die Hornhaut, Bindehaut, eventuell auch die Sklera umschriebene Verbrennung auf. An der Hornhaut sieht man Trübung, Abhebung und Defekte im Epithel, oft hängen auch Fetzen von grauweiß verbranntem Epithel an der Brennstelle. Die

Grundsubstanz erscheint bei tieferen Verbrennungen grauweiß getrübt oder gelblich verschorft. An der Bindehaut tritt der verbrannte Bezirk als grauweiße Verfärbung mit matter trockener Oberfläche hervor oder bei tieferer Verbrennung als eingesunkener oder prominierender Schorf mit wallartig verdickter Umgebung. Zuweilen liegt in der Mitte der verbrannten Stelle die Sklera frei, zuweilen ebenfalls oberflächlich mit verschorft.

Die Verletzungen durch Gegenfliegen größerer glühender oder heißer Metall- oder Glasstücke oder Instrumente zeigen gar nicht selten neben den Folgen der Verbrennung noch die Folgen der mechanischen Läsion. Die verschiedensten durch Kontusion des Auges veranlaßten Veränderungen können dabei beobachtet werden, wie Hyphäma, Mydriasis, Irisdialyse, Linsenluxation, traumatisches Netzhautödem (BERLINsche Trübung), Glaskörpertrübungen usw. Ich selbst habe mehrere derartige Fälle beobachtet (z. B. KLUNKER 1907, Fall XI und XVI). In selteneren Fällen führt die Verletzung mit glühenden Metallstücken auch zu perforierenden Verwundungen.

Besonders schwere Verletzungen entstehen durch Leuchtkugeln, die aus Leuchtpistolen abgefeuert werden. Sie wurden im Frieden bei der Marine und sodann als Kriegsverletzungen beobachtet. Neben schweren Verbrennungen kommt es dabei zu Verätzungen und Vergiftungen durch die im Leuchtsatz befindlichen Stoffe und bei Nahschüssen durch die Treibgase. Vor allem aber üben die aus der Leuchtpistole abgeschossenen Leuchtpatronen oder Teile derselben Geschoßwirkung aus und führen zu schweren mechanischen Zertrümmerungen des Auges, seiner Umgebung und der Orbitalknochen, wenn die Augengegend getroffen ist. Die Verletzungen führen nicht selten zum Exitus letalis, wie z. B. in einem von v. SZILY (1918) mitgeteilten Fall mit Zertrümmerung des Auges, der Orbitalknochen und schwerer Gehirnverletzung. Vgl. auch KESSLER (1917), der 30 Fälle von Verletzungen des Körpers durch Leuchtkugeln zusammengestellt hat, 11 Kriegsverletzungen und 19 Friedensverletzungen mit einer Mortalität von 8 Fällen.

Fälle von Verbrennungen durch glühende Metalle sind u. a. mitgeteilt von FAURE-FAVIER (1880), DE BOVIS (1891), WEIFENBACH (1895), BOULAI (1901), KLUNKER (1907, mehrere Fälle), WINDEL (1913).

Verletzungen durch Plätteisen sind z. B. erwähnt von GUÉPIN (1841), REICH (1884), DE BOVIS (1891), KLUNKER (1907, Fall 10 aus der Jenaer Augenklinik), durch Brennschere z. B. von DE BOVIS (1891). Ich selbst habe mehrere derartige Fälle beobachtet.

Besonders schwere Verbrennungen, bei denen das Auge direkt oder indirekt durch die weiteren Folgezustände mitgeschädigt wird, werden sodann dadurch hervorgerufen, daß das Gesicht und die Augengegend mit glühenden oder heißen Metallflächen in Berührung kommen, so durch Fall oder Stoß gegen einen heißen Ofen. Kinder fallen z. B. beim Spielen gegen einen heißen Ofen, Erwachsene können im Ohnmachtsanfall mit dem Gesicht gegen eine heiße Ofenplatte zu liegen kommen, ebenso Epileptiker im epileptischen Anfall (v. Hasner 1881, Thirion 1891, Snydacker 1907 [mehrere eigene Beobachtungen, Klunker 1907, Fall V und VI, Windel 1913]). Ganz analoge flächenhafte Verbrennungen werden beobachtet, wenn die Betreffenden mit dem Gesicht in glühende Asche fallen (Fig. 143). Neben

Fig. 143.

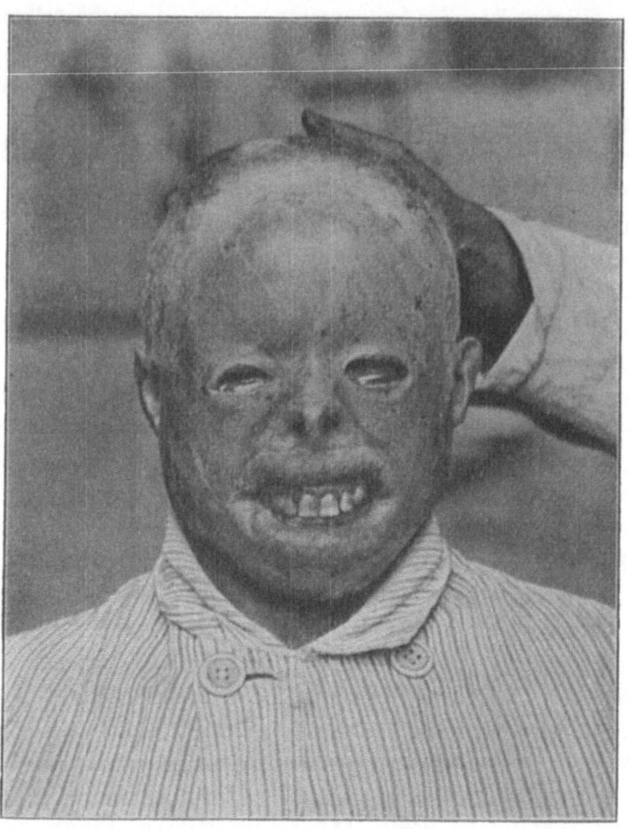

Doppelseitiges hochgradiges Narbenektropium nach ausgedehnter flächenhafter Verbrennung des Gesichts durch Fall in einen Kasten mit glühender Kohlenasche infolge eines Ohnmachtsanfalls. Ausgedehnte Deckung nach Thiersch. Maskenartiges blasses Gesicht mit offenstehendem Munde, mit offenstehenden Nasenlöchern usw. Beiderseits Leukome.

ausgedehnten, oft tiefen Brandwunden des Gesichts, der Wange und der Schläfengegend können die Lider mit betroffen werden. Derartige Verletzungen führen zu hochgradigem Narbenektropium oft beider Lider, durch Lagophthalmus zu Hornhautgeschwüren, unter Umständen mit Verlust des Auges.

In dem einen der von Klunker (1907) mitgeteilten Fälle handelte es sich um ein 2 jähriges Kind, das gegen einen heißen Ofen gefallen war, und in dem zweiten Falle (VI) um ein hochgradiges Narbenektropium bei einem 3 jährigen Kind, das im Alter von 9 Monaten dieselbe Verletzung erlitten hatte. In einem weiteren Falle beobachtete ich Ausgang schwerer Verbrennung bei einem Epileptiker, der ebenfalls gegen einen heißen Ofen gefallen war. (Vgl. auch WINDEL 1913.)

In der Regel werden weniger schwere und umschriebene Verbrennungen durch eine Reihe anderer heißer oder glühender Fremdkörper, so durch glühende Zigarren, glühende Kohlen, glühende Holzstücke, glühende Asche usw. hervorgerufen, wobei zuweilen Verunreinigung durch Asche im Konjunktivalsack oder am Brandschorf zurückbleiben und selbst nach der Vernarbung als schwärzliche Partikelchen einheilen. Zuweilen werden aber auch schwere Verbrennungen der Hornhaut mit Perforation und Ulzeration beobachtet, die zu Verlust des Auges führen (z. B. VALLEZ 1845, Verbrennung durch glühende Zigarre). Weiter sind zu nennen Verbrennungen durch Zündhölzer, durch abspringende glühende Streichholzköpfchen, die zumal bei den alten Schwefel-Phosphorzündhölzchen abspringen und sich an der Aufschlagstelle festbrennen konnten, bei Kriegsverletzungen durch Phosphor der Brandgranaten. Glühende Holzpfähle wurden zum Blenden der Augen benutzt.

Verbrennungen durch heiße oder siedende Flüssigkeiten und Dampf. Zu erwähnen sind ferner Verbrennungen oder Verbrühungen durch kochendes Wasser, heiße Milch (DUTOIT 1908), heißes Seifenwasser (WINDEL 1913), durch heißen Kaffee (z. B. KLUNKER 1907, Fall XXV aus meinem Beobachtungsmaterial), sowie durch eine Reihe anderer siedender, heißer, flüssiger oder halbflüssiger nicht metallischer Substanzen, so durch heißes oder siedendes Öl, Fett und Schmalz, durch geschmolzenes Wachs, brennendes oder heißes Pech, heißen Teer, Talg, Siegellack usw. Da sich die flüssigen Substanzen wie siedendes Wasser rasch im Auge verbreiten, so wirken sie meist flächenhaft und treffen zu gleicher Zeit die Hornhaut und die Conjunctiva bulbi und tarsi und fornicis. Häufig werden auch die Lider und die Umgebung des Auges in mehr oder weniger großer Ausdehnung und in verschiedener Intensität mit ergriffen je nach der Menge des das Gesicht treffenden Körpers. Die zähflüssigen Substanzen wie Pech und Siegellack wirken mehr auf die Berührungsstelle und ihre Umgebung ein und brennen sich dort oft fest. Die Tiefe und Schwere der Schädigung hängen sodann von dem Hitzegrad der eingedrungenen Substanzen und der Dauer der Einwirkung ab, viel intensiver als kochendes Wasser wirkt z. B. siedendes Öl, das eine Temperatur von 180° besitzt. Da sich geringe Mengen von kochendem Wasser schnell abkühlen, finden wir dadurch oft nur eine Epithelnekrose veranlaßt, während siedendes Öl und die heißen zähflüssigen Massen wie Pech und Teer rasch zu tieferer Nekrose führen. Doch kommen auch schwerste Verbrennungen mit Nekrose durch siedendes Wasser vor, besonders bei Kindern, die in siedendes Wasser fallen oder damit begossen werden. Die Loslösung der eingebrannten Partikelchen von Pech, Siegellack usw. verursacht größere Schwierigkeit und stets heftigen Schmerz. Die Verbrennungen durch hochtemperierte Flüssigkeiten, wie siedendes Öl, geschmolzenes Fett usw., sind äußerst schmerzhaft und rufen lebhafte Reaktion mit Lidödem usw. hervor. Selbst Protrusio bulbi kann sich vorübergehend einstellen.

Unter den von mir beobachteten und von KLUNKER (1907) mitgeteilten Fällen finden sich z. B. Verbrennungen durch Talg, kochendes Fett, brennendes Öl, erwähnt sind z. B. Verbrennungen durch geschmolzenen Schwefel von GUÉPIN (1841), Siegellack (DESMARRES 1847, DEHENNE 1885), Teer (GUÉPIN 1841), Pech (v. AMMON II, S. 155), Kerzenwachs (DE WECKER 1867), geschmolzenen Talg (DE BOVIS 1891), flüssiges Harz (BOULAI 1901).

Intensive Wirkung verursachen die Verbrühungen durch Dampf, z. B. bei Bruch eines Dampfrohrs, Explosion von Dampfkesseln in Fabriken, auf Schiffen usw., sowie durch Explosion von Wasserstandgläsern an Maschinen. Bei der häufig nur kurzen, aber stets wie bei Feuerflammen flächenhaften Einwirkung der relativ nicht sehr hohen Hitze pflegen häufig nur oberflächliche Verbrühungen der Lider und der Augenoberfläche vornehmlich im Lidspaltenbezirk dadurch zu entstehen. Doch kommt in schweren Fällen doppelseitige Nekrotisierung der Hornhaut mit Ausgang in Panophthalmie vor (z. B. HOMBURG 1883, Fall 35, PRIESTLEY SMITH 1885). In weniger schweren Fällen bleibt Leukom, Symblepharon, Entropium, Ektropium zurück (z. B. CUPERUS 1912). Bei Explosion von Wasserstandsgläsern oder anderen durch Dampfwirkung explodierenden Gläsern verursachen die Glassplitter oft schwere Verwundungen (z. B. CONKEY 1905).

Verlauf und Ausgang. Die durch Verbrennung hervorgerufenen Veränderungen der Augengewebe sind bereits vorher eingehender erwähnt. Je nach der Tiefe, Lokalisation und Ausdehnung der Verbrennung gestaltet sich die durch die Gewebsschädigung hervorgerufene Reaktion bei aseptischem Wundverlauf verschieden stark. Bei Verbrennung gefäßhaltiger Gewebe tritt zunächst eine rasche Schwellung der Umgebung auf. Ist die Bindehaut und Hornhaut betroffen, so zeigt sich lebhafte Rötung, Schwellung und Chemosis an der Konjunktiva, auch die Lider schwellen an. Alle Verbrennungen der Augenoberfläche zeichnen sich durch lebhafte Schmerzen aus, die bei Verbrennung der Sklera im vorderen Augenabschnitt infolge zyklitischer Reizung einen ausstrahlenden Charakter annehmen. Starker Reizzustand des Auges mit lebhaftem Tränenträufeln, Lichtscheu, Lidkrampf, Verengerung der Pupille und oft iritische Reizung treten schon bei relativ geringen Verbrennungen der Augenoberfläche nach kurzer Zeit auf. Bei Konjunktivalverbrennung zeigen sich kleine Ekchymosen in der Umgebung und bei Nekrotisierung treten Fibrinmembranen an der Nekrosestelle auf. Später stellt sich leicht ein gewisser Grad von Sekretion ein. Da alles nekrotische Gewebe durch Demarkation losgelöst und abgestoßen wird, so kommt es bei tieferer Nekrose der Hornhaut stets zu Infiltration am Rand der Nekrose und zu Geschwürsbildung. Bei Verbrennung der Bindehaut mit Nekrose entsteht eine granulierende Wundfläche, die allmählich unter Verkürzung der Schleimhaut zur Narbenbildung führt. Nur bei den leichtesten Graden von Verbrennung kann der Prozeß in wenigen Tagen, ohne Schaden zu hinterlassen, zur Heilung kommen. War das Hornhautepithel allein in größerer Ausdehnung betroffen, so können die Abstoßung des nekrotischen Epithels und die Überhäutung nach kurzer Zeit erfolgen. Manchmal aber schließen sich langdauernder Reizzustand und geringe Tendenz zur Überhäutung an, in anderen Fällen zeigen sich mangelnde Haftbarkeit des neugebildeten Epithels und rezidivierende Blasenbildung. Die Heilung erfolgt dann öfters erst, nachdem die Epithelschicht mit der Pinzette abgezogen, die Blasen entfernt und der Grund gereinigt oder abgeschabt ist, wie bei den rezidivierenden Erosionen nach Kratzwunden (vgl. S. 938). Ich habe einen derartigen Fall durch KLUNKER (1907, Fall XXIV) mitteilen lassen. Auch SOUS (1902) wies auf langdauernden Reizzustand nach oberflächlichen Verbrennungen hin und KLEIN-BÄRINGER (1909) berichtete über einen derartigen Fall, bei dem erst nach Abrasio Heilung eintrat. Die Reinigung, Abstoßung und Vernarbung größerer Nekrosen nehmen immer lange Zeit in Anspruch und verlaufen stets unter stärkerer reaktiver Entzündung. Bei tiefen Verbrennungen dauert es stets viele Wochen, bis die Vernarbung beendet und das Auge reizfrei ist. Waren die Lider allein oder mit der Augenoberfläche verletzt, so gestalten sich der Verlauf und Ausgang je nach dem Grad und der Ausdehnung der Verbrennung. Bei allen ausgedehnten Nekrosen entsteht Vernarbung unter Verkürzung und mit nachfolgender Stellungsanomalie der Lider und des Lidrandes, wie es früher bereits erwähnt wurde.

KÜMMELL (1912) wies darauf hin, daß nach schwereren Verbrennungen, die die Limbusgegend betreffen, Drucksteigerung eintreten kann. In dem von ihm beobachteten Fall begann die Drucksteigerung 10 Tage nach dem Unfall, erreichte nur eine mäßige Höhe und verlor sich wieder von selbst (RUBEN 1913).

Tritt sekundäre Infektion hinzu, wozu bei den gegebenen Verhältnissen immer Gelegenheit gegeben ist, zumal wenn die Augen vorher mit chronischer Bindehaut- und Lidrandentzündung oder Tränensackeiterung behaftet waren, so wird die natürliche reaktive Entzündung durch die verschiedensten Formen der infektiösen Entzündung kompliziert, und je nach dem betroffenen Teil und der Art der Infektion gestalten sich der weitere Verlauf und Ausgang. Zumal bei flächenhafter Hornhautverbrennung kommt es zu progressiven eitrigen Geschwüren mit Hypopyonbildung, zuweilen mit Ausgang in Panophthalmie.

Antonelli (1907) berichtete über schwere Verbrennung der Kornea durch glühendes Eisen, die zu totalem adhärentem Leukom ohne Ektasie führte und zu sympathischer Ophthalmie des zweiten Auges Anlaß gab.

Bestanden neben der Verbrennung Verletzungen durch andersartige Einwirkung, z. B. bei Explosion, Gegenfliegen größerer Fremdkörper usw., so gestaltet sich der Ausgang entsprechend komplizierter.

Die Diagnose bereitet meist keine Schwierigkeit. In jedem Fall sind der Grad, die Ausdehnung und Tiefe der Verbrennung festzustellen. Zuweilen ist anfangs schwer zu beurteilen, wie tief die Nekrose geht. Auch ist bei allen frischen Verbrennungen nachzuforschen, ob ein Fremdkörper oder eine sonstige Verunreinigung zurückgeblieben ist.

Die Prognose der Verbrennungen hängt im Einzelfalle ab von dem Grad und der Ausdehnung der Verbrennung, der Art, in der die einzelnen Gewebe, Lider, Bindehaut und vor allem die Hornhaut und der sonstige Bulbus an der Verbrennung beteiligt sind. Schwere Nekrose der Hornhaut ist für die Erhaltung der Funktion des Auges von vornherein am ungünstigsten. War der Bulbus verschont, so können sich bei ausgedehnter Verbrennung der Lider und Bindehaut durch die Folgezustände prognostisch ungünstige Komplikationen ergeben. Da man den Grad dieser Folgezustände anfangs oft nicht genügend abschätzen kann, so ist eine gewisse Vorsicht in der Prognose geboten. Die Schwere der Verbrennung und damit die Prognose hängt von vornherein mit ab von der Art der Verbrennung, dem Hitzegrad der einwirkenden Substanz, der Zeitdauer und der Flächenausdehnung der Einwirkung. Prognostisch am ungünstigsten sind die Verbrennungen durch flüssiges, geschmolzenes Metall mit hoher Schmelztemperatur und durch glühende Schlacke oder flüssiges Glas.

Behandlung. Man muß unterscheiden zwischen der Behandlung frischer Verbrennungen und der der Folgezustände nach Abschluß der Vernarbung.

Bei frischen Verbrennungen werden zunächst die Augen gereinigt, die lose anhaftenden Brandschorfe und Gewebsfetzen sorgfältig und vorsichtig entfernt, nachdem man die Oberfläche des Auges möglichst anästhetisch gemacht hat. Etwa anhaftende oder eingebrannte Fremdkörper, wie Metallstücke, Asche oder Verunreinigungen, werden unter Lokalanästhesie entfernt, was manchmal, wie bereits früher erwähnt, gewisse Schwierigkeiten verursachen kann. Zur Entfernung von einem auf der Hornhaut eingebrannten Stück Pech war in einem von Zander und Geissler (1864, S. 497) referierten Falle lauwarmes Baumöl mit Nutzen empfohlen worden. Bestehen stärkere Brandblasen am Lid, so kann man sie anstechen und die Flüssigkeit ablassen. Nach der Reinigung hat man sich darauf zu beschränken, möglichst reizmildernd zu verfahren und Infektion zu verhüten. Am besten werden deshalb anfangs nichtreizende Öle oder leicht desinfizierende weiche Salben, am besten Borsalbe mit niedrigem Schmelzpunkt des Salbenkonstituens, verwandt, da sie am meisten die Schmerzen lindern, die Oberfläche glatt und geschmeidig machen und Infektion verhüten. Alle Reizmittel, alle stärker desinfizierenden Tropfen oder Salben sind zu vermeiden, da sie bei flächenhaft fehlendem Epithel das Gewebe schädigen können. Bei starken Schmerzen kann der Salbe ein Anästhetikum zugesetzt werden. Bei iritischer Reizung ist Atropin eventuell in Salbenform zu geben.

Wenn ja auch kühle Umschläge bei starker Schwellung in der ersten Zeit angenehm empfunden werden, so ist doch das beste die Anlegung eines Salbenverbandes, die bei jeder Mitverbrennung der Lider oder bei alleiniger Verbrennung derselben sofort nötig ist. Bei größerer Brandfläche der Haut, der Lider und der Umgebung des Auges können austrocknende desinfizierende Pulver, wie Dermatol, verwandt werden. Die Anwendung von Jodoform auf größere Wundflächen des Gesichts erfordert Vorsicht, da danach Jodoformvergiftung beobachtet ist (Valude 1893). Bei größeren Wundflächen an den Lidern kann nach Demarkierung und Reinigung des nekrotischen Bezirks frühzeitige Überpflanzung von Epidermis nach Thiersch-Krause auf die Wundfläche eventuell nach Abschabung der bereits gebildeten Granulationen versucht werden. Waren die Lider allein betroffen, so kann die Lidspalte temporär vernäht werden. [Vgl. z. B. den von mir beobachteten und von Klunker (1907) und Seidel (1907) mitgeteilten Fall.]

War die Hornhaut allein oder zusammen mit der Konjunktiva betroffen, so wird man die reizmildernde Behandlung mit Borsalbe, eventuell Atropinsalbe fortsetzen, bei stärkerer Reizung können warme Umschläge abwechselnd mit Verband angewandt werden. Je nach dem Verlauf und der Art der Veränderungen werden besondere Maßnahmen nötig, z. B. bei drohender Perforation der Kornea usw. Ist die Epithelialisierung der Hornhaut protrahiert oder durch rezidivierende Blasenbildung gestört, so kommt, wie bereits vorher erwähnt, die Abziehung des Epithels, Reinigung des Grundes usw. wie bei rezidivierenden Erosionen in Betracht.

Um zu verhüten, daß die wunden Flächen der Bindehaut in abnormer Weise verkleben, wird man vorsichtige Lösung versuchen, wenn sich ja auch bei flächenhafter tiefer Nekrose entsprechende Verkürzungen und Verklebungen dadurch nicht vermeiden lassen. Bei umschriebener Nekrose der Bindehaut ist versucht, durch Frühtransplantation die Stelle zu decken und weitgehende Verkürzung zu verhüten. Bryant (1899) z. B. empfahl nach Abstoßung des nekrotischen Gewebes die benachbarte Konjunktiva zu unterminieren und über dem Defekt zu vernähen. Vor allem trat Pfalz (1908, 1909) für Frühtransplantation von Epidermis nach Thiersch ein. Er empfahl bei Verbrennungen 3. Grades der Haut und der Schleimhaut der Augenlider schon am 4.—6. Tag nach der Verbrennung, nach Abstoßung, Demarkierung oder Entfernung der nekrotischen Gebiete die Substanzverluste, selbst solche von weniger als Erbsengröße, zu decken. Das gleiche Verfahren an der Conjunctiva bulbi ist in der Regel überflüssig und empfiehlt sich nicht wegen des entstellenden Aussehens. Denig (1920) empfahl bei Verbrennungen der Konjunktiva nicht abzuwarten, sondern bald mit Mundschleimhaut zu decken.

Bei der weiteren Nachbehandlung hat man die Vernarbung abzuwarten und sich auf möglichst indifferente Mittel zu beschränken, auf leicht desinfizierende Augentropfen oder Salben, sowie schwache Adstringentien bei ausgesprochener katarrhalischer Entzündung der Schleimhaut. Mit Recht weist Pfalz (1909) darauf hin, daß man die Schleimhaut nicht durch Medikamente überreizen darf, die Adstringentien nicht zu lange verwenden soll und daß die nach Verbrennung 2. und 3. Grades zurückbleibende Gefäßvermehrung, die nicht Ausdruck einer Entzündung ist, einer fortgesetzten Behandlung nicht bedarf.

Ist die Vernarbung abgelaufen, so erfordern die Folgezustände der Verbrennung noch vielfach operative Eingriffe verschiedenster Art, um den Zustand zu bessern. Bei Veränderungen am Bulbus kommt die Iridektomie in Frage zur Hebung des Sehvermögens oder eventuell zur Verhütung von Partialstaphylom, Drucksteigerung usw., bei ausgebildetem Staphylom die Staphylomoperation, bei umschriebenen Pseudopterygien entsprechende Operationen, bei einfachem Leukom Tätowage usw. Vor allem erfordern aber die so häufig zurückbleibenden Verwachsungen und Verkürzungen an der Bindehaut und der Lider, besonders die Lidstellungsveränderungen, Ektropium, Entropium, Symblepharon, Trichiasis, Verödung der Tränenwege usw. operative Eingriffe. Meist ist nur durch plastische Operationen nach Durchtrennung der Narbenstränge Besserung zu erzielen, bei ungünstigen Verhältnissen sind oft die Erfolge beschränkt oder vorübergehend. Je nach der Lage des Falles hat man das operative Vorgehen zu wählen.

Bei Operation des Symblepharon nach Verbrennung, bei dem nach Durchtrennung der Verwachsungen der Defekt nicht durch bloßes Heranziehen der benachbarten Bindehaut gedeckt werden kann, sind zur Deckung mannigfache Verfahren vorgeschlagen: so Deckung durch Bildung gestielter Bindehautlappen (Teale 1873, Wolfe 1873, Alt 1881), durch Aufpflanzung stielloser Schleimhautlappen von Kaninchenbindehaut (Wolfe 1873, Haltenhoff 1883), von Scheidenschleimhaut (v. Stellwag 1873 [bei Illing 1874], 1889), von menschlicher Bindehaut (Becker 1874, Aubaret 1901), von Mundschleimhaut und Kaninchenschleimhaut (Hirschberg 1884), von gestielten Hautlappen (Post 1875, Taylor 1876) oder von ungestielten Hautstücken (Kuhnt 1884, Eversbusch 1887, Hotz 1899). Besteht totales Symblepharon mit vollständiger Verödung des Bindehautsackes und Verwachsung der Lidränder, so kommen, um das Tragen einer Prothese zu ermöglichen und die Entstellung zu bessern, Operationen zur Wiederherstellung des Bindehautsackes oder einer Höhle für das Glasauge in Frage, so das von Morton (1898) und May (1899) angegebene Verfahren durch Bildung einer Höhle und Einlegen einer mit Thierschschen Läppchen bedeckten Prothese, sowie die Modifikationen von Landström (1902), Weeks (1904, 1908), Natanson

(1904), GULLSTRAND (1905), HAITZ (1910), ZEEMAN (1911), die Plastik unter Mitüberpflanzung von Lippenschleimhaut von AXENFELD (1900), die Deckung der freipräparierten Lidinnenfläche mit THIERSCHschen Läppchen von GRUNERT (1905), FRANKE (1910), die Bildung der Lider durch plastische Hautlappenüberpflanzung von MAYWEG jun. (1906).

Bei Narbenektropium nach Verbrennung kommen die verschiedenen blepharoplastischen Operationsverfahren in Betracht, in erster Linie die Blepharoplastik mit gestielten Hautlappen aus der Nachbarschaft, die, wenn die Bedingungen irgend gestatten, allen anderen Methoden vorzuziehen ist und die besten Dauerresultate abgibt. In Frage kommt ferner die Modifikation dieses Verfahrens, die sogenannte italienische Methode, bei der ein gestielter Lappen aus dem am Kopf fixierten Arm genommen wird. BERGER (1889) z. B. berichtete über eine Lappenbildung aus dem Arm, der am Kopf festgebunden wurde. Am 12. Tage wurde der Stiel durchtrennt und der Arm abgebunden. Das Narbenektropium war durch Verbrennung veranlaßt. SNYDACKER (1907) nahm bei Ektropium beider Lider nach schwerer Verbrennung des Gesichts durch Fall im epileptischen Anfall gegen den heißen Ofen einen 12 cm langen Lappen aus dem Halse mit Stiel am Kieferwinkel. Das obere Ende des Lappens wurde 4 cm lang gespalten und beide Enden in die freipräparierten Lider gelegt. Die Hautbrücke wurde nach 6 Tagen abgetrennt. Die Lappen waren eingeheilt und nach 8 Monaten war der Erfolg gut geblieben. Berichtet wurde noch über einen zweiten nach dieser Methode operierten Fall.

Ferner kommt in Frage die primäre oder sekundäre Hautpfropfung entweder nach der Methode LE FORT-WOLFE mit stiellosen, meist dem Arm entnommenen Hautlappen, oder unter Benutzung kleiner Hautstücke nach der Methode von REVERDIN, oder unter Benutzung des Epithels und der oberflächlichen Kutisschicht nach der Methode von THIERSCH. Auch die Modifikation der THIERSCHschen Methode nach EVERSBUSCH (1887) kann in Anwendung kommen. Über Plastik mit stiellosen Lappen bei Blepharoplastik nach Verbrennung berichteten u. a. WADSWORTH (1876), HOWE (1881), WOLFE (1881), WICHERKIEWICZ (1881), RICHET (1886), BRUN (1890), WEEKS (1890), TIFFANY (1897), KUHNT (1902), DUPUYS-DUTEMPS (1911). GILLET DE GRANDMONT (1890) überpflanzte Froschhaut.

Bei dem auf S. 1652 abgebildeten Fall von schwerster Gesichtsverbrennung nach Fall in glühende Kohlenasche waren THIERSCHsche Transplantationen ausgeführt. Über THIERSCHsche Transplantation nach Verbrennung berichtete u. a. VIOLET (1890).

Ferner kann bei Defekt des ganzen Lides in Frage kommen die Lidplastik nach BÜDINGER (1902) oder mit der Modifikation von BIRCH-HIRSCHFELD (1905), wobei der äußere Hautteil durch einen Hautlappen aus der Nachbarschaft entnommen und die Konjunktivalseite durch einen Hautknorpellappen aus dem hinteren Abschnitt der Ohrmuschel gebildet wird.

Hinsichtlich der verschiedenen in Frage kommenden Operationsverfahren bei der operativen Behandlung des Symblepharon und des Narbenektropium nach Verbrennungen verweise ich auf die zusammenfassenden Darstellungen über die Augenoperationen z. B. in diesem Handb., 2. Aufl., auf die augenärztlichen Operationen von CZERMAK (1908) u. a. In den Arbeiten von KLUNKER (1907) und WINDEL (1913), in denen von mir klinisch behandelte Fälle von Verbrennungen näher mitgeteilt sind, finden sich Angaben über die mannigfachsten Nachoperationen.

Literatur zu § 210—212.

1841.   1. Guépin, Études cliniques sur les brûlures etc. Ann. d'Ocul. X. p. 254.
1845.   2. Vallez, Brûlure de la cornée par un cigare allumé. Ann. d'Ocul. XIV. p. 135.
1851.   3. v. Ammon, Deutsche Klinik. Nr. 45.
1857.   4. Kunde, Notiz über den Einfluß der Kälte auf die Linse. v. Graefes Arch. f. Ophth. III, 2. S. 275.
1860.   5. Hölder, Württembergisches Korrespondenzbl. Nr. 31.
1864.   6. Zander und Geißler, Die Verletzungen des Auges. Heidelberg und Leipzig.
1866.   7. de Crecchio, Della morte per freddo. Il Morgagni. No. 7. p. 9 e 10.
1867.   8. de Wecker, Traité théorique et pratique des maladies des yeux. Paris.
1868.   9. Nägeli, Über selbstbeobachtete Gesichtserscheinungen. Sitzungsbericht d. Münchener Akad. d. Wissensch. I. S. 503. Ref.: Nagels Jahresb. f. Ophth. 1871. S. 113.
1873. 10. Hogg, Injuries of the eye. Med. Press and Circular. No. 5. p. 12.
       11. Teale, Le traitement du symblépharon par transplantation de la conjonctive. (Congr. de Londres. Discussion.) Compte rendu. p. 159—163.
       12. Wolfe, Transplantation conjonctivale du lapin à l'homme. Glasgow med. Journ. p. 220 et Ann. d'Ocul. LXIX. p. 121.
1874. 13. Arlt, Operationslehre. Dieses Handbuch. 1. Aufl. Bd. III.
       14. Becker, O., Über Einheilung von Kaninchenbindehaut in den Bindehautsack des Menschen. (Ein Beitrag zur Symblepharonoperation.) Wiener med. Wochenschr. Nr. 46.
       15. Illing, Beiträge zur Kasuistik der Transplantation. Allg. Wiener Ztg. Nr. 32.
1875. 16. Hogg, Accident from gunpowder explosion. Med. Press and Circular. 21. July.
       17. Stoeter, Über die Verbrennungen des Auges. Inaug.-Diss. Bonn.
       18. Post, Transplantation of rabbits conjunctive for cure of symblepharon. Med. Record. p. 203.
1876. 19. Schliephake, Zur Kenntnis der vasomotorischen und sekretorischen Neurosen des Auges. (Fall 9.) Arch. f. Augenheilk. V. S. 286.
       20. Saemisch, Krankheiten der Konjunktiva, Kornea und Sklera. Dieses Handb. 1. Aufl. Bd. IV.
       21. Taylor, On a new and effect. method of treating incurable cases of symblepharon. Med. Times and Gaz. p. 4.
       22. Wadsworth, A case of ectropion cured by transplantation of a large piece of skin from the forearm. Report of the fifth internat. Congr. p. 234 and Boston med. and surg. Journ. Dec.
       23. Wolfe, J., A new method of performing plastic operations. Med. Times and Gaz. p. 52.
1877. 24. Großmann, Über Augenverletzungen. Allg. Wiener med. Ztg. Nr. 13. Ref.: Zentralbl. f. prakt. Augenheilk. S. 191.
1878. 25. Wolfe, On conjunctival transplantation from the rabbit to the human subject. Lancet. p. 526.
1879. 26. Fournet, Relation de quelques cas de blessures de la conjonctive et de la cornée produites par le crachement du fusil Gras. Recueil d'Opht. p. 465.
       27. Terrier, Quelques remarques à propos de deux observations de brûlure de la cornée. Revue mensuelle. No. 5.
1880. 28. Faure-Favier, De la brûlure des yeux (conjonctive oculo-palpébrale et cornée transparente). Lyon méd. XXXV. p. 14.
       29. Howe, Blepharoplastik durch Transplantation eines stiellosen Lappens. (Bericht über die am 22. und 23. Juli 1880 in Newport abgeh. Vers. d. Amer. Ophth. Ges.) Knapps Arch. f. Augenheilk. X. S. 98.

1880. 30. **Yvert**, Traité pratique et clinique des blessures du globe de l'œil. Paris.

1881. 31. **Talko**, Erscheinungen an den Augen des verwundeten Kaisers Alexander des Zweiten. Klin. Monatsbl. f. Augenheilk. S. 168.

32. **Wicherkiewicz**, Zur Beurteilung des Wertes stielloser Hauttransplantationen für die Blepharoplastik. Klin. Monatsbl. f. Augenheilk. XX. S. 419.

33. **Alt**, Eine verbesserte Operationsmethode bei gewissen Fällen von Symblepharon. Arch. f. Augenheilk. X. S. 322.

34. **Dufour**, Sur la transplantation conjonctivale. Revue méd. de la Suisse romande. I. p. 667.

35. **v. Hasner**, Die Verletzungen des Auges in gerichtsärztlicher Hinsicht. Maschka, Handb. d. gerichtl. Med.

36. **Wolfe**, Über die Transplantation stielloser Hautlappen. (Aus dem engl. Manuskript des Verf. übersetzt von Dr. F. Krause.) Zentralbl. f. prakt. Augenheilk. V. S. 14.

1882. 37. **Dujardin**, Des exsudats albuminoïdes à la suite des brûlures superficielles de la cornée. Recueil d'Opht. p. 204.

38. **Michel**, Über natürliche und künstliche Linsentrübung. Festschrift zur Feier des 300jähr. Bestehens d. Univ. Würzburg. I. S. 53.

39. **Weinberg**, Des brûlures du globe oculaire par agents chimiques. Recueil d'Opht. Juin. p. 366.

1883. 40. **Haltenhoff**, Transplantation de la conjonctive du lapin dans un ankyloblépharon. Revue méd. de la Suisse romande. Avril.

41. **Haltenhoff**, Observation d'ankyloblépharon et symblépharon corneoconjonctival étendus, suite de brûlure; trois opérations; greffe animale; succès. Revue méd. de la Suisse romande. III. p. 149.

42. **Homburg**, Beitrag zur Kasuistik und Statistik der Augenverletzungen. Inaug.-Diss. Berlin.

43. **Nicati**, Deux blessures de l'œil par des fusées d'artifice. Bull. de la soc. de chir. Séance du 1. Août.

44. **Reich**, Fall von Verbrennung der Hornhaut mit einem heißen Bügeleisen. Wratsch. Nr. 25. — Originelle Verbrennung der Kornea durch Plätteisen. (Jahresbericht d. ophth. Lit. Rußlands.) Zentralbl. f. prakt. Augenheilk. S. 385.

1884. 45. **Boursier**, Blessure de l'œil par des éclats de plomb fondu projetés dans les yeux. (Soc. de méd. et de chir. de Bordeaux. Janv.) Journ. d'Ocul. No. 133. p. 146.

46. **Ferrier**, Projection de plomb fondu à la surface de l'œil sans brûlure de l'organe. Journ. d'Ocul. p. 185 et Recueil d'Opht. p. 246.

47. **Hirschberg**, Klinische Kasuistik. Symblepharonoperation. Zentralbl. f. prakt. Augenheilk. April/Mai.

48. **Vossius**, Die Verletzungen des Sehorgans. Deutsche med. Ztg. S. 381.

1885. 49. **Dehenne**, Considérations sur les traumatismes oculaires. Recueil d'Opht. p. 1.

50. **Hoffmann**, Über Keratitis und die Entstehung des Hypopyum. Bericht über d. 17. Vers. d. Ophth. Ges. Heidelberg. S. 67.

51. **Priestley Smith**, Precautions against meningitis after enucleation of the eye. Ophth. Review. IV. p. 39.

1886. 52. **Richet**, Ectropion cicatriciel de la paupière supérieure droite; blepharorrhaphie, guérison. Recueil d'Opht. p. 519.

1888. 53. **Boudry**, Contribution à l'étude des corps étrangers et brûlures de la cornée et de la conjonctive. Bull. méd. du Nord de la France. Juin-Juillet.

54. **Rodzewitsch**, Seltener Fall von Verbrennung der Hornhaut mit einer Koiffeurzange. Russkaja Medizina. No. 20.

1889. 55. **Berger**, Deux nouvelles opérations de blépharoplastie par la méthode italienne modifiée. Recueil d'Opht. p. 650.

56. **Valude**, De la restauration des paupières. Désavantages de la greffe cutanée. Arch. d'Opht. IX. p. 289.

57. **Stellwag von Carion**, Rückblick auf die augenärztlichen Pfropfungsversuche und ein neuer Fall von Schleimhautübertragung. Allg. Wiener med. Ztg. Nr. 27—29.

1890. 58. **Brun**, De la restauration des paupières par la greffe cutanée. Gaz. hebd. de méd. et de chir. No. 24. p. 278.

59. **Gillet de Grandmont**, Brûlure des paupières; restauration par la greffe de peau de grénouille. (Soc. d'Opht.) Recueil d'Opht. p. 409.

60. **Fontan**, Blépharoplastie par des lambeaux en ciseaux pour la restauration totale des deux paupières. (Soc. d'Opht. 4. Nov.) Recueil d'Opht. p. 677.

61. **Weeks**, Fall von Plastik des oberen Lides mittelst eines stiellosen Lappens. Arch. f. Augenheilk. XXII. p. 257.

62. **Violet**, Un nouveau procédé de greffe cutanée en ophtalmologie. La méthode de Thiersch et ses indications en chirurgie oculaire. Ann. d'Opht. p. 71 et Revue gén. d'Opht. p. 85.

1891. 63. **de Bovis**, Contribution à l'étude clinique des brûlures de l'œil. Thèse de Lyon.

64. **Thirion**, Contribution à l'étude clinique des brûlures de l'œil. Thèse de Montpellier.

1892. 65. **Baldinger**, A case of chemical or caustic traumatism of eye-ball and eye-lids and the efficacy of massage in slearing the cornea of traumatic opacities. Ophth. Record. I. p. 328.

66. **Oliver**, Gunpowder injury to the eye. (Amer. Ophth. Soc.) Med. Record. 13. August.

1893. 67. **Blessig**, Über Verletzungen des Auges. Mitteilungen aus der Petersburger Augenheilanstalt. Heft 4. Petersburg u. Leipzig, Ricker.

68. **Valude**, Un cas d'atrophie à la suite de l'intoxication jodoformique chez un brûlé. Soc. d'Opht. de Paris. Avril. p. 8 et Progr. méd. No. 17.

1895. 69. **Duboys de Lavigerie**, Accidents oculaires chez un bicycliste. (Soc. d'Opht. de Paris. 2. April.) Clin. Opht. Avril.

70. **Ole Bull**, Accidents oculaires occasionnés par le froid. Ann. d'Ocul. CXIII. p. 383.

1896. 71. **Koch**, Über die Verletzungen des Auges durch Schießpulver. Inaug.-Diss. Straßburg.

1897. 72. **Tiffany**, Skin-grafting for malignancy of the orbit and entropion. Amer. Journ. of Ophth. p. 180.

1898. 73. **D'Aubigné, Carhart**, Einige Wunden und Verletzungen des Augapfels. The Post-Graduale New York. Nov. Ref.: Zentralbl. f. prakt. Augenheilk. S. 544.

74. **Morton**, Restoration of the fornix conjunctival for retention of a prothesis. Ophth. Record. August.

1899. 75. **Andreae**, Die Verletzungen des Sehorgans mit Kalk und ähnlichen Substanzen. Leipzig, Wilhelm Engelmann.

76. **Beyer**, Zur Kasuistik der Pulververletzungen des Auges. Inaug.-Diss. Greifswald.

77. **Bryant**, Behandlung der Brandwunden der Bindehaut. Ann. de Oftalm. Mexico. August 1898. Ref.: Zentralbl. f. prakt. Augenheilk. S. 464.

78. **Hotz**, Total Symblepharon of the upper lid relieved by Thiersch skin grafting. Ophth. Record. p. 501.

79. **May**, Wiederherstellung des Konjunktivalsackes in einem Falle von totalem Symblepharon mit Hilfe Thierschscher Hautläppchen. Arch. of Ophth. XXVIII, 2. Übersetzt: Arch. f. Augenheilk. XL. S. 358.

1899.   80. v. Michel, Über den Einfluß der Kälte auf die brechenden Medien des Auges. Beiträge zur Physiologie. Festschrift für A. Fick zum 70. Geburtstage. S. 71. Braunschweig, Vieweg & Sohn.

81. Abelsdorff, Ein unbeachtet gebliebenes Augensymptom bei der Kältestarre der Frösche. Zentralbl. f. Physiol. Nr. 4.

82. Hertel, Über die Wirkung von kalten und warmen Umschlägen auf die Temperatur des Auges. v. Graefes Arch. f. Ophth. XLIX. S. 125.

83. Weifenbach, Über die Verletzungen des Auges durch glühende Metalle (besonders Eisen und Schlacke). Inaug.-Diss. Gießen.

84. Praun, Die Verletzungen des Auges. Wiesbaden.

1900.   85. Axenfeld, Plastische Wiederherstellung des ganzen Konjunktivalsackes in einem Fall von Symblepharon et Ankyloblepharon cicatriceum totale. Klin. Monatsbl. f. Augenheilk. XXXVIII. S. 845.

86. Bagneris, Cas de brûlure oculaire par du plomb fondu. (Soc. méd. de Reims.) Clin. Opht. No. 24 et Recueil d'Opht. 1901. p. 105.

87. Howard, F. Hansell, Piece of solder removed from the upper conjunctival sac. (College of Physic. of Philadelphia. Meeting 17. April. Disc.: de Schweinitz, Oliver.) Ophth. Record. p. 300.

88. Plaut, Lidgangrän durch übertriebene Anwendung von Eis. Klin. Monatsbl. f. Augenheilk. S. 35.

1901.   89. Aubaret, Symblépharon suite de brûlure. (Soc. d'anat. de Bordeaux.) Revue gén. d'Opht. p. 421.

90. Alonso, Verbrennung durch flüssiges Blei. Ann. de Oftalm. Mexico. Zentralbl. f. prakt. Augenheilk. 1902. S. 443.

91. Boulai, Brûlures oculaires par le fer rouge et la résine en fusion. Clin. Opht. p. 101.

92. Guiot, Brûlure de l'œil par du cuivre en fusion. (Soc. de méd. de Caen.) Clin. Opht. p. 93.

1902.   93. Büdinger, Eine Methode des Ersatzes von Liddefekten. Wiener klin. Wochenschr. S. 648.

94. Koelle, Ein Fall von Lidgangrän nach Scharlach mit Conjunctivitis diphtherica. Inaug.-Diss. Gießen.

95. Kuhnt, Über den Wert der Lidbildung mittelst Übertragung stielloser Hautteile. Zeitschr. f. Augenheilk. VII. S. 19 u. 97.

96. Landström, Mitteilungen aus der Augenklinik des Carolin. Instituts zu Stockholm. Heft 4. S. 33.

97. Sous, Brûlure de l'œil. (Soc. de méd. de Bordeaux.) Revue gén. d'Opht. p. 374.

98. Wagenmann, Über Lokalanästhesie mit Äthylchlorid. Bericht über d. 30. Vers. d. Ophth. Ges. Heidelberg. S. 53.

1903.   99. Hillemanns, Über Augenverletzungen und Augenschutz in der Eisen- und Stahlindustrie. Klin. Monatsbl. f. Augenheilk. XLI. (II. Bd.) S. 301.

1904. 100. Natanson jun., Beitrag zur Technik der Operation bei Symblepharon totale nach May. Klin. Monatsbl. f. Augenheilk. XLII. (II. Bd.) S. 116.

101. Weeks, X. Congr. internat. d'opht. B. p. 298.

1905. 102. Birch-Hirschfeld, Zur Tarsoplastik nach Büdinger. Klin. Monatsbl. f. Augenheilk. XLIII. (I. Bd.) S. 463 u. Münchener med. Wochenschr. S. 2075.

103. Grunert, Die Operation des totalen Symblepharons beider Lider zur Bildung einer Höhle für das Glasauge. Klin. Monatsbl. f. Augenheilk. XLIII. (I. Bd.) S. 298.

104. Gullstrand, Über Fornixbildung mit gestütztem Epidermislappen. Klin. Monatsbl. f. Augenheilk. XLIII. (I. Bd.) S. 312.

105. Conkey, Injuries from bursting of locomotive water and oil gauges. Ophth. Record. p. 209.

106. Koller, An unusual sequel of powderburn. Ophthalmoscope. p. 143.

1905. 107. Ovio, Osservazioni anatomo-patologiche sulla causticazione ignea a scopo terapeutico in oculistica. Ann. di Ottalm. p. 771.

108. Somogyi, Einige interessante Augenverletzungen. Szemészet. S. 384.

109. Hirschberg, Med. Klinik.

1906. 110. Mayweg jun., Einige erfolgreiche Operationen bei totalem Symblepharon zur Bildung einer Höhle für das Glasauge durch Überpflanzung von gestielten Hautlappen. Inaug.-Diss. Rostock.

111. Pick, Zur Wirkung des Windes auf die Augen. Zentralbl. f. prakt. Augenheilk. S. 177.

112. Randolph, The eye injuries of Independence Day. (Sect. on Ophth. Amer. med. Assoc.) Ophth. Record. p. 333.

113. Southard, A case of burning of the conjunctiva and cornea. Ophth. Record. p. 42.

1907. 114. Antonelli, Indications de thérapie conservatrice ou d'interventions radicales, dans les traumatismes graves de l'œil. Bull. et Mém. de la Soc. franç. d'Opht. p. 434.

115. Klunker, Über Verbrennungen des Auges. Inaug.-Diss. Jena.

116. Seidel, Über Lidbildung mittelst stielloser Hautlappen. Inaug.-Diss. Jena.

117. Oliver, Evisceration of an eyeball by a single mass of heated metall. Ophthalmoscope. p. 198.

118. Snydacker, Lidplastik mit gestieltem Lappen vom Halse. Klin. Monatsbl. f. Augenheilk. XLV. (N. F. III. Bd.) S. 71.

1908. 119. Czermak, Die augenärztlichen Operationen. 2. Aufl. herausgegeben von Elschnig. Bd. I. Berlin und Wien, Urban & Schwarzenberg.

120. Dutoit, Ein Fall von schwerer Verbrühung der Hornhaut. Korrespondenzbl. f. Schweizer Ärzte. XXXIX. Nr. 1.

121. Marx, Ein Fall von Brandblasenbildung auf der Kornea. Klin. Monatsbl. f. Augenheilk. XLVI. (N. F. VI. Bd.) S. 259.

122. Pfalz, Über Frühtransplantation bei Verbrennungen der Augenlider. Deutsche med. Wochenschr. Nr. 19.

1909. 123. Conant, Conjunctival burn and traumatic cataract. Ophth. Record. p. 382.

124. Dor, Brûlure de l'œil. Bull. de la Soc. d'Opht. de Lyon. 3. a. p. 29.

125. Natanson, Verbrennung der Stirn und Augen mit geschmolzenem Blei. Westnik Ophth. S. 419.

126. Pfalz, Über Behandlung und Nachbehandlung von Verätzungen und Verbrennungen an den Augen. Zeitschr. f. Augenheilk. XXII. S. 492.

127. Klein-Bäringer, Verbrennung durch geschmolzenes Zink. (Wiener Ophth. Ges. 18. Jan.) Klin. Monatsbl. f. Augenheilk. XLVII. (N. F. VIII. Bd.) S. 122.

1910. 128. Franke, Über plastische Operationen an den Lidern und zur Wiederherstellung des Bindehautsackes. Zeitschr. f. Augenheilk. XXIII. S. 112.

129. Haitz, Beitrag zur Vervollkommnung der Mayschen Symblepharonoperation (bei vorhandenem Bulbus). Klin. Monatsbl. f. Augenheilk. XLVIII. (N. F. IX. Bd.) S. 565.

130. Dupuy-Dutemps, Hauttransplantation »en Vanne« in einem Fall von Narbenektropium bei Schrumpfung der Bindehaut. (Soc. d'Opht. de Paris.) Klin. Monatsbl. f. Augenheilk. XLIX. (N. F. XI. Bd.) S. 221.

131. Kuhnt, Operationen gegen das Narbenektropium. Deutsche med. Wochenschr. S. 2027.

1911. 132. Rosenfeld, Verbrühung der Kornea und Konjunktiva. Zentralbl. f. prakt. Augenheilk. S. 301.

133. Zeeman, Plastik zur Bildung einer unteren Übergangsfalte bei Anophthalmus. Klin. Monatsbl. f. Augenheilk. XLIX. (N. F. XI. Bd.) S. 204.

1912. 134. Regnault, Brûlures de la cornée par éclats d'allumettes. Clin. Opht. p. 136.

135. Cuperus, Verbranding van het oog door stoom. Nederl. Tijdschr. v. Geneesk. I. p. 330.

136. Cecchetto, Delle formazioni a calotta sulla superficie del globo oculare per penetrazione nel sacco congiuntivale di gocciole di taluni metalli in fusione (Stagno piombo). Ann. di Ottalm. XLI. p. 49.

137. Cramer, Abriß der Unfall- und Invaliditätskunde des Sehapparates. Stuttgart, Enke.

138. Kümmell, Über Drucksteigerungen bei Verätzungen und Verbrennungen. Arch. f. Augenheilk. LXX. S. 264.

1913. 139. Windel, Über Verbrennungen des Auges. Inaug.-Diss. Heidelberg.

140. Ruben, Beiträge zur Lehre vom Augendruck und vom Glaukom. v. Graefes Arch. f. Ophth. LXXXVI. S. 258.

141. Weeks, Wiederherstellung des Bindehautsackes bei Schwund der Orbita. Klin. Monatsbl. f. Augenheilk. LI. (N. F. XVI. Bd.) S. 369.

1915. 142. Gilbert, Über Kriegsverletzungen des Sehorgans und augenärztliche Tätigkeit im Feldlazarett. Arch. f. Augenheilk. LXXX. S. 41.

143. Spiro, Augenärztliche Beobachtungen aus dem Felde. Zentralbl. f. prakt. Augenheilk. S. 49.

1916. 144. v. Herrenschwand, Über Schädigungen der Hornhaut im Hochgebirgs- kriege. Zentralbl. f. prakt. Augenheilk. S. 161.

145. Shahan and Lamb, Histologic effects of heat on the eye. Amer. Journ. of Ophth. August.

146. de Saint-Martin, De la chirurgie oculaire dans les ambulances etc. Ann. d'Ocul. CLIII. p. 7.

1917. 147. Wessely, Zur Frage der Kälteschädigungen der Hornhaut. Arch. f. Augenheilk. LXXXIII. S. 1.

148. Freytag, Über einen Fall von vorübergehender Hornhauttrübung in der Kälte. Klin. Monatsbl. f. Augenheilk. LIX. S. 67.

149. Keßler, Leuchtpistolenverletzungen. Samml. klin. Vorträge. Neue Folge. Nr. 729 (Chirurgie Nr. 199).

1918. 150. v. Herrenschwand, Zwei weitere Fälle von Schädigung der Hornhaut im Hochgebirgskriege durch Kälteeinwirkung. Wiener klin. Wochen- schrift. Nr. 16. S. 456.

151. Schoeler, Experimentelle Erzeugung von Aderhaut-Netzhautentzündung durch Kohlensäureschnee. Klin. Monatsbl. f. Augenheilk. LX. S. 1.

152. v. Szily, Atlas der Kriegsaugenheilkunde. Stuttgart, Enke.

1920. 153. Denig, Early surgical treatment of burns of the conjunctiva. Amer. Journ. of Ophth. III. p. 256.

154. Elliot, Native gunpowder injuries of the eye. Ophthalmology. VII. p. 573.

Die Verletzungen des Auges durch chemische Einwirkung — die Verätzungen des Auges.

Allgemeines. (Vorkommen. Kriegsverletzungen des Auges durch chemisch wirksame Substanzen, vor allem durch Kampfgase. Die Wirkung der chemischen Ätzmittel. Prognose, Prophylaxe und Behandlung.)

§ 213. Vorkommen. Die Verletzungen durch chemische Ätzmittel kommen am häufigsten bei der Berufsarbeit, in chemischen Fabriken, in der chemischen Industrie und Laboratorien, bei Gewerken, die mit chemischen

Substanzen hantieren müssen, sowie in zahlreichen anderen Industrien, die chemische Produkte gebrauchen, wie in Färbereien, Wäschereien, ferner bei Landwirten durch Kunstdünger usw. vor. Unter allen Verätzungen sind am häufigsten die durch Kalk, die vornehmlich bei Bauhandwerkern beobachtet werden. Sodann entstehen Verätzungen durch üble Zufälle, Unvorsichtigkeit oder Verwechslungen, manchmal werden sie durch Bosheit oder in verbrecherischer Absicht, z. B. als Racheakt, veranlaßt, seltener zu Zwecken der Selbstverstümmelung oder zum Hervorrufen künstlicher Reizzustände benutzt. Im Kriege spielen, wie der Weltkrieg gezeigt hat, die Schädigungen des Auges durch chemische Einwirkung in mannigfacher Hinsicht eine große Rolle, vor allem durch die Verwendung chemischer Reizstoffe als Kampfgase.

Zusammenstellungen über die Häufigkeit der chemischen Ätzungen im Vergleich zu anderen Verletzungsarten finden sich in § 10 S. 25 und § 11 S. 31, über die Häufigkeit der Verätzungen bei einzelnen Berufsarten in § 13 S. 41. Über Selbstbeschädigung des Auges durch Ätzmittel siehe S. 11. Weitere Beispiele finden sich bei RAMPOLDI (1887), BONWETSCH (1906), WASIUTINSKY (1908), HENDERSON (1908), BRANDES (1908), KRÖNER (1909), CARSTEN (1914), BAILLIART (1914), AUBINEAU (1916), KALT (1916), FROMAGET e HARRIET (1916), COSSE et DELORD (1917), KRAUTSCHNEIDER (1918), PAPARCONE (1917), SAMPERI (1917), VAN SCHEVENSTEEN (1916), UHTHOFF (1917), PHERSON and DOYN (1919), BIONDI (1919). Zu Verletzungen durch Rache wurden vielfach Säuren benützt, derartige Fälle finden sich bei DESMARRES (1847), BRIONNE (1880), WEINBERG (1882), ANDREAE (1899), COILLOT (1910), FEHR (1911), LOTIN (1911, 1913).

Schwere Verätzung eines oder beider Augen werden, worüber besonders amerikanische Augenärzte berichteten, vielfach durch den ätzenden Inhalt von Golfbällen veranlaßt.

Um den Golfbällen eine möglichst hohe Elastizität zu geben, werden sie so hergestellt, daß man um einen mit Luft oder Flüssigkeit gefüllten Kern (Gummiball) maschinell unter hohem Druck Streifen von Gummi oder anderem Material fest herumwickelt. Statt Luft oder Wasser werden vielfach teils Säuren, teils andere Flüssigkeiten mit hohem spezifischem Gewicht, teils halbfeste kittähnliche Pasten aus ätzenden Substanzen verwendet. Platzt ein solcher Ball oder wird er ahnungslos angeschnitten, so spritzt der Inhalt mit explosiver Gewalt und lautem Knall auf weite Entfernung heraus. Sogenannte »Water-core«-Bälle enthielten vielfach ätzende Flüssigkeiten, ebenso gefährlich erwies sich der Zodiak-Golfball, während der Kern des englischen Rubber-core-Golfball ganz aus Gummi besteht. Als ätzende Füllungsmasse wurde nachgewiesen: Schwefelsäure, Zinkchlorid, Mischung aus schwefelsaurem Barium, Seife und freiem Alkali u. a. (Vgl. auch OHLEMANN [1913]). Derartige Verätzungen wurden mitgeteilt von WOOD (1912), LANGDON (1912), CARPENTER und NANCE (1912), BAER (1912), CRIGLER (1913), LOWELL (1913), THOMASON (1913), SUKER (1913), DENIG (1913, 1914).

Kriegsverletzungen des Auges durch chemisch wirksame Substanzen.

Im Kriege spielen Verätzungen des Auges in mannigfacher Hinsicht eine Rolle und entstehen aus verschiedenen Ursachen. In erster Linie kommen die Schädigungen des Sehorgans durch die Kampfgase in Betracht, die im letzten Weltkriege als wichtiges Kampfmittel von allen kriegführenden Parteien benutzt wurden, um Massenschädigungen zu erzielen und den Gegner vorübergehend oder dauernd außer Gefecht zu setzen. Die Kampfgase wurden entweder durch Abblasen bei günstigem Wind gegen den Feind getrieben oder durch Beschießen mit Granaten und Minen, die mit dem Kampfgasstoff gefüllt waren, an den Feind herangebracht. Im Verlauf des Weltkrieges wurde das Abblasen aufgegeben, weil es in der Ausführung große Schwierigkeiten bereitete, zu sehr von der Witterung und dem Wind abhing, nicht jederzeit verwendet werden konnte und der eignen Truppe Gefahren brachte. Es wurde deshalb später nur das zweite Verfahren angewandt.

Neben den eigentlichen Kampfgasen spielen sodann eine Rolle die Verbrennungs- und Zersetzungsgase der modernen Explosivstoffe, einmal das Kohlenoxyd, das Vergiftungen und dadurch indirekt Augenveränderungen wie Blutungen und Exsudat in der Netzhaut, Neuritis optica, Blutungen und Zerfall in der zentralen Optikusbahn hervorruft, und ferner die nitrosen Gase (Stickoxyd, Stickstoffdioxyd, salpetrige Säure und Salpetersäure), die ebenfalls direkt oder indirekt nach Vergiftungen das Auge schädigen können. Auch sind von den eigentlichen Kampfgasstoffen zu unterscheiden die chemisch wirksamen Substanzen, die aus technischen Gründen den Gasgeschossen zugesetzt werden.

Während des Krieges sind keine näheren Mitteilungen über die verwendeten Stoffe und nur spärliche Mitteilungen über die Wirkung der Kampfgase bekannt gegeben, da die Natur der Kampfgasstoffe und ihre Wirkung möglichst geheim gehalten werden sollten. Ein Teil der Mitteilungen über die Folge der Gasvergiftung stammt von feindlicher, besonders französischer Seite. Für die auf deutscher Seite hauptsächlich benutzten Stoffe wurden Decknamen benutzt, die zum Teil von der farbigen Bezeichnung der mit dem Stoffe gefüllten Granaten entnommen waren. Solche Namen sind B-Stoff, T-Stoff, K-Stoff, sowie Blaukreuz-, Grünkreuz- und Gelbkreuzkampfgas. Nach dem Kriege sind die chemischen Substanzen, die als Kampfgas verwendet wurden, bekannt geworden und weitere Mitteilungen über die Schädigungen durch Kampfgas veröffentlicht, sowie eingehende experimentelle Untersuchungen über die Wirkung der Kampfgasstoffe bekannt gegeben. Vor allem verweise ich auf die umfassende Darstellung von Jess im 5. Bande der im Druck befindlichen Kriegsaugenheilkunde, Abschnitt VI: Kriegsverletzungen der Augen durch Gaswirkung, Verbrennung und durch chemische Mittel. Der Abschnitt war mir freundlichst im Korrekturabzug zur Einsicht und Benutzung überlassen. In diesem Abschnitt sind die bisher bekannt gewordenen Kampfgasstoffe, die im Weltkrieg angewandt waren, angeführt, ihre Wirkung besprochen, die bisherige Literatur zusammengestellt und zahlreiche neue dem Verfasser zur Verfügung gestellte Beobachtungen über Augenschädigung durch Kampfgas angeführt. Ferner verweise ich auf die von Flury und seinen Mitarbeitern in der Zeitschrift für die ges. experiment. Medizin Bd. XIII, Heft 1—6 veröffentlichten Arbeiten über Kampfgasvergiftungen, in denen besonders eingehend die Wirkung der einzelnen Kampfgasstoffe auf Grund sorgfältiger experimenteller und anatomischer Untersuchungen behandelt ist.

Bei der Neuheit der Kampfmethode wurden verschiedenartige Kampfgasstoffe versucht, manche nur vorübergehend angewandt und bei zunehmender Erfahrung und weiterer Ausbildung der Methodik durch andere stärker wirkende Substanzen ersetzt.

FLURY (1921 I.) hat in einer Tabelle die Substanzen, die im Gaskampf Verwendung gefunden haben, wiedergegeben: Chlor, Phosgen, Chlorierte Ameisensäureester, Perchlorierter Ameisensäureester, Sulfurylchlorid (Chlorsulfonsäure), Chlorschwefelsäuremethylester, Chlorschwefelsäureäthylester, Dichlormethyläther, Dibrommethyläther, Chlorpikrin, Chlorazeton, Bromazeton, Jodazeton, Bromessigsäuremethylester, Jodessigsäureäthylester, Benzylbromid, Benzyljodid, Xylylbromid (meta), Phenylkarbylaminchlorid (Phenylisozyanchlorid); Zyanwasserstoff, Chlorzyan, Bromzyan, Zyankohlensäureester, Acrolein, Dichloräthylsulfid, Arsentrichlorid, Methyldichlorarsin, Äthyldichlorarsin, Diphenylchlorarsin, Diphenylzyanarsin.

Die Kampfgase gehören zu den lokal reizend wirkenden Substanzen und verursachen an den Stellen, wo sie mit dem lebenden Gewebe in Berührung treten, also an der Körperoberfläche und in den Hohlräumen der Atemwege Reizung, Entzündung und Nekrose. Einige Kampfgase führen auch durch Einatmung neben lokaler Schädigung zu resorptiver Giftwirkung. Die Intensität der Wirkung hängt ab von der Art des Gases, der Konzentration und der Dauer der Einwirkung. Das Bild der Gaserkrankung setzt sich im allgemeinen zusammen

1. aus Reizwirkungen an den betroffenen Schleimhäuten (Bindehaut, Nase, Rachen, Kehlkopf, Luftwege) sowie an der äußeren Haut,

2. aus den besonderen Veränderungen des Lungengewebes,

3. bei einzelnen Gasen außerdem aus Allgemeinwirkungen, welche nach der Resorption des Stoffes ausgelöst werden.

Bei der schädigenden Wirkung der Kampfgase auf das Auge muß man unterscheiden zwischen den direkten Reizungen und Ätzungen des Auges und seiner Umgebung durch Einwirkung der chemisch wirksamen Stoffe auf Bindehaut, Hornhaut und Lider und den indirekten Schädigungen des Sehorgans infolge von den durch die Gase veranlaßten schweren Organveränderungen, vor allem von seiten der Lunge und des Zirkulationsapparates mit hochgradiger Stauung, sowie infolge von allgemeiner Vergiftung. Uns interessieren hier in erster Linie die direkten Schädigungen der Augen.

Die im Anfang des Weltkrieges verwandten Reizstoffe, wie z. B. das Chlor, das unter hohem Druck verflüssigt aus Stahlflaschen im sogenannten Blasverfahren gegen den Feind getrieben wurde, verursachte vorübergehende Bindehautreizung mit starker Tränenabsonderung und hier und da leichte oberflächliche Hornhautveränderungen mit Epithelschädigung und leichter Trübung. Die Heilung erfolgte meist ohne bleibende Schädigung. Nur bei ausnahmsweiser hoch konzentrierter Einwirkung kam es zu schweren Verätzungen an Bindehaut und Hornhaut, selbst mit Verlust der Augen. Weiterhin wurden Kampfgasstoffe verwandt, bei denen die direkten Ätzwirkungen an der Bindehaut und Hornhaut verhältnismäßig gering waren und gegenüber den Allgemeinerscheinungen der Kampfgaserkrankung zurücktraten. Hierher gehört vor allem das Phosgen [(CoCl$_2$) Kohlenoxydchlorid, Chlorkohlenoxyd]. Die Reizwirkung an den betroffenen Schleimhäuten war bei Einwirkung nicht zu hoher Konzentrationen gering, das Krankheitsbild wurde im wesentlichen beherrscht durch die Veränderungen des Lungengewebes und deren sekundäre Folgen, Lungenödem, Dyspnöe, Kreislaufstörungen, Stauung usw. Infolge der Stauung im Blutkreislauf wurden an den Augen beobachtet: Ausdehnung der Bindehautvenen, Irishyperämie, venöse Stauung der Netzhaut- und Aderhautgefäße, Blutungen in der Netzhaut und im Glaskörper, Gefäßthrombose, Embolie der Zentralarterie, entzündliche Veränderungen an der Netzhaut, Aderhaut, am Sehnerven mit Ausgang in Atrophie sowie Hemeralopie nach Chorioretinitis, Folgen von Hirnblutungen usw. (Vgl. z. B. GUTMANN 1919.) Das auch von den Feinden benutzte Chlorpikrin [(CCl$_3$NO$_2$) Nitrochloroform] ruft etwas stärkere Reizung der Bindehaut mit etwas länger bestehender Bindehautentzündung hervor. In diese Gruppe gehört auch der Kampfgasstoff der Grünkreuzgranaten: Perchlorierter Ameisensäureester = Perstoff (ClCOOCCl$_3$), der schwere Gaserkrankungen hervorrief.

Der Blaukreuzstoff [Diphenylarsinchlorid, Diphenylchlorarsin (C$_6$H$_5$)$_2$ AsCl] bewirkt auch in feinster Verteilung der Dämpfe starke Reizung der Schleimhaut der Nase, Nasennebenhöhlen, des Rachens, der tiefen Atemwege, der Bindehaut und leichte Reizung der äußeren Haut. Die Lungenschädigung ist relativ gutartig und schnell heilbar. Das Blaukreuzkampfgas wurde dazu verwandt, um durch Juckreiz das Tragen der Gasmasken unmöglich zu machen, während dann andere giftige Granaten verschossen wurden.

Im letzten Abschnitt des Weltkrieges wurde zuerst auf deutscher, dann auf feindlicher Seite ein Kampfgasstoff verwandt, der ungemein starke lokale Ätzwirkung an den Schleimhäuten und der äußeren Haut entfaltete mit nachfolgender schwerer exsudativer, membranöser und nekrotisierender Entzündung, auch für die Augen sich äußerst gefährlich erwies und durch entsprechende schwere Schädigung des Lungengewebes, des Blutkreislaufs sowie durch Schädigung anderer Organe und des Stoffwechsels infolge resorptiver Giftwirkung zu schwerer Kampfgaserkrankung führte.

Dieser Kampfgasstoff ist der Gelbkreuzstoff, Dichloräthylsulfid [Thiodiglykolchlorid $\left(S \left\langle \begin{matrix} CH_2 \cdot CH_2 \cdot Cl \\ CH_2 \cdot CH_2 \cdot Cl \end{matrix} \right)\right]$, von den Engländern wegen des schwachen Geruchs Senfgas, Mustardgas oder Yperit genannt. VICTOR MEYER hat 1886 das Thiodiglykolchlorid zuerst rein dargestellt, das Arbeiten damit aber aufgegeben, weil schon damals bei Praktikanten äußerst giftige Wirkungen auf die äußere Haut und Augenentzündung beobachtet und die Giftigkeit durch Tierversuch bestätigt wurden.

LEBER (1891) berichtete in seinem Buch über die Entstehung der Entzündung im Abschnitt XXVI über die entzündungerregende Eigenschaft dieser Substanz und über eigne Versuche am Kaninchen. Ein mininales Tröpfchen der reinen Substanz, in den Bindehautsack eines Kaninchens gebracht, rief schwere fibrinösnekrotisierende Bindehautentzündung, eitrige Infiltration der Hornhaut und Nekrose der Lidhaut mit hartnäckigem Verlauf hervor. Nach Einführung in die Vorderkammer des Kaninchens trat ebenfalls starke Entzündung des Auges mit Eiterbildung auf.

Nach dem Kriege sind nähere Mitteilungen über die schädigende Wirkung des Dichloräthylsulfids zum Teil auf Grund eingehender experimenteller Untersuchungen von Flury (1921) bekannt gegeben. Daselbst (S. 421) wird über die von Wessely am Auge bei verschiedenen Tieren (Kaninchen, Katzen, Hunden, Affen) angestellten Versuche teils durch Einwirkung der Substanz in Dampfform, teils durch Einträuflung ätherischer Lösung berichtet. Ebenso hat Jess (Kriegsaugenheilkunde Bd. V) ausführlich über die Wirkung des Dichloräthylsulfids berichtet und zahlreiche Beobachtungen über Augenschädigungen bei Soldaten angeführt. Derby (1920) erwähnte experimentelle Untersuchungen, die von Warthin angestellt waren.

Das Dichloräthylsulfid ist eine wenig flüchtige, wasserhelle, leicht bewegliche Flüssigkeit, leichtlöslich in Äther, Benzol, Alkohol, Chloroform usw., in reinem Zustand geruchlos, meist aber leicht nach Senf riechend. Die Substanz ist deshalb gefährlich, weil sie in verdampftem Zustand keine momentane Reizwirkung ausübt, die Berührung der Flüssigkeit mit der äußeren Haut keinen sofortigen Schmerz hervorruft, und erst nach einer Inkubationszeit von mehreren Stunden (meist 4—6 Stunden) die schweren Folgen einsetzen und die Giftigkeit selbst schwächster Konzentrationen eine große ist. Die Substanz haftet an allen Gegenständen, besonders auch an der Kleidung, fest und war selbst nach Monaten noch wirksam. Die Flüssigkeit wirkt bei der Granatexplosion mit 50% als Gas, 50% von ihr wird verspritzt und läßt durch allmähliches Verdunsten neues Gas entstehen. Die durch Beschießen verseuchten Räume, Unterstände u. dgl. und die getroffenen Gegenstände, wie Kleider, sind noch nach langer Zeit dem Menschen gefährlich.

Bei den Tierversuchen traten nach Einatmen geringer Konzentrationen der verdampften Substanz nach 18—24 Stunden die Vergiftungserscheinungen voll zu Tage. Am Auge begann nach einigen Stunden Rötung, Schwellung der Bindehaut, Tränenträufeln, Lidkrampf, zunehmende Bindehautentzündung mit Absonderung, Hornhauttrübung, am zweiten Tage zeigten sich Epitheldefekt der Hornhaut, stark eitrige fibrinöse Absonderung, nekrotisierende Entzündung der Bindehaut, Hornhaut und Lidhaut. Häufig erfolgte der Tod durch Schädigung der Atemwege. Bei Tieren, die am Leben blieben, trat nach 2 Wochen Besserung der Augenveränderungen und dann Heilung mit Narbentrübung ein. Nach Einatmen hoher Konzentrationen beobachtete man schnelle Vergiftung, Lungenödem, Erstickungserscheinungen, daneben zentrale Vergiftungssymptome, Erregung, motorische Störungen, Krämpfe usw. Tod nach mehreren Stunden. Die Schleimhäute von Mund, Nase, Rachen, Auge zeigten Rötung, Schwellung, Nekrose, Epithelverlust, Blutungen. Bei Einträuflung einer 10%igen ätherischen Lösung in den Bindehautsack kam es zu vollständiger Nekrose der Bindehaut und Hornhaut, zu hochgradiger Hyperämie der Aderhaut, Nekrose an Iris und Aderhaut. Beim Versuch am Kaninchenauge konnte eine Schutzwirkung gegen das verdampfte Dichloräthylsulfid durch vorheriges Einstreichen von Salben festgestellt werden. Die Wirkung auf das Auge ähnelt nach Flury (1921) der durch strahlende Energien, Röntgenstrahlen usw.

Versuche über die Wirkung auf die Haut ergaben folgendes: Wird ein kleiner Tropfen der Substanz auf die Haut gebracht, so bestehen anfangs keine Erscheinungen, kein Schmerz, kein Jucken oder dgl. Nach 4—6 Stunden zeigt sich ein roter Fleck, dann nach 24 Stunden Blasenbildung mit wallartigem Ring, später Borkenbildung und Heilung. Wird etwas mehr Substanz auf die Haut gebracht, so kommt es nach einigen Stunden zur Rötung, Blasenbildung, weiterhin zu eitrigen Geschwüren, die erst nach Wochen ausheilen.

Die Beobachtung an Soldaten, die der Vergiftung durch eigenes oder feindliches Dichloräthylsulfid ausgesetzt waren, ergab an den Augen, der äußeren Haut, Lidhaut, sowie an den übrigen Schleimhäuten Folgen, die den bei den Tierversuchen festgestellten entsprachen. Bei Einwirkung schwacher Konzentrationen stellten sich an den Augen nach 4—6 Stunden Brennen, Druck, Fremdkörpergefühl, Tränen, schmerzhafte Lichtscheu, Bindehautentzündung, Lidrötung und Lidschwellung, eitrige Sekretion, hauchige Hornhauttrübung und Epithelstippung, Wundwerden der Lidränder und Borkenbildung an der Lidhaut ein. Bei schwererer Vergiftung kam es nach 2—6 Stunden zu starkem Tränen, dicker Lidschwellung, Chemosis, großer Lichtscheu, Lidkrampf, Miosis, Hornhauttrübung, Reizung der Iris und des Ziliarkörpers, und im Verlauf des 2.—4. Tages zu weißlicher Bindehautnekrose, Epithelabstoßung an der Hornhaut, streifigen und bandförmigen Hornhautinfiltraten, zuweilen zu ausgedehnteren dichteren parenchymatösen Trübungen, Gewebsnekrose im Epithel und an der Grundsubstanz. Das Höhestadium war meist am 3. oder 4. Tage erreicht, dann erfolgte je nach der Schwere Heilung in 1—2 oder 3—4 Wochen. Bei stärkeren Hornhautveränderungen kam es zu Vaskularisation und langsamer Ausheilung. Der Endausgang war meist ein günstiger, doch blieben vielfach Maculae zurück, in seltenen Fällen aber auch dichte leukomatöse Trübungen mit entsprechender Sehstörung, nur ausnahmsweise wurde Ausgang in Panophthalmie beobachtet. Auch Sekundärinfektion kann sich einstellen. Die Behandlung bestand in Anwendung von 3% iger Borsalbe, alkalischen Salben, vor allem von 1—2% iger Natr. biborac., 1% iger Kalipermanganatlösung, Atropin usw., später Dionin. Verband erwies sich als schädlich. Da das Dichloräthylsulfid durch oxydierende Mittel (Permanganat, Wasserstoffsuperoxyd, Chlorkalk, Salpetersäure) zersetzt wird, so erfolgt die Vernichtung aller Reste in durchseuchten Räumen oder an Gegenständen am besten durch Chlorkalk. Über die Augenschädigung durch Dichloräthylsulfid bei Soldaten berichteten vor allem FLURY (1921), JESS (Kriegsaugenheilkunde Bd. V), PICK (1918), GUTMANN (1919), BEAUVIEUX (1920), DANIS (1920), DERBY (1920), ACHARD (1919) u. a. Nach DERBY (1920) heilten 15% in 10—14 Tagen, 80% in 5—6 Wochen, die übrigen hatten schwere Allgemeinerscheinungen. Auf 1500 Verletzte kam eine Panophthalmie.

Außer den erwähnten umfassenden Arbeiten von FLURY (1921), JESS (Kriegsaugenheilkunde Bd. V) über Schädigung durch Kampfgas führe ich noch folgende Mitteilungen über Augenschäden durch Kampfgase an: CAMPOS (1914), SERGENT et AYRAL (1915), PAGENSTECHER (1916), der zuerst auf die bei schweren Gasvergiftungen vorkommenden Netzhautveränderungen hämorrhagischer Natur wie Venenthrombose, Makulablutungen, Blutungen längs der Gefäße, rundliche Blutungen in der Netzhaut usw. sowie über eine starke Glaskörperblutung bei einem gasvergifteten Hunde berichtete, GREMEAUX (1916), DE SAINT-MARTIN (1916), PETIT (1916), TEULIÈRES et VALOIS (1917), DUVERGER (1917), UILAKI (1917), PICK (1918), CERISE (1918), DUFOUR (1918), v. SZILY (1918), KERSCHNER (1918), JESS (1919), EPPENSTEIN (1919), SAUPE (1919), GUTMANN (1919), ACHARD (1919), DERBY (1919, 1920), LAZENBY (1919), BEAUVIEUX (1920), DANIS (1920), OSWALD (1920).

Außer den Schädigungen der Augen durch Kampfgasstoffe kommen im Kriege Verätzungen der Augen vor durch die Rauch- und Nebelstoffe wie Schwefeltrioxyd, Chlorsulfonsäure, Zinntetrachlorid. Zur Rauchentwicklung wurde auch das Übergießen von gebranntem Kalk mit rauchender Schwefelsäure benutzt.

Soldaten, die mit diesen oder anderen starkätzenden Substanzen oft in konzentrierter Form zu tun haben, können durch unglücklichen Zufall schwere Verätzungen an den Augen erleiden. So wurde mir ein Pionierunteroffizier eingeliefert, der durch Explodieren einer zur Rauchentwicklung bestimmten Bombe von rauchender Schwefelsäure an beiden Augen und ihrer Umgebung auf das schwerste verätzt war. Beide Augen, die Augenlider, der Orbitalinhalt waren vollkommen verätzt und zu einer unförmigen trockenen Masse umgewandelt. Die Haut in der Umgebung des Auges, am Nasenrücken, Schläfenrand war zerstört, so daß mißfarbiger Knochen am Nasenrücken und Orbitalrand zutage lag.

Als zufällige Unglücksfälle kommen sodann bei Soldaten zumal bei Arbeiten hinter der Front durch mannigfache Ätzmittel Verätzungen vor, die denen im Frieden gleichen, so durch Kalk, Ammoniak, Tintenstifte usw.

In den Artilleriewerkstätten und Munitionsfabriken werden zum Teil schwere Verätzungen durch die zum Füllen von Granaten, Minen, Handgranaten benutzten Stoffe und durch die bei der Herstellung der Explosivstoffe notwendigen Chemikalien wie Salpetersäure usw. beobachtet. Sodann kommen bei Arbeitern in Sprengstoff- oder Munitionsfabriken durch eine Reihe von Stoffen, besonders durch Nitro- und Dinitronaphthalindämpfe an der Bindehaut und Hornhaut Verätzungen vor (CASPAR 1917, CORDS 1918), vor allem werden aber indirekte Schädigungen am Sehorgan, neuritische Sehnervenatrophie, Netzhautblutungen infolge von Vergiftungen durch die aromatischen Nitroverbindungen, vor allem durch Dinitrobenzol beobachtet (vgl. z. B. KOELSCH 1918, HÜBNER 1918, 1919, CORDS 1918, SOLLIER et JOUSSET 1917).

Schließlich sind noch zu erwähnen die Selbstbeschädigungen im Kriege durch Ätzungen am Auge mittels der verschiedensten Chemikalien und Reizstoffe, auf die bereits vorher hingewiesen wurde.

Im Weltkriege kamen Selbstbeschädigungen bei allen Armeen vor. Auf einige Besonderheiten sei noch hingewiesen. In der französischen Armee spielte Selbstbeschädigung durch Ipecacuanha eine große Rolle (BAILLART 1914, AUBINEAU 1916, VAN SCHEVENSTEEN 1916, FROMAGET et HARRIET 1916, KALT 1916, COSSE et DELORD 1917). Nach PHERSON und DOYN (1919) wurde bei den indischen Truppen Samen von Kroton, Rizinus und Jequirity benutzt. Von italienischen Truppen berichtete SAMPERI (1917) über Selbstbeschädigung durch Sublimat, Kupfersulfat, Ipecacuanha, Tabak, Pulpa von Rizinussamen und PAPARCONE (1917) über Ätzungen an der Bindehaut durch Bestreichen mit dem Köpfchen der Wachszündhölzer, deren schädigende Substanz das Bleinitrat darstellt. Aus der österreichischen Armee berichtete KRAUTSCHNEIDER (1918) über 300 Fälle von Selbstbeschädigung durch Alaun, Tabak, Seife, Paprika, Knallquecksilber, Samen der Kornrade, die eine Saponinsubstanz enthält, und durch Rizinussamen. UHTHOFF (1917) erwähnte bei deutschen Soldaten 9 Fälle, darunter einen durch Kalk.

Die Wirkung der chemischen Ätzmittel.

Die Ätzungen durch chemisch wirksame Agentien gleichen vielfach in ihrer Wirkung auf das Gewebe und in den dadurch hervorgerufenen Symptomen und Folgezuständen den Verbrennungen. Bei beiden Verletzungsarten kommt es zu gewaltsamer chemischer Veränderung des Gewebes und bei beiden hängt alles vom Zustandekommen und der Ausdehnung der Nekrose ab. Die Tiefe der Schädigung durch Ätzung wird bestimmt durch die Qualität, Quantität und Konzentration der chemischen Substanz und die Dauer ihrer Einwirkung. Die Wirkung verschiedener chemisch ätzender Körper kann sich im einzelnen verschieden gestalten, je nachdem die chemische Substanz imstande ist, mit den Gewebsbestandteilen chemische Verbindungen einzugehen, das Gewebseiweiß anzugreifen und Nekrosen hervorzurufen, das Gewebseiweiß zu fällen oder zu verflüssigen, oder nur geringere chemische Umsetzungen im Gewebe hervorzurufen und mehr entzündungerregend zu wirken. Vom größten Einfluß auf die Art und Schwere der Veränderung ist die Konzentration, in der die chemisch schädliche Substanz einwirkt.

Je nach der Schwere der Veränderung kann man an den Augenmembranen verschiedene Grade der Gewebsschädigung unterscheiden, ähnlich wie bei den Verbrennungen. Auf das Stadium der primären Ätzung folgt sodann das Stadium der Reaktion mit Demarkierung und Abstoßung des Nekrotischen und schließlich das Stadium der Vernarbung.

An den **Augenlidern**, deren Kutisseite mit Epidermis im allgemeinen gegen chemische Ätzungen eine große Resistenz besitzt, unterscheidet man als verschiedene Ätzungsgrade: Rötung, Blasenbildung, Nekrose, eventuell mit primärer Zerstörung des Gewebes. War Nekrose vorhanden, so kommt es zu Abstoßung des Nekrotischen und Vernarbung unter entsprechender Verkürzung, Stellungsveränderung des Lidrandes usw.

An der **Bindehaut** findet sich als leichtester Grad Rötung, als zweiter Grad Flüssigkeitserguß mit Chemosis, als dritter Grad Nekrose des Epithels und als vierter Grad Nekrose der Grundsubstanz, die je nach der Ausdehnung umschrieben ist oder flächenhafte Ausdehnung besitzt. In den schwersten Fällen kann der ganze Bindehautsack nekrotisch sein. Die Folgezustände sind ganz analog den der Bindehautzerstörungen durch Verbrennung. (Vgl. § 212.)

An der **Hornhaut** findet sich als leichtester Grad der Ätzung eine zarte Trübung, den zweiten Grad bildet die Nekrose des Epithels, den dritten Grad die Nekrose der Grundsubstanz, die verschieden tief erfolgen kann und die je nach der Art der chemischen Substanz Besonderheiten, zumal in bezug auf primäre Trübung der Hornhaut, aufweist. Je nach dem Grad und der Ausdehnung der Nekrose gestalten sich der reaktive Vorgang und der Ausgang verschieden schwer, da das Nekrotische abgestoßen wird und ein entsprechender Substanzverlust hervortritt, der zu Narbenbildung führt. Bei tiefer oder totaler Nekrose kommt es zu Komplikationen mit Perforation, Vorfall von Iris oder sonstigem Augeninhalt. Bei ausgedehnter oder totaler Nekrose der Hornhaut ist die Erhaltung des Auges auch nur der Form nach nicht möglich, es kommt zu Phthisis bulbi, Staphylom usw. Besonders schwere Ätzungen können zu Nekrose der Sklera führen, so daß nach Abstoßung des Nekrotischen der Bulbus eröffnet wird.

Bei schweren Verätzungen der Bulbuswand, zumal der Hornhaut, kann schließlich die chemisch schädliche Substanz durch Diffusion ins innere Auge gelangen und primär tiefe Veränderungen im Kammerwasser, an der Iris, an der Linse, am Ziliarkörper und vielleicht selbst im Glaskörper veranlassen, wie es z. B. bei schweren Säureverätzungen beobachtet worden ist.

Bei schwereren Verätzungen der Limbusgegend kann Drucksteigerung teils infolge entzündlicher Verklebung des Kammerwinkels, teils infolge starken Eiweißgehaltes des Kammerwassers, teils durch narbige Verkürzung der Sklera und Kornea auftreten.

Über das Vorkommen von Drucksteigerung nach Verätzungen verweise ich auf die Mitteilungen von Trousseau (1901), Zade (1909 in einem von mir beobachteten Fall), Heilbrun (1911), Kümmell (1912), Lieb (1912), [Ruben (1913), Ludwig (1914), Spital (1915) aus der Heidelberger Klinik], Kühn (1920).

Man hat versucht, die mannigfachen chemisch schädlichen Stoffe nach chemisch-biologischer Grundlage in Gruppen zusammenzufassen.

Lewin und Guillery (1905, Lewin 1911) haben zwei Hauptgruppen unterschieden, erstens die Ätzmittel mit akuter Entwicklung der Einwirkung und sichtbarer primärer Störung des chemischen Gewebsbaues, vor allem des Gewebseiweißes, und zweitens die Entzündungsstoffe mit langsamer Wirkungsentwicklung und nicht erkennbarer primärer Störung des chemischen Gewebsbaues.

Die erste Gruppe der Ätzmittel zerfällt wieder in die Stoffe mit der Fähigkeit, Eiweiß zu fällen und feste Ätzschorfe zu erzeugen (Säuren, Mineralsäuren und viele organische Säuren, Metallsalze, Halogene, alkalische Erden, viele synthetische Stoffe aus allen organischen Reihen, Phenole, Kresole usw.) und in die Stoffe mit der Fähigkeit, Eiweiß zu verflüssigen und weiche Ätzschorfe zu erzeugen (alle Alkalien von einer bestimmten Konzentrationsgröße an, Kalium und Natrium und deren Hydroxyde, Seifen, Ammoniak und organische freie Basen, manche Metalloxyde, z. B. Quecksilberoxyd, Chlorzink, basische Anilinfarbstoffe usw.). Die eiweißfällenden Ätzgifte in genügender Konzentration rufen auf den nicht durch verhorntes Epithel geschützten feuchten Geweben in dem erreichbaren zellulären und interzellulären Eiweiß fast augenblicklich eine Koagulation des gelösten toten Eiweißes und eine Koagulationsnekrose des lebenden Eiweißes hervor. Die Flächen- und Tiefenwirkung ist eine begrenzte, da die Eiweißkoagulation das Weitervordringen des Ätzmittels hindert. Auch lassen sich die Säuren auswaschen, sowohl die ungebundenen als auch die gebundenen. Die eiweißverflüssigenden oder lösenden Ätzgifte durchdringen das Eiweiß der Zellen und des interzellularen Gewebes schneller oder langsamer und vermögen in stetigem schichtweisem Vorrücken in den Geweben das Eiweiß in den Zustand der Kolliquation zu bringen, wobei die Gewebe noch in ihrem normalen Gefüge bleiben. Das Alkali kann als Alkalialbuminat in die Tiefe dringen und nachträglich neue Wirkung erzielen. Auch das Horngewebe wird durch Ätzalkalien gelöst.

Die Gruppe der entzündungerregenden Stoffe wird gebildet durch zahlreiche Körper pflanzlicher, tierischer oder mineralischer Herkunft, ätherische Öle, alkaloid- oder glykosidhaltige Pflanzen, organische synthetische Körper aus der Fett- und aromatischen Reihe, anorganische Salze, Phosphor, Arsen, Dimethylsulfat usw. In gewissen Dosen und bei gewisser Dauer der Berührung rufen sie vor allem an der Bindehaut und Hornhaut, weniger auf der äußeren Haut anfangs mehr Reiz- und Entzündungserscheinungen hervor, greifen das Gewebseiweiß primär nicht erkennbar an, führen aber zu sekundärem Gewebszerfall.

Eine scharfe Trennung zwischen Ätzgiften und entzündungerregenden Stoffen läßt sich nicht durchführen, da manche Ätzgifte in schwacher Konzentration nur als Entzündungsreiz wirken, während manche der Entzündungsstoffe bei konzentrierter und längerer Einwirkung primäre Nekrose hervorrufen.

Zu erwähnen ist noch, daß eine Reihe chemischer Substanzen von geringer schädlicher Wirkung oder in verdünnter Form bei fortgesetzter Einwirkung gewisse chronische Erkrankungen oder Veränderungen am Auge, wie z. B. chronischen Bindehautkatarrh, Lidrandentzündung und selbst oberflächliche Hornhautveränderungen hervorrufen können. Diese Fälle bilden den Übergang von den Verletzungen durch chemische Einwirkung zu den Berufskrankheiten. Man findet solche Veränderungen vor allem bei Arbeitern in chemischen Fabriken und Laboratorien, bei Arbeitern anderer Berufe, die mit Chemikalien zu tun haben und die sich in einer mit ätzenden oder reizenden Teilchen geschwängerten Luft aufhalten müssen, z. B. in Tabakfabriken, Zementfabriken usw. Wenn man den in den Lidwinkeln angesammelten Schleim untersucht, kann man mikroskopisch zuweilen die Partikelchen nachweisen. Die Grenze zwischen Unfall und Gewerbekrankheit ist freilich manchmal nicht scharf zu ziehen. Ferner spielen zuweilen individuelle Idiosynkrasien gegen gewisse Substanzen, die anderen nicht schaden, eine Rolle.

Die Prognose der Verätzungen hängt im wesentlichen ab von der Ausdehnung und Tiefe der Nekrose an den Augenmembranen, vor allem an der Hornhaut und Bindehaut.

Prophylaxe. Zur Verhütung von Verletzungen durch chemisch wirksame Substanzen kommen zumal in der chemischen Industrie verschiedene

Maßnahmen in Betracht, Tragen von Schutzgläsern, Gesichtsmasken beim Arbeiten mit ätzenden Dämpfen usw., Maßnahmen zur Verhütung von Explosionen usw. Im Weltkriege wurden zum Schutz gegen Kampfgase verschiedenartige Gasmasken eingeführt.

Behandlung. Wenn auch die Behandlung je nach der Art der chemischen Schädlichkeit gewisse wichtige Modifikationen erfährt, so lassen sich doch gewisse allgemeine Grundsätze aufstellen. Die Behandlung hat in erster Linie für schleunigste Entfernung des schädlichen Körpers beziehungsweise Unschädlichmachen durch Verdünnen oder chemische Neutralisation zu sorgen, sodann für Linderung der Schmerzen, Abschwächung der entzündlichen Reaktion, Erzielung einer schnellen Abstoßung des nekrotischen Gewebes, Verhütung von Infektion, Überwachung der Vernarbung und Besserung der Folgezustände. Sind noch Stückchen der schädlichen Substanz in fester Form vorhanden, so kann die mechanische Entfernung nicht schnell genug vorgenommen werden, da die Ätzung nach der Fläche und Tiefe mit der Dauer der Einwirkung zunimmt. Bei flüssigen Ätzmitteln oder nach Entfernung fester Substanzen ist das beste: sofortiges Ausspülen des Auges mit kühlem oder lauem Wasser, das meist eher zur Hand ist als ein chemisches Gegenmittel. Die reflektorisch reichlich abgesonderte Tränenflüssigkeit besorgt gewöhnlich schon eine momentane Verdünnung und stellt so ein natürliches Schutzmittel dar. Die chemischen Gegenmittel sind je nach der Art der ätzenden Substanz zu wählen. Sie können nur helfen, solange noch schädliche Substanz vorhanden ist. Auch ist Vorsicht in der Konzentration derselben geboten, da sie selbst ätzende Wirkung besitzen. Auf die wichtige Bestrebung, die durch chemische Verbindungen veranlaßte Trübung der Hornhaut aufzuhellen, kommen wir bei den einzelnen Verätzungen ausführlich zurück.

Zur Linderung des oft heftigen lokalen Schmerzes wird am besten Kokain eingeträufelt.

Bei der weiteren Behandlung frischer Verätzungen ist stets möglichst reizlos zu verfahren, um die Wundfläche und das lädierte Gewebe nicht zu schädigen. Am besten ist die Anwendung von reinem Öl oder einer Fettsalbe mit niederem Schmelzpunkt, reinem Vasel. amer. alb. oder dgl. Das Fett bildet eine schützende Decke über der verätzten Stelle, in der die Nerven freiliegen, und wirkt damit zugleich schmerzstillend und verhütet die Infektion. Stärkere desinfizierende Mittel, die Zellgifte darstellen, sowie Adstringentien usw. sind anfangs zu vermeiden. Die weitere Behandlung, zumal die der Folgezustände, erfolgt analog der bei Verbrennungen.

Die Verletzungen des Auges durch Säuren.

§ 214. Verletzungen durch Säure entstehen in der Regel bei der Berufsarbeit, zuweilen durch Verwechslung. Manchmal werden sie absichtlich aus Racheakt zugefügt, z. B. mit Schwefelsäure (DESMARRES 1847, BRIONNE 1880, WEINBERG 1882, DE BOVIS 1891, ANDREAE 1899, COILLOT 1910), durch Salzsäure (FEHR 1911).

Von den mineralischen Säuren, die zu Verätzung am Auge Veranlassung geben, nimmt an Häufigkeit die Schwefelsäure die erste Stelle ein, ferner kommen Verletzungen vor durch Salzsäure, Salpetersäure, Königswasser, Flußsäure usw. Unter den organischen Säuren sind zu nennen Verätzungen durch Essigsäure, Oxalsäure, Karbolsäure usw.

Die gegen das Auge spritzenden Säuren wirken durch schnelle Verbreitung auf der Oberfläche stets flächenhaft ätzend, treffen oft zugleich die Kutis der Lider und des Gesichts und wirken, in den Bindehautsack gebracht, meist auf beide Bindehautblätter bis zur Übergangsfalte sowie gleichzeitig auf die Hornhaut ein. Die Intensität und Extensität der Verätzung durch Säuren hängt von der Konzentration und der das Auge treffenden Menge ab. Häufig werden beide Augen betroffen, wenn auch nicht gleich stark. Die Schwere und der Ausgang der Verletzung hängen im einzelnen Fall allein von der Tiefe und Ausdehnung der bei der Verätzung entstandenen Nekrose der Augenoberfläche ab. Die Säureätzungen zeichnen sich durch große Schmerzhaftigkeit aus.

Die Wirkung der Säuren von höherer Konzentration auf die Augenoberfläche besteht in einer momentanen zur Nekrose führenden chemischen Alteration der Gewebe durch Fällung des Gewebeeiweißes und des interzellulären Eiweißes und durch starke Wasserentziehung. Bei Ätzung der feuchten Augenoberfläche durch konzentrierte Schwefelsäure könnte die Wärmeentwicklung in Betracht kommen, doch spielt sie gegenüber der chemischen Wirkung keine Rolle. Konzentrierte Säuren vermögen auch die Epidermis und Kutis der Lidhaut zu schädigen, während schwächere Konzentrationen die verhornten Epithelien nicht angreifen. Beim Einwirken wenig konzentrierter Lösungen im Bindehautsack kommt noch der schädigende Einfluß durch Entziehung des Gewebsalkali in Frage. An das Stadium der unmittelbaren chemischen Gewebsschädigung schließt sich als zweites Stadium das der Reaktion mit zelliger Infiltration, Abstoßung des Nekrotischen, Geschwürsbildung an, das weiterhin in das dritte Stadium der Vernarbung übergeht. Als Komplikation kann eventuell Infektion sekundär hinzutreten, doch ist die Infektionsgefahr keine erhebliche. Bei schwerer Verätzung der Hornhaut, vor allem durch konzentrierte Mineralsäuren, kann es zu einer schädigenden Fernwirkung im vorderen Bulbusabschnitt kommen, die sich am Endothel der DESCEMETschen Membran, in der Vorderkammer, an der Iris, an der Linse, am Ziliarkörper und im Glaskörper äußert.

Experimentelle Untersuchungen über die Wirkung der Ätzung durch Säure. Mehrfach wurde die Wirkung verschiedener Säuren auf das

Auge, besonders die Hornhaut, experimentell an Tieren erforscht. Ältere Untersuchungen liegen vor von THOMSON (1840, 1841), der feststellte, daß an der Hornhaut durch Schwefelsäure- und Salzsäureätzung weiße Schorfe, durch Salpetersäureätzung gelbe Schorfe entstehen, und daß die tiefen Schichten hell bleiben.

OVIO (1901), der Experimente mit zahlreichen Ätzstoffen, wie Acid. nitric., sulfur., acet., phenic., Kali caust., Ammon. caust., Äther, Alkohol, Chloroform, Jodtinktur anstellte, fand die schwersten Ätzungen durch Mineralsäuren und Kali causticum, weniger starke durch Ammoniak, Essigsäure, sowie abnehmend durch Alkohol, Äther, Chloroform und Jodtinktur.

VILLARD (1904) stellte Untersuchungen über die Wirkung der Schwefelsäure auf das Auge des Kaninchens an und unterschied 4 Phasen:

1. Phase der Zerstörung des Gewebes durch chemische Wirkung zunächst auf die Epithelzellen der Bindehaut und Hornhaut, dann auf die Grundsubstanz mit Verdickung des Hornhautparenchyms, Irishyperämie und eiweißreichem Exsudat in der Vorderkammer.

2. Phase der Reaktion, die nach 36—48 Stunden zu Leukozytenansammlung in der vorderen Augenhälfte, besonders in der Hornhaut und Vorderkammer, sowie zu Lidinfiltration führte.

3. Phase der Ulzeration, die nach ca. 7 Tagen zu nekrotischen Geschwüren der Hornhaut führte, während die Perforation der Hornhaut nicht vor dem 15. Tag erfolgte.

4. Phase der Vernarbung.

SACHSALBER (1905) hat, um den Einfluß der Unterernährung der Gewebe auf den Ablauf geschwüriger Prozesse an der Hornhaut zu prüfen, an Tieren, bei denen durch Aderlaß und Hunger ein Inanitionszustand hervorgerufen war, Hornhautätzungen mit Salpetersäure und Kalilauge meist nach mechanischer Abschürfung des Epithels ausgeführt. Die genauen histologischen Befunde über die primäre Nekrose, die nachfolgende Geschwürsbildung und Narbenbildung wurden mitgeteilt. Nach Salpetersäureätzung entstanden gelb- und weißgefärbte Nekrosen, in einem zur Vernarbung kommenden Fall blieb die Narbe gelblich gefärbt. Diese Versuche gaben aber für die Frage der Wirkung der Ätzung auf die normale Hornhaut keinen sicheren Aufschluß, da die genannten besonderen Maßnahmen und Versuchsbedingungen nicht ohne Einfluß auf die Wirkung der chemischen Ätzmittel und auf den Ablauf der Reaktion bleiben konnten. Besonders hingewiesen wurde auf das in einzelnen, durchaus nicht in allen Fällen beobachtete Auftreten von kleinen körnigen Ablagerungen. In einem Fall z. B., bei dem außer dem Epithel das Stroma an der Verätzung beteiligt war, waren nach der Vernarbung die Einlagerungen in Form eines zusammenhängenden, annähernd napfförmig gestalteten Areals vorhanden, was sich klinisch als Fleck von ockergelber Farbe präsentiert hatte. Die größte Ausdehnung zeigte der Fleck subepithelial unter Mitbeteiligung der Kittleisten der basalen Epithelzellen. Die Einlagerungen reichten aber tief in das Parenchym hinein. Zur Erklärung wurde angenommen, daß die Körnchen durch Verbindung der Salpetersäure mit dem Albumin entständen. Der Umstand, daß sie in einzelnen Fällen vollkommen fehlten, wurde erklärt, daß sie vielleicht dann auftreten, wenn der verätzte Bezirk nicht zur Abstoßung kommt, sondern organisiert wird.

Auf Grund von klinischen und experimentellen Untersuchungen fand HOENE (1907), daß die Schwefelsäure die Hornhaut und Bindehaut nur an der Stelle der Einwirkung verätzt und zu aseptischer Nekrose führt. Das Gewebe der

Hornhaut bildet mit der Schwefelsäure eine chemische, zur Nekrose führende Verbindung, die DESCEMETsche Membran bleibt intakt, doch diffundiert die Säure in die vordere Kammer.

WASIUTINSKY (1908), der bei Rekruten durch Selbstverstümmelung hervorgerufene gelbbraune Flecken der Hornhaut beobachtet hatte, stellte Tierversuche mit verschiedenen Ätzmitteln zur Prüfung der Farbe der Ätzschorfe an. Es ergaben Acid. nitric. anfangs einen hellgelben Schorf, der jedoch bald weiß wurde und verschwand, Acid. muriat. und sulfuric. einen weißen Schorf, Acid. chromic. anfangs einen braunen Fleck, der bald milchweiß und dann blaugrau wurde, Acid. carbolic. für kurze Zeit einen mattgrauen Schorf und Pikrinsäure einen grüngelben Fleck, der blaugrau wurde und ganz verschwand.

Über die Wirkung der Essigsäure auf das Auge haben GÜHMANN (1884) und KRAEMER (1907) Versuche angestellt.

Eingehende Untersuchungen über die Wirkung der Säuren auf die Hornhaut stellte GUILLERY (1909) an und suchte die Unterschiede zwischen der Säurewirkung und der Ätzwirkung von Kalk und Laugen festzustellen. Verwandt wurden in verschiedenen Konzentrationen von anorganischen Säuren die Schwefel-, Salz- und Salpetersäure und von organischen Säuren die Essigsäure. Bei Einwirkung der Säuren in genügend starker Konzentration tritt unmittelbar eine primäre Trübung der Ätzstelle ein, die sich aber in kurzer Zeit noch während der Einwirkung der Säure von selbst aufhellt bis auf einen weißlich und trüb bleibenden Rand. Die Schwefelsäure rief die stärkste primäre Trübung hervor. Läßt man die Säure auf den Trübungsrand einwirken, so hellt er sich auf und es entsteht ein neuer peripherer weißer Ring. Die Färbung der primären Trübung bei Salpetersäureätzung war gelblich.

Histologisch erscheint das Gewebe auch bei Anwendung starker Säuren nicht zerstört, selbst die nekrotische reflexlose Hornhaut ist durch die Säure intra vitam fixiert, ein unmittelbares Einschmelzen der Lamellen findet nicht statt. Dieses Verhalten der primären, sich im Säureüberschuß von selbst aufhellenden Trübung unterscheidet die Säureätzung von der Kalkätzung, bei der die Trübung, solange das Ätzmittel einwirkt, ständig bis zur vollständigen Undurchsichtigkeit der Kornea zunimmt und unverändert bleibt.

Im weiteren Verlauf trat sodann vielfach eine sekundäre Trübung der geätzten Stelle ein, die schon nach 1—2 Stunden einsetzte. Diese sekundäre Trübung war nicht durch die Reaktionsvorgänge mit zelliger Infiltration veranlaßt, die erst später beginnen und ihrerseits ebenfalls zu Trübung führen. Am folgenden Tage zeigten sich lebhafte zellige Infiltration am Limbus, Exsudat in der Vorderkammer usw. Der weitere Verlauf der Ätzung hängt davon ab, ob und wie tief die Hornhaut nekrotisch wird. Bei Hornhautnekrose treten später Substanzverluste auf, je nach der Ausdehnung, Perforation und Zerstörung des Auges, und entsprechende Narbenbildung.

Eingehende Untersuchungen über die Ursache der primären Trübung und die Wirkung der Säuren auf die einzelnen Hornhautteile (Kollagen, Mucoid, Eiweißsubstanzen, anorganische Substanzen) ergaben, daß allein das Verhalten des Mucoids gegen Säure das Auftreten und den Ablauf der primären Trübung erklärt, während Kollagen durch keine der Säuren getrübt wird und die nur in Spuren vorhandenen Eiweißsubstanzen keine Rolle spielen, ebensowenig wie die anorganischen Substanzen. Versuche an hergestellten, mit Mucoid versetzten Gelatineplatten ergaben die Wirkung genau wie bei lebender Hornhaut.

Ferner stellte Guillery fest, daß $1/2 \%$ ige Kalilauge die durch Säure veranlaßte Mucoid- und Albumintrübung im Reagenzglas und auf Mucoid-Gelatineplatten fast momentan löst und die primäre Trübung nebst zurückbleibendem Ring aufhellt. Dagegen verhinderte die sofort angewandte Kalilauge nicht das Eintreten der sekundären Trübung und beseitigte sie nicht.

Als Ursache der sekundären Trübung konnte Guillery feststellen, daß die Ätzung der Hornhaut mit stärkeren Säuren eine vernichtende Wirkung auf das Endothel der Descemetschen Membran ausübt, die dann zu Hornhautödem führt. Anatomisch ließ sich die Zerstörung des Endothels nachweisen. Später kam es zu Wucherung des Endothels, Neubildung von glashäutiger Substanz und selbst zum Verschluß des Kammerwinkels. Als weiteres wichtiges Ergebnis beobachtete Guillery nach Ätzung mit konzentrierten anorganischen Säuren das Auftreten von Linsentrübungen. Schon nach $1\,1/2$ Stunden waren beide Linsen getrübt. Anatomisch fanden sich ausgedehnte Schädigung des Epithels der Linse, vornehmlich im Pupillargebiet, und Zerfallserscheinungen an den Linsenfasern in den obersten Kortikalschichten. Die Wirkung auf die Linse erwies sich bei Anwendung von $33\,1/3 \%$ igen—100% igen anorganischen Säuren nicht immer gleich intensiv und konstant. 10—20% ige Säuren ergaben nur Veränderungen am Kapselepithel, aber keine Linsentrübung. Essigsäure war wenig wirksam, selbst Eisessig führte höchstens zu zartester Trübung. Im Unterschied zur Säureätzung wurde bei Kalk- und Kalilaugenätzung eine unmittelbare Linsentrübung nicht beobachtet, nur feine Epithelveränderungen, die eventuell zu sekundärer Trübung führen konnten, wurden nachgewiesen.

Schließlich stellte Guillery fest, daß die Anwendung von $1/2 \%$ iger Kalilauge nach der Ätzung die Erhaltung lebensfähigen Gewebes und den Verlauf der Reaktion günstig beeinflußt, da der Überschuß und die Reste von Säuren dadurch beseitigt werden.

Siegrist (1920) stellte beim Kaninchen Versuche an durch Einträufelung von je 1 Tropfen einer konzentrierten Salzsäure und Salpetersäure und berichtete über den klinischen und anatomischen Befund. Die Wirkung der beiden Säuren war die gleiche. Klinisch fand sich Bindehautnekrose mit Membranbildung, Hornhauttrübung, nachfolgende Ulzeration, anatomisch: Epithelnekrose, oberflächliche Hornhautnekrose, später Ulzeration, Katarakt, aber die Tiefe war weniger verändert, die Iris und der Ziliarkörper relativ frei im Gegensatz zu der experimentell festgestellten rasch tiefergreifenden Alkaliwirkung.

Hingewiesen sei auf die Versuche von Heisrath (1879) über Ursache des Glaukoms. Er konnte nach Ätzung der Limbusgegend mit Säuren Glaukom erzielen und als Ursache den Verschluß des Kammerwinkels durch adhäsive Entzündung anatomisch nachweisen.

Klinischer Befund, Verlauf und Ausgang. An den Lidern werden je nachdem alle Grade der Verätzung von einfacher Rötung bis zur Nekrose und Verschorfung beobachtet. Die Hautnekrose führt zu den bei den Verbrennungen erwähnten Folgen der Narbenbildung und Narbenschrumpfung. Die Verätzungen können sich auf das Gesicht erstrecken und zu streifigen flächenhaften Narben führen. Wenn ja auch die Kutis mit der Epidermis gegen Säurewirkung resistent ist, so veranlassen doch konzentrierte Säuren schwere Lidzerstörung. Häufiger wird bei Verätzung der Augenoberfläche der Lidrand mitbetroffen. Beim Öffnen des Auges erscheint er weißlich oder bei Salpetersäureätzung gelblich verschorft und mit grau-weißen oder gelblichen Plaques belegt.

Bei Verätzung der Augenoberfläche gestaltet sich der anfängliche Befund verschieden, je nach der Schwere und dem Grad der Verätzung. Meist sind Bindehaut und Hornhaut gleichzeitig und gleich schwer betroffen. In den leichtesten Fällen, in denen nur eine kleine Menge verdünnter Säure in den Bindehautsack gelangt ist, sieht man an der Hornhaut nur eine umschriebene zarte Trübung oder kleine Epithelerosion und an der Binde-haut neben geringer Mattigkeit der Oberfläche starke Hyperämie, kleine Ekchymosen und eine schnell auftretende Chemosis. Unter Umständen kann die Hornhaut ganz intakt und nur die Bindehaut betroffen sein. In diesen günstigsten Fällen kann die Verätzung ohne bleibenden Schaden ausheilen. War die Ätzung etwas schwerer, so erscheint das Hornhautepithel nekro-tisch, weißlich oder bei Salpetersäureätzung gelblich verfärbt, zum Teil schon defekt und abgestoßen und die Grundsubstanz graulich getrübt, wenn auch durchscheinend. Die Veränderungen an der Bindehaut sind ent-sprechend schwerer, deutliche Nekrose mit weißlicher oder gelblicher Ver-färbung in verschiedener Ausdehnung vorhanden. Beim Hineingelangen von stärker konzentrierten oder konzentrierten Säuren erscheint die Binde-haut in größerer Ausdehnung weiß verfärbt und nekrotisch, in schwersten Fällen in großer Ausdehnung nekrotisch, breiig erweicht und bald in fetziger Abstoßung. Der Lidrand ist meist mit verschorft. Die Einwirkung auf die Bindehaut ist manchmal ungleich stark, so daß sich zwischen voll-kommen nekrotischen Bezirken noch Inseln von weniger nekrotischem Ge-webe finden. Ebenso ist die Grenze der Verätzung nicht scharf, sondern es ist eine allmähliche Abschwächung der Veränderungen nachweisbar. Auch erscheint der Rand der Ätzungen mit Blutungen durchsetzt. Bei stärkerer Verätzung zeigt die Hornhaut im frischen Stadium ausgedehntere Epithel-nekrose oder Epitheldefekt, in mehr oder weniger großer Ausdehnung eine zartere oder etwas dichtere grauweiße Trübung der Grundsubstanz. Bei Salpetersäureätzung ist die Trübung gelblich gefärbt. Bei einer frischen Ätzung ist es schwer, die Ausdehnung und Tiefe der Nekrose anfangs richtig zu bestimmen, da selbst eine völlig nekrotische Hornhaut nur mäßig getrübt und leidlich durchscheinend sein kann. Bei Nekrose besteht als wichtiges Symptom Anästhesie der Hornhaut. Durch Abstoßung des Epithels kann sogar eine nekrotische Hornhaut kurze Zeit nach der Ätzung klarer erscheinen und zur Täuschung über die Schwere der Verätzung führen. Außer der Hornhaut ist zuweilen die Sklera primär mit nekrotisiert, was sich durch eine intensiv weiße Verfärbung derselben zu erkennen gibt. Bei den schwersten Verätzungen mit konzentrierten Mineralsäuren zeigen sich ferner Veränderungen im inneren Auge, die durch unmittelbare Diffusion der Säure in das Auge zu erklären sind. Hierher gehören sofort einsetzende

Kammerwassertrübung, starke Irishyperämie und schmutziggraue Irisverfärbung und vor allem die rasch auftretende Trübung der Linse. Tertsch (1908) hat zuerst nach Ätzung mit konzentrierter Schwefelsäure gleichmäßige grauweiße Linsentrübung beobachtet, die er durch eine chemische Einwirkung auf das Kapselepithel erklärte. Guillery (1909) hat, wie vorher erwähnt, bei seinen Tierversuchen das Auftreten der Linsentrübung bei Ätzung mit konzentrierten Mineralsäuren regelmäßiger gefunden und ihr Wesen und ihre Entstehung näher erforscht. Weitere klinische Beobachtungen von Linsentrübung nach Salzsäureätzung liegen vor von Schmidt (1910) und Fehr (1911). Ich selbst habe nach schwerer Schwefelsäureätzung an dem stärker betroffenen Auge ebenfalls eine totale grauweiße primäre Linsentrübung nachgewiesen. Wahrscheinlich können auch der Ziliarkörper sowie der Glaskörper primär geschädigt werden, da im weiteren Verlauf oft plötzlich starke Weichheit des Auges und eine Art Kollaps beobachtet wird.

Der weitere Verlauf führt immer zu einer je nach der Tiefe und Ausdehnung der Ätzung verschieden hochgradigen Reaktion. Außerordentlich schnell entwickelt sich ein starker Reizzustand des Auges mit lebhaften Schmerzen', starkem Tränenfluß, ödematöser Schwellung der Lider und Bindehaut. Der Augendruck kann erhöht sein. Bei Bindehautnekrose kommt es in den nächsten Tagen je nach der Schwere der Verätzung zum Abstoßen fetziger Massen, zu Fibrinausscheidung, weiterhin zur Demarkation des Nekrotischen und bei flächenhaften Verätzungen beider Bindehautblätter zu schneller Verklebung der Wundflächen und mehr oder weniger ausgedehnter Verwachsung des Bindehautsacks. War der innere Augenwinkel betroffen, so obliterieren die Tränenpunkte und -kanälchen. Bei umschriebener Nekrose können Granulationsinseln entstehen.

Praun (1899) beobachtete nach Einspritzung von Schwefelsäure manchmal kleine Erhabenheiten, die Phlyktänen täuschend ähnlich sehen, besonders wenn sie am Limbus stehen; in einigen solchen Fällen fanden sich Kristalle von Zinksalzen, die mit der Schwefelsäure zusammen verarbeitet waren, in den kleinen rundlichen randständigen Pusteln eingebettet.

Bei Hornhautnekrose stößt sich das Epithel ab und es entwickelt sich mehr oder weniger schnell eine demarkierende Entzündung mit zelliger Infiltration, entsprechender Gewebstrübung, es kommt zur Geschwürsbildung und Abstoßung des Nekrotischen. War die Nekrose der Grundsubstanz oberflächlich und umschrieben, so bleiben narbige Trübungen zurück, oft mit Pseudopterygien und partiellem Symblepharon. War die Hornhaut in ihrer ganzen Dicke und flächenhaft nekrotisch, so erfolgt die Abstoßung erst nach mehreren Tagen, oft erst nach 2—4 Wochen. Die Infiltration bleibt dabei auf die Randpartien beschränkt, die Abstoßung der nur mäßig trüben und scheinbar erhaltenen Hornhaut erfolgt dann gewöhnlich ziemlich plötzlich, ohne daß die abgestoßenen Partien eitrig infiltriert sind. Zuweilen

erfolgt die Abstoßung schichtweise, zuweilen in toto. Manchmal zeigt sich
der üble Verlauf durch plötzliche Zunahme der Reizung, Weichheit des
ganzen Bulbus und Faltung der Oberfläche an. Es kommt zu Perforation,
Irisvorfall, Austritt der Contenta bulbi, der Linse, des Glaskörpers und zu
rapider Phthisis bulbi. War die Sklera nekrotisch, so kann hier Perforation
und Austritt von Bulbusinhalt auftreten.

Der schließliche Ausgang nach Abschluß der Vernarbung gestaltet
sich ähnlich wie bei Verbrennungen je nach dem Grade der Gewebszerstörung. Während leichte Fälle ohne dauernden Schaden ausheilen können
und in mittelschweren dauernde Schädigung des Auges durch Hornhauttrübung, Bindehautverkürzung usw. zurückbleibt, kommt es bei tiefer und
ausgedehnter Nekrose stets zu schwerster Schädigung, oft zu Verlust des
Auges und zu allen Graden des Symblepharon und Ankyloblepharon. Der
traurigste Ausgang ist völlige Zerstörung beider Augen zuweilen nach anfänglicher trügerischer Hoffnung auf besseren Ausgang.

Komplikationen des Heilungsverlaufs mit Infektion sind selten.
Es entstehen dabei entsprechend komplizierte progressive Geschwüre oder
selbst Panophthalmie. Als eine ungewöhnliche Komplikation wurde das
Auftreten von Erysipel beobachtet. In einem von LE BLANC (1902) mitgeteilten Fall trat bei einer Köchin, die sich durch einen Tropfen unge-
reinigter Salzsäure das Auge verätzt hatte, nach einigen Tagen ein schweres
rezidivierendes Erysipel der Lider und des Gesichts mit mehrfachen tiefen
Abszessen in der Umgebung der Orbita auf, das weiterhin zu sekundärer
Osteomyelitis der Orbitalwände und Erblindung des Auges mit Ausgang in
entzündliche Sehnervenatrophie führte.

Kasuistik. Die Verätzungen durch Schwefelsäure sind unter den
Säureätzungen die häufigsten. Es sind alle möglichen Befunde von günstiger
Ausheilung ohne Schaden bis zur vollständigen Zerstörung eines oder beider
Augen mit totalem Symblepharon und Ankyloblepharon beobachtet. Fälle mit
günstigem Ausgang wurden z. B. mitgeteilt von FISCHER (Lehrb. S. 38 ref. ZANDER-
GEISSLER 1864), COOPER (1859). Ich selbst habe mehrere Fälle mit leichter Ätzung,
die ambulant behandelt werden konnten und völlig ausheilten, in Jena und
Heidelberg beobachtet.

Über einen relativ günstigen Ausgang berichtete z. B. HERSCHEL (1885),
Zerstörung eines oder beider Augen findet sich z. B. bei DESMARRES (1847),
GENE (1908), TERTSCH (1908).

Über weitere Fälle berichten u. a. THOMSON (1840), DEVAL (1855), BRIONNE
(1880), LANDOLT (1881), WEINBERG (1882), HALTENHOFF (1883), SZILI (1884),
DE BOVIS (1891), THIRION (1891), THEOBALD (1891), PRAUN (1899), ANDREAE
(1899), SCHWARZ (1903), KRAMSZTYK (1904), HOENE (1907), GUILLERY (1909),
RUTTEN (1911), COILLOT (1910), CRAMER (1912), SPITAL (1915 aus meinem Beobachtungsmaterial).

Der Fall von TERTSCH (1908), in dem klinisch zuerst Linsentrübung nach
Säureätzung beobachtet war, sei kurz angeführt. Es fand sich 6 Tage nach
der Verätzung mit konzentrierter Schwefelsäure ausgedehnte Bindehautnekrose

an beiden Augen, sowie rechts zarte diffuse Hornhauttrübung, Hypopyon, schmutziggraue Irisverfärbung und gleichmäßige Linsentrübung und links geringere
Hornhauttrübung, Hypopyon und Pupillarmembran. Es kam beiderseits zu fast
totalem Symblepharon. Rechts trat nach $3^1/_2$ Wochen stärkere Iritis auf und ca.
4 Wochen nach der Verletzung entstand ein Hornhautgeschwür, das bereits am
selben Tage perforierte; die Hornhaut zerfiel stückweise ohne eigentliche Infiltration. Etwa eine Woche später trübte sich die linke Hornhaut stärker, und
es entstand ein oberflächlicher Substanzverlust.

Als weiteres Beispiel einer schweren Schwefelsäureätzung möchte ich noch
einen 1896 in Jena beobachteten Fall anführen, bei dem einer Frau durch
Platzen eines Ballons konzentrierte Schwefelsäure ins Gesicht, auf die Hände
und in beide Augen gespritzt war. Eine Stunde nach der Verletzung fand
ich zahlreiche Ätzstellen im Gesicht, am Nacken und an den Händen mit
starker Schwellung der Haut, Rötung, zahlreichen Blasen, oberflächlicher Nekrose
und herabhängenden Epithelfetzen. Beim Öffnen der stark geschwollenen Augenlider stürzten Tränen mit Epithelfetzen vermischt heraus. Am rechten Auge
war die Conjunctiva bulbi bis in die Übergangsfalte weiß verfärbt, ebenso in
großer Ausdehnung die Conjunctiva tarsi. Die nekrotischen Stellen sahen weiß,
erweicht und gequollen aus, daneben bestanden an den nicht nekrotischen
Teilen starke Chemosis und zahlreiche Hämorrhagien. Die Hornhaut war diffus
grauweißlich verfärbt, das Epithel in großer Ausdehnung defekt. Links waren
die Veränderungen ähnlich, aber nicht ganz so hochgradig. An der Hornhaut
kam es zu langsam verlaufender demarkierender Entzündung mit mäßiger Infiltration, zunehmender Trübung, Abstoßung der nekrotischen Partien ohne Perforation. Der Ausgang war: beiderseits narbige Hornhauttrübungen mit partiellem
kornealem Symblepharon und narbiger Verkürzung des Konjunktivalsackes. Bei
der Entlassung 3 Monate nach der Verletzung wurden rechts Finger in 3 m und
links in 6 m Entfernung gezählt.

Einen Fall mit Ausgang in vollständige Zerstörung des linken und fast
vollständige Erblindung des rechten Auges beobachtete ich in Heidelberg bei
einem Arbeiter. Bei der ersten Untersuchung einige Tage nach der Verletzung fand
sich links fast totale gelbweiße Verschorfung der Konjunktiva, mit sehnigweißem
Aussehen der Sklera und totaler, aber nur mäßig dichter grauweißlicher Hornhauttrübung. Die Pupille schimmerte leidlich durch und es fand sich daselbst
eine grauweiße dichte Linsentrübung. Rechts war die Hornhaut in ganzer
Ausdehnung zart grau getrübt und das Epithel defekt. An dem rechten Auge
kam es unter langsamer Infiltration nach 3 Wochen zur Abstoßung des
Nekrotischen und zu Geschwürsbildung. An dem linken Auge begann um dieselbe
Zeit die Abstoßung der ungetrübt gebliebenen Hornhaut unter Weichheit des
Bulbus und Faltung der Augenwand. Am 25. Tag nach der Verletzung zeigte
sich breite Perforation mit Iriseinlagerung und 3 Tage später stieß sich
plötzlich der ganze vordere Bulbusabschnitt bis in die Sklera hinein ab unter
Auslaufen des Augeninhalts und völligem Augenkollaps. Rapide Phthisis bulbi
mit totalem Symblepharon bildete sich aus. Rechts bestand ausgedehntes Leukom
mit hochgradigem Symblepharon, Fingerzählen in $1/_2$ m, später geringe Besserung durch Iridektomie. (Vgl. Spital 1915, Fall III.)

Ein ungewöhnlich schwerer Fall mit Zerstörung beider Augen und ihrer
Umgebung, den ich als Kriegsverletzung beobachtet habe, wurde S. 1672 erwähnt.

Eine besonders schwere Ätzung beobachtete ich bei einem Hund, dem
Lieblingstier eines Fabrikbesitzers, der in ein Faß mit Schwefelsäure gefallen

war. Die Augen erschienen gleichmäßig grau getrübt, mehrere Tage später beobachtete der Besitzer, daß plötzlich die Augen wieder klar erschienen. Konsultativ hinzugezogen, fand ich auf beiden Augen die Kornea in toto bis zum Limbus abgestoßen, so daß die braune Iris frei zutage lag und die Pupille schwarz leuchtend erschien. Die behaarten Teile waren wenig verändert, die Bindehaut weiß, die reaktive Entzündung aber gering, so daß der Hund die Augen frei öffnete. Die Freude des Herrn über die vermutlich rasche Besserung war eine trügerische. Da doppelseitige Erblindung sicher war, wurde der Hund sofort getötet.

Fälle von Verätzung durch Salzsäure finden sich u. a. erwähnt von HOMBURG (1883), SZILI (1884), SCHWARZ (1903), SOUS (1908). Der Fall von LE BLANC (1902) mit nachfolgendem Erysipel wurde bereits vorher angeführt, ebenso die Fälle von SCHMIDT (1910) und FEHR (1911), bei denen Linsentrübungen als Ätzungsfolge beobachtet waren.

In dem Fall SCHMIDT (1910) handelte es sich um eine leichte Ätzung mit Erosion im oberen inneren Hornhautquadranten, die sich schnell besserte. Der Patient konnte mit einer kleinen strahligen Bindehautnarbe am Tarsus am 7. Tage aus der Klinik entlassen werden. Bei Untersuchung am Tage nach der Entlassung fanden sich in der Kortikalis zahlreiche feinste grauweiße Trübungsfleckchen, die gleichmäßig zerstreut waren und am Äquator zusammenflossen. Die Fleckchen waren mit dem Spiegel durchleuchtbar und verursachten nur leichten Schleier. S = 0,7, das andere Auge war normal. 5 Monate später hatte die Trübung etwas zugenommen, S = 0,5. Die Trübung hatte bei früheren, einige Jahre zuvor ausgeführten Untersuchungen nicht bestanden. Auch die Einseitigkeit sprach für ursächlichen Zusammenhang mit der Ätzung. Immerhin bestehen gewisse Zweifel.

In dem FEHRschen Fall (1911) handelte es sich um eine ungewöhnlich schwere Verätzung beider Augen durch rohe Salzsäure aus Rache. 20 Stunden nach der Verätzung fanden sich außer Ätzwunden der Gesichtshaut beiderseits der Lidrand grauweiß und die Bindehaut schwer verätzt, während die Hornhaut weniger stark ergriffen erschien. Sie war diffus getrübt, aber durchscheinend und zeigte Epithelläsion. Die Linse war beiderseits dicht getrübt. Durch Abstoßung des Epithels erschien die Hornhaut am nächsten Tag sogar klarer. Der Augendruck war herabgesetzt. 8 Tage nach der Verletzung setzte schnell zunehmende Randinfiltration ein, es kam zu Perforation und Verlust beider Augen mit Ausgang in Phthisis, Symblepharon und Ankyloblepharon.

EILERS (1920) berichtete über den anatomischen Befund eines Auges, das 14 Monate nach der Verätzung der Hornhaut durch Salzsäure enukleiert wurde. Es fanden sich noch ausgesprochene Endothelveränderungen.

Fälle von Verätzung durch Salpetersäure finden sich u. a. bei LAWSON (1867), YVERT (1880), DE BOVIS (1891), THIRION (1891), VEASEY (1905), BACH (1911), RUBEN (1913 mit Drucksteigerung), SPITAL (1915 aus der Heidelberger Klinik mit gleichzeitiger schwerer Verätzung der Haut der ganzen rechten Gesichtshälfte, der Ohrgegend und des Nackens).

Phosphorsäure. Versuche von GUILLERY (1910) am Kaninchenauge erwiesen, daß die Phosphorsäure oder Orthophosphorsäure H_3PO_4 wie andere Säuren wirkt.

Die am Menschen beobachteten Verätzungen durch künstliche Düngemittel ergaben, daß das Superphosphat für das Auge ätzend wirkt, vornehmlich durch seinen Gehalt an freier Phosphorsäure und Phosphorsäureanhydrid (P_2O_5), das durch Wasseranziehung in Metaphosphorsäure verwandelt wird. Das Anhydrid wirkt ebenso wie die Metaphosphorsäure stark ätzend (ANDREAE 1899, AUGSTEIN 1907, GUILLERY 1910). GUILLERY (1910) stellte durch Versuche fest, daß das Anhydrid die Eigentümlichkeit der Säurewirkung an der Hornhaut hat und daß ebenso wie bei Säureätzung die Anwendung von 0,5%iger Kalilauge günstig wirkt.

Schweflige Säure. Arbeiter, die mit der Darstellung der schwefligen Säure beschäftigt sind, können nach längerer oder kürzerer Beschäftigung Augenentzündung davontragen, die manchen nötigt, den Beruf aufzugeben (LEWIN-GUILLERY 1905).

Schwefeldioxyd, das Anhydrid der schwefligen Säure, und das Schwefeltrioxyd, das Anhydrid der Schwefelsäure wirken stark ätzend. MERZ-WEIGANDT (1905) berichtete über eine Ätzung der Bindehaut und Hornhaut durch Einspritzen von einigen Tropfen von Schwefeldioxyd. Die Bindehaut war chemotisch, die Hornhaut rauchgrau, trocken und wies zwei intensiver getrübte Stellen auf. MERZ-WEIGANDT sah die Wirkung des Schwefeldioxyds auf Grund von Kaninchenversuchen in einer Gefrierung der getroffenen Stelle.

Chromsäure. Bei Arbeitern, die mit Chromsäure oder chromsauren Salzen zu tun haben, werden bandförmige Hornhauttrübungen im Lidspaltenbezirk mit Braunfärbung durch Einlagerung von Chromoxyd sowie Hornhautgeschwüre beobachtet (KOLL 1905, BAYER 1908). Wir kommen bei den Metallsalzen darauf zurück.

Essigsäure. Verätzungen des Auges durch Essigsäure werden hauptsächlich durch Essig, der 6—10% Essigsäure enthält, veranlaßt, sei es durch Verwechslung, sei es durch Versehen, z. B. beim Waschen oder Bespritzen des Gesichts während der Ohnmacht. Die Verätzungen, die meist Bindehaut und Hornhaut betreffen und anfänglich zu Trübung der Hornhaut selbst mit Geschwüren führen, verlaufen meist gutartig.

Beobachtungen sind u. a. mitgeteilt von DESMARRES (1847), COOPER (1859), WEINBERG (1882), WICHERKIEWICZ (1904), LEWIN und GUILLERY (1905), KRAEMER (1907).

VALOIS und LEMOINE (1912) berichteten über doppelseitige Ätzung der Bindehaut und Hornhaut mit Epitheldefekt durch eine Mischung von Azeton und Essigsäure.

Oxalsäure. In einem von SUKER (1913) mitgeteilten Fall war vor einer Schieloperation statt Kokain durch Verwechselung Oxalsäure eingetropft. Die Hornhaut wurde milchigweiß gefärbt, doch trat Heilung mit voller Sehschärfe ein.

Über Karbolsäureätzung berichteten u. a. SCHWARZ (1903), STIEREN (1904), CARTER (1906).

Die Prognose hängt von der Schwere und Ausdehnung der Nekrose, vor allem der Hornhaut und sodann der Bindehaut, ab. Die Beurteilung der Tiefe und Ausdehnung der Hornhautnekrose ist anfangs außerordentlich schwer und deshalb stets große Vorsicht und Zurückhaltung in der Voraussage nötig. Die nekrotische Hornhaut erscheint nur wenig intensiv getrübt, in ihrer Konsistenz anfangs nicht beeinträchtigt, die Abstoßung der nekrotischen Hornhaut erfolgt erst einige Wochen später. Die totale Anästhesie ist prognostisch ungünstig, ebenso der Nachweis einer primären dichten Linsentrübung.

Therapie. Bei frischen Verätzungen durch Säuren empfiehlt sich sofortiges und nachhaltiges Auswaschen mit reinem lauwarmem Wasser und Einträufelung von Kokain gegen die meist sehr erheblichen Schmerzen. Zur Neutralisation hat man früher vor allem die sofortige Anwendung von 1—2%iger Sodalösung empfohlen. GUILLERY (1909) hält, wie bereits vorher erwähnt, auf Grund seiner Versuche die Anwendung von $1/_2$%iger Kalilauge neben Kokain für unbedenklich und geradezu für geboten und äußerst nützlich. Er fordert, daß Kokain und $1/_2$%ige Kalilauge in allen Betrieben vorrätig gehalten werden, in denen Säureätzung zu befürchten ist. Die Anwendung hat dann sofort zu erfolgen, entweder in Form der Augenbäder mit Augenwannen oder in Form reichlicher Einträufelung bei hintenüber gelegtem Kopf und unter Abziehen der Lider.

Liegt die Verätzung einige Zeit zurück, so ist die Anwendung chemischer Gegenmittel, der Laugen, zwecklos und nicht ungefährlich, da sie ihrerseits ja ätzend wirken und das lädierte Gewebe weiter schädigen können. Man muß sich dann darauf beschränken, die Schmerzen zu stillen, die Infektion zu verhüten und die Reparation zu befördern. Möglichst reizlose Behandlung mit Ölen und milden antiseptischen weichen Salben, wie Borsalbe usw., ist das beste. Auch Adstringentien sind möglichst zu vermeiden und nur anzuwenden, wenn später Sekretion auftreten sollte. Im übrigen ist analog den Verbrennungen zu verfahren.

Über plastische Operationen nach Säureverätzung berichteten z. B. VEASEY (1905), Überpflanzung von Lippenschleimhaut, LOTIN (1911), zehn plastische Operationen wegen Verkürzung aller vier Lider, KNAPP (1908), Lidplastik nach BÜDINGER nach Schwefelsäureätzung, und BACH (1911).

Die Verletzungen des Auges durch Alkalien.
Die Verletzungen des Auges durch ätzende Kalium- und Natrium-verbindungen.

§ 215. Die Alkalien wirken vor allem auf das Auge dadurch schädigend, daß sie das Eiweiß lösen und verflüssigen im Gegensatz zu der eiweißfällenden Wirkung der Säuren. In gewissen Verbindungen und Konzentrationen können sie außerdem stark wasserentziehend wirken. In stärkerer Konzentration zerstören sie die Bindehaut. Das Epithel wird in gallertigen Fetzen abgestoßen und die Schleimhaut zerfällt nekrotisch und wird in eine weißgraue Membran umgewandelt. Die Alkalien greifen das Blut an, zerstören das Hämoglobin und bilden Alkali-Hämatin. In der Umgebung der Nekrose erscheint die Schleimhaut stark blutig durchsetzt. Auf das Hornhautepithel wirken die Alkalien schnell zerstörend, so daß es in gallertigen Fetzen abgestoßen wird. Die Grundsubstanz wird nekrotisiert, das Mukoid gelöst. Die Alkalien dringen auch schnell durch die Hornhaut in das Kammerwasser.

Mehrfach (z. B. UTER 1889) ist auf den Unterschied, der zwischen den Säure- und Alkaliverätzungen im Symptomenkomplex und Verlauf besteht, hingewiesen. Da die Säuren sich mit den Geweben rascher verbinden, hört ihre chemische Wirkung schneller auf. Das gefällte Eiweiß bietet einen Schutz gegen die weitere Säureeinwirkung. Die Ausdehnung der Ätzung und ihre Folgen sind gewöhnlich rascher zu übersehen und eine Nachwirkung des chemischen Agens ist nicht möglich. Säurereste werden durch die Tränen verdünnt und weggespült. Die Alkalien haben zu den Geweben keine derartig starke chemische Affinität und werden nicht derart schnell gebunden und in unwirksame Verbindungen übergeführt. Vielmehr lösen sie das Eiweiß und erleichtern das Eindringen. Die entstehenden Alkali-Eiweißverbindungen wirken selbst noch ätzend und nekrotisierend, so daß die Wirkung eine anhaltendere ist und eine ätzende Nachwirkung entsteht. Die Folgen auf das Hornhautgewebe sind weniger schnell zu übersehen, erscheinen anfangs manchmal gering und doch folgen deletäre Prozesse nach. Die Ätzungen mit Alkalien sind deshalb heimtückischer und im allgemeinen schwerer. Der Verlauf bei Ätzungen mit Alkalien gestaltet sich meist chronischer und hartnäckiger als bei Säureverätzung. Die Reaktion bei Säureverätzung erfolgt schneller und stärker, damit vollziehen sich die Demarkierung und Abstoßung des Nekrotischen rascher als bei Ätzung mit Laugen. Es dauert viel länger, bis alles Nekrotische eliminiert ist und die schädliche Wirkung der chemischen Verbindungen beendet ist. Die Vernarbung der Hornhautätzung durch Alkalien vollzieht sich langsam und ist manchmal durch neue Nachschübe der Entzündung, frische Epithelabhebungen usw. verzögert.

In der Wirkung der ätzenden Kalium- und Natriumverbindungen besteht kein Unterschied, während die Ammoniakätzung, die im folgenden Paragraph abgehandelt wird, einige Besonderheiten aufweist.

Auf den Unterschied zwischen der mehr oberflächlichen Säurewirkung und der schnell penetrierend und in der Tiefe des Auges entzündungerregende Wirkung der Alkalien wies auch SIEGRIST (1920) auf Grund seiner experimentellen Untersuchungen hin.

Veranlaßt werden die Ätzungen durch Alkalien ähnlich wie die durch Säuren: bei der Berufsarbeit, durch Unvorsichtigkeit oder Verwechslung, seltener in verbrecherischer Absicht oder durch Selbstverstümmelung. Wie bei allen chemischen Ätzungen bestehen in der Schwere der Ätzung große Unterschiede je nach der Menge und Konzentration der einwirkenden Substanz und der Dauer der Einwirkung.

Ätzversuche bei Tieren wurden vornehmlich mit Kali- und Natronlauge angestellt.

KLEINSCHMIDT (1870) ätzte die Hornhaut mit verdünnter Kalilauge, um blasige Abhebung der Hornhaut zu erzielen. Anfangs fand er das Epithel in Fetzen abgelöst und das Hornhautparenchym getrübt. Bei einem Tier beobachtete er nach 14 Tagen eine Epithelblase. Die mikroskopische Untersuchung ergab Abhebung des Epithelblattes.

GUILLERY (1907) stellte Ätzversuche an der Hornhaut des Kaninchens an, indem er am kokainisierten Auge Kali- und Natronlauge in verschiedenen Konzentrationen mit einem Pinsel einwirken ließ. 5%ige Lauge ergab erst nach $^{1}/_{4}$ Stunde schwache Trübung, mit 10%iger Kalilauge fortgefahren entstand erst nach 10—15 Minuten ein Ätzfleck. Am Pinsel blieb eine schleimige Masse hängen, die im Wasser weißliche Flöckchen bildete. Mit 25%iger Kalilauge entstand momentan eine Trübung, die sich rasch zu einer weißen, dichten, undurchsichtigen Trübung wie bei Kalkätzung ausbildete und wenig Neigung zu Veränderung hatte. Angenommen wurden Lösung und chemische Umwandlung des Hornhautmukoids. Bei Ätzung mit reiner Kalilauge fand GUILLERY (1909) nie eine unmittelbare totale Linsentrübung wie bei Ätzung mit konzentrierten Säuren. Nur im Äquator der Linse fand sich eine feine Trübung, ebenso wurde mikroskopisch eine Schädigung des Kapselepithels nachgewiesen.

Sodann stellte GUILLERY (1907, LEWIN-GUILLERY 1905) Aufhellungsversuche an der durch Kalilaugenätzung getrübten Hornhaut an. Wurde z. B. eine durch Ätzung mit 25 %iger Kalilauge dicht weiß getrübte Hornhaut in 20 %ige Chlorammoniumlösung gebracht, so begann nach $^1/_2$—1 Stunde deutliche Aufhellung, die nach 10 Stunden erheblich zugenommen hatte. Ferner wurde 3 Wochen nach der Ätzung mit 15 %iger Kalilauge die getrübte Hornhaut mit 10 %igen Chlorammoniumbädern behandelt und ständig zunehmende Aufhellung erzielt. Ein Gemisch von 10 %igem Ammonium chloratum mit Acidum tartaricum 0,02 % ergab ebenfalls schnelle wesentliche Aufhellung.

Die zu Augenverletzungen anlaßgebenden ätzenden Natrium- und Kaliumverbindungen. Zuerst sind zu nennen Verletzungen durch das rein metallische Natrium und Kalium, die besonders durch Hineinbringen in Wasser explosionsartig fortgeschleudert werden und in die Augen spritzen können, wo sie schwerste Zerstörung hervorrufen. War die eingedrungene Menge gering, so kann die gefährliche Verletzung günstig auslaufen. Das Natrium und Kalium zersetzen Wasser mit großer Energie, machen Wasserstoff frei und verwandeln sich in das ätzende Hydrat unter großer Wärmeentwicklung. Sie wirken deshalb auch in kleinstem Tröpfchen umschrieben tief zerstörend, teils chemisch, teils thermisch, teils wasserentziehend.

FISCHER (Ref. ZANDER und GEISSLER 1864) berichtete über eine Verletzung durch explodierendes Kalium, das zwei jungen Medizinern in die Augen flog. Bei der sofortigen Überführung in die Klinik waren die Augen mit kleinen Kohlestückchen übersät, die Skleralbindehaut vielfach eingerissen, das grau getrübte Epithel hing in Fetzen herab. Die Heilung verlief günstig.

HOMBURG (1883) teilte einen Fall von Verletzung mit Natrium mit, der ebenfalls günstig ausging. Ich selbst behandelte in Jena einen 35 jährigen Arbeiter, dem etwas reines metallisches Natrium ins Auge gespritzt war. Neben starkem Reizzustand fand sich eine diffuse Hornhauttrübung mit einigen saturierten Pünktchen, ausgedehntem Epitheldefekt und oberflächlichem Substanzverlust. Die Reparation der Hornhautveränderung verlief äußerst hartnäckig, so daß der Mann erst nach 7 Wochen mit reizfreiem Auge und nicht sehr beträchtlicher Hornhauttrübung bei Visus $^1/_{10}$ entlassen werden konnte. Ich habe noch eine zweite doppelseitige Verletzung durch explodierendes Natrium mit günstigem Ausgang bei einem Chemielehrer beobachtet.

Drei Fälle von Verätzung durch metallisches Natrium hat DESCHAMPS (1907) mitgeteilt, von denen zwei schwere Folgen aufwiesen. Zumal in dem ersten Fall, in dem beide Augen betroffen waren, erschienen an dem einen Auge unmittetbar nach der Verletzung die Bindehaut total nekrotisiert und die Sklera porzellanweiß, während die Kornea nur leicht getrübt war, so daß man die tiefen Teile sehen konnte und gutes Sehvermögen bestand. Nach wenigen Tagen kam es zu Abstoßung der Kornea und der Endausgang war totales Symblepharon.

Am zweiten Auge, an dem nur ein umschriebener Teil von Kornea und Sklera getroffen war, war der Ausgang ein Leukom mit Sehschärfe $1/4$ und partielles Symblepharon.

Eine ungemein schwere doppelseitige Verätzung der Augen neben zahlreichen kleinen Ätzstellen der Gesichtshaut durch schmelzendes Kalium hat Hirschberg (1874) beobachtet. An dem einen Auge kam es zu totalem Leukom mit Symblepharon, am anderen Auge zu einem die untere Hälfte einnehmenden Leukom mit S = Fingerzählen in 12 Fuß nach $9^1/_2$ Monaten.

Häufiger als das metallische Kalium und Natrium gelangen ihre Hydrate ins Auge, das Kaliumhydrat (Ätzkali) und Natriumhydrat (Ätznatron), entweder in reinem Zustand als feste Masse oder am häufigsten in wässeriger Lösung als Kali- und Natronlauge. Das Ätzkali wird als Lapis causticus (Kali causticum) zu medizinischen Zwecken benützt.

Zwei günstig verlaufende Fälle von Ätzung durch Ätzkali in fester Substanz habe ich bei zwei Chemikern beobachtet, denen im Laboratorium durch eine Explosion etwas reines Ätzkali in den Bindehautsack je eines Auges gespritzt war. Unmittelbar nach der Verletzung wurde durch einen Herrn im Laboratorium sofort der Bindehautsack geöffnet und das eingedrungene Stückchen fester Substanz von Ätzkali mechanisch entfernt. Es kam nur zu starker Chemosis und lebhaftem Reizzustand. In dem einen Fall blieb eine strahlige Narbe in der Karunkelgegend zurück und bei dem anderen Fall eine leichte Hornhauttrübung.

Dobrowolsky (1881) tuschierte Bindehautgranulationen mit einem statt Lapis mitigatus ihm irrtümlich gereichten Stift von Kali causticum. Da beim ersten Tuschieren wohl heftige Schmerzen geäußert wurden, aber keine Ätzwirkung hervortrat, wurde noch zweimal tuschiert. Die Bindehaut wurde nun schwarz und der Schmerz äußerst heftig. Beim Abpinseln mit Wasser traf das Ätzmittel die Kornea und Bindehaut flächenhaft. Nach 2 Tagen war die ganze Augenoberfläche intensiv weiß verfärbt, die Cornea an der Bindehaut nicht abzugrenzen und anästhetisch. Später trat Aufhellung der Hornhaut ein, doch blieb ein Symblepharon partiale zurück.

Talko (1881) erwähnte Ätzung der Hornhaut zur Militäruntauglichmachung durch Kali causticum.

Alonso (1903) berichtete über vollständige Erblindung eines Auges nach Verletzung mit Kali causticum.

Beim Eindringen von Natron- oder Kalilauge hängt die Schwere der Verätzung ab von der Konzentration und der Menge, ganz in Übereinstimmung mit den Tierversuchen.

Bei schweren Verätzungen mit konzentrierter Lösung kommt es zu flächenhafter weißer Nekrose der Bindehaut mit blutiger Verfärbung und sulziger Schwellung der Umgebung und zu einer primären, totalen, weißgrauen undurchsichtigen Hornhauttrübung, ähnlich der Kalktrübung. Die Hornhaut ist anästhetisch, die Pupille eng und starr. Der Demarkierungs- und Abstoßungsprozeß erfordert mehrere Wochen. Eine Voraussage, wie tief die Nekrose geht und ob es zu einer totalen Abstoßung kommt, ist nicht möglich. Bei weniger schwerer Ätzung entstehen nur umschriebene

Nekrosen der Hornhaut und Bindehaut mit Hinterlassung von entsprechenden Narben.

Einen schweren Fall von Verätzung der Hornhaut und Bindehaut mit anfänglicher weißgrauer Trübung und Anästhesie der Kornea hat SAEMISCH (1876) mitgeteilt. Erst nach 6 Wochen hatten sich die nekrotischen Hornhautlamellen abgestoßen. Die Cornea blieb verdünnt und unempfindlich.

Ich selbst habe eine Ätzung der Hornhaut und Bindehaut durch Natronlauge in Jena behandelt und eine besonders schwere Verätzung in Heidelberg. Es war ca. 40%ige Natronlauge in die Augen gespritzt und sofort verdünnte Essigsäure eingetropft. Am rechten Auge fand sich umschriebene gallertige Nekrose der Bindehaut im inneren Augenwinkel, die mit geringer Narbenschrumpfung ausheilte. Das linke Auge zeigte flächenhafte zirkumkorneale weiße Nekrose der Bindehaut sowie totale weißgraue undurchsichtige Hornhauttrübung mit Anästhesie. Die Bindehaut war ausgedehnt blutig durchsetzt und sulzig geschwollen. Nach 10 Tagen setzte eine Zunahme der Trübung ein mit Hypopyon. Die Pupille erschien eng und lichtstarr, die Iris war kaum zu erkennen. Das Auge erkannte Handbewegungen. Durch Chlorammonium + Acidum tartaricum in Salbenform wurde eine geringe Aufhellung erzielt. Schließlich kam es zu totalem Symblepharon ohne Hornhautperforation. Der Fall ist von SPITAL (1915) ausführlich mitgeteilt.

Über eine Verätzung durch Kalilauge berichteten u. a. THIRION (1891), KOERBER (1912).

In einem von SCHUSCHNY (1885) mitgeteilten Fall waren einem Blaufärber von einer Indigo enthaltenden Natronlauge einige Tropfen ins Auge gespritzt. Neben Lidödem und Chemosis erschien das Kammerwasser blau gefärbt, und helle Flächen wurden gelb und dunkle blau gesehen. Am 3. Tage kam es zu Iridochorioiditis purulenta.

KÜMMELL (1912) erwähnt eine Ätzung durch Natronlauge mit Drucksteigerung, ebenso KÜHN (1920). SCHNAUDIGEL (1913) berichtete über Keratoplastik bei Leucoma totale nach Ätzung mit Natronlauge.

Von den Salzen des Kalium und Natrium, die zu Verletzungen der Augen Anlaß geben können, sind hier zu erwähnen das Kaliumkarbonat, die stark alkalisch wirkende Pottasche, und das Natriumkarbonat, die Soda. Da die Soda zu gewerblichen Zwecken geschmolzen wird und dabei eine Schmelztemperatur von 820° C besitzt, so kann sie auch in diesem Zustand den Körper und das Auge treffen, wobei die thermische Wirkung im Vordergrund steht.

YVERT (1880) berichtete über eine doppelseitige Verätzung der Hornhaut und Bindehaut durch Pottasche. UTER (1889) teilte einen Fall von Verletzung durch geschmolzene kochende Sodalösung mit, wobei außer Verletzungen an den Extremitäten etwas ins linke Auge spritzte, sodaß im inneren Augenwinkel die Karunkelgegend, die Konjunktiva und Kornea getroffen wurden.

SOMOGYI (1905) berichtete über blennorrhoische Augenentzündung durch Eindringen einer Mischung von Sodalösung und Kalk.

Verätzungen durch Soda finden sich erwähnt, z. B. bei DEHENNE (1885), SCHWARZ (1903).

Über Augenverätzung durch Natriumaluminat berichtete LEWIN (1911) und teilte zwei derartige Fälle mit.

Das gelöste Natriumaluminat (NaAlO$_2$) wirkt dem Wesen und der Schwere nach an den Augenhäuten wie eine entsprechend konzentrierte Natronlauge. Gewonnen wird es aus dem Mineral Bauxit (Tonerdehydrat, Kieselsäure und Eisenoxyd) durch Glühen mit Soda, Auslaugen, Filtrieren usw. Benützt wird es als Lauge zum Färben und zum Drucken von Krappfarben.

Ferner kommen Verletzungen vor durch die **alkalisch wirksamen Seifen.**

Hess (1893) berichtete über eine Verätzung der Hornhaut mit Epithelabhebung durch Kaliseife, Brandes (1905) über eine Selbstschädigung durch grüne Seife. Weitere Verätzungen durch Seife finden sich bei Thirion (1891).

Mehr oder weniger schwere Ätzungen, oft mit zurückbleibendem Symblepharon usw., werden sodann durch den **Seifenstein** (Saponit, Silikat des Magnesiums) beobachtet, der zu gewerblichen Zwecken (Wäscherei, Färberei) gebraucht wird.

Homburg (1883) führt sechs Ätzungen mit Seifenstein an; ich selbst habe eine bei einem Walkmüller mit Ausgang in partielles, durch Operation später beseitigtes Symblepharon beobachtet.

Durch Gehalt an Alkalien wirkt auch der **Kot von Vögeln,** in das Auge geraten, leicht ätzend.

Prognose. Die Prognose hängt ab von der Schwere der Nekrose der Bindehaut und Hornhaut, deren Tiefe an der Hornhaut anfangs nur schwer zu beurteilen ist. Wie bereits erwähnt, kann sich der Verlauf bei schweren Verätzungen durch Alkalien besonders heimtückisch erweisen, und die Demarkation und Reparation erfolgen nur langsam.

Therapie. Bei frischen Verletzungen wird reichliche Wasserspülung auch hier das beste sein. Bei Laugenverätzung kann schwache Essigsäure versucht werden. Sodann ist Borsalbe einzustreichen. Zur Aufhellung dichter Hornhauttrübung z. B. durch die Natron- und Kalilauge kann nach Guillerys Vorschlag ein Versuch mit Chlorammonium (10—20 %) gemischt mit Acidum tartaricum (0,02 %) gemacht werden. Die weitere Behandlung erfolgt nach den bereits mehrfach erwähnten Grundsätzen.

Die Verletzungen des Auges durch Ammoniak.

§ 216. Verletzungen des Auges durch **Ammoniak** werden hervorgerufen entweder durch das **Ammoniakgas,** das als reines Gas oder mit Luft vermischt das Auge trifft, oder durch das **flüssige Ammoniak** oder durch **wäßrige Ammoniaklösungen.** Das Ammoniak wird industriell zur Eisbereitung, zur Färberei usw. benützt, sowie als offizineller Liquor Ammonii caustici (Salmiakgeist), der eine 10 %ige wäßrige Ammoniaklösung darstellt, zu medizinischen Zwecken. Am gefährlichsten sind die Ätzungen mit reinem Ammoniakgas oder flüssigem Ammoniak, bei den wäßrigen Ammoniaklösungen hängt die Gefährlichkeit im wesentlichen vom Gehalt an Ammoniak ab. Schwere oder selbst schwerste Verätzungen eines oder beider Augen werden am häufigsten durch Explosion von Ammoniakeismaschinen hervorgerufen, wobei das unter hohem Atmosphärendruck stehende reine Ammoniakgas die Augen trifft und wobei selbst flüssiges Ammoniak oder hochkonzentrierte Ammoniaklösungen in die Augen spritzen.

Derartige Verletzungen sind mitgeteilt von Uter (1889), Trousseau (1895, 1901), Abadie (1895), Knappitsch (1893), Edel (1900), Stieren (1904), Pichler (1910).

Andere Verletzungen entstehen dadurch, daß beim Gebrauch oder beim Hantieren mit wäßrigen Ammoniaklösungen, vor allem dem Salmiakgeist, etwas in die Augen spritzt. In einigen Fällen kam durch Verspritzen die Verletzung zustande, als man Ohnmächtige an Fläschchen mit Ammoniaklösung riechen lassen wollte. Auch genügt das längere Riechenlassen, um durch die Dämpfe Reizung hervorzurufen.

Das Ammoniak wird vom Wasser stark absorbiert und wirkt deshalb wasserentziehend. Das Wasser nimmt bei $0°$ etwa das 1000fache, bei $20°$ C das 600fache seines eignen Volums auf. Selbst der offizinelle Salmiakgeist, die 10%ige wäßrige Ammoniaklösung, zieht noch stark Wasser an. Außerdem wirkt es eiweißlösend, extrahiert das Mukoid und bildet mit Eiweiß ein lösliches Alkalialbuminat. Besonders zerstörend wirkt das konzentrierte Ammoniak oder das reine Gas auf die Schleimhäute und die Epithelien, ebenso wirkt es auf die Hornhaut nekrotisierend, ohne daß es dabei aber im Unterschied zur Kalk- und Laugenätzung zu dichten primären Trübungen kommt. Das Ammoniak durchdringt auch die Hornhaut und kann im Kammerwasser nachgewiesen werden. Auf das Blut wirkt es als starkes Gift, löst die Blutkörperchen auf, zerstört das Hämoglobin und bildet ein lösliches Alkali-Hämatin.

Experimentelle Ammoniakätzung bei Tieren. Lehmann (1886) stellte bei verschiedenen Tieren Versuche an mit dem der Luft zugesetzten Ammoniakgas. Je nach der Menge und Dauer sah er verschiedene Grade der Ätzung an den Augen, von einfacher Bindehautrötung bis zur Nekrose sowie fetzenförmiger Abstoßung des Epithels und opaker Trübung an der Hornhaut.

Guillery (1907) untersuchte die isolierte Wirkung auf die Hornhaut, indem er bei Tieren die Ammoniakflüssigkeit in verschiedener Konzentration mit einem Pinsel auf die Hornhaut einwirken ließ. Es gelang ihm nie, eine dichte primäre Hornhauttrübung wie bei Kalk- oder Kalilaugenätzung hervorzurufen. Selbst mit unverdünnter Flüssigkeit trat nur eine schwache Trübung auf, so daß die Pupille erkennbar blieb. An der Oberfläche ließen sich schleimige Fäden abziehen, die bei Hämatoxylinfärbung deutliche zellige Struktur aufwiesen. Bei Einträuflung reiner Ammoniakflüssigkeit in das kokainisierte Auge, bildeten sich im ersten Moment gelbliche käsige Flöckchen im Bindehautsack und ein gallertiger Überzug über der Hornhaut, der sich abwischen ließ. Die Bindehaut wurde chemotisch und dunkelbraunrot verfärbt, die Hornhaut zeigte nur schwache Trübung. Weiterhin nahmen die Blutaustritte zu und die anästhetische Hornhaut zeigte bläulichweiße Trübung, wurde aber nicht undurchsichtig. Der Zustand blieb einige Tage, bis Ulzeration mit Hypopyon auftrat, die schließlich zum nekrotischen Zerfall führte mit Ausgang in Panophthalmie. Die Bindehaut sezernierte reichlich. Einmal trat intraokulare Blutung mit Ausstoßung der Linse auf.

PICHLER (1910) experimentierte mit 10%iger wäßriger Ammoniaklösung und mit einem Ammoniakgasstrom. Die Ätzung verlief analog den Beobachtungen von GUILLERY und denen bei Ätzung des menschlichen Auges. Die Prüfung der Tiefenwirkung ergab, daß das 10 Minuten nach der Ätzung entnommene Kammerwasser Ammoniak enthielt, ebenso das nach 2 Stunden entzogene, während das 5 Stunden nach der Ätzung entnommene Kammerwasser ammoniakfrei war. Versuche über die Einwirkung des Ammoniaks auf die äußere Haut ergaben, daß 10%ige Ammoniaklösung ohne schädliche Wirkung blieb, 21%ige Lösung bei längerer Dauer leichte Rötung und Brennen veranlaßte, daß Erwärmung der Lösung die Rötung beförderte und daß mit Ammoniakgas Rötung und selbst Blasenbildung hervorzurufen waren.

Hingewiesen sei noch auf die Versuche von BENTZEN (1895), der Ammoniaklösung zur experimentellen Erzeugung des Glaukoms in die vordere Kammer einspritzte, und auf die Versuche von THORNER (1909), der zur Erzeugung von Stauungspapille Injektionen in das retrobulbäre Gewebe vornahm, wobei er Arterienverengerung beobachtete, ferner auf die Versuche von SIEGRIST (1920).

Klinischer Befund. Die Veränderungen an den Augenhäuten sind verschieden, je nach der Form, Konzentration und Dauer, in der das Ammoniak einwirkt. Ist nur etwas Ammoniakgas der Luft beigemengt oder traf nur eine schwache Lösung das Auge, so entsteht Rötung und Absonderung der Schleimhaut, je nachdem mit Lichtscheu, Tränen und Reizung des Auges, sowie mit leichten Hornhautepithelveränderungen oder hauchiger Trübung. Bei wiederholter Einwirkung, vor allem der ammoniakgashaltigen Luft, kann ein chronischer Katarrh beobachtet werden.

SOUCHARD (1841) fand neben Reizung der Luftwege und roten Flecken im Gesicht eine starke Rötung der Augen bei einem Pharmazeuten, der in einem Raum schlief, in dem ein 20 kg Salmiakgeist enthaltender Steinkrug durch Erhitzung vom Ofen zerplatzt war, wodurch der Raum sich mit Ammoniakdämpfen erfüllt hatte.

Bei Kloakenarbeitern werden nicht selten Konjunktivalkatarrhe und Augenreizungen selbst mit Epithelveränderungen an der Hornhaut beobachtet, die durch Ammoniakgas, möglicherweise aber auch durch Schwefelwasserstoff veranlaßt werden. ZANDER und GEISSLER (1864) berichteten über Trübung des Hornhautepithels bei Kloakenarbeitern, die die Abstoßung desselben durch Essigwaschungen zu befördern suchten. PICHLER (1910) wies darauf hin, daß die bei Pferdeknechten nicht selten beobachtete chronische Konjunktivitis durch das Schlafen im Pferdestall infolge von Ammoniakgasreizung entstehen kann. TRANTAS (1908 und 1909) beobachtete bei einem Arbeiter, der in einer mit Ammoniakdämpfen geschwängerten Luft längere Zeit gearbeitet hatte, feine bandförmige Hornhauttrübung mit geringer Herabsetzung der Sehschärfe an beiden Augen.

Bei den mittelschweren Ätzungen, wie sie vor allem durch Hineinspritzen von wäßriger Ammoniaklösung, z. B. Salmiakgeist, hervorgerufen werden, finden sich an der Bindehaut Nekrose, Epithelabstoßung, blutige Durchsetzung der tiefen Schichten und Umgebung, sowie an der Hornhaut Epithelabstoßung und umschriebene Nekrose mit bläulichgrauer Trübung.

Derartige Fälle nehmen meist einen günstigen oder relativ günstigen Ausgang, wenn auch der Reinigungs- und Vernarbungsprozeß oft einen hartnäckigen Charakter hat und viele Wochen erfordert.

Rumszewicz (1884) beobachtete in einem derartigen Fall während der Heilung einen Bluterguß in die Hornhaut mit Bildung einer schwappenden Blase, der von einem neugebildeten Gefäß herrührte. Derartige günstig verlaufende Fälle sind z. B. mitgeteilt von Desmarres (1864, Zander und Geissler), Yvert (1880), Uter (1889), Denig (1904), Pichler (1910), Stieren (1910) und Cramer (1912). Ich selbst beobachtete in der Jenaer Augenklinik drei derartige Fälle durch Ammoniaklösung.

Bei den schweren Ammoniakverätzungen, wie sie hauptsächlich infolge von Explosion der Ammoniakeismaschinen durch Ammoniakdämpfe oder flüssiges Ammoniak veranlaßt werden, erscheint die Bindehaut auf große Ausdehnung vollkommen nekrotisch erweicht, abgestoßen oder umgewandelt in eine weiße oder weißgraue Membran, die weiterhin in Fetzen abgestoßen und durch Pseudomembranen bedeckt wird. Diese Membranen können auch die Hornhaut überziehen.

Unter der nekrotischen Partie und in ihrer Umgebung ist die Konjunktiva blutig durchsetzt und sulzig geschwollen. Der Lidrand kann ebenfalls ulzeriert sein. An der Hornhaut kommt es zu ausgedehnter oder totaler Epithelnekrose mit schneller Abstoßung der gallertig zerstörten Schicht und zu einer mehr oder weniger totalen Nekrose der Hornhaut, die anfangs ohne dichtere Trübung des Gewebes verläuft. Sie erscheint meist primär nur bläulichgrau oder grauweißlich getrübt und so weit durchsichtig, daß man die Iris und Pupille erkennt. Die primäre Trübung ist nie so intensiv weißgrau wie bei Kalk- oder Laugenverätzung. Gerade bei der Ammoniakverätzung der Hornhaut kann man sich bei dem relativ guten Aussehen der Ätzung über die Schwere und die nachfolgenden deletären Prozesse am Auge täuschen. Abadie (1895) verglich das Aussehen der Augen bei schwerer Ammoniakgasverätzung mit dem von gekochten Fischaugen. Bei schweren Verätzungen ist die Hornhaut sofort anästhetisch und die Pupille verengt. Auch können totale Linsentrübungen bestehen, wie Abadie (1895) feststellte. Weiterhin, meist erst in der 2. Woche, kann allmählich zunehmende sekundäre Infiltrationstrübung, sowie Hypopyon auftreten und bei totaler Nekrose kommt es dann zu einer Abstoßung der nekrotischen Hornhaut mit Perforation und Irisvorfall. Die Abstoßung erfolgt meist erst in der 2. oder 3. Woche, manchmal schneller, manchmal langsamer. Der Verlauf der Demarkation ist zuweilen stark protrahiert. Der Ausgang ist dann je nachdem ausgedehntes Leukom, Staphylom, Phthisis bulbi, selbst Panophthalmie. Mehrfach wurde das zerstörte Auge entfernt (Brionne 1880, Pichler 1910). Daneben kommt es je nach dem Grad der Bindehautnekrose zu narbigen Verwachsungen, Symblepharon usw. Auch

Drucksteigerung kann sich einstellen, wie in einem von Trousseau (1901) und einem von Lieb (1912) mitgeteilten Fall, bei dem es zur Enukleation kam.

Derartige üble Ausgänge von Ammoniakätzung finden sich z. B. bei Brionne (1880), Uter (1889), Trousseau (1895 und 1901), Abadie (1895), Hirschberg (1874), Edel (1900), Stieren (1904), Denig (1904), Pichler (1910), Lieb (1912) und Siegrist (1920).

Den pathologisch anatomischen Befund eines Auges mit schwerer Ammoniakverätzung, das wegen hinzugetretener Drucksteigerung enukleiert werden mußte, hat Lieb (1912) mitgeteilt. Es fanden sich: Fehlen des Hornhautepithels, der Bowmanschen Membran, oberflächliche Infiltration und Auflockerung der Lamellen, Fehlen des Endothels, Nekrose der Bindehaut, hochgradige Verdickung der Iris mit entzündlichen Veränderungen und Destruktion des Pigmentblattes, kataraktöse Veränderungen in der Linse, Verschluß des Kammerwinkels, ausgedehntes in bindegewebiger Umwandlung begriffenes Exsudat im Kammerwinkel, kavernöse Degeneration im Optikus. Ziliarkörper, Chorioidea und Retina zeigten außer Hyperämie kaum nennenswerte Veränderungen.

Durch das Ammoniakgas kann Verätzung der äußeren Haut hervorgerufen werden, vornehmlich im Gesicht, aber auch an allen Stellen, die unbedeckt sind. Durch die Öffnung der Kleidung kann es eindringen und die Haut schädigen, selbst am Skrotum, wie in einem von Pichler (1910) mitgeteilten Fall. Ebenso finden sich bei derartig Verletzten oft schwere Verätzungen der Lippen, der Zunge, der Mundhöhle, der Nasenhöhle, des Rachens, der Luftwege usw. In dem einen von Stieren (1904) mitgeteilten Fall trat Exitus letalis durch Pneumonie ein. Ebenso kann flüssiges Ammoniak oder hochkonzentrierte Ammoniaklösung die äußere Haut verätzen. Man findet an der äußeren Haut je nachdem Rötung oder Blasenbildung oder selbst kleine Nekrosen mit Gewebserweichung. Hierher gehören die Fälle von Souchard (1841), Knappitsch (1893), Brionne (1880), Edel (1900), Pichler (1910).

Die Prognose hängt von der Schwere der Ätzung ab. Die schwersten, oft zu Verlust der Augen führenden Verätzungen sind die durch Explosion von Ammoniakeismaschinen veranlaßten Verätzungen, bei denen die Augen von den unter hohem Druck stehenden Ammoniakdämpfen oder hochkonzentrierter Ammoniakflüssigkeit getroffen werden. Die Prognose ist gerade in diesen Fällen anfangs mit größter Vorsicht zu stellen, da man sich bei dem relativ guten Aussehen der primär nicht dichtgetrübten Hornhaut über die Schwere der Nekrose nicht täuschen lassen darf.

Die Behandlung besteht bei frischen Verletzungen in möglichst schneller reichlicher Wasserausspülung, sowie Anwendung von weicher Borsalbe. Als Gegengift sind Säuren in schwacher Konzentration empfohlen. Da keine primäre dichte Hornhauttrübung besteht, sind chemische Aufhellungsmittel nicht anzuwenden. Geringe Trübungen hellen sich von selbst auf. In den schwersten Fällen läßt sich der deletäre Ausgang nicht abwenden. Denig (1914) empfahl möglichst frühzeitige ringförmige Transplantation mit Lippenschleimhaut.

Pichler (1910) empfahl aus therapeutischen Erwägungen zur Entgiftung des inneren Auges die Punktion der vorderen Augenkammer eventuell mit wiederholtem Abfließenlassen des Kammerwassers. Klinische Erfahrungen sind nicht mitgeteilt. Da der üble Ausgang allein von der anfänglichen im Moment der Verletzung hervorgerufenen Schädigung der Hornhaut und Bindehaut abhängt, läßt sich von der Punktion ein günstiger Einfluß nicht erhoffen.

Kasuistik. Fälle von Ammoniakverätzung sind mitgeteilt von Souchard (1841), Desmarres (Ref. Zander und Geissler 1864), Hirschberg (1874), Brionne (1880), Yvert (1880), Rumszewicz (1884), Uter (1889), Choksy (1893), Knappitsch (1893, Pichler 1910), Trousseau (1895 und 1901), Abadie (1895), Nuel (1896), Edel (1900), Denig (1904), Stieren (1904), Terson (1905), Trantas (1909), Pichler (1910), Lieb (1912) und Siegrist (1920). Ich selbst habe in der Jenaer Augenklinik 3 mittelschwere Fälle behandelt.

Die Verletzungen des Auges durch Kalk und andere ätzende Kalziumverbindungen. Alkalische Erden.

§ 217. Vorkommen. Unter den Verletzungen durch Eindringen von chemischen Substanzen in den Bindehautsack sind die Verletzungen des Auges durch Kalk bei weitem die häufigsten und von alters her bekannt. Die Verletzungen sind so häufig, weil der Kalk in der verschiedensten Form ausgedehnte technische Verwendung besonders im Baugewerbe findet und die Art seiner Bereitung und Verwendung leicht zu Verletzungen der Augen führt. Die Verletzungen werden am häufigsten beobachtet bei Maurern, Handlangern, Verputzern, Tünchern, Anstreichern usw., seltener bei landwirtschaftlichen Arbeitern, sowie bei Arbeitern anderer Betriebe. Unter den Verätzungen der Augen durch künstliche Düngemittel, die bei Landwirten beobachtet werden, beruht ein Teil der Verätzungen auf dem Gehalt der Düngemittel an Ätzkalk und Kalkstickstoff. Bei Weinbauern werden Ätzungen beobachtet durch das Bespritzen der Reben mit einer Mischung von Kalkmilch und Kupfersulfatlösung oder beim Abdichten der Weinfässer mit einem Gemisch von Kalk und defibriniertem Hammelblut (Villard 1914). Vorwiegend betroffen sind Angehörige des männlichen Geschlechts. Relativ groß ist sodann die Zahl der Verletzungen bei Kindern: in der Zusammenstellung z. B. von Dieterich (1904) fanden sich unter 136 von mir in Jena beobachteten Kalkverletzungen 10 Verletzte im Alter bis zu 10 Jahren und in der Zusammenstellung von Lewin und Guillery (1905) unter 65 Fällen 13 verletzte Kinder. Bei Kindern kommen recht schwere Kalkverletzungen dadurch vor, daß sie auf Bauplätzen spielen und mit Kalk in Berührung kommen, in Kalkgruben fallen, sich mit Kalk werfen, Flaschen mit ungelöschtem Kalk füllen und durch Wasseraufgießen zur Explosion bringen usw. Bei der Verletzung durch Flaschenexplosion werden schwere perforierende Verwundungen durch Glassplitter gleichzeitig beobachtet. Schmidt-Rimpler (1900) fand eine Kalkverätzung bei einem 1³/₄ Jahre altem Kinde, das beim Spielen in einen Trog mit Kalkmilch gefallen war.

Die Kalkverletzungen sind häufig doppelseitig, der Prozentsatz der doppelseitigen Verätzungen schwankt in verschiedenen Zusammenstellungen zwischen 10 und 20%. Bei den einseitigen Verletzungen sind beide Augen ziemlich gleich häufig betroffen, eher das rechte Auge etwas häufiger.

Über die Häufigkeit der Kalkverätzung im Vergleich zu anderen Verletzungen finden sich Mitteilungen in § 10 S. 25 und § 11 S. 31. Über die Rolle, die die Kalkverätzungen bei den Bauhandwerkern und den Baugewerbsberufsgenossenschaften spielt, finden sich Angaben in § 13 S. 42.

Die erste genauere Bearbeitung haben die Kalkverletzungen durch Gosselin (1855) gefunden, weitere in den Arbeiten von de Gouvêa (1869), Gühmann (1884), Uter (1889). Sodann ist hinzuweisen auf die verdienstvolle Arbeit von Andreae (1898—1899), die die Anregung zu weiteren Untersuchungen über das Wesen der Kalkätzung, die Ursache und das Wesen der Kalktrübung der Hornhaut und die Möglichkeit ihrer Aufhellung gegeben hat [Rosenthal (1902), Guillery (1902, 1906, 1907, 1908, 1909), zur Nedden (1905, 1906, 1907), Pagenstecher (1905), Jickeli (1916)]. Von zusammenfassender Bearbeitung der Kalkverletzungen sind zu nennen die Bearbeitungen von Zander und Geissler (1864), Yvert (1880), Andreae (1899), Praun (1899), Lewin und Guillery (1905), Chalupecky (1911).

Die in den Jahren 1893—1903 von mir in der Jenaer Augenklinik beobachteten 136 Fälle von Verletzung durch Kalk habe ich durch Dieterich (1904) bearbeiten und die klinisch behandelten im Auszuge mitteilen lassen. 111 Fälle waren poliklinisch, 25 klinisch behandelt, doppelseitig waren 16, von den 120 einseitigen war 55mal das linke und 62mal das rechte Auge betroffen. Bei den 111 poliklinischen Fällen war die Hornhaut 41mal deutlich mitbeteiligt durch Trübung und Epitheldefekt, bei den 25 klinisch behandelten Fällen 22mal == 88% meist schwer mitbetroffen.

Durch Ludwig (1914) habe ich die in der Heidelberger Augenklinik in den 3 Jahren vom 1. Oktober 1910 bis 1. Oktober 1913 von mir beobachteten Fälle von Verletzung durch Kalk mitteilen lassen. Es waren im ganzen 67 Fälle, 14 klinisch und 53 poliklinisch behandelte. Von Ätzungen durch andere chemische Substanzen waren in dieser Zeit 41 Fälle beobachtet.

Die Kasuistik der Kalkverletzungen ist eine bedeutende. Zahlreiche Fälle finden sich u. a. in den Mitteilungen von Homburg (1883), Gühmann (1884), Uter (1889), Schaeche (1889), de Bovis (1891), Thirion (1891), Andreae (1898, 1899), May (1899), Schmidt-Rimpler (1900), Schwenk (1901), Lewin und Guillery (1905), Cramer (1912).

Von beachtenswerten Fällen aus jüngerer Zeit nenne ich noch Fälle von Mendel (1902), Bonte (1907), Scheffels (1907), Zade (1909 aus meinem Beobachtungsmaterial).

Verletzungen durch künstliche Düngemittel, bei denen Ätzkalk mit eine Rolle spielen kann, sind mitgeteilt von Augstein (1907), Bondi (1908), Herzberg (1908), Schmidt-Rimpler (1908), Guillery (1910), Eickmeyer (1911), Ludwig (1914).

Seitdem bekannt geworden ist, daß künstliche Düngemittel ätzend wirken können, werden anderweitige Erkrankungen damit in Verbindung gebracht und die Erkrankung als Unfallfolge gestempelt. So bezog ein an schwerem Trachom mit Hornhautpannus usw. leidender Mann seine Augenkrankheit darauf, daß ihm etwas Superphosphat in die Augen geflogen sein müsse. Ähnlich wird auch Zementstaub usw. fälschlich beschuldigt, anderweite Erkrankungen veranlaßt zu haben, meist aber nicht sofort, sondern nachträglich.

Die für das Auge gefährlichen Kalkverbindungen. Von den die Augengewebe schädigenden Kalkverbindungen kommen folgende in Betracht.

1. Der gebrannte, ungelöschte Kalk: das Kalziumoxyd, auch Ätzkalk oder Kalkerde genannt.

2. Der gelöschte Kalk, das Kalziumhydroxyd oder Kalkhydrat. Der gebrannte Kalk, das Kalziumoxyd, verbindet sich durch Wasserzusatz — das Kalklöschen — schnell unter Wärmeentwicklung mit dem Wasser und wird zum Kalziumhydroxyd. Das mit Wasser zu einem dicken Brei vermischte oder darin gelöste Kalkhydrat nimmt aus der Luft Kohlensäure auf und verwandelt sich in kohlensauren Kalk. Das Löschen des gebrannten Kalkes mit Wasser, also die Verbindung von Kalziumoxyd mit Wasser zu Kalziumhydroxyd, erfolgt unter Entwicklung von Wasserdampf und einer erheblichen Temperatursteigerung. Die Erhitzung geht beim Löschen größerer Mengen bis zu 100° C und unter besonderen Umständen erreicht sie noch höhere Temperaturen, z. B. wenn das Löschen nicht frei erfolgt, sondern in geschlossenen Behältern oder unter Bildung einer dichten oberflächlichen harten Kruste oder wenn nicht reines Wasser, sondern verdünnte Säuren usw. genommen werden.

3. Die Lösung des Kalkhydrats im Wasser bildet das Kalkwasser. Die konzentrierte Lösung enthält in 1 l bei 15° etwa 1,7 g Kalziumhydroxyd; warmes Wasser löst das Kalkhydrat schlechter. Zuckerwasser, Glyzerin und Milch lösen das Kalkhydrat in erheblich höherem Maße als Wasser, ohne daß das Kalkhydrat an Ätzwirkung einbüßt.

Der Kalkbrei ist ein Gemenge von gelöschtem Kalk in Substanz mit konzentriertem Kalkwasser. Die Kalkmilch entsteht durch Vermischen des Kalkbreies mit Wasser und enthält 10—20% an Kalziumhydrat.

4. Der Maurermörtel (Kalkmörtel, Luftmörtel) entsteht durch Mischen des Kalkbreis mit Sand und Wasser. Für die ätzende Wirkung kommt sein Gehalt an Kalkhydrat in Frage, während die Sandpartikelchen nur mechanisch als Fremdkörper wirken können.

5. Die Zemente und hydraulischen Kalke (Wassermörtel). Sie bestehen im wesentlichen aus kieselsaurer Tonerde und Ätzkalk. Die Gefährlichkeit hängt im wesentlichen vom Gehalt an ungebundenem Ätzkalk ab. Auch die Portlandzemente, die ein festgebundenes Aluminium-Kalzium-Doppelsilikat darstellen, enthalten noch freien oder nur locker gebundenen Ätzkalk, so daß sie Ätzungen hervorrufen können (ANDREAE 1889, 1899, SCHWENK 1901).

6. Der Wiener Kalk oder Polierkalk enthält neben Bittererde Ätzkalk.

7. Das Kalziumkarbid, das bei der Azetylengasbereitung jetzt viel verwendet wird, verwandelt sich mit Wasser sofort unter Temperaturerhöhung in Kalziumhydroxyd und wirkt auf die feuchte Augenoberfläche geraten stark ätzend wie Kalkhydrat (Mock 1899, Katz 1900).

8. Der Chlorkalk, der ein Gemenge von Kalziumhydrochlorid und Kalziumchlorid darstellt, enthält als unreines Handelsprodukt stets noch wechselnd Mengen von Kalkhydrat und Chlor.

9. Das Chlorkalzium ist stark hygroskopisch. Das kristallisierte Präparat erzeugt beim Auflösen in Wasser starke Temperaturerniedrigung, während das Lösen des wasserfreien Chlorkalzium in Wasser zur schnellen und starken Temperatursteigerung führt. Wie Lewin und Guillery (1905) feststellten, reagiert das gelöste Chlorkalzium leicht sauer und verursachte bei Versuchen mit 20 %iger Lösung keine nennenswerten Veränderungen an der Hornhaut.

10. Das Kalziumsuperoxyd hat dieselbe Wirkung wie Ätzkalk, in den es sich unter Sauerstoffabgabe leicht verwandelt.

11. Der schwefligsaure und der unterschwefligsaure Kalk wirken stark ätzend. Der schwefelsaure Kalk, der Gips, schädigt in reinem Zustand das Auge nicht, wohl aber durch Zusatz von Ätzkalk als Gipsmörtel oder Gipsputz. Das Schwefelkalzium, durch Einleiten von H_2S in Kalkmilch hergestellt, wirkt ätzend.

12. Der salpetersaure Kalk, der Mauersalpeter, der sich aus dem Kalk feuchter Wände durch Einwirkung von Ammoniak bildet, ist in Wasser leicht löslich und wirkt schädigend auf das Auge.

13. Das primäre einbasische Kalziumphosphat, das in Wasser teils löslich ist, teils unter Bildung von Phosphorsäure und sekundärem unlöslichem Kalziumphosphat zerfällt, wirkt ebenfalls ätzend, während die unlöslichen Kalziumphosphate in reinem Zustande nicht ätzen. Bei Ätzversuchen mit primärem Kalziumphosphat an der Hornhaut von Kaninchen fand Guillery (1910) mikroskopisch nachweisbare, eigentümliche mineralische körnige Niederschläge, die hauptsächlich an der Grenze der Ätzstelle gelegen waren und aus sekundärem Kalziumphosphat bestanden.

Das Kalziumsuperphosphat, als wichtiges künstliches Düngemittel vielfach verwandt und kurz Superphosphat genannt, wirkt stark ätzend, teils durch seinen Gehalt an Phosphorsäureanhydrid, teils durch seinen Gehalt an primärem Kalziumphosphat. (Andreae 1899, Augstein 1907, Guillery 1910.) Eickmeyer (1911) fand bei seinen Versuchen am Kaninchenauge Superphosphat nur leicht ätzend.

14. Die Thomasschlacke (das Phosphatmehl), die bei der Entphosphorung des Roheisens nach dem Verfahren von Thomas und Gilchrist entsteht, und ebenfalls als künstliches Düngemittel eine große Rolle spielt,

enthält in der Hauptsache unlösliches tertiäres Kalziumphosphat und bis 20% freien Ätzkalk. Während Augstein (1907) das Thomasmehl bei seinen Versuchen an Tieren für unschädlich hielt, fand Guillery (1910) bei seinen Versuchen konstante Ätzwirkung an der Hornhaut mit typischer Kalktrübung, ebenso Eickmeyer (1911).

15. Der Kalkstickstoff, der als Düngemittel neuerdings große Bedeutung erlangt hat, wirkt nach den Versuchen von Eickmeyer (1911) stark ätzend.

16. Die löslichen organischen Kalksalze, wie der milchsaure, essigsaure und zitronensaure Kalk wirken ebenso wie der Zuckerkalk (Verbindung von Kalkerde bzw. Kalkhydrat mit Rohrzucker) ätzend, ebenso der Kaseinkalk (ein Gemenge von geronnener Milch und Kalkhydrat) und der Albuminkalk oder das Kalziumalbuminat.

Es gibt noch andere Substanzen, die durch ihren Gehalt an Ätzkalk schädigend wirken, z. B. das »Rasillit«, ein Pulver, das mit Wasser angerührt zum Wegtilgen der Barthaare empfohlen war. Cohen (1910) beobachtete eine Ätzung bei einem Patienten, dem etwas davon ins Auge gekommen war.

Unter den bei den Kalkverletzungen des Auges vornehmlich in Betracht kommenden Kalksubstanzen bringt das Eindringen des ungelöschten Kalkes ins Auge die stärksten Schädigungen hervor, nächstdem der gebrannte Kalk als Kalkbrei, während die Wirkung der Lösung oder stärkeren Verdünnung des Kalkhydrats mit Wasser (die Kalkmilch, das Kalkwasser) entsprechend geringer ist; ebenso bringt der Mörtel eine weniger starke Wirkung hervor wegen der Vermengung des Kalkbreies mit Sand und Wasser. Die unlöslichen Kalkverbindungen wirken nur mechanisch, nicht chemisch schädigend.

Das Wesen der Wirkung der verschiedenen für das Auge schädlichen Kalksorten. Die Schädigung des Auges durch die in Betracht kommenden Kalkarten beruht in erster Linie und vorwiegend in einer chemischen Wirkung, in Frage käme unter besonderen Umständen noch die mechanische und physikalische, vor allem thermische Wirkung. Die Bedeutung dieser einzelnen Faktoren bei den verschiedenen Kalksubstanzen ist verschieden beurteilt und vielfach diskutiert. Man hat früher besonders zwischen der schädlichen Wirkung des ungelöschten und des gelöschten Kalkes einen Unterschied gemacht. Man hatte angenommen, daß der ungelöschte Kalk im Auge einmal stark wasserentziehend und sodann und zwar in der Hauptsache verbrennend wirke, da er sich im Bindehautsack durch die Einwirkung der Flüssigkeit, besonders der Tränenflüssigkeit, unter hohem Hitzegrad lösche. Gühmann (1884) z. B. setzte die Wirkung des ungelöschten Kalkes zu der des gelöschten Kalkes in direkten Gegensatz und wollte als »Kalkverletzung im engeren Sinn« nur die durch Kalkhydrat bezeichnet wissen.

Was die thermische Wirkung anlangt, so betonte ANDREAE (1898, 1899) nachdrücklich, daß sie nicht die Rolle spiele, die man angenommen hatte, und daß unter gewöhnlichen Umständen beim Eindringen von ungelöschtem Kalk in den Bindehautsack am Bulbus keine wesentliche Wärmeentwicklung stattfinde. Zahlreiche Untersuchungen und Messungen über die Hitzewirkung von ungelöschtem Kalk ergaben, daß eine Temperatur von $100°$ auf dem Bulbus unmöglich zustande käme, daß die Erwärmung erst nach 10—15 Minuten eine Temperatur erreichen kann, die höher ist als die Blutwärme, daß reichlicher Wasserzusatz durch Tränenflüssigkeit die Erwärmung auf wenige Grade beschränke und daß deshalb eine Verbrennung durch den Löschungsprozeß am Auge unter gewöhnlichen Umständen und bei der bei Verletzungen in Betracht kommenden Menge nicht stattfinde.

Auch ROSENTHAL (1902) hielt auf Grund seiner thermoelektrischen Messungen die Temperaturerhöhung beim Löschungsprozeß für bedeutungslos. Die Temperatur, die nach v. MICHEL im normalen Bindehautsack etwa $32°$ beträgt, stieg bei Einführung reinen Ätzkalkes an der Stelle der Applikation nicht über $42°$ bei offenen und $45°$ bei geschlossenen Lidern.

SCHMIDT-RIMPLER (1900) hat beim Löschen kleiner Mengen von ungelöschtem Kalk im Reagenzglas mittelst thermoelektrischer Messung erst nach 20—30 Minuten eine Temperaturhöhe von $70°$ gefunden, die weiterhin bis $100°$ stieg. Er ist deshalb ebenfalls der Ansicht, daß beim Eindringen kleiner Mengen ungelöschten Kalkes keine nennenswerte Temperaturerhöhung im Auge eintritt. Auf der anderen Seite betonte er, das beim Löschen größerer Mengen die Temperatur viel höhere Grade als $100°$ erreichen könne, wenn der Wasserdampf an der Oberfläche nicht zu entweichen vermag. Eine Erhitzung selbst bis $200°$ kann bei größeren Massen erfolgen, wenn feuchtes Oxyd von einer Kruste von bereits gelöschtem Kalk umgeben ist. Beim Bruch der Kruste tritt alsdann infolge der Dampfbildung eine Explosion ein, bei der hocherhitzte Oxydstückchen fortgeschleudert werden, die Augen treffen und wirkliche Verbrennung bewirken können. Er teilte mehrere derartige klinische Fälle mit. Er nahm an, daß unter den von ihm beobachtetem 56 Fällen 9 mal $= 16\%$ eine wirkliche Verbrennung neben der Ätzung vorlag.

Wenn auch einige der Kalkpräparate, wie vor allem der ungelöschte Kalk stark hygroskopisch sind, so spielt doch die wasserentziehende Wirkung mit Austrocknung der Gewebe beim Zustandekommen der Ätzwirkung nur eine untergeordnete Rolle und kann vor allem die bei Kalkverätzung charakteristische starke Hornhauttrübung nicht erklären (ANDREAE 1899, ROSENTHAL 1902, LEWIN und GUILLERY 1905).

ROSENTHAL (1902) stellte zur Prüfung der Folgen der Wasserentziehung Versuche mit wasserarmem Kupfersulfat an und fand wohl danach leichte Trübung der Hornhaut, aber niemals eine der Kalktrübung analoge dichte Trübung.

Während die unlöslichen Kalkverbindungen nur mechanisch wirken, kann bei der Verletzung durch die ätzend wirkenden Kalkpräparate unter Umständen eine mechanische Verletzung mit erfolgen, sei es daß größere kompaktere Massen das Auge heftig treffen, sei es daß Fremdkörper beigemischt waren. So kann im Kalkmörtel der Sand, im Zementmörtel der Kies mechanisch die Oberfläche beschädigen, Erosionen des Epithels der Hornhaut verursachen, wodurch zudem das Zustandekommen der chemischen Wirkung befördert wird, da Epitheldefekte das Diffundieren des Kalkes erleichtern. Zuweilen werden heftige Kontusionen oder Schnittwunden durch Glassplitter usw. als Komplikationen beobachtet.

Eine Kombination von mechanischer und chemischer Wirkung stellen die bereits S. 1440 erwähnten Verletzungen der Hornhaut dar, die bei Leuten, die Austernschalen durch Zerklopfen des Randes der Schale öffnen, beobachtet werden und bei denen abgesprungene kleine Partikelchen schwere traumatische Keratitis mit rascher Nekrotisierung und Geschwürsbildung verursachen. Auch perforierende Verletzungen mit schwerer zum Verlust des Auges führender Entzündung sind dabei beobachtet (Mac Dowell 1879, Randolph 1895).

Zweifellos besteht die schädliche Wirkung des Kalkes im wesentlichen in einer unmittelbaren chemischen Einwirkung auf die Augengewebe. Nur die chemische Einwirkung veranlaßt die charakteristischen Befunde, wie sie beim Menschen durch Verletzung mit Kalk festgestellt werden und die durch zahlreiche Tierversuche mit Kalkätzung bestätigt sind. An der Bindehaut tritt bei jeder stärkeren Kalkätzung die nekrotisierende Wirkung auf das Epithel und die Grundsubstanz hervor bis zur vollständigen flächenhaften Nekrose der Membran und selbst der darunter liegenden Sklera. An der Hornhaut entsteht eine Nekrose des Epithels mit Lockerung der Zellen und schneller Abstoßung, sowie eine mehr oder weniger tiefe und flächenhafte Nekrose der Hornhautgrundsubstanz und eine dichtere Trübung derselben als charakteristische primäre Kalktrübung der Hornhaut. Diese Kalktrübung wird um so dichter, je länger das schädliche Agens einwirkt, und es kommt in den schwersten Fällen schließlich zu einer vollständigen, undurchsichtigen, porzellanartigen Trübung der ganzen Hornhaut mit totaler Hornhautnekrose.

Im Unterschied zur Säureätzung, bei der die primäre Trübung bald sich spontan bis auf den Grenzring lichtet, im Säureüberschuß sich wieder aufhellt und bei der die total nekrotische Hornhaut nur mäßig trüb und durchscheinend bleibt, wird die Trübung bei schwerer Kalkätzung sofort eine dicht grauweißliche und nimmt an Intensität zu, je länger der Kalk einwirkt. Auch weiterhin ist die Trübung bleibend, eine spontane Aufhellung erfolgt nur im geringem Maße.

Die Tierversuche von Guillery (1906) haben ergeben, daß der Kalk jedenfalls außerordentlich schnell in die Tiefe gelangt und bis zur Descemetschen Membran vordringt. Gewisse klinische Beobachtungen beim Menschen, wie schnell einsetzende Iritis, Veränderungen der vorderen Kammer, das Auftreten von Glaukom usw., sprechen dafür, daß der Kalk selbst ins Augeninnere vordringen und Gewebsveränderungen hervorrufen kann. Schon DE GOUVÊA (1869) konnte bei Tierversuchen Kalk im Kammerwasser nachweisen. Auch fand er Veränderungen an der Hornhauthinterfläche. ANDREAE (1899) beobachtete bei seinen Tieren nach Kalkätzung Hyperämie der Chorioidea und Retina, Glaskörperblutungen, Glaskörperverflüssigung, Trübung und Schrumpfung der Linse. Die Pupille wurde stark kontrahiert, auch wenn sie vorher durch Atropin erweitert war, blieb verengt und reaktionslos und ließ sich durch Atropin nicht erweitern. Die experimentellen Untersuchungen von GUILLERY (1909) haben ergeben, daß im Unterschied zu Ätzungen mit konzentrierten Säuren die deletären Folgen schwerer Kalkverätzungen im Augeninnern geringer sind. Bei Hornhautätzungen durch Kalk war die Einwirkung auf das Endothel der Hornhauthinterfläche und auf die Linse viel weniger hochgradig. So gelang es nicht, wie bei Säureätzungen totale Linsentrübungen zu erzeugen, nur leichte Veränderungen am Kapselepithel waren nachweisbar. Dagegen wurde im Unterschied zur Säurenätzung das Epithel der Hornhaut schneller zerstört und rascher abgestoßen.

An das erste Stadium der unmittelbaren chemischen Gewebsalteration mit Nekrose und primärer Kalktrübung schließt sich das zweite Stadium der Reaktion mit reaktiver Entzündung, zelliger Infiltration, Demarkation des Nekrotischen, Geschwürsbildung usw. an, Prozesse, die an der Hornhaut zu dichteren sekundären Trübungen führen, die sich weiterhin je nach dem Befund zum Teil zurückbilden können. In schwersten Fällen kommt es zu Perforation der Hornhaut mit ihren Folgen, ähnlich wie bei Säureätzungen. Das Stadium der Vernarbung schließt sich an das zweite Stadium an und führt an der Bindehaut und Hornhaut zu den schon früher genannten Folgezuständen.

Die pathologisch-anatomischen und mikrochemischen Veränderungen sind vielfach auf Grund von Kalkätzungen bei Tieren untersucht. Die ersten grundlegenden histologischen Untersuchungen stammen von DE GOUVÊA (1869), der Ätzungen der Bindehaut und Hornhaut bei Hunden und vornehmlich Kaninchen durch Einführen von ungelöschtem und gelöschtem Kalk ausgeführt hatte. Die Befunde erwiesen sich verschieden je nach der Stärke und dem Orte der Ätzung, sowie dem Stadium, in dem untersucht wurde. Nach frischer Ätzung erschien das Epithel der Hornhaut zerstört und an seiner Stelle ein mit zahlreichen Kalkteilchen untermischter grobkörniger Detritus. Wurde diese Schicht abgetragen, so erschien die Hornhaut glänzend weiß und etwas verdünnt. Im Durchschnitt war die Hornhaut je nach der Dauer der Einwirkung mehr oder weniger opak und bei stärkster Wirkung in ihrer ganzen Dicke bis zur DESCEMETschen Membran im durchfallenden Licht bräunlich schwärzlich und im auffallenden Licht schneeweiß getrübt. Die Räume, in denen die Hornhautkörperchen liegen, waren kleiner und geschrumpft. Die Trübung war hervorgerufen durch eine staubförmig verteilte Substanz mit feinster Körnung. Bei Zusatz von Säuren — Salz- und Essigsäure — verschwanden die Körnchen unter Gasentwicklung und die Hornhaut hellte sich auf. Bei Schwefelsäurezusatz verschwand die Trübung ebenfalls unter Gasentwicklung und es bildeten sich zahlreiche nadelförmige Kristalle in sternförmigen Haufen (Gipskristalle). Das 12—24 Stunden nach der Ätzung entnommene Kammerwasser enthielt Fibrin, Eiterkörperchen und chemisch nachweisbar Kalk. 1—2 Tage nach der Ätzung untersucht fand sich in der Hornhautperipherie stärkere zellige Infiltration, in späteren Stadien auch an den verätzten Stellen. Die Hornhautkörperchen färbten sich sehr schwach, hatten undeutliche Konturen und enthielten nur selten Kalk.

War der mit Kalk vermischte Epitheldetritus nicht entfernt und hatte man mehrere Tage gewartet, so erschien die Hornhaut verdickt, wie petrifiziert und dicht mit Kalk durchsetzt. In späteren Stadien war diese verkalkte Partie von neugebildetem Gewebe bedeckt. Durch Säurezusatz entstand reichliche Gasentwicklung, die Massen bestanden aus kohlensaurem Kalk. Bei tiefer Ulzeration fand sich an der inneren Fläche der Descemetschen Membran eine Lage neugebildeten Gewebes vom Aussehen der Hornhautgrundsubstanz und bedeckt mit einem Endothelüberzug.

An der Bindehaut fand sich weitgehende Zerstörung und Einlagerung von Kalkmassen im Gewebe. Ebenso bestanden an der Sklera bedeutende Gewebsveränderungen. Unmittelbar nach der Ätzung hatte die Sklera nur spärliche Mengen von Kalk aufgenommen, doch können, wie spätere Befunde ergaben, offenbar von der entzündeten Bindehaut aus nachträglich erheblichere Mengen die Sklera durchsetzen. Sodann fand sich mehrfach bei schwerer Ätzung Kalkinfiltration der Sklera an der Insertionsstelle der Sehnen der Rekti mit Sequestrierung, sowie mit Petrifizierung der Sehne und selbst in den Muskelbündeln wurden Kalkpartikelchen nachgewiesen.

Das Granulationsgewebe an der Stelle der abgestoßenen Konjunktival- und Korneapartie enthielt am meisten Kalk.

Bei Untersuchungen 1—2 Monate nach der Ätzung erschien die Kornea an der Ätzstelle dicker und zwar fast immer nach der vorderen Kammer zu. Das Epithel und besonders die Substantia propria enthielten mehr oder weniger große Massen feiner Kalkpartikelchen. An der Ätzstelle fanden sich zahlreiche Züge von spindelförmigen Zellen und von Zellen mit mehreren Ausläufern, die Interzellularsubstanz erschien dadurch weniger deutlich lamellär, sondern alveolär.

In der Narbe konnten Nervenfasern nachgewiesen werden. Das Epithel der Narbe, das Narbengewebe und die Hornhautsubstanz hinter der Narbe enthielten Kalk. Selbst die Descemetsche Membran wies in einigen Fällen kleine Kalkkörner auf.

Durch spätere Untersuchungen, wie von Gühmann (1884), Andreae (1898, 1899) wurden die Befunde bestätigt und ergänzt. So wurde im Beginn der Ätzung Zerstörung des Epithels durch Auflösung der Kittsubstanz, Schrumpfung, Trübung und Quellung der Epithelzellen festgestellt. Das Parenchym erschien nicht nur getrübt, sondern aufgelockert und gequollen und erst später nach Abstoßung der nekrotischen Massen verdünnt. Hand in Hand mit den Tierversuchen über das Wesen der Hornhautkalktrübung und über die Möglichkeit sie aufzuhellen, wurde auch den histologischen Veränderungen der Hornhaut nach Kalkätzung Beachtung geschenkt (Rosenthal 1902, zur Nedden 1905, 1906, 1907, Pagenstecher 1905, Guillery 1902, 1906, 1907, 1908, 1909).

Pagenstecher (1905) fand die fibrilläre Substanz verändert. Die Fibrillen in der Kalkhornhaut erschienen gradlinig und nicht wellig, sie schienen die Fähigkeit sich zu retrahieren verloren zu haben und im Zustand der Spannung fixiert.

Guillery (1907) stellte Versuche mit verschiedenen Färbungen an, um den Kalk im Gewebe nachzuweisen: so mit alaunhaltigem Hämatoxylin, Hämatein, Silberfärbung nach Kossa, Purpurin, Pyrogallol. Die Silberfärbung ergab die besten Ergebnisse.

Die Ansichten über das Wesen der Kalktrübung und die chemischen Vorgänge in der Hornhaut bei Kalkätzungen gingen vielfach auseinander. Wenn ja auch unsere Kenntnisse wesentliche Förderung erfahren haben, so sind doch die Vorgänge in mancher Hinsicht noch nicht aufgeklärt. Wir kennen noch zu wenig die Konstitution der Hornhaut und haben keine genügenden chemischen Reaktionen zum Nachweis organischer Kalkverbindungen. Die frühere Anschauung, daß die Kalktrübung durch Einlagerung von anorganischen Kalkverbindungen veranlaßt sei, darf als widerlegt angesehen werden. Das wesentliche ist jedenfalls eine organische Kalkverbindung.

Man muß unterscheiden zwischen den chemischen Veränderungen, die das Gewebe selbst durch die Einwirkung des Kalkes erleidet, und den eingedrungenen Massen, die das mehr oder weniger veränderte Ätzmittel darstellen. Was in gelöstem Zustand eindringt, erzeugt eine organische Verbindung mit dem Hornhautgewebe, eine anorganische nur in unbedeutender Menge entsprechend dem geringen Gehalt der Hornhaut an anorganischen Substanzen. Der Gehalt an anorganischen Substanzen ist ein rein zufälliger und hängt davon ab, wieviel von dem Ätzmittel in die Oberfläche eindringt und dort haften bleibt. Eine kurze Einwirkung der Luft genügt, um bei frischer Kalkätzung Karbonat zu bilden (Guillery 1907). Strittig ist, ob der Kalk nur das Mukoid angreift, ob er es löst, ob er es fällt, ferner ob das Kollagen der Hornhaut des Menschen vom Kalk nicht angegriffen wird. Nach Morochowetz besteht die Hornhaut aus Kollagen und einem in Alkalien löslichen Korneamukoid. Mörner (1894) nimmt an 80% Kollagen und 20% Mukoid. Echte Eiweißkörper kommen nur in Spuren vor, der Gehalt an Salzen ist ein geringer 0,03%.

Gosselin (1855), der durch Eintropfen von konzentrierter Kalkmilch in den Bindehautsack bei Hunden intensiv weiße Trübungen der Hornhaut erzeugt hatte, schloß auf Grund seiner Untersuchungen, daß die bei Kalkverletzung entstehende Hornhauttrübung durch Infiltration des Gewebes mit Kalkmolekülen und durch eine chemische Verbindung mit dem Gewebe erzeugt wird.

de Gouvêa (1869) war auf Grund seiner histologischen und mikroskopischen Untersuchungen der Ansicht, daß die bleibende Trübung der Hornhaut durch Imprägnierung mit kohlensaurem Kalk veranlaßt sei.

Gühmann (1884) erklärte die Infiltration der Hornhautgrundsubstanz mit Kalk durch einen Diffusionsvorgang. Da Kalkhydrat auf der Hornhaut liegt und Chlornatrium, Natriumphosphat und Natriumkarbonat im Kammerwasser vorhanden sind, entstehen zwei Ströme; die Alkalisalze gehen nach vorn, die Kalkverbindung nach hinten. Wo die beiden Ströme zusammentreffen, werden die unlöslichen kohlensauren und phosphorsauren Kalkverbindungen niedergeschlagen, während das lösliche Chlorkalzium weitergeht.

Nach ANDREAE (1898, 1899), der sich eingehend mit den Kalkverätzungen beschäftigt hatte, dringt der Kalk in gelöster oder feinverteilter fester Form in die interfibrillären Zwischenräume ein, nicht durch Diffusion, sondern durch chemische Attraktion, und erzeugt im Gewebe eine neue chemische Verbindung, die in der Hauptsache aus einem im Wasser unlöslichen Kalziumalbuminat, einer Verbindung des Kalkes mit dem Gewebeeiweiß, und nur zum kleinen Teil aus kohlensaurem Kalk besteht. Auch vom Limbus aus kann die Infiltration erfolgen. Nach seiner Ansicht rufen alle Kalksalze denselben Niederschlag von Kalziumalbuminat hervor, wenn auch Unterschiede des Grades und der Schnelligkeit je nach der chemischen Konstitution und Form bestehen.

Außer GOSSELIN (1855), der auf die Möglichkeit einer Verbindung des Gewebes mit dem Kalk hingewiesen hatte, hatte STROHSCHEIN (1892) die Ansicht geäußert, daß sich der gelöschte Kalk mit dem Zelleneiweiß chemisch zu Kalziumalbuminat verbinde, das in Wasser löslich in die Hornhauttiefe durch die Diffusion eindringt und dort alsbald in unlöslichen kohlensauren Kalk umgewandelt werde.

Zu einer anderen Auffassung kam ROSENTHAL (1902). Da seine Analysen der Hornhaut ergaben, daß Kalk überhaupt nicht oder höchstens in quantitativ kaum nachweisbaren Spuren von der Hornhaut aufgenommen wird, so verwarf er das Zustandekommen von kalkhaltigen Niederschlägen in der Hornhaut, wie Kalziumchlorid, Kalziumphosphat, Kalziumnitrat, Kalziumalbuminat. Nach seiner Ansicht kommt nur in Betracht die Niederschlagsbildung, die durch Gerinnung und dgl. infolge des Kalkzutritts entsteht. Außerdem ist der Kalk imstande, das Korneamukoid zu extrahieren. Schon ROSAS (1830) hatte Gerinnung der Lymphe durch Kalk angenommen. Die chemische Einwirkung des Kalkes kann sich nach ROSENTHAL nur äußern: 1. durch Extraktion von Korneamukoid, 2. durch Ausfällen von Niederschlägen a) im Epithel, b) im Glutin der Grundsubstanz, c) in der Lymphe. Die Ansicht ROSENTHALS enthält Widersprüche. Wenn nach der Analyse überhaupt kein Kalk in der Hornhaut vorhanden ist, so ist nicht zu verstehen, wie der Kalkzutritt Niederschläge hervorruft. Man müßte dann schon fermentartige Fernwirkung des Kalkes annehmen, wofür jeder Anhalt fehlt.

PAGENSTECHER (1905), der Ochsenhornhäute mit Kalziumhydroxyd geätzt hatte, fand Kalk in einer Menge von 50 % in der Asche und widerlegte damit ROSENTHALS Behauptung, daß Kalk nicht in das Hornhautgewebe aufgenommen wird. Er wies ferner nach, daß Kalk in gebundener Form im Gewebe vorhanden ist, der durch kohlensaures Wasser in Form von doppelkohlensaurem Kalk in Lösung übergeführt wird. Da der quantitative Nachweis von kohlensaurem und der qualitative von Phosphorsäure nicht zu erbringen war, so erschien wenigstens für die primäre Kalktrübung die Annahme von DE GOUVÊA und GÜHMANN widerlegt. Da echte Eiweißkörper in der Hornhaut fast ganz fehlen, so kann ANDREAES Annahme der Bildung eines unlöslichen Kalziumalbuminats nicht zutreffen. Es blieb nur übrig die Möglichkeit der Bindung mit den organischen Bestandteilen der Hornhaut in einer wasserunlöslichen Verbindung. Nach PAGENSTECHER handelt es sich bei der Entstehung der frischen primären Kalktrübung durch Verätzung mit Kalkhydrat um eine Bindung von dem Kalk und dem Kollagen — Kalziumkollagen —, da das Korneamukoid in der Kalziumhydratlösung löslich ist. Die Lösung von Korneamukoid befördert das rasche Fortschreiten der

Trübung. Er hält eine allmähliche sekundäre Umsetzung des Kalkes in Kalziumkarbonat innerhalb des Gewebes für wahrscheinlich.

Zur Nedden (1905, 1906) untersuchte die verschiedenen Substanzen der Hornhaut auf ihre Verwandtschaft zum Kalk; reines Eiweiß gab ihm keine Trübung bei Kalkzusatz, ebensowenig das Kollagen, das etwa 80 % der Hornhaut ausmacht. Das Mukoid (etwa 20 %) wurde durch Kalk gelöst, die dabei sich bildende Trübung hellte sich auf, die Salze der Hornhaut (0,03 %) dagegen bilden Verbindungen, wozu noch Kohlensäureaufnahme aus der Luft kommt. Er kam deshalb zu der Annahme, daß das Kalziumkarbonat einen großen Teil der frischen Kalktrübung ausmacht und allein die Ursache der chemischen Trübung sei. Später modifizierte er (1907) seine Ansicht, gab zu, die Bedeutung des Mukoids unterschätzt und die das Kalziumkarbonats überschätzt zu haben. Er stellte neue Versuche mit Kalkätzung und Ätzung der Hornhaut mit Bleiazetat an und kam nunmehr zu folgender Ansicht: Die Ätzungen der Hornhaut mit Kalk und Bleiazetat haben das gemeinsam, daß in erster Linie die am reichlichsten vertretene organische Substanz angegriffen wird, während die Karbonate im Verhältnis hierzu zunächst eine untergeordnete Rolle spielen und erst in den älteren Trübungen reichlicher vertreten sind. Als organischer Bestandteil kommt in Betracht das dem Eiweiß nahestehende Mukoid, das durch Kalziumhydroxyd, Bleizaetat und andere Metallsalze in seiner chemischen Konstitution alteriert wird. Dabei führt der Kalk eine Lösung des Mukoids herbei, während die Metallsalze dasselbe fällen. Beide Prozesse haben aber denselben Effekt, daß eine dichte weiße Hornhautrübung gebildet wird. Er bestreitet die Annahme von Pagenstecher, da Kollagen mit Kalk keine chemische Verwandtschaft besitze.

Guillery (1902, 1906, 1907, 1908, 1909, Lewin-Guillery 1905), der sich wiederholt mit dem Wesen der Kalktrübung, den Folgen der Ätzung, der Schnelligkeit und dem Umfang der Verbreitung der Ätzmittel in der Hornhaut, sowie den Mitteln der Aufhellung der Kalktrübung experimentell beschäftigt hat, vertrat stets den Standpunkt, daß die primäre Kalktrübung im wesentlichen durch eine organische Kalkverbindung entstehen könne. Seine Versuche bestätigten die Annahme, daß das den Hauptbestandteil der Hornhaut ausmachende Kollagen nicht in erkennbarer Weise durch Kalk alteriert wird. Da echte Eiweißstoffe in der Hornhaut nur in Spuren vorkommen, so wurde er auf die Beziehung des Kalkes zum Mukoid hingewiesen. Für die Annahme, daß nur die Lösung des Mukoids die Trübung veranlasse, schien zu sprechen, daß andere Mukoid lösende Substanzen, wie Ammoniak, niemals eine analoge Trübung hervorrufen. Erneute Untersuchungen führten zu dem Resultat, das Kalkwasser allerdings in einer Mukoidlösung keine Fällung hervorruft, daß aber unter Umständen doch durch die Einwirkung des Kalkes auf Mukoidlösung eine Fällung zustande kommt. Übergoß er Kalkbrei mit Mukoidlösung, so trat durch Erwärmung stärkere wolkige Trübung auf, während die Mukoidlösung allein auch beim Kochen sich nicht trübt. Es handelte sich um eine zweifellose Fällung. Wurde statt Kalkbrei eine konzentriertere Lösung, z. B. eine konzentrierte Chlorkalziumlösung mit dem Mukoid zusammengebracht, so trat die Wirkung sofort ohne Erwärmen ein, die aber durch Erwärmen noch zunahm.

Um die Rolle, die die Karbonate bei der Kalktrübung spielen, aufzuklären, stellte Guillery (1907) weitere Versuche an teils mit karbonatfreiem reinem Kalziumoxyd, teils mit einem an der Luft gelagerten, von einer Baustelle bezogenen karbonathaltigen Material. Die Versuche ergaben, daß das Aussehen der geätzten Hornhaut in beiden Fällen gleich war, daß in beiden Fällen sicher eine nicht karbonathaltige Kalktrübung der Hornhautgrundsubstanz durch eine organische Kalkverbindung des Hornhautgewebes entsteht und daß es in beiden Fällen bei Reaktion mit Salzsäure eine Gasentwicklung in der oberflächlichen Schicht nach Ätzung mit karbonathaltigem Material in reichlicherer Menge gibt, die von Karbonaten herrührt. Der Kalkbrei nimmt aus der Luft Kohlensäure auf und bildet Karbonat, ebenso die oberflächlich verätzte Hornhaut. Der Gehalt an Karbonaten rührt her von dem an der Oberfläche haftenden Ätzmaterial und der Umwandlung des Ätzmittels in Karbonat unter Einwirkung der äußern Luft.

Klinischer Befund, Verlauf und Ausgang der Kalkverletzung der Augen. Bei schweren Fällen ist die Lidhaut manchmal mitbetroffen. Die Lider sind geschwollen, gerötet, die Epidermis ist blasig abgehoben oder hängt in Fetzen herab, oft ist der intermarginale Lidrand nekrotisch und mit Kalkresten bedeckt ebenso wie die Lidhaut. Ausnahmsweise ist die Lidhaut allein betroffen, wenn durch reflektorischen Lidschluß im Moment der Verletzung die Gefahr von den Augen abgewendet wurde, wie z. B. in einem von ANDREAE (1898) mitgeteilten Fall, bei dem ein Arbeiter mit dem Kopf in eine Kalkgrube fiel und bei dem die Bulbi infolge des reflektorischen Lidschlusses intakt blieben. In anderen Fällen erscheint die Gesichtshaut und die Schleimhaut der Mund- und Nasenhöhle mitverletzt.

So beobachtete ich in einem von ZADE (1909) mitgeteilten Falle neben schwerer Verätzung beider Augen und der Lider oberflächliche Verätzung der unteren Gesichtshälfte, der Wange, des Kinns, des Naseneingangs, der Lippen, und selbst am vorderen Teil des harten Gaumens fanden sich Ätzstellen. Ebenso waren die Haare voll Zementkalk und die Kopfhaut oberflächlich verätzt.

Der Befund an der Bindehaut und Hornhaut bei frischen Kalkverletzungen ist ganz verschieden je nach der Schwere der Verätzung, der Art und Menge der eingedrungenen schädlichen Substanz.

Abgesehen von den allerleichtesten Fällen, in denen die Bindehaut nur Rötung und Schwellung und vorübergehende traumatische Konjunktivalreizung bei freier Hornhaut zeigt, erscheint die Bindehaut bei leichter Ätzung fleckförmig grau oder grauweißlich verfärbt und es treten neben Rötung und Schwellung kleine Ekchymosen hervor. Die Hornhaut kann frei sein oder neben geringer Epitheltrübung und kleinen Epitheldefekten eine umschriebene hauchartige graue oder grauweißliche Trübung zeigen. Bei diesen leichten Verletzungen, die z. B. durch den ungefährlicheren Mörtel veranlaßt werden, findet man meist auch Reste der schädlichen Substanz im Bindehautsacke, die zum Teil der Oberfläche fester anhaften.

Bei schweren Ätzungen erscheint die Bindehaut in mehr oder weniger großer Ausdehnung nekrotisch verändert und umgewandelt in eine grauweiß verfärbte Membran, die sich nicht abziehen läßt und dem verätzten Bezirk entspricht. Die Umgebung erscheint aufgelockert, stark hyperämisch und mit kleinen Blutungen durchsetzt. Neben der Conjunctiva bulbi sind entsprechend die Übergangsfalte und die Conjunktiva tarsi mitbetroffen.

Bei besonders schweren Verätzungen ist der Konjunktivalsack flächenhaft sowohl oben wie unten nekrotisch und die Bindehaut in eine speckig graue, graugelbliche oder grauweißliche Membran umgewandelt. Die Nekrose kann sich in die Sklera hinein erstrecken. Bei den meisten schweren Verätzungen findet man nach der Verletzung noch kalkige Massen der Schleimhaut aufgelagert. Diese Kalkreste haften der Schleimhaut fest an, liegen vielfach zwischen Falten der geschwollenen Membran nesterartig eingebettet. Handelt es sich um Zement oder Kalkmörtel, so sind Fremdkörper wie Sand usw. der Masse beigemengt.

Bei den schweren Verätzungen ist die Hornhaut in mehr oder weniger großer Ausdehnung mitverätzt. Das Epithel kann an der Ätzstelle grauweiß nekrotisch erscheinen oder in Fetzen losgelöst sein oder es besteht ein vollständiger Epitheldefekt. Die Hornhautgrundsubstanz zeigt eine Trübung, deren Ausdehnung und Grad große Verschiedenheit aufweisen. Die Trübung erscheint grauweißlich und kann alle Abstufungen bis zur vollen Undurchsichtigkeit zeigen. Je nach der Ausdehnung ist die Trübung mehr fleckförmig oder wolkig, mehr oder weniger in die Tiefe sich erstreckend. Je nach ihrer Ausdehnung und Dichtigkeit kann man noch die Iris durchschimmern sehen und etwas Sehvermögen feststellen. Bei den schwersten Verätzungen sieht die Hornhaut in toto gleichmäßig grauweiß, milchig oder selbst porzellanartig getrübt aus und erscheint undurchsichtig. Gühmann (1884) unterschied 3 Grade von Kalktrübung der Hornhaut 1. eine zarte, hauchartige Opacitas nebulosa, 2. eine dichtere dem Aussehen des matten Glases entsprechende Opacitas vitrea, 3. eine ganz intensive weiße Opacitas porcellanica. Anfangs ist die Beurteilung nicht leicht, in welcher Ausdehnung und in welcher Tiefe die Grundsubstanz nekrotisch geworden ist. Das anfänglich relativ gute Aussehen täuscht über die Schwere der Nekrose und der nachfolgenden Veränderungen. Für Nekrose spricht, wenn die Hornhaut diffus weiß getrübt, unempfindlich, härter ohne Elastizität ist und das Auge ein starres totes Aussehen darbietet.

Die Schmerzen sind meist recht erheblich, zumal wenn noch Teile der ätzenden Substanz zurückgeblieben sind. Die Lider sind krampfhaft geschlossen, beim Öffnen stürzen Tränen hervor und es besteht starke Lichtscheu. Die Pupille ist anfänglich oft stark verengt und auf Atropin nicht zu erweitern. Der meist erhebliche Reizzustand erschwert die erste Untersuchung und Reinigung des Bindehautsackes außerordentlich. Der Lidkrampf begünstigt das Angepreßtwerden zurückgebliebener Massen an die Augenoberfläche, sowie die Entstehung von mechanischem Epitheldefekt, wenn, wie beim Mörtel, Sand miteingedrungen war. Unter Umständen ist der Befund der frischen Verletzung kompliziert mit Verletzungen mechanischer Art, sei es mit Kontusionsfolgen, sei es mit Verwundungen z. B. durch Glassplitter.

Weiterer Verlauf. An die Verletzung schließt sich bald die entzündliche Reaktion an, die je nach der Schwere des Falles verschieden hochgradig ist und von dem Grad der Nekrose an Bindehaut und Hornhaut abhängt. Das nekrotische Gewebe wird allmählich abgestoßen und durch Narbengewebe ersetzt.

Bei leichteren oberflächlichen Anätzungen folgt Lidschwellung, Chemosis, Lichtscheu mit Lidkrampf, Rötung und Schwellung der Bindehaut, sowie Sekretion.

An der Bindehaut bedecken sich die oberflächlichen Defekte mit einer Fibrinmembran, die sich zum Teil leicht abziehen läßt. Dann stößt sich das nekrotische Gewebe ab und es können dellenartige Vertiefungen z. B. an der Conjunctiva tarsi hervortreten. Als große Seltenheit erwähnt DE BOVIS (1891) das Auftreten einer Blase der Konjunktiva 6 Tage nach einer umschriebenen Kalkätzung. Bei schweren Fällen treten an der Bindehaut dichtere Faserstoffgerinnungen auf und der Befund kann ganz an diphtheroide Erkrankung erinnern.

Die weißgraue Verfärbung und Nekrose kann sich auf die Sklera erstrecken, die nach Abstoßung der nekrotischen Bindehaut und nach Entfernung der Membran marmorweiß freiliegt, wie schon v. GRAEFE (1855) in einem Falle beobachtet und beschrieben hatte. Sind, wie es bei den schweren Verätzungen meist der Fall ist, beide Blätter der Konjunktiva verätzt, so kommt es zu schneller Verklebung der gegenüberliegenden Konjunktivalblätter. War der ganze Konjunktivalsack in seinem oberen und unteren Abschnitt betroffen, so verkleben beide Lider mit dem Bulbus.

War die Verätzung der Bindehaut umschriebener, so kann es zu Bildung von Granulationsgewebe an der verätzten Stelle kommen mit Übergang in Narbengewebe. Zuweilen wuchert das Granulationsgewebe an einzelnen Stellen erheblicher, so daß polypoide Wucherungen mit leicht blutender Oberfläche auftreten. Meist stellt sich auch reichlichere schleimige und schleimig-eitrige Sekretion ein. Die polypoiden Wucherungen können rezidivieren, wie ich selbst in einem Falle beobachtet habe, oder ungewöhnliche Größe annehmen, wie in einem von DE BOVIS (1891) mitgeteilten Fall.

An der Hornhaut heilen die geringen bei leichten Verätzungen vorkommenden Veränderungen meist bald aus. Handelte es sich um eine zarte hauchige Trübung ohne Epitheldefekt, so erfolgt baldiges Zurückgehen. Bestand ein Epitheldefekt, so deckt er sich mit Epithel. War die oberflächliche Hornhautschicht mitbetroffen, so können geringfügige Infiltrationen eintreten. Doch heilt die Veränderung bald aus, höchstens mit Zurückbleiben einer zartesten Trübung.

Ab und zu kann aber die Regeneration des Epithels verzögert oder mit Blasenbildung oder selbst Fädchenbildung kompliziert sein. Die Blasen haben zuweilen einen serösen oder serös-blutigen Inhalt infolge einer Blutung aus einem neugebildeten Gefäß. Fälle von interkurrierender Blasenbildung sind mitgeteilt von Dimmer (1885), Mayerhausen (1883), Michel (1890), Andreae (1898, 1899), Harren (1902), ein Fall von Fädchenbildung von May (1899). Die Bläschenbildung kann rezidivieren und Disjunktion des Epithels bestehen. Nach Abziehen des Epithels und Entfernung der Blasen tritt dann Heilung ein.

War die Hornhautoberfläche etwas stärker nekrotisiert und primär dicht getrübt, so kommt es zu etwas stärkerer Infiltration, Abstoßung des Nekrotischen und Geschwürsbildung. Durch die Infiltration nimmt die Trübung der Hornhaut zu als sekundäre Trübung. Es kommt allmählich zu Vernarbung mit Hinterlassung von Trübungen, häufig unter Heranziehung der Bindehaut und Vaskularisation des Geschwürsgrundes. Die Hornhaut kann sich im weiteren Verlauf durch Zurückgehen der reaktiven Infiltration und Abstoßung der nekrotischen Teilchen merklich aufhellen. Wenn aber dichte primäre Kalktrübung entstanden war, so hellt sie sich im Laufe der Zeit nur wenig auf.

Bei den schwersten Verätzungen kann sich eine periphere Demarkation mit eitriger Infiltration, Ulzeration, sekundärer Iritis und Hypopyonbildung einstellen, die zu tiefen Randgeschwüren, Abstoßung der nekrotischen Teile führt. In den schwersten Fällen kommt es dann zur Perforation mit Irisvorfall, Abstoßung der Hornhaut, oft ohne daß die nekrotische Hornhaut sich eitrig infiltriert hat, und deletärem Ausgang, sei es in Phthisis bulbi, sei es in Staphylombildung.

Bei der Exenteration solcher Augen zeigt sich auch der vordere Teil des Glaskörpers infiltriert und getrübt, auch ohne daß Infektion dazu gekommen war.

Es sind noch einige Komplikationen zu erwähnen, die darauf hindeuten, daß der Kalk in die Tiefe dringen und Veränderungen hervorrufen kann. Manchmal sieht man bald nach der Verletzung starke Kammerwassertrübung und Hypopyon auftreten. Die Pupille ist stark verengt und setzt der Atropinwirkung großen Widerstand entgegen. Die Iris ist zuweilen schmutzig verfärbt und es besteht deutliche iritische Reizung. Ebenso kann die Vorderkammer in ihrer Tiefe verändert, entweder abnorm tief oder seicht sein. Eine eigentümliche weißliche Verfärbung der Iris beschrieb de Bovis (1891), die er auf eine Kalkimbibition oder -präzipitation zu beziehen geneigt war. Eine vorübergehende Protrusio bulbi nach Kalkverletzung erwähnte May (1899). Von besonderem Interesse ist das von mir beobachtete Auftreten von Glaukom in einem Falle nach schwerer Kalkverletzung, den ich durch Zade (1909) habe mitteilen lassen.

Nach Verätzung durch Zementkalk war an dem schwerer betroffenen linken Auge die Bindehaut ausgedehnt nekrotisch und die Hornhaut porzellanweiß. In den nächsten Wochen kam es zu einer schnellen Verklebung des Konjunktivalsackes mit entsprechender Verödung und beginnendem Entropium. Die Hornhaut blieb porzellanartig, am Rande kam es zu demarkierender Entzündung, aber nicht zu Perforation. 2 Monate nach der Verletzung traten plötzlich heftige Schmerzen und Lidödem auf und das Auge war steinhart. Das Randgeschwür war langsam größer geworden, aber nicht perforiert. 11 Tage nach den ersten schweren Glaukomerscheinungen wurde das Auge enukleiert. Es bestand Flächenverklebung der Hornhaut und Iris ohne Perforation, sowie Sequestrierung der Sklera und ein Randgeschwür mit Eiter in der Vorderkammer. Das Glaukom war die Folge der Verlegung des Kammerwinkels, die allein durch die Ätzwirkung und die danach entstandene reaktive Entzündung veranlaßt war und die schon frühzeitig erfolgt sein mußte, bevor sich das sekundäre Hypopyon einstellte.

3 weitere Fälle von Drucksteigerung nach Kalkverätzung der Conjunctiva bulbi und Hornhaut hat HEILBRUN (1911) kurz erwähnt. Weitere Fälle aus der Heidelberger Augenklinik finden sich bei RUBEN (1913).

KÜMMELL (1912) wies darauf hin, daß nach schweren Verätzungen und Verbrennungen der Limbusgegend Drucksteigerung sich häufiger einstellt. Unter den von ihm mitgeteilten Fällen befanden sich 4 Fälle von vorübergehender Drucksteigerung mit tiefer Vorderkammer nach Kalkverätzung. Es handelte sich um eine Verlegung der vorderen Abflußwege teils durch entzündliche Veränderungen im Kammerwinkel, teils durch vermehrten Eiweißgehalt des Kammerwassers, teils durch Quellung oder narbiger Verkürzung der Hornhaut und Sklera. Ich verweise ferner auf die Untersuchungen von RUBEN (1913).

Der Heilungsverlauf kann durch Infektion kompliziert werden, so daß progressive Ulzerationen auftreten. Auch kann es zur eitrigen Panophthalmie kommen.

Ausgang. Der Ausgang von Kalkverletzungen richtet sich je nach der Schwere des Falles und dem Verlauf. Bei leichtesten Anätzungen kann vollständige Restitutio ad integrum eintreten, bei andern leichten Ätzungen bleiben an der Hornhaut geringe Trübungen ohne nennenswerte Herabsetzung des Sehvermögens und feine narbige Veränderungen an der Bindehaut ohne Verkürzung zurück. Diese leichten Fälle heilen meist ohne klinische Behandlung in kurzer Zeit ab. Bei den schwereren Verätzungen dagegen, die meist der klinischen Behandlung bedürfen, kommt das Auge oft erst nach vielen Wochen oder Monaten zur Ruhe, und es bleiben dann mehr oder weniger schwere Veränderungen an der Hornhaut und narbige Schrumpfung an der Bindehaut zurück. An der Hornhaut finden sich mehr oder weniger ausgedehnte, oft totale graue oder grauweiße, meist gefäßhaltige Narbentrübungen, manchmal mit narbiger Hinüberziehung der Konjunktiva entweder fast zirkulär oder umschrieben, so daß man die Auflagerung als Pseudopterygium bezeichnen kann. Je nach der Dichtigkeit und Ausdehnung der Narbentrübung ist das Sehvermögen verschieden hochgradig gestört, eventuell ganz aufgehoben bis auf Lichtempfindung. Bei weniger dichten Narben besteht oft stärkere Blendung durch die Lichtzerstreuung. Bei umschriebenen Narben läßt sich manchmal durch eine Iridektomie etwas Besserung erzielen.

An der Bindehaut kommt es zu mehr oder weniger ausgedehnten narbigen Verkürzungen und Schrumpfung des Bindehautsackes und Verwachsungen der beiden Bindehautblätter entweder in Gestalt einzelner strangartiger Narbenzüge oder in Gestalt flächenhafter Verwachsungen. Die verschiedensten Arten des Symblepharons werden beobachtet. Zuweilen findet sich ein brückenförmiges Symblepharon. Manchmal ist das Lid breit mit dem Bulbus verwachsen und das Symblepharon erstreckt sich bis weit auf die Hornhaut (Symblepharon corneale). Durch die narbige Schrumpfung der Bindehaut und die sekundären Veränderungen am Lidrand entstehen ferner häufig Entropium, Trichiasis, Distichiasis, Veränderungen, die zu dauernden oder zu rezidivierenden Reizungen des Auges, besonders der Hornhaut, Anlaß geben. Ebenso sind die Tränenpunkte und Kanälchen öfters narbig verschlossen oder verzerrt und verlagert. Bei ausgedehnten Bindehautverwachsungen ist zugleich die Beweglichkeit behindert. Handelt es sich um strangartige Fixation bei noch erhaltenem Sehvermögen, so kann Doppeltsehen auftreten. In den schwersten Fällen beobachtet man ein totales den Bulbus deckendes Symblepharon beider Lider (Ankyloblepharon). War die Hornhaut in großer Ausdehnung oder total zerstört, so ist nicht einmal die Form des Bulbus zu erhalten, sondern adhärente Leukome, Staphylome, Phthisis bulbi oder Anophthalmus sind die Folgen. Der Konjunktivalsack ist in den schwersten Fällen so verkleinert und verödet, daß das Tragen einer Prothese unmöglich ist.

Als Nachkrankheiten sieht man chronische Katarrhe und zuweilen frische Reizzustände und Ulzeration, teils durch spontane Epithelabhebungen und sequestrierende Keratitis, teils durch Reizung infolge pervers stehender Zilien. Vielfach bleibt dauernde Hyperämie ohne entzündlichen Charakter teils durch Ektasie vorhandener Gefäße, teils durch Gefäßneubildung in dem narbigen Gewebe zurück, die nicht Gegenstand der Behandlung ist (Pfalz 1911). In anderen Fällen findet sich xerotisches Aussehen an der narbig veränderten Bindehaut und Hornhaut. Infolge frischer Narbenkeratitis kann es zu Erweichung des Leukoms und tiefer Infiltration kommen. Einen Fall von nachträglicher Panophthalmia suppurativa hat Schäche (1889) mitgeteilt.

Ein 17 jähriger Maurer hatte infolge einer Kalkverletzung durch Mörtel rechts eine kleine Makula und links ein totales Leukom mit hochgradigem Symblepharon davongetragen. Der Mann wurde mit reizlosem Auge entlassen. Nach $1/_2$ Jahr kam er wieder mit Panophthalmia suppurativa und staphylomatöser Kornea. Schäche nahm an, daß der Kalk allmählich tiefer gedrungen sei und Eiterung veranlaßt habe. Versuche am Kaninchen mit Einführen von gelöschtem und ungelöschtem Kalk unter die Bindehaut, in die vordere Kammer und in den Glaskörper ergaben nur adhäsive Entzündung, keine akute Eiterung. Der Fall ist meines Erachtens einfach zu erklären durch eine frische mikrobische Infektion von der staphylomatösen und frisch ulzerierten Narbe aus.

Adhärente pseudopterygiumartige Narben können ektatisch werden und zu Drucksteigerung führen, wie ich es in einem Falle beobachtet habe (Dieterich 1904).

Ein eigentümliches fibromatös gewuchertes adhärentes Leukom (Narbenkeloid) mit offenbar myxomatöser Degeneration hat Simon (1892) beschrieben. Auch bestanden glashäutige Auflagerungen auf der Hornhauthinterfläche. 12 Tage nach Kalkverätzung fanden sich ein $1/_4$ der Hornhaut einnehmender Epitheldefekt und zwei eitrige Infiltrate. Das Geschwür schritt fort trotz dreimaliger Kauterisation, einmal mit Punktion und einmal mit Spaltung und es kam zur fast vollständigen Zerstörung der Kornea. 4 Jahre später fand sich das intensiv weißgefärbte dicke Leukom. Bindehautnarben werden nicht erwähnt. Der Kalk hat meines Erachtens beim Zustandekommen des histologischen Hornhautnarbenbefundes nicht mitgewirkt, vielmehr handelt es sich um Befunde, wie man sie als Ausgang von Ulcus serpens mit Kauterisation und Spaltung findet.

Die Gefahr der sympathischen Ophthalmie nach Kalkverletzungen ist äußerst gering und besteht nur dann, wenn z. B. durch Perforation oder komplizierende mechanische Verletzung die Möglichkeit einer sympathisierenden Uveitis am verletzten Auge gegeben ist.

Es sind einige Fälle mitgeteilt, in denen an sympathische Beeinflussung gedacht war, doch bestehen meist gewisse Zweifel, ob es sich um wirkliche sympathische Erkrankung gehandelt hat.

Homburg (1883, Fall 61) berichtete über linksseitige Amblyopia sympathica mit Besserung nach Enukleation des verletzten Auges bei einer Patientin, der 16 Jahre zuvor gelöschter Kalk in beide Augen geworfen war, wobei auch ein Holzsplitter in das rechte Auge gedrungen und alsbald entfernt war. Das rechte Auge zeigte Buphthalmus und Symblepharon, das linke Sehschwäche und irregulären Astigmatismus.

Weber jun. (1899, Praun, S. 83) beobachtete bei einem 52 jährigen Maurer nach einer Verletzung des linken Auges durch ungelöschten Kalk eine makulare Retinaerkrankung, bei deren Entstehung es fraglich schien, ob es sich um sympathische Entzündung oder zufälliges Zusammentreffen handelte. Am Tage der Verletzung war der Visus am nichtverletzten Auge $= 1$. An dem linken verätzten Auge bestand porzellanweiße Hornhauttrübung und es kam zum Symblepharon, doch war das Auge nach 4 Wochen völlig schmerzlos. Nun wurde über Herabsetzung des Visus am rechten Auge geklagt, es fand sich $S = 0,7$ und später Herabsetzung auf 0,4. In der Makula fand sich eine Retinitis mit weißen Stippchen.

Schwenk (1901) berichtete über Kalkverätzung der Bindehaut mit Erosio corneae. Nach 8 Tagen trat iritische Reizung auf und nach 14 Tagen bestand beiderseits Iritis mit Injektion und Schmerzen am nichtverletzten Auge. Nach $2^1/_2$ Monaten Visus beiderseits normal und am nichtverletzten Auge Ausgang der Iritis mit hinteren Synechien.

Ferner hat Distler (1907) über einen Fall von vermutlich sympathischer Ophthalmie nach tiefer Kalkverätzung, die einen sehr milden Verlauf nahm, berichtet. Doch wurde der Fall bereits in der Diskussion angezweifelt, weil am ersten Auge keine Uveitis nachweisbar war.

Zusammenstellungen über die Ausgänge von Kalkverätzung an der Hand mitgeteilter Fälle finden sich mehrfach. Doch beziehen sie sich meist auf die schweren stationär behandelten Fälle.

In der Zusammenstellung von Dieterich (1904) über 136 von mir beobachtete Fälle fanden sich 111 poliklinisch behandelte Fälle mit fast durchweg vollständiger Heilung und 25 klinisch beobachtete mit meist schweren Veränderungen und häufig üblen Ausgängen. Die verschiedensten Befunde finden sich dort erwähnt.

Fig. 144.

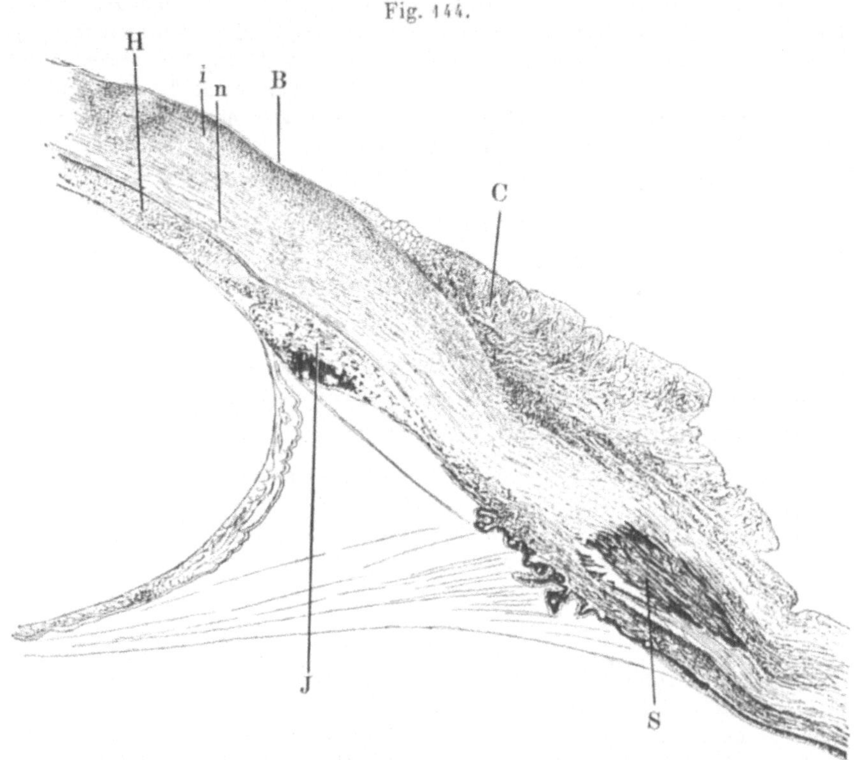

S Sequester in der Sklera, J geschrumpfte und mit der Hornhauthinterfläche verklebte Iris, H Hypopyon zwischen Linse und Kornea, C gewucherte und die Kornea überlagernde Konjunktiva, B Bowmansche Membran, i infiltrierte Hornhautpartie, n nekrotische Hornhautpartie.

Weiter sind zu nennen die Mitteilungen von Andreae (1899), von May (1899), Schmidt-Rimpler (1900), Schwenk (1901) u. a.

Pathologisch anatomische Befunde von menschlichen Augen mit Kalkverätzung liegen nur spärlich vor. Die Befunde stimmen im wesentlichen mit den bei Tierversuchen erhobenen überein. In dem bereits erwähnten, von mir beobachteten und von Zade (1909) mitgeteilten Falle war das Auge wegen dazugetretenen Glaukoms enukleiert. Anatomisch fand sich Nekrose der Hornhaut mit demarkierender Entzündung und Ulzeration, sekundärer Iritis, Hypopyon, sowie Sequestrierung in der Sklera. An der

Linse fand sich blasige Aufquellung an den hintern Schichten; Retina und Chorioidea waren normal (vgl. Fig. 144). Einen weiteren anatomischen Befund hat BRAUN (1913) mitgeteilt. Es fand sich Staphylombildung mit Verwachsung des Kammerwinkels, sowie Papillitis offenbar durch toxische Einflüsse.

Prognose. Die Prognose hängt ab von der Schwere der Verätzung und Nekrotisierung an Bindehaut und Hornhaut. Besonders ungünstig sind die Fälle, in denen Bindehaut und Hornhaut stark betroffen sind. Im übrigen ist für den Ausgang vorwiegend bestimmend die mehr oder weniger schwere Beteiligung der Hornhaut. Einen gewissen Anhaltspunkt geben die Dichtigkeit und Ausdehnung der anfänglichen Kalktrübung, Größe des Epitheldefekts und die Prüfung der Sensibilität. Ist die Anästhesie umschrieben, so kann trotzdem ein relativ günstiger Ausgang eintreten. In der Beurteilung des Ausganges empfiehlt sich anfangs eine gewisse Zurückhaltung.

In den schwersten Fällen mit flächenhafter Bindehautnekrose und totaler porzellanartiger Trübung der Kornea ist die Prognose für Erhaltung von Sehvermögen stets ungünstig.

Prophylaxe. Zur Verhütung von Kalkverätzung im Bauhandwerk kann die Belehrung der Arbeiter über die Gefahren des Kalkes und eine richtige Bauaufsicht manches nützen, während das Tragen von Schutzgläsern beim Kalklöschen wohl kaum sich durchführen läßt und den Arbeitern nicht zugemutet werden kann. Das strenge Verbot, daß Unbefugte, vor allem Kinder, Baustellen betreten, kann die Zahl der unglücklichen Zufälle bei Kindern einschränken, ebenso wie die Belehrung und Aufsicht beim Spielen. Das Tragen von Schutzbrillen erscheint angezeigt beim Ausstreuen von künstlichen Düngemitteln, besonders von Kalkstickstoff.

Behandlung. Bei jeder frischen Kalkverletzung kommt es zunächst darauf an, möglichst schnell die eingedrungenen und zurückgebliebenen schädlichen Substanzen zu entfernen. So wie die frische Kalkverletzung in Behandlung des Arztes kommt, muß zunächst dieser Indikation genügt werden. Von größter Bedeutung ist der Versuch, etwaige zurückgebliebene Massen schnell mechanisch zu beseitigen. Man muß die Lider umklappen und die lockeren Partikelchen am besten mit einem feuchten Wattebausch oder mit einem Pinsel herauswischen, ohne aber durch die Manipulation das Epithel der Schleimhaut zu schädigen. Oft haften die Massen so fest auf der Schleimhaut oder in Buchten der bereits geschwollenen Konjunktiva, daß man nach Anästhesierung mit Kokain nur unter Zuhilfenahme von Instrumenten, Pinzette, Nadeln, kleinen Löffeln oder dgl. die fest an der Hornhaut oder Bindehaut haftenden Massen und alle Nester von Kalk und Sand gründlich entfernen kann. Nekrotische und herabhängende Epithelfetzen sind abzutragen.

Neben der mechanischen Entfernung der gröberen Kalkmassen empfiehlt sich sodann nach dem Vorschlag von ANDREAE (1898, 1899) als das beste, sofortige ergiebige Ausspülung des Bindehautsackes mit reinem kühlem Wasser, am einfachsten indem man mit einem Irrigator den Konjunktivalsack ausspült. Es ist das Verdienst von ANDREAE, auf Grund seiner Untersuchungen, die Befürchtung, daß die Anwendung von Wasser z. B. bei Verletzung durch ungelöschten Kalk schaden könne, als unbegründet erwiesen und die Wasserausspülung als das beste Reinigungsmittel empfohlen zu haben. Der Vorschlag ANDREAES fand bald Anerkennung und seine Angaben über die ˙günstige Wirkung Bestätigung.

SCHMIDT-RIMPLER (1900), der die Angaben von ANDREAE über die Ungefährlichkeit der Wasseranwendung bei Verätzung durch ungelöschten Kalk bestätigte, hielt die Ausspritzung des Konjunktivalsacks mit Öl (Süßmandelöl, Provenzeröl) der Wasserausspülung überlegen und empfahl sie in erster Linie und Wasserausspülung dann, wenn kein Öl zur Hand ist. Das Öl hüllt die Kalkreste ein und überzieht das Gewebe mit einer Ölschicht. Auf Grund von Vergleichsversuchen bei Tieren gab er der Ölausspülung den Vorzug, zumal da es schneller die Schmerzen beseitigt.

Früher waren mehrfach Vorschläge gemacht, bei Kalkverätzung durch chemische Mittel die Wirkung des Kalkes aufzuheben oder abzuschwächen. Schon A. v. GRAEFE (1855) hatte die Anwendung verdünnter Essigsäure in Betracht gezogen. GOSSELIN (1855) empfahl als bestes Lösungsmittel für Kalk die konzentrierte Zuckerlösung, da Zucker mit Kalkhydrat den löslichen Zuckerkalk gäbe. 2,5 %ige Salzsäure und Essigsäure als Lösungsmittel reizten die lebenden Gewebe zu stark. Die Anwendung der Zuckerlösung wurde später vielfach warm empfohlen. GÜHMANN (1884), der auf Grund seiner Untersuchungen die Ursache der Kalktrübung in der Einlagerung von phosphorsaurem und kohlensaurem Kalk sah, meinte, daß diese Verbindungen nicht durch Mittel gelöst werden könnten, die an sich dem Gewebe schaden, wie 1 %ige Salzsäure, 1 %ige Essigsäure, 1 %ige Milchsäure, 1 %iges Eisenchlorid, sondern nur durch kohlensäurehaltiges Wasser, wie das künstlich erzeugte Sodawasser, das den kohlensauren Kalk in löslichen doppelkohlensauren überführt. ANDREAE (1898, 1899) verwarf vollkommen die Anwendung der von GOSSELIN empfohlenen konzentrierten Zuckerlösung, da der in Wasser lösliche Zuckerkalk, das Kalziumsaccharat, sowohl in Substanz, wie in Lösung ein starkes Kaustikum für das Auge darstellt. Die sirupdicke Lösung dringt zudem schlecht in die trockenen und breiigen Kalkmassen ein und erzeugt hohe Temperaturen. Ebenso verwarf er durchaus die Säuren zum Neutralisieren, da sie einmal selbst das Gewebe schädigen und da die erzeugten Kalksalze, bis auf das schwefelsaure Salz, der Hornhaut schädlich sind und da zudem alle Säuren sich mit Ätzkalk und Kalkhydrat rasch und beträchtlich erhitzen. Als einziges Mittel erschien ihm reichliches, reines und kühles Wasser angezeigt. Auch ROSENTHAL (1902) empfahl auf Grund seiner Versuche als bestes die Ausspülung mit kühlem Wasser, da die Versuche mit 1 %iger Essigsäure und verdünnter Natronlauge wenig Wirkung und starke Reizung ergeben hatten.

Bei frischen Kalkverletzungen empfiehlt sich, nachdem die gründliche mechanische Reinigung und die Ausspülung mit Wasser vorgenommen ist, als das beste zur ersten weiteren Behandlung die Anwendung von Fett, in Gestalt entweder von reinem Öl (Mandel-, Olivenöl oder dgl.) oder von Salben mit niedrigem Schmelzpunkt. Um eine leicht desinfizierende Wirkung zu haben, kann man Borvaselin anwenden. Alle stark desinfizierenden Mittel sind anfangs zu vermeiden, da sie ihrerseits bei den großen Epitheldefekten das Gewebe schädigen können. Bei vorhandener Hornhautmitverletzung muß ferner sofort Atropin gegeben werden. Dann wird mit Vorteil ein Borsalbenverband angelegt, besonders wenn auch die Lidhaut mit affiziert war. Der Salbenverband schützt zudem vor Infektion. Bei stärkerer Reaktion wirken kühle Umschläge in der ersten Zeit lindernd, bald empfiehlt sich aber zu warmen Umschlägen überzugehen.

Da bei der Art der Verletzung auf Baustellen ärztliche Hilfe nicht sofort zur Hand ist, so liegt die erste Hilfeleistung nicht in Händen von Ärzten, sondern von Laien, meist von Mitarbeitern. Da die möglichst schnelle Beseitigung der schädlichen, zurückgebliebenen Massen von größter Bedeutung ist, so fragt sich, welche Maßnahmen man für die erste Hilfeleistung empfehlen soll. Die mechanische Entfernung eingedrungener Massen ist für Nichtsachverständige äußerst schwierig auszuführen und bietet die große Gefahr mechanischer Verletzungen des Epithels, die doppelt gefährlich sind, weil sie das Eindringen des Kalkes ins Gewebe befördern. Für die erste Hilfeleistung durch Nichtärzte kommt deshalb allein die sofortige reichliche Ausspülung mit kühlem reinem Wasser, das auf jeder Baustelle zur Verfügung steht, in Betracht.

Hoppe (1902) hielt die Ausspülung mit Wasser wegen des Lidkrampfes und der Ungeschicklichkeit der Nichtsachverständigen für nicht ausführbar und empfahl zur ersten Hilfeleistung Gelatinetuben, die mit einer zähen Lanolinsalbe mit 2%igem Holokainzusatz gefüllt sind, bereitzuhalten und daraus in das verletzte Auge eine reichliche Salbenmenge einzuführen. Die Salbe sollte die Fremdkörper einhüllen und das Holokain den Schmerz und Krampf mildern. Eine derartige Tube solle auf jeder Baustelle vorrätig gehalten werden. Erfahrungen, ob der Vorschlag sich praktisch bewährt habe, werden nicht mitgeteilt. Jedenfalls steht das Verfahren der Anwendung des Wassers beträchtlich nach und erscheint viel gefährlicher, da die Ansatzspitze der Tube unter das Lid geschoben werden soll und da die Kalkmassen leichter im Auge verbleiben als bei Wasserausspülung. Auch Lewin und Guillery (1905) verwarfen den Vorschlag von Hoppe.

Wie bereits erwähnt, waren früher die Versuche, durch chemische Mittel die Folgen der Kalkverätzung abzuschwächen und die zurückbleibende Kalktrübung aufzuhellen, resultatlos geblieben.

Andreae (1899) verwarf die chemischen Gegenmittel, vor allem die Säuren usw., wegen ihrer Ätzwirkung und kam zu dem Schluß, daß die einmal entstandene Kalktrübung nicht zu beseitigen oder nur erheblich zu bessern sei.

Die von Rosenthal (1902) angestellten Versuche der Aufhellung mittels 1%iger Essigsäure oder verdünnter Natronlauge ergaben wenig Wirkung und starke Reizung.

Guillery (1902) beschäftigte sich mit dem Problem der Aufhellung der Kalktrübung. Von der Vorstellung ausgehend, daß die Kalktrübung auf einer organischen Kalkverbindung beruht, stellte er Aufhellungsversuche mit Chlorammonium (Salmiak) an, da er gefunden hatte, daß sich Quecksilberalbuminat in Weinsteinsäure und Salmiak löst. Da die Versuche an ausgeschnittenen Tierhornhäuten und an geätzten Tieraugen günstig ausfielen, behandelte er eine alte, fast totale Kalktrübung beim Menschen durch tägliche Augenbäder mit steigender Chlorammoniumlösuug und Kokain und erzielte wesentliche Aufhellung. Die gleichzeitige Kokaingabe hatte den Zweck, einmal das brennende Gefühl bei Salmiakanwendung zu mildern und sodann das Eindringen der Flüssigkeit ins Gewebe zu befördern.

Auf Grund von weiteren Versuchen empfahl Guillery (1907, 1908, 1909) als bestes Aufhellungsmittel eine Chlorammonium-Weinsäuremischung am kokainisierten Auge.

Er empfahl zumal bei Kindern und ängstlichen Personen am kokainisierten Auge mit einer 4—5% Lösung von Chlorammonium bei einem Weinsäurezusatz von 0,02—0,1% zu beginnen und bald auf 10% Chlorammoniumlösung bei gleichem Weinsäurezusatz zu steigern, und zwar in Gestalt von mehrmals am Tage ausgeführten Augenbädern von je $1/_2$ bis 1 Stunde Dauer. Die Bäder sind nach einiger Zeit zu unterbrechen und Kokain einzuträufeln. Eine Mischung von 10% Chlorammonium und Acidum tartaricum 0,1% übt auf das normale menschliche Auge bei Bädern bis zu 1 Stunde Dauer keinen schädigenden Einfluß aus. Jickeli (1916) stellte bei experimenteller Prüfung am Kaninchenauge fest, daß das Verfahren keinen therapeutischen Erfolg hatte und nicht unbedenklich erschien (s. S. 1721).

Guillery (1908) suchte die Wirkung der Lösungsmittel auf die Aufhellung der Hornhaut zu unterstützen durch die gleichzeitige Anwendung der Anästhetika, da die von anderer Seite (Würdinger 1886, Reichmuth 1906 u. a.) festgestellte Epithelschädigung durch die Anästhetika zur Folge hat, daß das Eindringen von löslichen Substanzen aus dem Bindehautsack in und durch die Hornhaut beschleunigt wird. Er untersuchte die verschiedenen Anästhetika und fand, daß die Reihenfolge in der Wirksamkeit auf die Diffusionsbeschleunigung der von Reichmuth festgestellten Stärke der Epithelschädigung entspricht. Holokain, Alypin und Eukain sind dem an vierter Stelle stehenden Kokain überlegen, während Tropokokain, Novokain und Stovain schwächer als Kokain wirken.

zur Nedden (1905, 1906) sah auf Grund seiner Anschauung über das Wesen der Kalktrübung die Aufgabe darin, zur Aufhellung der Kalktrübung auf chemischem Wege ein Mittel zu finden, das das Kalzium aus den Mukoidverbindungen extrahiert und die Fähigkeit besitzt, das Karbonat aufzulösen. Er empfahl Ammoniumsalze, vor allem die möglichst frühzeitige Anwendung des neutralisierten Ammoniumtartrat, und berichtete über mehrere Fälle von Kalkverätzung beim Menschen, in denen es mit gutem Erfolg angewandt war. Da das käufliche neutrale Ammoniumtartrat gewöhnlich leicht sauer ist, erschien als bestes Neutralisation durch einige Tropfen Liqu. ammonii caustici. Kokain soll anfangs wegen des Brennens vor den Bädern angewandt werden, später aber nicht mehr. Empfohlen wurden 3mal täglich Augenwannenbäder von $^1/_2$—$^3/_4$ Stunde, wobei aber alle 5 Minuten das Bad unterbrochen wird. Bei experimenteller Prüfung am Kaninchenauge fand Jickeli (1916) die Behandlungsmethode als ergebnislos, aber unschädlich.

Fortunati (1907) wandte Pikrinsäure bei Kalkverätzungen an und sah günstige Wirkung. Empfohlen wurde mehrmaliges Einstreichen von 2%iger Salbe. Durch Versuche an Kaninchen wurde eine Anregung zur Wucherung der Epithelzellen und der Hornhautkörperchen festgestellt, ebenso zur Gefäßentwicklung. Das zerfallene Gewebe wird schnell durch lebensfähiges ersetzt. Die Säure hellte die Trübung auf. Die Pikrinsäure leistete gute Dienste nicht nur bei Kalkverätzung, sondern auch bei anderen Ätzungen.

Es liegt eine Reihe von Mitteilungen vor, in denen die Aufhellungsversuche günstige Wirkung hatten. Möglichst frühzeitige und lang fortgesetzte Anwendung der Bäder erschien erforderlich.

Scheffels (1907) sah nach schwerer Kalkverätzung mit Symblepharon bei Augenbädern mit 10%igem Ammonium tartaricum und bei häufigem Einstreichen einer Salbe von 15%igem Ammoniumchlorid mit 1%igem Kokain schon nach 4 Tagen Aufhellung und nach 4 Monaten beträchtliche Besserung des Visus, S = $^1/_{10}$. Weiter berichteten über günstige Wirkung mit Ammonium tartaricum Harren (1908) und Clausen (1908).

Ich selbst habe 10%iges neutralisiertes Ammoniumtartrat mehrfach bei frischen Kalkverätzungen angewandt mit wechselndem Erfolg. Neben günstiger Beeinflussung hatte ich in einem Fall die Überzeugung, daß es ungünstig wirkte, die Sehschärfe sank unter Zunahme der Trübung von Fingerzählen in 4 m bis auf Erkennen von Handbewegung.

Jickeli (1916) hat an der Heidelberger Augenklinik unter meiner Aufsicht klinische Fälle von frischen Kalkverätzungen teils mit einer Lösung von $2^1/_2$ bis 10%igem Chlorammonium + $^1/_5 {}^0/_{00}$ Acidum tartaricum, teils mit 10%igem Ammonium tartaricum neutralisatum sorgfältig behandelt. Das Resultat war unsicher und wenig ermutigend. Jickeli hat dann an Kaninchen, denen an beiden Augen eine gleich starke Ätzung der Hornhaut durch reinen Kalkbrei beigebracht war, wochenlang die eine Hornhaut teils mit Ammonium tartaricum neutralisatum, teils mit dem Gemisch von Chlorammonium und Acidum tartaricum $^1/_5 {}^0/_{00}$ behandelt, während die andere Hornhaut unbehandelt blieb. Ein therapeutischer Erfolg konnte nicht festgestellt werden. Die Behandlung mit Ammonium tartaricum neutralisatum verlief reaktionslos, während bei Behandlung mit dem Weinsäuregemisch stets stärkere konjunktivale Reizung und bei längerer Anwendung als $^1/_2$ Stunde oberflächliche Trübung der nichtgeätzten Hornhaut auftrat. Die pathologisch-anatomische Untersuchung ergab an derartig behandelten Augen stärkere entzündliche Reaktion, tiefere Nekrose, stärkere Vaskularisation und dichtere Narbenbildung als an den nicht behandelten Kontrollaugen. Die Behandlung mit Chlorammonium und Weinsäuregemisch erschien deshalb nicht unbedenklich.

Bekämpfung der Folgezustände. Treten während der Heilungszeit stärkere Verklebungen in Erscheinung, so wird man, falls die Wundfläche an beiden Lidern groß ist und bis in die Übergangsfalte reicht, die narbige Schrumpfung und Verwachsung nicht verhindern können. Alle brüsken Eingriffe, wie Auseinanderreißen der Wundflächen, Einlegen von Gazetampons oder Fremdkörpern sind zwecklos und unter Umständen schädlich. Bei umschriebenen Wundflächen können abnorme, nicht notwendig bedingte Verwachsungen und Verklebungen von Falten, sowie brückenförmige Verwachsungen durch wiederholtes vorsichtiges Trennen wohl verhindert werden. Ebenso verhütet das regelmäßige Einstreichen einer dicken Salbenschicht die Verklebung. Im übrigen hat die weitere Behandlung ähnlich zu erfolgen, wie bei flächenhaften Verbrennungen der Bindehaut.

PFALZ (1908, 1909) empfahl die frühzeitige Transplantation von Epidermis nach THIERSCH auf die Innenfläche der Conjunctiva tarsi. DENIG (1912, 1914) trug in mehreren Fällen möglichst frühzeitig die perikorneal verätzte Bindehaut ab und überpflanzte Lippenschleimhaut. Auch bei anderweitigen Ätzungen z. B. durch Ammoniak und bei Verbrennungen verwendete er mit Erfolg die ringförmige Transplantation.

Je nach Schwere der Hornhautaffektion hat die weitere Behandlung zu erfolgen. Neben Atropin kommt die Anwendung von Salben in Betracht. Auch wird die Behandlung mit chemischen Aufhellungsmitteln meist in der Form der Augenwannenbäder oder in Salbenform fortgesetzt, falls die Wirkung Erfolg verspricht. Ferner kommt die Anwendung von Dionin in Frage. In den schwersten Fällen mit Abstoßung der Hornhaut, Übergang der Entzündung auf die Tiefe oder bei Auftreten von Glaukom usw. kann die Enukleation oder Exenteration nötig werden. Bei leichteren Störungen des Wundverlaufes an der Hornhaut, wie Blasenbildung usw., ist Abziehen des gelockerten Epithels und eventuell Abpinselung des Grundes mit Aqua chlori notwendig.

Falls Komplikationen mit Infektion vorliegen, sind die entsprechenden Maßnahmen zu ergreifen, wie sie bei infektiösen Geschwüren in Betracht kommen.

Besteht weiterhin sezernierende Bindehautentzündung, so sind milde Adstringentien indiziert, handelt es sich im späteren Stadium nur um chronische Hyperämie oder um Gefäße in Narben, so sind Adstringentien zu vermeiden.

Nach Abheilung der Ätzung kommen verschiedenste operative Maßnahmen in Betracht, um die Folgezustände zu bessern. In einzelnen Fällen von partiellen Hornhauttrübungen kann durch Iridektomie eine Besserung des Sehvermögens erzielt werden. Ebenso wird die Iridektomie notwendig bei drohendem Partialstaphylom oder Drucksteigerung. Nur in seltenen Fällen und unter besonderen Umständen wird man die Abrasio, z. B. bei sequestrierender Keratitis und einzelnen dichten oberflächlichen Einlagerungen, oder die Trepanation in Betracht ziehen. Ebenso kann bei ganz alten Trübungen die Tätowage in Frage kommen, obwohl die Kalktrübungen, zumal die mit Gefäßen durchsetzten Narben, den Farbstoff nicht recht aufnehmen.

Operative Eingriffe der mannigfachsten Art werden notwendig, um die Veränderungen der Lidstellung und der Zilien, sowie das Symblepharon zu bessern oder zu beseitigen. Vielfach kann durch Entropium- und Trichiasisoperation, elektrolytische Zerstörung pervers stehender Zilien usw. wesentlich genützt werden.

Bei Symblepharon kommen je nach Lage des Falles die verschiedensten Operationen in Betracht, ähnlich wie bei dem Symblepharon nach Verbrennung (vgl. § 212).

Fälle von Symblepharon nach Kalkverätzung, bei denen die verschiedensten operativen Maßnahmen versucht sind, sind u. a. mitgeteilt von PUFAHL (1875), ABADIE (1889), FROMM (1891), FRANKE (1893), TOPOLANSKY (1903), SOUS (1908), MELLER (1913). In der Arbeit von DIETERICH (1904), der über die von mir beobachteten Fälle berichtete, finden sich ebenfalls die verschiedensten operativen Maßnahmen, die die Kalkverätzungen im späteren Stadium nötig machen, erwähnt.

Die Verletzungen des Auges durch zahlreiche andere chemisch wirksame, das Eiweiß fällende Substanzen (vornehmlich lösliche Verbindungen aus der Reihe der Metalle und Metalloide, sowie Alkohol, Kreosot, Aldehyde etc.).

§ 218. Ätzungen am Auge werden durch eine große Reihe anderer chemischer Körper, die ausgesprochene Affinität zum Eiweiß besitzen und es fällen, hervorgerufen. In Betracht kommen in erster Linie zahlreiche lösliche Verbindungen der Metalle und Metalloide, sowie eine Anzahl anderer Körper, wie Alkohol, Aldehyde, Kreosot.

Die Substanzen wirken deshalb in stärkerer Konzentration nekrotisierend auf die Bindehaut und Hornhaut, in schwächeren Konzentrationen wirken sie oberflächlich vornehmlich auf das Epithel und rufen starke Hyperämie und Schwellung der Bindehaut hervor, in schwächster Konzentration greifen sie die intakte Hornhaut gar nicht an, während sie nur hyperämisierend auf die Bindehaut einwirken.

Unter diesen Substanzen finden sich viele, die bei richtiger Anwendung und in entsprechender Konzentration wertvolle und alltäglich gebrauchte Medikamente bilden. Abgesehen von der therapeutischen Anwendung gelangen die Substanzen vielfach durch Unvorsichtigkeit, Verwechselung, üble Zufälle, oft bei der Berufsarbeit, seltener zu Zwecken der Selbstschädigung in das Auge und äußern ihre ätzende Wirkung.

Zahlreiche Reizstoffe wurden im Weltkrieg als Kampfgasstoffe verwandt (vgl. § 213, S. 1668).

Ätzung durch Silberverbindungen. Unter den zur Augenätzung führenden Silberverbindungen ist an erster Stelle das Argentum nitricum, der Höllenstein, zu nennen.

Bei therapeutischen Maßnahmen kann das Argentum nitricum leicht eine ungewollte Ätzung der Bindehaut mit umschriebener Nekrose hervorrufen, besonders bei Anwendung des Stiftes, sei es daß zu stark geätzt wird, sei es daß ein Stückchen abbricht (COOPER 1859). Seitdem man mehr die 1—3%igen Lösungen anwendet, werden die Nekrosen weniger häufig beobachtet. Bei den therapeutischen Tuschierungen mit den üblichen Lösungen kann die Wirkung auf die kranke Schleimhaut individuell verschieden sein (HOOR 1896). Bei zu energischer Ätzung oder zu starker Lösung kann Bindehautnekrose mit Ausgang in narbige Verwachsung und Trübung der Hornhaut selbst mit Nekrose auftreten.

Bei der prophylaktischen Einträuflung der 2%igen Höllensteinlösung in die Augen Neugeborener (beim CREDÉschen Verfahren) werden vorübergehende Reizungen wohl beobachtet, aber bei richtiger Anwendung fast nie schwere Ätzungen, wenn nicht Verwechselungen mit zu starken Lösungen vorliegen, wie in dem Fall ROTH (1903) durch eine 10%ige Lösung. Ich verweise auf die ausführliche Darstellung des CREDÉschen Verfahrens, seiner Gefahren und der vorgeschlagenen Ersatzmaßnahmen von SAEMISCH in der 2. Aufl. dieses Handb. 1. Abt., Bd. V, S. 243 ff.

Gelangt durch Verletzung reines Argentum nitricum in größeren Mengen in den Bindehautsack, so können die schwersten Ätzungen der Bindehaut und Hornhaut mit Nekrose und Hornhauttrübung, sowie mit Ausgang in Erblindung und Symblepharon auftreten.

HOMBURG (1883, Fall 63) berichtete aus der HIRSCHBERGschen Klinik über einen derartigen Fall. Einem Chemiker, der Argentum nitricum fusum schmelzen wollte, spritzte durch Umfallen des Tiegels Argentum nitricum ins Gesicht und in beide Augen. Die Hornhäute waren rauchig getrübt, epithellos, mattglänzend, rigide und anästhetisch, die Bindehaut und Sklera weiß und nekrotisch, links stärker als rechts. Nach Abstoßung der nekrotischen Schicht der Sklera und Hornhaut heilte die Ätzung nach $9\frac{1}{2}$ Monaten ohne Bulbusperforation aus mit linksseitigem totalem Leukom und Symblepharon und rechtsseitigem partiellem Leukom neben Entropium, Symblepharon und Trichiasis, ein Zustand, der mehrfache Operationen erforderte. Schließlich wurde rechts mit stenopäischem Spalt wieder feiner Druck gelesen, während das andre Auge erblindet war.

Über Selbstätzung der Hornhaut zur Erzeugung von Hornhauttrübungen behufs Entziehung von der Militärdienstpflicht berichteten TALKO (1881), v. HIPPEL (1891).

Fälle von Ätzungen sind noch mitgeteilt von DE BOVIS (1891), BALDINGER (1892), JACOVIDÈS (1910).

Eine nicht selten beobachtete weitere Schädlichkeit des Auges bei zu lange fortgesetzten Einträuflungen von schwachen Höllensteinlösungen bildet die Braun-Schwarzfärbung der Bindehaut und selbst der Hornhaut, die Argyrose. Die Silberverbindung gelangt vom Bindehautsack durch Diffusion in das Gewebe und durch Reduktion bildet sich ein Niederschlag des Silbers im Gewebe in Gestalt von feinsten schwarzen Körnchen. Ich verweise auf die Arbeiten von JUNGE 1859, KNIES 1880, HOPPE 1899, SAEMISCH, dieses Handb., 2. Aufl., Bd. V, S. 63.

Experimentelle Untersuchungen mit Argentum nitricum. Von den mannigfachen Ätzungsversuchungen mit Argentum nitricum an der Hornhaut zur Untersuchung von Proliferationsvorgängen sehe ich ab.

HECKEL (1874) stellte bei Tieren Versuche mit Höllensteinätzung an Hornhautsubstanzverlust und Geschwüren an und fand, daß das reduzierte Silber in den Interstitien der Zellen deponiert wird. Gegen Silberniederschläge war bei Tieren ein Augenwasser von unterschwefelsaurem Natron von Erfolg.

ZUR NEDDEN (1906) untersuchte die chemische Affinität von Argentum nitricum zu den in der Kornea vorkommenden Bestandteilen und kam zu der Ansicht, daß die durch Einwirkung von Argentum nitricum auf Hornhautdefekte entstehenden grauweißlichen primären Trübungen im wesentlichen Silbermukoid neben Spuren von Silberalbuminat, Silberchlorid und -karbonat enthalten. Durch chemisch wirksame Strahlen des Lichtes wird das Silber als schwarze Substanz in allerfeinster Verteilung ausgefällt.

Aufhellungsversuche ergaben ihm, daß sowohl für die frischen, als auch für die älteren schwarzgrauen Silbertrübungen der Kornea das Natriumthiosulfat am geeignetsten ist. GUILLERY (1907, LEWIN und GUILLERY 1905) hielt auf Grund seiner Versuche eine Mischung von Chlorammonium und Acidum tartaricum für das beste Aufhellungsmittel.

MARQUEZ (1909) beobachtete beim Menschen nach Tuschieren von granulöser Bindehautentzündung mit 5%iger Argentum nitricum-Lösung ohne Kochsalznachspülung beiderseits dichte Trübungen der Hornhaut. Augenbäder (3 mal täglich 10 Minuten lang) mit unterschwefligsaurem Natron nach Kokainisierung und leichter Epithelabschabung erzielten Aufhellung bis auf das Zurückbleiben einer zarten hauchigen Trübung.

Die zum Ersatz des Argentum nitricum empfohlenen und zum Teil neu hergestellten Silberpräparate, wie das Silberazetat, das Argentamin (Äthylendiaminsilberphosphat), das Protargol (eine chemische Verbindung des Silbers mit einem Proteinstoff), Itrol (zitronensaures Silber), Aktol (milchsaures Silber), Argonin (Silber-Kaseinverbindung), Ichthargan (eine organische, mit der Ichthyolsulfosäure gewonnene Silberverbindung), das Argin (eine Silber-Protalbinverbindung), das Sophol (Verbindung des Silbers mit Formaldehydnukleinsäure) usw., besitzen eine geringere Affinität zum Eiweiß und wirken deshalb auf das Gewebe weniger ätzend und nekrotisierend. Zumal die Silbereiweißverbindungen geben weder mit eiweißhaltiger, noch mit kochsalzhaltiger Flüssigkeit Niederschläge.

Manche der neuen Silberverbindungen besitzen aber in starker Konzentration sicher kaustische Wirkung und ebenso tritt bei ihnen Argyrose auf.

Für das Protargol fand z. B. WICHERKIEWICZ (1900) kaustische Wirkung in starker Konzentration, ebenso DARIER (1898).

EATON (1901) sah bei gemeinsamer Anwendung von Methylenblau und Protargol in einem Falle von Hornhautgeschwür Epithelabstoßung und Niederschläge in der Hornhaut. Auf die Argyrose nach Protargolgebrauch wiesen PERGENS (1900) und andere hin, ebenso KUBLI (1906) auf die Argyrosis nach den neuen Silberpräparaten Protargol, Sophol usw.

Ätzung durch Kupferverbindungen. Unter den zu Augenätzungen anlaßgebenden Kupferverbindungen ist in erster Linie das Cuprum sulphuricum (Kupfersulfat, Kupfervitriol) zu nennen, das als Blaustift bei der Trachombehandlung weitgehendste Anwendung als Ätzmittel findet. Durch unvorsichtige Ätzung können an der Bindehaut Nekrose mit Narbenbildung und an der Hornhaut Trübung und selbst Nekrose auftreten. Bricht der Stift ab und bleibt ein Stück im Bindehautsack liegen, so kann schwere Verätzung des Auges mit Ausgang in totale Hornhauttrübung und Symblepharon eintreten. Wird konzentrierte Kupfervitriollösung in verbrecherischer Absicht in das Gesicht geschleudert, so können die Augen Verätzung erfahren. In Weinbergen können Verletzungen beim Bespritzen der Reben durch Kupfervitriollösung entstehen. Ich selbst behandelte einen derartigen Fall mit leichter Ätzung.

ZIRM (1909) berichtete über Verätzung durch Kupferstift. Der Fall hatte noch forensische Bedeutung, weil der Arzt dem Patienten den Blaustift zur Selbstbehandlung gegeben hatte. Nachdem der Patient 8 Monate lang sich tuschiert hatte, brach eines Abends ein Stück ab und führte zu schwerer Verätzung mit Ausgang in totale Hornhauttrübung und partielles Symblepharon.

STEPHENSON (1903) fand bei zahlreichen Fällen bei fortgesetzter Behandlung des Trachoms durch Kupferstift eine grünliche und rötlich-bräunliche Verfärbung an der Hornhaut. An abgeschabten Partikelchen ließ sich Kupfergehalt nachweisen.

Nach LEWIN und GUILLERY (1905) besteht die erste Veränderung, die das Kupfersulfat erzeugt, in der Bildung von Kupferalbuminat. Durch immer neues Aufbringen der Salzlösung entstehen schließlich durch Reduktion Kupferoxydul und möglicherweise Spuren von Chlorkupfer.

ZUR NEDDEN (1906) fand Affinität des Kupfers zum Mukoid, dagegen nicht zum Kollagen der Kornea. Nach ihm besteht die frische Hornhauttrübung vornehmlich aus Kupfermukoid, während Kupferalbuminat und Kupferkarbonat nur in geringen Mengen darin vorkommen. Eine nachträgliche Umwandlung in das Karbonat ist möglich. Das Kupfermukoid und -albuminat sehen grauweiß aus, während das Karbonat dunkelgrüne Färbung besitzt.

ZUR NEDDEN (1906) hält nach seinen Aufhellungsversuchen das Ammoniumazetat und das Ammoniumtartrat für die beiden einzigen Salze, die Kupfermukoid und -albuminat, sowie das Kupferkarbonat leicht auflösen.

LEWIN und GUILLERY (1905) beobachteten Aufhellung der mit dem Cuprumsulfuricum-Stift erzeugten Hornhauttrübung durch 20%ige Salmiaklösung.

GUILLERY (1907) führte Hornhautätzung beim Tiere aus mit dem Kupferstift auch nach Abschabung des Epithels. Zum chemischen Nachweis des Kupfers erwies sich die Reaktion mit Ferrozyankalium als bestes. Lösungsmittel sind nach ihm neben dem Chlorammonium und Ammonium tartaricum noch das Ammonium aceticum und Tartarus natronatus.

Das Kupriazetat (Grünspan) bewirkt bei Arbeitern, die damit gewerblich zu tun haben, durch Einwirkung des Staubes Reizungen der Schleimhäute.

Ätzung durch Quecksilberverbindungen. In erster Linie ist zu nennen das Quecksilberchlorid, das Sublimat, das als Desinfektionsmittel in der Augenheilkunde größte Verbreitung gefunden hat. Das Sublimat in

Lösung fällt das Eiweiß und kann nekrotisierend wirken. Gelangt das Sublimat in stärkerer Konzentration oder gar in Substanz ins Auge, so bewirkt es eine mit lebhaftem Schmerz einhergehende starke Ätzung an Bindehaut und Hornhaut, die selbst zu Zerstörung des Auges mit Symblepharon führen kann. Auch wurden dabei Zeichen von Allgemeinvergiftung des Körpers, wie blutiger Stuhl usw., beobachtet (FÖLDESSY 1889, CASSIMATIS 1906).

Ein besonders schwerer Fall von Sublimatätzung beider Augen wurde in der Heidelberger Augenklinik beobachtet. Ein Arzt hatte für ein an phlyktänulärer Entzündung leidendes Kind Hydrarg. bichlorat. statt Hydrarg. chlorat. (Kalomel) verschrieben, und das reine Sublimat in Substanz wurde daraufhin vom Apotheker abgegeben. Dem Kinde wurde das Sublimatpulver in beide Augen eingestäubt und es kam zur vollständigen Zerstörung beider Augen.

In einem von FÖLDESSY (1889) mitgeteilten Falle war einem 9 jährigen Kinde von einem Arzt Sublimat statt Kalomel in das linke Auge eingestäubt, doch gelangte wegen Ungeberdigkeit nicht viel hinein. Die Ätzung verlief günstig. In dem von CASSIMATIS (1906) beobachteten Falle wollte sich ein an phlyktänulärer Entzündung leidender Apotheker von einem Arzt Kalomel einstäuben lassen und verwechselte die Gläser. Die Ätzung führte zu einem Leucoma totale. Auch war während des Verlaufes ein schwer zu bekämpfender Status glaucomatosus in Erscheinung getreten.

Günstiger verlief ein von JAEGER (1854) mitgeteilter Fall bei einem jungen Manne, dem Sublimatpulver durch Platzen einer Düte ins rechte Auge gekommen war und der schließlich nur eine oberflächliche Hornhauttrübung ohne Symblepharon davontrug.

TALKO (1884) beobachtete eine Ätzung nach Kalomeleinstäubung. Das Kalomel enthielt, wie sich nachweisen ließ, Sublimat.

SAMPERI (1917) berichtete über schwere Verätzung der Konjunktiva und der Hornhaut mit Ausgang in Leukom und Symblepharon durch Sublimatpulver nach Selbstbeschädigung der Augen bei Soldaten.

Bei der therapeutischen Anwendung des Sublimats können zuweilen schädliche Folgen beobachtet werden. Bekanntlich kommt eine Idiosynkrasie vor, so daß schon schwache Lösungen unangenehme Reizzustände am Auge und weitgehende Entzündung der äußeren Haut hervorrufen. Ich selbst beobachtete mehrere ausgesprochene Fälle, darunter einen, bei dem nach Einstreichen einer Sublimatsalbe 1 : 5000 langdauerndes schweres Ekzem fast am ganzen Körper auftrat. Die Idiosynkrasie besteht auch gegen andre Quecksilbersalze, z. B. weißes Quecksilberpräzipitat (PETERS 1890).

Bei subkonjunktivalen Injektionen mit Sublimat beobachtet man zeitweise umschriebene Nekrose der Bindehaut mit fester Verwachsung. Gelangt die Sublimatlösung beim Ausspülen des Tränensackes durch einen falschen Weg oder Riß der Schleimhaut unter die äußere Haut, so können starke Entzündungen selbst mit Nekrose der Haut veranlaßt werden.

Bei intraokularer Anwendung, vor allem Ausspülen der vorderen Kammer, genügen schon schwache Lösungen, um Nekrose des Endothels und der Hornhaut mit nachfolgender Trübung und Leukozyteneinwanderung hervorzurufen. Ich selbst habe bei Ausspülung der vorderen Kammer mit Sublimatlösung $^1/_5$ pro Mille wegen beginnender eitriger Iritis infolge eines Fremdkörpers in der Vorderkammer stärkere parenchymatöse Trübung der Hornhaut beobachtet, die sich wieder aufhellte und die ich deshalb auf Endothelschädigung mit nachfolgendem Eintritt des Kammerwassers bezog. Ich verweise ferner auf die Mitteilungen von EVERSBUSCH (1890), PRIOUX (1903) u. a.

ZUR NEDDEN (1906) beschäftigte sich mit der Art der Einwirkung des Sublimats auf die Bestandteile der Hornhaut. Das Sublimat trübt die Hornhaut am toten Tier. Die Trübung besteht nach ihm hauptsächlich aus Quecksilbermukoid, sowie in geringer Menge aus Quecksilberalbuminat, während die Verbindung mit den Hornhautsalzen keine Rolle spielt. Das Kollagen der Hornhaut trübt sich nicht mit Sublimatlösung. An der Hornhaut des lebenden Tieres konnte er keine dichte, sondern nur eine zarte Trübung hervorrufen. Der Kochsalzgehalt der Hornhaut verhindert das Zustandekommen von Quecksilbermukoid und -albuminat, die sich in Chlornatriumlösung auflösen.

Nach GUILLERY (1907) erzeugte 5%ige Sublimatlösung am enukleierten Auge schnelle Hornhauttrübung, am lebenden Auge nicht. Dagegen erzeugte Sublimatbrei auch am lebenden Auge starke Hornhauttrübung.

Ätzung durch Quecksilberchlorür (Kalomel). Nach therapeutischen Kalomeleinstäubungen in den Bindehautsack sind vielfach Ätzungen beobachtet, die an der Bindehaut zu starkem Reizzustande, Entzündung, aber auch zu umschriebener Nekrose und Schorfbildung mit Ausgang in Narbenbildung, sowie selbst an der Hornhaut zu feinen Veränderungen führten. Auf die Ätzungen durch Kalomel bei gleichzeitigem innerlichem Gebrauch von Jodkalium kommen wir später zu sprechen.

Die Ursache dieser Ätzungen bei alleiniger Kalomelanwendung kann verschieden sein. Entweder kann das Präparat infolge der Darstellung unrein sein und Salzsäure oder Sublimat enthalten oder das Präparat hat sich durch zu langes Stehen zersetzt und Beimengungen von Sublimat erhalten. Und schließlich kommt in Betracht, daß das Kalomel im Bindehautsack bei Kochsalzgehalt der Gewebsflüssigkeit und der Tränenflüssigkeit und bei Körperwärme allmählich gelöst wird, so daß die löslichen Verbindungen in statu nascendi ätzend wirken, wobei die verschiedene individuelle Disposition der Gewebe eine Rolle spielt.

Die Wirkung der Kalomeleinstäubung ist ja keine mechanische, sondern eine chemische (SCHLAEFKE 1879).

HOTZ (1882) sah nach einmaliger reichlicher Kalomeleinstäubung bei einem Patienten eine sichelförmige Nekrose der Conjunctiva bulbi. Das Kalomel enthielt freie Salzsäure infolge ungenügender Waschung. Der Gehalt an Salzsäure konnte direkt ätzend wirken und mußte außerdem die Überführung des Kalomels in Sublimat bei der Körpertemperatur und dem Chlornatriumgehalt befördern. TALKO (1883, 1884) beobachtete bei einer Reihe von Soldaten nach einmaliger Applikation von Kalomel Verätzung der Bindehaut mit Nekrose und Narbenbildung. Die chemische Untersuchung des Präparats erwies die Gegenwart von Sublimat im Kalomel. Weitere Mitteilungen von Kalomelätzung ohne gleichzeitige Jodanwendung liegen u. a. vor von GOLDSCHEIDER (1883), DEHENNE (1885), DE BOVIS (1891), MITSIYASU INOUYE (1901).

MANZUTTO (1900) beobachtete eine gürtelförmige Hornhauttrübung bei einem 50jährigen Arzt, der sich jahrelang täglich Kalomel eingestäubt hatte.

Daß Kalomel bei gleichzeitigem innerlichem Gebrauch von Jodkalium ätzend wirkt, ist schon lange bekannt (FRICKE 1837). Die Tatsache wurde mehrmals erwähnt, aber wenig beachtet. Erst die in der LEBERschen Klinik verfaßte Arbeit von SCHLAEFKE (1879) hat die Frage eingehend behandelt und durch experimentelle Untersuchungen aufgeklärt.

Jodkalium innerlich genommen findet sehr schnelle Verbreitung im Organismus, tritt schon nach kurzer Zeit in den verschiedensten Se- und Exkreten, so in der Tränenflüssigkeit bereits nach wenigen Minuten, auf und ist darin selbst bis 20 Stunden nach dem Aussetzen des Jodgebrauchs nachweisbar. Wird bei Anwesenheit von Jodkalium Kalomel in den Bindehautsack eingestreut, so entsteht Quecksilberjodür und Quecksilberjodid, die bei Gegenwart von Kochsalz oder Jodkalium löslich werden und kaustisch wirken.

Die Ätzung betrifft vornehmlich die Bindehaut und führt zu starkem Reizzustand, Entzündung, selbst zu Nekrose, auch kann die Hornhaut leiden. Sie entsteht auch nach Darreichung anderer Jodpräparate und kann durch andere Quecksilbersalze bei gleichzeitigem Jodgebrauch eintreten. Schließlich fand MEURER (1890) Ätzwirkung bei äußerlicher Anwendung von Jodkaliumsalbe.

Die erste Beobachtung von Ätzung durch Kalomel bei gleichzeitigem Jodgebrauch hat FRICKE (1837) gemacht und die Schädigung auf Jod bezogen. Er stellte Versuche bei gesunden Menschen an und fand seine Vermutung bestätigt. FRICKES Beobachtung fand nach der Zusammenstellung von SCHLAEFKE (1879) noch Bestätigung von FRITSCHI, ANDREAE, ROSE, HENNEQUIN, LAGARDE, BELLINI. Weitere Mitteilungen über Kalomelätzung bei Jodgebrauch liegen vor von DOLGENKOW (1885), DA FONSECA (1884) nach Ammoniumjodid, CARPENTER (1893), FRIEDENWALD und CRAWFORD (1893), MITSIYASU INOUYE (1901), WOSKRESSENSKI (1899) nach Jodnatriumgebrauch, ROQUES (1898), UHTHOFF (dieses Handb., 2. Aufl., Kap. XXII, Teil II, S. 109), GREEFF (1906).

SCHLOMS (1913) untersuchte experimentell die Schädigung des Auges durch Kalomeleinstäubung in den Bindehautsack bei gleichzeitiger innerlicher Darreichung der Halogensalze (Jodkalium, Bromkalium und Kochsalz) und stellte fest, daß die Ätzung am Auge bei Kalomel-, Jodkalium-, Bromkaliumapplikationen nicht auf dem Jodür und Bromür, sondern auf der Bildung von Quecksilberjodid und Bromid beruht. Kalomel-Kochsalzapplikationen verursachen keine Veränderungen schwerer Art.

MEURER (1890) beobachtete bei einem Patienten, der nur äußerlich Jodkaliumsalbe wegen Hodenentzündung einrieb, jedesmal Konjunktivalätzung, wenn gleichzeitig weiße Quecksilberpräzipitatsalbe ins Auge eingestrichen war.

Auch andere Quecksilberpräparate können ätzend, nekrotisierend oder entzündungerregend wirken.   Hierher gehört z. B. das Hydrarg. oxycyanatum, dessen eiweißfällende Eigenschaft viel geringer als die des Sublimats ist, das aber nach zur Nedden (1906) ebenfalls eine Mukoidverbindung eingeht.   Nach einer Tränensackausspülung mit Hydrarg. oxycyanatum, die ein Arzt ausgeführt hatte und wobei offenbar ein falscher Weg entstanden war, sah ich bei der Patientin eine enorme Schwellung der ganzen Gesichtshälfte, besonders der Lider.   Es trat Nekrose der Haut des unteren Lides auf, die mit geringem Ektropium ausheilte.

Eversbusch (1903) beobachtete nach längerer Anwendung von Quecksilberzyanid bei Behandlung eines Hornhautgeschwüres rötliche punktförmige Niederschläge, die sich mechanisch entfernen ließen.

Quecksilberbijodid, in Salbenform eingestrichen, verursachte in einem Fall heftige Entzündung und Ulzeration der Konjunktiva.   Ebenso wurde nach Vorderkammerausspülung mit Quecksilberbijodid 1 : 25000 Keratitis beobachtet (Lewin und Guillery 1905).

Durch rotes Quecksilberoxyd beobachtete Carron du Villards eine Zerstörung der Hornhaut und Mackenzie (1830) eine Ätzung mit günstigem Ausgang.

Auf die entzündungerregende und nekrotisierende Wirkung verschiedener schwerlöslicher Quecksilberverbindungen (Quecksilberjodid und gelbes Quecksilberpräzipitat) bei Injektion in die vordere Kammer, in die Hornhaut und in den Glaskörper wies auf Grund seiner Untersuchungen Leber (1891) hin.

Ätzung durch Bleiverbindungen.   Ätzungen am Auge können veranlaßt werden durch das basisch essigsaure Blei, sei es, daß das Plumb. acetic. in Lösung, sei es, daß der Liquor plumb. acetici. oder das offizinelle Aqua plumb., Bleiwasser, zu therapeutischen Zwecken verordnet war. Durch Verwechselungen mit adstringierenden Augentropfen ist wiederholt Bleiessig (Liq. plumb. acetici) von Patienten in den Bindehautsack eingetropft. Es wird dadurch, wie ich beobachten konnte, eine schmerzhafte oberflächliche Anätzung der Bindehaut hervorgerufen, die nach einigen Tagen meist vollständig verschwindet.

Carsten (1914) berichtete über Selbstbeschädigung durch Einträuflung von Liquor plumb. subacet. bei einer Hysterika.

Schon seit langer Zeit bekannt und vielfach beobachtet sind die Niederschläge von Blei in der Hornhaut, wenn die genannten Bleipräparate bei Hornhautgeschwüren oder Hornhautepitheldefekten angewandt werden.   Nach Heckel (1874) hat Mackenzie zuerst auf die Gefahren der bleihaltigen Augenwasser bei Hornhautaffektionen hingewiesen.   Die Inkrustationen bilden weißgelbliche, milchfarbene und oft deutlich kreidige Streifen und Flecken, die langdauernden Reiz unterhalten können und sich manchmal durch sequestrierende Entzündung abstoßen, in anderen Fällen schließlich von Epithel überdeckt einheilen und bei zentralem Sitz das Sehvermögen stören. Die Abrasio ist vielfach empfohlen und ausgeführt. Die Inkrustationen bestehen aus Bleikarbonat und anfangs auch aus organischen Bleiverbindungen, vornehmlich mit dem Mukoid und dem in geringer Menge vorkommenden Eiweiß der Hornhaut.

Daß trotz der bekannten Gefahren der Anwendung von Bleipräparaten bei Epitheldefekten der Hornhaut doch noch Inkrustationen durch ihre Verordnung beobachtet werden, zeigt z. B. eine Mitteilung von ANDREAE (1899). Ich selbst habe Inkrustationen mehrfach gesehen.

BELLONARD (1882) berichtete über Konjunktivalreizung und Bleiinkrustationen der Hornhaut bei zwei Arbeitern, die in der Fabrik mit essigsaurem Blei zu tun hatten.

Ich verweise noch auf die Mitteilungen von MATHEWSON (1874), KRAMSZTYK (1881), SANTOS FERNANDEZ (1906) und SCHIELE (1904).

Nach PAPARCONE (1917) wurde artefizielle Konjunktivitis dadurch erzeugt, daß mit dem Köpfchen eines Wachszündhölzchens über die Konjunktiva des Oberlides gestrichen wurde. Die Bindehautoberfläche fand sich mit zahlreichen Infiltrationspunkten von weißgrauer Farbe übersät, die nach mehreren Monaten spurlos verschwanden oder zarte Narben hinterließen. Als schädlicher Stoff der Zündköpfchen wurde Bleinitrat festgestellt.

Experimentelle Untersuchung über Ätzung durch Bleiazetat.

HECKEL (1874) tropfte nach künstlich erzeugten Substanzverlusten und Geschwüren Lösung von Bleiessig bei Tieren ein und beobachtete stärkere Trübung, wenn dazu gewöhnliches Wasser statt destillierten Wassers benutzt war. Therapeutisch empfahl er bei Bleiniederschlägen die Anwendung essigsaurer Salze, des Natr. acet. $^1/_3 \%$.

ZUR NEDDEN (1906, 1907) benutzte zu seinen Versuchen das Plumbum aceticum und nitricum. Nach seinen Ergebnissen entsteht die frische Bleitrübung hauptsächlich durch Fällung des Mukoids, während das Karbonat eine untergeordnete Rolle spielt. Die organische Bleimukoidverbindung verwandelt sich aber bald, unter Mitwirkung der Kohlensäure der Luft, in Bleikarbonat, so daß in älteren Bleitrübungen vornehmlich Bleikarbonat zu finden ist. Das Kollagen der Hornhaut wird durch Bleilösung nicht getrübt. Spuren von Bleialbuminat, Bleichlorid und Bleiphosphat kommen bei frischer Ätzung mit in Frage.

Aufhellungsversuche ergaben, daß das Ammoniumtartrat am brauchbarsten zur Aufhellung der Bleitrübung erscheint. Die Aufhellung von Bleikarbonat erfolgt nur in beschränkter Quantität, wie zwei Versuche beim Menschen, Bleiinkrustationen durch Ammoniumtartrat zu beseitigen, bestätigten (1907).

ZUR NEDDEN fand das von GUILLERY empfohlene Ammoniumchlorid für das lebende Auge nicht wirksam, ebensowenig das von SCHIELE (1904) empfohlene Kaliumjodid.

GUILLERY (1906, 1907) ätzte Kaninchenhornhaut mit Bleiazetat und untersuchte nach verschiedener Zeit. Durch mikrochemische Reaktion auf Blei (Schwefelammonium, Chromsäure) wurde erwiesen, daß sich das Ätzmittel mit großer Schnelligkeit in der Hornhaut verbreitet und ohne Epithelzerstörung bis zur Hornhauthinterfläche durchdringt. Das intakte Epithel hindert das Eindringen des Plumbum aceticum, während Epitheldefekte es beförderten. Nach Abschaben des Epithels und Ätzung mit konzentrierter Lösung von Plumbum aceticum ließ sich sofortiges tiefes Eindringen bis zur Descemet nachweisen. Es kam zu schneeweißer Hornhauttrübung und Bindehautverätzung. Die anatomische Untersuchung nach 5 Tagen ergab schwere Strukturveränderung im Parenchym und an den Hornhautkörperchen, sowie Veränderung an der Descemet, die im Bereich der Ätzungsstelle dunkel gekörnt aussah. Die Reaktion mit 15 %iger Salzsäure ergab keine Gasentwicklung, sondern Niederschlag von Kristallen (Chlorblei), also das Fehlen von Bleikarbonat. Nach Ätzung mit konzentriertem Bleiazetat fand sich außer der genannten Verätzung an Bindehaut und Hornhaut nach Tötung des Tieres am 3. Tage Blei im Kammerwasser. Zur Aufhellung empfahl GUILLERY 10 % Chlorammonium mit Zusatz von Acidum tartaricum 0,02 %.

Ätzung durch Zinkverbindungen. Durch Chlorzink, das früher vielfach als Ätzmittel in der Chirurgie verwandt und auch in der Augenheilkunde, z. B. zur Verödung des Tränensackes, empfohlen wurde, können an der Bindehaut und Hornhaut starke, mit lebhaften Schmerzen einhergehende Ätzungen auftreten. Es kommt, wie LEWIN und GUILLERY (1905) erwähnen, zu weichen Ätzschorfen an der Hornhaut. Nach der Ätzung tritt eine starke reaktive Entzündung auf, die bei umschriebener Hornhautverätzung schnell zur Ulzeration führt.

ZUR NEDDEN (1906) führte einen Fall von Verätzung der Hornhaut durch Chlorzink bei einem Arbeiter an, in dem eine Art Zinkinkrustation zurückblieb. Anfangs bestand parenchymatöse Trübung, die sich zum Teil aufhellte; es blieb nur weiße Trübung zurück.

TILLOT (1903) berichtete über eine Chlorzinkätzung mit nachfolgender starker Entzündung, Ulzeration und Iritis. Unter Dioninanwendung hellte sich die Hornhaut fast vollständig auf. Ich selbst beobachtete eine Chlorzinkätzung der Bindehaut ohne Hornhautbeteiligung.

STRADER (1908) beobachtete nach Chlorzinkätzung der Hornhaut eine hartnäckige rezidivierende Blasenbildung.

Das Zincum sulfuricum, das selbst bei Hornhautgeschwüren viel gebraucht wird, besitzt nur in stärkerer Konzentration ätzende Wirkung. Bei bestehenden Hornhautgeschwüren kann es zu Inkrustationen kommen, wie in einem von PAUL (1905) mitgeteilten Fall, in dem nach vielfachem Ausspritzen eines Diplobazillengeschwüres der Kornea mit $1/2$—1 %iger Lösung in einer Ecke des Geschwüres eine intensiv weiße Zinkinkrustation beobachtet wurde.

Experimentelle Untersuchungen über die Ätzung mit Zinkpräparaten.

HOFFMANN (1885) ätzte die Hornhaut des Kaninchens mit Chlorzink und beobachtete 8—9 Stunden nach umschriebener Ätzung eine Trübung in der Tiefe des Reizbezirks, die als ein grauweißer Ring den Defekt zu umlagern schien und nicht dem späteren oberflächlichen Infiltrationsring entsprach. Mikroskopisch fanden sich in der getrübten Zone Zackenzellen und Vakuolenbildung.

ZUR NEDDEN (1906) fand, daß sich an toten Schweinsaugen mit Zinkchlorid und Zincum sulfuricum eine graue Trübung erzeugen ließ, die offenbar aus Zinkmukoid bestand, während am lebenden Auge eine Zinkinkrustation schwerer hervorzurufen war. Ihr Zustandekommen wird durch den Kochsalzgehalt erschwert, da Zinkmukoid und Zinkalbuminat sich in Chlornatrium auflösen. Das Zink besitzt große Affinität zur Kohlensäure, ältere Trübungen können deshalb auch Zinkkarbonat enthalten. Aufhellungsversuche ergaben, daß Ammoniumazetat und Ammoniumtartrat an erster Stelle stehen.

Ätzung durch Eisenverbindungen. Als ätzend kommt das Eisensulfat und das Eisenvitriol in Betracht.

REICH (1881) fand bei Soldaten im Kaukasus rostbraune Streifen der Bindehaut, die Eisenreaktion gaben und die er deshalb Siderosis conjunctivae nannte. Er stellte fest, daß sich die Soldaten durch Ätzung mit Eisenvitriol Geschwüre erzeugt hatten, die diese Flecke hinterließen. Ätzung mit Eisenvitriol erzeugte Konjunktivalgeschwüre mit verdicktem Rand, in der Verheilung trat die rostbraune Farbe auf. REICH nahm an, daß durch die Ätzung eine Eisenalbuminatverbindung auftrete.

SCHWARZ (1903) erwähnte eine Verätzung durch Natriumferrit. Ebenso besitzt der Liquor ferri sesquichlorati eine eiweißfällende Eigenschaft und kann beim Kaninchenauge Ätzungen an der Bindehaut und Hornhaut mit Trübung und Substanzverlust erzeugen (LEWIN und GUILLERY 1905).

Ätzung durch Alaunverbindungen. Bei zu starker Anwendung des Alaunstiftes läßt sich Ätzung an der Bindehaut hervorrufen. Einige Vorsicht ist geboten, damit nichts abbröckelt und liegenbleibt. ZUR NEDDEN (1906) teilte 2 Fälle von offenbarer Alauninkrustation in der Hornhaut mit, in denen bei pannöser Hornhautentzündung durch fortgesetzte Einträufungen von 1 %iger Alaunlösung eine graue Inkrustation in den oberflächlichsten Hornhautschichten entstanden war, die aus kristallinisch glänzenden Ablagerungen unter dem Epithel bestand. Der Versuch der Lösung und Aufhellung mit Ammoniumtartrat schlug fehl. In dem einen Fall stieß sich die Inkrustation von selbst ab. Mechanische Entfernung käme in derartigen Fällen in Betracht.

Bei Versuchen mit Alaunätzung fand ZUR NEDDEN (1906), daß am toten Auge sich eine Hornhauttrübung offenbar durch ein Alaunmukoid hervorrufen läßt, dagegen nur schwer am Auge des lebenden Tieres wegen des das Alaunmukoid lösenden Kochsalzgehaltes. Wahrscheinlich kommt es bei der Alaunmukoidfällung später zu Überführung der Verbindung in Alaunhydroxyd, das Eiweiß fällt. Die beim Menschen beobachteten Inkrustationen bestehen aus einem kristallinischen Alaunsalz, möglicherweise aus einem Niederschlag von Alaunkristallen. Als bestes Aufhellungsmittel für frische Alauntrübung der Hornhaut ergab sich Ammoniumtartrat.

Ätzung durch Magnesiumverbindungen. Magnesiumsalze spielen eine Rolle bei gewissen künstlichen Düngemitteln. Das Kainit, dessen wichtigster Bestandteil Kaliumsulfat ist, enthält auch Magnesiumsulfat und Magnesiumchlorid. Nach den Untersuchungen von GUILLERY (1910) ist der Gehalt an Magnesiumchlorid allein dem Auge gefährlich. Es ist von den drei Bestandteilen dasjenige, mit dem sich an der Hornhaut Trübung und Ätzung erzielen lassen.

Das Magnesiumchlorid ist hygroskopisch. Versuche am Kaninchen ergaben leichte Ätzwirkung an der Hornhaut. Bei Ätzung mit Kristallbrei entstand fleckige

Hornhauttrübung und Trübung in der vorderen Linsenkortikalis. Es trat spontan bald Aufhellung ein. Kaliumsulfat und konzentrierte Magnesiumsulfatlösung riefen, in das eigene Auge gebracht, nur leichtes Brennen hervor, wie bei $^1/_2 \%$ iger Zinklösung. Über das alkalisch wirkende Saponit, das Magnesiumsilikat enthält, verweise ich auf S. 1692.

Ätzung durch Kalium- und Natriumverbindungen. Die alkalisch wirkenden Natrium- und Kaliumverbindungen wurden bereits in § 215, S. 1687 ausführlich behandelt. Hier sind noch einige Ätzungen durch Natrium- und Kaliumsalze zu erwähnen. So wurde Augenätzung durch Chilisalpeter (Natriumnitrat), der als künstliches Düngemittel eine große Rolle spielt, beobachtet.

Bondi (1908) beobachtete bei einer Patientin, offenbar infolge des künstlichen Düngemittels (Chilisalpeter), starke Rötung, Lidschwellung, Tränenfluß, Epidermisabhebung an den Lidern, Lidrandgeschwüre, Bindehautrötung und ein Hornhautinfiltrat, sowie Schwellung der Präaurikulardrüsen. Guillery (1910) fand, daß der Chilisalpeter Bindehautrötung und eine ganz oberflächliche Hornhauttrübung hervorruft, ebenso Linsentrübung. Er hält den Chilisalpeter für das Auge nicht für besonders gefährlich. Von den Verunreinigungen des Chilisalpeters kommt noch der Gehalt an Jodverbindungen für das Auge in Betracht, während das überchlorsaure Natrium und Kalium wegen der geringen Lösbarkeit keine Schädigung erzeugen. Eickmeyer (1911) fand bei seinen Versuchen den Kalkstickstoff stark ätzend.

Über eine Augenverletzung durch explodierendes chlorsaures Kali berichtete de Bovis (1891).

Eine Verletzung des Auges durch Kristalle von übermangansaurem Kalium erwähnt Powell (1905). Ein zweiter Fall von Verletzung durch dieses Salz ist von Schwarz (1903, näherer brieflicher Bericht siehe Lewin und Guillery 1905) beobachtet. Es kommt zu Lidschwellung, Konjunktivalreizung, subkonjunktivalen Blutungen, Chemosis, eventuell zu Beteiligung der Hornhaut in Gestalt von Trübungen. Das Gewebe färbt sich bis in die Tiefe braun, doch geht die Verfärbung nach einigen Tagen spontan zurück.

Über eine Hornhautätzung durch 1 % iges Kalium hypermanganicum berichtet Hempel (1911).

Bei einem Kind mit Blennorrhoea neonatorum waren die Augen häufig mit Watte ausgewischt und es war 1 % ige Lösung von Kalium permanganicum eingetropft. Beiderseits zeigte die Hornhaut diffuse graue Trübung mit deutlichen Verätzungsstellen und braunen Schorfen. Tierversuche bestätigten, daß zumal nach vorheriger mechanischer Epithelläsion schon eine 1 % ige Lösung stärkere Ätzung bewirken kann. Die Ätzwirkung des Kaliumpermanganat beruht auf der bei Berührung mit organischen Substanzen sich bildenden Kalilauge. Deshalb beugt ein Zusatz von Essigsäure der Ätzung vor. Hempel wies darauf hin, daß den Gynäkologen (Zweifel) die Ätzwirkung der Kaliumpermanganicumspülungen längst bekannt ist.

Ätzung durch Goldverbindungen. Chlorgold sowie Goldchlorid-natrium sind eiweißfällende Gifte, die trockene spröde Schorfe mit geringer Reizung in der Umgebung hervorrufen (LEWIN und GUILLERY 1905).

Ätzung durch Osmiumverbindungen. Das Überosmiumsäure-anhydrid (Osmiumtetroxyd) greift durch die sich daraus entwickelnden Dämpfe besonders die Schleimhäute heftig an. Dadurch ist es dem Auge gefährlich.

Wie RAYMOND (1874) berichtete, traten bei einem Arbeiter, der mit der Darstellung der Überosmiumsäure beschäftigt war, lebhafte Augenschmerzen durch Osmiumdämpfe ein. In einem von NOYES (1866) mitgeteilten Fall hatte ein Chemiker, der Osmium und Iridium geschmolzen hatte, sein Auge dem Metall-stück genähert. Sofort traten Schmerzen, Lidkrampf, Injektion und Lichtscheu auf. Die Pupille war normal, der Visus auf $^1/_3$ herabgesetzt. Am nächsten Tage war der Visus gut. Fraglich erschien, ob eine Einwirkung auf die Netz-haut vorlag.

Ätzung durch Chromverbindungen. Schädigung des Auges durch Chromsäure und chromsaure Salze sind mehrfach beobachtet worden, so von THOMPSON (1904), KOLL (1905) und BAYER (1908). Es können dadurch braungefärbte Hornhautinkrustationen veranlaßt werden.

KOLL (1905) fand bei einem Arbeiter, der 11 Jahre in einer Velvetfabrik gearbeitet und mit verdünnten Chromsäurelösungen als Farbstoff zu hantieren hatte, an beiden Augen im Lidspaltenbezirk eine 2—3 mm breite und 5 mm lange, bandförmige intensive Braunfärbung der oberflächlichen Hornhautschichten. Das Epithel war hellgrau getrübt, gestippt und zum Teil blasig abgehoben. $S = ^1/_{12}—^1/_{10}$. Die Bindehaut war frei. Chrom ließ sich chemisch in ab-geschabten Partikelchen nachweisen. Verdünnte Lösungen von Chromsäure oder chromsauren Salzen (Kaliumbichromat) färben organische Substanzen bei Gegen-wart von Licht unter Bildung von Chromoxyd braun. Tierversuche bestätigten, daß nur bei Sonnenlicht die Färbung auftrat. Das Chromoxyd ist unlöslich und deshalb bleibt die Färbung bestehen, im Unterschied zu den Färbungen mit Anilinchinon, das als Hydrochinon reduziert leicht löslich in Wasser ist. BAYER (1908) berichtete über 3 Fälle von Chromfärbung der Hornhaut, teilweise be-standen Geschwüre, teilweise war eine bandförmige braune Färbung im Lid-spaltenbezirk sichtbar. Einen weiteren Fall von Verätzung der Hornhaut erwähnt THOMPSON (1903).

Ätzung des Auges durch Arsen und Arsenverbindungen. Starke Ätzwirkung kann entstehen, wenn arsenige Säure in Substanz in das Auge gelangt.

PIÉCHAUD (1872) berichtete, daß infolge eines Irrtums eines Apothekers statt Kalomel Arsenikpulver in das Auge gestäubt wurde. Die Folge war eine eitrige Keratitis. LEBER (1890) stellte Versuche mit Einführen von arseniger Säure in die Vorderkammer von Kaninchen an und fand nekrotisierende Wirkung, sowie fibrinös-eitrige Entzündung, die aber erst spät und anfangs in erheblichem Ab-stand von dem Konzentrationsmaximum der Noxe einsetzte.

Über vier Verletzungen durch Explosion beim Pulverisieren von Arsensulfid in Zinkwerken berichtete INOUYE (1885). Es entstanden zahlreiche Trübungen in der Hornhaut. Einträufelung von 0,3—0,5 %iger Kalilauge, die Arsensulfid löst, beseitigte bald die oberflächlich sitzenden Trübungen und besserte langsam tieferliegende. 0,6 %ige Kalilauge wurde nicht vertragen und verursachte Schmerzen.

Durch arsenhaltige Farben können Konjunktivalentzündungen hervorgerufen werden. Sie wurden beobachtet bei Leuten, die mit den giftigen Farben oder arsenhaltigen Tapeten oder farbigen Papieren gewerblich zu tun hatten.

FLURY (1921) teilte in der die Kampfgasvergiftung betreffenden Sammelarbeit über lokal reizende Arsenverbindungen eingehende Untersuchungen mit, die die als Kampfstoff verwendeten Arsenverbindungen behandelten, sich aber auch auf andere organische Arsenverbindungen erstreckten. Die Versuche bestätigten die schon erwähnte schädigende Reizwirkung der arsenigen Säuren. Die Dämpfe des als Kampfstoff benutzten Arsentrichlorids, einer an der Luft rauchenden, öligen Flüssigkeit, reizen besonders die Augen und Nasenschleimhaut; unverdünnt in den Bindehautsack gebracht, verursacht es schwere Bindehautschwellung und Hornhautverätzung mit Trübung, ebenso auf die Haut gebracht, heftigen Schmerz und starke Hautschädigung, während die Reizung in wässeriger Lösung geringer und vorübergehend ist.

Viel stärker wirken die organischen Arsenverbindungen. Von den Arsenverbindungen der Fettreihe, den aliphatischen Arsenverbindungen, erwiesen sich bei den Untersuchungen die nicht als Kampfgas verwandten Kakodyl-Arsendimethyl-Verbindungen als starke Reizstoffe für die Schleimhäute und das Auge, so das Kakodyloxyd, Kakodylchlorid, Kakodylbromid, Kakodylzyanid, Kakodylrhodanid. Die Dämpfe dieser Kakodylverbindungen wirken in schwächerer Konzentration stark auf Bindehaut und Hornhaut, rufen in stärkerer Konzentration schwere Entzündung an Bindehaut und Hornhaut hervor, während die Substanzen in Lösung eingetropft besonders schwere Schädigungen verursachen. Die Dämpfe von Äthylarsindichlorid verursachten beim Tierversuche Augenreizung, eitrige Augenentzündung, Entzündung der Nasenschleimhaut, Atemnot, Tod unter Lungenödem. Die Substanz auf die äußere Haut gebracht rief Rötung, Quaddeln und nekrotischen Schorf hervor.

Die aromatischen Arsenverbindungen, die aromatischen Arsine, wiesen starke Giftwirkung auf. Als Kampfgas wurde im Weltkrieg vor allem verwandt das Diphenylarsinchlorid — der Blaukreuzstoff —, sowie das in der Wirkung ähnliche Diphenylarsinzyanid. Die Dämpfe des Blaukreuzstoffes bewirken in feinster Verteilung starke Reizung der Schleimhaut der Nase, des Rachens, der tieferen Atemwege mit ausgesprochener Reizung der Schleimhaut der Nebenhöhlen. Auch die Bindehaut ist sehr empfindlich gegen diese Substanz. Doch erwiesen sich die Schädigungen der Augen auch bei höherer Konzentration als nicht besonders stark, die Entzündung verlief gutartig und heilte schnell ab, ebenso war die Substanz ungefährlich für die äußere Haut. In Fabriken wurden bei wiederholtem oder längerem Aufenthalt in der Dämpfe enthaltenden Luft lästige Entzündungen der Augen, Tränensekretion, Lichtscheu und Ermüdbarkeit der Augen beobachtet. Über 100 solcher aromatischer Arsenverbindungen wurden pharmakologisch untersucht und dabei die Unerträglichkeitsgrenze einiger dieser Reizstoffe für den Menschen festgestellt. Die intensive Zellgiftwirkung äußert sich überall, wo die Substanz in fester oder flüssiger Form oder als Dampf mit lebenden Zellen in Berührung kommt. Die Substanzen wirken auf die Atemwege, Lunge, Sehorgan und die äußere Haut und verursachen akutes toxisches Lungenödem, schwere Kapillarschädigung, Bildung von Pseudomembranen in der Luftröhre, Bindehautentzündung und Nekrose des Hornhautepithels am Auge und unter Umständen Entzündung der äußeren Haut mit Blasenbildung und tieferer Gewebszerstörung. Der allgemeine Charakter glich bald mehr dem des Phosgens, bald mehr dem des Dichloräthylsulfid, die als Kampfgase eine große Rolle gespielt haben (S. 1669). Als Besonderheit wurde beobachtet starke Reizung der sensiblen Nerven, Nebenhöhlenreizung, Zahnschmerz, ausstrahlende Schmerzen, sowie wellenförmige Verstärkung der Wirkung nach einiger Zeit als Nachwirkung. Resorptive Giftwirkung fehlte nicht ganz, trat aber zurück.

Ätzung durch Antimonverbindungen. Das Antimontrichlorid als Antimonbutter (Butyrum Antimonii) oder als Lösung in 15%igem salzsäurehaltigem Wasser (Liquor stibii chlorati) ist ein starkes Ätzmittel und wurde früher als solches therapeutisch verwandt. In das Auge durch Unachtsamkeit hineingebracht kann es Bindehaut und Hornhaut zerstören (vgl. Zander und Geissler 1864, Vose Salomon 1857). Auch das Antimonoxyd wirkt stark ätzend.

Ätzung durch Schwefelverbindungen. Von Schwefelverbindungen ist hier noch zu erwähnen der Schwefelwasserstoff, dessen Dämpfe Entzündungen der Bindehaut und selbst der Hornhaut (Trantas 1910) veranlassen können.

Hoppe (1920) berichtete, daß in einer Schwefelfabrik, die als Zwischenprodukt Schwefelwasserstoff herstellt, Werkangehörige nach längerem Aufenthalt in SH_2haltiger Luft zuweilen von äußerst schmerzhaften Augenreizungen befallen werden. Im Gegensatz zu den in dieser Fabrik häufig vorkommenden direkten unmittelbaren Reizungen der Augen durch Schwefeldämpfe, kristallinischen Schwefel und S haltige Gasgemische traten diese Augenreizungen sekundär meist nach Verlassen der Betriebsstätte 2—3 Stunden, selbst bis zu 10 Stunden später ein. Durch Befragen konnte er 30 Reizungsfälle feststellen und einen Fall selbst beobachten. Meist gingen dem Anfall deutliche Vergiftungserscheinungen von SH_2-Gas voran, wie Kopfschmerz, Brechreiz, Übelkeit. Die Reizung selbst besteht in schmerzhafter Lichtscheu, Lidkrampf, Tränen, reichlicher Flüssigkeitsabsonderung aus der Nase; an der Hornhaut fanden sich feine Epithelveränderungen, schleimige Absonderung der Bindehaut aber fehlte. Nach Hoppe handelt es sich nicht um unmittelbare Augenätzung durch SH_2, sondern um sekundäre Erscheinungen als Ausdruck einer Vergiftung durch vorangegangene Aufnahme von SH_2 bei der Atmung. Lehmann (1892), der die Einwirkung von SH_2 auf Mensch und Tier experimentell untersucht hatte, hatte bei einigen Mitarbeitern schon Augenreizungen nach längerem Aufenthalt in SH_2haltiger Luft beobachtet, die zuweilen schon während des Aufenthaltes begannen, meist aber erst mehrere Stunden nach Abbruch des Versuches und nach Aufenthalt in frischer Luft einsetzten.

Ätzung durch Jodpräparate. Die Jodtinktur kann die Bindehaut verätzen und der Hornhaut gefährlich werden (z. B. Fall von Dr. X. 1914). Gegen das Jodoform besteht bei manchen Menschen Idionsynkrasie, so daß starke Hautentzündung dadurch veranlaßt wird.

Organische Jodverbindungen mit ätzender Eigenschaft wurden im Weltkrieg als Kampfgasstoff verwandt. (Vgl. die auf S. 1668 angegebene Tabelle von FLURY 1921.)

Ätzung durch Chlor. Chlordämpfe können Bindehautreizungen hervorrufen und bei stärkerer Konzentration Hornhautinfiltration verursachen.

Einführen von Aqua chlori in die Vorderkammer von Kaninchen bringt eine bleibende parenchymatöse Hornhauttrübung, bei längerer Einwirkung Irisatrophie und Linsentrübung hervor, wie MELLINGER (1891) feststellte.

Das Chlor wurde im Weltkriege als Kampfgas verwandt und unter hohem Druck verflüssigt aus Stahlflaschen im sogenannten Blasverfahren gegen den Feind getrieben. Zahlreiche organische Chlorverbindungen wirken mehr oder weniger stark ätzend und eine Reihe dieser Reizstoffe wurde ebenfalls als Kampfgasstoff verwandt. Das Chlor und die Chlorverbindungen, die im Anfang des Weltkrieges als Kampfgas benutzt waren, verursachten in schwächerer Konzentration vorübergehende Bindehautreizung mit Brennen, Tränenabsonderung, Lidkrampf, in stärkerer Konzentration außerdem oberflächliche Hornhautepithelabschilferung und zarte Hornhauttrübungen. In den meisten Fällen trat schnelle vollständige Heilung ein, doch blieben in seltenen Fällen selbst leukomatöse Hornhauttrübungen zurück. Wirken die Substanzen aber in hoher Konzentration und länger ein, wie z. B. bei Gasgranatexplosion in nächster Nähe oder beim Hantieren mit den zur Gasentwicklung bestimmten Stoffen, so können schwerste Verätzungen beider Augen eintreten. JESS (Kriegsaugenheilkunde Bd. V) teilt z. B. eine schwere Verätzung beider Augen durch Chlor oder Chlorazeton mit, die in Freiburg beobachtet wurde und zu doppelseitiger Panophthalmie führte. Über Augenschädigung durch Kampfgase im ersten Abschnitt des Weltkrieges, die bei französischen Soldaten beobachtet und sicher zum großen Teil durch Chlor und Chlorverbindungen veranlaßt waren, berichtete u. a. CAMPOS (1914), GREMEAUX (1916), DUVERGER (1917). Bei anderen als Kampfgasstoff verwandten Chlorverbindungen, wie vor allem beim Phosgen, dem Chlorkohlenoxyd, trat die Reizwirkung auf das Auge vollkommen zurück gegenüber den schweren Veränderungen des Lungengewebes und deren sekundären Folgen, die indirekt durch Stauung zu Schädigung des Auges führten. Das im letzten Abschnitt des Weltkrieges auf deutscher und feindlicher Seite benutzte Dichloräthylsulfid ist ein ungewöhnlich starker Reizstoff, der zu schweren Schädigungen der Bindehaut, Hornhaut und äußeren Haut neben den sonstigen Vergiftungserscheinungen führen kann. Ich verweise auf § 213 S. 1668 und die dort angegebene Zusammenstellung aller als Kampfgas verwandten Stoffe von FLURY (1921).

Ätzung durch Brom. Das Brom verhält sich ähnlich wie das Chlor.

Viele Bromverbindungen besitzen ätzende Eigenschaft und wurden als Kampfgasstoff im Weltkriege verwandt, wie Bromazeton u. a. (Vgl. die auf S. 1668 § 213 angeführte Zusammenstellung der Kampfgasstoffe von FLURY 1921.) Über eine schwere Ätzung mit Zerstörung beider Augen durch eine Bromverbindung, B-Stoff, berichtete V. SZILY (1918).

Ätzung des Auges durch Wasserstoffsuperoxyd. Das in der Augenheilkunde vielfach verwandte Wasserstoffsuperoyyd (H_2O_2) wirkt in stärkeren Konzentrationen auf Bindehaut und Hornhaut verätzend.

Huss (1902) prüfte das Verhalten der einzelnen Bestandteile des Kaninchenauges dem H_2O_2 gegenüber im Reagenzglas und fand, daß die stärkste Katalyse von dem Hornhautparenchym ausgelöst wird. Sodann stellte er am lebenden Kaninchenauge Versuche mit Einträufelung verschieden hoher Konzentrationen an und fand, daß die gleichen Konzentrationen bei verschiedenen Tieren oft ungleiche Wirkung hatten. Einträufelung von 10—30%igen Lösungen, in manchen Fällen schon 5%igen Lösungen, riefen eine Reizung der Bindehaut und eine verschieden intensive oberflächliche Hornhauttrübung hervor, die bei höherer Konzentration von 10% an dauernd bestehen blieb. Neben der diffusen Trübung fanden sich vielfach kleine intensive weiße Flecke. Anatomisch bestanden deutliche Zeichen der Verätzung, Abstoßung der Epithelien, schlechte Färbbarkeit, Quellung und Wellung der Hornhautlamellen, sowie Fehlen der Hornhautkörperchen.

Bei subkonjunktivaler Injektion von 0,3 ccm einer 1%igen Lösung zeigte sich starke milchig glasige Chemosis mit feinen schaumigen Massen, Irishyperämie und hauchige Hornhauttrübung. Die Veränderungen gingen nach wenigen Tagen zurück.

Bei Injektion der gleichen Menge einer 2%igen Lösung traten neben starker Chemosis je nach der Tiefe der Injektion entweder Hornhauttrübung mit Gasbläschen oder bei Freibleiben der Kornea Gasblasen in der Vorderkammer auf. Bei Injektion von 10%iger und stärkerer Lösung zeigten sich sofort beide Typen, parenchymatöse Hornhauttrübung mit Gasbläschen und unter starker Drucksteigerung Gasentwicklung in der Vorderkammer. Bei 15%iger Lösung kam es nach 1 Minute zu schweren Allgemeinerscheinungen mit Krämpfen und nach 6 Minuten zum Exitus letalis durch Luftembolie. Bei 10%iger Lösung zeigte sich anatomisch an der Hornhaut Verätzung, die auf Übertritt von H_2O_2 in die Hornhaut zurückgeführt werden mußte.

Koster Gzn (1921) fand beim Tierversuch nach mehrmaligem Einträufeln einer 1%igen Lösung Hyperämie des Auges und leichte Hornhauttrübung, nach Einträufelung von 2—5%iger Lösung stärkere Hornhauttrübung unter dem Bild der Keratitis parenchymatosa mit nachfolgender Zyklitis mit Weichheit des Auges, Glaskörpertrübungen, und in den schwersten Fällen mit Ausgang in Bulbusatrophie. Bei einem 46jährigen Herrn, der aus Versehen 3%ige Lösung eingetropft, aber sofort mit Borsäurelösung nachgespült hatte, fand Koster das Bild einer Keratoskleritis und Iridozyklitis, die erst nach Wochen vollständig ausheilte.

Ätzung des Auges durch Alkohol. Da Alkohol in stärkerer Konzentration Eiweiß fällt und Wasser entzieht, so kann er, in das Auge gelangt, an der Bindehaut Rötung, Chemosis, Blutungen, Entzündung und an der Hornhaut Trübung, Nekrose und nachfolgende Keratitis veranlassen.

Über Schädigung der Augen durch Alkohol berichten Mackenzie (1830), Zander und Geissler (1864), Homburg (1883 durch Arrak). Blaschko (1890) berichtete über Schädigung der Augen durch denaturierten Spiritus, wobei der Gehalt an Pyridin mit zu beschuldigen war.

Ätzung des Auges durch Chloroform. Schädigungen der Augen durch Chloroform finden sich u. a. erwähnt bei Zander und Geissler (1864), de Bovis (1891). Ich selbst beobachtete ein flaches Hornhautgeschwür bei einem Mann, dem bei einer chirurgischen Operation Chloroform in das Auge geträufelt war.

Ätzung des Auges durch Kreosot. Durch die eiweißfällende Eigenschaft vermag das Kreosot zu Geschwürsbildung, Hornhauttrübung, Epithelabhebung, Miosis zu führen. Länger dauernde Empfindlichkeit und Hyperästhesie bleiben zurück.

Solomon (ref. Zander und Geissler 1864) berichtete über eine Verätzung des Auges durch Kreosot, bei der anfangs starker brennender Schmerz, dann dumpfbrennender Schmerz bestand, Hornhautblasen auftraten und eine einige Monate anhaltende und den Gebrauch der Augen hindernde Hyperästhesie vorlag. Lewin und Guillery (1905) berichteten über einen ähnlichen Fall. Sie geben ferner an, daß bei Tier und Mensch die Hornhauttrübung im Moment der Verletzung neben Miosis und Drucksteigerung zustande kommt.

Ätzung des Auges durch Lysol. Über eine Verätzung des Auges durch eine vermutlich $2^{1}/_{2}\%$ige, möglicherweise stärkere Lysollösung berichtete Hempel (1911). Es traten Rötung und Schwellung der Bindehaut, Ziliarinjektion und totale Hornhauttrübung bei $S = {}^{3}/_{35}$ auf. Nach Wochen war unter Vaskularisation teilweise Aufhellung erfolgt, $S = {}^{4}/_{60}$. Das Lysol ist in Alkaliseife gelöstes Rohkresol und reagiert schwach alkalisch.

Tierversuche bestätigten die ätzende Wirkung. Bei schwachen Lösungen kam es zu Epithelstippung, bei konzentrierten zu Epitheldefekt und diffuser zarter Hornhauttrübung. Die schwächste Lösung, mit der sich noch Epithelschädigung hervorrufen ließ, war eine $^{1}/_{2}\%$ige Lösung.

Ätzung des Auges durch Aldehyde. Das Formaldehyd (Formalin), das in stärkerer Konzentration das Eiweiß koaguliert, kann je nach der Konzentration verschieden schwere Veränderungen an der Bindehaut und Hornhaut hervorrufen.

Die Formalindämpfe können schwere und hartnäckige Konjunktivitis erzeugen. So erwähnt Andreae (1899) eine derartige Entzündung bei einem Chemiker.

Die von Valude (1893) als lokales Desinfizienz für Augenerkrankungen empfohlene Lösung von Formaldehyd wurde von Gepner (1894) geprüft. Er verwandte Lösungen von $1:2000$ bis höchstens $1:1000$ und fand, daß diese Lösungen an der Bindehaut ein starkes Stechen und lebhafte Hyperämie und einen kurzdauernden Reiz hervorriefen.

Schwere Verätzungen mit bleibenden Hornhauttrübungen sind beobachtet durch Hineingelangen von Formol, der 40%igen Lösung von Formaldehyd.

In einem von Andreae (1899) mitgeteilten Fall wurde einer 45jährigen Frau wegen einer Hornhautverletzung beim Grasabschneiden von einem Arzt aus Verwechselung statt Kokain 40%ige Formalinlösung in das Auge gespritzt, wonach ein lebhafter, nachts sich steigernder Schmerz auftrat. Dem zur Begleitung mitgekommenen Mann wurde zur Versicherung, daß die Tropfen den Schmerz nicht verursacht haben könnten, ebenfalls einige Tropfen in ein Auge eingeträufelt, wodurch der Irrtum bemerkt wurde. Bei der Entlassung hatte die Frau $V = {}^{20}/_{200}$ und der Mann $V = {}^{6}/_{200}$.

SAGER (1906) berichtete über einen Fall, bei dem zufällig ein Tropfen einer 40%igen Formaldehydlösung ins Auge geriet und es trotz sofortigen Ausspülens zu schwerer Konjunktivitis mit Chemosis und Ekchymosen, sowie zu einer Hornhauttrübung in der unteren Hälfte kam.

Analoge Schädigung der Augen ist durch anderweitige Aldehyde möglich, so durch Paraformaldehyd, Äthylaldehyd, Paraldehyd, Trichloraldehyd, Propylaldehyd, Isobutaldehyd, Allylaldehyd (Akrolein), Krotonaldehyd, ebenso wie durch andere eiweißfällende und die Gewebe härtende organische Stoffe, wie z. B. Trinitrophenol (Pikrinsäure).

HOMBURG (1883) berichtete über einen Fall von Ätzung durch Krotonaldehyd bei einem Chemiker, der sich mit der Destillation von Krotonaldehyd beschäftigt hatte und bei dem infolge der Dämpfe nachts unerträgliche Schmerzen, beiderseitige Lidschwellung, Lidkrampf, Tränen, Rötung sich einstellten. Nach Auswaschen des Konjunktivalsackes, Eisanwendung usw. trat bald Heilung ein.

Die Verletzungen des Auges durch pflanzliche und tierische Gifte, sowie durch synthetisch hergestellte Substanzen aus dem Gebiete der organischen Chemie.

Verletzungen am Auge werden ferner hervorgerufen durch eine große Anzahl von Körpern aus der organischen Chemie, die auf das Auge eine ausgesprochene Reizwirkung besitzen. Es tritt bei ihnen in der Form, in der sie das Auge treffen, häufig mehr die entzündungerregende Eigenschaft hervor, wenn auch viele Körper in konzentrierter Form eine nekrotisierende Wirkung besitzen. Hierher gehören zahlreiche pflanzliche und tierische Gifte, sowie zahlreiche synthetisch hergestellte Präparate der organischen Chemie. Bei der Wirkung einzelner dieser Gifte spielt eine individuelle Disposition eine Rolle.

Die Verletzungen des Auges durch pflanzliche Gifte.

§ 219. Verletzung des Auges durch Primeln. Gewisse Primelarten, vor allem die Primula obconica und die Primula sinensis, rufen bekanntlich bei gewissen dazu disponierten Individuen, vor allem des weiblichen Geschlechtes, starke Entzündungen der äußeren Haut hervor. Die Entzündung entsteht besonders durch direkte Berührung mit der Primel, doch genügt, wie ich in einem Falle beobachtet habe, bei besonders disponierten Individuen der Aufenthalt in einem Zimmer, in dem sich die Primeln befinden, um Hautentzündung hervorzurufen. Die Hautentzündung verläuft unter dem Bild eines mit Jucken und Brennen einhergehenden akuten Ekzems oder Erythems oder eines Urtikariaausschlages mit Papeln und Bläschen oder einer erysipelatösen Hautentzündung. In schweren Fällen können Störungen des Allgemeinbefindens, selbst Fieber auftreten. Die Entzündung wird veranlaßt durch das giftige Sekret von Drüsenhaaren, die die Pflanze, vor allem die

Blätter, bedecken. Das Gift findet sich in den Köpfchenzellen der kleinen Drüsenhaare und an den Zellen der langen Trichome (KOBERT 1901). Bei Erkrankung des Gesichts, die vor allem durch Riechen an der Pflanze hervorgerufen wird, können die Augen an der Entzündung beteiligt sein durch entsprechende Veränderungen an den Lidern und Augenbrauen, sowie durch starke Konjunktivalhyperämie, Konjunktivitis und Reizung. In einigen Fällen wurde neben diesen äußeren Reizungen toxische Iritis beobachtet.

In einem von HILBERT (1900) mitgeteilten Fall hatte eine Frau an einer Primula obconica intensiv gerochen und. dabei ihr Gesicht in die buschige Pflanze hineingesteckt. Schon eine Viertelstunde danach begann eine heftige Rötung und Schwellung des Gesichts, der Lider und der Bindehaut mit Ziliarinjektion. Eine Stunde später setzte neben der zunehmenden Entzündung des äußeren Auges eine doppelseitige Iritis mit Beschlägen und kleinem Hypopyon ein. Es bestand geringe Störung des Allgemeinbefindens und leichtes Fieber. Die Hautentzündung heilte nach 9 Tagen aus, die Iritis war nach 6 Wochen völlig verschwunden. PETERS (1900) beobachtete bei einer Dame nach Riechen an einer Primel Schwellung der Lider, des Gesichts und Urtikaria am Körper, sowie eine iritische Reizung des linken Auges. Ich selbst habe 2 Fälle von Überempfindlichkeit der Haut gegen Primula obconica beobachtet. Beidemal waren die Augen nur wenig betroffen. In dem einen Fall trat schon ohne direkte Berührung bei Gegenwart der Primel Hautentzündung im Gesicht auf. Einen weiteren Fall hat TOPOLANSKI (1911) mitgeteilt.

Schädigung der Augen durch den Saft der Euphorbiaceen. Längst bekannt ist, daß die Wolfsmilchsäfte zahlreicher Euphorbiaceen auf der Haut und am Auge ätzend wirken. Der Milchsaft gewisser Euphorbiaceen, besonders der Euphorbia s. Tithymalus Cyparissias und Tithymalus Esula, wird deshalb vielfach als Volksmittel zur Vertreibung von Warzen auf der Haut empfohlen und angewandt. Die Arbeiter, die das offizinelle Euphorbium pulvern, müssen Schutzmasken für Gesicht und Augen anwenden. Der Saft der tropischen Euphorbiaarten soll besonders stark ätzend wirken. Wie LEWIN und GUILLERY (1905) angeben, trifft dieses für den frisch aus den Pflanzen fließenden Milchsaft zu, aber nicht für den eingetrockneten, da Eintrocknung und langes Liegen die schädliche Wirkung aufheben.

Gelangt der frische Milchsaft der Euphorbiaceen in das Auge, wie es z. B. beim Wegätzen von Hautwarzen am Auge vorkommt, so wird dadurch Lidschwellung, starke Bindehautentzündung, eventuell Keratitis und toxische Iritis hervorgerufen.

Nach der Mitteilung von HILBERT (1897) zeigte eine 36jährige Frau 2 Tage nach Betupfen einer Lidwarze mit dem Milchsaft von Tithymalus Cyparissias Scop., wobei von dem weißen Saft etwas ins Auge geraten war, Lidschwellung, Konjunktivitis mit schleimiger Sekretion, Ziliarinjektion, heftige Iritis mit Beschlägen auf der Descemet und Linsenkapsel, Kammerwassertrübung und geringem Hypopyon. Die Heilung erfolgte in 8 Tagen. Eine Verätzung beim Menschen durch den Milchsaft von Tithymalus Esula findet sich bei LEWIN und GUILLERY (1905) erwähnt.

Santos Fernandez (1892) fand in Kuba in zahlreichen Fällen Verätzung des Auges durch den Milchsaft der Euphorbia antiquorum in Gestalt von Konjunktivitis, Keratitis und Iridozyklitis.

Lewin und Guillery (1905) stellten Tierversuche an mit dem Milchsaft der in Afrika weitverbreiteten und aus Togo übersandten Euphorbia Candelabrum und fanden, daß zur Erzeugung der schwereren Augenentzündungen — blennorrhoischen Konjunktivitis und rauchigen Hornhauttrübung — größere Menge des Milchsaftes erforderlich ist und daß die Entzündung Neigung zum raschen Abklingen hat. Ferner bewiesen sie durch Tierversuche, daß die Säfte der gefürchteten Euphorbium Canariense und Euphorbium Tirucalli durch Eintrocknen und langes Liegen die Wirksamkeit einbüßen. Dasselbe galt für Euphorbia neriifolia, während der frische Saft, ins Auge gebracht, starke Schwellung und Entzündung veranlaßte.

Schädigung der Augen bei Menschen sind bekannt geworden durch Hineingelangen des Saftes von den Euphorbiaceen, Excoecaria Agallocha, Hura crepitans.

Nach Carron du Villards (ref. Zander und Geissler 1864, S. 515) wird in Kuba und anderen westindischen Inseln die Musca versicolor dadurch dem Auge gefährlich, daß sie die Pollen einer sehr scharfen Euphorbiumart (Euphorbia ferox oder Comocladia dentata) überträgt. Die Lider schwellen sehr schnell an, werden rot und mit Bläschen bedeckt. Auch Honig von Bienen, die ihren Honig von jener Euphorbiumart einsammeln, wirkt auf das Auge stark reizend. Augensalbe mit diesem Bienenhonig bereitet verursachte starke Schmerzen und Reizungen am Auge. Ebenso ruft die Musca hypomanca in südlichen Ländern durch Übertragung eines scharfen Pflanzengiftes heftige Augenentzündung hervor.

Die Samen gewisser Euphorbiaceen und die aus dem Samen gewonnenen Samenöle sind zum Teil dem Auge sehr schädlich.

Das Rizinpulver erzeugt, auf das Auge des Kaninchens gebracht, pseudo-membranöse Konjunktivitis. Wie das Rizin wirkt der zerquetschte Rizinussamen auf das Auge, während das Rizinusöl dem Auge ungefährlich ist. Versuche mit Rizin stellte Valenti (1900) an, ebenso Ehrlich (1891). Kobert (1889, 1890) hatte bereits vorher auf die Ähnlichkeit des Rizins mit dem Abrin hingewiesen und für beide Stoffe die blutkoagulierende Wirkung festgestellt.

Samperi (1917) berichtete über Selbstbeschädigung der Augen bei Soldaten durch Einführen der Pulpa von Rizinussamen. Es kam zu blennorrhoischer oder pseudomembranöser Konjunktivitis mit Hornhautulzerationen (Krautschneider 1918, Pherson und Doyn 1919).

Äußerst gefährlich ist dem Auge das Krotonöl, das Samenöl der Euphorbiacee Croton Tiglium, und ebenso wie das Öl wirkt der Krotonsamen auf das Auge.

Schon Zander und Geissler (1864) wiesen auf die Gefährlichkeit des Krotonöls für das Auge hin. Es sind mehrere Fälle bekannt geworden, in denen Krotonöl, in das Auge gelangt, mit heftigen Schmerzen einhergehende Schwellung der äußeren Haut, purulente Bindehautentzündung und eitrige Hornhautgeschwüre veranlaßt hat (Webster 1889). Über Selbstbeschädigung bei indischen Truppen durch Krotonöl berichteten Pherson und Doyn (1919).

Versuche mit Krotonöl bei Tieren zur Erzeugung von Entzündung sind vielfach angestellt. Ich verweise auf die Zusammenstellung und kritische Besprechung der früheren Versuche von Leber (1891). Leber selbst prüfte die Wirkung des Krotonöls am Kaninchenauge und konnte die Eigentümlichkeit derselben, die in einer starken Irritation der Gefäße, davon abhängigen serofibrinösen Exsudation und im Auftreten von Gewebsnekrose besteht, bestätigen. Einführen von reinem Krotonöl in die Vorderkammer des Kaninchenauges ergab stark nekrotisierende Wirkung. Durch Einführen ganz kleiner Mengen in einem Glasröhrchen sowie durch Verdünnen des Krotonöls mit dem reizlosen Olivenöl schwächte er die Wirkung ab und erzielte beim Einführen in die Vorderkammer eine auf die nächste Umgebung beschränkte eitrige Iridokeratitis mit eitrigem Zerfall der tiefen Hornhautschichten und Bildung eines Ulcus internum.

Ich verweise ferner auf die zur Pathogenese der sympathischen Ophthalmie von Deutschmann (1884) angestellten Versuche, der nach Injektion in den Glaskörper am rechten Auge eine nekrotisierende und entzündungerregende Wirkung fand und eine auf der Sehnervenbahn sich zum Optikus der anderen Seite fortsetzende Veränderung beobachtete.

Ecballium elaterium (Eselsgurke). Der Saft der Frucht der Eselsgurke kann Lidschwellung, Bindehautentzündung und selbst Hornhauttrübung hervorrufen.

Moissonier (1901) beobachtete bei einem 60jährigen Manne, dem am Tage zuvor etwas Saft ins Auge gespritzt war, starkes Lidödem und leichte Hornhauttrübung. In einem anderen von Gabriélidés (1909) mitgeteilten Fall trat nach Hineinspritzen von etwas Saft ins Auge am nächsten Tag ödematöse Schwellung der Lider und Bindehaut mit kleinen Blutungen auf, während das übrige Auge unverändert war. Baldige Heilung trat ein.

Die Milchsäfte gewisser Arten aus der Familie der Asklepiadeen enthalten entzündungerregende Stoffe. So prüften Lewin und Guillery (1905) den frischen Saft der aus Assuan zugegangenen Calotropis procera experimentell bei Kaninchen und durch Selbstversuche (Guillery). Der Selbstversuch mit Einbringen eines kleinen Tröpfchens in den Bindehautsack ergab anfangs Brennen, Tränen, Injektion der Bindehaut und Hornhautanästhesie, dann nach 2 Stunden Verschleierung des Sehens mit diffuser Hornhauttrübung und Regenbogenfarbensehen, dann starke ziliarneuralgische Schmerzen mit Lichtscheu des zweiten Auges, sowie Rückgang der Veränderung innerhalb von 4 Tagen.

Infolge der Einwirkung des frischen Krautes von Origanum Majorana L. beobachtete Hilbert (1909) Blepharitis und Konjunktivitis.

Ätzung durch Podophyllin. Das Pulver der Wurzel von Podophyllum peltatum sowie das aus der Wurzel gewonnene Podophyllin, das als starkes drastisches Abführmittel und in spirituöser Lösung als hautreizendes Einreibungsmittel benutzt wird, können am Auge starke entzündliche Schwellung und Rötung der Lider und Bindehaut und an der Hornhaut Desquamation des Epithels, Hornhauttrübung und ulzeröse Keratitis, sowie toxische serös-fibrinöse Iritis mit starker Sehstörung hervorrufen. Die mit dem Mahlen der Podophyllumwurzel beschäftigten Arbeiter müssen deshalb gut sitzende Gesichtsmasken mit Glasfenstern benutzen.

HUTCHINSON (1872) berichtete, daß die mit dem Mahlen der Podophyllumwurzel beschäftigten Arbeiter bei ungenügender oder fehlender Schutzvorrichtung heftige Augenentzündungen und Eruptionen an der äußeren Haut davontragen. Bei einem Arbeiter beobachtete er eine schwere Keratitis ulcerosa an einem Auge neben starker doppelseitiger Bindehautrötung. Die Reizung setzt erst am Tage nach der Einwirkung des Podophyllins ein. Eine weitere Beobachtung über eine unmittelbare nach dem Eindringen eingetretene starke Reizung des Auges mit Iritis hat ROCCA-SERRA (1902) mitgeteilt.

WEBSTER berichtete über Konjunktivitis.

Chelidonium majus. Der gelbrote Milchsaft von Chelidonium majus (Schöllkraut oder Warzenkraut genannt, aus der Familie der Papaveraceen) besitzt ätzende Eigenschaft und wird zum Vertreiben von Warzen als Volksmittel benutzt. Aus dem früher offizinellen Herba Chelidonii sind mehrere eigentümliche Stoffe hergestellt, so die Chelidonsäure, das Chelidonin, Chelidoxanthin usw.

DJELON (1900) berichtete über die Behandlung eines größeren Epithelioms des rechten Unterlids mit subkutanen Einspritzungen von Extract. fluid. chelidon. maj. Es wurden innerhalb von 3 Monaten 33 Einspritzungen gemacht. Die Injektionen waren stark reizend und schmerzhaft. Das Resultat war völlige Einschmelzung der Geschwulst, aber zugleich auch des ganzen unteren Lids bis zum Orbitalrand, wo sich eine Narbe bildete.

Ipecacuanha. Der Staub oder das Pulver der Ipecacuanhawurzel (Brechwurzel), dessen wirksamer Stoff das Emetin ist, vermag, in die Augen gelangt, schmerzhafte Augenentzündungen mit Bindehautrötung, Tränenfließen, Lichtscheu, zarte Hornhauttrübung und Hornhautulzeration, iritische Reizung mit starker Miosis (Pseudotrachom) hervorzurufen. Die Reizungen werden vor allem bei Apothekern oder Arbeitern, die die Wurzel pulverten, beobachtet. Besonders in der französischen Armee wird Ipecacuanha gern als Mittel zur Erzeugung von artefizieller Augenentzündung benutzt.

CATHOIRE (1903) berichtete über eine artefizielle Konjunktivitis durch Ipecacuanhapulver bei einem Soldaten, der sich vom Dienst drücken wollte, ebenso BAILLIART (1914) bei einer Reihe von Soldaten (VAN SCHEVENSTEEN 1916, KALT 1916, AUBINEAU 1916, FROMAGET et HARRIET 1916, CROSSE et DELORD 1917, SAMPERI 1917).

Arnika. Die Radix und Flores Arnicae und die daraus gewonnenen Präparate, wie das Arnikaöl und die Arnikatinktur, die stark hyperämisierend und reizend auf die äußere Haut wirken, können an den Augenlidern und am Auge Entzündung hervorrufen.

Gummi Guttae. BRITHIN ARCHER (1874) stellte Tätowierungsversuche an der Kaninchenkornea unter anderem mit Gummigutti an. Es bewirkte schwere eitrige Keratitis und Abstoßung des tätowierten Teils der Hornhaut. LEBER (1891) injizierte Gummi Guttae in die Vorderkammer des Kaninchens und beobachtete starke Entzündung und schon nach 1 Tage beginnende eitrige Exsudation auf dem unteren Teile der Iris bei diffuser Hornhauttrübung. Nach 2 Tagen war die untere Irishälfte und die Pupille von eitrigen Massen bedeckt.

Abrus precatorius. Der Samen von Abrus precatorius (Jequirity, Paternostererbse) enthält ein Gift, das in den Bindehautsack gebracht eine anfangs diphtheroide, dann purulente Entzündung der Bindehaut und eine eitrige Keratitis hervorzurufen vermag. In stärkerer Dosis kann es zu schwerer diphtheroider Bindehautentzündung, Nekrose der Lidränder und totaler eitriger Zerstörung des Bulbus mit Ausgang in Panophthalmie kommen. Das Jequiritypulver ist in Persien schon seit alten Zeiten gegen Pannus usw. gebraucht (POLAK 1884). Vor allem durch die Empfehlung von v. WECKER (1882) wurde die Anwendung des Jequirityinfuses zur Behandlung des Trachoms in die Augenheilkunde eingeführt und anfangs mit Begeisterung aufgenommen. v. WECKER hatte bei der Empfehlung drei Sätze als sicher hingestellt:

1. Ohne irgendwelchen Zweifel erzeugt man mit diesen Waschungen eine Ophthalmia purulenta kruppöser Natur, deren Intensität man dosieren kann je nach der Zahl der Waschungen und der Stärke der Infusion, 2. ohne irgendwelche Zweifel heilt die Ophthalmia jequirityca rasch die Granulationen, 3. ohne irgendwelche Zweifel läuft die Kornea keinerlei Gefahr während des Bestehens der Ophthalmia jequirityca.

Die auf die Jequiritybehandlung gesetzten Hoffnungen wurden bald schwer enttäuscht, da man die Wirkung des Mittels nicht in der Hand hatte und schwere Hornhautkomplikationen beobachtet wurden. Die Jequiritybehandlung wurde verlassen.

Bei experimenteller Untersuchung erwies sich die Pinselung der Konjunktiva mit dem Jequirityinfus für das Kaninchenauge als noch gefährlicher als für das menschliche Auge (v. HIPPEL sen. 1883, SATTLER 1883). Pinselte man die Konjunktiva eines Kaninchens 5 mal mit einer 2%igen Mazeration, so zeigten sich in den ersten Stunden nur Injektion, nach 6—12 Stunden Chemosis, nach 24 Stunden brettharte Lidschwellung, graugelber Belag der Konjunktiva mit tiefer diphtheroider Infiltration der verdickten Konjunktiva, am 2.—3. Tage reichliche eitrige Sekretion und diffuse eitrige Infiltration der Kornea und Hypopyonbildung, weiterhin Abstoßung der Membran und Vernarbung an der Bindehaut und Hornhaut manchmal nach gangränöser Abstoßung der Lidränder. In den schwersten Fällen kam es zur Zerstörung des Auges.

Beim Menschen verlief die künstlich erzeugte Entzündung meist weniger schwer, es kam zu recht schmerzhafter kruppöser und nachfolgender eitriger Entzündung, nach deren Abklingen zumal bei Trachom mit Pannus vielfach wesentliche Besserung des Trachoms beobachtet wurde, vielfach kam es aber zu deletären Hornhautprozessen. Das Mittel war gefährlich und vollkommen unsicher in der Handhabung. Die Wirkung erwies sich individuell verschieden und verschieden je nach dem Grad der pathologischen trachomatösen Veränderung an der Konjunktiva und Kornea.

LEBER (1891) führte Stückchen der Paternostererbse in die Vorderkammer von Kaninchen ein. Es erfolgte der Tod des Tieres nach 16 Stunden. Wurden noch kleinere Mengen in Glasröhrchen eingeführt, so trat der Tod nach 24 bis 36 Stunden ein, während lokal eine fibrinöse Entzündung eingesetzt hatte. In einem Fall von Einführen einer ganz geringen Menge in einem Glasröhrchen blieb das Tier am Leben. Es kam zu Chemosis, Lidschwellung, diphtheroider Konjunktivitis und eitriger Hornhautentzündung, sowie schwerer Iritis mit Zirkulationsstörungen. Die durch Diffusion durch die Hornhaut nach außen gelangten geringen Giftmengen genügten zur Erzeugung der schweren Entzündung.

Nach Bericht von PHERSON und DOYN (1919) wird bei den indischen Truppen Jequirity zur Erzeugung künstlicher Augenschädigung benutzt.

Als die wirksame giftige Substanz des Samens von Abrus precatorius wurde sodann das Abrin, eine albuminoide Substanz dargestellt (WARDEN und WADDEL 1884, MARTIN 1889). KOBERT (1889, 1890) fand für das Abrin ebenso wie für das Rizin eine Koagulationswirkung auf gewisse Eiweißkörper des Blutes und der Lymphe. EHRLICH (1891), der mit Abrin und Rizin experimentierte, stellte fest, daß eine Immunisierung gegen die Abrinwirkung durch Bildung eines Antitoxins (Antiabrin) im Blutserum möglich ist. RÖMER (1901) hoffte, fußend auf der EHRLICHschen Grundlage, durch weitere Untersuchungen über die Abrinimmunität eine Dosierung der Reaktion so genau zu ermöglichen, daß eine Gefahr für das Auge ausgeschlossen sei. Für die praktische Anwendung beim Menschen empfahl er Verwendung des Jequiritol (MERCK), Feststellung der therapeutischen Anfangsdosis, d. h. der niedrigsten Jequiritoldosis, bei der das Auge zu reagieren beginnt, langsame Steigerung der Dosis und zur Milderung oder Abkürzung der Reaktion die konjunktivale Verwendung des Jequiritolserums (eines Serums von Tieren, die mit dem Jequiritol nach BEHRINGS Prinzipien behandelt waren). Die Jequiritolbehandlung hat aber keine allgemeinere Verbreitung gefunden. Ich selbst habe sie auch wieder verlassen, weil man die Reaktion doch nicht so sicher in der Hand hat.

Die große Gruppe der Saponine. Die Saponinsubstanzen, um deren physikalische, chemische und physiologische Charakterisierung sich vor allem KOBERT (1904, 1914) verdient gemacht hat und die in zahlreichen Pflanzenarten vorkommen, besitzen mehr oder weniger giftige Eigenschaften. Das Gemeinsame der giftigen Saponinsubstanzen ist eine protoplasmareizende und in größerer Dose eine protoplasmaabtötende Wirkung. Wie KOBERT (1904) angab, erzeugen sie auf das Auge gebracht Tränenfluß, Rötung, Schmerzhaftigkeit und Schwellung der Bindehaut, und in größeren Dosen Konjunktivitis, Keratitis, Ulzeration der Hornhaut mit Ausgang in Leukombildung. KRAUTSCHNEIDER (1918) berichtete über Selbstbeschädigung der Augen durch den Samen der Kornrade, die eine Saponinsubstanz enthält. Es entstand trachomähnliche Entzündung.

Die ätherischen Öle. Die ätherischen Öle üben in das Auge gebracht eine ausgesprochen entzündungerregende Wirkung aus. Je nach der Menge, der Dauer der Berührung und Art des Stoffes können auch schwerere Veränderungen an der Bindehaut und Hornhaut mit Nekrose und Ulzeration veranlaßt werden.

Schädigung durch Senföl. Bei Einwirkung von Dämpfen des Senföls, denen die mit der Senffabrikation beschäftigten Arbeiter ausgesetzt sind, kann chronische Konjunktivitis und oberflächliche Keratitis beider Augen auftreten, während beim Eindringen von Senföl in das Auge stärkere Konjunktivitis und Keratitis veranlaßt werden kann. Durch Senfspiritus, der 1 Teil Senföl auf 49 Teile Spiritus enthält, kann das Auge ebenfalls Schaden leiden.

NEUSTÄTTER (1901) berichtete über eine Senfölverletzung bei einem Apotheker, dem aus einer beim Hinaufstellen auf ein Gestell ausgleitenden Flasche Senföl in das Gesicht gegossen war, wobei etwas ins rechte Auge geriet und sofort lebhaften Schmerz hervorrief. Neben heftiger Rötung und Schwellung der Haut des Gesichts und Lides erschien die Konjunktiva geschwollen, die Kornea aber anfangs klar. Erst tags darauf zeigten sich eine deutliche hauchartige Trübung der Hornhaut und Nebelsehen, die noch am nächsten Tage zunahmen. $S = {}^6/_{50}$. Innerhalb der nächsten Tage erfolgte Wiederaufhellung und Wiederherstellung voller Sehschärfe. Die Annahme, daß das späte Auftreten der Hornhauttrübung durch sekundäre Schädigung der Gewebsernährung infolge einer Einwirkung des Senföls auf die Nerven zu erklären sei, dürfte nicht zutreffen. Offenbar handelte es sich um eine primäre chemische Schädigung der Hornhautoberfläche.

Einen Fall von chronischer Senfölschädigung der Augen hat PICK (1901) mitgeteilt. Bei einem 32 jährigen Arbeiter, der seit einigen Wochen in einer Senffabrik beschäftigt war, trat starker Reizzustand der Augen mit Konjunktivalreizung und leichter Hornhauttrübung auf. Nach vorübergehender Besserung bei Benutzung einer Schutzbrille und Borsäureumschlägen stellte sich eine Verschlimmerung ein. Neben Bindehauthyperämie fand sich eine feine Hornhauttrübung, und bei Lupenuntersuchung erwies sich die Hornhaut wie besät mit zahllosen feinsten Bläschen. Bei Aussetzen der Arbeit und entsprechender Behandlung trat Heilung ein. Doch trat nach Aufnahme der Arbeit trotz vermehrter Schutzvorrichtung ein leichtes Rezidiv auf. Es wurde Aufgabe der Beschäftigung nötig. Die schädliche Substanz bildete offenbar das flüchtige Senföl, das bei Berührung der zerkleinerten Samen mit warmem Wasser entsteht.

Schädigung durch Terpentinöl. Das in das Auge gelangte Terpentinöl vermag starke Reizung der Bindehaut und Hornhautentzündung zu veranlassen. Bei Malern, Polierern usw., die mit Terpentinöl umzugehen haben, kommen leichtere Reizungen nicht selten vor, aber auch schwerere Entzündung. So hatte ich einen Patienten zu begutachten, dem Terpentinöl den Bindehautsack geraten war. Es fanden sich geringe Veränderungen an der Bindehaut und eine ausgedehntere Hornhauttrübung.

LEBER (1891) prüfte die entzündungerregende Eigenschaft des Terpentinöls durch Injektion in die vordere Kammer. Er fand fibrinöse Exsudation, später auch fibrinös-eitrige Entzündung, diffuse Hornhauttrübung durch Endothelschädigung. Bei größerer Menge schien die nekrotisierende Eigenschaft der Substanz die Leukozytenauswanderung zu verhindern. LEBER wies auch auf die zahlreichen Versuche mit subkutaner Einführung des Terpentinöls hin. Leichtere und schwerere Ätzwirkungen durch das Terpentinöl am Menschen finden sich u. a. erwähnt von THIRION (1891), LEWIN und GUILLERY (1905).

Andere ätherische Öle, wie das Pfefferminzöl und das Menthol (Menthol-migränestift), das Anisöl, Origanumöl, das Öl von Juniperus Sabina, von Arnika (Arnizin) usw. wirken ähnlich.

Über eine Ätzung beider Augen mit Epithelverlust der Hornhaut und Mydriasis durch Nelkenöl berichtete Libby (1912).

Als Vesikantien zum Erzeugen von Blasen und zur Unterhaltung von Eiterungen werden als Volksmittel benutzt der Seidelbast (Daphne merzereum) und die Früchte von Anacardium occidentale (Elefantenläuse), dessen reizendes Gift das ölartige Kardol ist.

Zahlreiche Gewürze rufen akute Reizzustände hervor, ebensolche Wirkung hat der Schnupftabak. Da Pfeffer, Schnupftabak u. a. momentane Reizung des Auges mit Lidkrampf und oberflächliche Anätzung der Bindehaut hervorrufen, so werden sie in verbrecherischer Absicht Leuten in die Augen geschleudert, um sie momentan des Sehens zu berauben und sie hilflos und kampfunfähig zu machen. Auch zum Hervorrufen künstlicher Reizungen zu Simulationszwecken werden derartige Substanzen in die Augen gebracht.

Chrysarobin. Das in der Dermatologie verwendete Chrysarobin vermag starke Rötung und Entzündung an der Bindehaut und Hornhaut selbst mit iritischer Reizung hervorzurufen. Es ist deshalb Vorsicht bei der Verwendung des Chrysarobins geboten, die Anwendung im Gesicht zu unterlassen und durch Schutzmaßregeln sowie Belehrung des Kranken dafür Sorge zu tragen, daß der Kranke sich nicht selbst Chrysarobin an die Augen bringt.

In leichteren Fällen ist die Konjunktiva allein gereizt, in schwereren Fällen die Hornhaut primär mit verändert. Man findet dann neben lebhaften Schmerzen, Lichtscheu, Tränenfluß und Lidkrampf die Bindehaut stark gerötet, verdickt, aber nur mäßig sezernierend, das Hornhautepithel gestippt, feinblasig gestichelt und uneben, zum Teil abgehoben oder defekt, die Hornhaut leicht grau getrübt, das Sehen verschleiert und die Pupillen stark verengt. Häufig heilt die Entzündung bald aus. Doch können im weiteren Verlaufe Geschwüre entstehen und entsprechende Flecken zurückbleiben, z. B. Linde (1898). Ich selbst habe viele Fälle von Chrysarobinkonjunktivitis und -keratitis gesehen. Krause (1906) teilte mehrere Fälle mit, in denen Bindehaut und Hornhaut befallen waren, Igersheimer (1912) 11 Fälle mit ausnahmsloser Mitbeteiligung der Hornhaut, was sich häufig erst durch Untersuchung mit dem Hornhautmikroskop ergab. Igersheimer wies auch auf die Möglichkeit der intrakutanen Verbreitung des Chrysarobins nach dem Auge zu hin. Als sichergestellt gilt, daß die Chrysarobinentzündung meist ektogen übertragen wird, aber auch endogen durch Resorption vom Körper aus entstehen kann (Lewin und Rosenthal 1881, Linde 1898).

Zahlreiche Pflanzenalkaloide haben giftige Wirkung. Manche, wie das Kokain, sind wegen ihrer anästhetischen Wirkung und relativen Ungefährlichkeit wertvolle Heilmittel und können nur bei unzweckmäßiger Anwendung Schaden stiften. Das Erythrophläin (LEWIN 1888), aus der Rinde des Erythrophlaeum Guineense, einer Leguminose, gewonnen, besitzt dagegen neben der anästhesierenden Wirkung eine so stark reizende Wirkung auf Bindehaut, Hornhaut und selbst Iris, daß sich die medikamentöse Anwendung verbietet. Ich habe 1888 selbst Versuche darüber angestellt (vgl. auch z. B. BERNHEIMER 1888).

BÄR (1918) berichtete über eine schwere Verätzung der Bindehaut und Hornhaut bei einem Arzt, der sich wegen Fremdkörper im Bindehautsack mehrmals Tropfen einer 25%igen Kokainlösung eingetropft hatte, und fand bei Versuchen an Kaninchen, daß vielmaliges Eintropfen einer 25%igen Kokainlösung zu Epithelabstoßung der Hornhaut und bei vorheriger Schädigung des Epithels durch Verletzung zu weißgrauer Trübung der Hornhaut und Veränderungen an der Bindehaut führt.

Durch das Eindringen von Pflanzenhaaren in den Konjunktivalsack kann eine dem Trachom ähnliche Bindehautentzündung hervorgerufen werden, wie ein von SCHMIDT-RIMPLER (1899) beobachteter und von MARKUS (1899) näher mitgeteilter Fall beweist, auf den bereits in § 199 hingewiesen wurde.

Bei einem 14jährigen Lehrling, bei dem seit fast $^1/_2$ Jahre eine an Trachom erinnernde Bindehautentzündung beider Augen bestand, fanden sich mehrere deutliche Knötchen und eben wahrnehmbare Follikel, dazu an der Conjunctiva tarsi des linken Auges zahlreichere Knötchen, warzige Verdickung und Zerklüftung der Schleimhaut sowie fühlbare Rauhigkeit der Oberfläche. Aus mehreren Knötchen ragten feine Härchen hervor, deren pflanzliche Natur durch Untersuchung im Polarisationsmikroskop bewiesen wurde. Im Gegensatz zu Raupenhaaren als Chitingebilden polarisierten die Härchen wie andere Pflanzenhaare außerordentlich stark.

Offenbar handelte es sich um Hagebuttenhärchen, die der Patient als Juckpulver in einem Schächtelchen bei sich zu führen pflegte. An Kaninchen gelang es nicht, diese Konjunktivitis mit Hagebuttenhaaren herbeizuführen. Bei der mikroskopischen Untersuchung eines exzidierten Stückchens fanden sich die Härchen teils in Epithelwucherungen, teils in Follikeln mit Rundzelleninfiltration, aber ohne Riesenzellen. Die Bindehautentzündung heilte in 4 Wochen aus.

Stachelhaare von Hopfen. PERY ADAMS (1893) beobachtete Konjunctivitis und Keratitis bei Leuten, die im Herbst Hopfen einsammelten. Vermutlich bestand die schädliche Ursache in den feinen Stachelhaaren dieser Pflanze.

Reizung der Augen durch Hyazinthenzwiebeln. In den Haarlemer Hyazinthenzwiebelzüchtereien kommen bei den mit dem Reinigen und Sortieren der Zwiebeln beschäftigten Arbeitern in den Monaten August und September oft Erytheme der Haut sowie Augenreizungen, die sich bis zu einer oft hartnäckigen Konjunktivitis mit Lichtscheu und Tränenfluß steigern, vor. WALTER ZEPER (1899) fand in dem Zwiebelstaub Kristalle, die er anfangs als Ursache der Entzündung anzusprechen geneigt war, sodann bei weiteren Untersuchungen eine Milbenart, von der er überzeugt ist, daß sie die Reizerscheinungen dadurch verursacht, daß sie in die Haut sich einbohrt und dann abstirbt. Die Milbe hat die Größe der Käsemilbe und gehört wahrscheinlich zu den Gras- und Getreidemilben, Leptus autumnalis. Freilich gelang es nicht, beim Menschen Larven oder Larventeile in der Haut oder im Konjunktivalsack zu finden.

Es erscheint doch fraglich, ob nicht ein chemischer Körper Ursache der Reizung ist.

Auf die Pilzgifte und ihre schädlichen Folgen bei lokaler Einwirkung am Auge gehe ich hier nicht ein. Ich übergehe hier auch die schädlichen Folgen der Ophthalmoreaktion durch Tuberkulin.

Die Verletzungen des Auges durch tierische Gifte.

§ 220. In den früheren Abschnitten wurde bereits hingewiesen auf die vergifteten Wunden (S. 892), so auf die Insektenstiche, zumal Bienen- und Wespenstiche der Lider (S. 919), der Hornhaut (S. 933), ferner auf die tierischen Fremdkörper mit chemischer Giftwirkung des Sekrets z. B. im Bindehautsack (S. 1426). Auf das Vorkommen von Fliegenlarven im Bindehautsack wurde S. 1426, in der Vorderkammer S. 1466 verwiesen. Ebenso war schon erwähnt das Vorkommen von bandförmiger Keratitis bei Hutmachern durch Hasenhaare (Topolanski 1894). Auf die Augenentzündung bei Arbeitern, die Kaninchenfelle bearbeiten, wies Haas (1910) hin, wobei es sich wahrscheinlich um die Einwirkung von Säuren und Quecksilberstaub, nicht um tierische Gifte handelt. Eingehend abgehandelt sind in § 199 S. 1303 die Augenverletzungen durch Raupenhaare. Dabei wurde erwähnt, daß auch glatthäutige Raupen Entzündungen hervorrufen können und daß die Sekrete zahlreicher Raupen Giftwirkung besitzen. Hingewiesen wurde auf die Mitteilung von Stocké (1902), daß ein dunkelgrauer Tropfen aus den Eingeweiden einer zerquetschten Raupe ins Auge geraten war und Entzündung hervorgerufen hatte. Rahlson (1911) erwähnte die Reizung eines Auges bei einem Straßenwärter durch Eindringen von etwas Substanz einer zerquetschten Puppe des Apfelwicklers.

Mehrere Beobachtungen liegen vor von vorübergehender Reizwirkung am Auge durch Spulwurmsaft.

In dem von Snell (1906) mitgeteilten Fall spritzte einem Schlächter beim Schlachten eines Schweines Darminhalt, in dem sich viele Würmer (Askaris lumbricoides) fanden, ins Gesicht und in die Augen. Nach 3—4 Stunden traten beiderseits starkes Lidödem und Chemosis ein. Als Ursache wurde ein von den Spulwürmern abgesonderter reizender Stoff angesprochen. In einem von Bäumler (1907) beobachteten Fall hatte ein Abdecker aus Spielerei einen Spulwurm aus dem Darm eines verendeten Pferdes zerdrückt, wobei etwas ins rechte Auge spritzte. Schon nach 5 Minuten schwoll das Auge an, und es kam zu praller Lidschwellung und hochgradiger Chemosis, die schnell zurückgingen.

Ferner beschäftigte sich Dorff (1912) eingehender mit der Askaris-Konjunktivitis und teilte mehrere Fälle mit, so bei einem Mann, dem beim Verbrennen von Spulwürmern etwas ins Auge spritzte, sowie bei dem Laboratoriumsdiener und einem beim Präparieren eines Wurms zuschauenden Herrn. Ferner berichtete

Dorff, daß bei Zoologen die Askaris-Konjunktivitis häufiger beobachtet wurde (Goldschmidt sammelte 20 Beobachtungen) und so lästig sein kann, daß sie zum Abbrechen der Beschäftigung mit den Würmern führte. Seine Versuche ergaben, daß die Empfänglichkeit gegen die Einwirkung der schädigenden Colömflüssigkeit individuell verschieden ist und von völliger Immunität bis zur Überempfindlichkeit alle Übergänge vorkommen. Sie ist auch verschieden nach Tierspezies. Es handelt sich wahrscheinlich um ein Alkaloid, das in die Gruppe der spezifischen Gefäßgifte gehört.

Das Aalblut besitzt Giftwirkung für das Auge.

Schon Springfeld (1889) hatte darauf hingewiesen, daß das Blutserum des gemeinen Flußaals giftig sei und ins Auge gebracht Entzündung hervorriefe. Pöllot und Rahlson (1911) teilten einen Fall von Aalblutkonjunktivitis mit durch Hineinspritzen von Blut eines $^3/_4$ Stunde zuvor getöteten Aales in beide Augen. Es traten Schwellung, Brennen, Tränen, Lichtscheu, Chemosis und leichte Schleimabsonderung auf. Pöllot stellte durch Versuche fest, daß Einträufelung von Aalblut bei Kaninchen, Katzen, Menschen (Selbstversuch) Reizzustand der Augen hervorruft, dagegen nicht beim Hund. Das Toxin ist das von Mosso entdeckte Ichthyotoxin, das an die Eiweißkörper des Blutserums gebunden ist. Takashima (1913) bestätigte die Befunde bei Versuchen am Kaninchen und berichtete über den histologischen Befund. Steindorff (1914) stellte durch Versuche fest, daß wiederholtes Überstehen der Conjunctivitis ichthyotoxica Immunität hervorruft (Selbstversuch), ferner daß verschiedene Tierarten immun sind, wie Meerschweinchen, Ratten, Affen, Vögel. Intravenöse Aalseruminjektion ruft zuweilen mäßigen Exophthalmus, bei albinotischen Kaninchen Miosis hervor. Er hält das Aalserum für ein Gefäßgift. Vorbehandlung mit Chlorkalzium schwächt die Reaktion ab. Weitere Fälle sind mitgeteilt von Löhlein (1911), Steindorff (1911).

Krötengift. Das Krötengift ruft, in das Auge gelangt, heftige Entzündung der Bindehaut und selbst der Hornhaut hervor.

Nach Carron du Villards (ref. Zander und Geissler 1864, S. 515) besitzen die Kröten seitlich von den Geschlechtsorganen zwei kleine Drüsen, deren Ausführungsgänge sich dicht neben dem Sphincter ani öffnen. Das Gift kann bei Reizung des Tieres willkürlich ausgespritzt werden und die Augen treffen, wodurch starke Lidschwellung, Konjunktivitis mit Phlyktäne-ähnlichen Eruptionen veranlaßt werden. Carron du Villards sah mehrere derartige Fälle und konnte bei Katzen experimentell mit dem Sekret der Drüsen heftige Augenentzündungen erzeugen.

Neuerdings wird das Vorhandensein derartiger Giftdrüsen bei der Kröte bestritten und nur Giftdrüsen in der Oberhaut werden angenommen.

Staderini (1889) berichtete über eine Frau, die eine Kröte mittelst einer alten Schere faßte, wobei Gift in das Auge spritzte. Es trat opaleszierende leichte Hornhauttrübung, sowie Parese aller Augenmuskeln mit Ptosis ein; Heilung nach 2 Tagen. Sodann wurde Staderini auf die schon vorher festgestellte anästhesierende Wirkung des Krötengiftes aufmerksam. Er stellte Versuche mit getrocknetem Krötengift, das monatelang seine spezifische Eigenschaft behält, bei Tieren an und fand bei ihnen durch unverdünntes Gift heftige Reizung und wochenlang anhaltende Hornhauttrübung, während 2 % wässerige Lösung leichte Reizerscheinungen und Anästhesie veranlaßte. Beim Menschen rief 1 % ige Lösung Anästhesie der Hornhaut und Bindehaut, Herabsetzung des intraokularen Druckes hervor. Subkutane Injektion bei Hunden hatte in kleiner Dosis lokale Anästhesie zur Folge, in größeren Dosen allgemeine Vergiftungserscheinungen. Das Gift wirkt ähnlich wie Haya-Gift und das Erythrophläin.

SIMI (1900) sah bei einem Mann, dem von dem Saft der Hautdrüse einer Kröte 3—4 Tropfen gegen das Auge gespritzt waren, starkes Brennen, trotz beständigen Waschens nach $1/2$ Stunde Trübsehen, an der Bindehaut geringe Rötung bei normaler Hornhaut, maximale Mydriasis; die Retina war in ihrer ganzen Ausdehnung getrübt, ödematös und die Papille hyperämisch. Nach 12 Stunden waren alle Veränderungen verschwunden. Einen weiteren Fall mit Lidschwellung, Chemosis und kleinem Hornhautgeschwür teilte SANTOS FERNANDEZ (1903) mit. CARRON DU VILLARDS empfahl therapeutisch Bäder mit Ammonium aceticum und Skarifikationen der Bindehaut.

Gewisse Salamanderarten, Salamandra cristata und muralis, besitzen in den Hautdrüsen einen giftigen Stoff, der auf der äußeren Haut blasenziehend wirkt und in das Auge gelangt heftige Entzündung hervorruft. Wie CARRON DU VILLARDS (ref. ZANDER und GEISSLER 1864) berichtete, kriechen die Tiere zuweilen über die Augen hinweg und man findet die Lidhaut dann mit zahlreichen Bläschen besetzt.

Kantharidin (Spanische Fliegen). Die grünen Käfer der Spezies Lytta vesicatoria, die weder Fliegen noch spanisch sind, enthalten als giftige Substanz das Säurelakton Kantharidin, das auf der äußeren Haut blasenziehend wirkt und in das Auge gebracht eine stark nekrotisierende und entzündungerregende Wirkung ausübt. Auch andere Käferarten der Gattungen Lytta, Meloë, Zonabris, Lukas usw. enthalten Kantharidin.

CARRON DU VILLARDS (ref. ZANDER und GEISSLER 1864) berichtete, daß bei Kindern, die das Insekt zerquetschen und bei Arbeitern, die mit dem Einsammeln und der Verarbeitung der Käfer beschäftigt sind, Augenentzündungen beobachtet werden. Der Aufenthalt in Wäldern, in denen Kanthariden in großer Zahl vorkommen, kann bei Tieren und Menschen starke Reizung der Schleimhäute und der Augen hervorrufen.

GILBERT (1903) sah bei einer Patientin, die Kanthariden ohne Schutz für den Kopf im Mörser gestoßen hatte, beiderseits Reizerscheinungen an den Augen mit Lichtscheu und iritischer Reizung. Über eine weitere Schädigung berichteten LINDE (1898), WOLFFBERG (1900). LICHAREWSKY (1887) beobachtete bei einem Soldaten ein tiefes Geschwür an der Bindehaut des unteren Lids und am unteren Hornhautrand, das wahrscheinlich durch Pulvis Cantharidum veranlaßt war. Es kam zu Symblepharon.

Schutzmasken beim Bearbeiten des Kantharidin sind notwendig.

LEBER (1891) prüfte die Wirkung des Kantharidins durch Injektionen in die vordere Augenkammer, die Hornhaut und den Glaskörper von Kaninchen.

Bei Injektion in die vordere Kammer trat ausgesprochene entzündliche Hyperämie und Gewebsnekrose mit serös-fibrinöser Entzündung auf, bei Injektion in die Hornhaut kam es zu Trübung, Quellung der Grundsubstanz mit Abstoßung des Endothels und nur geringer Eiterung, bei Injektion in den Glaskörper zu akuten Gefäßveränderungen in der Netzhaut, Netzhautablösung, fibrinöser und umschrieben eitriger Entzündung.

Ein in den Reispflanzungen Japans vorkommendes Insekt Kurokusakame (Scotinophora vermiculata) ruft, wie TAKASHIMA (1912) berichtete und durch Versuche am Kaninchenauge bestätigen konnte, in den Bindehautsack gelangt, durch einen giftigen Saft Konjunktivitis mit Lidödem hervor.

Das Gift der Ameisen kann schon in unseren Zonen heftige Entzündungen der Augen hervorrufen.

So berichtete Stocké (1902) über eine schwere 1 Monat dauernde Augenentzündung durch den Biß einer Ameise in die Bindehaut, die während des Schlafes des Patienten unter das obere Lid geraten war.

Nach Carron du Villards (ref. Zander und Geissler 1864) bewirken die Ameisen in tropischen Gegenden viel stärkere Erscheinungen an den Augen. Schon das Arbeiten an einem von Termiten unterwühlten Fußboden rief bei einem Maurer Konjunktivitis hervor. Bei wehrlos daliegenden Kindern usw. können durch Ameisen die Lidränder angefressen und zum Teil zerstört werden.

Die Spinnenarten tropischer Länder bewirken nach Carron du Villards (Zander und Geissler 1864, S. 517) durch ihren Biß schwerste, selbst tödliche Allgemeinerscheinungen, sowie lokal Gangrän (z. B. durch Capulino in Mexiko) und an den Augenlidern phlegmonöse Entzündung, nach denen dauernd elephantiasisähnliche Verdickung zurückbleibt (z. B. durch Phrynea Guaba in Puerto-Rico).

Zander und Geissler (1864, S. 517) führten eine Beobachtung aus Europa an, daß ein Kind eine Kreuzspinne mit den Fingern zerquetschte und sich danach die Augen rieb. Sofort traten heftigste Schmerzen ein, sowie enorme Schwellung der Augenlider. Die Augen tränten und sonderten ab, die Lider sahen gelb und verätzt aus. Heilung trat nach Abstoßung der Epidermis innerhalb einer Woche ein.

Das Skorpionengift kann am Auge starke Entzündung bewirken.

Carron du Villards berichtete über eine Augenverletzung bei einem Mulatten, der von einem Skorpion in den Finger und in das untere Augenlid gestochen war. Es trat erysipelatöse Schwellung des Gesichtes neben schweren allgemeinen Vergiftungserscheinungen auf. Unter Behandlung mit Quecksilbersalbe und Ammoniak usw. trat nach 2 Tagen Abschwellung ein.

Das Gift der den Skorpionen verwandten Vinagrillos in Mexiko wirkt auf der Bindehaut kauterisierend und ruft die furchtbarsten Schmerzen hervor.

Nach dem Bericht von Carron du Villards kommen in Südamerika Blutegel vor, deren Biß eine Urtikaria mit zerebralen, manchmal tödlichen Erscheinungen hervorruft. Nach dem Baden findet man manchmal Blutsauger an den Lidern und der Tränenkarunkel sitzen. Giftig ist dort auch der Biß des Tausendfüßers (Scolopendron morsicans), eines Tieres von 6—8 Zoll Länge. Ein Gärtner in der Havanna wurde von einem Tausendfüßer in das Auge gebissen. Binnen 10 Minuten war das Gesicht erysipelatös geschwollen und mit Bläschen besetzt.

Das Schlangengift kann in das Auge gespritzt äußerst schmerzhafte und heftigste lokale Entzündung hervorrufen.

Carron du Villards (ref. Zander und Geissler 1864) wies für die mexikanische Viper nach, daß sie ihr Gift nicht nur durch den Biß übertragen, sondern auf Entfernung hin ausspritzen könne. Man muß sich deshalb beim Untersuchen lebender Vipern in Acht nehmen, daß man sich nicht dieser Gefahr aussetzt. Einem Schiffsoffizier, der eine junge Viper aus großer Nähe betrachtete, spritzte diese etwas von dem Gifte in die Augen. Er hatte sofort ein heftiges Brennen, dann unerträglichen Schmerz und bekam Linderung durch ein Gegenmittel (konzentr. Alaunlösung in Himbeeressig), wodurch eine Masse wie geronnenes Eiweiß aus den Augen floß. Nach kurzer Zeit waren die Augen gesund.

CARRON DU VILLARDS fand an chloroformierten Vipern, daß sich durch Druck auf die Giftdrüse das Gift ausspritzen läßt. Er brachte das Gift in die Augen von Kaninchen und Hunden. Die Tiere schrieen laut auf und wälzten sich auf der Erde.

Nach Schlangenbiß können auch schwere Augensymptome auftreten. ORLANDINI (1900) sah nach dem Biß einer Viper außer bulbären Symptomen (erschwertes Sprechen, langsam hüpfender Puls) eine schwere Sehstörung entstehen. Die Pupillen waren träge auf Licht und Akkommodation. Beiderseits fand sich Ptosis, starke Blicklähmung, besonders nach oben, Paralyse der Konvergenz und Akkommodation. Die Papille war rot und zeigte verschwommene Grenzen. Im Verlaufe zeigte sich Besserung zuerst in bezug auf die Konvergenz, Akkommodation und Irisbewegung, später an den anderen Muskeln. In 4 Tagen waren die Symptome geschwunden.

Mücken- und Schnakenstiche verursachen in unserer Zone meist nur vorübergehendes Lidödem.

In den Tropen können aber Mosquitos und andere Kulexarten durch Stiche starke erysipelatöse Lidschwellung und phlegmonöse Entzündungen erzeugen. CARRON DU VILLARDS beobachtete in Veracruz eine Epidemie von Lidfurunkeln durch derartige Insektenstiche. Ebenso sah er schwere Bindehautschwellung durch Stiche in die Bindehaut.

Auf die Übertragung mannigfacher Krankheitserreger durch Insektenstiche gehen wir hier nicht ein.

Vielfach läßt sich nur vermutungsweise annehmen, daß ein Biß oder Stich eines Insekts die plötzlich auftretende Augenentzündung hervorgerufen hat.

In einem von COSMETTATOS (1909) mitgeteilten Fall hatte ein Schuhputzer auf der nackten Erde in einem Stall geschlafen und war plötzlich erkrankt unter dem Bild einer an PARINAUDsche Konjunktivitis erinnernden Konjunktivitis mit Schwellung der Parotis und der präaurikulären und maxillaren Drüsen. Auf der geröteten Bindehaut fanden sich 10 erbsengroße fleischige Wucherungen, nach deren Abtragung schnelle Heilung erfolgte. Vermutet wurde, daß während des Schlafes auf der nackten Erde ein Stich oder Biß eines Insektes erfolgt war.

Manche aus dem Tierkörper gewonnene Körper besitzen giftige Eigenschaft. Das Nebennierenextrakt, das Adrenalin, kann bei subkutanen Injektionen in großen Dosen ebenso wie das synthetisch dargestellte Suprarenin lokal nekrotisierend wirken neben den allgemeinen Vergiftungserscheinungen. STARGARDT (1906) berichtete über 2 Fälle von Hautnekrose nach Lokalanästhesie bei Tränensackexstirpation. Injiziert waren $1\frac{1}{2}$ ccm Kokain-Suprareninlösung (7,5 Teile 1% Kokain, 2,5 Teile Suprarenin 1 : 1000, d. h. 0,4 ccm Suprarenin).

Zu erwähnen sind noch gewisse Toxine die bei dazu Disponierten starke entzündliche Reaktion auslösen, wie Tuberkulin (Ophthalmoreaktion).

Über die Reizung der Augen durch Ptomaine berichtete Ratton (1889). Eine Frau hatte mit altem Käse (Stilton) hantiert und sich am Auge gerieben, wonach starke Chemosis auftrat. Dasselbe hatte sich einige Wochen zuvor am anderen Auge ereignet, nach Berührung mit Gorgonzola. Es erfolgte rasche Besserung.

Die Verletzungen des Auges durch synthetisch dargestellte Körper aus dem Gebiete der organischen Chemie.

§ 221. Zahlreiche synthetisch dargestellte Körper der organischen Chemie besitzen bei Einwirkung auf das Auge mehr oder weniger stark ätzende oder entzündungerregende Eigenschaften. Zahlreiche dieser Körper wurden bereits in den vorigen Paragraphen erwähnt. Wir gehen hier noch auf eine Anzahl weiterer Substanzen, die zu Augenverletzungen Anlaß geben, ein.

Zahlreiche aus dem Steinkohlenteer gewonnene chemische Körper haben ätzende Eigenschaft, wie z. B. die bereits genannte Karbolsäure, das Phenol usw.

Durch das aus den Steinkohlenteerölen gewonnene Karbolineum, das zum Imprägnieren von Holz usw. gegen Fäulnis viel benutzt wird, werden Ätzungen am Auge beobachtet, zumal bei Bauhandwerkern. Ich habe mehrere Fälle von Hornhautätzung durch Karbolineum behandelt. In einem Fall, in dem eine langwierige Hornhautentzündung mit tiefer Vaskularisation die Folge der Ätzung war, kam es später zu feinen punktförmigen Trübungen in der Linse von dem Aussehen einer Cataracta caerulea.

Der Teer, besonders der Steinkohlenteer und Gasteerrückstand, hat ätzende Wirkung, ebenso der Asphalt. Bei Leuten, die sich in mit Asphalt und Teergasen oder Teerstaub gefüllten Räumen lange Zeit aufhalten, beobachtet man entzündliche Reizung der Bindehaut. Gelangen Asphalt oder Teerpartikel in den Bindehautsack, so entstehen leichtere und schwerere Ätzungen an der Bindehaut und Hornhaut mit Ulzeration (Truc und Fleig 1910, Moret 1911).

Über einen günstigen Verlauf einer Verletzung durch Teer bei einem Arbeiter, dem durch Explosion eines Teerfasses reichlich Teer in beide Augen gelangt war und bei dem die Hornhäute mit einer gleichmäßigen Schicht bedeckt waren, berichtete Roche (1911).

Anilinfarbstoffe. Eine große Anzahl der Anilinfarbstoffe besitzt für die Bindehaut und Hornhaut ätzende und selbst nekrotisierende Eigenschaft. Daneben vermögen die Farbstoffe durch Eindringen in die Gewebe die Gewebe zu färben. Die Gewebsverfärbung verschwindet meist bald von selbst, während die Folgen der Ätzung sich je nach der Schwere verschieden gestalten. Gräflin (1903) hatte durch experimentelle Prüfung festgestellt, daß man schädliche und unschädliche Anilinfarbstoffe unterscheiden müsse. Die eingehenden Versuche von Vogt (1905, 1906) haben ergeben, daß die basischen Farbstoffe es sind, die schwere Entzündung hervorrufen, während die sauren und Beizfarbstoffe keine oder nur sehr geringe Reizerscheinungen erzeugen.

Vorkommen. Die Verletzung der Augen durch Anilinfarben kommen bei Personen vor, die, wie vor allem in den chemischen Anilinfarbstofffabriken, mit der Bereitung und Verladung der Anilinfarben zu tun haben, oder die mit der Verarbeitung der Farbstoffe sich befassen, z. B. in Färbereien, Tünchereien usw. Meist handelt es sich dabei darum, daß der pulverförmige Farbstoff in das Auge gelangt. Doch kann auch der gelöste Farbstoff das Auge treffen. So berichtete z. B. Thomson (1888) über eine Verätzung der Konjunktiva und Hornhaut, die dadurch entstanden war, daß beim Malen ein Pinsel mit violett-blauer Anilinfarbe ins Auge gestoßen war.

Bachstez (1919) berichtete über eine doppelseitige Schädigung der Hornhaut durch Anilindämpfe bei dem Werkmeister in einer Färberei, die unter dem Bilde der Dystrophia epithelialis verlief.

Ferner werden Augenverletzungen durch anilinfarbstoffhaltige Gegenstände beobachtet, wie vor allem durch Kopier- oder Tintenstifte oder anilinfarbhaltige Tinten. Bei den Verletzungen durch Tintenstifte, die neuerdings vielfach beobachtet sind, ist der Gehalt an Methylviolett das chemisch schädliche Agens. Die Verletzung kommt meist dadurch zustande, daß abgebrochene Spitzen unabsichtlich oder absichtlich ins Auge geraten. Vielfach sind Kinder betroffen, ebenso wie bei den Verletzungen durch Anilintinten.

Die Verletzung durch Anilinfarbstoffe hat erst in neuerer Zeit die Aufmerksamkeit auf sich gezogen. Die erste Beobachtung über ausgesprochene Ätzwirkung an Bindehaut und Hornhaut ist der bereits erwähnte Fall von Thomson (1888). Ein gleichzeitig beobachteter Fall von Eindringen des Stückchens eines Tintenstiftes war von Silex (1888) wegen der rasch vorübergehenden Violettfärbung der Bindehaut und Hornhaut mehr als Kuriosum mitgeteilt.

Behring (1889) hat zuerst durch systematische Untersuchungen die Bakterien hemmende und abtötende Wirkung gewisser Anilinfarbstoffe festgestellt. Sodann maß Stilling (1890) dem Methyl- oder Äthylviolett, das als Pyoktanin (Merck) in den Handel gebracht wurde, bakterienfeindliche Eigenschaften bei und empfahl es auf Grund experimenteller und klinischer Untersuchungen als wirksames und gut vertragenes Antiseptikum bei Erkrankungen der Hornhaut, Bindehaut usw.

Die Anwendung des Pyoktanin wurde bald wieder vollständig verlassen, da die Angaben Stillings nicht bestätigt werden konnten, die Wirkung sich vielmehr als unzulänglich und vielfach als direkt schädigend erwies (z. B. Scheffels 1890, Braunschweig 1890, Gallemaerts 1890). Erst später häuften sich die Beobachtungen über die Gefährlichkeit der Anilinfarbstoffe bei Augenverletzungen und gaben Anlaß zu eingehenden experimentellen Untersuchungen (Gräflin 1903, Kuwahara 1903, Vogt 1905, 1906), auf die ich zurückkomme.

Neuerdings haben Römer, Gebb und Löhlein (1914) systematisch die bakterizide Wirkung einer großen Reihe verschiedener Anilinfarbstoffe auf verschiedene Bakterienarten geprüft. Sie fanden, daß eine große Reihe von Anilinfarbstoffen stark bakterizid auf bestimmte pathogene Keime einwirkt, daß jedoch bei der Mehrzahl dieser Farbstoffe die Wirksamkeit gegenüber verschiedenen Mikroorganismen eine durchaus verschieden starke ist, daß man also einen bestimmten augenpathogenen Keim nur durch bestimmte Farbstoffe bzw. Farbstoffgemische bekämpfen kann. Eine Vereinigung dieser verschieden gerichteten bakteriziden Kräfte in einem einzigen Gemisch erwies sich als unmöglich, da die wirksamen Farbstoffe nicht ausschließlich zu den basischen, sondern auch zu den sauren Farbstoffen gehören, und da sich saure und basische Farbstoffe nicht ohne Ausfällung von Salzen vereinigen ließen. Es gelang aber, Farbstoffmischungen basischer oder saurer Art von gesteigerter und polyvalenter Wirkung zu finden, und zwar gegen Staphylokokken, Pneumokokken, Diplobazillen und Gonokokken.

Klinischer Befund. Gelangt, wie vor allem bei den Arbeitern in Anilinfabriken, der pulverförmige Farbstoff in die Augen, so ruft er je nach der Menge der eingedrungenen Substanz und dem Grad ihrer ätzenden Wirkung, neben der Verfärbung eine oft hartnäckige Bindehautentzündung und in vielen Fällen eine mehr oder weniger schwere Schädigung der Hornhaut in den oberflächlichen, aber auch in den tiefen Schichten hervor. Man findet Lidschwellung, Schwellung und Rötung der Bindehaut, manchmal selbst feine Anätzungen, Tränenträufeln, nachfolgende katarrhalische Erscheinungen. Bei Mitbeteiligung der Hornhaut findet man Mattigkeit, Glanzlosigkeit und Stichelung des Epithels, vielfach blasige Abhebung, zarte Trübung der Oberfläche, Vaskularisation, in schwereren Fällen deutliche Infiltrate, Ätzschorfe und selbst schwere Ulzeration. Der Verlauf ist meist ein gutartiger, wenn auch manchmal ein protrahierter, auch rezidivierende Epithelabhebungen kommen vor (z. B. MELLINGHOFF 1906, Anilinkeratitis durch Methylviolett), in den schweren Fällen bleiben Trübung und Sehstörung zurück (GRÄFLIN 1903, VOGT 1905). Über Dystrophia epithelialis beider Hornhäute berichtete BACHSTEZ (1919).

Ganz analog, obschon zuweilen schwerer, gestalten sich der Befund und Verlauf bei den Verletzungen durch Kopier- oder Tintenstifte, wobei meist etwas Substanz in den Bindehautsack gelangt. Je nach der Menge der Substanz und der Art der Anilinfarbe, der Dauer des Verweilens sind die Erscheinungen verschieden. Die schädliche Substanz ist meist Methylviolett, eine der chemisch schädlichsten Anilinfarben. In den leichten Fällen kommt es zu Violettfärbung der Bindehaut und selbst teilweise der Hornhaut, Ausfluß gefärbter Tränenflüssigkeit, dann zu Lidschwellung, Chemosis, Rötung der Bindehaut, Lichtscheu und Reizung der Bindehaut mit katarrhalischer Entzündung. Die Verfärbung schwindet innerhalb weniger Tage, der Reizzustand nimmt langsam oder schneller ab. Ein derartig gutartiger Verlauf fand sich in den Fällen von SILEX (1888), D'OENCH (1890), VOSSIUS (1903), NATANSON (1903, 1904), PRAUN (1899), KOLL (1905), BERGMEISTER (1905), ENSLIN (1906), BROWN (1913).

In schwereren Fällen kann Nekrose der Bindehaut auftreten, an der Stelle, wo das Stiftstück in der Übergangsfalte haftete, sowie mehr oder weniger schwere Veränderung der Hornhaut. Das Epithel wird glanzlos, gestichelt, zum Teil abgestoßen, die Oberfläche ist diffus oder umschrieben getrübt, selbst oberflächlich ulzeriert. In den schwersten Fällen wurden

Ulzerationen mit Hypopyonbildung und Ausgang in Leukom oder Staphylom beobachtet (Tyson 1900, Kuwahara 1903, Morrison 1905, Enslin 1906). Das Auge kann durch Panophthalmie zugrunde gehen (Dull 1911). Bei Orbitalverletzung durch Anilintintenstift kann langwierige Entzündung entstehen (Wissmann 1919). War die Ätzung oberflächlich, so kann der Schaden ohne bleibende Störung ausheilen, in den schweren Fällen bleibt dauernde Schädigung des Auges zurück.

Die Behandlung ist die bei Ätzungen übliche. Praun (1899) empfahl zur schnellen Beseitigung Anwendung von 2—3%igem Wasserstoffsuperoxyd, das die Farbe zerstört. Vogt (1906) empfahl auf Grund von Tierversuchen 5—10%ige Tanninlösung, da Tannin mit allen basischen Farbstoffen unlösliche Verbindungen eingeht.

Als prophylaktische Maßnahmen kommen in Fabriken in Betracht die Anwendung von Schutzbrillen bei gefährlichen Arbeiten, gute Ventilation der Räume usw.

Kasuistik. Senn (1897) beobachtete bei älteren Anilinfärbern einer Baumwollfärberei im Lidspaltenbezirk Braunfärbung der Bindehaut und des Hornhautrandes, sowie Abhebung und Lockerung des Hornhautepithels. Beschuldigt wurden die Dämpfe, die Oxydationsprodukte des Anilin (Chinone) enthalten. Die Untersuchung sämtlicher 35 Arbeiter der betreffenden Fabrik ergab, daß nur 17 Arbeiter frei waren, während 10 Veränderungen der Bindehaut und 8 auch der Hornhaut aufwiesen. Beim Aussetzen der Arbeit ging die Veränderung rasch zurück.

Gräflin (1903) stellte fest, daß in der Basler Augenklinik in den 12 Jahren von 1890 bis 1902 77 Fälle von Verletzung der Augen durch Anilinfarbstoffe klinisch oder poliklinisch behandelt sind, und zwar handelte es sich durchweg um Arbeiter aus den Basler Farbfabriken. In 36 Fällen lag Keratitis, in 41 Fällen nur Konjunktivitis vor. Veranlaßt waren die Schädigungen 19mal durch Viktoriablau, 16mal durch Safranin, 9mal durch Kristallviolett, 2mal durch Auramin, 1mal durch Rhodamin, 1mal durch Malachitgrün und 29mal durch verwandte Farbstoffe. Ausführlicher mitgeteilt wurde der Befund von 2 Fällen durch Kristallviolett, 1 Fall durch Malachitgrün, 2 Fälle durch Viktoriablau, 2 Fälle durch Safranin, 2 Fälle durch Auramin und 1 Fall durch Rhodamin. Fast in all diesen mitgeteilten Fällen war neben mehr oder weniger starker Reizung der Bindehaut die Hornhaut durch Epithelveränderung, häufig durch Trübung, selbst durch Infiltrat und Ätzschorf mitbeteiligt.

Vogt (1905) berichtete aus der Basler Klinik über 17 weitere Fälle (5 durch Viktoriablau, 2 durch Methylenblau, je 1 Fall durch Violett RB und B, Alkaliviolett, Spritblau, Rhodamin B extra, Direktblau, Kristallviolett, Katechubraun, Nachtblau). Unter den 17 Fällen lag 7mal eine Keratitis vor, zum Teil mit Zurückbleiben von Sehstörung durch Hornhauttrübung.

Über Verletzung durch Methylviolett berichtete Mellinghoff (1906), durch ein Stückchen Gentianaviolettfarbe Bock (1904), durch Indigotin Bergmeister (1905), durch violettblaue Anilinfarbe Thomson (1888). Oppenheimer (1906) berichtete über eine kruppöse Konjunktivitis bei einer Frau, die beim Färben von Vorhängen mit Anilinfarbstoffen zu tun hatte.

Verletzungen durch Kopier- oder Tintenstifte sind mitgeteilt von Silex (1888), d'Oench (1890), Tyson (1900), Vossius (1903), Natanson (1903, 1904),

Kuwahara (1903), Praun (1904), Koll (1905), Morrison (1905), Kurokawa (1906), Enslin (1906), Pier (1906), Bergmeister (1909), Dull (1911), Benda (1912), Brown (1913), Crampton (1913), Pascheff (1914), Curdy (1916), Oloff (1916), Hack (1918), Richter (1919), Heyn (1919), Wissmann (1919).

In einem von Haas (1914) mitgeteilten Fall von Ätzung durch ein anilinhaltiges Bleistiftstück ergab die chemische Untersuchung das Vorhandensein von Violett C oder Rosalin Hexamethylen. Freytag (1917) beobachtete in einem Fall von schwerer Verätzung der Hornhaut und Bindehaut Iritis, Glaskörpertrübungen, konzentrische Gesichtsfeldeinschränkung, zentrales Skotom für Grün und Herabsetzung des Lichtsinns. Heilung mit S $^5/_{15}$. Über einen Fall von Tintenstiftverletzung der Orbita bei einem $2^1/_2$jährigen Knaben, der mit einem Tintenstift in der Hand gefallen war und sich den Stift durch das Oberlid in die Orbita bis unter das Orbitaldach gestoßen hatte, berichtete Wissmann (1919). Es folgte chronische Orbitalgewebsentzündung, die trotz operativer Freilegung und Ausräumung des Herdes langwierig verlief. An dem entfernten Gewebe fand sich pathologisch-anatomisch Nekrose, Verschleppung der Farbstoffpartikelchen und demarkierende Entzündung.

Verletzung durch Tinte. Gelangt Tinte allein oder als Verunreinigung bei Verwundung durch Federn usw. auf oder in die Augengewebe, so hängt es ganz von der chemischen Beschaffenheit der Tinte ab, ob chemische Ätzung hervorgerufen wird oder nicht. Die nach älteren Vorschriften hergestellten Tinten, vor allem die Gallustinte, die aus Galläpfeln oder daraus hergestelltem Tannin und Eisensalzen besteht, sowie die Blauholztinte, Rotholztinte, sind chemisch relativ unschädlich, während die neuerdings viel verwandten Anilintinten, je nach dem benutzten Anilinfarbstoff, durchaus nicht unschädlich sind. Die zumal als Kopiertinten benutzten Tinten enthalten basische Anilinfarbstoffe und können, ins Auge geraten, ganz analoge Veränderungen der Bindehaut und Hornhaut hervorrufen, wie die Verletzung durch Tintenstifte (Kauffmann 1904, Vogt 1906).

Verletzungen mit unschädlicher Verunreinigung durch Tinte sind schon vorher angeführt, so S. 933 3 Fälle von Verunreinigung einer Hornhautwunde durch Tinte (Mayerhausen 1885, Feinstein 1901, Haas 1905), sowie S. 947 einer Skleralwunde (Oppenheimer 1903).

Bergmeister (1905) berichtete über 2 Fälle von Hornhautverletzung durch Tinte, wobei Hornhautinfiltrate und Iritis mit Hypopyon nachfolgten. Der Verlauf erschien gegenüber der sonstigen Gutartigkeit der Verletzung durch Tinte schwer. Experimente ergaben, daß die Tinte zur Nekrose von Hornhautlamellen führen hann. Die Prüfung der einzelnen Bestandteile erwies, daß die darin enthaltenen Eisensalze schädlich wirken. Lappenwunden können besonders leicht nekrotisch werden.

Experimentelle Untersuchungen über die Wirkung der Anilinfarbstoffe auf das Auge. Gräflin (1903) prüfte zahlreiche Anilinfarben auf ihre schädliche Wirkung am Kaninchenauge, indem er die Farbstoffe in Pulverform in die Augen mit einem Pinsel einstäubte. Er fand, daß die Wirkung verschiedener Farbstoffe durchaus nicht gleich ist, eine große Anzahl von Anilinfarben rief starke Ätzung am Auge hervor, während andere sich als unschädlich erwiesen. Als schädlich zeigten sich Kristallviolett, Viktoriablau, Malachitgrün,

Prune, Safranin, Ammanin, Rhodamin B und 6 G, Methylenblau. Unwirksam waren Kongo, Tartrazin, Direktblau, Direktschwarz, Eosin und Wasserblau.

Wurde das Pulver von Farbstoffen der ersten Gruppe eingeführt, so entstanden ausgesprochene Ätzungen an der Bindehaut und Hornhaut, doch von verschiedener Stärke. Am stärksten war die Ätzung durch Kristallviolett, Viktoriablau und Malachitgrün, wobei es zur Zerstörung des Auges mit Panophthalmie kam.

Die Wirkung auf das Kaninchenauge, besonders auf die Kornea, verlief durchweg schwerer als die Verätzungen, die bei den Arbeitern beobachtet wurden.

GRÄFLIN erklärte dies teils durch größere Widerstandslosigkeit des Kaninchenauges, teils durch den Umstand, daß bei Tieren die Pulver in großen Mengen im Auge verbleiben, während die Arbeiter meist, sowie die Verletzung erfolgt ist, die Augen auswaschen.

Die schädlichen Farbstoffe sind nach ihm die in Wasser löslichen Mineralsalze, während die für das Auge unschädlichen Anilinfarben die neutralen Salze der sauren Farbstoffe sind. GRÄFLIN nahm an, daß die leicht zerlegbaren Salze in der Tränenflüssigkeit sich spalten, daß die freiwerdenden Säuren mit der Tränenflüssigkeit fortgespült werden und die schwerlöslichen Basen im Konjunktivalsacke verbleiben und die Reizung hervorrufen.

KUWAHARA (1903) stellte Versuche mit verschiedenen Kopier- und Tintenstiften an und brachte die gepulverte Kopierstiftsubstanz oder eine wässerige Lösung in den Bindehautsack von Kaninchen. Er kam zu dem Resultat, daß in den gebräuchlichen Kopierstiften ein chemisch wirksamer Stoff vorhanden ist, der das Auge, vor allem die Hornhaut, in heftige Entzündung versetzt. Der Stoff ist das Methylviolett. Versuche mit Einstreuen von Methylviolett in Pulverform riefen tiefgehende Nekrose an den Lidern, der Bindehaut und Hornhaut mit Eiterung hervor. Ebenso deletär erwiesen sich Äthylviolett (Pyoktanin MERCK), Gentianaviolett und Eosin B A (GRÜBLER). Nach seinen Versuchen kann die Einteilung von GRÄFLIN nicht aufrecht erhalten werden.

VOGT (1905, 1906) stellte mit zahlreichen Anilinfarbstoffen Versuche an und brachte 4—8 mg des feingepulverten Farbstoffes mit einem Löffelchen in den Bindehautsack von weißen Kaninchen. In 85 Versuchen wurden 70 verschiedene Farbstoffe geprüft, und zwar 28 basische, 36 saure, 2 Salz- bzw. Beizfarbstoffe und 4 unlösliche. Er kam zu dem Resultat, daß die künstlichen Anilinfarben auf die Augenschleimhaut je nach ihrem chemischen Verhalten sehr verschieden einwirken. Die sauren, neutralen und Beizfarbstoffe erzeugen keine oder nur sehr geringe Reizerscheinungen. Alle basischen Farbstoffe rufen dagegen schwere Entzündungserscheinungen hervor, die sich bis zur Panophthalmie steigern können. Die basischen Farbstoffe zeigen unter sich verschiedene Grade der Giftigkeit, die mit der Basizität des Farbstoffes zunimmt. Die Löslichkeit der basischen Farbstoffe spielt eine Rolle, da die Schädlichkeit mit Abnahme der Löslichkeit in der Augenflüssigkeit abnimmt. Alle basischen Farbstoffe bilden mit Tannin unlösliche Verbindungen. Tierversuche ergaben eine günstige Wirkung und Aufhebung der Giftigkeit bei Anwendung von 5—10%iger Tanninlösung, während die Fälle, in denen mit Wasser, Kochsalzlösung, Sublimatlösung usw. gespült wird, eher schwerer verlaufen als die sich selbst überlassenen.

Versuche mit Tinten ergaben, daß die keine basischen Anilinfarbstoffe enthaltenden Tinten dem Auge unschädlich sind, während Tinten mit basischen Farbstoffen, wie Methylviolett, schwere Reizerscheinungen verursachen. Ebenso schädlich sind die basischen Farbstoff enthaltenden Kopier- oder Tintenstifte.

Eine von Vogt (1906) ausgeführte experimentelle Vergleichung der basischen Anilinfarbstoffe und ihrer zugrundeliegenden Anilinderivate ergab, daß deren schädliche Wirkung auf das Auge auf den Phenylrest in Verbindung mit der Amidogruppe zurückzuführen ist. Vermehrt wird die Schädlichkeit durch steigende Basizität der Verbindung, in weit höherem Maße jedoch durch Einführung von Alkylen in die Amidogruppe, und zwar geht sie mit der Zahl der eingeführten Alkyle parallel. Die Mineralsäure des basischen Farbstoffes beeinflußt dessen Schädlichkeit nicht und hat bloß die Aufgabe, den Farbstoff wasserlöslich und dadurch zur Einwirkung geeignet zu machen. Ebensowenig ist sie abhängig von der Vermehrung der im Molekül enthaltenen Benzolkerne.

Nitronaphthalin. Durch Einwirkung von Nitronaphthalindämpfen können Hornhautveränderungen im Lidspaltenbezirk mit Trübung und Sehstörung, meist aber ohne stärkere entzündliche Erscheinungen eintreten. In den schwersten Fällen kann die Hornhaut in dem erkrankten Bezirk undurchsichtig werden und Geschwürsbildung auftreten, auch wurden Linsentrübungen beobachtet (Caspar 1917). Sie wurden vor allem bei Arbeitern in Sprengstoffabriken beobachtet, die lange Zeit den Dämpfen ausgesetzt waren.

Frank (1898) beschrieb zuerst aus der Fuchsschen Klinik einen derartigen Fall. Bei einem Arbeiter aus einer Sprengstoffabrik fand sich ziemlich in der Hornhautmitte eine scheibenförmige Trübung im Epithel und in den oberflächlichsten Schichten mit Stichelung und feinsten Bläschen im Epithel, die zu Nebelsehen und Herabsetzung des Sehvermögens geführt hatte. Die Trübung ging allmählich zurück. Hanke (1899) berichtete über einen analogen Fall.

Silex (1901) beobachtete eine ähnliche Trübung, nachdem ein Gemisch von Nitronaphthalin mit Benzin einem Arbeiter mehrmals ins Gesicht gespritzt war. Subkonjunktivale Kochsalzinjektionen wirkten günstig.

Caspar (1917) berichtete über eine größere Anzahl verschieden schwerer Fälle, die bei Arbeitern der Sprengstoffabriken durch die Einwirkung der Dämpfe von Nitro- und Dinitronaphthalin veranlaßt waren.

Nitrophenole. Das Trinitrophenol — die Pikrinsäure — färbt die Gewebe gelb und kann zu Bindehautreizung führen.

Die als Sprengstoffe zum Füllen der Granaten, Handgranaten und Minen benutzten aromatischen Nitroverbindungen, vor allem die nitrierten Benzole, Phenole, Naphthaline, Toluole, Xylole, Anisole, führen bei Aufnahme durch die Lungen oder per os oder durch die besonders schwitzende Haut zu Vergiftungen mit indirekter Schädigung des Sehorgans, z. B. des Sehnerven. Doch gehe ich hier auf die Allgemeinvergiftungen und ihre Folgen für das Sehorgan nicht ein.

Dimethylsulfat. Der Schwefelsäuredimethylester, das Dimethylsulfat, das eine ölige farblose Flüssigkeit darstellt und in der chemischen Industrie gebraucht wird, besitzt stark ätzende Eigenschaften. Gewöhnlich wird die Schädigung hervorgerufen durch die Dämpfe des Dimethylsulfat, die auf die Schleimhäute, besonders der Respirationswege, stark ätzend wirken und an den Augen schwere entzündliche Veränderungen an der Bindehaut und Hornhaut hervorrufen.

Nach Einwirkung der Dämpfe fangen die Augen an zu schmerzen und zu tränen, es entwickelt sich bald Rötung und Schwellung der Lider, Chemosis, Rötung und Schwellung der Bindehaut, Lichtscheu, tiefe parenchymatöse Trübung der Hornhaut mit blasiger Ablösung des Epithels in der Hornhautmitte. An der Bindehaut können sich kleine stecknadelkopfgroße Ätzschorfe zeigen. Die Entzündung erreicht nach 1—2 Tagen ihren Höhepunkt und geht langsam zurück. Feine Hornhauttrübungen können zurückbleiben. Bei weniger starker Einwirkung ist die Reizung geringer und nur die Bindehaut betroffen.

Spritzt das flüssige Dimethylsulfat in das Gesicht und Auge, so können schwere Ätzungen mit Nekrose zustande kommen.

Bei längerer und intensiver Einwirkung der Dämpfe können die Schleimhäute des Nasen-Rachenraums sowie die Luftwege schwere Veränderungen mit weißlichen Plaques und starker Rötung aufweisen, und selbst Pneumonie mit tödlichem Ausgang kann eintreten.

Die ersten Beobachtungen über die Ätzung durch Dämpfe von Dimethylsulfat sind von WEBER (1901) mitgeteilt und weitere Fälle von ERDMANN (1908, 1909) und ADAMS und CRIDLAND (1910).

WEBER (1901) stellte Versuche an Tieren an und fand, daß Dimethylsulfat, auf die Haut gebracht, bis zur Verschorfung gehende Ätzung hervorruft, und daß bei Einwirkung der Dämpfe lokale heftige Ätzung und durch Resorption Allgemeinerscheinungen veranlaßt werden. Die an den Augen bei Einwirkung der Dämpfe eintretenden Veränderungen entsprechen den am Menschen beobachteten.

ERDMANN (1908, 1909) stellte, um die feineren Veränderungen an der Hornhaut kennen zu lernen, zahlreiche Versuche an Kaninchen und Meerschweinchen mit verschieden langer Beobachtungszeit an und erzielte durch Einwirkung der Dämpfe analoge Veränderungen wie beim Menschen mit parenchymatöser Hornhautquellungstrübung und Abhebung des Epithels. Anatomisch fand er eine hydrophische Degeneration und Ablösung des Endothels und nahm an, daß infolge der Endothelschädigung das Kammerwasser in die Hornhaut eindringt und eine Quellungstrübung hervorruft und daß dann weiterhin das durch Einwirkung der Dämpfe in seinen Basalzellen geschrumpfte und gelockerte Hornhautepithel sekundär abgelöst wird. Die Iris war stark hyperämisch, auch an den Ziliarfortsätzen fanden sich Hyperämie und feine Epithelblasen.

Brachte ERDMANN (1909) flüssiges Dimethylsulfat auf das Auge, so zeigte sich sofortige weißgraue Verschorfung der Oberfläche und es kam weiterhin zu starker Trübung der Hornhaut, fibrinöser Iritis, nekrotischem Zerfall der Hornhaut und Ausgang in Phthisis bulbi.

Amylnitrit (salpetrigsaurer Amylester, Amylium nitrosum).

SHUMWAY (1903) berichtete über einen Fall, bei dem Amylnitrit zur Bekämpfung eines epileptischen Anfalls eingeatmet werden sollte. Bei der hastigen Anwendung spritzte es ins Auge des Kranken. Es folgte eine schwere Verätzung der Hornhaut mit Nekrose, Abstoßung, Perforation und Verlust des Auges. Wahrscheinlich war das bereits lange gebrauchte Amylnitrit in Salpetersäure und andere Bestandteile zersetzt.

Äthylenchlorid. Nach Inhalation von Äthylenchlorid beim Hunde wurde hochgradiges und langdauerndes Hornhautödem durch Ablösung des hydropisch degenerierten Endothels von Dubois und Roux (1887) beobachtet, die auf resorptivem Wege entstanden war. Erdmann (1913) wiederholte die Versuche und fand, daß nach Inhalation oder subkutaner Injektion von Äthylenchlorid sich beim Hunde, nicht dagegen beim Kaninchen und Meerschweinchen, eine parenchymatöse Trübung der Hornhaut infolge von Schädigung des Endothels entwickelt. Die direkte Einwirkung von Äthylenchloriddämpfen auf das äußere Auge ergab eine mit stark entzündlicher Reaktion verlaufende Schädigung der Hornhaut infolge von Schrumpfungserscheinungen und nachfolgendem Ödem der geschädigten Partie.

Ätzende Wirkung haben die Trichloressigsäure (Acidum trichloraceticum) und das Chlorbenzol (Schwarz 1903). Durch Petroleum können stärkere Reizung der Bindehaut und feine Hornhautveränderungen veranlaßt werden, wie ich in einem Fall beobachtet habe.

Eine besonders starke Reizwirkung auf die Schleimhäute und die äußere Haut besitzt das Zweifach-Chlorschwefeläthyl, Dichloräthylsulfid, Thiodiglykolchlorid (Victor Meyer 1886, Leber 1891, Flury 1921, daselbst Wessely p. 421, Jess, Kriegsaugenheilkunde Bd. V), das im Weltkriege als Kampfgasstoff (Gelbkreuzstoff, Senfgas, Mustard, Yperit) eine große Rolle spielte. Ich verweise auf § 213 S. 1669.

Literatur zu § 213—221.

1830. 1. Mackenzie, Practical treatise on the diseases of the eye. London.
  2. Rosas, Handbuch der therapeutischen und praktischen Augenheilkunde. Wien.
1837. 3. Fricke, Über den äußeren Gebrauch des Kalomels bei Augenentzündungen und eine dabei gemachte interessante Beobachtung. Hamb. Zeitschr. V, 3.
1840. 4. Thomson, Die Hornhauttrübungen nach Schwefelsäureverätzung. Lancet. II. p. 209.
1841. 5. Thomson, Die Wirkung der Schwefelsäure auf die Kornea. Lancet. 31. Oktober.
  6. Souchard, Observ. d'un empois. par l'ammoniaque. Ann. d'hyg. publique. XXV.
1847. 7. Desmarres, Traité théorique et pratique des maladies des yeux. Paris.
1851. 8. Coursserant, Über eine durch Kalk hervorgerufene Suppuration des Augapfels. Gaz. des hôp. No. 8.
  9. Jäger, Star und Staroperation. Wien.
1855. 10. Deval, Verletzung der Hornhaut durch Schwefelsäure, Bleiinkrustationen. Bull. gén. de thérap. XLV.
  11. v. Graefe, Einige außergewöhnliche Verletzungen. v. Graefes Arch. f. Ophthalmol. II, 1. S. 235.
  12. Gosselin, Mémoire sur le trajet intraoculaire des liquides absorbés à la surface de l'œil. Gaz. hebd. 9. u. 16. Sept.
  13. Gosselin, Mémoire sur l'ophtalmie causée par la projection de la chaux dans l'œil. Arch. gén. de méd. IV. p. 513. Nov.
1857. 14. Vose Salomon, Brit. med. Journ. p. 64.
1859. 15. Junge, Ophthalmologisch-mikroskopische Notizen. v. Graefes Arch. f. Ophthalmol. V, 2. S. 197.
  16. White Cooper, On wounds and injuries of the eye. London.

1864. 17. Zander und Geißler, Die Verletzungen des Auges. Leipzig und Heidelberg.

1866. 18. Noyes, Americ. Journ. of med. sciences. LII. p. 582.

1867. 19. Lawson, Injuries of the eye, orbit and eyelids. London.

1869. 20. de Gouvêa, Beiträge zur Pathologie und pathologischen Anatomie der Kalkverbrennung der Hornhaut. Arch. f. Augenheilk. I. S. 106.

1872. 21. Hutchinson, Severe ulceration of corneae, caused by the dust given of by Podophyllin Root whilst being ground. Eruption on the skin from the same cause. Med. Times and Gaz. XLV. p. 516.

22. Piéchaud, Kératite ulcéreuse produite par la poudre d'arsenic. Journ. d'Opht. I. p. 561.

1873. 23. Heiberg, Försölvning af conjunctiva. Norsk. Magaz. f. Lägevid. 3. R. III. p. 528.

1874. 24. Brithin Archer, Versuche über Tätowierung der Hornhaut. v. Graefes Arch. f. Ophthalmol. XX, 1. S. 225.

25. Heckel, Étude sur les taches métalliques de la cornée. Traitement de ces taches par les dissolvants chimiques. Journ. de thérap. de Gubler. Nr. 8. Ref.: Jahresb. f. Ophthalmol. S. 311.

26. Hirschberg, Klinische Beobachtungen. S. 94.

27. Mathewson, The use of the salts of lead in eye-washes. Med. Record. p. 589.

28. Poncet, De l'eau sucrée dans les lésions oculaires produites par de la chaux. Lyon méd. No. 18. p. 527.

29. Raymond, Gaz. méd. de Paris. 4. III. p. 356.

1875. 30. Arlt, Über die Verletzungen des Auges usw. Wien.

31. Pufahl, Kalkverbrennung. Kasuistische Mitteilungen. Deutsche Zeitschr. f. d. ges. Med.

32. Stöter, Über die Verbrennungen des Auges. Inaug.-Diss. Bonn.

1876. 33. Kleinschmidt, Über Keratitis bullosa. Inaug.-Diss. Bonn.

34. Saemisch, Krankheiten der Konjunktiva. Dieses Handb. 1. Aufl. Bd. IV.

1878. 35. Pflüger, Augenklinik in Bern. Bericht über das Jahr 1877. Bern.

1879. 36. McDowell, Oyster-shucker's corneitis. Virginia med. Monthley. Febr. Klin. Monatsbl. f. Augenheilk. S. 199.

37. Heisrath, Zur Frage nach der Ursache des Glaukoms. Zentralbl. f. d. med. Wissensch. Nr. 43.

38. Schlaefke, Zum Gebrauch von Jodkalium und Kalomel in der Augenheilkunde. v. Graefes Arch. f. Ophthalmol. XXV, 2. S. 251.

39. Walton, On chemical injury to the surface of the eye with quick time destruction of the eye. Med. Press. XXVII. 12. Febr.

1880. 40. Brionne, Contributions à l'étude des brûlures de l'œil. Thèse de Paris.

41. Knies, Argyria oculi. Klin. Monatsbl. f. Augenheilk. S. 165.

42. Yvert, Traité pratique et clinique des blessures du globe de l'œil. Paris.

1881. 43. v. Hasner, Die Verletzungen des Auges in gerichtsärztlicher Hinsicht. Handb. d. gerichtl. Med. v. Maschka.

44. Dobrowolsky, Ätzung der Konjunktiva mit Kali causticum anstatt Lapis mitigatus. Klin. Monatsbl. f. Augenheilk. S. 161.

45. Kramsztyk, Über die Entfernung der metallischen Niederschläge aus der Hornhaut. Gazeta lekarska. No. 25.

46. Landolt, Un nouveau cas de blépharoplastie suivant notre procédé. Arch. d'ophtalmol. I. p. 111.

47. Lewin und Rosenthal, Arch. f. path. Anat. LXXXV.

48. Reich, Siderosis conjunctivae. Zentralbl. f. prakt. Augenheilk. S. 133.

49. Talko, Über Augenbeschädigungen bei Militärpflichtigen. Gazeta lekarska. Ref.: Zentralbl. f. prakt. Augenheilk. S. 386.

50. Talko, Ophthalmologische Kasuistik. Medycyna. No. 25. (Jahresb. d. ophth. Lit. Polens.) Zentralbl. f. prakt. Augenheilk. S. 407.

1882. 51. **Bellouard**, Kératite professionnelle. Incrustations plombiques de la cornée. Arch. d'ophtalmol. p. 1.

52. **Hotz**, Schlimme Folgen einer Kalomeleinstäubung ins Auge. Arch. f. Augenheilk. XI, 4. S. 400.

53. **Tosswill, H.**, On a case of ectropion successfully treated by transplant. of skin from the arm. Brit. med. Journ. 7. Jan.

54. **Mackinlay**, Total symblepharon of left lower lid cured by Teale's operation. Transact. of the ophthalmol. soc. of the united kingdom. II. p. 6.

55. **de Wecker**, L'ophtalmie purulente factice produite au moyen du jequirity ou liane à réglisse. Ann. d'oculist. LXXXVIII. p. 24.

56. **Weinberg**, Des brûlures du globe oculaire par agents chimiques. Recueil d'ophtalmol. p. 366.

1883. 57. **Goldscheider**, Kaustische Wirkung eingepuderten Kalomels auf die Augenbindehaut. Berl. klin. Wochenschr. S. 601.

58. **Haltenhoff**, Troisième rapport de la clinique ophtalmique du Molard. Genève.

59. **v. Hippel**, Über die Jequirity-Ophthalmie. v. Graefes Arch. f. Ophthalmol. XXIX, 4. S. 231.

60. **Homburg**, Beitrag zur Kasuistik und Statistik der Augenverletzungen. Inaug.-Diss. Berlin.

61. **Mayerhausen**, Ausgedehnte Apoplexie der Hornhaut. Zentralbl. f. prakt. Augenheilk. Sept.

62. **Sattler**, Über die Natur der Jequirity-Ophthalmie. Klin. Monatsbl. f. Augenheilk. S. 207.

63. **Talko**, Kaustische Wirkung des Hydrarg. chlor. mit. auf die Konjunktiva. Jahresb. über d. ophth. Lit. Polens für 1883. Zentralbl. f. prakt. Augenheilk. S. 407.

1884. 64. **Deutschmann**, Zur Pathogenese der sympathischen Ophthalmie. v. Graefes Arch. f. Ophthalmol. XXX, 3. S. 77.

65. **Buchmann**, Ein Beitrag zur Kasuistik der Bulbusverletzungen. Inaug.-Diss. Greifswald.

66. **da Fonseca**, Brûlure des yeux par la formation subite de la jodure de mercure chez une malade, sans l'influence d'un traitment interne par jodure d'ammonium et d'applications dans l'œil de calomel en poudre. Arch. d'opht. de Lisb. No. 4.

67. **Gühmann**, Die Kalkverletzung des Auges. Inaug.-Diss. Breslau.

68. **Szili**, Über Augenverletzungen. Arch. f. Augenheilk. XXII. S. 33.

69. **Rumszewicz**, Ein Fall von Apoplexie der Kornea. Medycyna. No. 42. S. 693. (Jahresb. d. ophth. Lit. Polens.) Zentralbl. f. prakt. Augenheilk. S. 604.

70. **Talko**, Kaustische Wirkung des Kalomels auf die Bindehaut des Auges. Zentralbl. f. prakt. Augenheilk. S. 398.

71. **Warden and Waddel**, The non-bacillar nature of abrus-poison, with observations on its chemical and physiological properties. Bengal secretarial Press and Monography Calcutta. 1884. Arch. f. Pharmak. 1888. CCXXII. p. 939.

1885. 72. **Dehenne**, Considérations sur les traumatismes oculaires. Recueil d'ophtalmol. p. 1.

73. **Dimmer**, Ein Fall von Blasenbildung auf der Kornea. Klin. Monatsbl. f. Augenheilk. S. 312.

74. **Dolgenkow**, Verbrennung der Bindehaut bei gleichzeitiger Anwendung von Jod und Quecksilber. Westnik Ophth. No. 2. S. 220.

75. **Herschel**, Schwefelsäureverbrennung beider Augen. (Ärztl. Verein zu Hamburg. 13. Jan.) Dtsch. med. Wochenschr. Nr. 15.

76. **Schieß-Gemuseus**, 22. Jahresbericht der Augenheilanstalt. Basel.

1885. 77. Hoffmann, Über Keratitis und die Entstehung des Hypopyon. Bericht über d. 17. Vers. d. Ophth. Ges. Heidelberg. S. 67.

78. Inouye, Behandlung arsenikhaltiger Fremdkörper in der Kornea mit Kalilösung. Arch. f. Augenheilk. XVI. S. 68.

79. Schuschny, Indigo fölvétele a szembre. Szemészet. No. 3. p. 50.

1886. 80. Trousseau, Conjunctivitis chrysophanica. Bull. et mém. de la soc. franç. d'ophtalmol. Ref.: Zentralbl. f. prakt. Augenheilk. X. S. 381.

81. Hirschberg, Konjunktivitis nach Resorzinsalbe. Zentralbl. f. prakt. Augenheilk. X. S. 381 Anm.

82. Crozat, Étude expérimentale de l'action du nitrate d'argent. Thèse de Lyon.

83. Fano, Cautérisation de conjonctivite par l'ammoniaque. Journ. de méd. et de chirurg. p. 222.

84. Lehmann, Experimentelle Studien über den Einfluß technisch und hygienisch wichtiger Gase und Dämpfe auf den Organismus. Arch. f. Hyg. V, 1. S. 1. VII.

85. Meyer, V., Über Thiodiglykolverbindungen. Ber. d. Dtsch. Chem. Ges. XIX. S. 3259.

1887. 86. Dubois et Roux, Compt. rend. de Soc. de Biol. IV. p. 584.

87. Herrnheiser, Mitteilungen aus der Klinik des Herrn Prof. Sattler. Symblepharon nach Kalkverätzung. Prager med. Wochenschr. Nr. 37.

88. Licharewsky, Zur Kasuistik der künstlichen Verletzungen der Augen. Westnik Ophth. IV, 2. S. 126.

89. Rampoldi, Strana simulazione di morbo oculare. Ann. di ottalmol. XVI. p. 23.

1888. 90. Lewin, Das Hayagift und das Erythrophlaein. Virchows Arch. f. pathol. Anat. CXI. S. 576 u. Berl. klin. Wochenschr. Nr. 4.

91. Bernheimer, Zur Kenntnis der anästhesierenden Wirkung des Erythrophlaeinum muriaticum. Klin. Monatsbl. f. Augenheilk. S. 91.

92. Silex, Fall von Violettfärbung des ganzen äußeren Auges. Arch. f. Augenheilk. XVIII. S. 192.

93. Thomsen, Akute Konjunktivitis durch Anilin. Lancet. I. 14. April.

1889. 94. Abadie, Symblépharon rebelle guéri par transplantation d'un lambeau de muqueuse buccale. (Soc. franç. d'ophtalmol.) Recueil d'ophtalmol. p. 285.

95. Behring, Zeitschr. f. Hyg. S. 173 u. 1890. S. 423.

96. Földessy, Ein Fall von Sublimatverätzung der Konjunktiva und konsekutive Intoxikation. Wien. med. Wochenschr. Nr. 29. S. 1044.

97. Kobert, Arbeiten des pharmakologischen Instituts zu Dorpat. 2. Stillmark: Über Rizin. S. 58. Stuttgart, Enke.

98. Martin, Report on proteid poisons with special reference to that of the Jequirity. Brit. med. Journ. II. p. 184.

99. Ratton, Local irritation by ptomaines. Brit. med. Journ. 2. Febr.

100. Saemisch, Über Verletzungen des Auges. Beobachtungen aus der Augenklinik in Bonn. Klin. Jahrbücher. S. 188.

101. Schaeche, Über eitrige Panophthalmitis nach Kalkverletzung des Auges. Inaug.-Diss. Freiburg.

102. Springfeld, Über die giftige Wirkung des Blutserums des gemeinen Flußaales. Inaug.-Diss. Greifswald.

103. Staderini, Die anästhesierende Wirkung des Krötengiftes auf das Auge. Ann. di Ottalm. Ref.: Zentralbl. f. prakt. Augenheilk. S. 342.

104. Uter, Über Verbrennung des Auges durch Alkalien. Inaug.-Diss. Freiburg i. Br.

105. Webster, D., A case in which croton-oil liniment was accidentally applied to the eye. Philad. The med. Regist. 12. Jan.

1890. 106. **Blaschko**, Die Berufsdermatosen der Arbeiter. Deutsche med. Wochenschrift. Nr. 22.

107. **D'Oench**, Violettfärbung der Konjunktiva nach Verletzung. Med. Monatsschr. II. S. 480.

108. **Eversbusch**, Über die Anwendung der Antimyotika in der Augenheilkunde. Zentralbl. f. prakt. Augenheilk. S. 65.

109. **Kobert**, Über Abrus precatorius. Sitzungsber. d. Dorpater Naturforscher-Gesellschaft.

1 0. **Meurer**, Ätzung der Bindehaut des Auges durch Quecksilberpräzipitat bei gleichzeitigem äußerlichem Gebrauch von Jodkalium. Arch. f. Augenheilk. XXII. S. 24.

111. **Michel**, Lehrbuch der Augenheilkunde. 2. Aufl. Wiesbaden, Bergmann.

112. **Stilling**, Anilinfarbstoffe als Antiseptika und ihre Anwendung in der Praxis. Erste Mitteilung. Straßburg i. E. Revue gén. d'ophtalmol. p. 145 u. 241. Berl. klin. Wochenschr. S. 531.

113. **Scheffels**, Über Pyoktaninbehandlung von Kornealgeschwüren. Berl. klin. Wochenschr. Nr. 28.

114. **Braunschweig**, Ein Beitrag zur Kenntnis des Pyoktanin. Fortschr. d. Med. S. 405.

115. **Gallemaerts**, De l'emploi de la pyoktanine etc. Ann. d'oculist. CIV. p. 55.

116. **Peters**, Ein Fall von Idiosynkrasie gegen Quecksilberpräparate. Zentralbl. f. prakt. Augenheilk. S. 293.

1891. 117. **de Bovis**, Contribution à l'étude clinique des brûlures de l'œil. Thèse de Lyon. (Enthält zahlreiche Literaturangaben.)

118. **Thirion**, Contribution à l'étude clinique des brûlures de l'œil. Thèse de Montpellier. (Enthält zahlreiche Literaturangaben.)

119. **Fromm**, Symblepharon. Dtsch. med. Zeit. S. 1112.

120. **Ehrlich**, Experimentelle Untersuchungen über Immunität. Dtsch. med. Wochenschr. Nr. 32 u. 44.

121. **v. Hippel**, Ein Fall von erfolgreicher Transplantation der Hornhaut. Berl. klin. Wochenschr. Nr. 19. S. 466.

122. **Leber**, Die Entstehung der Entzündung usw. Leipzig, Wilhelm Engelmann.

123. **Mellinger**, Experimentelle Untersuchungen über die Entstehung der in letzter Zeit bekannt gewordenen Trübungen der Hornhaut nach Starextraktion. v. Graefes Arch. f. Ophth. XXXVII, 4. S. 159.

124. **Theobald**, Two cases of successful skin-grafting upon the eyelid by Thierschs method. Transact. of the Americ. ophthalmol. soc. 27. meet. p. 183.

1892. 125. **Baldinger**, A case of chemical or caustic traumatism of eye-ball and eye-lids and the efficacy of massage in clearing the cornea of traumatic opacities. Ophth. Record. I. p. 328.

126. **Lehmann**, Arch. f. Hyg. XIV.

127. **Reynolds**, Burns of the eyes. Journ. Amer. med. Assoc. Chicago. p. 672.

128. **Risley**, Burn and abscess of the cornea. Polyclin. Philad. I. p. 93.

129. **Simon**, Ein Fall von kornealen Neubildungen. Zentralbl. f. prakt. Augenheilk. S. 193.

130. **Strohschein**, Über die Behandlung der Kalkverbrennung des Auges. Zeitschr. f. ärztl. Landpraxis. I. S. 148. Frankfurt a. M.

131. **Santos Fernandez**, Chronica med.-quir. de la Habana. Marzo.

1893. 132. **Birnbacher**, Zwei auf chemischem Wege geheilte Fälle atypischer Kalkpräzipitationen in der Hornhaut. Klin. Monatsbl. f. Augenheilk. S. 183.

133. **Franke**, Verbrennung und Anätzung des Auges. Vorstellung im ärztl. Verein zu Hamburg. Zentralbl. f. prakt. Augenheilk. S. 544.

1893. 134. **Choksy**, Burns of both eyes through liquor ammoniae fortior. Indian med.-chir. Record. Bombay. I. p. 160.

135. **Carpenter**, Severe burn of the conjonctiva by the installation of calomel giving jodide of potassium internally. Philadelphia Policlin. 15. January.

136. **Friedenwald and Crawford**, Calomel conjunctivitis. Amer. Journ. of Ophthalmol. p. 239.

137. **Blessig**, Über Verletzungen des Auges. Mitt. aus der Petersburger Augenheilanstalt.

138. **Franke**, Folgezustände von Verbrennung bzw. Anätzung des Auges. Dtsch. med. Wochenschr. S. 1315.

139. **Heß**, Klinische und anatomische Studien über Fädchenkeratitis. v. Graefes Arch. f. Ophthalmol. XXXIX, 4. S. 202.

140. **Knappitsch**, Mitt. d. Vereins d. Ärzte zu Steiermark. S. 73. Wien. med. Wochenschr. S. 350. Ref.: Pichler, Zeitschr. f. Augenheilk. XXIII. S. 301. 1910.

141. **Percy Adams**, On a special form of ophthalmia to which hop-pickers are liable. Brit. med. Journ. 13. Mai.

142. **Valude**, Un nouvel antiseptique, l'aldéhyde formique. Bull. et mém. de la soc. franç. d'ophtalmol. XI. p. 516.

1894. 143. **Gepner**, Formaldehyd als Augenwasser. Zentralbl. f. prakt. Augenheilk. S. 161.

144. **Mörner**, Untersuchung der Proteinsubstanzen in den lichtbrechenden Medien des Auges. Zeitschr. f. physiol. Chemie. XVIII. Ref.: Zentralbl. f. prakt. Augenheilk. S. 126.

145. **Pansier**, Brûlure de la cornée par la chaux éteinte; irido-chorioidite consécutive; traitement par les courant continus. Nouveau Montpellier méd. III. p. 195.

146. **Trousseau**, Brûlures de l'œil par les vapeurs d'ammoniaque. France méd. No. 47. p. 744.

147. **Topolanski**, Die Ätiologie der bandförmigen Hornhauttrübung. Wien. klin. Wochenschr. Nr. 6.

1895. 148. **Bentzen**, Über experimentelles Glaukom bei Kaninchen usw. v. Graefes Arch. f. Ophthalmol. XLI, 4. S. 42.

149. **Randolph**, A clinical and experimental study of the so-called oyster-shuckers keratitis. Transact. of the Americ. ophthalmol. soc. Thirty-first annual meeting. New London. p. 313.

150. **Trousseau**, Brûlures de l'œil par les vapeurs d'ammoniaque. (Soc. de méd. de Paris. 10. Nov. 1894. Disc.: Abadie.) Ann. d'oculist. CXIII. p. 55.

1896. 151. **Hoor**, Die Verwendbarkeit des Äthylendiaminsilberphosphats in der ophthalmologischen Praxis. Klin. Monatsbl. f. Augenheilk. S. 225.

152. **Krienes**, Beiträge zu den Verletzungen des Auges. Festschrift zur 100jährigen Stiftungsfeier des med.-chir. Friedrich Wilhelm-Instituts.

153. **Hoppe**, Die Verletzungsgefahr der Augen im Baugewerbe. Klin. Monatsbl. f. Augenheilk. S. 71.

154. **Nuel**, Arch. d'Opht. XVI.

1897. 155. **Hilbert**, Zur Kenntnis der Iritis toxica. Zentralbl. f. prakt. Augenheilk. S. 53.

156. **Senn**, Typische Hornhauterkrankungen bei Anilinfärbern. Korrespondenzbl. f. Schweizer Ärzte. Nr. 6.

1898. 157. **Andreae**, Beiträge zur Kenntnis der Kalkverletzungen des Auges. Inaug.-Diss. Bonn.

158. **Darier**, Ann. d'oculist. CXX. p. 137.

159. **Frank**, Hornhautveränderungen nach Einwirkung von Nitronaphthalin. Deutschmanns Beiträge z. Augenheilk. Heft 31. S. 93.

160. **Roques**, Clin. ophtalmol. 25. juillet.

1899. 161. **Andreae**, Die Verletzungen des Sehorgans mit Kalk und ähnlichen Substanzen. Leipzig, Wilhelm Engelmann. (Daselbst ausführl. Lit.)

162. **Hanke**, Die Nitronaphthalintrübung der Hornhaut. Wiener klin. Wochenschr. Nr. 27. S. 725.

163. **Hoppe**, Argyrosis. v. Graefes Arch. f. Ophthalmol. XLVIII, 3. S. 660.

164. **May**, Bericht über die in den Jahren 1890—1898 behandelten Fälle von Kalkverletzung des Auges. Inaug.-Diss. Gießen.

165. **Mock**, Kalziumkarbid im Bindehautsack. (Nürnberger med. Ges.) Münch. med. Wochenschr. S. 1163.

166. **Praun**, Die Verletzungen des Auges. Wiesbaden, Bergmann.

167. **Schmidt-Rimpler**, Pseudotrachom durch Pflanzenhärchen veranlaßt. (Med. Ges. in Göttingen.) Dtsch. med. Wochenschr. S. 143.

168. **Markus**, Ein Fall von Konjunktivitis mit Knötchenbildung, hervorgerufen durch eingedrungene Pflanzenhaare. Zeitschr. f. Augenheilk. II. S. 34.

169. **Waller Zeper**, Über Haut- und Augenaffektion bei Personen, die Hyazinthenzwiebeln bearbeiten. (Vorläufige Mitteilung.) Klin. Monatsbl. f. Augenheilk. S. 480.

1900. 170. **Djelow**, Epitheliom des rechten Unterlides mit Extract. fluid. chelidon. maj. behandelt. (Petersburger Ophth. Ges. 7. Mai 1898.) Westnik Ophth. XVI. S. 468 u. Petersburger med. Wochenschr. Lit.-B. 1. S. 6.

171. **Edel**, Betriebsunfall und Gefäßerkrankung. Ärztl. Sachverständigenzeitung. Nr. 8.

172. **Peters**, Augenerkrankung durch Primula sinensis. (Sitzungsbericht d. Niederrheinischen Ges. f. Natur- u. Heilk. zu Bonn.) Zentralbl. f. prakt. Augenheilk. S. 302.

173. **Hilbert**, Ein Fall von toxischer Iritis. Wochenschr. f. Therapie u. Hygiene d. Auges. Nr. 24.

174. **Katz**, Augenverletzung durch Kalziumkarbid. Dtsch. med. Wochenschr. Nr. 45.

175. **Pergens**, Argyrosis der Konjunktiva bei Protargolgebrauch. Klin. Monatsbl. f. Augenheilk. XXXVIII. S. 256.

176. **Manzutto**, Über primäre und traumatische gürtelförmige Hornhauttrübung. Deutschmanns Beiträge z. Augenheilk. Heft 44. S. 1.

177. **Myssowski**, Über künstliche Augenverletzungen bei Rekruten. Wojenno-med. Journ. LXXVIII. Heft 6. S. 1731.

178. **Sujew**, Über künstlich erzeugte Hornhautflecken. Wojenno-med. Journ. LXXVIII. Heft 1. S. 53.

179. **Schmidt-Rimpler**, Über Kalkverletzungen der Augen. Berlin. klin. Wochenschr. Nr. 36.

180. **Simi**, Ottalmia bifurinica. Boll. d'ocul. XX. Nr. 2.

181. **Stützer**, Die erste Hilfeleistung durch Laien bei Kalk- bzw. Mörtelverletzungen des Auges. (Med. Ges. zu Göttingen. 14. Juni.) Zentralbl. f. prakt. Augenheilk. S. 388.

182. **Tyson**, Anilinfärbung der Kornea und Konjunktiva bei einem 5jährigen Knaben, der sich beim Spielen das Auge mit einem Anilinstifte gefärbt hatte. (Acad. of Med. New York. 15. Okt.) Arch. f. Augenheilk. XLIII. S. 212.

183. **Valenti**, Sulla azione di alcune sostanze tossiche sulla congiuntiva oculare. Arch. di ottalmol. VIII. p. 20.

184. **Wicherkiewicz**, Ein weiterer Beitrag zur Protargolwirkung in der Augenheilkunde. Postep. Okul. p. 319. Ref.: Zeitschr. f. Augenheilk. IV. S. 237.

185. **Wolffberg**, Wochenschr. f. Therapie u. Hygiene. 4. Okt.

1901. 186. **Eaton**, Chemical precipitate in the cornea from Methylen-blue and Protargol. Ophth. Record. p. 266.

1901. 187. Feinstein, Ein in bezug auf die Therapie interessanter Fall von Horn-
    hautverletzung. Postemp okul. No. 12.
188. Kobert, Uber die sogenannten Giftprimeln. Deutsche Ärzteztg. Nr. 1.
    Ref.: Zentralbl. f. prakt. Augenheilk. S. 253.
189. Mitsiyasu Inouye, Über Kalomelkonjunktivitis. Ophth. Klinik. Nr. 18.
190. Moissonnier, Ophtalmie causée par l'ecballium élatérium. Clinique
    Opht. p. 266.
191. Moissonnier, Ophthalmie, hervorgerufen durch die Eselsgurke (Ec-
    ballium elaterium). Ophth. Klinik. Nr. 19.
192. Neustätter, Eine Verletzung des Auges durch Senföl. Zentralbl. f.
    prakt. Augenheilk. S. 196.
193. Ovio, Chemische Ätzung der Kornea bei Kaninchen. Padua. Tip.
    Cresoini. Ref.: Zentralbl. f. prakt. Augenheilk. S. 507.
194. Pick, Ein Fall von gewerblicher Senfschädigung der Augen. Zentralbl.
    f. prakt. Augenheilk. S. 363.
195. Römer, Experimentelle Untersuchungen über Abrin (Jequiritol)-Immuni-
    tät als Grundlagen einer rationellen Jequiritytherapie. v. Graefes Arch.
    f. Ophthalmol. LII. S. 72. (Daselbst weitere Literatur.)
196. Schwenk, Über die Endausgänge der Kalkverletzungen des Auges auf
    Grund von Beobachtungen an der Straßburger Universitäts-Augen-
    klinik. Inaug.-Diss. Straßburg.
197. Silex, Über die Nitronaphthalintrübung der Kornea. Zeitschr. f. Augen-
    heilk. V. S. 178.
198. Trousseau, Brûlures de l'œil par les vapeurs d'ammoniaque. Journ.
    de méd. prat. p. 209. Ref.: Revue gén. d'ophtalmol. p. 369 et Clin.
    ophtalmol. p. 34.
199. Weber, Über die Giftigkeit des Schwefelsäuredimethylester (Dimethyl-
    sulfat). Arch. f. experim. Path. u. Pharmak. XLVII. S. 113.
1902. 200. Le Blanc, Ein Fall von sekundärer Osteomyelitis der Orbitalwand.
    Inaug.-Diss. Berlin.
201. Guillery, Über die Kalktrübung der Hornhaut und ein Verfahren zu
    ihrer Aufhellung. Arch. f. Augenheilk. XLIV, 4. S. 310.
202. Hoppe, Erste Hilfe (Selbsthilfe) bei Kalkverletzung des Auges im Bau-
    gewerbe. Zentralbl. f. prakt. Augenheilk. Februar. S. 33.
203. Mendel, Fall von Kalkätzung des Auges. Zentralbl. f. prakt. Augen-
    heilk. S. 19.
204. Rosenthal, Über die nach Kalkinsulten auftretenden Hornhaut-
    trübungen. Zeitschr. f. Augenheilk. VII. S. 126.
205. Huß, Über den Einfluß des Wasserstoffsuperoxyd (Merck) auf das Auge
    und dessen Verwendbarkeit in der Augentherapie. Klin. Monatsbl. f.
    Augenheilk. XL. (II. Bd.) S. 333.
206. Rocca Serra, De l'action malfaisante du podophyllin sur l'œil par
    contact direct. Thèse de Paris.
207. Stocké, Augenentzündung durch Raupen. Ophth. Klinik. Nr. 1.
1903. 208. Alonso, Un caso de quemadura de un ojo con potassa caustica y de
    miopia traumática. Anales de Oftalm. Juni. Ref.: Revue gén. d'Opht.
    1904. p. 83.
209. Cathoire, Conjonctivite provoquée par la poudre d'ipéca. Journ.
    méd. de Bruxelles. 30. avril. Ref.: Revue gén. d'Opht. 1904. p. 155.
210. Eversbusch, Augenkrankheiten. Handb. d. Therapie v. Penzoldt u.
    Stintzing. II. 3. Aufl.
211. Gräflin, Experimentelle Untersuchungen über den schädlichen Ein-
    fluß von pulverförmigen Anilinfarben auf die Schleimhaut des Ka-
    ninchenauges. Zeitschr. f. Augenheilk. X. S. 193.
212. Hilbert, Über Einwirkung der Kanthariden auf das Auge. Wochen-
    schrift f. Therapie u. Hygiene. Nr. 25.

1903. 213. **Kuwahara**, Experimentelle und klinische Beiträge über die Einwirkung von Anilinfarben auf das Auge. Arch. f. Augenheilk. XLIX. S. 157.

214. **Natanson**, Verletzungen der Augen durch anilinfarbstoffhaltige Gegenstände. (Moskauer augenärztl. Ges.) Klin. Monatsbl. f. Augenheilk. 1906. XLIV. (II. Bd.) S. 335.

215. **Oppenheimer**, Über Verletzungen des Auges mit Schultinte. Zeitschr. f. Schulgesundheitspflege. Nr. 8.

216. **Prioux**, Contribution à l'emploi du sublimé. Clin. ophtalmol. p. 187 et Bull. et mém. de la Soc. franç. d'ophtalmol. p. 317.

217. **Roth**, Ein Fall von Anätzung der Hornhäute durch 100prozentige Höllensteinlösung. Ophth. Klinik. Nr. 22.

218. **Santos Fernandez**, Keratokonjunktivitis durch Krötengift (Bufo vulgaris). An. de Oftalm. Mexiko. Ref.: Zentralbl. f. prakt. Augenheilk. S. 421.

219. **Schwarz**, Bemerkungen zur Verätzung der Augen. Deutschmanns Beiträge z. Augenheilk. Heft 55. S. 1. Bd. VI. S. 301.

220. **Shumway**, Severe burn of eye and face by nitrite of amyle with loss of eye. Philadelphia med. Journ. 1902. 5. juillet et Revue gén. d'Opht. p. 473.

221. **Stargardt**, Über Pseudotuberkulose und gutartige Tuberkulose des Auges usw. v. Graefes Arch. f. Ophthalmol. LV. S. 469.

222. **Stephenson**, Cases illustrating an unusual form of corneal opacity, apparently due to the long-continued application of copper sulphate to the palpebral conjunctiva. Ophth. Review. p. 54 and Transact. of the ophthalmol. soc. of the united kingdom. XXIII. p. 25.

223. **Thompson**, Note on a case of vesication of the cornea by potassium bichromate. Ophthalmoscope. Dec.

224. **Tillot**, Kératite traumatique ulcéreuse compliquée d'iritis, traitée avec succès par la dionine. Clin. ophtalmol. p. 401 et Rev. gén. d'ophtalmol. 1904. p. 25.

225. **Topolansky**, Totales Symblepharon nach Kalkverätzung. (Wiener Ophth. Ges.) Zentralbl. f. prakt. Augenheilk. 1904. S. 76.

226. **Vossius**, Hornhauterkrankungen in Schwarz: Enzyklopädie der Augenkrankheiten. S. 393.

1904. 227. **Bock**, Klümpchen Anilinfarbe als Fremdkörper der Hornhäute. Zentralbl. f. prakt. Augenheilk. April. S. 105.

228. **Praun**, Violettfärbung der Bindehaut und Hornhaut durch Anilintintenstift; Entfärbung durch Wasserstoffsuperoxyd. Zentralbl. f. prakt. Augenheilk. S. 45.

229. **Denig**, Über Ammoniakverletzungen des Auges. Zeitschr. f. Augenheilk. XI. S. 308.

230. **Dieterich**, Bericht über die vom Jahre 1893 bis 1903 behandelten Fälle von Kalkverletzung des Auges. Inaug.-Diss. Jena.

231. **Kauffmann**, Ophthalmologische Miszellen. Kalkverletzung. Wochenschrift f. Therapie u. Hygiene d. Auges. 27. Okt. — Ein Fall von Blaufärbung der Bindehaut und Hornhaut. Ophthalmol. Klinik. Nr. 6.

232. **Herford**, Über artefizielle Augenentzündungen. Samml. zwangl. Abhandl. aus d. Geb. d. Augenheilk. V. Heft 8.

233. **Kobert**, Beitrag zur Kenntnis der Saponinsubstanzen. Stuttgart.

234. **Kramsztyk**, Brûlures de l'œil par l'acide sulfurique. Arch. d'ophtalmol. XXIV. p. 730.

235. **Natanson**, Verletzungen des Auges durch anilinfarbstoffhaltige Gegenstände. Zeitschr. f. Augenheilk. XI. S. 312.

236. **Pfannmüller**, Über die im Baugewerbe vorkommenden Augenverletzungen. Inaug.-Diss. Gießen.

237. **Schiele**, Zur Therapie der sogenannten Bleiinkrustation des Hornhautgewebes. Wochenschr. f. Therapie u. Hygiene. VII. Nr. 34.

1904. 238. **Stieren**, Carbolic acid and ammoniac burns of the eye. Ophth. Record. p. 494.

239. **Thompson**, Note on a case of vesication of the cornea by potassium bichromate. Ophthalmoscope. Dec. 1903.

240. **Villard**, Recherches expérimentales et histologiques sur les brûlures de l'œil par l'acide sulfurique. Recueil d'Opht. p. 398.

241. **Wicherkiewicz**, Traumatische Entzündung der Binde- und Hornhaut unbekannten Ursprungs. Postep okul. Nr. 2.

1905. 242. **Bergmeister**, Über Verletzungen des Auges mit Tinte. Zeitschr. f. Heilk. XXVI. Heft 9.

243. **Haas**, Sind mit Tinte verunreinigte Verletzungen des Auges besonders gefährlich? Zentralbl. f. prakt. Augenheilk. S. 220.

244. **Brandes**, Suites de mutilation systématique et intentionelle de l'œil. (Soc. belg. d'Opht. 1908.) Revue gén. 1909. p. 411.

245. **zur Nedden**, Über Aufhellung von Blei- und Kalktrübungen der Hornhaut. Bericht über d. 32. Vers. d. Ophth. Ges. Heidelberg. S. 216. Disk.: Fuchs. S. 225.

246. **Koll**, Ein Fall von Braunfärbung der Hornhaut durch Chrom. Zeitschr. f. Augenheilk. XIII. S. 220.

247. **Lewin und Guillery**, Die Wirkungen von Arzneimitteln und Giften auf das Auge. Berlin, Hirschwald.

248. **Merz-Weigandt**, Eine Verletzung der Hornhaut durch Schwefeldioxyd. Beiträge zur Augenheilkunde. Festschrift für J. Hirschberg. S. 181.

249. **Morrison**, Injuries to the eye from particles of a copying pencil getting into the conjunctival sac. Report of two cases. Ophth. Record. p. 1.

250. **Pagenstecher**, H. E., Über die Entstehungsweise der Hornhauttrübungen durch Einwirkung von Ätzkalk. Bericht über d. 32. Vers. d. Ophth. Ges. Heidelberg. S. 222. Beiträge z. path. Anat. u. allg. Path. (Festschrift f. Prof. Arnold.)

251. **Paul**, Über Hornhautulzeration durch Diplobazillen. Klin. Monatsbl. f. Augenheilk. I. S. 162.

252. **Powell**, Verletzung des Auges durch Krystalle von übermangansaurem Kali. Ophthalmoscope. Ref.: Zentralbl. f. prakt. Augenheilk. 1906. S. 59.

253. **Sachsalber**, Hornhautveränderungen bei Geschwürsprozessen. Zeitschrift f. Augenheilk. XIII. S. 640.

254. **Somogyi**, Einige interessante Fälle von Augenverletzungen. Szemészet. p. 384.

255. **Terson**, Les brûlures de l'œil par l'ammoniaque. Arch. méd. de Toulouse. p. 110.

256. **Veasey**, Nitric acid burn of eyeball. Ophth. Record. p. 238.

257. **Vogt**, Weitere experimentelle und klinische Untersuchungen über den schädlichen Einfluß von künstlichen Anilinfarben auf das Auge. Zeitschrift f. Augenheilk. XIII. S. 117 u. 226.

1906. 258. **Bonwetsch**, Ein Fall von künstlicher Hornhautverletzung bei einem Soldaten. Woenno-med. Journ. S. 793.

259. **Carter**, Einträuflung reiner Karbolsäure ins Auge. Journ. of the Amer. med. assoc. Juli.

260. **Cassimatis**, Bûlure de l'œil par le sublimé corrosif en substance. Arch. d'ophtalmol. XXVI. p. 642.

261. **Enslin**, Beiträge zu den Verletzungen des Auges durch Tintenstift. Zeitschr. f. Augenheilk. XVI. S. 520.

262. **Greeff**, Bindehautätzung bei Kalomeleinstäubung und gleichzeitiger innerer Jodkaliummedikation. (Berliner Ophth. Ges. 21. Dez. 1905.) Klin. Monatsbl. f. Augenheilk. XLIV. (N. F. I. Bd.) S. 265 u. Dtsch. med. Wochenschr. S. 82.

1906. 263. Guillery, Anatomische und mikrochemische Untersuchungen über Kalk-
            und Bleitrübungen der Hornhaut. (17. Vers. d. rhein.-westf. Augenärzte.)
            Klin. Monatsbl. f. Augenheilk. XLIV. (N. F. II. Bd.) S. 135.
       264. Krause, Über Chrysarobineinwirkung auf das Auge. Zeitschr. f. Augen-
            heilk. XV. S. 233.
       265. Mellinghoff, Beitrag zu den Schädigungen des Auges durch künstliche
            Anilinfarben. Klin. Monatsbl. f. Augenheilk. XLIV. (N. F. II. Bd.) S. 34.
       266. zur Nedden, Über Schädigung der Hornhaut durch Einwirkung von
            Kalk, sowie von löslichen Blei-, Silber-, Kupfer-, Zink-, Alaun- und
            Quecksilberpräparaten, nebst therapeutischen Angaben auf Grund von
            experimentellen, klinischen und chemischen Untersuchungen. v. Graefes
            Arch. f. Ophth. LXIII. S. 319.
       267. Oppenheimer, Curious cases. Ophth. Record. p. 163.
       268. Pier, Zur Kasuistik der angeborenen und erworbenen pathologischen
            Pigmentierungen des Bulbus. Inaug.-Diss. Gießen.
       269. Sager, The effect of formaldehyde upon the cornea. Ophthalmo-
            scope. p. 63.
       270. Santos Fernandez, Las opacidades metálicas de la cornea. Arch.
            de Oftalm. hisp.-amer. Oct.
       271. Snell, Ein Fall von beiderseitigem akutem Ödem der Lider. (Oph-
            thalmol. soc. of the united kingdom.) Arch. f. Augenheilk. LIV.
            S. 433.
       272. Stargardt, Nekrosen nach Suprarenin-Injektionen. Klin. Monatsbl. f.
            Augenheilk. XLIV. (N. F. I. Bd.) S. 213.
       273. Vogt, Experimentelle Untersuchungen über die Bedeutung der che-
            mischen Eigenschaften der basischen Anilinfarbstoffe für deren schäd-
            liche Wirkung auf die Augenschleimhaut. Zeitschr. f. Augenheilk.
            XV. S. 58.
1907. 274. Augstein, Über Erblindungen bei der Arbeit mit künstlichen Dünge-
            mitteln durch zufälliges Einstreuen in die Augen. Klin. Monatsbl. f.
            Augenheilk. XLV. (N. F. IV. Bd.) S. 563.
       275. Bäumler, Reizwirkung durch Spulwurmsaft am menschlichen Auge.
            Arch. f. Augenheilk. LVII. S. 69.
       276. Bonte, Un mode particulier d'évolution d'une brûlure de la cornée
            par la chaux vive. Clin. ophtalmol. p. 104.
       277. Deschamps, Sur les brûlures de l'œil par le sodium. Ann. d'oculist.
            CXXXVIII. p. 408.
       278. Fortunati, L'acido picrico nelle ustioni chimiche dell' occhio con
            speciale riguardo in quelle de calce. Nota clinica e sperimentale.
            Ann. di ottalmol. XXXVI. p. 746.
       279. Guillery, Über die Hornhauttrübung durch metallische Ätzgifte und
            ein verbessertes Verfahren zu ihrer Aufhellung. Arch. f. Augenheilk.
            LVIII. S. 77.
       280. Santos Fernandez, Las opacidades metálicas de la cornea. Arch.
            de Oftalm. hisp.-amer. Oct. 1906.
       281. Guillery, Anatomische und mikrochemische Untersuchungen über Kalk-
            und Bleitrübungen der Hornhaut. Arch. f. Augenheilk. LVI. S. 221.
       282. Hoene, Beitrag zu den Verletzungen des Vorderteils des Augapfels
            mittelst Schwefelsäure. Post. okul. Nr. 7 u. 8.
       283. Kraemer, Eine Verletzung des Auges durch Essig. Wiener klin.
            Wochenschr. Nr. 51.
       284. zur Nedden, Über die Ätiologie und Therapie der Kalk- und Blei-
            trübungen der Hornhaut. Arch. f. Augenheilk. LVII. S. 39.
       285. Scheffels, Demonstration eines Falles von schwerer Kalkverbrennung
            mit nachfolgendem Symblepharon. Klin. Monatsbl. f. Augenheilk. XLV.
            (N. F. III. Bd.) S. 397.

1907. 286. Schoute, Ziekten en verwondingen van het oog. Kap. XV aus Buning Ongeval en ziekte. Haarlem.

1908. 287. Bayer, Die Braunfärbung der Hornhaut durch Chrom. Med. Klinik. S. 1948.

288. Bondi, Augenerkrankungen infolge Arbeit mit einem künstlichen Düngemittel. Münchener med. Wochenschr. S. 802.

289. Brandes, Absichtlich simulierte Entzündung der Bindehaut. Soc. belge d'ophtalmol. Bericht: Klin. Monatsbl. f. Augenheilk. XLVII. (N. F. VII.) S. 332. Rev. gén. p. 411.

290. Clausen, Aufhellung von Kalktrübung mit Ammoniumtartrat. (Berliner Ophth. Ges.) Zentralbl. f. prakt. Augenheilk. S. 207.

291. Erdmann, Augenveränderungen durch Dimethylsulfat. Bericht über d. 35. Vers. d. Ophth. Ges. Heidelberg. S. 316.

292. Distler, Sympathische Ophthalmie nach tiefer Kalkverätzung, die einen sehr milden Verlauf nahm. (Württemb. augenärztl. Vereinigung.) Klin. Monatsbl. f. Augenheilk. XLVI. (N. F. V. Bd.) S. 90.

293. Gene, Ein Fall von Augenzerstörung durch Schwefelsäure. (Ophth. Ges. zu Kiew.) Westnik Ophth. S. 787.

294. Guillery, Die Bedeutung der Anaesthetica für die Behandlung der durch Ätzgifte entstandenen Hornhauttrübung. Arch. f. Augenheilk. LXI. S. 38.

295. Guillery, Über die Aufhellung der durch metallische Ätzgifte verursachten Hornhauttrübung. Dtsch. med. Wochenschr. S. 1135.

296. Harren, Zur Behandlung von Kalktrübungen der Hornhaut mit Ammoniumpräparaten. Zentralbl. f. prakt. Augenheilk. S. 324.

297. Henderson, A case presenting repeated burns of the conjunctiva, self-inflicted. Amer. Journ. of ophthalmol. p. 289.

298. Schmidt-Rimpler, Hornhautaffektion durch Kunstdünger. (Vereinigung der Augenärzte der Provinz Sachsen usw.) Klin. Monatsbl. f. Augenheilk. XLVI. (N. F. V. Bd.) S. 645.

299. Knapp, P., Zwei Fälle von Lidplastik nach Büdinger. Klin. Monatsbl. f. Augenheilk. XLVI. (N. F. VI. Bd.) S. 317.

300. Strader, Recurring corneal pleb. Colorado ophthalmol. soc. 21. Nov.

301. Sous, Brûlures par les caustiques, acides et bases. — Opération du symblépharon total par lambeau cutané à pedicule. Arch. d'ophtalmol. XXVIII. p. 161.

302. Tertsch, Schwefelsäureverbrennung des Gesichts und der Augen. (Wiener Ophth. Ges. 18. Mai.) Klin. Monatsbl. f. Augenheilk. XLVI. (N. F. V. Bd.) S. 552.

303. Trantas, Kératite superficielle dûe aux vapeurs ammoniacales. (Soc. impér. de méd. de Constantinople.) Gaz. méd. d'orient. Juin. p. 66.

304. Wasiutinsky, Zur Frage der Augenverstümmelung. Künstliche Hornhautflecken. Westnik Ophth. S. 328.

305. Wasiutinsky, Chemische Untersuchungen von Konjunktivalschorfen bei verschiedenen Verätzungen. Russk. Wratsch. S. 1646.

1909. 306. Bergmeister, Tintenstiftverletzung. Zeitschr. f. Augenheilk. XXIII. S. 184.

307. Cosmettatos, Über toxische Konjunktivitis tierischen Ursprungs. (11. internat. ophth. Kongr. zu Neapel.) Klin. Monatsbl. f. Augenheilk. XLVII. (N. F. VII. Bd.) S. 450.

308. Erdmann, Über Augenveränderungen durch Dimethylsulfat. Arch. f. Augenheilk. LXII. S. 178.

309. Erdmann, Ein weiterer Fall von Schädigung der Augen durch Dimethylsulfatdämpfe. Arch. f. Augenheilk. LXIV. S. 249.

310. Fabri, L'acido picrico nei traumi oculari. Bull. dell' osp. oft. della Prov. di Roma. Luglio.

1909. 311. **Gabriélidés**, Conjonctivite par l'eclabium elaterium. Arch. d'Opht. XXIX. p. 631.

312. **Guillery**, Chemisches und Klinisches über Hornhautätzung. Arch. f. Augenheilk. LXV. S. 139.

313. **Guillery**, Die Hornhautverätzung durch Säuren und ihre Behandlung. Arch. f. Augenheilk. LXIII. S. 258.

314. **Henderson**, A case presenting repeated burns of the conjunctiva, self-inflicted. Ophth. Record. p. 143.

315. **Hilbert**, Blepharitis und Conjunctivitis acuta infolge von Einwirkung des frischen Krautes von Origanum Majorana L. Wochenschr. f. Therapie u. Hygiene. XII. Nr. 19.

316. **Kröner**, Autoartefarkt der Konjunktiva. Arch. f. Augenheilk. LXIV. S. 148.

317. **Kubli**, Zur Kasuistik der Argyrosis conjunctivae. (Petersburger Ophth. Ges. 24. April 1908.) Westnik Ophth. S. 96 u. 224.

318. **Marquez**, Aufhellung ausgedehnter durch Höllensteinätzung erzeugter Auflagerungen der Hornhaut mittelst unterschwefligsaurem Natron. Clin. ophtalmol. p. 375.

319. **Pfalz**, Über Behandlung und Nachbehandlung von Verätzungen und Verbrennungen an den Augen. Zeitschr. f. Augenheilk. XXII. S. 492.

320. **Rados**, Über Kalkverletzungen der Hornhaut. Szemészet. Nr. 2.

321. **Thorner**, Untersuchungen über die Entstehung der Stauungspapille. v. Graefes Arch. f. Ophthalmol. LXIX. S. 391.

322. **Trantas**, Kératite superficielle due aux vapeurs ammoniacales. Recueil d'ophtalmol. p. 16.

323. **Zade**, Ein Fall von Kalkverätzung des Auges mit nachfolgendem Glaukom. v. Graefes Arch. f. Ophthalmol. LXXII. S. 507.

324. **Zirm**, Hornhautverätzung durch Blaustein — eine amtliche Haftpflichtsklage. Wien. med. Wochenschr. Nr. 50.

1910. 325. **Adams and Cridland**, The effect of fumes of dimethyl sulphate on the eye. Ophthalmoscope. p. 717.

326. **Cohen**, Augenverletzung durch »Rasillit«. Berlin. klin. Wochenschrift. Nr. 7.

327. **Coillot**, Les brûlures de l'œil par l'acide sulfurique. Thèse de Paris.

328. **Guillery**, Über Schädigung der Augen durch Kunstdünger. Klin. Monatsbl. f. Augenheilk. XLVIII. (N. F. IX. Bd.) Beilageheft. S. 75.

329. **Haas**, Augenveränderungen in der Kaninchenfellindustrie. (Soc. d'ophtalmol. de Paris.) Klin. Monatsbl. f. Augenheilk. XLIX. (N. F. XI. Bd.) S. 220.

330. **Jacovidès**, Schwere Verbrennung der Hornhaut durch eine 30 prozentige Argentum nitricum-Lösung. (Soc. d'ophtalmol. d'Égypte.) Klin. Monatsbl. f. Augenheilk. XLIX. (N. F. XII. Bd.) S. 137.

331. **Pichler**, Über Ammoniakverätzung des Auges und der äußeren Haut. (Eine klinische und experimentelle Studie, nebst einem Vorschlage zur operativen Behandlung des verletzten Auges.) Zeitschr. f. Augenheilk. XXIII. S. 297.

332. **Trantas**, Kératite superficielle provoquée par l'hydrogène sulfuré ou ophtalmie des sauveteurs. Clinique Opht. p. 223.

333. **Schmidt**, Ein Fall von Linsentrübung im Anschluß an Hornhautverätzung durch Salzsäure. Zeitschr. f. Augenheilk. XXIII. S. 241.

334. **Dor**, Brûlure de l'œil. (Soc. d'Opht. de Lyon.) Clin. Opht. p. 473.

335. **Truc et Fleig**, Des lésions oculaires expérimentales par poussières de routes goudronnées et non goudronnées. Arch. d'ophtalmol. XXXIII. p. 538.

1911. 336. **Fehr**, Linsentrübung nach Salzsäureverätzung. Zentralbl. f. prakt. Augenheilk. S. 97.

1911. 337. Lewin, Die Augenverätzung durch Natriumaluminat. Klin. Monatsbl. f. Augenheilk. XLIX. (N. F. XI. Bd.) S. 534.

338. Lewin, Über Ätzstoffe und gewebsentzündende Mittel. Klin. Monatsbl. f. Augenheilk. XLIX. (N. F. XI. Bd.) S. 529.

339. Meyer, H., und Gottlieb, R., Die experimentelle Pharmakologie als Grundlage der Arzneibehandlung. 2. Aufl. Wien und Berlin, Urban und Schwarzenberg.

340. Pöllot und Rahlson, Über Aalblutkonjunktivitis. v. Graefes Arch. f. Ophth. LXXVIII. S. 183.

341. Löhlein, Über Reizwirkung des Aalblutes auf das menschliche Auge. Klin. Monatsbl. f. Augenheilk. XLIX. (N. F. XI. Bd.) S. 658.

342. Lotin, Ektropium und Verkürzung aller vier Lider nach schwerer Säureverätzung. (Petersburger Ophth. Ges.) Klin. Monatsbl. f. Augenheilk. XLIX. (N. F. XII. Bd.) S. 535. Blepharoplastik. Ebenda S. 536.

343. Topolanski, Konjunktivitis durch Primelhaare. (Wiener Ophth. Ges.) Klin. Monatsbl. f. Augenheilk. XLIX. (N. F. XI. Bd.) S. 518.

344. Heilbrun, Über bisher mit dem Schiötzschen Tonometer erzielte Resultate (nach eigenen und fremden Untersuchungen). v. Graefes Arch. f. Ophth. LXXIX. S. 256. (Vereinigung der Augenärzte der Provinz Sachsen usw.) Klin. Monatsbl. f. Augenheilk. XLIX. (N. F. XI. Bd.) S. 100.

345. Hempel, Über Verätzung der Hornhaut durch Lysol und Kali permanganicum. Klin. Monatsbl. f. Augenheilk. XLIX. (N. F. XII. Bd.) S. 758.

346. Dull, Two cases of enucleation necessitated by getting into the conjunctival sac the point of an aniline pencil. Arch. f. Augenheilk LXVIII. S. 434.

347. Rutten, Verbrennung mit Hydrogen. (Soc. belge d'ophtalmol.) Bericht: Klin. Monatsbl. f. Augenheilk. XLIX. (N. F. XII. Bd.) S. 529.

348. Steindorff, Kurze Bemerkung über Aalblutkonjunktivitis. (Berlin. ophthalmol. Ges.) Bericht: Klin. Monatsbl. f. Augenheilk. XLIX. (N. F. XII. Bd.) S. 109.

349. Tschemolossow, Säureverätzung. (Petersb. ophthalmol. Ges.) Bericht: Kin. Monatsbl. f. Augenheilk. XLIX. (N. F. XII. Bd.) S. 536.

350. Bach, Ektropium nach Salpetersäureverätzung. Münch. med. Wochenschrift. 1912. S. 226.

351. Chalupecki, Die Kalkverätzung des Auges. Wien. klin. Rundschau. Nr. 27/30.

352. Eickmeyer, Über Hornhautverletzungen durch künstliche Düngemittel. Inaug.-Diss. Rostock.

353. Moret, Lésions oculaires produites par le Brai. Bull. de la soc. belge d'ophtalmol. No. 32. p. 87.

354. Pfalz, Über traumatische Konjunktivitis. Klin. Monatsbl. f. Augenheilk. XLIX. (N. F. XII. Bd.) S. 605.

355. Roche, Violente projection de goudron dans les yeux. Simple observation. Ann. d'oculist. CXLVI. p. 345.

356. Segal, Symblepharon totale, operiert mit gutem Erfolg. Westnik Ophth. p. 591.

357. Valois et Lemoine, Brûlure de la cornée par l'acétone et l'acide acétique. Recueil d'ophtalmol. p. 348.

1912. 358. Takashima, Über die Kurokusakame als Erreger von Augenleiden (Conjunctivitis entomo-toxica). Klin. Monatsbl. f. Augenheilk. L. (N. F. XIV. Bd.) S. 685.

359. Dorff, Über Konjunktivitis durch Askariden (Askaris-Konjunktivitis). Klin. Monatsbl. f. Augenheilk. L. (N. F. XIV. Bd.) S. 670.

360. Igersheimer, Über Schädigung der Augen durch Chrysarobin. Klin. Monatsbl. f. Augenheilk. L. (N. F. XIII. Bd.) S. 518.

1912. 361. Cramer, Abriß der Unfall- und Invaliditätskunde des Sehapparates. Stuttgart, Enke.

362. Kümmell, Über Drucksteigerung bei Verätzungen und Verbrennungen. Arch. f. Augenheilk. LXXII. S. 261.

363. Lieb, Über einen Fall von Glaukom nach Ammoniakverätzung. Inaug.-Diss. Tübingen.

364. Nance, Severe burn of eye from contents of fluid core golf-ball. Journ. of ophthalmol. and otolaryngol. Nov. VI. No. 11.

365. Alexander, Hornhautverletzung durch Saffraninpulver. (Ärztl. Verein Nürnberg.) Münch. med. Wochenschr. S. 2704.

366. Benda, Verätzung der Konjunktiva durch Tintenstift. (2. Vers. deutscher Augenärzte Böhmens und Mährens.) Bericht: Klin. Monatsbl. f. Augenheilk. L. (N. F. XIII. Bd.) S. 597.

367. Carpenter and Baer, Burn of the eye-ball from the explosion of a Zodiak golf-ball. Ophth. Record. p. 687.

368. Denig, Eine chirurgische Behandlung für Kalkverletzungen des Auges. Münch. med. Wochenschr. S. 579.

369. Körber, Über einen Fall von Laugenverätzung des Auges. Zeitschr. f. Augenheilk. XXVII. S. 247.

370. Langdon, Burn of the eyes following explosion of golf-ball. Ophth. Record. p. 688.

371. Libby, Ocular injury from oil of cloves. Ophth. Record. p. 189.

372. Wood, Burns of the eyeball from the contents of so-called 'water-core' golf-balls. Ophth. Record. p. 519.

373. Hiwatari, Augenbeschädigung durch Insekten. Scontinophora vermiculata. Jap. Zeitschr. Klin. Monatsbl. f. Augenheilk. LI. (N. F. XV.) S. 740.

374. Gilbert, Die Behandlung der Kalkverletzung des Auges. Zeitschr. f. Versicherungsmedizin. Nr. 8.

1913. 375. Crigler, Burn of eyeball due to caustic contents of golf-ball. Ophth. Record. p. 603.

376. Lotin, Über absichtliche Verätzung der Augen mit Säuren und Laugen. Russk. Wratsch. p. 1404.

377. Lowell, Burn of eyes from contents of golf-ball core. Journ. of the Americ. med. assoc. LXI. No. 26. p. 2302.

378. Ohlemann, Über Augenverletzungen durch Golfbälle. Wochenschr. f. Therapie u. Hyg. d. Auges. XVI. S. 118. — Über Augen- und Gesichtsverletzungen schwerer Art durch die sog. Water core und Zodiak Golfbälle. Wien. klin.-therap. Wochenschr. Nr. 20. (Verein d. Ärzte Wiesbaden.) Berl. klin. Wochenschr. S. 329.

379. Rosenhauch, Artefacta oculistica. Postep okulist. No. 7 u. 8.

380. Thomason, Golf-ball burn of eye. Journ. of the Americ. med. assoc. LXI. p. 965.

381. Denig, Burn of eyeball; caused by the caustic contents of a golf-ball. Ophthalmol. Sect. New York. Acad. of med. 17. Nov.

382. Braun, Über einen Fall von Staphylom und Papillitis nach Kalkverätzung des Auges. Inaug.-Diss. München.

383. Brown, Accidental tattoving of the cornea by a piece of lead from copying pencil. Ophthalmology. IX, 3. p. 367.

384. Crampton, Eye injuries from Aniline with report of four cases of injury from Aniline pencils. Ophth. Record. p. 388.

385. Erdmann, Über Augenveränderungen durch Äthylenchlorid. Arch. f. Augenheilk. LXXIII. S. 63.

386. Meyerhof, Ein Fall von Sublimatverätzung beider Augen in einer arabischen Chronik. Mitt. d. Ges. d. Med. u. Naturw. XII. Nr. 5.

387. Schnaudigel, Keratoplastik. (Verein hess. Augenärzte.) Bericht: Klin. Monatsbl. f. Augenheilk. LII. S. 145.

1913. 388. Takashima, Über Aalblutkonjunktivitis (Conjunctivitis ichthyotoxica). Klin. Monatsbl. f. Augenheilk. LI. (N. F. XV. Bd.) S. 776.

389. Schloms, Über Schädigung des Auges durch Kalomeleinstäubung in den Bindehautsack bei gleichzeitiger innerer Darreichung der Halogensalze (Jodkalium, Bromkalium, Kochsalz). Arch. f. Augenheilk. LXXIII. S. 220.

390. Frank, Über einen Fall von Wismuthausscheidung auf der Hornhaut nach Airoleinpuderung. Wochenschr. f. Therapie u. Hyg. d. Auges. XVI. Nr. 24.

391. Meller, Bindehautplastik nach Kalkverätzung. (Wien. ophth. Ges.) Bericht: Klin. Monatsbl. f. Augenheilk. LI. (N. F. XV. Bd.) S. 383.

392. Ruben, Beiträge zur Lehre vom Augendruck und vom Glaukom. v. Graefes Arch. f. Ophthalmol. LXXXVI. S. 258.

1914. 393. Suker, Oxalic acid burn of the eyeball. Ophth. Record. p. 40.

394. Römer, Gebb und Löhlein, Experimentelle und klinische Untersuchungen über die hemmende und abtötende Wirkung von Anilinfarbstoffen auf augenpathogene Keime. v. Graefes Arch. f. Ophthalmol. LXXXVII. S. 1.

395. Vogt, Bemerkungen zu der Arbeit von Prof. Römer, Prof. Gebb und Privatdozent Löhlein: »Experimentelle usw.« v. Graefes Arch. f. Ophthalmol. LXXXVII. S. 568.

396. Dr. X., Lésions oculaires causées par la teinture d'iode. Ann. d'oculist. CLII. p. 133.

397. Campos, Un cas de kératite bulleuse par bombes asphyxiantes. Ann. d'oculist. CLII. p. 436.

398. Kobert, Über die Klassifizierung der Saponine vom ärztlichen Standpunkt aus. Riedel-Arch. Märzheft.

399. Carsten, Ein ungewöhnlicher Fall von Selbstbeschädigung des Auges. Wochenschr. f. Therapie u. Hyg. d. Auges. XVII. S. 321.

400. Villard, Brûlures chimiques de l'œil par la Bouillie bordelaise et par le mastic des foudriers. Ann. d'oculist. CLII. p. 13.

401. Steindorff, Experimentelle Untersuchungen über die Wirkung des Aalblutserums auf das tierische und das menschliche Auge. (Berl. ophthalmol. Ges.) Bericht: Klin. Monatsbl. f. Augenheilk. LII. S. 532.

402. Haas, Wirkung eines anilinhaltigen Bleistiftstückes auf das äußere Auge. (Soc. franç. d'ophtalmol.) Bericht: Klin. Monatsbl. f. Augenheilk. LII. S. 880.

403. Denig, Pfropfung von Lippen-Mundschleimhaut- und Epidermislappen bei Erkrankungen der Hornhaut und Verätzungen des Auges. Zeitschr. f. Augenheilk. XXXI. S. 485.

404. Bailliart, La conjonctivite provoquée par instillation d'ipéca. Ann. d'oculist. CLII. p. 438 et Arch. d'ophtalmol. XXXIV. p. 299.

405. Ludwig, Beitrag zur Kasuistik der Kalkverletzungen des Auges. Inaug.-Diss. Heidelberg.

406. Pascheff, L'œil violet des crayons chimiques. Ann. d'oculist. CLI. Juin. p. 430.

1915. 407. Sergent et Ayral, Effets cliniques des gaz asphyxiants. Presse méd. No. 55. p. 453.

408. Spital, Beitrag zur Kenntnis der Verätzungen des Auges durch Säuren und Laugen. Inaug.-Diss. Heidelberg.

1916. 409. Gremeaux, Lésions oculaires consécutives à l'action des gaz lacrymogènes. Clin. ophtalmol. Oct. p. 609.

410. de Saint-Martin, De la chirurgie oculaire dans les ambulances de l'avant au cours de la première année de la guerre. Ann. d'oculist. CLIII. p. 7.

1916. 411. Jickeli, Experimenteller und klinischer Beitrag zur Frage der Aufhellbarkeit von Kalktrübungen der Hornhaut. v. Graefes Arch. f. Ophthalmol. XCI. S. 380.

412. Oloff, Über Tintenstiftverletzungen des Auges. Feldärztl. Beilage d. Münch. med. Wochenschr. Nr. 31. S. 1138. ·

413. Pagenstecher, Über Gaserkrankungen im Felde. Bericht über d. 40. Vers. d. Ophthalmol. Ges. Heidelberg. S. 194. Diskussionsbemerkungen.

414. Petit, Deux cas de brûlures oculaires graves par liquide caustique (blessure de guerre). Ann. d'oculist. CLIII. Nov. p. 472.

415. van Schevensteen, Considérations sur les conjonctivites provoquées. Clin. ophtalmol. Oct.

416. Curdy, Anilin injuries of the eye. Arch. of Ophthalmol. XLV. p. 243.

417. Kalt, Sur la recherche de la poudre d'ipéca introduite dans l'œil. Ann. d'oculist. CLIII. p. 245.

418. Aubineau, A propos des conjonctivites provoquées. Ann. d'oculist. CLIII. p. 349.

419. Fromaget et Harriet, Conjonctivites et pseudo-trachomes provoquées par l'émétine. Ann. d'oculist. CLIII. p. 388.

1917. 420. Cosse et Delord, Conjonctivites provoquées par la poudre d'ipéca, le poivre et le tabac diagnostic microscopique. Ann. d'oculist. CLIV. p. 152.

421. Paparcone, Congiuntiviti provocate con nitrato di piombo etc. Ann. di ottalmol. Ref.: Klin. Monatsbl. f. Augenheilk. LXII. S. 661.

422. Samperi, Breve nota sulle congiuntiviti provocate. Arch. di ottalmol. Ref.: Klin. Monatsbl. f. Augenheilk. LXII. S. 856.

423. Teulières et Valois, Action des gaz délétères ›asphyxiants ou lacrymogènes‹ sur l'appareil de la vision. Arch. d'ophtalmol. XXXV. p. 403.

424. Uilaki, Beobachtungen bei Gasvergifteten. Münch. med. Wochenschr. Nr. 1. S. 37.

425. Uhthoff, Beiträge zur Gutachtertätigkeit des Ophthalmologen bei Kriegsteilnehmern. Klin. Monatsbl. f. Augenheilk. LXIII. S. 480.

426. Sollier et Jousset, Neurites nitrophenolées. Clin. ophtalmol. p. 78. Ref.: Klin. Monatsbl. f. Augenheilk. LX. S. 703.

427. Freytag, Tintenstiftverletzung des Auges. Dtsch. med. Wochenschr. Nr. 28. S. 881.

428. Caspar, Zur Kenntnis der gewerblichen Augenschädigungen durch Naphthalin. Klin. Monatsbl. f. Augenheilk. LIX. S. 142.

1918. 429. Bär, Keratitis parenchymatosa nach Trauma. Klin. Monatsbl. f. Augenheilk. LXI. S. 405.

430. Cerise, Etude clinique et thérapeutique des brûlures oculo-palpébrales de guerre par des agents solides, liquides et gazeux. (Soc. d'ophtalmol. de Paris.) Ref.: Ann. d'oculist. CLV. p. 240.

431. Krautschneider, Über Selbstbeschädigung der Augen im Kriege. Wien. med. Wochenschr. S. 1147.

432. v. Szily, Atlas der Kriegsaugenheilkunde. Stuttgart, Enke.

433. Zeitschr. f. angewandte Chemie. Nr. 69.

434. Duverger, Deux mois d'ophtalmologie d'urgence dans un hôpital d'évacuation. Ann. d'oculist. CLIV. p. 585.

435. Pick, Beitrag zu den Spätgaserkrankungen der Augen. Dtsch. med. Wochenschr. Nr. 50. S. 1394.

436. Hübner, Über Dinitrobenzolvergiftungen. Münch. med. Wochenschr.

437. Dufour, Ophtalmologie de guerre. (Soc. des oculist. suisses.) Ann. d'oculist. CLVI. p. 230.

438. Kershner, Atrophie optique consécutive à l'intoxication par les gaz. Americ. Journ. of Ophthalmol. p. 168. Ref.: Ann. d'oculist. CLV. p. 305.

1918. 439. Koelsch, Gewerbehygienische Übersicht. Münch. med. Wochenschr. Nr. 23. S. 625.

440. Cords, Augenschädigungen bei Munitionsarbeitern. Bericht über d. 41. Vers. d. Ophth. Ges. Heidelberg. S. 127.

441. Hack, Beitrag zur Kenntnis der Tintenstiftverletzungen des Auges. Arch. f. Augenheilk. LXXXIV. S. 34.

1919. 442. Bachstez, Anilinschädigung der Hornhaut. (Ophth. Ges. in Wien.) Bericht: Klin. Monatsbl. f. Augenheilk. LXIII. S. 240.

443. Richter, Hornhautverletzung durch Kopiertintenstift. Zentralbl. f. prakt. Augenheilk. S. 140.

444. Heyn, Inaug.-Diss. Bonn.

445. Wissmann, Über Tintenstiftverletzung der Orbita. Zeitschr. f. Augenheilk. XLI. S. 187.

446. Pherson and Doyn, Artificially produced ophthalmia. Brit. med. Journ. of ophthalmol. July.

447. Achard, Acad. de méd. de franç. Presse méd. No. 7. p. 64.

448. Saupe, Über einen Fall von Astthrombose der Zentralvene nach Einatmen von Kampfgas. Klin. Monatsbl. f. Augenheilk. LXIII. S. 548.

449. Eppenstein, Beitrag zur Kenntnis der Augensymptome bei Kampfgaserkrankung und Pneumonie. Klin. Monatsbl. f. Augenheilk. LXII. S. 250.

450. Derby, Observations on eye work with the British expeditionary forses in France. Arch. of ophthalmol. XLVIII. p. 217.

451. Gutmann, A., Über Kampfgaserkrankung des Auges. Dtsch. med. Wochenschr. Nr. 39. S. 1082.

452. Hübner, Über Dinitrobenzolvergiftungen. Dtsch. med. Wochenschr. Nr. 46. S. 1272.

453. Lazenby, Brit. med. Journ. No. 3013. Ref.: Berl. klin. Wochenschr. Nr. 1. S. 15.

454. Perrin, Studium über die Hornhautentzündung, welche durch Melinit verursacht wird. Clin. ophtalmol. p. 525. Ref.: Klin. Monatsbl. f. Augenheilk. LXV. S. 456.

455. Biondi, C., Simulazione e provocazione di lesioni e di malattie. Roma.

456. Jess, Nachtblindheit nach Gaserkrankung. Klin. Monatsbl. f. Augenheilk. LXII. S. 400.

1920. 457. Hoppe, Über sekundäre Augenentzündungen durch Schwefelwasserstoff. Zeitschr. f. Augenheilk. XLIII. S. 195.

458. Siegrist, Konzentrierte Alkali- und Säurewirkung auf das Auge. Zeitschr. f. Augenheilk. XLIII. S. 176.

459. Eilers, Ein Fall von Scheidewasserverätzung der Kornea mit anatomischem Befund. Inaug.-Diss. Rostock.

460. Kühn, Über einen Fall von Drucksteigerung in beiden Augen nach Verätzung mit Natronlauge. Inaug.-Diss. Rostock.

461. Danis, M., Ocular lesions caused by asphyxiating gases. Americ. Journ. of ophthalmol. III. p. 323.

462. Derby, Ocular manifestations following exposure to various types of poisonous gases. Arch. of Ophthalmol. XLIX. p. 119.

463. Yamada, Experimentelle Untersuchungen der Einflüsse von glykocholsaurem Natron auf die Tieraugen und seine klinische Anwendung. Festschrift für Prof. Komoto. Ref.: Klin. Monatsbl. f. Augenheilk. LXV. S. 754.

464. Beauvieux, Les lésions oculaires par gaz vésicants. Arch. d'ophtalmol. XXXVII. p. 597.

465. Oswald, Ein Fall von doppelseitigem Verschluß der Zentralarterien infolge Kampfgasvergiftung. Klin. Monatsbl. f. Augenheilk. LXIV. S. 381.

1921. 466. Koster Gzn, Schädigung des Auges durch Wasserstoffsuperoxyd (H_2O_2). v. Graefes Arch. f. Ophthalmol. CV. S. 538.

1921. 467. Flury, Rona, Laqueur und Magnus, Heitzmann, Gildemeister
        und Heubner, Flury und Wieland, Über Kampfgasvergiftungen.
        I—IX. Zeitschr. f. d. ges. experim. Med. XIII. Heft 1—6. Julius Springer.
    468. Wessely, Wirkung von Dichloräthylsulfid auf das Auge. Zeitschr. f.
        d. ges. experim. Med. XIII. S. 421.
Im Druck:
    469. Jess, A., Kriegsverletzungen der Augen durch Gaswirkung, Verbrennung
        und durch chemische Mittel. Handbuch der ärztlichen Erfahrungen
        im Weltkriege 1914—18. Augenheilkunde. Bd. V. Abschn. VI. Barth,
        Leipzig. (Daselbst weitere Literatur.)

Die Verletzungen des Auges durch elektrische Einwirkung.
Die Verletzungen des Auges durch Blitz.

§ 222. **Vorkommen.** Durch den Blitzschlag können die mannigfachsten Veränderungen des äußeren und inneren Auges meist neben den
zum Teil vorübergehenden, zum Teil bleibenden Schädigungen des Allgemeinbefindens und einzelner Körperorgane, vor allem des Zentralnervensystems, wie Bewußtlosigkeit, Lähmungen, Hautverbrennung usw. veranlaßt
werden. Die Blitzschäden des Auges finden sich bei Menschen, die vom
Blitz getroffen wurden, oder in deren Nähe ein Blitz niederfuhr, oder die
mit Metalleitungen, wie Telephonleitungen, in die der Blitz einschlug, in
Verbindung waren.

Verletzt sind entweder beide Augen, wobei die Veränderungen auf der
einen Seite oft stärker sind, oder nur ein Auge. Von den mannigfachen
Veränderungen werden meist mehrere, wenn auch in verschiedener Kombination, gleichzeitig an ein und demselben Auge angetroffen. Manche Veränderungen, wie die der Oberfläche, werden fast konstant, andere häufiger,
andere selten beobachtet. Ein Teil der Störungen zeigt sich im unmittelbaren
Anschluß an die Verletzung, ein Teil kommt erst nach einiger Zeit zur
Entwicklung, öfters erst, wenn die anfänglichen Erscheinungen bereits zurückgegangen sind. Außer den durch die unmittelbare Blitzwirkung auf
das Sehorgan veranlaßten Veränderungen kommen ferner sekundäre Augenstörungen vor, die durch gewisse Folgezustände hervorgerufen sind. So
kann sich im Anschluß an eine Blitzverletzung des Körpers eine traumatische Neurose (Neurasthenie, Hysterie) entwickeln, die ihrerseits zu mannigfachen Augenstörungen führt.

Schließlich können in seltenen Fällen durch Blitzschlag anderweitige
Verletzungen am Sehorgan veranlaßt werden, so bei Leuten, die vom
Blitz getroffen umgeworfen wurden und mit dem Kopf aufschlugen oder
die von herabfallenden Gegenständen, wie Baumästen, getroffen wurden.

LEBER (1882), der einen schweren Fall von Blitzschlagverletzung des Körpers
mit doppelseitiger Katarakt, linksseitiger partieller Sehnervenatrophie, Mydriasis
und Akkommodationsparese mitgeteilt hat, stellte die in der Literatur bis dahin
zerstreuten Beobachtungen über Blitzschäden des Auges zusammen. Weitere

zusammenfassende Bearbeitungen finden sich bei SCHLEICHER (1888), REINEWALD (1895), PRAUN (1899), GONIN (1904), VAN LINT (1909), BIRCH-HIRSCHFELD (1910). Über Blitzverletzung im Weltkriege berichtete LÖWENSTEIN (1915, 1916).

Befund und Verlauf. Regelmäßig finden sich im unmittelbaren Anschluß an die Verletzung durch Blitzschlag ein starker Reizzustand des Auges und eine Reihe von Veränderungen der Lider und der Augenoberfläche, die zum größten Teil nach Tagen oder Wochen vollständig zurückgehen.

Die **Lider** zeigen starke Rötung, ödematöse Schwellung, zuweilen Brandblasen der Epidermis, seltener tiefere Brandwunden und nur vereinzelt Bluterguß (BULLER 1890); mehrfach fanden sich die Haare der Augenbrauen und die Wimpern, eventuell zusammen mit den Kopf- und Barthaaren, versengt.

Eine ungewöhnliche Verletzung der Lider und Hornhaut durch Blitzschlag wurde von TOCZYSKI (1909, 1912) mitgeteilt. Eine 30 jährige vom Blitz getroffene Frau wurde bewußtlos aufgefunden. Linkerseits waren die Augenbrauen und Zilien versengt, die linke Gesichtshälfte vom unteren Augenhöhlenrand ab verbrannt und beide Lider stark geschwollen. Das obere Lid war unterhalb des äußeren Drittels der Augenbraue lochartig perforiert und der obere Lidtarsus senkrecht scharf durchschnitten. Dieser Läsion entsprechend zeigte die Hornhaut eine vertikale von oben nach unten verlaufende und in der Mitte sich gabelförmig teilende Wunde. Das untere Lid wies gegenüber der Oberlidwunde eine vertikale Zerreißung, sowie im äußeren Lidwinkel einen Substanzverlust auf. Die Hornhautwunde war durch Infektion eitrig geworden. Das rechte Auge zeigte nur Versengung der Augenbraue und der Zilien, sowie Rötung. Die Haut der linken Extremitäten war teilweise verbrannt. Angenommen wurde, daß der Wetterschlag die schußartige Verletzung des Lides und der Hornhaut verursacht und durch den Bindehautsack seinen Weg genommen hat.

An der **Bindehaut** findet sich fast durchweg starke Hyperämie, oft mit deutlicher glasiger Chemosis, seltener Ekchymosen wie in den Fällen von TALKO (1900), TOPOLANSKI (1903), JELLINEK (1903) und PFAHL (1908). In dem letzten Fall lag anfangs ein Blutextravasat auf der Hornhaut. Die Bindehautveränderungen entwickeln sich meist im unmittelbaren Anschluß an die Verletzung, erreichen nach eingen Tagen den Höhepunkt und verschwinden innerhalb von 8—10 Tagen; nur ausnahmsweise bleibt die Hyperämie länger bestehen.

Fast konstant entwickelt sich rasch nach der Verletzung perikorneale Ziliarinjektion, häufig heftiger Blepharospasmus, starkes Tränen, so daß beim Öffnen der Lider ein Tränenstrom hervorquillt, sowie erhebliche Lichtscheu. Exophthalmus beobachtete PFAHL (1908). All diese Erscheinungen bilden sich bald zurück. In einzelnen Fällen blieb Lichtscheu nach dem Zurückgehen der äußeren Veränderungen als Zeichen einer Hyperästhesie der Netzhaut zurück (z. B. PURTSCHER 1884 u. a.). Ebenso kann der Lidkrampf längere Zeit bestehen bleiben (TERRIER 1888, LITTLE 1882, LE ROUX und RENAUD 1908).

An der **Hornhaut** wurden mehrfach in verschieden großer Ausdehnung diffuse oder punkt- und strichförmige Trübungen fast durchweg bei intaktem Epithel festgestellt, die mehr oder weniger schnell, meist innerhalb einiger Tage verschwanden, (Vossius 1886, 1892, Knies 1886, Silex 1888, Reinewald 1895, Denig 1895, Talko 1900, Jellinek 1903, Gonin 1904, Ayres 1909, Le Roux und Renaud 1908, Wicherkiewicz 1906). Eine eigentümliche Verwundung der Hornhaut mit nachfolgender Geschwürsbildung durch Infektion beobachtete Toczyski (1909, 1912) in dem vorher erwähnten Fall. Hornhautentzündung mit Ausgang in Leukom erwähnte Santos Fernandes (1912).

An der **Pupille** werden nicht selten doppelseitige oder einseitige Veränderungen beobachtet, anfangs zuweilen starke Miosis (Brixa 1900, Jellinek 1903, Gonin 1904, Vossius 1886, 1892), weit häufiger aber vorübergehende oder bleibende Mydriasis, wie in den Fällen von Power (1871), Leber (1882), Laker (1885), Uhle (1886), Buller (1890), Meyhöfer (1886), Iwanoff (1903), Gonin (1904), Gurzmann (1906). Zuweilen erschien die Pupille von unregelmäßiger Form (Laker 1885), nicht ganz rund, mehrfach ausgesprochen oval (z. B. Brixa 1900, Gonin 1904). Uhthoff (1907) beobachtete partielle Sphinkter- und Dilatatorlähmung, Hessberg (1909) partielle Iridoplegie. Öfters erwies sich die Pupille resistent gegen Atropinerweiterung, die direkte Reaktion erschien oft träge, einigemale die direkte aufgehoben, während die synergische erhalten war. In manchen Fällen von bleibender Pupillenstörung war der Optikus erkrankt.

Akkommodationslähmung wurde beobachtet von Leber (1882), Uhle (1886), Schleicher (1888), Vossius (1892), Insuffizienz und Ermüdbarkeit der Akkommodation von Pfahl (1908), **Akkommodationsspasmus** von Vossius (1886, 1892).

An der **Iris** fand sich in mehreren Fällen ausgesprochene Hyperämie, aber nur in vereinzelten Fällen kam es zu iritischer Reizung und Iritis wie in den Fällen von Knies (1886), Reinewald (1895), Liutkiewicz (1896), Brixa (1900), v. Marenholtz (1912) oder zu heftiger Iridozyklitis mit rezidivierendem Charakter, wie in dem Fall von Vossius (1886, 1892). Die Entzündung hatte keinen nennenswert exsudativen Charakter, doch fanden sich Kammerwassertrübung, vereinzelte Synechien, tiefe Kammer. Im Fall Knies (1886) bestand Herabsetzung des Augendrucks.

Eine Blutung in die vordere Kammer erwähnten Buller (1890) und Topolanski (1903).

In dem einen der Fälle von Topolanski besteht begründeter Verdacht, daß die Vorderkammerblutung durch eine Verletzung der Augen durch herabfallende Äste, nicht unmittelbar durch den Blitzschlag veranlaßt war; der Patient hatte unter einem Baum, in den der Blitz einschlug, gestanden. An dem Lid des einen Auges fand sich eine Rißwunde, die offenbar durch herabfallende Äste hervorgerufen war, da sich noch Reste von Baumrinde am Lid sowie ein Aststück in einer Stirnwunde nachweisen ließen. Da das andere Auge Konjunktivalekchymose und Vorderkammerblutung aufwies, so handelte es sich wahrscheinlich auch an diesem Auge um Kontusionsfolgen durch einen Ast.

Nur in wenigen leichtesten Fällen finden sich allein Veränderungen des äußeren Auges, so in den Fällen TERRIER (1888), DENIG (1895), TALKO (1900), JELLINEK (1903), AYRES (1909), in der Regel kommt es infolge der Blitzschlagverletzung außerdem zu Veränderungen im inneren Auge. Unter diesen spielt die Blitzkatarakt eine große Rolle. Vielfach ist sie mit anderweitigen Veränderungen in der Tiefe des Auges kompliziert, in einer Anzahl von Fällen bestehen, ohne daß es zur Katarakt kommt, mehr oder weniger schwere Veränderungen in der Tiefe.

Die Blitzkatarakt. Das klinische Krankheitsbild der Katarakt nach Blitzschlag kann große Verschiedenheiten aufweisen. Die Katarakt ist etwas häufiger doppelseitig als einseitig. Bei der doppelseitigen Katarakt kann die Trübung an beiden Augen verschieden hochgradig sein. Die anfangs partiellen Trübungen können stationär bleiben oder progressiv sein und manchmal erst nach Monaten, selbst nach Jahren, zu Totalkatarakt führen. Bei den partiellen Katarakten kann die vordere oder die hintere Kortikalis stärker ergriffen sein. Vielfach fand sich bei Blitzkatarakt die Kortikalis durchsetzt von zahlreichen feinen Pünktchen und kleinen Strichen, im Fall SCHLEICHER (1888) zeigte sich eine deutlich netzförmige Trübung. Auch sternförmige Trübungen in der hinteren Kortikalis wurden mehrfach beobachtet.

GURZMANN (1906) fand $^5/_4$ Jahre nach der Blitzschlagverletzung rechts in der vorderen Kortikalis zwei konzentrische Trübungsringe mit zackigem Rand und spinnenwebige Trübungen in der Mitte und links stärkere vordere Kortikaltrübung nach außen neben zarten Trübungen in der ganzen Linse. In einem zweiten Fall fand er rechts punktförmige Trübungen und links eine seidenglänzende gequollene Totalkatarakt; da nach dem Lanzenschnitt sofort breiige Massen austraten, nahm er Kapselruptur an.

Nur in vereinzelten Fällen wurde ein teilweises und ausnahmsweise auch vollständiges Zurückgehen der Linsentrübungen festgestellt.

SILFVAST (1902) sah am dritten Tage an der bis dahin durchsichtigen Linse streifenförmige Trübungen in der hinteren Kortikalis, die innerhalb der nächsten Tage zunahmen und zu einer Sternfigur zusammenflossen; nach 3 Wochen begann die Rückbildung und nach 6 Wochen war die Linsentrübung vollständig verschwunden und das Sehvermögen wieder normal. GONIN (1904) beobachtete am linken Auge, sobald am vierten Tage wegen der Hornhauttrübungen eine genaue Feststellung möglich war, eine sternförmige Trübung in der hinteren Kortikalis, die sich größtenteils bis auf einzelne Speichen innerhalb einiger Wochen zurückbildete; an der bis dahin durchsichtigen Linse des rechten Auges trat erst jetzt gleichzeitig mit der Abnahme der rechten Katarakt eine kleine vordere Kortikaltrübung in Erscheinung. KNIES (1886) beobachtete Zurückgehen einer beginnenden Katarakt an dem einen Auge, während die Trübung am andern Auge zu Totalkatarakt führte, und SILEX (1888) sah bei anfänglich partieller diffuser Trübung ein teilweises Zurückgehen derselben, während aber ein Teil

sich saturierter trübte. Abnahme von Linsentrübung werden noch erwähnt von
Reinewald (1895) und Le Roux und Renaud (1908), sowie völliges Verschwinden
von Liutkiewicz (1896).

Löwenstein (1915) fand bei 5 im Kriege durch Blitz verletzten Soldaten ein-
oder doppelseitige, meist punktförmige Linsentrübungen ohne Sehstörung.

In einzelnen Fällen wurde die Katarakt schon innerhalb der ersten
Tage nach der Blitzschlagverletzung nachgewiesen. Meyhöfer (1886) konnte
Linsentrübung bereits am ersten Tage feststellen, Silex (1888) am zweiten,
Knies (1886) und Silfvast (1902) nach drei Tagen. In dem erwähnten Fall
von Gonin (1904) war die genaue Feststellung wegen der sonstigen Ver-
änderungen erst nach vier Tagen möglich, bestanden hatte die Katarakt aber
sicher schon vorher. In anderen Fällen trat die Katarakt erst nach einigen
Wochen oder später in Erscheinung.

Die Beobachtung von Gonin (1904), daß an dem einen Auge die anfänglich
vorhandene Trübung abnahm, während erst nach Wochen am zweiten Auge die
Trübung sichtbar wurde, ist bereits erwähnt. Vossius (1892) fand, daß die
anfangs sicher durchsichtigen Linsen sich erst nach einer 1 bzw. 1 1/2 Monate
später einsetzenden Iritis und Iridozyklitis zu trüben anfingen und daß erst nach
7 Monaten die Katarakt schneller progressiv wurde. In einem von Lingsch (1904)
mitgeteilten Fall war der vom Blitz getroffene Soldat nach zehn Wochen geheilt
aus dem Lazarett entlassen. 7 1/2 Monate später stellte sich Sehstörung ein und
1 Jahr nach der Verletzung fand sich eine weiche Totalkatarakt, nach deren
Extraktion volle Sehschärfe erreicht wurde. Verhaeghe (1905) beobachtete bei
einem 34 jährigen Mann, der in der Entfernung von 50 Meter einen Blitz einschlagen
gesehen hatte und zurückgeschleudert war, 7 Monate später Abnahme des Sehvermögens und doppelseitige Katarakt, die später mit gutem Erfolg operiert wurde.

Vielfach ist über das erste Auftreten der Katarakt nichts bekannt, sei
es, weil der Patient erst später spezialärztlich untersucht wird, sei es weil
anfangs wegen der Veränderungen am äußeren Auge und des Reizzustandes
oder wegen schwerer Allgemeinerscheinungen eine genaue Feststellung unmöglich ist. Der weitere Verlauf der Blitzkatarakt kann sich ganz verschieden gestalten. Bei progressivem Charakter zeigt die Schnelligkeit der
Reifung große Unterschiede. Vielfach bleibt die Katarakt partiell und stationär,
manchmal tritt nach verschieden langem Zeitpunkt doch noch Fortschreiten ein.

Sind, wie es nach Blitzschlagverletzung häufig vorkommt, die anfänglichen Störungen des Allgemeinbefindens und sonstige Veränderungen des
äußeren Auges nach Tagen oder Wochen zurückgegangen, so kann die
Katarakt die einzige Folge der Blitzschlagverletzung darstellen. In anderen
Fällen ist die Blitzkatarakt kompliziert mit anderweitigen Veränderungen
in der Tiefe des Auges, die die Funktionsfähigkeit des Auges dauernd
schädigen, falls sie nicht ebenfalls einer Rückbildung fähig sind. Kommt
es zur Operation, so kann die Aussicht auf Wiederherstellung eines guten
Sehvermögens dadurch stark beeinträchtigt sein. Zuweilen sind die tiefen
Veränderungen erst nach der Operation festzustellen.

Das Resultat der Operation war durch Komplikationen beeinträchtigt, z. B. in den Fällen von GROSZ (1857), LEBER (1882), PAGENSTECHER (1884), KNIES (1886), VOSSIUS (1892), GURZMANN (1906). Gutes Resultat durch Staroperation wurde erzielt z. B. von PREINDLSBERGER (1901), LINGSCH (1904), VERHAEGHE (1905), GURZMANN (1906).

Kasuistik. Fälle von Blitzkatarakt sind mitgeteilt von FAGE (1835), GROSZ (1857), RIVAUD LANDREAU (1864), SERVAIS (1864), DOWNAR (1877), BRISSEAU (nach YVERT 1880), GALEZOWSKI (1881), LEBER (1882), PAGENSTECHER (1884), LAKER (1885), VOSSIUS (1886, 1892), MEYHÖFER (1886), KNIES (1886), UHLE (1886), SCHISCHKIN (1887), SILEX (1888), SCHLEICHER (1888), BULLER (1890), WIDMARK (1891?), LIUTKIEWICZ (1896), REINEWALD (1895), RYERSON (1899), v. FORSTER (1900), BRIXA (1900), PREINDLSBERGER (1901), SILFVAST (1902), LINGSCH (1904), GONIN (1904), BIRCH-HIRSCHFELD (1904), VERHAEGHE (1905), GINSBURG (1906), GURZMANN (1906), LE ROUX und RENAUD (1908), HESSBERG (1909), BRAUN (1910), v. MARENHOLTZ (1912), SANTOS-FERNANDEZ (1912), NEOVIUS (1913), CULBERTSON (1913), LÖWENSTEIN (1916) als Kriegsverletzung bei 5 Blitzverletzungen.

Von den Veränderungen in der Tiefe sind zunächst Trübungen im Glaskörper zu erwähnen, die mehrfach einen hämorrhagischen Charakter hatten, so in den Fällen von REINEWALD (1895), UHLE (1886), BULLER (1890) und TOPOLANSKI (1903). In dem zuletzt erwähnten Fall resorbierten sich die Blutungen nur langsam. Glaskörpertrübungen fanden ferner VOSSIUS (1892) und LE ROUX und RENAUD (1908).

In mehreren Fällen wurden Veränderungen an der Netzhaut und Aderhaut: Blutungen, Pigmentierung, selbst ausgesprochene Ruptur und Netzhautablösung beobachtet. Mehrfach handelte es sich um makulare Veränderungen.

DOWNAR (1877) erwähnte neben Katarakt Netzhautblutungen und Pigmentanhäufung in der Makulagegend und in der Umgebung des Sehnerven. Ausgedehnte Makulaveränderungen beider Augen neben Katarakt beschrieben LAKER (1885) und BRIXA (1900), einen umschriebenen Aderhautherd REINEWALD (1895). OLIVER (1896) konnte bei einem Patienten, in dessen Nähe ein Blitz niedergefahren war und der ein monatelang bestehendes Skotom nebst Metamorphopsie und Mikropsie davongetragen hatte, die Makulaveränderungen verfolgen. Er fand anfangs hauchige Trübung, später an einem Auge eine Netzhautblutung und schließlich beiderseits feine Makulaveränderungen. BIRCH-HIRSCHFELD (1904) berichtete über einseitige Linsentrübung und makulare und zirkumpapillare Pigmentveränderung bei einem vom Blitz getroffenen Herrn, der außerdem schwere Lähmungserscheinungen darbot. Das Sehvermögen war nach einem Jahr normal, ob es damals gestört war, ließ sich nicht mehr feststellen; der Patient hatte in der ersten Zeit langdauernde Bewußtseinsstörung davongetragen. BULLER (1890) fand neben Katarakt ausgedehnte Aderhautveränderungen, von denen zweifelhaft war, ob sie den Ausgang von Blutungen oder von Aderhautruptur darstellten. Eine große Aderhautruptur von rhombischer Gestalt mit Blutungen und teilweiser Netzhautablösung ohne gleichzeitige Katarakt konnte REICH (1878) nachweisen. Netzhautablösung erwähnte UHLE (1886), auch nahm REINEWALD als Ursache einer Cataracta complicata Amotio retinae an. MAJOR YARR (1901) berichtete über zwei Fälle von Blitzschäden in der Tiefe des Auges; in dem einen fanden sich

Blutungen und atrophische Herde zwischen der oberen und unteren Temporalvene sowie kleine Hämorrhagien in der Peripherie und Blässe der Papille; in dem zweiten Fall kam es bei dem am Telephon vom Gewitter überraschten Patienten zu doppelseitiger Netzhautablösung. In dem von v. MARENHOLTZ (1912) mitgeteilten Fall bestanden am rechten Auge neben feinen Linsentrübungen und Iritis Veränderungen in der Netzhaut und Aderhaut, darunter in der Makula ein grauer Herd mit weißem Rand.

In einer Reihe von Fällen wurden Veränderungen am Sehnerven gefunden. Blutungen auf der Papille erwähnte BRIXA (1900). Gar nicht selten wurde Hyperämie der Papille und der Netzhautgefäße nachgewiesen, zuweilen auch Blässe der Papille und Gefäßverengerung.

UHLE (1886) beobachtete Abblassung der Papille und hochgradige Verengerung der Gefäße, die er als Anämie des Optikus und der Retina durch Sympathikusreiz auffaßte. Durch Anwendung von Amylnitrit und Eserin trat Besserung ein. Starke Gefäßverengerung zusammen mit Optikusläsion wurde von GONIN (1904) und BULLER (1890) erwähnt.

Neuritis optica fand sich in den Fällen von BRIÈRE (1876), PAGENSTECHER (1884), LAKER (1885), VOSSIUS (1886), UHTHOFF (1907), HESSBERG (1909).

In dem von BRIÈRE (1876), mitgeteilten Fall war doppelseitige Neuroretinitis bei einem 15jährigen Mädchen beobachtet, das nicht direkt vom Blitz getroffen war, sondern während eines Gewitters beim Gehen auf der Landstraße durch grelle Blitze geblendet war. Am andern Morgen trat rasch sich entwickelnde Erblindung auf und 2 Wochen später wurde die Neuroretinitis festgestellt.

Partielle oder totale Sehnervenatrophie wurde beobachtet von LEBER (1892), PAGENSTECHER (1884), BULLER (1890), VOSSIUS (1886, 1892), ROHMER (1895), GONIN (1904), GURZMANN (1906), GINSBURG (1906).

In dem einen Fall von VOSSIUS (1886) war die Atrophie der Ausgang der Neuritis optica und in einem zweiten Fall erschien später die temporale Papillenhälfte blaß (1892).

GONIN (1904) beobachtete Sehnervenatrophie in 2 Fällen. In dem ersten Fall hatte ein 34jähriger Mann während der Nacht stundenlang ein starkes Gewitter und einen ausgebrochenen Brand beobachtet, ohne selbst vom Blitz getroffen zu werden. Am nächsten Morgen stellte sich Sehstörung am rechten Auge mit zunehmender Erblindung ein. Am 4. Tage erschienen die Papille blaß und die Gefäße stark verengt. Das Sehvermögen hob sich nur auf $1/_{12}$, die Papille blieb weißlich verfärbt. In dem zweiten Fall war der Patient vom Blitz getroffen und hatte auch Katarakt davongetragen. Die Papille war blaß und die Gefäße erschienen eng.

In dem Fall von GINSBURG (1906) fand sich 6 Jahre nach der Verletzung neben Linsentrübung Gesichtsfeldeinengung wie bei Hemianopsie. Da die Papillen gelblich verfärbt waren, wurde partielle Sehnervenatrophie angenommen.

Die Sehstörungen nach Blitzverletzungen des Auges. Die Funktionsstörungen des Auges gestalten sich ganz verschieden, je nach dem Befund am Auge. Nach Abnahme des anfänglichen Reizzustandes kehrt häufig die Funktion voll wieder, falls Veränderungen im inneren Auge fehlen.

Bei derartigen Veränderungen hängt das Verhalten der Sehstörung von der Art und dem Verlauf der Läsion ab. Bei der Blitzkatarakt bestimmt das Verhalten der Linsentrübung den Grad der Sehstörung, wenn nicht sonstige Komplikationen vorliegen. Bei den Veränderungen der Netzhaut, Aderhaut und des Sehnerven kommen je nach dem Befund neben Herabsetzung der zentralen Sehschärfe, Gesichtsfelddefekte, Störungen der Farbenempfindung usw. vor.

Von besonderem Interesse sind die nach Blitzschlagverletzung vorkommenden Sehstörungen, oft nur vorübergehender Art, bei denen ein zur Erklärung hinreichender Befund nicht vorliegt. Mehrfach wurden einseitige oder doppelseitige Sehstörungen beobachtet, die nach kürzerer oder längerer Zeit mehr oder weniger vollständig zurückgingen. Dabei kann anfangs vollständige Erblindung mit mangelnder Lichtempfindung bestehen. In manchen dieser Fälle kann nach Besserung der Sehschärfe lange Zeit starke Empfindlichkeit gegen Licht, mangelnde Ausdauer bei der Arbeit, schnelle Ermüdbarkeit, Einengung des Gesichtsfeldes zurückbleiben, Erscheinungen, die ganz den Charakter der Hyperästhesie oder Anästhesie der Retina tragen. In einzelnen Fällen bestand in unmittelbarem Anschluß an die Verletzung Erythropsie (PREINDLSBERGER 1901, LE ROUX und RENAUD 1908), im Fall JELLINEK (1903) auch bei geschlossenen Lidern Blitzsehen. HANCOK (ref. nach HESS 1913) fand nach Blitzverletzung ein Ringskotom.

In anderen Fällen handelt es sich um eine an die Blitzschlagverletzung sich anschließende traumatische Neurose (Neurasthenie, Hysterie), die zu mannigfachen funktionellen Störungen am Auge, wie konzentrischer Gesichtsfeldeinengung, schneller Ermüdbarkeit, selbst hysterischer Amblyopie und Amaurose usw. führt.

LEBER (1882) hat aus der Literatur der vorophthalmoskopischen Zeit einige Fälle von einseitiger oder doppelseitiger Amblyopie und Amaurose gesammelt, bei denen die Sehstörung zum Teil zurückging, zum Teil unvermindert blieb. Es steht dahin, wie diese Funktionsstörungen zu erklären sind. Es sind dieses Fälle von ST. YVES, SCHMUCKER, RICHTER, PÉTREQUIN, MACLEAN, HENROTAY und STELLWAG.

SAEMISCH (1864) beobachtete bei einem vom Blitz getroffenen 18jährigen Fräulein rechts Ptosis, Aufhebung des Sehvermögens bis auf Lichtempfindung. Auch stellte sich Hemiparese ein. Nach 3 Monaten war die Sehstörung unverändert, an der Papille fand sich nur Hyperämie. Weiterhin hob sich der Visus auf $^3/_4$ der Norm, doch blieb konzentrische Gesichtsfeldstörung zurück. Über eine in einigen Tagen vorübergehende Erblindung nach Blitzschlag mit einigen wiederholten Erblindungsanfällen berichtete POWER (1871). Vorübergehende Erblindung oder hochgradige Sehstörung finden sich erwähnt bei SCHISCHKIN (1887), LAKER (1885), KNIES (1886), der wegen der anfänglichen vollständigen Amaurose eine vorübergehende Optikuslähmung annahm. Geringe Herabsetzung der Sehschärfe auf $^2/_3$ ohne Befund fand MEYHÖFER (1886) an dem einen Auge, während das andere schwere Veränderung mit Katarakt aufwies.

Purtscher (1884) fand bei einer Frau als Blitzfolge einige Zeit bestehende Hyperämie und Hyperästhesie der Konjunktiva, sowie Hyperästhesie der Retina. Die Retinalvenen waren erweitert. Der Blitz hatte in 15 bis 20 Schritt Entfernung eingeschlagen, die Frau war bewußtlos gewesen und hatte neben Kopfschmerz nur leichte Veränderungen des äußeren Auges und der Gesichtshaut.

v. Graefe (1865) hat einen Fall von Anaesthesia retinae mit konzentrischer Gesichtsfeldeinengung beobachtet bei einem Knaben, in dessen Nähe ein Blitz in einen Baum gefahren war. Am nächsten Morgen wurden rechts die Sehstörung und ein Gesichtskrampf bemerkt. In einem von Nelson (1899) mitgeteilten Fall bestand anfangs Erblindung, die nach einer Woche zurückging. Monatelang blieb mangelnde Ausdauer beim Nahesehen zurück. Der ophthalmoskopische Befund war völlig normal. Preindlsberger (1901) erwähnte das Vorkommen von Erythropsie im Anschluß an Blitzschlagverletzung. Einige Wochen wurde nur ein roter Schein gesehen, dann stellte sich das Sehvermögen wieder her, sank aber später wieder infolge von progressiver Katarakt. In dem von Le Roux und Renaud (1908) mitgeteilten Fall sah der Patient, der durch einen grellen Blitz geblendet war, 2 Stunden lang alles rot und bekam nach dieser Zeit starke Kopfschmerzen und am nächsten Tage war erst das linke, dann das rechte Auge erblindet. Weiterhin stellte sich starker Reizzustand des äußeren Auges ein mit parenchymatöser Hornhauttrübung usw., sowie feine vordere Kortikaltrübung. Innerhalb von 2 Monaten nahmen die Medientrübung und die Reizerscheinungen ab, die Sehschärfe stieg auf $^1/_3$ und $^1/_2$ bei normalem ophthalmoskopischem Befund. Nach $^1/_2$ Jahr fand sich noch lebhafte Lichtscheu sowie eine Glaskörpertrübung. Der Befund blieb nach 3 Jahren unverändert.

Iwanoff (1903) fand konzentrische Einengung des Gesichtsfeldes und war geneigt, die Anaesthesia retinae als traumatische Hysterie aufzufassen. Krause (1910) berichtete über eine Blitzschlagverletzung bei einem Soldaten. Die Sensibilitätsstörung und Gesichtsfeldeinengung deuteten auf Hysterie, schwerere Hirnläsion erschien ausgeschlossen.

In einem von Pfahl (1908) mitgeteilten Fall war bei einer vom Blitz getroffenen Frau die linke Papille anfangs gerötet und verschwommen, auf der Kornea ein Blutextravasat und nach 5 Wochen noch eine gerötete Stelle neben der Hornhaut. Nach $1^1/_3$ Jahr zeigte die linke Papille Abblassung und Verengerung der Arterien. Es bestand Insuffizienz und Ermüdbarkeit der Akkommodation bei annähernd freiem Gesichtsfeld. 1 Jahr später war die Papille normal, die noch bestehenden Beschwerden wurden als hysterisch angesehen.

Ich selbst beobachtete bei einer Telephonistin, die am Telephon während eines Gewitters einen starken Schlag mit anfänglicher Bewußtlosigkeit erlitten hatte, später ausgesprochene traumatische Neurasthenie und Hysterie mit hysterischer Amblyopie und Amaurose bei normalem Augenbefund. Der Prismenversuch erwies, daß das Auge nicht blind war.

In einer größeren Anzahl von Fällen wurden Lähmungen äußerer Augenmuskeln beobachtet, die meist nach Tagen oder Wochen zurückgingen. Vollständige oder unvollständige Ptosis wurde festgestellt in den Fällen von Maclean (1849), Henrotay (1852), Saemisch (1864), Power (1871), Pagenstecher (1884), Meyhöfer (1886), Knies (1886), Uhle (1886), Schleicher (1888), Jellinek (1903).

Von Augenmuskelstörungen beobachteten Saemisch (1864) Beweglichkeitsbeschränkung nach oben zusammen mit Ptosis, Uhle (1886) Doppelsehen, Vossius (1892) Internusparese, Emmerson (1886) doppelseitige Abduzenslähmung und Buller (1890) ebenfalls Abduzensparese. In dem zuletzt erwähnten Fall war das Auge 6 Wochen lang nach innen und oben gerichtet, später fand sich als Ausdruck der Abduzensschwäche latente Konvergenz. Nystagmus horizontalis fand Hessberg (1909). Fazialisparese wurde beobachtet von Vossius (1892) und Treacher Collins (1903).

Sonstige Komplikationen. Abgesehen von den Augenveränderungen werden in der Regel mehr oder weniger schwere, zum Teil vorübergehende, zum Teil bleibende Verletzungen am Körper beobachtet. Überaus häufig finden sich bei den vom Blitz Getroffenen mehr oder weniger ausgedehnte und verschieden tiefe Verbrennungen der äußeren Haut, im Gesicht, am Rumpf und an den Extremitäten vor. Häufig handelt es sich um rote oder blauschwarze Verfärbungen mit eigentümlicher Zeichnung. Doch können auch tiefere Nekrosen beobachtet werden, sowie lochförmige Substanzverluste.

Überaus häufig finden sich mehr oder weniger schwere Erscheinungen von seiten des Zentralnervensystems und peripherer Nerven. In allen schwereren Fällen wird eine verschieden lange, oft nur einige Stunden, zuweilen aber Tage lange Bewußtlosigkeit beobachtet. Zuweilen kommt es zu Erbrechen. Vielfach finden sich Lähmungen, teils ausgesprochene Hemiplegie, teils gekreuzte Lähmungen, teils solche einzelner Extremitäten, seltener sind Lähmungen der Schlundmuskulatur, Incontinentia urinae oder sonstige Störungen der Urinentleerung, Sprachstörungen, Gehörverlust u. a. Knies (1886) erwähnte das Vorkommen von Manegebewegungen. Zuweilen wurden Krämpfe beobachtet. In einer Anzahl von Fällen gingen die anfangs schweren Störungen von seiten des Nervensystems vollkommen zurück, manchmal blieben nur Augenveränderungen als einzige Dauerfolge zurück. In anderen Fällen besteht dauernd ein komplizierter neurologischer Befund. Wie bereits erwähnt, kann sich im Anschluß an Blitzschlagverletzungen eine traumatische Neurose (Hysterie, Neurasthenie) entwickeln, die ihrerseits zu zahlreichen Störungen und Klagen, zum Teil am Auge, Anlaß gibt. Dabei kann das Auge anfangs ohne Veränderung gewesen sein (vgl. Reichel 1900, Terrier 1902, Binswanger 1904 S. 73).

Die Pathogenese. Für die Pathogenese der Veränderungen, die nach Blitzschlagverletzungen beobachtet werden, ist von Bedeutung, ob die elektrische Entladung den Körper selbst getroffen hat oder ob der Blitz in mehr oder weniger großer Entfernung vom Körper niederging und ob komplizierende Einwirkung durch Sturz des Körpers sowie durch herabgeschleuderte Gegenstände vorlag, z. B. durch Baumäste (Topolanski 1903). Bei der Einwirkung des Blitzes auf die Gewebe, sei es, daß er den Körper selbst getroffen hat, sei es, daß er dicht neben dem Körper niederfuhr, können ganz verschiedenartige Schädlichkeiten zur Geltung kommen: Die spezifische physikalisch-chemische elektrische Wirkung, sei es als elektrolytische oder katalytische Wirkung, sei es als starke Reizwirkung, die gewaltige mechanische Wirkung, die thermische Wirkung durch hohe Temperatur, die Wirkung der leuchtenden und der kurzwelligen ultravioletten Strahlen. Die genaue Analyse der einzelnen Veränderungen, die vergleichende Beobachtung der Wirkung der einzelnen Momente unabhängig vom Blitz, die experimentelle Untersuchung mit starken elektrischen Schlägen und die experimentelle Prüfung der verschiedenen Faktoren, vor allem der Wirkung der leuchtenden und der ultravioletten Strahlen haben wesentliche Aufklärung in der Deutung der einzelnen Veränderungen gebracht. Es hat sich ergeben, daß die verschiedenen Veränderungen nicht einheitlich zu erklären sind. Nur ist es im einzelnen Fall und für die einzelne Erscheinung nicht immer sicher, die Ursache festzustellen und häufig liegt die Folge verschiedenartiger Schädlichkeiten vor.

Man hat mehrfach unternommen, die Wirkung der strahlenden Energien — die Blitzblendung — von der Wirkung der elektrischen Durchströmung des Körpers, des eigentlichen Blitzschlages, zu unterscheiden und die Fälle von Blitzschlagverletzung nach diesem Gesichtspunkt zu trennen. BIRCH-HIRSCHFELD (1904, 1910) hat die Wirkung dieser einzelnen Faktoren festzustellen und die Fälle der reinen Blitzblendung abzutrennen versucht. VAN LINT (1909) hat drei Gruppen von Blitzschlagverletzung unterschieden: 1. die Gruppe der reinen Blitzlichtwirkung, 2. die Gruppe, bei der ein Blitz neben den Patienten niederfuhr, ohne sie zu treffen, und sie zu Boden schleuderte und nicht selten betäubte; hierbei soll neben der Lichtwirkung die mechanische Wirkung des Luftdrucks in Betracht kommen, 3. die Gruppe von Fällen, in denen der Körper selbst vom Blitz getroffen wurde. Eine scharfe Trennung zwischen der Blitzblendung und dem Blitzschlag ist aber vielfach nicht möglich, da einmal manche der Patienten, auf deren Körper anscheinend der Blitz nicht überging, doch von elektrischen Strömen getroffen sind, und da anderseits bei den vom Blitz Getroffenen sowohl Blitzblendung als auch Blitzschlag eingewirkt haben können. Ich halte deshalb die von VAN LINT gegebene Gruppierung der einzelnen Fälle für durchaus nicht einwandfrei. So sind in der ersten Gruppe Fälle angeführt, die sicher nicht durch alleinige Lichtwirkung erklärt werden können, so der Fall REICH, bei dem schwere innere Augenveränderungen vorlagen, der Fall POWER, bei dem neben Sehstörung Ptosis bestand. Der Fall BRIÈRE ist ebenfalls ganz unsicher. Ebenso kann die zweite Gruppe nicht nur durch Blendung und mechanische Wirkung des Luftdrucks erklärt werden. Vielmehr ist bei ihr damit zu rechnen, daß auch elektrische Ströme den Körper trafen. Es ist durchaus möglich, daß grelle mehr oder weniger entfernt am Auge vorbeifahrende Blitze eine reine Blitzblendung durch strahlende Energien hervorrufen, wobei sowohl die leuchtenden als auch die ultravioletten Strahlen schädigend einwirken können. Die Zahl der bisher beobachteten Fälle, in denen man die Folge einer isolierten Blitzblendung annehmen kann, ist eine recht begrenzte. Man wird die Fälle hierher zählen können, in denen bei Patienten, die nicht vom Blitz getroffen wurden, vorübergehende funktionelle Störungen eventuell neben äußeren Veränderungen, wie sie durch strahlende Energie vorkommen, vorliegen, wie z. B. in den Fällen von Beauvais (1896), Nelson (1899), Jellinek (1903), Ayres (1909).

Der Fall von Maclean (1849) stammt aus der vorophthalmoskopischen Zeit.

Bei allen Fällen, in denen ausgesprochen tiefe Veränderungen nachweisbar sind, ist alleinige Blitzblendung unwahrscheinlich, ebenso wie in den Fällen, in denen sonstige Störungen, wie Lähmung, Bewußtseinsverlust usw. vorliegen. War der Patient sicher vom Blitz getroffen, so ist es doppelt schwierig, das von den Symptomen, was auf gleichzeitige Blitzblendung zu beziehen ist, zu bestimmen.

Bei dem Zustandekommen der Veränderungen am äußeren Auge spielen die kurzwelligen Strahlen jedenfalls eine große Rolle. Die Veränderungen haben große Ähnlichkeit mit denen, die bei der Ophthalmia electrica durch intensives elektrisches Licht und bei experimenteller Bestrahlung mit ultravioletten Strahlen beobachtet werden. War der Verletzte vom Blitz getroffen, so können außerdem thermische und elektrische Schädlichkeiten mitwirken. Die Bedeutung des thermischen Einflusses wird bewiesen durch das Versengtsein der Zilien, der Augenbrauen, der Haare des Kopfes und des Bartes, sowie durch den Umstand, daß manchmal die Kleidung verkohlt erschien.

Die Entstehungsweise der Blitzkatarakt, die als häufige Folge der Blitzschlagverletzung stets besonderes Interesse erregt hat, hat ganz verschiedene Deutung erfahren.

Himly, der den Fall von Fage (1835) erwähnt, beschuldigte als Ursache das grelle Licht. Yvert (1880) vermutete, daß die Kataraktbildung auf eine Zerreißung der Linsenkapsel durch den Blitzstrahl zurückzuführen sei. Dagegen spricht, daß Kapselverletzung vielfach geradezu ausgeschlossen werden kann. Galezowski (1881) sah die Ursache in einer Erschütterung des Linsensystems. Nagel (1888 zitiert von Schleicher) erklärte die Entstehung als reine Kontusionskatarakt aus der starken Formveränderung, die die Linse durch die grobe mechanische Einwirkung erfahren hat, wobei die Fasern und Zellen verschoben, zerrissen und zerstört werden. Leber (1882) nahm als Ursache die direkte physikalisch-chemische Wirkung der Elektrizität auf die Linsensubstanz an und dachte an eine katalytische Wirkung. Silex (1888) sah die Ursache in seinem Fall in einer Gerinnung der subkapsulären Eiweißschicht durch katalytische Wirkung. Knies (1886) sah das Schädigende in einer überaus starken Kontraktion des Ziliarmuskels, die zu Verschiebung der Linsenelemente und Lockerung der Zonula führt. Vossius (1886, 1892) nahm als Bindeglied zwischen Blitzschlag und Star eine Iridozyklitis an. Nach ihm können die erst einige Zeit nach dem Trauma auftretenden Linsentrübungen nicht durch mechanische oder chemische Einwirkung entstanden sein.

WIDMARK (1891) meinte, daß die ultravioletten Strahlen eine mitwirkende Ursache beim Entstehen des Blitzstars sind, indem sie entweder von der Linse absorbiert eine Trübung hervorrufen oder eine Entzündung der Uvea, die durch Ernährungsstörung Linsentrübung verursacht, veranlassen. Auch SILFVAST (1902) sah die Wirkung der ultravioletten Strahlen als das ätiologische Moment an.

Eine wesentliche Aufklärung über die Pathogenese der Blitzkatarakt brachten die experimentellen Untersuchungen von HESS (1888), der die starken Funken einer großen Leydener Flasche — meist 6—20 Schläge — in kurzen Zwischenräumen auf den Kopf von Kaninchen und Katzen in der Gegend der Augen richtete. Bei den Tieren traten, analog den Blitzschlagfolgen beim Menschen, neben schweren Störungen des Allgemeinbefindens am Auge auf: hochgradige Miosis und Irisanämie unmittelbar nach dem Schlage, bei Katzen einige Male Mydriasis, nach $\frac{1}{2}$ Stunde einsetzende starke Chemosis und Ödem der Augengegend, an der Hornhaut nach 4—12 Stunden sich einstellende partielle, seltener totale Mattigkeit und Trübung, die meist nach 1—2 Wochen zurückgingen und ihre anatomische Erklärung im Untergang ihrer Zellen und Schädigung des Epithels und Endothels fand, sowie einige Male Ausbuchtung der Kornea in Gestalt von Keratokonus und Keratoglobus. Am Ziliarkörper fanden sich vorübergehende oder selbst nach 3 Wochen bestehende starke Hyperämie und Schwellung der Ziliarfortsätze, vereinzelt mit Hämorrhagien und manchmal mit Lockerung der Zonula verbunden.

Die Linse war unmittelbar nach dem Blitzen noch vollständig klar, erst nach 2—4 Stunden begann eine zarte Trübung in der äquatorialen Zone, die langsam an Ausdehnung und schnell an Intensität zunahm und etwas später trat Trübung in der hinteren Kortikalis, manchmal mit deutlicher Sternform, und in der vorderen Kortikalis auf. Die Trübung kam zum Stillstand, hellte sich zum Teil auf oder führte zu Totalkatarakt, häufig mit Vorderkapselstar. Anatomisch fand sich zunächst ausgedehnte Nekrose des Vorderkapselepithels wie bei der experimentell erzeugten Massagekatarakt, dann Quellung und Zerfall der Linsenfasern sowie Flüssigkeitsansammlung am hinteren Linsenpol und Vakuolenbildung in den Fasern mit eventuellem Übergang in Totalkatarakt. Weiterhin kam es zu Regeneration und Wucherung des Vorderkapselepithels, die bei frühzeitigem Auftreten den Prozeß zum Abschluß und Rückbildung bringen konnten. Vielfach fand sich Kapselstarbildung.

Daß der scheinbare Keratokonus bei Tieren nach elektrischen Schlägen auf Verdickung und Quellungsödem der Kornea infolge von Endothelverletzung beruht, konnte PLAUT (1900) nachweisen.

Auf Grund dieser Versuche kommt HESS (1888, 1905) zu dem Schluß, daß die Abtötung der Epithelzellen und die dadurch veranlaßte Schädigung der Linsenfasern die wesentliche Ursache der Linsentrübung durch Blitzschlag ist und daß also analoge Beziehungen zu anderen experimentellen Starformen, vor allem zur Massagekatarakt, bestehen. Die gleichzeitigen Störungen im Ziliarkörper und im Aufhängeapparat der Linse können für die weitere Entwicklung der krankhaften Vorgänge von Bedeutung werden. Die Möglichkeit, daß auch die Linsenfasern zum Teil durch den Blitz nur soweit geschädigt werden, daß sie absterben und sich dann trüben, wie LEBER anführte, ist nicht ganz in Abrede zu stellen. Da die Linse anfangs noch durchsichtig erscheint, so ist eine Eiweißgerinnung durch hohe Temperatur oder durch katalytische Wirkung ausgeschlossen.

Kiribuchi (1900) hat die Versuche von Hess am Kaninchen wiederholt und auch den Veränderungen an den tieferen Augenteilen Beachtung geschenkt. Die Befunde an der Linse konnte er bestätigen. Die von Hess konstatierte Ziliarkörperhyperämie fand er regelmäßig und war geneigt, ihr bei der Entstehung der Blitzkatarakt eine wesentliche Bedeutung beizumessen. Das dadurch pathologisch veränderte Kammerwasser soll die Regeneration der abgestorbenen Epithelien hindern und die Ernährungsbedingungen weiter stören. Bei geringer Hyperämie könne sich das Epithel schnell regenerieren und die Trübung zurückgehen. Nach ihm ist die Blitzkatarakt teils eine Folge des Absterbens der Kapselepithelien, teils aber Folge der starken Hyperämie der Iris und des Ziliarkörpers. Das Fortschreiten zur Totalkatarakt hängt nach ihm von der Hyperämie ab. Außerdem konstatierte er als Folge der elektrischen Schläge hochgradige Hyperämie der Aderhaut und Atrophie der Netzhaut und des Sehnerven, die er als Folge der Aderhautveränderungen ansah. Ich verweise auch auf die auf S. 1813 erwähnten Versuche von Pastega.

Kuwabara (1909) stellte Untersuchungen an isolierten genau gewogenen Linsen an, die er starken Schlägen der Leydener Flasche aussetzte, dann in 0,95%ige Kochsalzlösung brachte und nach 5—20 Stunden langem Aufenthalt wieder wog. Die geblitzten Linsen wiesen früher und in stärkerem Maße als Kontrollinsen eine Gewichtszunahme auf. Auch der Eiweißaustritt war ein viel bedeutenderer. Nach diesen Versuchen mußte eine direkte Schädigung der Linse durch Elektrizität erfolgt sein, sei es durch Epithelschädigung, sei es durch direkte Schädigung der Linsensubstanz, während von Ernährungsstörungen dabei keine Rede sein konnte. Wirkten die Schläge auf das enukleierte Auge ein, so waren die Schädigungen geringer.

Von Wichtigkeit ist die Frage, ob die ultravioletten Strahlen bei der Genese der Blitzkatarakt von Bedeutung sind.

Widmark (1891, 1901) hatte bei langdauernder Bestrahlung des atropinisierten Auges mit dem Licht einer 1200kerzigen Bogenlampe durch Einwirkung der ultravioletten Strahlen in vereinzelten seiner Versuche leichte Veränderungen an der Linse hervorrufen können und später (1901) bei Untersuchungen mit einer 4000kerzigen Zinkkohlenlampe im Pupillarbereich anatomische Veränderungen an den Epithelzellen und den vorderen Linsenfasern nachweisen können. Andere Untersucher bestätigten wohl die von Widmark gefundene Tatsache, daß die Linse die ultravioletten Strahlen stark absorbiert, fanden aber keine Linsentrübung trotz langdauernder Bestrahlung mit starken Intensitäten. Vor allem konnte Hertel (1903), der mit Magnesiumfunkenspektrum arbeitete, niemals Veränderungen an der Linse finden, obwohl er 26 Linsen untersuchte. Ebenfalls zu negativen Resultaten kamen Ogneff (1896), Birch-Hirschfeld (1903, 1904) u. a. Hess (1906), der die Augen von Fröschen, Meerschweinchen und Kaninchen ein oder mehrere Male 1—16 Stunden lang mit der Schottschen Uviollampe bestrahlte, konnte auf diese Weise in den meisten Fällen ausgedehnte und charakteristische Veränderungen im Kapselepithel der Linse hervorrufen. Bei Bestrahlung mit konzentriertem elektrischem Bogenlicht unter Ausschluß der ultravioletten Strahlen fanden Birch-Hirschfeld (1900) und Herzog (1903) einige Male Linsentrübungen, die der Wirkung der leuchtenden Strahlen zugeschrieben werden mußten.

Die genannten Versuche reichen aber nicht aus, den ultravioletten oder leuchtenden Strahlen bei der Entstehung der Blitzkatarakt einen wesentlichen Einfluß zuzuschreiben.

Die Ursache der Blitzkatarakt ist in den meisten, wenn nicht in allen Fällen die direkte Einwirkung des elektrischen Stromes auf die Gewebe des Auges — also des Blitzschlages — im Sinne der Leber-Hessschen Auffassung und nicht die Wirkung der Blitzblendung. Dafür sprechen auch die sonstigen Befunde bei Blitzschlagverletzung sowie die klinischen Erfahrungen bei Verletzung durch künstlich erzeugte Elektrizität, teils in der Form der reinen Lichtwirkung (Ophthalmia electrica), teils in der Form der den Körper treffenden Starkströme, auf die wir in den nächsten Paragraphen zu sprechen kommen. Zu demselben Resultat kommt Birch-Hirschfeld (1904, 1910).

Die Entstehung der verschiedenen sonstigen Veränderungen in der Tiefe des Auges ist ebenfalls vornehmlich als Folge der Wirkung der elektrischen Entladung auf den Körper anzusehen. Gewisse funktionelle Störungen der Netzhaut, meist vorübergehender Art, können in besonders gearteten Fällen durch die strahlenden Energien veranlaßt sein, ebenso könnten selbst gewisse bleibende Veränderungen der Netzhaut und Aderhaut nach den Erfahrungen von Sonnenlichtblendung auf die Wirkung leuchtender Strahlen bezogen werden. Aber schon die Erblindung ohne anatomischen Befund kann nicht auf Blendung bezogen werden, um so weniger die Fälle mit schwereren Veränderungen des Uvealtraktus der Netzhaut und des Sehnerven, ebenso wie die gleichzeitigen Lähmungen am Auge, Pupillenlähmung, Ptosis, Augenmuskellähmung usw. Analog den zum großen Teil rückbildungsfähigen Lähmungen nervöser Bahnen durch den Blitzschlag, wird man bei spontan zurückgehender Amblyopie und Amaurose eine vorübergehende Lähmung des Optikus und der Retina annehmen können, zumal in Fällen mit gleichzeitigen Augenmuskellähmungen wie Ptosis, wie in den Fällen von Saemisch (1864), Power (1871) u. a.

Diagnose. Da das Krankheitsbild der Blitzschlagverletzung in den ersten Tagen durch die schweren Allgemeinerscheinungen: Bewußtlosigkeit, Nervenchok, Lähmungen usw. beherrscht wird, da ferner die anfänglichen starken Reizerscheinungen am Auge eine genaue Untersuchung des inneren Auges und Funktionsprüfung erschweren oder unmöglich machen, so ist die Feststellung der tieferen Veränderungen des Auges anfangs kaum möglich. Nach einigen Tagen hat sich der Zustand meist soweit gebessert, daß eine genaue Augenuntersuchung erfolgen kann.

Die Feststellung der Art der Verletzung und des Verletzungsvorganges ist ebenfalls oft unmöglich, zumal bei momentaner Bewußtseinsstörung. Die Anamnese gibt oft ungenügenden Aufschluß, ob die Patienten von der Entladung getroffen sind oder nur Blitzblendung vorlag.

Prognose. Die Prognose ist anfangs vorsichtig zu stellen, da auf der einen Seite anfänglich schwere Sehstörungen von selbst verschwinden, andererseits Komplikationen mit tiefen Veränderungen erst nach einiger Zeit sicher zu erkennen sind oder erst später in Erscheinung treten und zunehmen wie die Blitzkatarakt. Die Veränderungen der oft recht lästigen und mit lebhaften Beschwerden verbundenen Veränderungen des äußeren Auges und der oberflächlichen Membranen pflegen nach einigen Tagen oder Wochen zurückzugehen. Doch bleibt oft eine langanhaltende Empfindlichkeit und Ermüdbarkeit des Auges zurück. Die Schwere und Art der tieferen Veränderungen des Auges bestimmen den Ausgang. Besteht Katarakt, so kann sich der Verlauf sehr wechselvoll gestalten. Kommt es zur maturen Katarakt, so hängt die Prognose der Staroperation von dem Vorhandensein sonstiger Komplikationen ab.

Abgesehen von den Augenveränderungen sind die sonstigen Blitzschäden, vor allem die Schädigungen des Zentralnervensystems, von größter Bedeutung für den schließlichen Ausgang und die Arbeitsfähigkeit. Ferner kann in den Fällen von anfänglich günstigem Verlauf infolge des Nervenchoks sich traumatische Neurose einstellen und die Wiederherstellung der Arbeitsfähigkeit schwer beeinträchtigen.

Therapie. Die Behandlung am Auge hat anfangs den Reizzustand des äußeren Auges zu bekämpfen und die Beschwerden zu lindern. Ruhe, Schutz vor Licht, Behandlung mit milden Salben, Kokain, Atropin bei iritischer Reizung usw. kommen in Frage. Später haben therapeutische Maßnahmen je nach der Art der Veränderung zu erfolgen. Bei Totalkatarakt kommt Operation in Frage.

Ferner ist die Behandlung der so häufigen sonstigen Störungen des Zentralnervensystems nach neurologischen Grundsätzen durchzuführen.

Literatur zu § 222.

1832. 1. Radius, Historisch-kritische Übersicht der Leistungen der Augenheilkunde im Jahre 1829. v. Ammons Zeitschr. f. Ophth. II. Heft 1. S. 1—75. (Erwähnt: Larrey, Sehstörung durch Blitzschlag. S. 69.)

1835. 2. Fage, Cyr. et med. Tidsschr. p. 51. Zit. bei Himly, Krankheiten und Mißbildungen des Auges. II. Teil. S. 242.

1839. 3. Pétrequin, Nouv. recherches sur la thérapeutique de l'amaurose. Rapport par le Dr. Brachet. Ann. d'ocul. II. p. 212.

1849. 4. Cutler, Cas remarquable de maladie oculaire produite par une décharge électrique. Lancet. Ref.: Ann. d'ocul. p. 34.

5. Maclean, Cas de foudre. Ref.: Leber. 1882.

1850. 6. Rivaud-Landreau, Union méd. (Nach Yvert.)

1852. 7. Henrotay, Perte subite de la vue, à la suite d'un coup de tonnerre etc. Ann. d'ocul. XXVII. p. 71.

1855. 8. Stellwag von Carion, Ophthalm. II, 1. p. 684.

1857. 9. Grosz, Die Augenkrankheiten der großen Ebene Ungarns. Großwardein.

1864. 10. Saemisch, Sehstörungen infolge eines Blitzschlages. Klin. Monatsbl. f. Augenheil. II. S. 23.

11. Servais, Observation de cataracte produite par la foudre. Ann. d'ocul. LII. p. 185.

1865. 12. v. Graefe, Anaesthesia retinae mit konzentrischer Verengerung des Gesichtsfeldes. Klin. Monatsbl. f. Augenheilk. III. S. 261.

1871. 13. Power, Temporary complete loss of vision from exposure of the eyes to a flash of lightning. St. Georges Hosp. Rep. V.

1876. 14. Brière, Névrorétinites causées par la réverbération des éclairs. Cécité consécutive. Gaz. des Hôp. No. 41. p. 323.

1877. 15. Downar, Veränderungen im Auge nach einem Blitzschlag. Gazeta Lekarska. No. 9. Ref.: Zentralbl. f. prakt. Augenheilk. 1878. S. 69.

1878. 16. Reich, Ein Blitzschlag. Verbrennung der Haut vom linken Ohr bis zum Unterleib. Ruptur der Chorioidea des linken Auges; Retinitis; amotio retinae. Klin. Monatsbl. f. Augenheilk. XVI. S. 361.

1880. 17. Yvert, Traité prat. et clin. des blessures du globe de l'œil. Paris. (Daselbst erwähnt doppelseitige Katarakt von Brisseau.)

1881. 18. Galezowski, Des cataractes traumatiques. Recueil d'opht. p. 705.

1882. 19. Leber, Über Katarakt und sonstige Augenaffektionen durch Blitzschlag. v. Graefes Arch. f. Ophthalmol. XXVIII, 3. S. 255. (Daselbst ältere Literatur zusammengestellt.)

1883. 20. Little, The effects of strong light upon the eye. Ophthalm. Review. II. p. 196.

1884. 21. Pagenstecher, Augenaffektion nach Blitzschlag. Arch. f. Augenheilk. XIII. S. 146.

      22. Purtscher, Ein Fall von Augenaffektion durch Blitzschlag. v. Graefes Arch. f. Ophthalmol. XXIX, 4. S. 195.

1885. 23. Laker, Ein neuer Fall von Augenaffektion durch Blitzschlag. Arch. f. Augenheilk. XIV. S. 161.

      24. Schuleck, Blendung durch Blitz. Szemészet. Nr. 6. S. 113.

      25. Pokrowski, Über Heilung von Blindheit durch den Blitz. Sitzungsbericht der Tambowschen med. Ges. Nr. 12.

1886. 26. Emerson, Statistics illustrating the etiology of paralysis of the ocular muscles. New York med. Journ. p. 520 and Ophth. Review. July.

      27. Knies, Ein Fall von Augenverletzung durch Blitzschlag. v. Graefes Arch. f. Ophthalmol. XXXII, 3. S. 236.

      28. Meyhöfer, Ein weiterer Fall von Katarakt nach Blitzschlag. Klin. Monatsbl. f. Augenheilk. S. 375.

      29. Uhle, Anämie des Nervus opticus und der Retina durch Blitzschlag. Klin. Monatsbl. f. Augenheilk. XXIV. S. 379.

      30. Vossius, Über die durch Blitzschlag bedingten Augenaffektionen. (Verein f. wissensch. Heilk. in Königsberg. 21. Dez. 1885.) Berliner klin. Wochenschrift. Nr. 19.

1887. 31. Schischkin, Ein Fall von doppelseitiger Katarakt durch Blitzschlag. (Verhandl. der kaukas.-med. Ges.) Michel-Nagelscher Jahresbericht. S. 532.

1888. 32. Heß, Experimentelles über Blitzkatarakt. Bericht über den 7. period. internat. Ophth.-Kongr. Heidelberg. S. 308.

      33. Silex, Beitrag zur Kasuistik der Augenaffektionen infolge von Blitzschlag. Arch. f. Augenheilk. XVIII. S. 65.

      34. Schleicher, Ein Fall von Katarakt nach Blitzschlag. Inaug.-Diss. Tübingen. — Mitt. aus d. ophth. Klinik zu Tübingen. II, 3. S. 295. 1890.

      35. Terrier, De l'ophtalmie électrique. Arch. d'ophtalmol. VIII. p. 1.

1890. 36. Buller, Ein Fall von Verletzung des Auges durch Blitzschlag. Arch. f. Augenheilk. XXI. S. 390.

1891. 37. Baberdo, Ein Fall von Tötung durch Blitzschlag. Berliner klin. Wochenschrift. Nr. 32.

      38. Widmark, Beiträge zur Ophthalmologie. Leipzig. S. 353 u. 461.

1892. 39. Vossius, Ein Fall von Blitzaffektion der Augen. Deutschmanns Beiträge zur Augenheilk. I. S. 281. Heft 4. S. 1.

1893. 40. Iwanoff, Influence de la foudre sur la vision. (Soc. franç. d'ophtalmol. Séance du 4. Mai.) Recueil d'ophtalmol. p. 421.

1895. 41. **Denig**, Einige seltene Augenerkrankungen. (Aus der königl. Univ.-Augen-klinik Würzburg.) 1. Parenchymatöse Trübungen der Hornhaut infolge von Blitzschlag. Münch. med. Wochenschr. Nr. 34.

42. **Rohmer**, Des troubles produits par la fulguration sur l'appareil oculaire. Arch. d'ophtalmol. XV. p. 209.

43. **Liutkiewicz**, Blitzfolgen für das Auge. (Moskauer ärztl. Zirkel. Sitzung am 29. Sept. 1895.) Wjest. Oftalm. XIII, 3. S. 293. 1896. Ref.: Zentralbl. f. prakt. Augenheilk. S. 462. 1896.

44. **Reinewald**, Zur Kasuistik der Blitzschlagverletzungen des Auges. Inaug.-Diss. Gießen.

1896. 45. **Beauvais**, Simulation d'amblyopie double attribuée à la lumière des éclairs. Ann. d'Hygiène. p. 434.

46. **Oliver**, Double chorio-retinitis following lightning flash. Transact. of the Amer. ophthalmol. soc. 32. Meeting. New London. p. 613.

47. **Ogneff**, Einige Bemerkungen über die Wirkung des elektrischen Bogen-lichtes auf die Gewebe des Auges. Pflügers Arch. f. Physiol. LXIII. S. 209.

1898. 48. **Santos Fernandez**, Perte de la vue de l'œil droit causée par la lumière intense de la foudre. (Soc. méd. Mexique.) Rev. gén. d'oph-talmol. 1899.

1899. 49. **Nelson**, A brief resume of some eye injuries. Post-Graduate. No. 12.

50. **Ryerson**, Lightning stroke causing eye diseases. Med. Record. 28. April.

51. **Praun**, Die Verletzungen des Auges. Wiesbaden.

1900. 52. **Brixa**, Eine Verletzung des Auges durch Blitzschlag. Klin. Monatsbl. f. Augenheilk. S. 759.

53. **v. Forster**, Blitzkatarakt. (Ärztl. Verein in Nürnberg.) Münch. med. Wochenschr. S. 1581.

54. **Talko**, Kontusion des Augapfels durch Blitzschlag. (Russisch.) Wojenno med. Journ. LXXVIII. Heft 2. S. 414.

55. **Plaut**, Über die Ursache des Blitzkeratokonus. Klin. Monatsbl. f. Augen-heilk. S. 334.

56. **Birch-Hirschfeld**, Beitrag zur Kenntnis der Netzhautganglienzellen unter physiologischen und pathologischen Verhältnissen. v. Graefes Arch. f. Ophthalmol. LI. S. 166.

57. **Kiribuchi**, Experimentelle Untersuchungen über Katarakt und sonstige Augenaffektionen durch Blitzschlag. v. Graefes Arch. f. Ophthalmol. L. S. 1.

58. **Reichel**, Prag. med. Wochenschr.

1901. 59. **Yarr**, Blitzschaden des Auges in Südafrika. (Ophthalmol. soc. of the unit. kingd. 13. Juni.) Bericht: Zentralbl. f. prakt. Augenheilk. S. 369.

60. **Preindlsberger**, Drei Fälle von Katarakta nach Blitzschlag. Wien. med. klin. Wochenschr. S. 314.

61. **Widmark**, Mitt. aus der Augenklinik d. Carol. med.-chir. Instituts zu Stockholm.

1902. 62. **Panas**, Amblyopie et Amaurose par décharge électrique. Arch. d'oph-talmol. XXII. p. 625.

63. **Silfvast**, Ein Fall durch Blitzschlag hervorgerufener Läsionen des Auges. Finska läkaresällsk. handl. März. Ref.: v. Michel-Nagels Jahresber. f. Ophthalmol. S. 687.

64. **Terrien**, Du prognostic des troubles visuels d'origine électrique. Arch. d'ophtalm. XXII. p. 692.

1903. 65. **Birch-Hirschfeld**, Die Wirkung der ultravioletten Strahlen auf die Netzhaut. Bericht über d. 31. Vers. d. ophthalmol. Ges. in Heidelberg. S. 154. (Disk.: Herzog. S. 164.)

66. **Hertel**, Experimentelles über ultraviolettes Licht. Bericht über d. 31. Vers. d. ophth. Ges. in Heidelberg. S. 144.

1903. 67. Jellinek, Blitzverletzungen in klinischer und sozial-rechtlicher Beziehung. Wien. klin. Wochenschr. Nr. 6.

68. Topolanski, Blitzschläge und Augenblutungen. Wien. klin. Rundschau. Nr. 22.

69. Treacher Collins, Atrophy of the optic nerves caused by lightning. (Ophthalmol. soc. of the unit. kingd.) Ophth. Review. p. 56.

1904. 70. Birch-Hirschfeld, Die Wirkung der ultravioletten Strahlen auf das Auge. v. Graefes Arch. f. Ophthalmol. LVIII. S. 469.

71. Binswanger, Die Hysterie. Spez. Pathol. u. Therap. XII. Wien.

72. Gonin, Lésions oculaires causées par la foudre. Ann. d'oculist. CXXXI. p. 81.

73. Lingsch, Cataracta traumatica nach Blitzschlag. Wien. med. Wochenschrift. Nr. 23.

1905. 74. Heß, Pathologie und Therapie des Linsensystems. Dieses Handbuch. 2. Aufl. VI. Bd. IX. Kap.

75. Rosenthal, Des troubles oculaires surtout fonctionels causés par la foudre. Thèse de Nancy.

76. Verhaeghe, Cataracte par coup de foudre. Gaz. des hôp. 8. août. Rev. gén. d'ophtalmol. p. 178. 1906.

1906. 77. Ginsburg, Katarakt nach Blitzschlag. Westnik ophth. S. 14.

78. Gurzmann, Zwei Fälle von Blitzkatarakt. Wiener klin. Wochenschr. Nr. 16.

79. Wicherkiewicz, Verletzung der Hornhaut durch Blitzschlag und einige Bemerkungen über Behandlung oberflächlicher Hornhautverletzungen. Post. okulist. Juni.

1907. 80. Heß, Versuche über die Einwirkung ultravioletten Lichtes auf die Linse. Arch. f. Augenheilk. LVII, 3. S. 186.

81. Uhthoff, Blitzschlagwirkung auf das Auge. Deutsche med. Wochenschrift. S. 1841.

1908. 82. Le Roux et Renaud, Sur un cas de photo-traumatisme oculaire par la lumière électrique. Arch. d'ophtalmol. XXVIII. p. 377.

83. Pfahl, Erfahrungen über Verletzungen durch Blitz und Elektrizität. Deutsche med. Wochenschr. S. 1267.

1909. 84. Heßberg, Ein weiterer Beitrag zu den Augenverletzungen durch Blitzschlag. Münch. med. Wochenschr. S. 511.

85. Kuwabara, Zur Pathogenese des Blitzstares. Arch. f. Augenheilk. LXIII. S. 1.

86. van Lint, Accidents oculaires provoqués par l'électricité. Bruxelles.

87. Toczyski, Demonstration eines Falles nach Blitzverletzung des Auges. (Lemberger ärztl. Ges. 4. Juni.) Lwow. Tygod. lek. No. 24.

88. Braun, Über Katarakt durch Blitzschlag und elektrische Entladung. Inaug.-Diss. Rostock.

1910. 89. Krause, Blitzschlagverletzung. Deutsche med. Wochenschr. S. 2409.

90. Birch-Hirschfeld, Die Wirkung der strahlenden Energie auf das Auge. Kritischer Sammelbericht. Ergebn. d. allg. Pathol. usw. Lubarsch u. Ostertag. XIV. Ergänzungsband.

1912. 91. v. Marenholtz, Ein Beitrag zu den Blitzschädigungen des Auges. Zeitschr. f. Augenheilk. XXVIII. S. 449.

92. Santos Fernandez, Drei Augenverletzungen durch Blitzschlag. Arch. d'oftalm. Hisp.-Americ. Oct. p. 544.

93. Toczyski, Ein ungewöhnlicher Fall von Augenverletzung durch Blitzschlag. Arch. f. Augenheilk. LXX. S. 417.

1913. 94. Neovius, Fall von Blitzstar. Sitzungsber. d. augenärztl. Vereins Finnlands. LV.

95. Culbertson, Case of cataract resulting from lightning stroke. Americ. Journ. of ophthalmol. XXX. p. 257.

1913. 96. Heß, Über Schädigungen der Augen durch Licht. Arch. f. Augenheilk. LXXV. S. 127.

1915. 97. Löwenstein, Linsentrübung nach Blitzverletzung. Klin. Monatsbl. f. Augenheilk. LV. S. 592.

1916. 98. Löwenstein, Bericht über Augenverletzungen im Gebirgskriege. Bericht über d. 40. Vers. d. ophth. Ges. Heidelberg. S. 313.

Die Verletzung des Auges durch künstlich erzeugte Elektrizität.

Die Verletzung des Auges durch starke elektrische Lichtwirkung. Ophthalmia electrica.

§ 223. Durch die Einwirkung starken elektrischen Lichtes auf das ungeschützte oder ungenügend geschützte Auge werden charakteristische Veränderungen am Auge beobachtet, die man als Ophthalmia electrica bezeichnet hat. Die Veränderungen bestehen einmal in Reizung und Entzündung des äußeren Auges und seiner Umgebung, überaus häufig in funktionellen Störungen und Blendungserscheinungen sowie manchmal in sonstigen nervösen Erscheinungen. Je nach der Art, Stärke und Dauer der Einwirkung des intensiven elektrischen Lichtes kommen leichtere und schwerere Fälle vor. Die Erscheinungen gehen in der Regel nach kürzerer oder längerer Zeit vollständig zurück. Setzt sich der einmal Betroffene ohne genügenden Schutz wiederholt der Schädlichkeit aus, so können neue Erkrankungsanfälle auftreten.

Vorkommen und Ursache. Bei der Ausdehnung der Benutzung starker elektrischer Ströme zu Beleuchtungs- und technischen Zwecken wird neuerdings diese Art Verletzung häufiger beobachtet. Die Veranlassung ist häufig dadurch gegeben, daß die Augen in großer Nähe starkem elektrischem Licht, vor allem dem zu Beleuchtungszwecken benutzten Bogenlicht, ausgesetzt werden. In Betracht kommen vor allem das Arbeiten an Bogenlampen, Regulierung der Kohlenspitzen, Untersuchungen mit Bogenlicht usw. Das Arbeiten mit der Quecksilberdampflampe (Heräuslampe, Schottschen Uviollampe) kann die Erkrankung hervorrufen (Birch-Hirschfeld 1908, 1915, Migoshita 1911, Williams 1911). In anderen Fällen handelt es sich um die Einwirkung starken elektrischen Lichtes in technischen Betrieben beim Schweißen und Schmelzen von Metallen mit Hilfe elektrischer Starkströme oder analoger Arbeiten. So beobachtete Bretteville-Jensen (1908) die Erkrankung unter den an elektrischen Ferrosiliziumöfen beschäftigten Arbeitern. Da beim Metallschweißen Lichtstärken höchster Intensität entstehen, so können die Arbeiter selbst in einem Abstand von vielen Metern vom Apparat erkranken.

In dem von Defontaine (1887) mitgeteilten Fall z. B. trat beim Metallschweißen im Starkstrom mit 10 000 Lichtkerzenstärke bei einem in 5—10 m Distanz befindlichen Arbeiter trotz dunkler Schutzgläser Verdunklung, safrangelbes Nachbild und nachfolgende Entzündung des äußeren Auges neben orangefarbiger Verbrennung der Haut auf. Crzellitzer (1906) berichtete über eine Massenerkrankung an Ophthalmia electrica bei 12 Arbeitern, die in 5 m Entfernung an einem elektrischen Schweißapparat vorbeigegangen waren, Hess (1913) über zahlreiche Erkrankungen beim Schweißen der Straßenbahnschienen durch den hellen Eisenlicht-Flammenbogen. Wie Hess von den Arbeitern in diesem Betriebe erfuhr, kommt bei diesen Arbeiten eine verschiedene individuelle Empfindlichkeit, sowie Gewöhnung an diese Reize vor.

Häufig wird sodann die Veranlassung gegeben durch Kurzschluß hochgespannter elektrischer Ströme mit starker Lichtwirkung und intensivem Lichtbogen. In einem von Knapp (1913) mitgeteilten Fall von Kurzschlußblendung soll die Lichtstärke des Kurzschlusses mindestens 150000 Kerzen betragen haben. Die Ophthalmia electrica kann bei Kurzschluß auftreten, ohne daß die Patienten vom Strome getroffen waren und dieser etwa den Körper durchlaufen hatte. In manchen Fällen von scheinbarer isolierter Ophthalmia electrica nach Kurzschluß ist nicht sicher zu entscheiden, ob allein die Lichtwirkung als schädigendes Moment vorlag, oder ob der Körper nicht gleichzeitig vom Strom getroffen war. Auch ist mit der Möglichkeit des Übergehens von ausstrahlenden Strömen auf den Körper und das Auge zu rechnen.

Verletzte, die offensichtlich von einem Starkstrom oder vom Blitz getroffen waren, so daß der Strom den Körper durchlief, zeigen ebenfalls oft neben sonstigen Veränderungen Zeichen der Ophthalmia electrica. Man muß in diesen Fällen eine kombinierte Wirkung annehmen, wie in den betreffenden Abschnitten ausgeführt ist.

Hier sei ferner erwähnt, daß Bellile (1909) bei den mit der Bedienung der drahtlosen Telegraphie auf Schiffen betrauten Personen neben nervösen Störungen Ausschläge an den Augenlidern ·und Bindehautentzündung, in einem Fall mit Hornhautentzündung, beobachtet hat.

Kasuistik. Fälle von Blendung durch elektrisches Licht (Ophthalmia electria) sind mitgeteilt von Foucault (1843), Charcot (1858), Nodier (1881), Rockliffe (1882), Mauthner (1883), Emrys-Jones (1883), Little (1883), Cohn (1886), Andrews (1886), Sous (1887) Philipps (1887), Gould (1888), Martin (1888), Prat (1888), Terrier (1888), Mitvalski (1889), Lubinsky (1889), Logetschnikow (1889), Féré (1889), van Hoff-Gosweiler (1890), Philipsen (1890), Nicolai (1891), Bresse (1891), Hartridge (1892), Freeland Fergus (1893), Johnson (1894), Cassien (1895), Chalupecky (1897), Zimmermann (1897), Dunbar Roy (1897), Grimsdale (1903), Valois (1904), Le Roux (1904), Mettey (1903, 1904), Heckel (1905, 1906), Burton Chance (1907), Fromaget (1908), Schanz und Stockhausen (1908), de Waele (1909), van Lint (1909), daselbst 2 Fälle von Leber, Pasetti (1909), Migoshita (1911), Williams (1911), Behr (1912), Shahan (1913), Birch-Hirschfeld und Stimmel (1915), Fehr (1920) in der Filmindustrie.

Über Ophthalmia electrica durch Lichtwirkung beim elektrischen Schweißen von Metallen berichteten: Defontaine (1887), Caudron (1888), Terrier (1888, daselbst einige ältere Beobachtungen von Foucher, Dujardin, Ed. Meyer), Maklakoff (1889, 1892), Hewetson (1893, 1897), Hill (1897), Crzellitzer (1906),

v. Marenholtz (1912), Hess (1913), Birch-Hirschfeld und Stimmel (1915), Moreau (1916).

Über Blendung durch Kurzschluß berichteten: Leitner (1897), Dunbar Roy (1897), Brose (1894), Lavrand (1898), Alexander (1899), Uhthoff (1899), Würdemann und Murray (1899), Terrien (1902), Panas (1902), Wolffberg (1903), Mettey (1903, 1904), Le Roux (1904), Ginestous (1906), Coullaud (1909), van Lint (1909 und daselbst mitgeteilte Beobachtungen von Leber, Bettremieux, Leplat, Gauthier, Fuchs, Wicherkiewicz), Knapp (1912), Hess (1913), Birch-Hirschfeld und Stimmel (1915), Moreau (1916).

Befund und Verlauf. Unmittelbar nach der Blendung treten in manchen Fällen zuerst Blendungserscheinungen auf, sowie Verdunklung, Nebelsehen, Skotome, zuweilen starke Nachbilder, auch gefärbte Nachbilder, z. B. gelbe (Defontaine 1887, Nicolai 1890, Knapp 1913), blaue (Alexander 1899). Einigemale wurde Erythropsie beobachtet, so von Terrien (1902), de Waele (1909), Gauthier (1909, van Lint), Würdemann und Murrey (1899). Die Verdunklung kann nach einigen Minuten abnehmen. Vielfach sind die unmittelbaren Folgen so gering, daß die Arbeit anfangs fortgesetzt wird.

Nach einigen Stunden, meist nach 4—9 Stunden, treten dann zunehmende Beschwerden und Veränderungen am äußeren Auge auf, die sich zu einem überaus heftigen Reizzustand mit lebhaftem Brennen, Schmerzen und starkem Fremdkörpergefühl steigern. Die Lider sind gerötet, geschwollen und ödematös. Bei besonders intensiver Bestrahlung z. B. bei elektrischem Metallschweißen oder bei Kurzschluß erstrecken sich die Hautveränderungen auf die Umgebung des Auges und die Haut des Gesichts, auch können z. B. bei Funken durch Kurzschluß die Zilien und die Augenbrauen versengt sein (Terrien 1902, Alexander 1899). In einem von Sweet (1908) mitgeteilten Fall entstand durch Kurzschluß eine große Flamme, die zu ausgedehnter Hautverbrennung, sowie zu Epithelabstoßung an der getrübten Hornhaut führte. Ferner kann es neben Rötung und Schwellung der Haut zu Blasenbildung kommen.

Die Bindehaut zeigt lebhafte Rötung, Schwellung und glasiges Ödem, zumal an den unbedeckten Stellen der Conjunctiva bulbi. Bald kommt es zu zirkumkornealer und manchmal selbst skleraler Injektion. Dazu gesellen sich starkes Tränenträufeln, Lichtscheu, heftiger Lidkrampf, Hyperästhesie der Bindehaut und Lidhaut, so daß die Augen spontan nicht geöffnet werden können und selbst das künstliche Öffnen kaum möglich ist. Die Patienten haben lebhaften Schmerz, meist lästiges Fremdkörpergefühl, als wären Sand oder spitze Fremdkörper im Auge, manchmal auch dumpfen Orbitalschmerz oder neuralgische Schmerzen im Infra- oder Supraorbitalis, sowie starke Druckempfindlichkeit des Auges. Weiterhin kann lebhafte Sekretion der Bindehaut sich einstellen, Hand in Hand mit der Absonderung nehmen vielfach die subjektiven Beschwerden ab. Während anfangs die Kokaineinträuflung die Beschwerden steigert, bewirkt sie jetzt erhebliche Erleichterung (Maklakoff

1889, Nicolai 1890). Manchmal sind daneben andere Schleimhäute gereizt, es stellt sich starkes Husten oder Schlund- und Rachenschmerz ein (z. B. van Hoff-Gosweiler, 1890).

Die Hornhaut bleibt in der Regel frei. So fand Terrien (1902) unter 45 Fällen von Kurzschlußblendung einmal die Hornhaut beteiligt. Nur ganz vereinzelt wurden Hornhautveränderungen beobachtet in Gestalt leichter Trübung (Zimmermann 1897, Dunbar Roy 1897, Burton Chance 1907, Hess 1913), kleiner punktförmiger Ulzeration (Mitvalsky 1889, Terrien 1902, Philipps 1887), der Bildung kleiner Blasen (Leitner 1897), oder geringer Entzündung (Wicherkiewicz 1909, van Lint), Epitheldefekt (Moreau 1916). Wolffberg (1903) fand für einige Tage geringe Herabsetzung der Sensibilität.

In dem von Sweet (1908) mitgeteilten Fall kam es durch Kurzschluß zu einer großen Flamme, die neben Hautverbrennung noch zu Trübung, Epithelabstoßung der Hornhaut führte. Es erfolgte rechts rasche und links verschleppte Heilung.

Die Pupille erscheint meist eng, zuweilen aber erweitert, die Iris vorübergehend hyperämisch, das Auge überaus druckempfindlich. Wolffberg (1903) erwähnte das Vorkommen von Hippus.

In vereinzelten Fällen wurde Erhöhung des intraokularen Drucks festgestellt (Maklakoff 1889, Nicolai 1890).

Die Linse bleibt stets frei. In einem von Posey-Sautter (1911) mitgeteilten Fall, in dem nach Kurzschluß Katarakt eintrat, hatte sicher der Strom den Körper getroffen, da die Augenwimpern und Augenbrauen verbrannt waren. Auch in einem von Birch-Hirschfeld und Stimmel (1915) mitgeteilten Fall von schwerer Verbrennung durch Kurzschluß (110 000 Volt), bei dem erst 8 Monate später Linsentrübungen hervortraten, erscheint mir Blendungswirkung zweifelhaft.

Zuweilen wird über Mouches volantes geklagt, die einige Zeit bestehen bleiben.

Ophthalmoskopisch erscheint die Papille nicht selten hyperämisch selbst bei normalem Visus, manchmal auch etwas unscharf und von leichter Netzhauttrübung umgeben, zuweilen sind die Arterien etwas eng. In einzelnen der schweren Fälle wurden ophthalmoskopische Veränderungen an der Netzhaut gefunden, auch kann der Befund einer leichten Neuroretinitis vorliegen.

In einem von Little (1883) mitgeteilten Fall bestand nach Blendung durch elektrisches Licht nach 2 Monaten funktionell Skotom, Nebelsehen und $S = {}^{20}/_{50}$ und ophthalmoskopisch das Bild einer Neuroretinitis mit Trübung an der Papille und an der Netzhaut in ihrer Umgebung. Lubinsky (1889) fand bei einem Arbeiter, der schon 4 mal in derselben Weise an Ophthalmia electrica erkrankt war, in der Gegend der Makula kleine Plaques, denen aber keine Skotome entsprachen. Würdemann und Murray (1899) beobachteten nach Blendung durch Kurzschluß Hyperämie der Gefäße und Trübung der Makulagegend. Uhthoff (1899) fand

nach Blendung durch Bogenlicht neben starken Funktionsstörungen kleine graugelbliche Herde in der Makula. KNAPP (1913) beobachtete nach starker Kurzschlußblendung, wobei nur der obere Teil der Kurzschlußflamme das Auge blenden
konnte, da der untere Teil durch eine Schiene verdeckt war, beiderseits unterhalb
der Makula einen breitsichelförmigen Herd, der gewissermaßen das photographische
Abbild des sichtbaren Flammenteils darstellte. TERRIEN (1902) erwähnte ebenfalls
das Vorkommen von Neuroretinitis, in einem Fall trat später Atrophie ein. Das
Auftreten von Sehnervenatrophie erregt den Verdacht, daß nicht bloß Kurzschlußblendung, sondern Verletzung durch den Starkstrom vorlag.

VALOIS (1904) fand bei einem Arbeiter, der täglich Lampen zu regulieren
hatte, asthenopische Beschwerden, Abblassung der temporalen Papillenhälfte und
konzentrische Einengung des Gesichtsfeldes. BURTON CHANCE (1907) beobachtete
in einem Fall von Blendung durch elektrisches Bogenlicht Skotome, Ophthalmia
electrica mit Hornhauttrübung und ophthalmoskopisch vorübergehendes Ödem der
Retina in Gestalt einer grauen Trübung des Fundus.

Der Fall von BETTREMIEUX (1909 VAN LINT), bei dem am rechten Auge 3 Tage
nach einer Blendung durch Kurzschluß ohne Zeichen einer Ophthalmia electrica
alte Aderhautherde und eine Thrombose der unteren Retinalvenen mit Blutungen
in der Retina und später in dem Glaskörper gefunden waren, erscheint in seiner
Ätiologie unsicher, da es sich um einen 65jährigen Arbeiter mit Arteriosklerose
handelte. Auch feine periphere Linsentrübungen wurden nachgewiesen, die
seniler Art und nicht Folge der Blendung waren.

Funktionsstörungen. In einem großen Teil der Fälle werden neben
dem äußeren Reizzustand Störungen der Sehfunktion beobachtet. Erwähnt
wurden bereits die anfänglichen Blendungserscheinungen mit Verdunklung,
Sehstörung, Nebelsehen, Skotomen, grauen oder farbigen Nachbildern,
Erythropsie, die manchmal dem Ausbruch des Reizzustandes vorausgehen.
Nur in den leichteren Fällen bleibt der Visus intakt, in den schweren Fällen
kommt es zu Herabsetzung der Sehschärfe und häufig zu konzentrischer
Gesichtsfeldeinengung, die sich nach Tagen oder Wochen ausgleichen. Wiederholt wurden zentrale Skotome beobachtet, die sich langsam verkleinerten
(z. B. HECKEL 1905, 1906, BURTON CHANCE 1907).

In manchen Fällen wird anfangs Asthenopie und Schwierigkeit beim
Fixieren gefunden. Gar nicht zu selten wird Lichtsinnstörung beobachtet.
In einigen schweren Fällen bestand Metomorphopsie (UHTHOFF 1899, WÜRDE-
MANN und MURRAY 1899, KNAPP 1913). Mehrfach wurden Störungen der Farben-
empfindung nachgewiesen z. B. VAN HOFF-GOSWEILER (1890).

BIRCH-HIRSCHFELD (1908, 1910) beobachtete in mehreren Fällen von
Blendung durch Quecksilberdampflampe Störung der Farbenempfindung von
verschiedener Lokalisation, teils als zentrales relatives Skotom, teils als peri-
oder parazentrales Skotom, teils als periphere Einengung der Außengrenzen,
in einem Fall auch ein relatives Ringskotom (1915). Zusammen mit STIMMEL
(1915) berichtete er über relative para- und perizentrale Skotome für Farben,
die er in zahlreichen Fälle von Ophthalmia electrica als nahezu konstantes
Symptom hatte nachweisen können.

Bei den schweren Fällen werden ferner Störungen des Allgemeinbefindens beobachtet, wie Kopfschmerz, neuralgische Schmerzen, Unruhe, Pulsbeschleunigung und Schlaflosigkeit.

FREELAND FERGUS (1893) sah einige Stunden nach Ausbruch der Ophthalmia electrica heftiges Delirium; die Erscheinungen verschwanden rasch. Ebenso erwähnte HEWETSON (1897) bei einem Patienten nach Arbeiten am Scheinwerfer das Auftreten von heftigen Schmerzen und von Delirium. FÉRÉ (1889) fand bei einer neuropathisch belasteten Frau eine Reihe von Zufällen, die durch elektrisches Licht verursacht waren: Schwindel, Kopfschmerz, Anästhesie der Hornhaut und Bindehaut und Amblyopie.

BEHR (1912) fand bei 4 Arbeitern, die bei der Arbeit längere Zeit starkem elektrischem Licht ausgesetzt waren, neben leichter Bindehautinjektion Klagen über Flimmern, Schlechtsehen besonders beim Blicken vom Dunklen ins Helle. Er wies eine ausgesprochene Adaptationsstörung nach, die er, da er sie auch bei Aphakischen in großer Zahl feststellen konnte, auf den Reichtum der Lichtquellen an kurzwelligen Strahlen bezog. Er bezeichnet den Zustand als Ophthalmia electrica chronica.

Der Verlauf gestaltet sich meist günstig. Der Reizzustand des Auges nimmt in der Regel innerhalb der ersten Tage ab und die äußeren Augenveränderungen heilen innerhalb von 4—14 Tagen aus. Nach intensiver Strahlung z. B. beim elektrischen Metallschweißen kommt es zu Abschilferung der äußeren Haut an den Lidern und im Gesicht, zuweilen bleibt die Rötung der Lider und eine leichte Schwellung längere Zeit bestehen. Die Bindehautrötung verschwindet in der Regel bald vollständig, nur ausnahmsweise geht die Bindehautveränderung in einen hartnäckigen Katarrh über (z. B. TERRIEN 1902, LEBER 1909 VAN LINT). BIRCH-HIRSCHFELD (1908) beobachtete, daß nach Blendung durch Quecksilberdampflampen chronische Katarrhe entstehen können. ·Die anfänglichen Sehstörungen verschwinden ebenfalls in der Regel nach Tagen oder Wochen, doch bleiben manchmal für längere Zeit Asthenopie, leichte Ermüdbarkeit, sowie Empfindlichkeit gegen Licht zurück. Die Nachbilder können tagelang bestehen bleiben, zuweilen farbig, z. B. gelb (HEWETSON 1897), blau und später gelb (UHTHOFF 1899), anfangs gelb und dann bläulich (KNAPP 1913). In schweren Fällen ist der Verlauf der Funktionsstörungen weniger günstig. Nebelsehen, Skotome, Herabsetzung der Sehschärfe und Gesichtsfeldeinengung, ebenso Lichtscheu und Überempfindlichkeit der Netzhaut oder leichte Ermüdbarkeit können monatelang andauern. In einzelnen Fällen bleiben dauernd Sehstörungen bestehen und der Visus kann sich nachträglich verschlechtern. Manchmal entwickelt sich im Anschluß an die Blendung eine traumatische Neurose als Neurasthenie oder Hysterie, die zu mannigfachen erneuten Beschwerden und Befunden Anlaß gibt.

TERRIEN (1902) fand unter 45 Fällen von Kurzschlußblendung in 14% der Fälle unvollständige Heilung, mehrfach einen Visus unter $^{1}/_{10}$. In Fällen von scheinbarer Kurzschlußblendung, in denen dauernde Herabsetzung der Sehschärfe unter dem ophthalmoskopischen Bild der Sehnervenatrophie eintritt, besteht der Verdacht, daß der Strom auf den Körper übergegangen war und nicht nur Blendung vorlag.

Terrien (1902) teilte einen derartigen Fall mit, bei dem es fast zur Erblindung unter dem Bild einer Neuroretinitis mit Ausgang in Sehnervenatrophie kam. Da am Tage nach der Verletzung deutliche Zeichen von Verbrennung an der Stirn und den Augenbrauen neben dem Befund der Ophthalmia electrica nachzuweisen waren, so hat der Strom wohl doch den Körper getroffen.

In dem schon mehrfach erwähnten Fall von Uhthoff (1899) trat nach 20 Sekunden langer Blendung durch electrisches Bogenlicht am linken Auge sofort ein schwarzer Fleck auf, der sich nach mehreren Stunden in mehrere Flecke auflöste. Nach 8 Tagen erschien der Fleck kornblumenblau, 4 Wochen später blaugrün, 2 Wochen später bräunlichgelb und 8 Tage später blaßgelb. $S = {}^5/_{15}$. Ophthalmoskopisch fanden sich in der Makula kleine graugelbe Herde, die später noch etwas zunahmen und stationär blieben. Es bestand relatives Zentralskotom, bei Prüfung des Lichtsinns starke Herabsetzung der Unterschiedsschwelle. Alle Farben erschienen heller und weißlicher. Später verschlimmerten sich die Beschwerden und es entwickelte sich ausgesprochene traumatische Neurose bzw. Hysterie.

Pathogenese. Als schädliche Momente bei der Blendung durch elektrische Lichtwirkung kommen a priori die ultraroten langwelligen Wärmestrahlen, die leuchtenden Strahlen und die kurzwelligen ultravioletten Strahlen in Betracht. Zweifellos spielen bei der Blendung durch elektrisches Licht als ursächliches Moment der Augenveränderungen eine Rolle die ultravioletten Strahlen, deren Wirkung auf das Auge wir durch die eingehenden Untersuchungen von Widmark (1889, 1890, 1891, 1901), Ogneff (1896), Hertel (1903, 1904), Birch-Hirschfeld (1903, 1904), Mettey (1904), u. a. kennen gelernt haben (vgl. § 227).

Daneben kommen die leuchtenden Strahlen als Ursache von Blendungsfolgen in der Netzhaut mit in Betracht, während die Wärmestrahlen hier von untergeordneter Bedeutung sind. Die nach Einwirkung intensiven elektrischen Lichtes auftretenden Veränderungen im vorderen Augenabschnitt, vor allem der charakteristische Reizzustand des Auges, die Ophthalmia electrica, ist vornehmlich durch die ultravioletten Strahlen hervorgerufen. Da die ultravioletten Strahlen, wie die genannten Untersuchungen festgestellt haben, durch die Hornhaut und Linse stark absorbiert werden, so kommen sie als Ursache von Veränderungen an der Netzhaut und am Sehnerven nur in beschränktem Maße in Betracht. Doch sind sie vielleicht nicht vollständig dabei auszuschalten. Gewisse vorübergehende Funktionsstörungen können durch sie veranlaßt werden. Bei dem hohen Gehalt an ultravioletten Strahlen, wie ihn z. B. der Funken bei Kurzschluß besitzt, könnte wohl ein Teil der Strahlen durch Hornhaut und Linse in die Tiefe gelangen und ferner könnte, worauf Pasetti (1909), Birch-Hirschfeld (1910) hinwiesen, ein Eindringen der Strahlen durch die Sklera stattfinden. Birch-Hirschfeld (1910) konnte durch Beobachtungen an sich selbst feststellen, daß bei der Entstehung der

Farbensinnstörung nach Blendung mit der Quecksilberdampflampe den ultravioletten Strahlen eine wesentliche Bedeutung zukommt. Immerhin ist bei der Entstehung der Funktionsstörungen und der Netzhautveränderungen den leuchtenden Strahlen die Hauptbedeutung zuzumessen. Vor allem sind sie sicher die Ursache der zuweilen beobachteten ophthalmoskopisch sichtbaren Veränderungen, wie z. B. im Fall Uhthoff (1899).

Diagnose. Die Diagnose der Blendungsfolgen bereitet meist keine Schwierigkeit, wenn auch die Feststellung der Veränderungen im Auge und der Funktionsstörung anfangs wegen des Reizzustandes erschwert sein kann. Die Art der Verletzung ist bei Blendung durch elektrische Bogenlampen, Quecksilberdampflampen und beim Metallschweißen ohne weiteres festzustellen, dagegen kann bei den Verletzungen durch Kurzschluß oft nicht sicher entschieden werden, ob reine Blendung oder auch gleichzeitig Entladung auf den Körper stattfand. Bleiben im weiteren Verlauf Sehstörungen, nervöse Erscheinungen und Asthenopie zurück, so ist festzustellen, ob objektive Blendungsfolgen nachweisbar sind oder ob traumatische Neurose vorliegt.

Prognose. Die Prognose ist in den leichteren Fällen im allgemeinen günstig, innerhalb kurzer Zeit — Tage bis Wochen — tritt meist volle Heilung ein. In schweren Fällen ist die Prognose vorsichtig zu stellen, da Sehstörungen und langanhaltende Asthenopie zurückbleiben können. Die Schwere und Dauer der Blendung, die Art der Verletzung sind auf den Verlauf und Ausgang von Einfluß. Prognostisch nicht so günstig sind die Fälle anzusehen, in denen sofort schwere Sehstörungen, wie Skotome, starke Nachbilder usw. angegeben werden. Das Verhalten der Funktionsstörungen ist im weiteren Verlauf für die Prognose besonders zu beachten.

Behandlung. Bei dem anfänglichen Reizzustand sind Ruhe und Schutz vor Licht notwendig. Einträuflungen von Kokain, eventuell mit Adrenalinzusatz, sind anzuwenden. Anfangs erhöhen sie vorübergehend die Empfindung, doch schaffen sie Linderung, zumal wenn die Bindehaut zu sezernieren anfängt. Die Beschwerden sind so stark, daß zuweilen Narkotika nötig werden. Anwendung von Salbenverband nach Einstreichen milder Salben empfiehlt sich. Von Umschlägen geben warme Umschläge oft Linderung, während kalte manchmal nicht vertragen werden. Je nach dem Verlauf kommen weitere Maßnahmen in Frage.

Prophylaxe. Bei Arbeiten, bei denen die Augen starker elektrischer Lichtwirkung ausgesetzt sind, müssen entsprechende und genügende Schutzvorrichtungen gebraucht werden.

Vielfach genügt das Aufsetzen von Schutzbrillen mit Gläsern, die die strahlenden Energien abhalten. Da bei den Arbeiten mit starkem elektrischem Licht z. B. Bogenlampenlicht Strahlen der verschiedensten Wellenlänge schädlich werden können, so ist bei der Auswahl der Glassorten darauf Rücksicht zu nehmen, daß sie Schutz sowohl gegen die ultravioletten als auch gegen die leuchtenden Strahlen gewähren. Dazu eignen sich am besten Schottsche Neutralgläser oder rauchgraue oder graugelbe oder graugrüne Gläser, z. B. HALLAUER Gläser (1907, 1909).

Bei anderen Arbeiten mit besonders starker Lichtintensität z. B. bei dem Löten und Schweißen von Metallen durch starke Ströme sind Schutzmasken, die das Gesicht bedecken und Glasfenster mit entsprechend gefärbten Gläsern besitzen, oder entsprechende Schutzschirme notwendig.

Literatur zu § 223.

1843. 1. Foucault, Effets de la lumière électrique. Bull. soc. phil.

1858. 2. Charcot, Cpt. rend. des séances et mém. de la soc. de biol. p. 63.

1880. 3. Lubinski, Über die Akkommodationstätigkeit des Auges bei elektrischer Beleuchtung. Petersb. med. Wochenschr. Nr. 36.

1881. 4. Nodier, Sur une ophtalmie causée par la lumière électrique. Thèse de Paris.

1882. 5. Rockliffe, A case of acute conjunctivitis caused by the electric light. Ophth. Review. I. p. 308. Sept.

1883. 6. Emrys-Jones, The effects of the electric light on the eye. Ophth. Review. II. 18. April. p. 106.

7. Little, The effects of strong light upon the eye. Ophth. Review. II. p. 196.

8. Mauthner, Über den Einfluß des elektrischen Lichts auf das menschliche Auge. Allg. Wien. med. Ztg. Nr. 10. S. 102.

1884. 9. Cohn, Über künstliche Beleuchtung. Referat f. d. 10. Vers. d. deutschen Vereins f. öffentl. Gesundheitspflege zu Berlin. 18. Mai 1883. Deutsche Vierteljahrsschr. f. öffentl. Gesundheitspflege. XV. Heft 4.

1886. 10. Cohn, Das elektrische Licht und das Auge. Berl. klin. Wochenschr. Nr. 12.

11. Andrews, The electric light as an illuminator. The effect of strong light on the eye. Transact. of the Americ. ophthalmol. soc. 22. annual meeting. 21. and 22. July. p. 228.

12. Fox and Gould, Retinal insensibility to ultra-violet and infra-red rays. Americ. Journ. of ophthalmol. Dec. p. 345.

1887. 13. Défontaine, Note sur le coup de soleil électrique. Soc. de chir. 1. juin.

14. Philipps, Multiple minute ulcers of the cornea following exposure to electric light. Lancet. II. p. 1108.

15. Sous, Eclairage électrique des théâtres. (Soc. de méd. et de chir. de Bordeaux.) Journ. de méd. de Bordeaux. No. 4 et 5. p. 32 et 41.

1888. 16. Caudron, Le coup de soleil électrique. Rev. gén. d'ophtalmol. No. 2. p. 63.

17. Gould, Is the electric light injurious to the eyes? Med. News. Philadelphia. p. 634.

18. Martin, Pathogénie des ophtalmies électriques. (Soc. franç. d'ophtalmol. Disc.: Bravais, Dor, Leroy.) Rev. gén. d'ophtalmol. p. 235 et Ann. d'oculist. C. p. 25. Juillet.

19. Prat, Observation d'un coup de soleil électrique. Arch. de méd. de navale. No. 12.

20. Terrier, De l'ophtalmie électrique. Arch. d'ophtalmol. VIII. p. 1. (Daselbst weitere Literatur.)

1889. 21. Féré, Note sur des accidents produits par la lumière électrique. Cpt. rend. hebdom. des séances de la soc. de biol. No. 21. p. 365.

22. Logetschnikow, Was ruft der elektrische Strahl auf der Bindehaut des Augapfels hervor? Westnik ophthalmol. VI, 3. p. 301.

1889. **23.** Lubinsky, Ophthalmia photo-electrica. Westnik ophthalmol. VI, 3. p. 203
    u. Wien. med. Presse. Nr. 4. Sitzungsber. d. Ges. d. Marineärzte zu
    Kronstadt. XXVIII. S. 80. 1889—90.

24. Lubinsky, Über den Einfluß der elektrischen Beleuchtung auf die Augen
    der damit beschäftigten Personen. (3. Kongr. russ. Ärzte zu Petersburg.)
    Petersb. med. Wochenschr. Nr. 3. Ref.: Zentralbl. f. prakt. Augenheilk.
    S. 176.

25. Mitvalski, Casopis lékarn. Ref.: Fußnote Chalupecky. Zentralbl. f.
    prakt. Augenheilk. S. 235. 1897.

26. Maklakoff, L'influence de la lumière voltaïque sur les téguments du
    corps humain (l'insolation électrique). Arch. d'ophtalmol. IX. p. 97.

27. Widmark, Über den Einfluß des Lichtes auf die vorderen Teile des
    Auges. Nord. med. ark. XXI, 1. No. 1. De l'influence de la lumière
    sur la peau. (Verhandl. d. biol. Vereins in Stockholm.) Bericht: Zen-
    tralbl. f. prakt. Augenheilk. S. 274.

1890. **28.** van Hoff-Gosweiler, Elektrische Prostration. Med. Rec. XXXVII.
    Juni. Ref.: Zentralbl. f. prakt. Augenheilk. S. 544.

29. Philipsen, Über einige pathologische Wirkungen von starkem Licht auf
    das Auge. Bibliothek f. laeger. I. R. I. p. 335.

30. Nicolai, Ophthalmia photo-electrica. Weekbl. van het Nederlandsch
    Tijdschr. v. Geneesk. II. No. 13.

31. Widmark, Über die Wirkung der ultravioletten Strahlen. Verhandl. d.
    10. internat. med. Kongr. Berlin. 4.—9. August. 10. Abt.

1891. **32.** Bresse, De l'ophtalmie électrique et du coup de soleil électrique. Thèse
    de Nancy.

33. Widmark, Beiträge zur Ophthalmologie. Leipzig. — XVI. Über den
    Einfluß des Lichtes auf die vorderen Medien des Auges. Skandinav.
    Arch. f. Physiol. I. 1889. — XVII. Über den Einfluß des Lichtes auf
    die Haut. Hygiea. Nr. 3. 1889. — XVIII. Über die Durchlässigkeit der
    Augenmedien für ultraviolette Strahlen. Skandinav. Arch. f. Physiol.
    III. 1891.

1892. **34.** Hartridge, The electric light and its effects upon the eyes. Brit. med.
    Journ. 20. Febr.

35. Maklakoff, Contributions à l'étude de l'influence de la lumière voltaïque
    sur la peau. Arch. d'ophtalmol. XII. p. 129.

1893. **36.** Freeland Fergus, A group of symptoms caused by the electric light.
    Brit. med. Journ. p. 234.

37. Hewetson, Remarks on acute inflammation, accompanied by great
    pain in the head and eyes, and blepharospasm, occuring some hours
    after witnessing electric welding operations. Its prevention and treat-
    ment. Americ. Journ. of ophthalmol. p. 297 and Brit. med. Journ. p. 1315.

1894. **38.** Johnson, The effects of prolonged excessive light on vision. Brit. med.
    Journ. II. p. 583.

39. Brose, Two cases of electrical flashing followed by severe retinal irri-
    tation and intense eye-pain. Arch. of ophthalmol. XXIII. p. 124.

40. Cassien, Accidents produits sur l'appareil de la vision par l'électricité
    à bord des navires de guerre. Thèse de Bordeaux.

1895. **41.** Schulek, Die Erythropsie. Ungar. Beitr. z. Augenheilk. I. S. 101.

42. Webster Fox, Burns of the cornea; electric light explosion causing
    temporary blindness; traumatic injuries to eyes, Hypopyon. Clinical
    lecture. Med. bull. of med. and surgery. Philadelphia.

1896. **43.** Ogneff, Einige Bemerkungen über die Wirkung des elektrischen Bogen-
    lichtes auf die Gewebe des Auges. Pflügers Arch. f. d. ges. Physiol.
    LXIII. S. 209.

1897. **44.** Dunbar Roy, The effect of intense flashes of electric light upon the eye.
    Amer. Journ. of Ophth. p. 353.

1897. 45. Hill, Two cases of electric light blindness. Lancet. 24. July. II. p. 194.
      46. Hewetson, Danger to the eyes during electric welding, boring and other engineering operations. Lancet. Oct. II. p. 946.
      47. van den Bergh, Un cas de rétino-chorioïdite maculaire dûe à la flamme du bec Auer. (Soc. belge d'ophtalmol.) Ann. d'oculist. CXVII. p. 444.
      48. Chalupecky, Über die Wirkung der Röntgenstrahlen auf das Auge und die Haut. Zentralbl. f. prakt. Augenheilk. S. 234.
      49. Leitner, Ein Fall von Ophthalmia electrica. Szemészet. Nr. 1.
      50. Zimmermann, Beitrag zur Kenntnis der durch intensives Licht hervorgerufenen Veränderungen des Sehorgans. Festschrift des Stuttgarter ärztl. Vereins zur Feier des 25jähr. Bestehens. S. 374.
1898. 51. Lavrand, Coup de soleil électrique. (Soc. méd. de Lille. Juin.) Rev. gén. d'ophtalmol. 1899. p. 143.
1899. 52. Alexander, Ein Beitrag zur Ophthalmia electrica. Deutsche med. Wochenschr. Nr. 47. S. 779.
      53. Uhthoff, Ein Fall von einseitiger zentraler Blendungsretinitis durch elektrisches Bogenlicht mit nachfolgender traumatischer Neurose. Zeitschr. f. Augenheilk. II. S. 341. (Schles. Ges. f. vaterl. Kultur. Sitz. v. 12. Mai.) Bericht: Zentralbl. f. prakt. Augenheilk. S. 386.
      54. Würdemann and Murray, A case of macular retinitis due to flash of electric light. Ophth. Record. VIII. p. 220.
1900. 55. Schulek, Schutzbrillen gegen Ultraviolett auf Grund photologischer Studien. Ungar. Beitr. z. Augenheilk. II. S. 467.
1901. 56. Widmark, Über den Einfluß des Lichtes auf die Linse. Mitt. aus d. Augenklinik d. Carol. med.-chir. Inst. zu Stockholm. Heft 3. S. 133.
1902. 57. Terrien, Du prognostic des troubles visuels d'origine électrique. Arch. d'ophtalmol. p. 692.
      58. Panas, Amblyopie et amaurose par décharge électrique. Arch. d'ophtalmol. p. 625.
1903. 59. Hertel, Experimentelles über ultraviolettes Licht. Ber. über d. 31. Vers. d. ophthalmol. Ges. Heidelberg. S. 144.
      60. Birch-Hirschfeld, Die Wirkung der ultravioletten Strahlen auf die Netzhaut. Ber. über d. 31. Vers. d. ophthalmol. Ges. Heidelberg. S. 154. Disk.: Herzog, v. Hippel. S. 164 u. 168.
      61. Grimsdale, Electric light conjunctivitis. Med. Press and Circular. 23. April. Ref.: Rev. gén. d'ophtalmol. p. 26.
      62. Mettey, Quelques recherches cliniques et expérimentales sur l'éblouissement électrique. Ann. d'oculist. CXXXI. p. 157.
      63. Strebel u. v. Ammon, Die Aussichten der Lichtbehandlung in der Ophthalmotherapie. Deutsche med. Wochenschr. S. 409.
      64. Wolffberg, Elektroophthalmie und Hysterie. Wochenschr. f. Therapie u. Hygiene.
      65. Widmark, Die pathologische Einwirkung starker Lichtquellen auf das Auge. (Ophthalmol. Gesellschaft zu Kopenhagen.) Hospitalstidende. 8. Juli.
1904. 66. Le Roux, Troubles oculaires d'origine électrique. Arch. d'ophtalmol. XXIV. p. 727.
      67. Mettey, Recherches expérimentales sur le phototraumatisme oculaire par la lumière électrique. Arch. d'ophtalmol. XXIV. p. 227.
      68. Valois, Ophtalmie électrique. Clin. ophtalmol. p. 92.
      69. Birch-Hirschfeld, Die Wirkung der ultravioletten Strahlen auf das Auge. v. Graefes Arch. f. Ophthalmol. LVIII. S. 469.
      70. Hertel, Über Beeinflussung des Organismus durch Licht, speziell durch die chemisch wirksamen Strahlen. Zeitschr. f. allg. Physiologie. IV. Heft 1.
1905. 71. Heckel, Electric ophthalmia. Ophth. Record. p. 500.

1906. 72. **Crzellitzer**, Über eine Massenverletzung durch elektrische Strahlen. Münch. med. Wochenschr. S. 2321.

73. **Ginestous**, Ophtalmie électrique. Gaz. hebdom. Bordeaux. Nr. 48.

74. **Heckel**, Report of a case of electric ophthalmia. Americ. Journ. of ophthalmol. p. 29. Disc.: Report of a case of electric ophthalmia. p. 180.

1907. 75. **Burton Chance**, A case of electric light burn of the eye, with transient blindness. Ophthalmol. Rec. p. 203.

76. **Hallauer**, Einige Gesichtspunkte für die Wahl des Brillenmaterials. Ber. über d. 34. Vers. d. ophthalmol. Ges. Heidelberg. S. 334.

1908. 77. **Sweet**, Electric burn of eyes. Ophth. Record. p. 312.

78. **Birch-Hirschfeld**, Weiterer Beitrag zur Kenntnis der Schädigung des Auges durch ultraviolettes Licht. Zeitschr. f. Augenheilk. XX. S. 1.

79. **Fromaget**, L'ophtalmia électrique. Journ. de méd. de Bordeaux. 5. Avril.

80. **Schanz u. Stockhausen**, Wie schützen wir unsere Augen vor der Einwirkung der ultravioletten Strahlen unserer künstlichen Lichtquellen? v. Graefes Arch. f. Ophthalmol. LXIX. S. 49.

1909. 81. **Bellille**, Note sur des lésions déterminées par l'emploi de la télégraphie sans fil à bord des bâtiments. Arch. de méd. navale. LXXXI.

82. **Hallauer**, Spektographische Untersuchungen über die Absorptionsgrenzen unserer Schutzgläser. Arch. f. Augenheilk. LXIV. S. 259.

83. **Coullaud**, Huit cas d'ophtalmie électrique. Arch. d'ophtalmol. XXIX. p. 26.

84. **van Lint**, Accidents oculaires provoqués par l'électricité. Rapport présenté à la soc. belge d'ophtalmol. Bruxelles, Imprimerie méd. et scientif. L. Severeyns.

85. **de Waele**, Asthénopie nerveuse par lumière électrique. Arch. d'ophtalmol. XXIX. p. 566.

1911. 86. **Sautter**, Electric injuries of the eye. Ophth. Record. p. 238.

87. **Migoshita**, Ein Fall von Ophthalmia electrica acuta. Jap. Zeitschr. Ref.: Klin. Monatsbl. f. Augenheilk. L. (N. F. XIII.) S. 500.

88. **Williams**, Observations on the effect of the light of the Mercury vapour lamp on the eye. Electrical World. Sept.

1912. 89. **v. Marenholtz**, Beiträge zu den Augenerkrankungen durch Blendung. Wochenschr. f. Therap. u. Hyg. d. Auges. XV. S. 245.

90. **Terrien**, Des troubles visuels provoqués par l'électricité. Presse méd. No. 19.

91. **Behr**, Beitrag zu der Frage nach den Veränderungen und Schädigungen des Auges durch Licht. v. Graefes Arch. f. Ophthalmol. LXXXII. S. 509.

1913. 92. **Knapp**, Beidseitige Makulaerkrankung nach Kurzschluß. Zeitschr. f. Augenheilk. XXIX. S. 440.

93. **Shahan**, Ophthalmia electrica; report of a case. Missouri State Med. Assoc. Journ. St. Louis. May. IX. No. 11.

94. **Wolffberg**, Ein bemerkenswerter Fall von Ophthalmia electrica. Wochenschr. f. Therap. u. Hyg. d. Auges. XVI. S. 193.

95. **Pach**, Eine neue Gefahrenquelle für gewerbliche Augenverletzungen. Wien. klin. Wochenschr. S. 180.

96. **Hess**, Über Schädigungen des Auges durch Licht. Arch. f. Augenheilk. LXXV. S. 127.

1915. 97. **Birch-Hirschfeld und Stimmel**, Beitrag zur Schädigung des Auges durch Blendung. v. Graefes Arch. f. Ophthalmol. CX. S. 138.

1916. 98. **Moreau**, Ophtalmie électrique. Ann. d'oculist. CLIII. p. 351.

1920. 99. **Fehr**, Ber. über d. 42. Vers. d. ophthalmol. Ges. Heidelberg. Disk. S. 253.

Die Verletzungen des Auges durch elektrischen Starkstrom, der den Körper des Verletzten getroffen hat.

§ 224. Bei Personen, die von hochgespannten elektrischen Starkströmen so getroffen werden, daß der Strom den Körper durchläuft, werden Augenveränderungen mannigfacher Art beobachtet, die große Übereinstimmung mit den durch Blitzschlag hervorgerufenen Augenaffektionen aufweisen. Die Verletzung entsteht häufig durch Kurzschluß oder Berührung der Leitungsdrähte von hochgespannten Strömen, wie sie zu Beleuchtungszwecken, technischen Zwecken, zum Betrieb von elektrischen Bahnen usw. benutzt werden. Auch durch Arbeiten an Dynamomaschinen usw. kann die Entladung auf den Körper erfolgen. Ebenso wie bei Blitzschlagverletzungen kommen häufig mehr oder weniger schwere Allgemeinerscheinungen, wie Bewußtlosigkeit, Hautverbrennung, Nervenlähmung usw. vor. Auf die Art der Veränderungen am Auge hat Einfluß die Eintrittsstelle des Stromes in den Körper: im Gesicht oder am sonstigen Kopf oder am Körper oder an den Extremitäten. Vielfach läßt sich sicher nachweisen, daß das Gesicht und die Augengegend mit einem Pol des Stromes in Berührung kam. Ähnlich wie bei Blitzschlägen sind zuweilen die Verletzten zu Boden geschleudert.

Die Schwere der Erscheinungen hängt sodann mit ab von der Intensität des Stromes; vielfach handelt es sich um Ströme von 200—500 Volt Spannung, mehrfach aber um bedeutend höhere Spannungen.

Erwähnt sind z. B. Spannungen von 2800 Volt (LE ROUX 1909), 5000 Volt (ROCHES 1909, PARKER 1909), 11000 Volt (KOMOTO 1910), 12000 Volt (MORAX 1918), etwa 13000 Volt (ROBINSON 1910, DOR 1909), 20000 Volt (DESBRIÈRES et BARGY 1905, BRILMAYER 1919, in 2 von mir beobachteten Fällen), 21000 Volt (DALÉN 1910), 22000 Volt (LAUCLER 1914, PASTEGA 1910), 26000 Volt (ROBINSON 1910), 30000 Volt (BICHELONNE 1910), 60000 Volt (BECKER 1920), 65000 Volt (BRILMAYER in einem von mir beobachten Fall 1919).

Experimentell hat PASTEGA (1910) an Kaninchen die Wirkungen starker elektrischer Entladungen auf den Sehapparat untersucht und dabei beobachtet: inkoordinierte Augenbewegungen, entzündliche Erscheinungen an der Bindehaut, Pupillenveränderungen, Mydriasis bei schwächeren und Miosis bei starken Strömen, Linsen- und Glaskörpertrübungen, Commotio retinae, Retinalhämorrhagien, sowie verschiedene mikroskopisch nachweisbare Netzhautveränderungen.

Befund und Verlauf. Vielfach kommt es, zumal wenn die Gesichtsgegend betroffen war, kurze Zeit nach der Verletzung zu einem starken Reizzustand des äußeren Auges und seiner Umgebung im Sinn einer Ophthalmia electrica. Man findet Rötung und Schwellung der Lider und des Gesichtes, zuweilen mit deutlichen Zeichen der Verbrennung, wie Versengtsein der Zilien und Augenbrauen, Blasenbildung oder Hautnekrose usw., ferner starke Hyperämie der Bindehaut, Chemosis, Ziliarinjektion, starke Lichtscheu, Tränenträufeln, heftigen Lidkrampf usw. Im unmittelbaren Anschluß an die Verletzung treten oft Licht- und Blendungserscheinungen auf, Verdunklung,

bis zur Erblindung gehende Sehstörung, farbige Lichterscheinungen usw.,
Erscheinungen, die manchmal bald vorübergehen. Die Veränderungen an
den Lidern und der Bindehaut gehen meistens innerhalb von mehreren Tagen
zurück, doch wurde mehrfach längere Dauer des Ödems, der Rötung und
des Reizzustandes beobachtet. In dem Fall ULBRICH (1900) trat 13 Tage
nach der Aufnahme, etwa 4 Wochen nach der Verletzung, Herpes zoster
ophthalmicus in der Umgebung des linken Auges auf, der 6 Tage bestand.

In einem von BISTIS (1906) mitgeteilten Fall fand sich Lagophthalmus von
3—4 mm infolge einer Narbe am oberen Lid und der Augenbraue; der Verletzte
war mit der Augenbraue auf die negative Schiene der elektrischen Bahn gefallen,
während der Körper mit der positiven Schiene in Berührung stand. Ebenso fanden
sich in einem der Fälle von KOMOTO (1910) Brandnarben an der Stirn.

Die Hornhaut zeigte in vereinzelten Fällen Veränderungen.

So beobachtete RIVERS (1894) neben starker Brennwirkung an den Lidern
eine milchige Hornhauttrübung, die nach 3 Tagen verschwand. Die Entladung
war vor dem Gesicht mit starkem Blitz erfolgt. LUNDSGAARD (1906) fand eine
zarte Hornhauttrübung. In dem ersten der KOMOTOschen Fälle (1910) soll der
Draht das Auge selbst im Bereich der Hornhaut berührt haben. Anfangs bestand
ein langdauernder Reizzustand und später fanden sich eine feine Trübung im
oberen äußeren Quadranten der Hornhaut und gegenüber dieser Stelle eine Linsen-
kapselkatarakt.

Die Pupille ist meist stark verengt, zuweilen erweitert. HAAB (1897)
fand beide Pupillen verengt, aber ungleich, die rechte etwas weiter als die
linke. Ungleichheit der Pupillen erwähnen GRIMSDALE und JAMES (1911),
BRILMAYER (1919 in einem von mir beobachteten Fall). In den Fällen, in
denen es zu Sehnervenatrophie kommt, zeigen die Pupillen Veränderungen
der Weite und Reaktion. ULBRICH (1900) z. B. konstatierte Ungleichheit
und vollkommene Starre der Pupillen.

Die Iris ist vorübergehend hyperämisch. BICHELONNE (1910) berichtete
über iritische Reizung, DOR (1909) über hämorrhagische Iridozyklitis an
dem einen Auge und MORAX (1918) in 2 Fällen über doppelseitige Iridozyklitis,
die begleitend oder vorausgehend den Linsentrübungen in der Zeit von
1—2½ Monaten nach der Verletzung auftrat.

Akkommodationsbeschränkung fand PFAHL (1908) und akkommo-
dative Asthenopie erwähnten RIVERS (1894), LEPLAT (1909 VAN LINT), DOR
(1909), Akkommodationskrampf (KUHLEFELD 1913).

Über Glaskörpertrübungen berichtete ROBINSON (1910), SCHIRMER
(1909 VAN LINT).

Von besonderem Interesse sind die Veränderungen der Linse. Während
bei der Blendung durch elektrische Lichtwirkung, wie im vorigen Paragraphen
hervorgehoben wurde, niemals Linsentrübungen beobachtet sind, kommt es
bei den Verletzungen durch Entladung von Starkstrom auf den Körper gar
nicht so selten zu Katarakt.

Das Auftreten der Linsentrübungen wird bei verschieden hoher Spannung der Starkströme beobachtet, z. B. bei 500 Volt Spannung, meistens aber bei höheren Spannungen.

Die Katarakt verhält sich in bezug auf die Art des Auftretens, den Befund und Verlauf ganz analog der Blitzkatarakt. Sie kann einseitig oder doppelseitig sein, in mehr oder weniger langer Zeit nach der Verletzung klinisch in Erscheinung treten, partiell oder stationär bleiben, sich teilweise aufhellen, oder progressiv sein und nach früherer oder späterer Zeit zu Totalkatarakt führen. Die Art der partiellen Trübungen erinnert ganz an Blitzkatarakt. Auffallend häufig setzte die Entwicklung erst einige Monate nach der Verletzung durch Sehstörung ein und führte zu Totalkatarakt von oft milchigem Aussehen. Entsprechend der Art der Entwicklung der Katarakt verhält sich das Sehvermögen. Mehrfach war eine unmittelbar an die Verletzung sich anschließende Sehstörung zurückgegangen und es kam durch Auftreten und Fortschreiten der Katarakt zu erneuter Abnahme des Sehvermögens.

In einem von Komoto (1910) mitgeteilten Fall, in dem der Draht wahrscheinlich die Hornhaut selbst getroffen hatte, fanden sich später eine feine Hornhauttrübung und gegenüber dieser Stelle eine große Kapselkatarakt, zu der später noch eine diffuse Trübung hinzukam. In einem zweiten Fall hatte Komoto (1910) Gelegenheit, die extrahierte Linsenkapsel und die Katarakt anatomisch zu untersuchen. Die Epithelzellen waren teilweise kernlos und es fanden sich schlitzförmige Lücken zwischen den Zellen.

In einem von Becker (1920) mitgeteilten Fall trat im Anschluß an die Verletzung schnell zunehmende Katarakt an beiden Augen auf und etwa $^1/_4$ Jahr nach der Verletzung beiderseits akutes Glaukom, das als Quellungsglaukom aufgefaßt wurde. Die Drucksteigerung wurde durch Iridektomie beseitigt und einige Wochen später die Katarakt mit bestem Erfolg (R volle Sehschärfe, L S $= {}^4/_{10}$) entfernt.

Bei der Neigung zu vollständiger Trübung der Linse kommt es nicht selten zur Staroperation. Bistis (1906) hatte bei der Staroperation Glaskörpervorfall zu verzeichnen, den er auf eine Zonulaveränderung bezog. Staroperation mit gutem Erfolg erwähnen z. B. Komoto (1910), Dalén (1910), Robinson (1910), Grimsdale und James (1911), Brilmayer (1919 in einem von mir behandelten Fall), Becker (1920).

Fälle von Katarakt nach Verletzung durch Starkstrom sind mitgeteilt von: Desbrières et Bargy (1905), Bistis (1906), Ellet (1906), Stillson (1907), Terrien (1908), Roches (1909), Freysz (1909, 3 Fälle), Dor (1909), Parker (1909), Le Roux (1909), Bichelonne (1910), Dalén (1910), Komoto (1910, 2 Fälle), Robinson (1910, 3 Fälle), Sautter-Posey (1911), Ortin (1911), Grimsdale und James (1911), Brandés 1911), Lauder (1914), Grönholm (1913), Leighton Davies (1916), Jocqs (1912), Hashimoto (1913), Rumpel (1915), Bielschowsky (1916), Brilmayer (1919, 3 von mir beobachtete Fälle), Birch-Hirschfeld und Stimmel (1915), Morax (1918), Becker (1920).

Ophthalmoskopische Veränderungen. Anfangs erscheint die Papille vielfach hyperämisch und leicht verschleiert, manchmal sind die Arterien verengt.

An der Netzhaut und Aderhaut werden in vereinzelten Fällen fleckförmige Veränderungen mannigfacher Art, teils makular, teils zirkumpapillär, teils peripher gefunden.

So erwähnte Terrien (1908) ein zirkumpapilläres Ödem. Über makulare Veränderungen berichtete Haab (1897). Am Tage nach der Verletzung fanden sich eine zarte milchige Trübung in der ganzen Makulagegend und am oberen Rand der Netzhautgrube zahlreiche kleine gelbweiße Fleckchen verschiedener Form und Größe. Die Netzhautveränderungen verschwanden nach einigen Wochen und das am Tage der Verletzung auf $^3/_{18}$ herabgesetzte Sehvermögen hob sich auf $^3/_4$—1. Kramer (1908) beobachtete in einem Fall, in dem durch Kurzschluß starke Blendung erfolgt und der Strom zugleich durch den Körper gegangen war, Besserung der anfangs stark herabgesetzten Sehschärfe, dann aber erneute Abnahme. Ophthalmoskopisch fanden sich Rötung der Papille, zirkumpapilläre Netzhauttrübung, Lochbildung in der Makula mit Pigmentschwund und starke periphere Pigmentierung. Über chorioretinische Veränderungen berichteten ferner Lundsgaard (1906), Junius (1906), Schirmer (1909 van Lint), Robinson (1910), Grönholm (1913). Kuhlefeldt (1913) berichtete über doppelseitige Neuroretinitis nach Schlag an einem Fernsprechapparat.

Mehrfach kam es zu Netzhautablösung.

Lundsgaard (1906) fand in einem Fall mit erneuter Herabsetzung der Sehschärfe nach 3 Monaten retino-chorioideale Veränderungen und beginnende Netzhautablösung, die später zunahm. In einem von Pfahl (1908) mitgeteilten Fall kam es an dem einen Auge zu Netzhautablösung und am andern Auge zu Sehnervenentzündung.

Sehnervenatrophie wurde in mehreren Fällen festgestellt.

Ulbrich (1900) berichtete über doppelseitige Sehnervenatrophie mit weißer Papille und engen Gefäßen. In einem von Haas (1906) mitgeteilten Fall war unmittelbar nach der Verletzung die Lichtempfindung links aufgehoben und rechts vorhanden. Es trat Besserung ein, rechts auf $^5/_{10}$, links auf $^5/_{50}$, dann beiderseits erneute Abnahme bis Fingerzählen. Ophthalmoskopisch bestand Sehnervenatrophie bei klarer Linse. Junius (1906) beobachtete als Spätfolge einer Verletzung durch elektrischen Schlag neuritische Atrophie und chorioiditische Herde, ähnlich war der Befund in einem von Bratz (1906) mitgeteilten Fall.

Dor (1909) fand an einem Auge weiße Papillenverfärbung bei normaler zentraler Sehschärfe, aber konzentrischer Gesichtsfeldeinengung, während am andern Auge hämorrhagische Iridozyklitis mit Katarakt entstand.

Die Funktionsstörungen. Überaus häufig kommt es zu vorübergehenden oder bleibenden Funktionstörungen mannigfacher Art. Bei den bleibenden Störungen findet sich häufig genügende Erklärung in nachweisbaren Veränderungen des Auges. Falls bei der Verletzung das Bewußtsein nicht schwindet, werden oft sofort Sehstörungen bemerkt, teils als Blitzen, Verdunklungen, Skotome, Herabsetzung der Sehschärfe usw. War das Bewußtsein getrübt, so tritt die Sehstörung zuweilen sofort nach dem Erwachen in Erscheinung. In manchen Fällen läßt sich anfangs starke Herabsetzung des Sehens mit Gesichtsfeldeinengung nachweisen, die aber zurückeghen. Auch Lichtsinnstörungen sind beobachtet z. B. von Terrien (1902),

KRAMER (1908). In anderen Fällen erweisen sich die Sehstörungen als bleibend. Doch ist das Verhalten der Funktionsstörung ganz verschieden je nach dem Befund und Verlauf der Veränderungen, unter denen die Netzhaut- Aderhautveränderungen, die Linsentrübungen und Katarakt eine große Rolle spielen. Zuweilen tritt nach anfänglicher Besserung des Visus erneute Abnahme durch Fortschreiten des Prozesses auf. Öfters besteht Herabsetzung des Visus und Gesichtsfeldeinengung ohne deutlichen objektiven Befund. In vereinzelten Fällen wurde Erblindung offenbar durch Läsion der zentralen Sehbahn beobachtet (KRETSCHMER 1898, 1899, RISLEY 1910).

Über Motilitätsstörungen berichtete ULBRICH (1900); der infolge des Schlages bewußtlos zu Boden geschleuderte Patient zeigte doppelseitige Ptosis und rechts starke Divergenz mit Parese des Rectus interior und inferior. Nystagmus erwähnte BRATZ (1906).

In den meisten Fällen werden mehr oder weniger starke, meist vorübergehende Störungen des Allgemeinbefindens beobachtet.

Je nach der Stärke des Stroms erleiden die Verletzten nur einen momentanen Chok, zuweilen starken Schwindel und überaus häufig Bewußtlosigkeit.

Zuweilen werden die Verletzten bewußtlos zu Boden geschleudert, so im Fall ULBRICH (1900), KOMOTO (1910). Vielfach bestehen längere Zeit heftige Kopf- und Nackenschmerzen, neuralgische Schmerzen, Druckempfindlichkeit einzelner Nerven z. B. des Supraorbitalis. Sodann finden sich vielfach Brandstellen an der Haut, je nach der Stelle, wo der Strom eintrat, teils im Gesicht oder am Kopf, teils am Rumpf, teils an den Extremitäten. Aus der Art dieser Verletzungen kann man einen Schluß auf den Weg, den der Strom genommen hat, ziehen.

In schweren Fällen können erhebliche Störungen im Gebiet des Zentralnervensystems oder peripherer Nerven auftreten.

In einen von KRETSCHMER (1898, 1899) mitgeteilten Fall war ein Mann von dem Draht einer elektrischen Straßenbahn getroffen. Er bemerkte 1 Stunde nach der Verletzung Schwere in den Extremitäten und Abnahme des Sehens, die sich bis zur Erblindung des linken und exzentrischem Fingerzählen des rechten Auges steigerte. Unter Zuckungserscheinungen der rechten Körperseite fiel der Verletzte im Sprechzimmer des Arztes zu Boden. Die rechte Körperseite war gelähmt und anästhetisch, das linke Ohr taub, die Geschmacks- und Gesichtsempfindung gestört, die linke Gesichtshälfte anästhetisch. Der Zustand besserte sich langsam, doch blieb das linke Ohr taub, das linke Auge blind, während das rechte in der temporalen Gesichtsfeldhälfte etwas besser sah (JÄGER 8). Der ophthalmoskopische Befund ergab anfangs Hyperämie der Venen und Verschwommensein der Papille, später war er normal. KRETSCHMER nahm als Ursache eine Gehirnläsion an und erklärte die Sehstörung durch zerebrale Läsion der Sehbahn.

JUNIUS (1906) berichtete über eine Verletzung durch einen Strom von 500 Volt Spannung. Der erste Chok ging vorüber und der Mann arbeitete weiter. Nach 10 Tagen fiel er bewußtlos um und hatte dann öfters epileptiforme Anfälle.

6 Monate nach der Verletzung bestand träge Pupillenreaktion und leichter Nystagmus, 4 Jahre später fanden sich neuritische Sehnervenatrophie und periphere Aderhautherde.

RISLEY (1910) berichtete über einen Mann, der nach mehreren Schlägen von 200 Volt Spannung anfangs Feuerräder' sah, dann beiderseits erblindete, so daß nach $^{1}/_{2}$ Jahr rechts keine Lichtempfindung und links nur Fingerzählen bei 20° Gesichtsfeld bestand. Der ophthalmoskopische Befund war normal und die Pupillen reagierten auf Licht. Der Mann war stark melancholisch und machte einen Selbstmordversuch. Später kehrte rechts Lichtempfindung zurück und links erweiterte sich das Gesichtsfeld auf 30°, doch blieb der Mann hilflos. Angenommen wurde Läsion der zentralen Optikusbahnen.

KUHLEFELDT (1913) beobachtete neben doppelseitiger Neuroretinitis Schwerhörigkeit und allgemeine nervöse Störungen.

Der Verlauf gestaltet sich sehr verschiedenartig. Die äußeren Veränderungen gehen meist bald zurück, doch bleiben auch in günstig verlaufenden Fällen vielfach eine Empfindlichkeit des Auges, Lichtscheu, leichte Ermüdbarkeit und Asthenopie zurück. Das Verhalten der Funktionsstörung ist ein verschiedenes je nach der Art der Läsion. In leichten Fällen können die anfänglichen Sehstörungen sich zurückbilden, wenn auch konzentrische Gesichtsfeldeinengung manchmal lange Zeit zurückbleibt.

In den Fällen mit ausgesprochenen Veränderungen des inneren Auges kommt es manchmal nach vorübergehender anfänglicher Besserung zu dauernden erheblichen Schädigungen des Sehvermögens und selbst zu Erblindung, sei es durch Katarakt, sei es durch Sehnervenatrophie oder Läsion der zentralen Optikusbahn, sei es durch Netzhautablösung.

Die Schädigungen des Allgemeinbefindens und des übrigen Körpers sind meist vorübergehender Art oder heilen, wie die Hautverbrennungen unter Narbenbildung, aus.

Vielfach bleiben aber Störungen des Allgemeinbefindens lange Zeit oder dauernd zurück, wie Kopfschmerz, Schwindel, Supraorbitalempfindlichkeit usw. In den schwersten Fällen mit ausgesprochener Läsion des Zentralnervensystems kann sich der Verlauf wenig günstig gestalten, wie in den Fällen von ULBRICH (1900), KRETSCHMER (1898), JUNIUS (1906), RISLEY (1910).

Ferner ist hervorzuheben, daß sich an die Verletzungen durch Starkstrom nicht selten traumatische Neurose (Neurasthenie, Hysterie) anschließt, die ihrerseits zu vielfachen Beschwerden und erheblicher Beeinträchtigung der Arbeitsfähigkeit führt. Der starke Nervenchok durch die Verletzung disponiert zweifellos zu der Entwicklung der psychopathischen Zustände (z. B. BRUSTEIN 1901, TERRIEN 1902).

Pathogenese. Ähnlich wie bei den Blitzschlagverletzungen kommen zur Erklärung der Veränderungen verschiedene Schädlichkeiten in Betracht, in erster Linie die Wirkung des den Körper und seine Gewebe durchströmenden hochgespannten elektrischen Stromes, sodann die gleichzeitig erfolgende Wirkung der strahlenden Energien (ultraviolette und leuchtende Strahlen), ferner die thermische Wirkung und schließlich die komplizierende mechanische Wirkung z. B. beim Zubodenstürzen der Verletzten. Im Vordergrund steht als Ursache der schweren, teils zu vorübergehender, teils zu dauernder Schädigung des Sehorgans führenden Veränderungen die Wirkung des elektrischen Stromes. So sind allein auf die Stromwirkung zu beziehen die Katarakt, die Sehnervenatrophie, andere schwere Veränderungen in der Tiefe, wie hämorrhagische Iridozyklitis (Dor 1909) und gewisse Aderhaut- und Netzhautveränderungen, ebenso wie die Veränderungen des Zentralnervensystems, Bewußtlosigkeit, Lähmungen usw.

Der meist vorübergehende Reizzustand des äußeren Auges im Sinn der Ophthalmia electrica ist vornehmlich auf die Wirkung der ultravioletten Strahlen zu beziehen. Doch zeigen sich ähnlich wie bei Blitzschlagverletzungen hier auch stärkere thermische Wirkungen in Gestalt von Verbrennung der Haut, Versengstein der Zilien und Augenbrauen. Selbst die einige Tage bestehende milchige Trübung der Hornhaut im Fall Rivers (1894) kann durch thermischen Einfluß veranlaßt sein.

Bei einem Teil der vorübergehenden Sehstörungen wirken sicher analog der Kurzschlußblendung die ultravioletten und die leuchtenden Strahlen als ätiologisches Moment mit. Die leuchtenden Strahlen können zur Erklärung gewisser Aderhaut- und Netzhautveränderungen mit vorübergehenden und bleibenden Sehstörungen in Betracht kommen, z. B. im Fall Haab (1897).

Stürzt der Verletzte zu Boden und schlägt er mit dem Kopf auf, so kann die mechanische Läsion des Schädels komplizierend in Betracht kommen.

Im übrigen verweise ich hinsichtlich der Pathogenese auf die bei den Blitzschlagverletzungen gemachten Ausführungen.

Diagnose. Bei der Diagnose kommen die bei den Blitzschlagverletzungen erwähnten Momente analog in Betracht.

Die Prognose ist mit Vorsicht zu stellen, da man vor Überraschungen, zumal durch Linsentrübungen oder erst später erkennbare Läsion des Sehnerven nicht gesichert ist. Auch bleibt häufig trotz scheinbar anfänglich günstigem Verlauf eine langdauernde Asthenopie zurück, ebenso können die Erscheinungen der traumatischen Neurose die Prognose trüben.

Die Therapie hat analog der bei Blitzschlagverletzungen zu erfolgen.

Literatur zu § 224.

1894.   1. Brose, Two cases of electrical flashing followed by severe retina irritation and intense eye-pain. Arch. of ophthalmol. XXIII. p. 124.

2. Rivers, Injury to the eye from a heavy charge of electricity. Arch. of ophthalmol. XXIII. Übersetzt von Greeff. Arch. f. Augenheilk. XXX. S. 54. 7. Sehstörung nach einem starken elektrischen Schlag.

1897.   3. Haab, Traumatische Makula-Erkrankung, bewirkt durch den elektrischen Strom. Klin. Monatsbl. f. Augenheilk. S. 213.

1898. 4. Kretschmer, Ein Fall von Störung des Sehvermögens durch den elektrischen Strom. Zentralbl. f. prakt. Augenheilk. Dez. S. 373.

5. Heck, Ein Fall von elektrischer Verletzung. Allg. med. Zentralztg. Nr. 75.

1899. 6. Kretschmer, Verletzung durch den elektrischen Strom. Zentralbl. f. prakt. Augenheilk. Sept. S. 286.

1900. 7. Ulbrich, Optikusatrophie nach Einwirkung eines elektrischen Stromes. Korrespbl. d. Vereins deutsch. Ärzte von Reichenberg. Nr. 8. Ref.: Zentralbl. f. prakt. Augenheilk. S. 264.

1901. 8. Brustein, Ein Fall von traumatischer Neurose nach Einwirkung eines elektrischen Stromes hoher Spannung. (Russisch.) Jeshenedelnik Prakt. Med. VIII. S. 220.

1902. 9. Panas, Amblyopie et amaurose par décharge électrique. Arch. d'ophtalmol. p. 625.

1905. 10. Desbrières et Bargy, Un cas de cataracte due à une décharge électrique industrielle. Ann. d'oculist. CXXXIII. p. 118.

1906. 11. Bistis, Beitrag zur Kataraktbildung nach elektrischem Schlag. Zeitschr. f. Augenheilk. XVI. S. 525.

12. Bratz, Optikusatrophie und Chorioretinitis nach elektrischem Schlag. Ärztl. Sachverst.-Ztg. März.

13. Haas, Een ongeval door elektrische Kortsluiting. Nederlandsch Tijdsch. v. Geneesk. p. 513.

14. Ellett, Cataract caused by a discharge of industrial electricity. Ophth. Record. p. 4.

15. Junius, Über Unfallverletzungen, insbesondere Augenerkrankungen durch elektrische Starkströme. Ophthalmol. Klinik. Nr. 11.

16. Lundsgaard, Zwei Fälle von Verletzungen des Auges durch elektrischen Kurzschluß. Klin. Monatsbl. f. Augenheilk. XLIV. (N. F. I.) S. 501.

1907. 17. Stillson, Cataract produced by shocks from commercial electr. currents. Northwestern news. Febr.

1908. 18. Kramer, Ursächlicher Zusammenhang zwischen neuer Augenerkrankung (Retinochorioiditis) und Wirkung eines elektrischen Schlages durch den Körper bzw. Blendung des Auges bei Kurzschluß. Med. Klinik. Nr. 21.

19. Pfahl, Erfahrungen über Verletzungen durch Blitz und Elektrizität. Deutsche med. Wochenschr. S. 1267.

20. Terrien, Cataracte par décharge électrique. Arch. d'ophtalmol. XXVIII. p. 679.

1909. 21. Braun, Über Katarakt durch Blitzschlag und elektrische Entladung. Inaug.-Diss. Rostock.

22. Parker, Case of electric burns of the eye. Ophth. Record. p. 85.

23. van Lint, Accidents oculaires provoqués par l'électricité. Daselbst Fälle von Leplat, Schirmer. Bruxelles.

24. Roches, Note sur deux cataractes électriques. Ann. d'oculist. CXLI. p. 347.

25. Freysz, Katarakt durch elektrische Starkströme. Deutschmanns Beitr. z. Augenheilk. Heft 74. S. 1.

26. Le Roux, Cataracte par décharge électrique. Arch. d'ophtalmol. XXIX. p. 523.

1910. 27. Bichelonne, Cataracte unilatérale après électrocution industrielle. Ann. d'oculist. CXLIV. p. 108.

28. Dalén, Zur Kasuistik der Kataraktbildung nach elektrischer Entladung. Mitt. a. d. Augenklinik Stockholm. Heft 11. S. 95.

29. Komoto, Kataraktbildung nach elektrischem Schlag. Klin. Monatsbl. f. Augenheilk. XLVIII. (N. F. IX.) S. 126.

30. Pastega, Accidenti da elettricità industriale e loro effetti sull'organismo e specialmente sull'organo visico. Ann. di med. navale e coloniale. XVI. V. II. Sept.

1910. 31. Risley, Blindness followed by the passing of electric current. Ophth. Record. p. 309.

32. Robinson, Cataract resulting from electric shock; being a brief review of three cases. Ophth. Record. p. 165.

1911. 33. Brandes, Cataracte électrique aux deux yeux. Bull. de la soc. belge d'ophtalmol. No. 32. p. 18.

34. Grimsdale and James, A case of cataract from an electric shock. Ophthalmoscope. p. 315.

35. Ortin, Cataracta por descarga eléctrica. Arch. de oftalmol. hisp.-americ. XI. p. 521.

36. Sautter, Electric injuries of the eye. Ophth. Record. p. 238.

37. Posey, Lenticular opacities by exposure to an electric spark. Ophth. Record. p. 207.

1912. 38. Nakanishi, Ein Fall von Kataraktbildung durch elektrische Entladung. Jap. Zeitschr. Ref.: Klin. Monatsbl. f. Augenheilk. LI. (N. F. XV.) S. 746.

39. Jocqs, Star infolge von elektrischer Entladung. Clin. ophtalmol. 10. Avril.

1913. 40. Kuhlefeldt, Neuritis optica, framkalled of askslag. Finska Läkaresellskapets Handlingar. p. 309.

41. Grönholm, Ogonshada genom elektrich urladdning. Sitzungsber. d. augenärztl. Ver. Finnlands. Finska Läkaresellskapets Handlingar. LV.

42. Hashimoto, Ein Fall von Cataracta electrica. Jap. Zeitschr. Ref.: Klin. Monatsbl. f. Augenheilk. LII. S. 560.

1914. 43. Lauder, Industrial electricity as a cause of cataract. Ophthalm. p. 251.

44. Manzutto, Sehstörungen infolge von elektrischen Strömen mit hoher Spannung. Clin. oculist. XIV. p. 1665.

45. Ide, A case of cataracta traumatica electrica. Ophth. Record. p. 14.

1915. 46. Birch-Hirschfeld und Stimmel, Beitrag zur Schädigung des Auges durch Blendung. v. Graefes Arch. f. Ophthalmol. XC. S. 138.

47. Rumpel, Dtsch. med. Wochenschr. S. 1083.

1916. 48. Leighton Davies, Double cataract following electric shock. Ophthalmoscope. Dec.

49. Bielschowsky, Münch. med. Wochenschr. Nr. 14. S. 501.

1918. 50. Morax, Lésions irido-ciliaires et cristalliniennes consécutives à la décharge électrique des courants de haut voltage. Ann. d'oculist. CLV. p. 336.

1919. 51. Brilmayer, Cataracta electrica nach Starkstromverletzung. 3 Fälle, beobachtet in der Universitäts-Augenklinik Heidelberg. Inaug.-Diss. Heidelberg.

1920. 52. Becker, H., Doppelseitige totale Katarakt und doppelseitiges Quellungsglaukom nach starkem elektrischem Schlag. Ber. über d. 42. Vers. d. ophthalmol. Ges. Heidelberg. S. 294.

Die Verletzungen des Auges durch leuchtende Strahlen.

Die Blendung durch direktes Sonnenlicht, zumeist bei Beobachtungen von Sonnenfinsternissen.

§ 225. Vorkommen. Schon von alters her ist bekannt, daß direktes Hineinblicken in die Sonne zu einer dauernden Schädigung des Sehvermögens führen kann. Jn PLATOS Phaidon findet sich die erste Angabe über Augenschädigung nach Sonnenfinsternisbeobachtung. GALEN erwähnte derartige Fälle, und von GALILEI wird berichtet, daß er durch Beobachtung von Sonnenflecken sein Augenlicht eingebüßt habe.

Mitteilungen über historische Überlieferungen von Augenschädigungen durch Sonnenlicht finden sich bei STRASSMANN-HIRSCHBERG (1912), WERDENBERG (1913).

Ganz besonders häufig kommt die Blendung, die klinisch vor allem durch das Auftreten eines vorübergehenden oder bleibenden Zentralskotoms charakterisiert ist, bei Beobachtungen von Sonnenfinsternissen vor, wenn die Augen dabei gar nicht oder ungenügend mit Schutzgläsern bewaffnet waren. Mehrfach erfolgte Blendung bei Benutzung von Ferngläsern. Die Blendung kann auch dadurch entstehen, daß die Betreffenden die Sonnenfinsternis im Spiegel beobachten. Häufig sind beide Augen betroffen, überwiegend nur eines. Leute mit ungleich sehtüchtigen Augen benutzen zur Beobachtung der Sonne meist ihr besseres Auge, das dann den Schaden davonträgt. Bei jeder Sonnenfinsternis werden zahlreiche derartige Blendungen beobachtet und zwar regionär verschieden häufig, am meisten dort, wo die Naturerscheinung bei klarem Himmel am besten zur Beobachtung kommt.

REICHBORN (1906) z. B. berichtet, daß zur Zeit der Sonnenfinsternis am 30. August 1905 im östlichen Norwegen der Himmel bedeckt war und deshalb nur wenige Blendungsfälle vorkamen, während im westlichen Norwegen der Himmel klar war und massenhaft Fälle beobachtet wurden.

Nach der Sonnenfinsternis am 17. April 1912 sind ebenfalls überaus zahlreiche Erkrankungen in den verschiedensten Gegenden beobachtet worden. In Deutschland fand die Finsternis in der Mittagszeit bei klarem Himmel statt. BIRCH-HIRSCHFELD (1912, 1914) nahm auf Grund einer Rundfrage an, daß in ganz Deutschland mehr als 3500 Blendungsfälle nach der Sonnenfinsternis vom 17. April 1912 augenärztliche Hilfe in Anspruch nahmen und daß von ihnen etwa der achte Teil noch nach Monaten eine Sehstörung von $1/3 - 1/10$ nachweisen ließ. In der Heidelberger Augenklinik kamen 26 frische Fälle meist leichter Art zur Beobachtung, die in einer Dissertation von SCHÜLER (1912) mitgeteilt sind.

Auf Grund einer Sammelforschung berichtete CORDS (1912) über 387 Fälle in dem Rheinlande, BÖHM (1913) über 412 Fälle vorwiegend in Schlesien und Posen, BIRCH-HIRSCHFELD (1912) über 259 Fälle in Sachsen, BLESSIG (1912) über 100 Fälle in Petersburg, LUNDSGAARD und RÖNNE (1913) über 143 Fälle aus Dänemark, STRACHOW (1913) über 122 Fälle aus Moskau und Umgebung.

Unter den Geschädigten befanden sich hinsichtlich des Lebensalters fast ausschließlich Erwachsene, nur selten Kinder unter 14 Jahren, hinsichtlich der Refraktion ganz vorwiegend Emmetrope und Hypermetrope, nur seltener Myope, diese meist korrigiert, hinsichtlich des Pigmentgehaltes viel weniger zahlreich Leute mit hellblonden Haaren, graublauer Iris und hellem Augenhintergrund.

Die unabhängig von der Beobachtung einer Sonnenfinsternis beobachteten Fälle entstehen meist durch unbedachtes längeres Hineinsehen in die Sonne. In einem von MAJEWSKI (1909) mitgeteilten Fall hatte z. B. ein 11jähriger Knabe mit einem Theaterglas im Sommer die hochstehende Sonne angeschaut und ein absolutes zentrales Skotom davongetragen. MAJEWSKI schlug vor, in diesen Fällen das Skotom als Scotoma helioplegicum im Unterschied zum gewöhnlich beobachteten Scotoma helieclipticum zu bezeichnen. SCHIRMER (1866) erwähnte, daß ein Student nach Hineinsehen in die Sonne eine dunkle Scheibe beobachtet habe. BIRCH-HIRSCHFED und STIMMEL (1915) berichteten über eine Sonnenblendung als Betriebsunfall bei einem Werkmeister, der zu genauer Prüfung eines Gewindes die Teile durch ein Oberlichtfenster gegen die Sonne gerichtet hatte. Durch Spiegel reflektiertes Licht kann analoge Blendung veranlassen z. B. beim Mikroskopieren usw. (NETTLESHIP 1888). SNELL (1882) berichtete über Blendung durch Sonnenstrahlen, die, durch Konkavspiegel reflektiert, das Auge getroffen hatten.

Bei Bestrahlungen mit Sonnenlicht zu therapeutischen Zwecken kann es zu Blendungen kommen, ebenso bei Sonnenbädern. So berichtete FEILCHENFELD (1910) über eine typische Blendungsstörung mit Zentralskotom nach Behandlung mit einem zahnärztlichen Sonnenbelichtungsapparat.

Nach Einführung der Augenspiegeluntersuchung berichtete JÄGER (1854) über 14 Fälle, bei denen durch Beobachtung der Sonnenfinsternis vom 28. Juli 1851 Sehstörung eintrat. 6 mal fand er materielle Veränderungen, darunter 4 mal Chorioiditis mit sichtbarem Exsudat. ARLT (1856) sah nach derselben Sonnenfinsternis einen Bluterguß mit nachfolgender Retinochorioiditis in der Makula bei zentralem Skotom. Eine wichtige Aufklärung über das Wesen der Veränderungen im Auge durch Blendung verdanken wir CZERNY (1867), der zuerst den Einfluß konzentrierten Sonnenlichts auf die Netzhaut verschiedener Tiere experimentell untersuchte. Weitere experimentelle Untersuchungen über die Wirkung leuchtender Strahlen folgten von DEUTSCHMANN (1882), HERRNHEISER (1896), WIDMARK (1892), BIRCH-HIRSCHFELD (1904) und AUBARET (1907). Klinische Beobachtungen über Blendung des Auges durch direktes Sonnenlicht, in der Regel nach Beobachtung von Sonnenfinsternissen liegen in großer Zahl vor. Ich selbst habe eine große Reihe von Fällen beobachtet. Von Mitteilungen, die sich meist auf mehrere Fälle bezogen, sind zu nennen: RADIUS (1832), WERNECK (1834), COCCIUS (1853), JÄGER (1854), ARLT (1856), SANTOS FERNANDEZ (1879), DUFOUR (1879, 1882), WILLIAMS (1879), DEUTSCHMANN (1882), HAAB (1882), SNELL (1882, 1884, 1902), EMMERT (1882), STIGELL (1883), REICH (1883), SWANZY (1883), SULZER (1883), SCHMIDT-RIMPLER (1883), NETTLESHIP (1886), MAGAWLY (1888), BOCK (1890), RAMPOLDI (1890), HANSELL (1893), MACKAY (1894), BARRET (1895), DUANE (1895), SIEGFRIED (1896), LESCARRET (1900), BATTEN (1901), LAWFORD, JESSOP, TREACHER COLLINS, BOKENHAM, BERRY (1901), SNELL (1902), WINSELMANN (1903), ZIRM (1905), MAURIZI (1905), BEAUVOIS (1906), MENACHO (1906, 1910), REICHBORN (1906), FERENTINOS (1906), VILLARD (1906), CASALI (1907), AUBARET (1907), GRÖNHOLM (1908), COSMETTATTOS (1908), MAJEWSKI (1909). Über Blendung infolge der Sonnenfinsternis vom 17. April 1912 liegen zahlreiche Mitteilungen vor; ich verweise auf das Literaturverzeichnis.

Experimentelle Untersuchungen über die Wirkung leuchtender Strahlen auf das Auge.

CZERNY (1867), dem wir die ersten grundlegenden Untersuchungen verdanken, fand, daß beim Frosch bereits durch 10—15 Sekunden lange Sonnenlichtblendung an der Retina ein heller, nach 3 Stunden lichtgrauer Fleck auftrat, der deutlich prominierte. Bei Säugetieren und Vögeln rief Czerny Blendung hervor, indem er durch eine Kombination von Konkavspiegel und Konvexglas konzentrierte parallele Sonnenlichtstrahlen in die Augen warf. Durch Blendung von wenigen Sekunden trat ein lichtgrauer Fleck hervor, der später gelblich wurde und weiterhin Pigmentierung aufwies. Auch Blutungen fehlten nicht. Anatomisch fand Czerny anfangs die Elemente noch gut erhalten, aber granuliert und die Konturen wenig scharf. Später trat Zerfall der Stäbchenzapfenschicht und äußeren Körner hervor, die nervösen Elemente gingen zugrunde und es entwickelte sich bindegewebige Degeneration mit Pigmenteinwanderung und Wucherung des Stützgewebes. Extravasate und Hyperämie der Choriokapillaris waren nachweisbar. Der Ausgang war: Umwandlung der Retina in eine Bindegewebsmembran mit Einlagerung von Pigmentzellen und Atrophie der Aderhaut. Selbst nach dem Tode ließen sich bei klaren Medien Veränderungen an der Netzhaut hervorrufen. Ließ er den Brennpunkt konzentrierten Sonnenlichtes auf die Linse fallen, trübte sich die Linse. Czerny faßte den Vorgang in der Retina als Eiweißkoagulation auf, und zwar sind nach ihm wirksam die leuchtenden Strahlen im Sonnenlicht, da nach Absorption der Wärmestrahlen durch eine Wasserschicht die Blendung unverändert erfolgte. Die Koagulation wird verursacht durch die nach Absorption der leuchtenden Strahlen entstandene Wärmewirkung. Später hat Deutschmann (1882) analoge Experimente durch Sonnenlichtblendung angestellt, deren Ergebnisse im wesentlichen mit den Resultaten von Czerny übereinstimmten. Auch er schloß die Wärmestrahlen bei den Versuchen durch geeignete Maßnahmen aus.

Herrnheiser (1896) hat die Versuche wiederholt und eine Abbildung des ophthalmoskopischen Befundes gebracht.

Widmark (1892) benutzte bei seinen Versuchen am Kaninchenauge konzentriertes elektrisches Bogenlampenlicht und schaltete die ultravioletten Strahlen durch eine Glasscheibe oder durch eine Lösung von schwefelsaurem Chinin aus. Nach der Blendung trat eine starke Färbung der Netzhaut von scheibenförmiger oder ringförmiger Gestalt auf und nach 3 Wochen fand sich als Ausgang eine ziegelfarbene Partie mit Pigmentveränderung. Anatomisch fand er im frühesten Stadium Schwellung der Netzhaut besonders in der Nervenfaserschicht, sowie in der äußeren Körnerschicht, deren Elemente unregelmäßig gelagert waren. Innerhalb der ersten Woche trat dann Zerfall der Stäbchen und Zapfen und Pigmentepithelzellen hervor und weiterhin zeigte der Netzhautbezirk eine mehr oder weniger starke Zerstörung. Die Aderhaut war in einigen Fällen etwas infiltriert. Widmark faßte den Prozeß als ein Ödem der Netzhaut mit Nekrose ihrer nervösen Elemente auf und führte die Schädigung auf eine Wirkung des Lichts zurück, die nicht der Wärmeenergie zuzuschreiben ist. Die mehr brechbaren Strahlen haben nach ihm stärkere Wirkung als die weniger brechbaren.

Birch-Hirschfeld (1900) stellte kurzdauernde Blendungsversuche mit elektrischem Bogenlampenlicht unter Ausschaltung der Wärme- und Ultraviolettstrahlen an, um die ersten feinen Veränderungen an den Netzhautganglienzellen unter Benutzung der Nisslschen Färbungsmethode zu untersuchen. Später stellte er (1904) Versuche mittels Blendung durch Sonnenlicht am Kaninchenauge an. Seine Befunde deckten sich mit denen von Czerny, Deutschmann und Widmark. Er fand anatomisch als erste Veränderung Chromatinverlust der Ganglienzellen und Körnerschichten, leichtes Ödem und Hyperämie der Aderhaut, leichte Quellung des Pigmentepithels und Auflockerung der Außenglieder der Stäbchenschicht. In späteren Stadien bestanden stärkere Veränderungen der äußeren Netzhautschichten, vielfach mit Zellzerfall, und in der Aderhaut deutliche Entzündung. Der anatomische und ophthalmoskopische Charakter der Veränderung entspricht einer Chorioretinitis. Der pathologische Prozeß spielt sich wesentlich im Bereich der äußeren Netzhautschichten und der Aderhaut ab. Das Wesen des Prozesses sah BIRCH-HIRSCHFELD mit WIDMARK in einem Ödem der Netzhaut mit Nekrose der nervösen Elemente, das Ödem ist in erster Linie auf Gefäßstörung in der Aderhaut zu beziehen.

Über Blendungsversuche mit Sonnenlicht und Bogenlampenlicht berichtete kurz HERZOG (1903).

AUBARET (1907) stellte Versuche an, teils mit elektrischem Bogenlicht bei verschieden langer Blendungsdauer, teils mit Sonnenlicht bei 1 Stunde Einwirkungszeit. Seine Versuche ergaben weder ophthalmoskopische noch anatomische Veränderungen im Gegensatz zu den Befunden von CZERNY usw. Da er das Sonnenlicht nicht durch Sammellinsen konzentriert einwirken ließ, arbeitete er mit viel geringeren Lichtintensitäten.

Zur weiteren Aufklärung wiederholte BIRCH-HIRSCHFELD (1912) seine Blendungsversuche mit Sonnenlicht beim Kaninchen. Bei gleich langer Blendung der Augen eines albinotischen und eines schwarzen Kaninchens fand er die Veränderungen der äußeren Netzhautschichten stärker beim pigmentierten Tier, weil das Pigment die Strahlen stärker absorbiert, während beim albinotischen Tier die Strahlen bis in die Aderhaut eindringen und erst hier von den Gefäßen absorbiert werden. Als die primäre anatomisch nachweisbare Veränderung ergab sich eine Aufquellung und Verbiegung der Stäbchen- und Zapfenaußenglieder, an die sich bald eine Quellung und Hyperchromatose des zugehörenden Stäbchen- und Zapfenkorns anschloß. Sehr bald gesellten sich Veränderungen des Pigmentepithels hinzu. Sodann trat frühzeitig eine starke umschriebene Hyperämie der Aderhaut ein, die zu Exsudation, Auflockerung der äußeren Netzhautschichten, zu Ödem der mittleren und inneren Netzhautschichten führte. Nach dem Befunde war aber die Degeneration der Elemente des Sinnesepithels und der äußeren Körner auf direkte Strahlenwirkung zurückzuführen. Hinsichtlich der Frage nach der Art der wirksamen Strahlengattung bei der Sonnenblendung ergaben die Versuche einen wichtigen Unterschied zwischen den Folgen der Ultraviolettblendung und der Sonnenblendung. Die erste führt zu deutlicher Chromatolyse und Vakuolisation der Netzhautganglienzellen und der inneren Körnerschicht. Die Sonnenblendung bewirkt dagegen eine umschriebene Läsion der äußeren Netzhautschichten mit deutlicher Beteiligung des Pigmentepithels und der Aderhaut. Der Unterschied beruht darauf, daß die ultravioletten Strahlen von den inneren Netzhautschichten absorbiert werden, während die leuchtenden Strahlen die durchsichtige Netzhaut durchsetzen und erst am Pigmentepithel und an der Choriokapillaris absorbiert werden. Zur Entscheidung der Frage, ob die leuchtenden oder die Wärmestrahlen oder etwa beide gemeinsam die schädigende Ursache bilden, wurden Vergleichsversuche mit Einschaltung einer mit einer leicht gelblich gefärbten Ferrosulfatlösung gefüllten Glaskammer von 2 cm Tiefe vor ein Auge angestellt. Es ergab sich, daß den leuchtenden Strahlen bei der Sonnenblendung die Hauptbedeutung zufällt.

Befund und Verlauf. Klinisch treten in den leichtesten Fällen nach einem kurzen Blick in die Sonne lebhafte Nachbilder auf, die sich meist nach kurzer Zeit verlieren. War die Blendung stärker, so entsteht unter schnell zunehmender Verdunkelung ein verschieden großes Zentralskotom.

Das Skotom ist meist positiv, selten negativ. Je nach der Schwere erscheint das Skotom relativ oder absolut. Zuweilen werden parazentrale Skotome beobachtet. In leichten Fällen wird über einen Nebel oder grauen Fleck geklagt, manchmal über farbige Flecke, z. B. bläuliche, grünlich-rötliche oder goldige. Meist wird bei relativen Skotomen deutliche Abschwächung der Farben nachgewiesen, zuweilen erscheint der Defekt für Farben größer als der für Weiß. BIRCH-HIRSCHFELD (1912, 1914) fand das kleine positive absolute zentrale Skotom fast stets von einem Bezirk umgeben, in dem Gelb als Weiß, die übrigen Farben ungesättigter erschienen. Ausgesprochenes Flimmern und Flackern können sich bemerkbar machen, ebenso bewegliche Punkte, manchmal oszillierende oder rotierende Bewegungen im Skotom. Die Sehschärfe ist deutlich herabgesetzt, in den leichten Fällen meist nur auf $1/2$ oder $1/3$, in den schwereren Fällen unter $1/3$. Auch ist langdauerndes Blausehen nach Sonnenlichtblendung beobachtet (HECKEL 1906), ebenso Xanthopsie (VALOIS und LEMOINE 1912), Erythropsie (BRAUNSCHWEIG 1912, BIRCH-HIRSCHFELD 1912, WYGODSKY 1912). Zuweilen wird Nyktalopie angegeben (ISAKOWITZ 1912, BIRCH-HIRSCHFELD 1914). Die Skotome sind in der Regel kreisrund, zuweilen halbmondförmig oder bei kreisrunder Form nicht überall gleichstark, vielfach oval oder polygonal. Die Größe kann verschieden sein, in den schweren Fällen meist $1/2$—$1°$ (CORDS 1912, BIRCH-HIRSCHFELD 1912). MAJEWSKY (1909) fand bei einem Knaben, der die Sonne durch ein Theaterglas angesehen hatte, ein zentrales Skotom, das größer schien als die bei Beobachtung von Sonnenfinsternissen festgestellten. Die Ursache wurde gesehen in der Vergrößerung des Sonnenbildes durch das Opernglas. BONDI (1912) erwähnte eine einige Tage nach der Beobachtung der Sonnenfinsternis auftretende, etwa 8 Tage anhaltende totale Erblindung des rechten Auges bei normalem Augenspiegelbefund.

In einzelnen Fällen trat die Sehstörung unter einem momentanen schmerzhaften Gefühl im Auge auf, manchmal besteht Lichtscheu, einige Male traten Kopfschmerz auf (BEAUVOIS 1906), oder starke supraorbitale Schmerzen (ISCHREYT 1912). Zuweilen wird Metamorphopsie, sowie Makropsie oder Mikropsie beobachtet (SWANZY 1883, LAWFORD 1901, MACKAY 1894, ISCHREYT 1912, HIRSCH 1912, BRAUNSCHWEIG 1912).

JESS (1912, 1913) wurde während der Untersuchung der nach der Sonnenfinsternis am 17. April 1912 beobachteten Fälle darauf aufmerksam, daß sich fast in allen Fällen von Sonnenblendung bei sorgfältiger Aufnahme des Gesichtsfeldes ein Ringskotom nachweisen ließ, das von außen mit nahezu mathematischer Genauigkeit $40°$ vom Fixationspunkt entfernt, durchschnittlich bis zu $20°$, in leichten Fällen bis $30°$, in ganz schweren bis $15°$, aber nie darüber hinaus an den Fixationspunkt heranreichte. Das Skotom war relativ für Weiß, für Farben in einzelnen Fällen absolut, in anderen ebenfalls nur relativ derart, daß Rot als Gelblich, Grün als Grau, Gelb und Blau als weniger gut gefärbt angesprochen wurden. Das Ringskotom bildete sich schneller oder langsamer zurück. Auch wir (vgl. SCHÜLER 1912) haben es in einigen Fällen gefunden, ebenso u. a. BLESSIG (1912), ASK (1912), HOPPE (1912), v. HIPPEL (1912), PERGENS (1912), SPELEERS (1912), PEPPMÜLLER (1912), auch BIRCH-HIRSCHFELD (1912). Nach TERLINCK (1912) sollen Suggestions-skotome infolge von Zeitungsartikeln vorkommen.

Über Herabsetzung der peripheren Adaptation nach Sonnenblendung berichtete BEST (1912) und über konzentrische Einengung des Gesichtsfeldes in 2 Fällen VAN DER HOEVE (1912), über leichte periphere Einengung WERDENBERG (1913).

In den leichteren Fällen kann sich das Zentralskotom langsam zurück-bilden, nach Wochen oder Monaten ganz verschwinden und das Sehver-mögen wieder normal oder nahezu normal werden. In den schweren Fällen kann aber eine dauernde Schädigung des Sehvermögens die Folge sein und ein Zentralskotom zurückbleiben. Sinkt anfangs das Sehvermögen unter $^1/_3$, so ist nach MACKAY (1894) geringe Aussicht auf Wiederherstellung voller Sehschärfe vorhanden. Ein anfangs absolutes Skotom kann zum relativen werden und so unverändert fortbestehen, bei relativem Skotom kann die Mitte sich aufhellen und ein dunkler Ring zurückbleiben.

BIRCH-HIRSCHFELD (1912, 1914) fand als ein prognostisch günstiges Zeichen, wenn sich das das zentrale absolute Skotom umgebende relative Farben-skotom schnell zurückbildete.

In den schwersten Fällen bleibt ein absolutes Zentralskotom mit starker Herabsetzung der Sehschärfe oder annähernder Erblindung bestehen.

Im Fall ZIRM (1905) z. B. fand sich beiderseits absolutes Skotom, rechts wurden Finger in 3 m und links in $3^1/_2$ m gezählt. In einem von WINSELMANN (1903) mitgeteilten Fall bestanden S = exzentrisch Fingerzählen, zentrales Sko-tom von 25° und periphere Einengung des Gesichtsfeldes.

AUBARET (1907) erwähnte 2 Fälle, in denen das Zentralskotom 45 bzw. 25 Jahre vorhanden war.

In MAJEWSKIS Fall (1909) besserte sich das Sehvermögen von Fingerzählen in $1^1/_2$ m bis auf Fingerzählen in 5 m und war nach 5 Monaten dasselbe.

In einzelnen Fällen, in denen der ophthalmoskopische Befund von dem ge-wöhnlichen Befund der makularen Retinochorioiditis abwich, war entsprechend die Funktionsstörung andersartig als gewöhnlich gestaltet, so in den Fällen von RAYNER BATTEN (1901), BOKENHAM (1901), COSMETTATTOS (1907).

Das äußere Auge bleibt normal. Zuweilen wurde Verengerung der Pupille (SULZER 1883) oder Mydriasis (VALOIS und LEMOINE 1912, KAZ 1912) gefunden, und RAMPOLDI (1895) erwähnte, daß die Pupille nur synergisch reagierte.

In manchen Fällen von Blendung nach der Sonnenfinsternis vom 17. April 1912 wurden auch Veränderungen im vorderen Augenabschnitt erwähnt, doch handelt es sich bei einem Teil der Fälle sicher um zufällige Komplikationen, die mit den Folgen der Sonnenfinsternisbeobachtung nichts zu tun haben. So be-richtete ISCHREYT (1912) über Verschlimmerung einer Bindehautentzündung, FEILCHENFELD (1912), BITTERLING (1912) über Bindehautentzündung, VALOIS und

Lemoine (1912) über vorübergehende Hyperämie der Bindehaut, Hirsch (1912) über eine Phlyktäne und ein Erythema solare, Kaz (1912) über Randkeratitis und Blepharokonjunktivitis, Karnitzki (1912) über Keratitis, Isakowitz (1912) über Cataracta punctata, Kaz (1912) über partielle Katarakt, Werdenberg (1913) über Zunahme einer Katarakt nach Blendung, Wostrow (1912) über Druckerhöhung

Eigenartig und jedenfalls nur in unmittelbarem Zusammenhang mit der Blendung war die Funktionsstörung, von der Duane (1895) als einseitige, vorübergehende und sich drehende Hemianopsie berichtete.

Der Patient, der ein kleines absolutes Skotom nach Beobachtung des Venusdurchganges am rechten Auge zurückbehalten hatte, litt seit dieser Zeit an Anfällen, bei denen die ganze untere Hälfte des Gesichtsfeldes auf dem rechten Auge plötzlich ausfiel und bei denen in dem Defekt helle und dunkle tanzende Linien auftraten. Nach 10—15 Minuten wanderte der Defekt, nahm die temporale, dann die obere und schließlich die nasale Gesichtsfeldhälfte ein. Die Verdunkelung war eine absolute. Die Anfälle, die anfangs alle 4—5 Wochen kamen, traten später nur noch alle 3—4 Monate auf. Nach dem Verschwinden stellte sich ein dumpfer linksseitiger Kopfschmerz von etwa 12 Stunden Dauer ein. Der ophthalmoskopische Befund war an Papille und Makula normal.

Wie Haas (1914) berichtete, konnten die in der Würzburger Augenklinik beobachteten 22 Blendungsfälle vom April 1912 nach 1 bzw. $1\frac{1}{2}$ Jahren nachuntersucht werden. Es fand sich bei $\frac{1}{4}$ der Fälle völlige Wiederherstellung der Funktion, bei $\frac{2}{4}$ der Fälle Visus 1, aber noch eine deutliche Adaptationsstörung in der Fovea, und bei $\frac{1}{4}$ der Fälle Herabsetzung der zentralen Sehschärfe. In allen Fällen war noch ein rötliches Fleckchen in der Fovea zu sehen.

Über den Ausgang von 24 Fällen auf Grund von Kontrolluntersuchungen berichtete Stricker (1914). Jess (1920) berichtete über Dauerschädigungen der Gesamtnetzhaut nach Sonnenblendung. In einem Fall fand sich nach $6\frac{1}{2}$ Jahren neben Herabsetzung der zentralen Sehschärfe rechts auf $\frac{5}{35}$, links auf $\frac{5}{20}$ ausgesprochene Störung des Farbensinnes, besonders der Gelb-Blau-Empfindung und der Dunkeladaptation.

Augenspiegelbefund. Entsprechend dem verschiedenen Grad und Verlauf der Funktionsstörung kann sich auch der ophthalmoskopische Befund verschieden gestalten. Eine leichte Erhebung in der Makulagegend konnten im stereoskopischen Bild in vereinzelten Fällen feststellen Olofsson (1912), Birch-Hirschfeld (1912, 1914). In einer Reihe von leichteren Fällen war ophthalmoskopisch gar nichts zu finden, in anderen Fällen ist die Entscheidung schwer, ob schon ein pathologischer Befund in der Makulagegend vorliegt. In einer Anzahl von Fällen erscheinen die Papille und Netzhautgefäße hyperämisch. Vielfach finden sich aber mehr oder weniger schwere Veränderungen in der Makulagegend. Der leichteste Grad der nachweisbaren Makulaveränderung ist eine geringe Verschleierung und Unregelmäßigkeit im Fovealreflex. Er kann vergrößert und in seiner Form verändert sein, die Umgebung erscheint zuweilen dunkler, die ganze Makulagegend gesättigter und dunkelbraunrot. Der Reflex kann abgeschwächt sein. Ferner findet man einen kleinen gelblichen oder grauen oder gelbweißen oder orangefarbigen Fleck, der von einem dunklen Hof umgeben ist, manchmal auch mehrere kleine weißliche Fleckchen. Der Fleck verschwindet meist im Verlauf der nächsten Wochen und es macht sich eine dunklere Färbung bemerkbar, die nach weiteren Wochen verschwindet oder dauernd bestehen bleibt. In anderen Fällen erscheint die Fovea als roter Fleck, zuweilen mit einem gelben oder grauen Fleck in der Mitte. Der Fleck erinnert an den bekannten Befund bei Embolie. Es kann fraglich erscheinen, ob es sich um Kontrastwirkung oder um wirkliche Blutung handelt (AUBARET 1907). STOCKÉ (1912) erwähnte in 3 Fällen neben blutroten Makulaflecken eine milchartige Zone rings um die Papille mit Ödem.

FERENTINOS (1905) fand in der Fovea einen grauen Fleck, von einer anfangs zackigen, dann kreisförmigen roten Linie umgeben.

In schweren Fällen können Blutungen auftreten, so erwähnte ARLT (1856) eine Blutung mit nachfolgender Retinochorioiditis in der Makula bei Zentralskotom. LESCARRET (1900) und VILLARD (1906), CORDS (1912, Fall WIRTZ), v. KRÜDENER (1912) berichteten über Makulablutung. LASAREW (1912) faßte die Veränderung in 3 Fällen als Lochbildung auf.

In besonders schweren Fällen können umfangreiche ausgesprochene chorioretinische Veränderungen in der Makula zurückbleiben.

ZIRM (1905) fand bei einem Knaben, der 6 Monate zuvor einige Minuten lang in die Sonne gesehen hatte, an beiden Augen in der Makulagegend einen großen elliptischen Bezirk von dunkelrötlicher Farbe mit Körnung, gelblichen Stippchen und umgeben von einem grauschwärzlichen Ring. Die temporale Hälfte der Papille war etwas blaß. ZIRM vermutete, daß eine Blutung bei der Entstehung dieser umfangreichen Veränderung im Spiele war. Er hat den Befund in einer Abbildung wiedergegeben. Abbildungen über die Veränderungen in der Makula finden sich u. a. bei BIRCH-HIRSCHFELD (1912), CORDS (1912), WERDENBERG (1913). Die zahlreichen Befunde nach der Sonnenfinsternis vom 17. April 1912 haben ergeben, daß die Form des Makulaherdes nicht das Optogramm der Sonne darstellt, mithin keinen sicheren Schluß auf die Form der Sonnenscheibe im Moment der Blendung gestattet und daß die objektiven ophthalmoskopischen Veränderungen und die subjektive Sehstörung nicht immer parallel laufen.

In vereinzelten Fällen wurden weitergehende Veränderungen nachgewiesen.

RAYNER BATTEN (1901) fand bei einer 28 jährigen Frau nach Beobachtung einer Sonnenfinsternis: Verengerung der oberen Netzhautarterien, Ödem der Retina, einige Blutungen in der Netzhaut, Glaskörpertrübungen und chorioretinitische Herde. Es bestand ein Gesichtsfelddefekt nach unten innen.

BOKENHAM (1901) beobachtete nach Sonnenblendung Netzhautblutungen und Abblassung des Sehnerven, v. KRÜDENER (1912) zahlreiche Netzhautblutungen, BÖHM (1913) präretinale Hämorrhagie aus der temporalen oberen Arterie, v. PFLUGK (1912 bei BIRCH-HIRSCHFELD) eine größere Netzhautblutung, WERDENBERG (1913) präretinale Blutung.

SCHANZ (1912 bei BIRCH-HIRSCHFELD) beobachtete 3 Tage nach der Sonnenblendung eine Netzhautabhebung und LAMHOFER (ebendaselbst) unterhalb der Papille ein chorioretinitisches Exsudat und einen Pigmentfleck.

In einem von Cosmettattos (1907) mitgeteilten Fall von Blendung nach der Sonnenfinsternis von 1905 bestand am linken Auge anfangs Papillenhyperämie bei Nebelsehen und Schleier, später Sehnervenatrophie bei Visus = Fingerzählen in $^1/_2$ m Entfernung.

Stephenson (ref. nach Aubaret 1907) fand 1mal Neuritis. Menacho (1906) erwähnte das Vorkommen von 1mal Papillitis centralis, 2mal Hyalitis, 1mal makularer Blutung, 1mal Neuritis retrobulbaris, 1mal Lymphangitis anterior und Glaukom, 2mal Neuritis optica. Es erscheint zweifelhaft, ob es sich in diesen Fällen um alleinige direkte Blendungsfolgen handelte. Sicher nicht mit der Beobachtung der Sonnenfinsternis allein hing eine Neuritis optica zusammen, über die Hotz (1879) berichtete. Der Patient erlitt einen leichten Sonnenstich und beobachtete 2 Tage später die Sonnenfinsternis ohne Schutzglas. Es trat Sehstörung auf mit Neuritis. Zu beschuldigen ist dafür der Sonnenstich.

Pathogenese. Als das schädigende Moment bei den durch direktes Hineinsehen in die Sonne, zumal bei Beobachtungen von Sonnenfinsternissen, veranlaßten Veränderungen des Auges in Gestalt des Zentralskotoms und der makularen Retinochorioiditis kommen allein die leuchtenden Strahlen in Betracht. Der Umstand, daß bei Beobachtung der Sonnenfinsternis ein Sonnenbild auf der Makula entsteht, erklärt die makulare Lokalisation der Störung. Wiederholt wurden die ultravioletten Strahlen als das Schädliche bei der Sonnenblendung angesprochen. So beschuldigte Berry (1901) sie als das wirksame Agens, und Beauvois (1906) führte die Veränderungen auf die chemisch wirksamen Strahlen zurück. Dafür, daß die ultravioletten Strahlen bei den Folgen der direkten Sonnenblendung nicht in Betracht kommen, sprechen, wie auch Birch-Hirschfeld (1904, 1910, 1912) hervorhob, das Ergebnis der experimentellen Blendung nach Ausschluß der Wärmestrahlen und ultravioletten Strahlen, ferner andererseits die sonstigen klinischen und experimentellen Erfahrungen über die Wirkung der ultravioletten Strahlen, das Fehlen der Reizerscheinung des äußeren Auges, sowie der Umstand, daß Sonnenblendung trotz Benutzung von Schutzgläsern beobachtet wurde.

Fraglich erscheint, ob die in seltenen Fällen, z. B. nach Beobachtung von Sonnenfinsternissen, festgestellten anderweitigen Veränderungen zumal am Sehnerven ebenfalls auf die Wirkung der leuchtenden Strahlen zurückzuführen sind. Nach Aubaret (1907) können diese Komplikationen nicht als Folge der Blendung betrachtet werden. Birch-Hirschfeld (1904) äußerte die Ansicht, daß die Blendung auf andere Erkrankungen auslösend gewirkt habe, und daß diese Veränderungen nicht zum gewöhnlichen Bilde der Sonnenblendung passen.

Diagnose. Meist ergibt sofort die Anamnese, daß die Folge einer Blendung durch Hineinsehen in die Sonne vorliegt. In jedem Fall ist eine genaue Funktionsprüfung mit besonders sorgfältiger Gesichtsfelduntersuchung auf absolute und relative Skotome für weiße und farbige Objekte, auf Ringskotome, sowie Prüfung der Dunkeladaptation und eine ophthalmoskopische Untersuchung, vor allem der Makulagegend, vorzunehmen.

Prognose. Die Prognose hängt von der Dauer und Intensität der Einwirkung des Sonnenlichtes ab. Wenn auch das Skotom und die Herabsetzung der Sehschärfe in der Regel allmählich wesentlich zurückgehen, so besteht doch die Gefahr, daß eine leichte Schädigung der zentralen Sehschärfe dauernd zurückbleibt. In den schweren Fällen, in denen anfangs absolutes oder nahezu absolutes Skotom und erhebliche Verminderung der Sehschärfe bestehen, und in denen deutliche ophthalmoskopische Veränderungen in der Makula nachweisbar sind, ist dauernde erhebliche Schädigung meist mit Zurückbleiben eines Skotoms zu gewärtigen.

MACKAY (1894) führte an, daß bei anfänglichem Visus von weniger als $^{1}/_{3}$ schlechte Aussicht auf vollständige Wiederherstellung des Sehvermögens besteht.

BIRCH-HIRSCHFELD (1912, 1914) fand prognostisch günstig, wenn sich das das zentrale absolute Skotom umgebende relative Farbenskotom schnell zurückbildete. Er nahm an, daß in etwa $^{1}/_{8}$ der zur Behandlung kommenden Fälle noch nach Monaten eine Sehstörung von $^{1}/_{3}$—$^{1}/_{10}$ vorliegt.

Therapie. Anfangs ist möglichste Ruhe, Aufenthalt im halbverdunkelten Zimmer, Gebrauch von dunklen, rauchgrauen oder Hallauer Gläsern notwendig. Bessert sich der Befund, so ist noch für längere Zeit Schutz vor Licht durch Schutzgläser (rauchgraue oder gelbgraue oder dgl.) zu empfehlen. Sind ophthalmoskopisch Zeichen von Makulaveränderung nachweisbar, oder bessert sich die Sehstörung nicht bald, so kommen andere Maßnahmen zur Anwendung, wie subkonjunktivale Kochsalzinjektionen, Strychnininjektionen, Dionin. Man hat auch versucht, durch Galvanisieren, durch innerlichen Gebrauch von Jod und Hg oder durch Schwitzkur auf den Prozeß einzuwirken.

Prophylaxe. Bei Beobachtung von Sonnenfinsternissen ist genügender Schutz durch hinreichend dunkle, rauchgraue oder schwarze Gläser durchaus erforderlich. Die Gläser müssen so dunkel sein, daß sie gewöhnliches Licht nicht durchlassen und daß man die Sonne nur als helle, nicht blendende Scheibe erkennen kann. Man benutzt am besten schwarze Gläser oder gleichmäßig stark berußte Gläser. Sind die Gläser nicht hinreichend dunkel, so kann Blendung doch erfolgen (z. B. STIGELL 1883, MACKAY 1895, LAWFORD 1901 und zahlreiche Fesstellungen nach der Sonnenfinsternis am 17. April 1912). In einem von BARRET (1895) mitgeteilten Fall waren mehrere Lagen farbiger (dunkelblauer, roter und gelber) Gläser benutzt und trotzdem Blendung erfolgt. Auf die Gefahren der Beobachtung einer Sonnenfinsternis ohne hinreichenden Augenschutz ist öffentlich, vor allem am besten behördlicherseits, durch die Presse und durch die Schule hinzuweisen.

Im Auftrag des Vereins schwedischer Augenärzte hatten NORDENSON und ASK (1914) einen Vorschlag zur Warnung des Publikums ausgearbeitet, der nach der Annahme durch den Verein vor der Sonnenfinsternis am 21. August 1914 je wöchentlich in den letzten 3 Monaten vor der Sonnenfinsternis in der ganzen schwedischen Presse veröffentlicht wurde. LUNDSGAARD (1914) berichtete über den Erfolg der Aufklärung und des Straßenverkaufs von geeigneten Schutzgläsern.

Literatur zu § 225.

1832. 1. **Radius**, Historisch-kritische Übersicht der Leistungen der Augenheilkunde im Jahre 1829. v. Ammons Zeitschr. f. Ophthalmol. II. Heft 1. S. 1—75. (Erwähnt **Larrey**, Fast vollständige Erblindung eines Soldaten nach Beobachtung einer Sonnenfinsternis. S. 69.)

1834. 2. **Werneck**, v. Ammons Zeitschr. f. Ophthalmol. IV. Heft 1.

1853. 3. **Coccius**, Anwendung des Augenspiegels. S. 111.

1854. 4. **Jäger**, Über Star und Staroperationen. Wien.

1856. 5. **Arlt**, Krankheiten des Auges. Prag. III. S. 127.

1857. 6. **Mackenzie**, Maladies de l'œil. Traduit par Warlomont. Paris. II. Teil. p. 821.

1866. 7. **Schirmer**, Überblendung der Macula lutea. Klin. Monatsbl. f. Augenheilk. IV. S. 261.

1867. 8. **Czerny**, Über Blendung der Netzhaut durch Sonnenlicht. Sitzungsber. d. math.-naturw. Klasse d. k. k. Akad. d. Wissensch. zu Wien. LVI, 2. Okt. S. 409.

1879. 9. **Dufour**, Affection rétinienne produite par une éclipse de soleil. Bull. de la soc. méd. de la Suisse romande. p. 267.

10. **Hotz**, Notes on intraocular lesions produced by sunstroke. Amer. Journ. of the med. sciences. Nov.

11. **Santos Fernandez**, Von der Hyperästhesie der Retina im allgemeinen und von einigen Fällen in der Habana, nach der Sonnenfinsternis vom 29. Juni 1878. Crónica oftalmol. No. 10. Ref.: Zentralbl. f. prakt. Augenheilk. S. 339.

12. **Williams**, Burns of the fovea centralis by concentrated solar heat. St. Louis med. and surg. Journ. XXXVI. p. 54.

1882. 13. **Deutschmann**, Über die Blendung der Netzhaut durch direktes Sonnenlicht. v. Graefes Arch. f. Ophthalmol. XXVIII, 3. S. 241.

14. **Dufour**, Rev. méd. de la Suisse romande. p. 380.

15. **Haab**, Die Blendung des Auges durch Sonnenlicht. Korrespbl. f. Schweiz. Ärzte. S. 383.

16. **Emmert**, Scotome par éclipse de soleil. Rev. méd. de la Suisse romande. p. 395.

17. **Snell**, Retinitis caused by a flash from a sun reflector. Ophth. Review. I. p. 400.

1883. 18. **Schmidt-Rimpler**, Zur Kenntnis einiger Folgezustände der Contusio bulbi. Arch. f. Augenheilk. XII. S. 135. (2 Fälle von Blendung durch Sonnenfinsternis. S. 143.)

19. **Reich**, Interessante Augenerkrankungen. 1. Folgen der Beobachtung einer Sonnenfinsternis usw. Wratsch. Nr. 45. Jahresber. d. ophthalmol. Literatur Rußlands. Zentralbl. f. prakt. Augenheilk. S. 385.

20. **Stigell**, Über Blendung der Netzhaut. Straßburg i. E.

21. **Sulzer**, Vier Fälle von Retinalaffektion durch direkte Beobachtung der Eklipse vom 16. Mai 1882. Klin. Monatsbl. f. Augenheilk. XXI. S. 129.

22. **Swanzy**, Two cases of central amblyopia from exposure to the direct rays of the sun. Ophth. Review. II. p. 142.

1884. 23. Snell, Central scotoma from exposure to the direct rays of the sun. Ophth. Review. III. p. 72.

1885. 24. Olshausen, Entoptische Untersuchung eines zentralen Blendungsskotoms nebst einigen die Macula lutea betreffenden anatomischen und physiologischen Beobachtungen und Betrachtungen. Inaug.-Diss. Halle a. S.

1886. 25. Nettleship, Central chorioido-retinitis in one eye, probably caused by exposure to sunlight. Ophthalmol. hosp. rep. XI. p. 76.

1888. 26. Nettleship, Can overuse of the retina cause organic disease at the fundus? Ophth. Review. VII. p. 33.

27. Magawly, Petersburger ärztl. Ges. Sitzung am 16. Nov. 1887. Petersburger med. Wochenschr. 1888. Ref.: Zentralbl. f. prakt. Augenheilk. 1889. S. 32.

1890. 28. Bock, Sehstörung nach Beobachtung einer Sonnenfinsternis. Zentralbl. f. prakt. Augenheilk. XIV. S. 291.

29. Rampoldi, Cecità unilaterale seguita a fissazione del sole in parziale eclisse. Reperto endoftalmosc. negative etc. Ann. di ottalmol. XIX. p. 263.

1891. 30. Widmark, Beiträge zur Ophthalmologie. XVIII. Über die Durchlässigkeit der Augenmedien für ultraviolette Strahlen. Leipzig, Veit & Comp.

1892. 31. Widmark, Über Blendung der Netzhaut. Nord. ophthalmol. Tidskr. V. p. 57 u. Skand. Arch. f. Physiol. IV. S. 281. — Über die Wirkung der ultravioletten Strahlen. Verhandl. d. 10. internat. med. Kongr. zu Berlin. IV, 2. S. 133.

1893. 32. Hansell, The ocular sequelae of expositure to the sun; with a report of two cases. Ann. ophthalmol. and otol. p. 486.

1894. 33. Mackay, On blinding of the retina by direct sunlight. A study in prognosis. Ophth. Review. XIII. p. 1, 41 and 83.

1895. 34. Barret, Damage to vision caused by watching an eclipse of the sun. Ophth. Review. XIV. p. 80.

35. Duane, Bleibendes zentrales Skotom nach Betrachtung einer Sonnenfinsternis mit einseitiger vorübergehender und sich drehender Hemianopsie. Arch. of ophthalmol. XXIV. Heft 1. Bericht von Greeff. Arch. f. Augenheilk. XXXI. S. 286.

1896. 36. Herrnheiser, Experimentelle Untersuchungen über die Veränderungen in den inneren Augenhäuten nach kleinen Verletzungen. Arch. f. Augenheilk. XXXIII. Ergänzungsheft. S. 101. (V. S. 111.) (Festschr. zur Feier des 25jähr. Dozentenjubiläums Herrn Prof. Schnabel gewidmet.)

37. Siegfried, Die traumatischen Erkrankungen der Macula lutea. Deutschmanns Beitr. z. Augenheilk. III. S. 44. Heft 22. S. 1. (IV. Makulaerkrankungen bei Einwirkung von Sonnenlicht. S. 86.)

1900. 38. Birch-Hirschfeld, Beitrag zur Kenntnis der Netzhautganglienzellen unter physiologischen und pathologischen Verhältnissen. v. Graefes Arch. f. Ophthalmol. L. S. 166.

39. Lescarret, Des scotomes par éclipse solaire. Thèse de Bordeaux.

40. Menacho, Über zentrales Skotom infolge der Sonnenfinsternisbeobachtung. Zeitschr. f. Augenheilk. IV. S. 248.

1901. 41. Batten, Rayner, Eclipse blinding, with obstruction of a retinal artery and haemorrhage into the vitreous. Ophth. Review. p. 85. (Ophthalmol. soc. of the united kingdom. Disc.: Lawford, Jessop, Treacher Collins, Bokenham and Berry.)

1902. 42. Snell, On blinding of the retina from exposure of the eyes when watching the eclipse of the sun. Brit. med. Journ. 18. Jan.

43. Herzog, Ber. über d. 31. Vers. d. ophthalmol. Ges. Heidelberg. S. 164. Diskussion.

1903. 44. Winselmann, Kasuistische Mitteilungen. III. Eclipse blindness. Ophthalmol. Klinik. S. 19.

1904. 45. Birch-Hirschfeld, Die Wirkung der ultravioletten Strahlen auf das Auge. v. Graefes Arch. f. Ophthalmol. LVIII, 3. S. 469.

1905. 46. Maurizi, Die Sonnenfinsternis vom 30. August 1905. Boll. dell' osp. oftalmol. di Roma. Ref.: Zentralbl. f. prakt. Augenheilk. S. 455.

47. Pietrulla, Über Erkrankungen des Auges infolge Überblendung. Inaug.-Diss. Berlin.

48. Zirm, Ein Fall von bleibenden ausgedehnten Veränderungen der beiden Maculae durch direktes Sonnenlicht. v. Graefes Arch. f. Ophthalmol. LX. S. 401.

1906. 49. Beauvois, Accidents oculaires consécutifs à l'observation des éclipses de soleil; revue historique et critique avec dix observations nouvelles. Recueil d'ophtalmol. p. 257—321.

50. Ferentinos, Über Sehstörungen infolge der Beobachtung einer Sonnenfinsternis. Ophthalmol. Klinik. S. 2.

51. Heckel, Report of case of electric ophthalmia. Amer. Journ. of ophthalmol. p. 29. Disc. p. 180.

52. Menacho, Transformes oculares originados por la observación del eclipse solar. Arch de oftalmol. hisp. Mai et Rev. gén. d'ophtalmol. p. 310.

53. Reichborn, Die schädliche Wirkung von Sonnenstrahlen auf das Sehorgan. Norsk Tidssk. for militärmedecin. X, 6.

54. Villard, Troubles oculaires consécutifs à l'observation directe des éclipses de soleil. Ann. d'oculist. CXXXVI. p. 81.

1907. 55. Aubaret, Sur les scotomes par l'éclipse solaire (scotoma helieclipticum). Arch. d'ophtalmol. XXVII. p. 76.

56. Cosmettattos, Des lésions oculaires graves consécutives à l'observation directe de l'éclipse de soleil. Clin. ophtalmol. p. 118.

57. Casali, Ambliopia consecutiva a fissazione del sole. Ann. di ottalmol. p. 189.

1908. 58. Grönholm, Fall von Skotom nach Betrachtung der Sonnenfinsternis vom 30. August 1905. Finska Läkaressällsk. Handlingar.

1909. 59. Majewski, Scotoma helioplegicum. Post. okulist. Jänner.

1910. 60. Birch-Hirschfeld, Die Wirkung der strahlenden Energie auf das Auge. Ergebn. d. allg. Path. usw. v. Lubarsch-Ostertag. XIV. Ergänzungsband.

61. Feilchenfeld, Sonnenblendung durch eine neue zahnärztliche Behandlungsmethode. Deutsche med. Wochenschr. Nr. 6.

1912. 62. Jess, Über Ringskotome durch Blendung anläßlich der letzten Sonnenfinsternis. Münch. med. Wochenschr. Nr. 20.

63. Schüler, Über Blendung nach Beobachtung einer Sonnenfinsternis. Inaug.-Diss. Heidelberg.

64. Braunschweig, Über Schädigungen des Auges infolge der Sonnenfinsternis vom 17. April 1912. (Vereinigung d. Augenärzte d. Provinz Sachsen usw. Disk.) Bericht: Klin. Monatsbl. f. Augenheilk. LIV. (N. F. XIII.) S. 758.

65. Cords, Sonnenblendung. Zeitschr. f. Augenheilk. XXVII. Heft 6. S. 511.

66. Birch-Hirschfeld, Über Sonnenblendung. Ber. über d. 38. Vers. d. ophthalmol. Ges. Heidelberg. S. 241. — Zum Kapitel der Sonnenblendung des Auges. Zeitschr. f. Augenheilk. XXVIII. S. 324 u. 509.

67. Isakowitz, Augenerkrankungen durch Sonnenblendung. Deutsche med. Wochenschr. S. 1143.

68. Alexander, Fälle von Sonnenfinsternisblendung. Münch. med. Wochenschrift. S. 1883.

69. Ask, Scotoma helieclipticum. Nach einem Vortrag in d. ärztl. Ges. zu Lund. Allmäna svenska Läkartidningen. p. 774. Klin. Monatsbl. f. Augenheilk. LI. (N. F. XV.) S. 247.

70. Behr, Beitrag zu der Frage nach den Veränderungen und Schädigungen des Auges durch Licht. v. Graefes Arch. f. Ophthalmol. LXXXII. S. 509.

1912. 71. Bijlsma, De gevolgen der zonsverdinstering. Geneesk. Cour. LXV. No. 31.

72. Blessig, Über Schädigung der Augen durch Beobachtung der Sonnenfinsternis vom 4. April 1912. (Diskussion.) Petersb. med. Zeitschr. Nr. 24.

73. Cords, Sonnenblendung. Zeitschr. f. Augenheilk. XXVII. S. 511 u. Dtsch. med. Wochenschr. S. 1810.

74. Feilchenfeld, Augenschädigung durch Beobachten der Sonnenfinsternis. Dtsch. med. Wochenschr. S. 953.

75. Grönholm, Om Scotoma helieclipticum. Finska Läkaressällskapets Handlingar. S. 325.

76. Hertz, Demonstration af 3 Patienter med Solformökelse scotom. Hospitalstidende. p. 1141.

77. Hirsch, Sehstörungen nach Beobachtung der Sonnenfinsternis. Wien. klin. Wochenschr. S. 1068 u. Münch. med. Wochenschr. S. 1356.

78. Hirsch, Über die Schädigung des Auges infolge Beobachtung der Sonnenfinsternis. Prag. med. Wochenschr. Nr. 26. S. 381.

79. Hoppe, Über Augenschädigungen durch die Sonnenfinsternis am 12. April 1912. Münch. med. Wochenschr. S. 1883 u. 2442.

80. Jess, Augenerkrankungen durch Blendung anläßlich der letzten Sonnenfinsternis. Münch. med. Wochenschr. S. 2262 u. Berl. klin. Wochenschr. S. 2011.

81. Ischreyt, Über Blendungserscheinungen durch Sonnenlicht. Petersb. med. Zeitschr. S. 186.

82. Kaz, Schädigungen des vorderen Bulbusabschnittes durch Beobachtung der Sonnenfinsternis. Wochenschr. f. Therap. u. Hyg. d. Auges. XVI. S. 77.

83. Koszutski, Zwölf Fälle von Scotoma helieclipticum. Postep. okulist. No. 11.

84. v. Krüdener, Schädigung der Augen bei der Sonnenfinsternis. Petersb. med. Zeitschr.

85. v. Marenholtz, Beiträge zu den Augenerkrankungen durch Blendung. Wochenschr. f. Therap. u. Hyg. d. Auges. XV. S. 245.

86. Nicolai, Fovea-aandvening na zons-verdinstering. Nederl. Tijdschr. v. Geneesk. II. p. 654.

87. Olofsson, 29 Fälle von Sonnenblendung. Sitzungsber. des schwed. augenärztl. Vereins 5. Jahresvers. Upsala. Beilage. Hygiea.

88. Reis, Über Scotoma centrale nach Beobachtung der Sonnenfinsternis. Lwow Tygodnick lek. No. 22.

89. Romeick, Über Schädigung des Auges durch Licht und deren Verhütung. Münch. med. Wochenschr. 1913. S. 162.

90. Rusche, Blendungserscheinungen bei Sonnenfinsternis. (Med. Ges. Gießen.) Dtsch. med. Wochenschr. S. 2196.

91. Sandmann, Beobachtungen über Sonnenblendung. (Med. Ges. Magdeburg.) Münch. med. Wochenschr. 1913. S. 162.

92. Seligsohn, Schädigungen der Augen durch Sonnenlicht. Berl. klin. Wochenschr. S. 913 u. Münch. med. Wochenschr. S. 1020.

93. Stocké, Scotomes à la suite de l'éclipse de soleil. 16. Congr. flamand des sciences naturelles et médicales.

94. Strassmann u. Hirschberg, Sehstörungen durch unvorsichtige Betrachtung der Sonnenfinsternis. Dtsch. med. Wochenschr. S. 1343.

95. Uhthoff, Zur zentralen Blendungsretinitis bei Beobachtung der Sonnenfinsternis am 17. April 1912. Klin. Monatsbl. f. Augenheilk. L. (N. F. XIV.) S. 364.

96. Velhagen, Klinische Beobachtungen von Überblendung bei Gelegenheit der letzten Sonnenfinsternis. Münch. med. Wochenschr. S. 1519.

97. Vinsonneau, Scotome par éclipse solaire et lésion maculaire. Arch. d'ophtalmol. XXXII. p. 571.

1912.   98. Wolffberg, Sieben Fälle von Sehstörung durch Betrachtung der Sonnenfinsternis vom 17. April dieses Jahres. Wochenschr. f. Therap. u. Hyg. d. Auges. XV. S. 269.

99. Wostrow, Retinitis durch Sonnenblendung nach Beobachtung der Sonnenfinsternis ohne Schutzgläser. Russki Wratsch. S. 659.

100. Valois et Lemoine, Troubles visuels consécutifs à l'observation directe de la dernière éclipse de soleil. Rev. gén. d'ophtalmol. p. 385.

101a. Wygodski, Diskussion zu Blessig.

101. Lasareff, 3 Fälle von Perforation der Retina in der Makulagegend infolge direkter Sonnenstrahlen bei Betrachtung der Sonnenfinsternis und ein Fall gleicher Erkrankung traumatischen Ursprungs. Westnik ophth. S. 565.

102. Bondi, Ein Fall von transitorischer Erblindung nach Beobachtung der Sonnenfinsternis. Med. Klinik. S. 1317.

103. Wendler, Augenschädigungen durch Beobachtung der Sonnenfinsternis am 17. April 1912. Inaug.-Diss. Tübingen.

104. Hoff, Nogle Tilfälde af Retinitis centralis opstaæt ved Betragtung af Solformörkelsen. Militärlägen. p. 95.

105. Karnitzki, Diskussion zu Blessig.

106. Terlinck, Vlaamsch Natur- en Geneeskundig Congr. Löwen, 21. bis 23. Sept. 1912.

107. Best, Diskussion zum Vortrag Birch-Hirschfeld. Ber. über d. 38. Vers. d. ophthalmol. Ges. Heidelberg. S. 251.

108. van der Hoeve, Ber. über d. 38. Vers. d. ophthalmol. Ges. Heidelberg. Diskussion. S. 251.

109. v. Hippel, Ber. über d. 38. Vers. d. ophthalmol. Ges. Heidelberg. Diskussion. S. 251.

110. Pergens, Vlaamsch Natur- en Geneeskundig Congr. Löwen, 21. bis 23. Sept. 1912.

1913.   111. Bourgeois, Troubles oculaires observés à la suite de la dernière éclipse de soleil. Rev. gén. d'ophtalmol. p. 117.

112. Bitterling, 31 in der Kieler Augenklinik beobachtete Fälle von Schädigung der Augen im Anschluß an die Beobachtung der Sonnenfinsternis vom 17. April 1912. Inaug.-Diss. Kiel.

113. Ask, Vorschlag zu Maßregeln zur Verhütung der Augenschäden bei der Sonnenfinsternis im August 1914. Verhandl. d. Schwed. augenärztl. Vereins.

114. Böhm, Blendungsretinitis infolge der Beobachtung der Sonnenfinsternis am 17. April 1912. Klin. Monatsbl. f. Augenheilk. LI. (N. F. XVI.) S. 471.

115. Cords, Augenschädigungen durch Sonnenlicht. Schmidts Jahrb. d. ges. Med. Bd. 317. S. 409.

116. Heß, Über Schädigungen des Auges durch Licht. Arch. f. Augenheilk. LXXV. S. 127.

117. Jeß, Die Ringskotome nach Sonnenblendung. Arch. f. Augenheilk. LXXIV. S. 78.

118. Kirschmann, Über Netzhauterkrankungen nach Beobachtung der Sonnenfinsternis mit bloßem Auge. Wratsch. Nr. 7. S. 235.

119. Lundsgaard u. Rönne, Scotoma helieclipticum. (Ophth. Ges. Kopenhagen.) Ugeskrift for Läger. No. 21. Bericht: Klin. Monatsbl. f. Augenheilk. LII. S. 279.

120. Neuendorff, Beitrag zur Frage einer Schädigung des Auges durch Sonnenblendung. Inaug.-Diss. Greifswald.

121. Rabinowitsch, Über Augenveränderung nach Beobachtung der Sonnenfinsternis. Ophthalmol. Ges. Odessa. 5. Febr.

122. Sandmann, Beobachtungen über Sonnenblendung. Fortschr. d. Med. Nr. 7. S. 169.

1913. 123. Schur, Über Schädigung des Auges durch direktes Sonnenlicht. Württemb. med. Korrespondenzbl. Nr. 19.

124. Strachow, Augenerkrankungen im Zusammenhang mit der Sonnenfinsternis vom 4. April 1912. Westnik ophth. p. 239.

125. Szafnicki, Scotoma helioplegicum. Postep okulist. No. 7—8.

126. Werdenberg, Blendungsretinitis nach Sonnenfinsternisbeobachtung. Zeitschr. f. Augenheilk. XXX. S. 273, 413 u. 498. — Schädigungen des Sehorgans durch Blendung bei Sonnenfinsternisbeobachtungen. 1914. Karger.

127. Wibo, Lésions oculaires consécutives à l'éclipse de soleil du 17. avril 1912. Rev. gén. d'ophtalmol. p. 560.

128. Zipes, Die im Anschluß an die Sonnenfinsternis am 17. April 1912 in der Universitäts-Augenklinik zu Königsberg beobachteten Fälle von Blendung. Inaug.-Diss. Königsberg i. Pr.

129. Kayser, Beiträge zur Blendungsretinitis der Sonnenfinsternis am 17. April 1912. Wochenschr. f. Therap. u. Hyg. d. Auges. Nr. 37.

130. Speleers, Ringskotom bij verblinding door zonsverdinstering. Nederl. Tijdschr. v. Geneesk. I. p. 1386.

131. Reis, Über Zentralskotom infolge Beobachtung der Sonnenfinsternis. Tyg. lek. No. 22.

132. Majewski, Scotoma helieclipticum im Zusammenhang mit der letzten Sonnenfinsternis. Rosznik lek. II.

133. Gebb, Über Sonnenblendung. Dtsch. med. Wochenschr. Nr. 50. S. 2386.

1914. 134. Birch-Hirschfeld, Die Wirkung der strahlenden Energie auf das Auge. Kritischer Sammelbericht. Ergebn. d. allg. Pathol. u. path. Anat. v. Lubarsch u. Ostertag. XVI. S. 603.

135. Nordenson u. Ask, Warnung des Publikums vor Betrachten der Sonnenfinsternis. (Schwed. augenärztl. Verein.) Bericht: Klin. Monatsbl. f. Augenheilk. LV. S. 401.

136. Haas, Zur Frage der Dauerschädigung nach Sonnenfinsternisbeobachtung. Inaug.-Diss. Würzburg.

137. Stricker, Beitrag zur Kenntnis der Augenveränderungen nach Sonnenblendung. Inaug.-Diss. Straßburg i. E.

138. Lundsgaard, Die Bedeutung populärer Artikel als Vorbeugungsmittel gegen Scotoma helieclipticum. (Ophthalmol. Ges. Kopenhagen. Sitzg. 25. Nov.) Bericht: Klin. Monatsbl. f. Augenheilk. LIV. S. 328.

1915. 139. Birch-Hirschfeld u. Stimmel, Beitrag zur Schädigung des Auges durch Blendung. v. Graefes Arch. f. Ophthalmol. XC. S. 138.

1920. 140. Jeß, Dauerschädigung der Gesamtnetzhaut nach Sonnenblendung. Klin. Monatsbl. f. Augenheilk. LXIV. S. 203.

Die Blendung durch vorzugsweise reflektiertes Sonnenlicht (Schneeblindheit, Schneeblendung, Ophthalmia nivalis). Blendung der Augen durch anderweitiges helles Licht. Schädigung der Augen durch Sonnenstich oder Hitzschlag.

§ 226. Die länger dauernde Einwirkung des von Schneeflächen reflektierten Sonnenlichtes ruft am Auge Veränderungen hervor, die man vielfach als Schneeblindheit bezeichnet hat. Die Schneeblindheit ist aber kein einheitlicher Krankheitsbegriff, denn durch die Schneeblendung werden zwei verschiedenartige Gruppen von Veränderungen am Auge hervorgerufen, die für sich getrennt oder kombiniert auftreten können. Die eine und zwar die häufigere Form der als Schneeblindheit bezeichneten Schädigung des Auges durch blendende Schneeflächen besteht in einer mit starkem Lidkrampf einhergehenden entzündlichen Veränderung der äußeren Oberfläche des Auges und seiner Umgebung, die durchaus der Ophthalmia electrica gleicht und deshalb als Ophthalmia nivalis bezeichnet werden kann. Die zweite Form der Schädigung besteht in einer Störung der Netzhautfunktion meist unter dem Bild einer zunehmenden Verdunklung und starken Herabsetzung der Sehschärfe, die bis zur völligen Verfinsterung gehen kann. Die Verdunklung kann so hochgradig werden, daß der davon Befallene sich nicht mehr zurecht findet.

Die Veränderungen des Auges durch Schneeblendung, zumal in der Form der akuten Entzündung, werden vor allem in alpinen Gegenden bei Hochtouren, Gletscherwanderungen, sowie bei arktischen Expeditionen beobachtet. Bei Bergsteigern sind die Gefahren der Schneeblindheit längst bekannt, und Führer und Touristen bedienen sich deshalb der Schneebrillen. Die Schneeblindheit im Hochgebirge kann selbst bei bedecktem Himmel ohne direkten Sonnenschein eintreten. In unseren Breiten und in der Tiefebene kommt die Schneeblindheit seltener vor und nur nach langdauernden Wanderungen oder Arbeiten auf sonnenbeschienenen Schneefeldern und bei stärkerer Kälte wie z. B. in Rußland. Auch tritt bei Schneeblendung in der Tiefebene die Störung der Netzhautfunktion oft mehr in den Vordergrund.

Die Folgen der Schneeblendung sind seit alters bekannt, wenn auch erst in den letzten Jahrzehnten eine schärfere Trennung der verschiedenen Formen der Schneeblindheit und Einsicht in die ursächlichen Beziehungen zu den verschiedenen strahlenden Energien gewonnen sind.

Schon Xenophon erwähnt in der Anabasis (IV. Kap. V) die Schädigung der Augen seiner Soldaten durch den Schnee und die Möglichkeit, die Augen durch schwarze Sachen zu schützen. Saint-Yves (1722) sprach von Schneeblindheit durch Wanderungen im Schnee. Carron du Villards (1838) gab an, daß von den 1793 auf dem Mont Cenis kampierenden Soldaten viele von Tagblindheit und sehr starker Pupillenverengerung befallen seien und daß man Schutzbrillen aus Nußschalen mit kleiner Öffnung benutzt habe. Hildige (1861) berichtete über eine Augenaffektion mit starker Lichtscheu, Miosis, Irisverfärbung bei einem Offizier, der 4 Tage hintereinander bei frisch gefallenem Schnee auf der Jagd zugebracht hatte. Gardner (1871) beobachtete in gewissen Gegenden Nordamerikas nach Wanderung auf Schneeflächen vielfach entzündliche Zustände der Bindehaut und Hornhaut zusammen mit Blendungsfolgen der Netzhaut. Auf der schwedischen Polarexpedition 1872—73 beobachtete Envall (nach Widmark 1891) 7 Fälle von Schneeblindheit, die zu lebhaften äußeren Augenentzündungen führten. Weitere Mitteilungen liegen vor von Schiess-Gemuseus (1879), von Reich (1880), der mehr als 70 Fälle bei Arbeitern im Kaukasus sah, die in 5000′ Höhe bei Märzsonne Straßenarbeiten im Schnee verrichteten, von A. Berlin (1888), der als Arzt einer Grönlandexpedition 8 Fälle beobachtete, von Rosendahl (1891), Fuchs (1896), Bielikowski (1897), Mitchell (1900), Strader (1906, der noch Mitteilungen von Grady, Kilkowe 1906 erwähnt), Haenel (1907), Gonin (1908), Mathewson (1913). In der alpinen Literatur ist mehrfach auf die Schneeblindheit hingewiesen, vor allem von SCHLAEFKE (1896), außerdem von MEYER-AHRENS (1854), HOFFMANN (1886), WHYMPER (1892). Ferner verweise ich auf die Besprechungen von WIDMARK (1891), ZIMMERMANN (1897), BIRCH-HIRSCHFELD (1904, 1910), HACKE (1913). Ich verweise sodann auf die v. HERRENSCHWAND (1916, 1918) mitgeteilten, Seite 1506 erwähnten 10 Fälle von Hornhautbeschädigung im Hochgebirgskrieg, bei denen neben der Kältewirkung die Schneeblendung auch eine Rolle gespielt haben kann.

Befund und Verlauf. Wie bereits erwähnt, kommen nach Schneeblendung zwei verschiedenartige Gruppen von Veränderungen am Auge vor, die jede für sich allein oder kombiniert in Erscheinung treten können. Bei der am häufigsten beobachteten ersten Form handelt es sich um das Auftreten einer akuten schmerzhaften mit starken Reizerscheinungen einhergehenden Entzündung der Augenoberfläche. Nach Einwirkung der Schneeblendung macht sich zunächst ein brennender Schmerz oder lebhaftes Fremdkörpergefühl bemerkbar. Sodann gesellen sich dazu starke Lichtscheu, Tränenträufeln und ein heftiger Lidkrampf, so daß die Augen nicht geöffnet werden können. Der mit sich steigernden Schmerzen einhergehende Reizzustand macht die davon Befallenen hilflos, was zumal bei Gletscherwanderungen im Gebirge von höchster Bedeutung ist und die Gefahr des Verunglückens in sich schließt. Werden die Augen geöffnet, so stürzen Tränen hervor. Die Bindehaut erscheint gerötet und chemotisch, am stärksten im Lidspaltenbezirk. Es besteht deutliche Ziliarinjektion, manchmal spontaner Ziliarschmerz, ebenso Ziliardruckempfindlichkeit. Die Schmerzen können unerträglich werden, so daß die Leute laut stöhnen. Ab und zu werden Ecchymosen der Bindehaut bemerkt.

Weiterhin kann die Bindehaut absondern. Die Lider erscheinen gerötet, geschwollen und krampfhaft geschlossen. Sodann kann an der Lidhaut sich ebenso wie an der Gesichtshaut das als Gletscherbrand bezeichnete akute Erythem mit Blasenbildung, Abschilferung der Haut usw. einstellen. Die Hornhaut ist in leichteren Fällen frei, in schwereren finden sich zarte Trübungen, Epithelstippung oder deutliche Erosion und Blasenbildung. Weiterhin kann es zu Hornhautgeschwüren mit ihren Folgezuständen kommen (GARDNER 1871, BERLIN 1888, ENVALL 1891). Die Pupillen sind stark verengt, die Iris zuweilen verfärbt. REICH (1880) beobachtete auch Mydriasis. Ophthalmoskopisch findet sich Hyperämie der Papille und Netzhautgefäße.

Der akute Entzündungszustand heilt gewöhnlich nach mehreren Tagen vollständig aus. Doch sind anschließende länger dauernde Reizungen der Bindehaut beobachtet, ebenso wie offenbar durch Infektion schwerere Hornhautgeschwüre mit den weiteren Folgen.

Bei der zweiten Gruppe von Veränderungen am Auge durch Schneeblendung handelt es sich um Störungen der Netzhautfunktion, die in verschiedenen Graden und verschiedener Art in Erscheinung treten können. Vielfach tritt starkes Nebelsehen und zunehmende Verdunklung des Gesichtsfeldes auf. Der blaue Himmel erscheint dunkelgrau und schließlich fast schwarz. Die Verdunklung kann so hochgradig werden, daß die Befallenen sich nicht mehr zurecht finden können. Die Verdunklung geht bei genügender Erholung der Netzhaut bald vorüber, doch können gewisse Folgen einige Zeit zurückbleiben. So wurde nach Schneeblendung Nyctalopie (Tagblindheit) beobachtet, d. h. der Zustand, daß die Befallenen bei herabgesetzter Beleuchtung besser sehen als bei Tageslicht. CARRON DU VILLARDS (1838) berichtete, daß bei den 1793 am Mont Cenis kampierenden Soldaten vielfach Tagblindheit beobachtet sei. In zahlreichen anderen Fällen wird infolge der Schneeblendung Hemeralopie (Nachtblindheit) beobachtet.

REICH (1880) fand in 2 Fällen neben Mydriasis eine Anästhesie der Netzhaut mit Gesichtsfeldeinengung.

Auf das Vorkommen von Erythropsie nach Schneeblendung hat vor allem FUCHS (1896) hingewiesen. Er brachte eine Beobachtung von SCHAUBACH bei einer Großglocknerbesteigung, sowie eine Mitteilung von PFLÜGER über Rotsehen bei einem Touristen nach Gletscherwanderung in Erinnerung und berichtete über eine bei sich selbst beobachtete Erythropsie beim Eintritt in eine wenig erleuchtete Schutzhütte nach 4 stündiger Wanderung über Schnee bei nebeligem Wetter gelegentlich der Besteigung eines 2278 m hohen Gipfels. Auch andere Personen, die die Tour unternommen hatten, beobachteten das Phänomen. FUCHS konnte durch Versuche feststellen, daß bei längerem Aufenthalt auf sonnenbeschienenem Schnee in 1500 m Höhe ohne künstliche Erweiterung der Pupille Erythropsie zu bekommen ist. Auch SCHULEK (1895) hatte auf das Vorkommen von Erythropsie in Gestalt von Blutflecken auf Schneeflächen hingewiesen. Seitdem ist die Beobachtung häufig gemacht worden. In vereinzelten Fällen ist Gelbsehen Xantopsie beobachtet. Ich verweise hinsichtlich der Entstehung der Erythrosie auf § 227, S. 1855. Ausgesprochene Rotgrünblindheit nach Schneeblendung beobachteten HAENEL (1907) an sich selbst und LOHMANN (1913) bei einem Studenten nach einer Schneewanderung im Gebirge.

HAENEL hatte eine 2 tägige Skitour über das Riesengebirge bei windstillem Wetter und wolkenlosem Himmel ohne Schutzbrille ausgeführt. Während der Tour hatte sich eine schmerzhafte Lichtscheu bemerkbar gemacht und beim Übergang vom hellen in das gedämpfte Licht einer Hütte erschienen die Gegenstände mit einem blau-rötlich-violetten Schleier überzogen. Dann machten sich ausgesprochene Störungen der Farbenempfindung bemerkbar und es fand sich eine akute Rotgrünblindheit, die Rotempfindung war aufgehoben, die Grünempfindung stark herabgesetzt. Violettempfindung war am wenigsten verändert. Die Störung betraf einen großen zentralen Bezirk, nicht die ganze Netzhaut. Die Störung der Farbenempfindung ging von der Peripherie her zurück, war aber erst nach 6 Wochen vollständig verschwunden.

LOHMANN (1913) stellte, angeregt durch eine Arbeit von BECK: »Über künstliche Farbenblindheit nach Blendung«, Blendungsversuche bei sich an und konnte zusammen mit Erythropsie eine Farbensinnstörung nachweisen.

Die Diagnose bereitet keine Schwierigkeit.

Die Prognose ist im allgemeinen günstig. Meistens bildet sich der Entzündungszustand des äußeren Auges innerhalb weniger Tage zurück. Auch die Funktionsstörungen der Netzhaut sind vorübergehender Natur.

Die Therapie hat zunächst für Ruhe, Abschluß von Licht zu sorgen. Bei vorhandenem Entzündungszustand empfiehlt sich zur Linderung der Schmerzen die Anwendung von Kokain in Salbenform, von kühlen Umschlägen, dann von Salbenverband. Handelt es sich um Funktionsstörungen der Netzhaut, ist Aufenthalt im Dunkeln, später das Tragen von rauchgrauen oder gelbgrauen Gläsern zu empfehlen.

Prophylaxe. Bei Wanderungen auf Schnee, zumal im Gebirge, ist die Verwendung gutsitzender und geeigneter Schutzbrillen dringend notwendig. Im Hochgebirge ist die Schutzbrille bei jeder Schnee- oder Gletscherwanderung anzulegen, auch wenn die Sonne nicht direkt scheint und der Himmel bedeckt ist. Damit die seitlich reflektierten Strahlen abgehalten werden, sind gut abschließende muschelförmige Brillen zu verwenden. Als Schneebrille im Gebirge sind Formen mit Seitenschutz, ähnlich der Form, die in Fig. 9 auf S. 70 abgebildet ist, zweckmäßig. Um die schädliche Wirkung der leuchtenden und der ultravioletten Strahlen zu verhindern, sind gefärbte Gläser zu verwenden, am besten rauchgraue, gelbgraue (Hallauer) gelblich-grüne (Osborn 1915) oder gelbe Gläser (Gonin 1908). Auch das Euphosglas kommt in Frage, das, wie Schanz (1913) erwähnt, Amundsen auf seiner Südpolarexpedition mit Vorteil benutzte. Um die äußere Haut der Lider und des Gesichts vor dem Erythema solare zu schützen, kommen mannigfache Maßnahmen, wie Bestreichen der Haut mit verschiedenartigen Salben, Benutzen von dunklen Schleiern usw. in Frage.

Vielfach griffen die der Schneeblendung Ausgesetzten zu mehr oder weniger praktischen Schutzbrillen. Carron du Villards (1838) berichtete, daß die 1793 auf dem Mont Cenis kampierenden Soldaten Schutzbrillen aus Nußschalen mit kleinen Öffnungen benutzt haben. Die Bewohner der Polargegend benutzen ebenfalls Holzbrillen mit schlitzförmiger Öffnung. Mitchell (1900) beschrieb eine von Goldsuchern aus Alaska in Amerika mitgebrachte Schutzbrille, wie sie von den Indianern dort seit undenklicher Zeit getragen werden. Sie besteht aus zwei aus Holz geschnitzten Muscheln, die innen schwarz gefärbt und mit kleiner Öffnung versehen sind. Darüber springt ein breiter auf der Unterseite schwarz gefärbter Schirm wagerecht vor, ähnlich einem Mützenschirm.

Pathogenese. Die entzündliche Reizung des äußeren Auges durch Schneeblendung wird vornehmlich durch die Wirkung der ultravioletten Strahlen hervorgerufen. Der Umstand, daß die Ophthalmia nivalis in höheren Regionen besonders leicht auftritt, hängt damit zusammen, daß die reine und trockene Höhenluft die ultravioletten Strahlen weniger stark absorbiert und ungehindert durchtreten läßt (Cornu 1878, Miethe und Lehmann 1909). Aus demselben Grunde kommen diese Strahlen in arktischen Regionen stark zur Wirkung. Die dunstige Atmosphäre unserer Breiten absorbiert dagegen die kurzwelligen Strahlen in erheblichem Maße. In tieferen Regionen treten deshalb die entzündlichen Veränderungen weniger leicht und meist in abgeschwächterem Grade auf, während bei länger dauernder Blendung die Funktionsstörungen der Netzhaut zustande kommen.

Bei den Blendungserscheinungen der Netzhaut kommen als schädliches ursächliches Moment in erster Linie die leuchtenden Strahlen in Betracht. Doch erscheint nicht ausgeschlossen, daß bei Blendung im Gebirge auch die ultravioletten Strahlen mitwirken können, z. B. bei der Entstehung der Störungen des Farbensinns (BIRCH-HIRSCHFELD 1910). Auf die vielumstrittene Pathogenese der Erythropsie einzugehen, würde hier zu weit führen.

Blendung durch anderweit reflektiertes Sonnenlicht. Analoge Veränderungen am Auge, wie sie durch Schneeblendung hervorgerufen werden, können entstehen durch längerdauernde oder wiederholte Blendung durch Sonnenlicht, das auf andere Weise reflektiert, so von spiegelnden Wasserflächen, von hellem Sand z. B. am Strand, auf Dünen, in der Wüste, selbst von weißleuchtenden Gebäuden, von schattenlosen Plätzen usw., die Augen intensiv trifft. Dabei spielt auch eine individuelle Disposition eine große Rolle. Hellblonde Individuen mit ihrem geringen Pigmentgehalt sind weit empfindlicher. Daß beim Aufenthalt an der See oder in südlichen Regionen an sonnenklaren Tagen leicht Blendungen des Auges auftreten, ist längst bekannt.

WIDMARK (1891) erwähnte das Auftreten einer der Schneeblendung analogen Entzündung der Augen und äußeren Haut bei einem hellfarbigen Fräulein infolge einer Dampferfahrt. Ich behandelte einen blonden Einjährig-Freiwilligen, der mehrmals Entzündung der äußeren Augen und Blendungserscheinungen der Netzhaut beim Exerzieren auf schattenlosen Plätzen oder in der Nähe eines geweißten Schuppens davongetragen hatte. Er wurde schließlich vom Militär entlassen.

Prophylaktisch kommt bei den genannten Blendungen durch anderweit reflektiertes Sonnenlicht die Benutzung von am besten rauchgrauen oder gelbgrauen Schutzbrillen in Betracht. SCHANZ (1913) empfahl das Euphosglas.

Blendung durch helles diffuses Tageslicht. Im Weltkriege fand ZADE (1915, 1916, 1919) bei den im Fliegerdienst tätigen Personen, bei Fliegern, Fliegerbeobachtern, bei Offizieren und Mannschaften im Fliegerabwehrdienst Blendungsfolgen durch helles diffuses Licht in Gestalt von in der Regel doppelseitigen, meist relativen, vollständigen oder unvollständigen peripheren Ringskotomen in verschiedenem Abstand vom Fixierpunkt, zwischen 30—50°. Vereinzelt wurden zwei konzentrische Ringskotome nachgewiesen, zum Teil auf hysterischer Basis beruhend. Auch bei zwei »Störungssuchern« der Telegraphenabteilung war das Ringskotom gefunden. Die Betroffenen waren fast durchweg frei von Beschwerden, hatten normale Sehschärfe und normalen Augenspiegelbefund. Das Skotom war nur bei systematischer

Prüfung der im Fliegerdienst Tätigen nachgewiesen. ZADE untersuchte im ganzen 400 Personen des Fliegerdienstes, 103 Flieger und 297 Personen des Abwehrdienstes. Das Ringskotom fand sich bei Fliegern in 92%, bei Personen des Fliegerabwehrdienstes in 45% der untersuchten Fälle. Das Skotom wurde bei Fliegern zuerst nach 1 Monat Fliegerdienst nachgewiesen, es kann Monate lang bestehen. Die Befunde wurden bestätigt von JESS (1916), TEN DOESSCHATE (1918).

Prophylaktisch kommen Schutzbrillen in Frage. Die Firma ZEISS (HENKER 1916) hat sich auf Anregung von ZADE (1916, 1918) und LOEWEN-STEIN (1918) mit der Herstellung geeigneter Schutzbrillen für den Flieger-dienst befaßt. Die Fliegerbrillen sind so zu wählen, daß sie das Erkennen des Flugzeuges gegen den hellen blauen Himmel erleichtern und vor Blendung schützen. Nach HENKER (1916) ist besonders geeignet das Orangefilter, das blaugrün, blau, violett und ultraviolett absorbiert, dagegen rot, grün und gelb durchläßt; es verbessert das Sehvermögen und besonders das stereo-skopische Sehen. Für Flieger wurden mit Rücksicht auf den schnellen Wechsel der Helligkeit bei verschiedener Flughöhe Gläser mit abgestufter Lichtdurchlässigkeit hergestellt derart, daß das Glas unten farblos ist, nach der Mitte in Gelb übergeht und nach oben zu allmählich in dunkles Rauch-grün übergeführt wird (ZADE 1918).

Ferner sei erwähnt, daß Blendungserscheinungen der Netzhaut durch Blendung mit künstlich erzeugten Lichtquellen vorkommen. So kann Hemeralopie bei Feuerarbeitern in Hochöfen, Eisengießereien usw. veranlaßt werden.

Ebenso wie Sonnenlicht oder elektrisches Licht können andere künst-liche Lichtquellen, wenn sie intensiv und längere Zeit das Auge treffen, eine Reihe von Blendungserscheinungen hervorrufen, meist in der Form von Verdunklungen, unangenehmen Nachbildern, Skotomen, ferner Asthenopie, Emp-findlichkeit der Augen, rasche Ermüdbarkeit, manchmal Akkommodations-beschwerden usw. Bei intensiver Schädigung kann es selbst zu makularen Veränderungen kommen. Wir kommen auf die Schädlichkeit der künst-lichen Lichtquellen, ihre Ursachen und die Verhütung von Blendung noch in § 227 zurück.

So berichtete SCHIRMER (1866) über Überblendung der rechten Macula lutea mit positivem Skotom bei einem Studenten, der zur Vorbereitung zum Exämen mehrere Abende spät bei Licht gearbeitet hatte und der schon früher beim Sehen in die Sonne oder in grelles Licht ähnliches wahrgenommen hatte. NETTLESHIP (1888) erwähnte einige Fälle, in denen nach Teleskopieren, Mikroskopieren usw. bei grellem Licht ähnliche Veränderungen mit Chorioretinitis macularis wie bei Blendung durch Sonnenlicht auftraten. THEOBALD (1887) berichtete über einen Fall bei einem Chemiestudierenden, der seine Augen durch Burettenablesen an-gestrengt hatte. VAN DEN BERGH (1897) führte einen Fall von Schädigung des Auges durch Auerbrenner an. Ein 20jähriges Mädchen hatte durch Sehen in ein Auerlicht Verdunklung davongetragen. Am nächsten Tage war ein Auge normal, das andere zeigte noch ein Zentralskotom. Mit dem Augenspiegel wurde 8 Tage später ein pigmentiertes Exsudat in der Makula gesehen, das bestehen blieb.

Werden die Augen den zu therapeutischen Zwecken benutzten strahlenden Energien, z. B. der Finsenstrahlenlampe, ausgesetzt, so können die der Ophthalmia electrica ähnlichen Reizungen des äußeren Auges entstehen, wie z. B. in einem Fall von MARBURG (1904).

HART (1912) berichtete über Augenstörungen, die durch den Kinematographen veranlaßt waren.

Nach Sonnenstich oder Hitzschlag oder Überhitzung bei Feuerarbeiten, Schiffsheizungen usw. werden die mannigfachsten Veränderungen an den Augen, vor allem Neuritis optica, beobachtet, die intrakraniellen Ursprungs sind. Durch die Hirnläsion bedingt sind das Flimmern, Schwarzwerden vor den Augen usw., die dem Anfall vorausgehen, aber auch längere Zeit zurückbleiben, ebenso wie die Augenmuskellähmungen, die von HOTZ (1879) in einem Fall erwähnte Hemiopie usw. Wie S. 237 hervorgehoben wurde, werden Sonnenstich und Hitzschlag, wenn sie während der Arbeit aufgetreten sind, als Betriebsunfälle anerkannt.

Augenveränderungen nach Sonnenstich oder Hitzschlag sind u. a. mitgeteilt von HOTZ (1879), KESTEVEN (1882), SPALDING (1882), MOOREN (1884), TESTLE (1888), BAKER (1889), HUTCHINSON (1890), WICHERKIEWICZ (1893), BRANDENBURG (1899), HAAG (1903).

SCHANZ (1915), der bei seinen Untersuchungen über die Lichtwirkung auf die Augenlinse festgestellt hat, daß das Licht die Struktur der Eiweißkörper verändert und aus leicht löslichen schwerer lösliche macht, ist der Ansicht, daß die Besonnung durch Änderung des Eiweißes im Blut Sonnenstich und Hitzschlag hervorruft und daß gewisse dem Körper zugeführte Stoffe die Lichtwirkung steigern und für das Serumeiweiß als Photokatalysatoren wirken. Er rechnet dazu auf Grund von Reagenzglasversuchen Eosin, Traubenzucker, Alkohol, ferner Reis, Mais und Buchweizen.

Literatur zu § 226.

1722.   1. Saint Yves, Nouveau traité des maladies des yeux. p. 369.

1838.   2. Carron du Villards, Guide prat. pour l'étude et le traitement des maladies des yeux. p. 491.

1854.   3. Meyer-Ahrens, Die Bergkrankheit. Leipzig, Brockhaus.

1861.   4. Hildige, Fall von Schneeblindheit. Med. Times and Gaz. 26. Jan. p. 83.

1871.   5. Gardner, Account of a severe ophthalmia caused by exposure to the intense light reflected from a dazzling surface of snow. Americ. Journ. of med. sciences. p. 334.

1877.   6. Leber, Die Krankheiten der Netzhaut und des Sehnerven. Dieses Handb. 1. Aufl. V. Schneeblindheit. S. 1006 u. 1007.

1878.   7. Cornu, Études du spectre solaire. Cpt. rend.

1879.   8. Hotz, Notes on intraocular lesions produced by sunstroke. Americ. Journ. of the med. sciences. July.

      9. Schieß-Gemuseus, Über Schneeblindheit. v. Graefes Arch. f. Ophthalmol. XXV, 3. S. 173.

1880. 10. Reich, Die Neurose des nervösen Sehapparates, hervorgerufen durch anhaltende Wirkung grellen Lichtes. v. Graefes Arch. f. Ophthalmol. XXVI, 3. S. 135.

1882. 11. Kesteven, Xantopsia. Clin. soc. of London. 27. Jan.

1884. 12. Mooren, Hauteinflüsse und Gesichtsstörung.

1886. 13. Hoffmann, Über die Schneeblindheit und einige verwandte Blendungserscheinungen. Mitt. d. deutsch. u. österr. Alpenvereins. Nr. 6.

1887. 14. Spalding, Does sunstroke affect the sight permanently? Ophth. Review. p. 264 and Amer. Journ. of ophthalmol. p. 187.

1888. 15. Berlin, Om snöblindhet. Nord. med. arkiv. XX. No. 3.

16. Gordon Norrie, Kleine Beiträge. III. Akuter unregelmäßiger Linsenastigmatismus. Zentralbl. f. prakt. Augenheilk. S. 234.

17. Nettleship, Can overuse of the retina cause organic disease at the fundus? Ophth. Review. p. 33.

18. Testle, Vision permanently affected by sunstroke. Med. Rec. 16. June.

1889. 19. Baker, Impaired vision as the result of sunstroke. Journ. of the Americ. med. assoc. Chicago. p. 802.

1890. 20. Hutchinson, Blindness of one eye only with white disc., history of so called 'sunstroke' ten years ago with paresis of several nerves in same orbit. Arch. of surg. II. p. 150.

1891. 21. Rosendahl, Fall von Schneeblindheit. Hygiea. S. 299.

22. Widmark, Beiträge zur Ophthalmologie. S. 360.

1892. 23. Whymper, Travels amongst the great Andes. London.

1893. 24. Wicherkiewicz, Über den verderblichen Einfluß des Sonnenlichtes auf das Auge. Internat. klin. Rundschau. Nr. 1 u. 2.

1895. 25. Schulek, Die Erythropsie. Ungar. Beitr. z. Augenheilk. I. S. 101.

1896. 26. Fuchs, Über Erythropsie. v. Graefes Arch. f. Ophthalmol. XLII, 4. S. 207.

27. Schlaefke, Die Schneeblindheit. Mitt. d. deutsch. u. österr. Alpenvereins. Nr. 14. S. 172.

1897. 28. Bielikowski, Ophthalmologische Beobachtungen. Wjestnik oftalmol. Ref.: Zentralbl. f. prakt. Augenheilk. S. 586.

29. Theobald, Marked impairment of central vision following prolonged use of the affected eye. Amer. Journ. of ophthalmol. July. p. 197.

30. van den Bergh, Un cas de rétinochoroïdite maculaire due à la flamme du bec Auer. (Soc. belge d'ophtalmol.) Ann. d'oculist. CXVII. p. 444.

31. Zimmermann, Beitrag zur Kenntnis der durch intensives Licht hervorgerufenen Veränderungen des Sehorgans. Festschr. des Stuttgarter ärztl. Vereins. S. 374.

1899. 32. Brandenburg, Erkrankung der inneren Augenhäute durch die Einwirkung großer Sonnenhitze. Ein Betriebsunfall? Ärztl. Sachverst.-Zeit. Nr. 2. S. 32.

1900. 33. Mitchell, Snow blindness. Ophth. Record. p. 117 and 232.

1903. 34. Haag, Sehnerven- und Netzhautentzündung. Unfallfolge? Monatsschr. f. Unfallheilk. S. 148.

1904. 35. Marburg, A case of a man who has looked into the condenser of a Finsen ray lamp. Ophth. Record. p. 159.

36. Kreibich, Zur Wirkung des Sonnenlichtes auf Haut und Konjunktiva. Wien. klin. Wochenschr. Nr. 24.

1906. 37. Kilkowe, Keratitis solaris exfoliativa. Wien. med. Wochenschr. 21. April.

38. Strader, Corneal lesions in snow blindness. Ophth. Record. p. 540.

1907. 39. Best u. Haenel, Rotgrünblindheit nach Schneeblendung. Klin. Monatsbl. f. Augenheilk. XLV. Beilageheft. S. 88.

40. Haenel, Eine Rotgrünblindheit durch Schneeblendung. Münch. med. Wochenschr. S. 2503.

1908. 41. Gonin, L'ophtalmie des neiges (Ophthalmia nivalis). Ann. d'oculist. CXL. p. 161.

1908. 42. **Gonin**, Le port des nerves colorés. Rev. méd. de la Suisse romande. 1907. p. 950.

1909. 43. **Miethe** u. **Lehmann**, Sitzungsber. d. Berl. Akad. S. 268.

1910. 44. **Birch-Hirschfeld**, Die Wirkung der strahlenden Energie auf das Auge. Ergebn. d. allg. Pathol. usw. v. Lubarsch-Ostertag. XIV. Ergänzungsbd.

1911. 45. **Galli-Valerio**, Contribution à l'étude de l'ophtalmie des neiges. Ann. d'oculist. CXLV. p. 197.

1912. 46. **Hart**, Ocular disturbances caused by cinematograph. Calif. St. Journ. of med. San Francisco. X. No. 8.

47. **Shorney**, Snow blindness in australian alps. Austral. med. Gaz. Sydney. June. XXXI. No. 25.

48. **Schanz**, Gefärbte Gläser als Jagd-, Schnee- und Schutzbrillen. Wochenschrift f. Therap. u. Hyg. d. Auges. Nr. 45.

1913. 49. **Hanke**, Schädigung der Augen durch das Schneelicht im Hochgebirge. Dtsch. med. Wochenschr. S. 2020.

50. **Lohmann**, Über die nach Schneeblindheit beobachtete Rot-Grünblindheit und eine durch Blendung experimentell zu erzeugende Farbensinnstörung. Arch. f. Augenheilk. LXXV. S. 214.

51. **Mathewson**, Two cases of snow-blindness. Ophth. Record. p. 352.

52. **Wolffberg**, Ein bemerkenswerter Fall von Ophthalmia electrica. Wochenschrift f. Therap. u. Hyg. d. Auges. XVI. S. 193.

53. **Schanz**, Über die Veränderungen und Schädigungen der Augen durch die nicht direkt sichtbaren Lichtstrahlen. v. Graefes Arch. f. Ophthalmol. LXXXVI. S. 549.

1915. 54. **Zade**, Periphere Ringskotome. v. Graefes Arch. f. Ophthalmol. CXI. S. 159. — Über Blendungserscheinungen im Felde. Münch. med. Wochenschr. Nr. 44.

55. **Schanz**, Sonnenstich-Hitzschlag. Münch. med. Wochenschr. Nr. 29. S. 979.

56. **Osborn**, Ultraviolet light and some of its effect. Ophthalmology. Jan. p. 288.

57. **Schanz**, Wirkung des Lichtes auf die lebenden Organismen. Biochem. Zeitschr. LXXI. H. 4 u. 5 u. Münch. med. Wochenschr. Nr. 39. S. 1315.

1916. 58. **Greeff**, Brillen und Schutzapparate des Auges aus Zellon und Triplexglas, militärische Sand-, Schnee- und Gasmaskenbrillen. Ber. über d. 40. Vers. d. ophthalmol. Ges. Heidelberg. S. 291.

59. **Zade**, Über Blendung im Fliegerdienst. Ber. über d. 40. Vers. d. ophthalmol. Ges. Heidelberg. Disk.: Henker, Jeß. S. 222.

1917. 60. **Judson Daland**, Eskimo-Snow blindness and goggles. Ophth. Record. p. 116.

1918. 61. **ten Doesschate**, Über Gesichtsfeldstörungen bei Fliegeroffizieren. Zeitschr. f. Augenheilk. XXXIX. S. 30.

62. **Loewenstein**, Über Fliegerbrillen. Klin. Monatsbl. f. Augenheilk. LXI. S. 567 u. LXII. S. 492.

63. **Zade**, Demonstration einer Fliegerbrille. Ber. über d. 41. Vers. d. ophthalmol. Ges. Heidelberg. S. 233.

1919. 64. **Zade**, Periphere Ringskotome. II. v. Graefes Arch. f. Ophthalmol. C. S. 129.

Die Verletzungen des Auges durch ultraviolette und ultrarote Strahlen.

§ 227. Bei den in den vorigen Paragraphen besprochenen Verletzungen durch Blitz, durch künstlich erzeugte Elektrizität, durch direktes und durch reflektiertes Sonnenlicht, durch Schneeblendung wurde wiederholt die Bedeutung der ultravioletten Strahlen als schädliches Agens für das Auge erwähnt. Zweifellos können ultraviolette Strahlen, die in starker Intensität zumal bei längerer Dauer auf das Auge einwirken, krankhafte Veränderungen, vor allem am äußeren Auge, hervorrufen. Es ist aber doch keineswegs hinreichend festgestellt, was von den mannigfachen bei den genannten Verletzungen beobachteten Veränderungen des äußeren und inneren Auges durch die kurzwelligen Strahlen veranlaßt wird. Es kommt dabei in Betracht, daß die ultravioletten Strahlen bei den genannten Verletzungen niemals isoliert auf das Auge einwirken, sondern stets zusammen mit den langwelligen leuchtenden Strahlen und vielfach mit den Wärmestrahlen. Auch trifft bei den verschiedenen Verletzungen die strahlende Energie in ganz verschiedener Intensität das Auge. Es ist deshalb vielfach strittig, inwieweit eine Schädlichkeit durch die kurzwelligen oder die langwelligen Strahlen veranlaßt worden ist. Besonders bei den Veränderungen an der Netzhaut ist der Anteil, den die ultravioletten Strahlen am Zustandekommen der nur vorübergehenden funktionellen oder der bleibenden anatomischen Veränderungen haben, vielfach verschieden beurteilt und Gegenstand lebhafter Kontroverse gewesen. Ebenso ist strittig die Frage, inwieweit die bei den genannten Verletzungen beobachteten Linsentrübungen auf die Wirkung kurzwelliger Strahlen zu beziehen sind.

Die experimentellen Untersuchungen von WIDMARK (1891, 1899), OGNEFF (1896), SCHULEK (1900), HERTEL (1903, 1904, 1905, 1906), BIRSCH-HIRSCHFELD (1903, 1904, 1909), HESS (1907) u. a. haben zweifellos festgestellt, daß intensive ultraviolette Strahlen in mannigfacher Hinsicht das Auge schädigen können. Aber die Untersuchungen verschiedener Forscher haben große Widersprüche ergeben und eine Reihe von Fragen bedarf noch der weiteren Aufklärung. Die große Verschiedenheit der Resultate hat darin ihren Grund, daß die Versuche mit ganz verschiedenen Lichtsorten und Lichtintensitäten angestellt sind, daß die Intensitäten nicht nach einheitlicher Methode gemessen sind und daß nicht die Wirkung bestimmter isolierter einzelner Wellenlängen den Versuchen zugrunde gelegt sind. Es ist das Verdienst von HERTEL (1904, 1905, 1906, 1910), durch vergleichende physiologische Untersuchungen hier aufklärend gewirkt und die Grundlage für eine exakte und einheitliche Forschung über die Wirkung strahlender Energien geschaffen zu haben. Er hat zuerst darauf hingewiesen, daß es nicht genügt, beliebige Bestrahlungen mit unzerlegtem oder mit zerlegtem Licht vorzunehmen. Mittelst der thermoelektrischen Methode wurde die Gesamtenergie der Strahlung innerhalb des Spektralbereichs gemessen. Die physiologische Wirkung ein und derselben Spektrallinie ist direkt abhängig von der thermoelektrisch gefundenen Gesamtintensität dieser Linie. Der Vergleich der physiologischen Wirkung von verschiedenen Spektralbezirken mit gleicher thermoelektrisch gemessener Gesamtenergie, wobei ziemlich gleichmäßige meist 50 $\mu\mu$ betragende Wellenlängenunterschiede genommen waren, zeigte die Verminderung der Wirkung nach dem längerwelligen Teil des Spektrums zu. Die Wirkung ist aber nicht nur abhängig von der Intensität der Strahlen, sondern auch von der Aufnahmegröße der Strahlen durch die Gewebe. Die Absorption der strahlenden Energie durch lebendes Gewebe ist um so geringer, je länger die Wellen der verwendeten Strahlen sind. Durch Erhöhung dieses Absorptionsvermögens z. B. durch Sensibilisierung ließ sich die physiologische Wirkung schwachwirkender Wellenlängenbezirke verstärken. Und da, wo wenig Strahlen absorbiert werden, sind besonders starke Intensitäten der Reize nötig. Die Wirkung der Strahlen ist durchaus nicht an bestimmte Spektralgebiete gebunden, sondern allgemein ist die strahlende Energie an sich das wirksame Prinzip. Die Lichtwirkung ist als ein allgemeiner Plasmareiz aufzufassen, der beim Überschreiten einer gewissen Reizstärke die Funktion der Zellen lähmen und zur Abtötung der Zellen führen kann.

Eine Funktion der Wellenlänge ist die Wirkung nur, weil sie einmal in bestimmtem Abhängigkeitsverhältnis steht von der in den einzelnen Spektralbezirken sehr variierenden Gesamtintensität der Strahlung und zweitens vor allem, weil die Aufnahmemöglichkeit der Strahlen durch die Organismen umgekehrt proportional ist der Wellenlänge. Daher sieht man für gewöhnlich große Differenzen in der Wirkung der einzelnen Spektralbezirke auftreten. Nur kurzwellige Bezirke, wie z. B. 280 $\mu\mu$, die überall fast gleich stark absorbiert werden, wirken auf alle Organismen annähernd gleich. Die Versuche ergaben ferner eine Latenzzeit, die von der Intensität der Strahlen abhängig war. Hertel konnte nachweisen, daß die Strahlen von 280 $\mu\mu$ Wellenlänge eine starke sauerstoffabspaltende Wirkung besitzen. Sie wirken dabei als Katalysator.

Die Absorption der kurzwelligen Strahlen durch
die Augenmedien.

Die Durchlässigkeit der Augenmedien für die Strahlen ist von großer Bedeutung für das Zustandekommen der Strahlenwirkung auf das lebende Auge. Es liegt eine Reihe von Untersuchungen über die Absorption der kurzwelligen Strahlen durch die Augenmedien vor.

Brücke (1845) fand, daß die Linse des Ochsenauges einen großen Teil der ultravioletten Strahlen bis zur M-Linie (etwa 370 $\mu\mu$) absorbiert, die Hornhaut und der Glaskörper in geringerem Maße. Untersuchungen von Donders und Rees (1853) ergaben, daß die Hornhaut, das Kammerwasser und der Glaskörper die ultravioletten Strahlen nicht absorbieren und daß auch die Linse sie beinahe vollständig durchläßt. Nach de Chardonnet (1883) beginnt für die menschliche Linse die Absorption unmittelbar hinter der Linie H (397 $\mu\mu$) und nimmt schnell gegen die Linie L (381,9 $\mu\mu$) bis M (372,6 $\mu\mu$) zu. Widmark (1889, 1891) fand geringe Absorption durch die Hornhaut, während das Kammerwasser gar keinen Einfluß ausübt. Dagegen fand er, daß die Linse die ultravioletten Strahlen kräftig absorbiert. Er bewies es dadurch, daß er eine Schweinslinse auf die Haut legte und dann die Haut $2^1/_2$ Stunde bestrahlte. Die Haut erkrankte an einem Erythem, während die durch die Linse bedeckte Stelle frei blieb. SCHULEK (1900) kam zu ähnlichen Resultaten.

HERTEL (1903) prüfte die Absorption zuerst an ganz frisch entnommenen Geweben und fand die WIDMARK'schen Angaben bestätigt. Dann untersuchte er die Absorption der Gewebe in vivo und in situ, indem er kleine aus Quarz gefertigte Röhrchen, die mit sorgfältig isolierten Magnesiumelektroden armiert waren, in die vordere Kammer und hinter die Linse einführte. Die Versuche ergaben, daß die lebende Cornea in situ besser durchgängig für die Strahlen war als die herausgeschnittene und daß die Linse auch in vivo et in situ die Strahlen außerordentlich stark absorbiert. HERTEL konnte nach Einführung von bakterienhaltigen Quarzkämmerchen hinter die Cornea und Linse durch Bestrahlung nachweisen, daß die Strahlen durch die lebende Cornea hindurch physiologische Wirkung ausübten, während sie durch die Linse auch physiologisch unwirksam waren. Selbst nach 60 Minuten langer Bestrahlung durch die Linse gelang es nicht, die Bakterien abzutöten, während die Bakterien durch die Hornhaut bestrahlt nach 25 Minuten zum Absterben gebracht wurden. HERTEL (1905) fand bei weiteren Untersuchungen über die Absorption, daß die kurzwelligen Linien 232 $\mu\mu$ und 280 $\mu\mu$ ihre Wirkung ganz an der Cornea erschöpfen.

BIRCH-HIRSCHFELD (1904) stellte vergleichende Untersuchungen über die Sichtbarkeit des ultravioletten Lichtes für das linsenlose und linsenhaltige menschliche Auge an und fand, daß das Unterscheidungsvermögen des Auges für ultraviolette Strahlen im Durchschnitt nicht unbeträchtlich nach Entfernung der Linse wächst. Daraus folgert er, daß der Linse des menschlichen Auges eine wesentliche Rolle für die Absorption der kurzwelligen Strahlen zukommt.

SCHANZ und STOCKHAUSEN (1909) kamen auf Grund von spektrographischen Untersuchungen zu folgendem Ergebnis:

I. Die Strahlen von 760—400 $\mu\mu$ gelangen unverändert zur Netzhaut, sind sichtbar.

II. Die Strahlen von 400—350 $\mu\mu$ lassen die Linse durch Fluorescenz lavendelgrau erscheinen, gelangen zur Netzhaut, werden sichtbar, wenn die Linse entfernt wird oder wenn die Strahlen des sichtbaren Spektrums stark abgeschwächt werden.

III. Die Strahlen von 350—300 $\mu\mu$ dringen in das Auge ein, erreichen aber nicht die Netzhaut, sie werden von der Linse absorbiert.

IV. Die Strahlen von 300 $\mu\mu$—0 dringen nicht durch die Hornhaut, verursachen aber Entzündung des äußeren Auges.

BIRSCH-HIRSCHFELD (1909) stellte auf Grund von spektrographischen Untersuchungen unter Benutzung homogener Spektren (des Spektrums einer Kupferelektrode in Wasserstoffatmosphäre und einer Zinnelektrode in Stickstoffatmosphäre) an. Er fand, daß die Absorption der Hornhaut verschiedener Augen der gleichen und verschiedener Tierspezies nur sehr geringe Differenzen darbietet. Als Absorptionsgrenze ergab sich eine Wellenlänge von 306 $\mu\mu$. Für den Glaskörper in 1 cm dicker Schicht fand er die Absorptionsgrenze bei verschiedenen Tierspezies bei 300 $\mu\mu$ Wellenlänge. Bei der Linse ergaben sich nicht unwesentliche Differenzen. Bei der Kaninchenlinse schwankte die Grenze zwischen 330 und 390 $\mu\mu$, für die Linse des Schweins im Durchschnitt bei 330 $\mu\mu$, für die des Kalbes bei 328 $\mu\mu$ und des Rindes zwischen 370 und 400 $\mu\mu$.

Schanz und Stockhausen (1909) untersuchten 2 menschliche Linsen spektrographisch. Bei der einen aus einem wegen. Glioms enukleierten kindlichen Auge war das Absorptionsvermögen gering und nur ein wenig größer als das der Hornhaut, während bei der anderen aus einem wegen Verletzung entfernten Kinderauge stammenden Linse das Absorptionsvermögen größer war.

Hallauer (1909) nahm spektrographische Untersuchungen über die Absorption der menschlichen Linse vor und fand, daß die Absorption kurzwelliger Lichtstrahlen durch die menschliche Linse allgemein abhängig ist vom Lebensalter, von der Konstitution und von weiteren, noch zu ergründenden individuellen Verhältnissen (Dicke, Färbung, Konsistenz der Linse). Die jugendliche menschliche Linse absorbiert bis über 400 $\mu\mu$ Wellenlänge, doch besteht ein verschieden starkes Unvermögen, die kurzwelligen Strahlen von 330—310 $\mu\mu$ aufzuhalten, wobei der Einfluß schwächender Momente den Grenzwert verändern kann. Nach dem 20. Jahre tritt eine absorptive Erstarkung der bis dahin durchlässigen Linsenteile auf Kosten der bisherigen Absorptionsfähigkeit für langwelliges Licht über 377 $\mu\mu$ ein. Mit weiter zunehmendem Alter wird bis 400, bis 420 $\mu\mu$ absorbiert, nach stark reduzierenden Krankheiten sinkt die Absorption auf 375 $\mu\mu$.

Die Untersuchungen ergeben mit großer Übereinstimmung, daß die Linse die ultravioletten Strahlen in hohem Maße absorbiert.

Die Untersuchungen von Takamine und Takei (1912) über das Absorptionsvermögen der Augenmedien für Ultraviolett brachten im wesentlichen eine Bestätigung, und sie ergaben für die Linse bei verschiedenen Tieren erhebliche Schwankung des Absorptionsvermögens, z. B. für Hund und Katze bei 313 $\mu\mu$, beim Ochsen, Kaninchen, der Eule und einigen Tiefseefischen bei 363 $\mu\mu$.

Schanz (1913) untersuchte mittels eines Quarzspektralphotometers 3 menschliche Hornhäute und 4 Linsen von Menschen verschiedenen Alters. Als Lichtquelle wurde eine offene Nernstlampe verwandt. Die Hornhaut fängt an von 360 $\mu\mu$ ab stärker zu absorbieren und bei 310 $\mu\mu$ absorbiert sie die Strahlen vollständig. Die Linse begann in Blau zu absorbieren und absorbiert in Ultraviolett außerordentlich intensiv.

Die Durchlässigkeit der Augenmedien für ultrarote Strahlen.

Da über die Durchlässigkeit der durchsichtigen Medien des Auges für ultrarote Strahlen, die eine Wellenlänge von 760 $\mu\mu$ und darüber bis zu 60000 $\mu\mu$ besitzen, nur ungenügende und sich widersprechende Untersuchungsergebnisse vorlagen, hat Vogt (1912) eingehende experimentelle Untersuchungen über die Diathermansie der Augenmedien für das Ultrarot künstlicher Lichtquellen angestellt. Er kam zu folgenden Resultaten: Die Medien des Auges werden nur von solchen ultraroten Strahlen durchdrungen, welche von weißglühenden Körpern ausgehen. Die von rotglühenden Körpern ausgehenden ultraroten Strahlen durchsetzen die Medien nur in Spuren, die von unter Rotglut befindlichen gar nicht. Die ultraroten Strahlen des elektrischen Lichtes gelangen in weit größerer Menge zur Netzhaut als die sichtbaren. Nur durch sehr dicke Wasserschichten gelingt es, diejenigen ultraroten Strahlen, die die Augenmedien zu durchsetzen vermögen, zu absorbieren. Die bisherigen Blendungsversuche, die die Schädigung von Linse oder Netzhaut durch leuchtende Strahlen zum Zweck hatten, sind deshalb zu revidieren. Denn nach der Versuchsanordnung mußten, wenn es sich um künstliche Lichtquellen handelte, mehr ultrarote als sichtbare Strahlen zur Netzhaut gelangt sein. Da die künstlichen Lichtquellen, besonders das elektrische Licht, weit mehr Wärmestrahlen aussenden, und zwar auch mehr solche, welche zur Linse und Netzhaut gelangen, als das natürliche Licht, so ist zu erwägen, ob nicht gewisse äußere und innere Augenveränderungen durch jene Strahlen erzeugt oder gefördert werden. Ein Versuch am Kaninchenauge ergab, daß die ultraroten Strahlen imstande sind, starke Bindehautreizung, sowie Reizung der Iris mit minutenlanger Miosis hervorzurufen. Die BRÜCKEsche und HELMHOLTZsche Auffassung, daß die Grenze des Ultrarot und Rot als Grenze der Wahrnehmung mit der Grenze der Diathermansie der Augenmedien zusammenfalle, kann als endgültig widerlegt betrachtet werden. Die Versuche ergaben weiter, daß gefärbte Gläser in der Diathermansie stark voneinander abweichen. Stark absorbieren das rote Kupferoxydulglas, noch stärker Blauviolett (SCHOTT), ebenso beträchtlich das Uviolglas, die blaugrünen Eisenoxydulgläser, dagegen absorbiert das auch als Schutzglas gegen Wärmestrahlen von STOCKHAUSEN empfohlene Euphosglas nicht einmal soviel als gewöhnliches Fensterglas. In weiteren Versuchen (1912) über die Diathermansie stellte er fest, daß das Ultrarot in eine längerwellige und in eine kürzerwellige Gruppe sich scheiden läßt und daß nur das kürzerwellige an das Rot sich anschließende Ultrarot für das Auge durchlässig ist, das längerwellige dagegen nicht. Von der gesamten das menschliche Auge treffenden Strahlung einer Kohlenfadenglühlampe von 32 MK gelangen nur 3 % zur Netzhaut, und von diesen 1 % durch den Bulbus in die Orbita. Von den auf die Kornea auffallenden Strahlen dieser Lichtquelle erreichen 20—25 % die Vorderkammer. Sehr stark absorbieren Iris, Linse und Glaskörper. Die Sklera läßt ebenso viel durch wie die Kornea. Der Tarsalteil des Oberlides läßt 6 % zur Bulbusoberfläche gelangen. Schon $^4/_5$ der den Bulbus und seine Teile passierenden Strahlung sind dunkel und gehören dem Ultrarot an. Glas schützt nur gegen die langwellige ultrarote Strahlung, nicht aber gegen das den Bulbus penetrierende kurzwellige Ultrarot.

VOEGE (1911) untersuchte die künstlichen Lichtquellen auf ultrarote Wärmestrahlen. Die Wärmestrahlung ist eine hohe bei den älteren Beleuchtungsarten, Petroleum und Gasargandbrennern, weit günstiger bei Gasglühlicht und elektrischen Beleuchtungskörpern, aber auch dabei relativ hoch gegenüber dem Tageslicht.

VOGT (1919) erzeugte experimentell bei Tieren Katarakt durch isoliertes kurzwelliges Ultrarot, dem Rot beigemischt ist. Das Licht einer Bogenlampe von etwa 30 Ampères wurde durch ein geeignetes Filter geschickt, das nur noch langwelliges Rot durchläßt (Absorptionsgrenze zwischen 670—700 $\mu\mu$).

Experimentelle Untersuchungen über die schädigende Wirkung der ultravioletten Strahlen.

Die ersten eingehenden Bestrahlungsversuche stellte WIDMARK (1889, 1891) an. Er benutzte eine elektrische Bogenlampe von einer Stärke von 1200 Normalkerzen und bestrahlte die Augen von Kaninchen 4 Stunden lang. Um die Wirkung der leuchtenden, ultrarorten und ultravioletten Strahlen gesondert zu prüfen, benutzte er verschiedene Verfahren. Um die Einwirkung der ultravioletten Strahlen auf die vorderen Medien des Auges zu prüfen, ließ er die Strahlen durch Bergkristallplatten, welche die chemisch wirksamen Strahlen durchlassen, gehen, während zur Kontrolle an einem anderen Auge das Licht durch eine Glasplatte von gleicher Dicke, welche für ultraviolette Strahlen wenig durchgängig ist, hindurchgelassen wurde. Nach 4—4$^1/_2$ Stunden langer Bestrahlung zeigte das Auge mit den Bergkristallplatten Injektion, Schwellung der Konjunktiva, oberflächliche Epithelabhebung an der Hornhaut und Miosis, während das Kontrollauge normal blieb. Am Tage darauf waren die Erscheinungen noch ausgeprägter und verschwanden nach 3—4 Tagen. Er schloß, daß die ultravioletten Strahlen an den vorderen Medien des Kaninchenauges eine Reizung hervorriefen in Gestalt von katarrhalischen Veränderungen an der Konjunktiva palpebralis, Injektion und Chemosis an der Conjunctiva oculi, Epithelabhebung und Trübung an der Hornhaut, sowie Miosis und Irisverfärbung. Bei einer zweiten Reihe von Versuchen an atropinisierten Augen zumal nach Bestrahlung mit einer Bogenlichtlampe, bei der zur Vermehrung des Gehalts an ultravioletten Strahlen ein Zinkstab in das Kohlenende eingeführt war, erzielte WIDMARK mehrmals Linsentrübungen und sprach den ultravioletten Strahlen das Vermögen zu, in der Linse Trübungen hervorzurufen. Bei einigen der letztgenannten Versuche zeigten sich Veränderungen in der Netzhaut und Aderhaut, doch bezog WIDMARK sie auf die leuchtenden Strahlen und maß den ultravioletten dafür eine untergeordnete Rolle bei.

Anatomisch fand WIDMARK entsprechende Veränderungen vor allem an der Hornhaut. OGNEFF (1896) benutzte elektrisches Eisenlicht von großer Intensität (5000—8000 Kerzenstärke) zur Bestrahlung von Fröschen, Tauben, Kaninchen und fand bei 10—15 Minuten langer Einwirkung aus einer Entfernung von $^1/_2$—2 m nach 4—10 Stunden Schwellung der Lidbindehaut, Ecchymosen, Lichtscheu, Trübung und Ulceration der Hornhaut, Verfärbung der Iris. Die Veränderungen gingen nach einigen Tagen zurück. Anatomisch fand er bei kurzer Blendung karyokinetische Zellvermehrung am Hornhautepithel und an den fixen Hornhautkörpern, bei längerer Einwirkung Nekrose der Zellen. An der Aderhaut zeigten sich Schrumpfung und Zerfall der Pigmentzellen, während Linse, Glaskörper und Retina unverändert blieben. STREBEL (1901) fand ähnliche Veränderungen an der Bindehaut und Hornhaut nach 5 Minuten langer Bestrahlung mit Eisenlicht (6 Ampère Stromstärke).

HERTEL (1903) benutzte zu seinen zunächst aus therapeutischen Gesichtspunkten unternommenen Untersuchungen ein begrenztes Wellengebiet, das Magnesiumfunkenspektrum mit den zwischen 309 und 280 $\mu\mu$ liegenden Magnesiumlinien. Bei der anatomischen Untersuchung der verschieden lang bestrahlten Hornhäute fanden sich feine Veränderungen im Epithel mit karyokinetischen Figuren, ferner Vakuolenbildung, Aufblähung und Wucherungserscheinungen an den Hornhautkörperchen. An den Linsen wurden keine Veränderungen nachgewiesen, auch nicht nach langer Bestrahlung, obgleich 26 Linsen untersucht wurden.

HERTEL (1904, 1905, 1906) stellte weiterhin ausgedehnte vergleichend physiologische Untersuchungen über die Wirkung der strahlenden Energie innerhalb verschiedener, aber genau abgegrenzter Wellenlängenbezirke an. Ein Teil der Ergebnisse allgemeiner Art wurde bereits vorher angeführt.

BIRCH-HIRSCHFELD (1903, 1904) richtete sein Augenmerk zunächst auf die Veränderungen der Netzhaut durch ultraviolette Strahlen. Um die Schutzwirkung der Linse zu beseitigen, extrahierte er bei Kaninchen die Linse und bestrahlte die aphakischen und zum Vergleich die linsenhaltigen Augen mit elektrischem Bogenlicht von 15 Ampère Stromstärke unter Abblendung der leuchtenden Strahlen nach Trennung der Strahlen durch ein Quarzprisma. Während die Netzhaut des zur Kontrolle bestrahlten linsenhaltigen Auges bei $^1/_2$—1 stündiger Bestrahlung keine Veränderung aufwies, zeigte die Netzhaut des aphakischen

Auges Veränderungen, die in Auflösung der Chromatinsubstanz der Ganglienzellen und Auftreten von Vakuolen im Protoplasma desselben und in Chromatinschwund und Formveränderung der Körnerschichten, besonders der äußeren Körnerschicht, bestanden. Die Veränderungen bildeten sich nach einigen Tagen zurück, wenn die Intensität des Lichtes ein bestimmtes Maß nicht überschritt.

BIRCH-HIRSCHFELD (1904) untersuchte ferner die Wirkung intensiven ultravioletten Lichtes beim Kaninchen und benutzte das Eisenlicht einer Finsenschen Dermolampe und eine Stromstärke von 3,5—4,0 Ampère. Er konnte dadurch Veränderungen an der Bindehaut, Hornhaut, Iris, am Ciliarkörper, an der Netzhaut und Aderhaut des linsenhaltigen und stärkere Veränderungen des aphakischen Auges hervorrufen. Sie bildeten sich nach wenigen Tagen im wesentlichen zurück, wenn auch feine Veränderungen in der Hornhaut, am Uvealtractus und an der Netzhaut nach Wochen festzustellen waren. Die Linse war bei all diesen Versuchen unverändert geblieben.

Bei einem Tier, das mehrmals mit der Dermolampe bei 5 Ampère Stromstärke geblendet war, fand BIRCH-HIRSCHFELD (1904, Fußnote von GRAEFE's Archiv, LIX. S. 260) nach 60 Tagen Abblassung der Papille und Verwaschensein der Markstrahlen und anatomisch nach MARCHI-Behandlung Myelinzerfall im Opticus. Er war der Ansicht, daß ultraviolette Strahlen auch dauernde Schädigung der Netzhaut und des Opticus verursachen, gab aber später zu, daß die leuchtenden mitgewirkt haben können.

Später berichtete BIRCH-HIRSCHFELD (1909) über die Veränderungen im vorderen Augenabschnitt des Auges von Kaninchen nach häufigen Bestrahlungen mit der SCHOTT'schen Uviollampe, deren Spektrum bis etwa 253 $\mu\mu$ reicht und an leuchtenden Strahlen nur blaugrüne, blaue und violette enthält. Nach jeder Bestrahlung trat vorübergehende Reaktion an Bindehaut und Hornhaut auf. Bei häufigen Bestrahlungen und kurzen Intervallen läßt sich eine chronische Entzündung an der Bindehaut mit milchigem Aussehen und grauen pflastersteinartigen papillären Wucherungen hervorrufen. Ein Tier war im Verlauf von 18 Monaten 150 mal bestrahlt, nach 50 Bestrahlungen war das Maximum der Erscheinungen erreicht. Die Veränderungen erinnerten an die bei Frühjahrskatarrh, doch hält BIRCH-HIRSCHFELD damit noch nicht für erwiesen, daß der Frühjahrskatarrh beim Menschen durch kurzwellige Strahlenwirkung entsteht. Das innere Auge, vor allem Linse und Netzhaut blieben mikroskopisch intakt.

CHALUPECKY (1913, 1914) untersuchte den Einfluß ultravioletter Strahlen auf das Linseneiweiß und fand nach Bestrahlung zerriebener Schweinslinsen ein Übergehen der leicht löslichen Eiweißstoffe in schwerer lösliche oder unlösliche koagulierte. Aus Albuminen wurden weniger lösliche Globuline und schließlich koagulierte Eiweiße. Er fand entsprechend eine Änderung der Zysteinreaktion und Abnahme der Nitroprussidreaktion. Die Veränderungen waren analog denen bei den senilen Linsen. An der Linse des lebenden Meerschweinchens konnte er nach 7stündiger Bestrahlung mit der Quarzlampe die Befunde bestätigen. Auch fand er nach Zurückgehen der Ophthalmia electrica Linsentrübungen, die wochenlang bestanden und dann etwas weniger deutlich waren. SCHANZ (1914) konnte die Änderung der Nitroprussidreaktion an bestrahlten Linsen von Kaninchen und Schweinen bestätigen, doch blieb die Reaktion unverändert, wenn das Gefäß mit den Linsen durch Euphosglas bedeckt war. Er hat dann (1916, 1918) die Wirkungen des Lichtes auf das Linsen-, Eier- und Serumeiweiß genau geprüft und nachgewiesen, daß in der bis zur Chlorfreiheit dyalisierten Eiweißlösung durch Licht die leicht löslichen Eiweiße in schwerer lösliche übergeführt werden.

Außerdem hat sich gezeigt, daß es zahlreiche Substanzen gibt, die diesen Prozeß nach Art der Katalysatoren im positiven und negativen Sinne beeinflussen.

Ferner stellte BIRCH-HIRSCHFELD (1908) Versuche an mit Blendung durch die Uviollampe zur Feststellung, ob ultraviolette Strahlen Farbensinnstörung veranlassen können. Die Versuche sind bereits S. 1807 erwähnt.

Auf die Versuche von HESS (1907) der im Widerspruch mit den Befunden von OGNEFF, HERTEL und BIRCH-HIRSCHFELD durch Bestrahlung mit der Quecksilberdampflampe (SCHOTTschen Uviollampe) Veränderungen an dem Linsenepithel hervorrief, wurde bereits S. 1795 hingewiesen.

Sodann verweise ich noch auf die Bestrahlungsversuche von BRESSE (1891), TERRIEN (1902), METTHEY (1903, 1904), MARTIN (1912), PARSONS (1913), HESS (1913 mit Eisenlicht), NAGANO (erwähnt bei HESS 1913), der die schädigende Wirkung der kurzwelligen Strahlen auf das Endothel der Hornhaut genauer verfolgt hat, v. CHOTZEN und KUZNITZKY (1918) mit der KROMAYERschen Quecksilberdampflampe zu Zwecken der Strahlenbehandlung des Auges, die auch eine Depigmentation der Iris nachweisen konnten. VAN DER HOEVE (1912, 1918) nahm an, daß die in der optisch heterogenen Linse stark zerstreuten ultravioletten Strahlen das Ziliarepithel der Ziliarfortsätze schädigen. PASSOW (1920) berichtete über Versuche mit der BACHschen Quarzlampe. Er konnte eine systematische Steigerung der Entzündungsvorgänge am Tierauge mit Abnahme der Entfernung der Quarzlampe vom Auge feststellen. Ein Abstand von 60 cm und eine Belichtungszeit von 5 Minuten ergibt eine für das Auge nicht mehr schädigende Lichtdosis für die menschliche Hornhaut bei lokaler Bestrahlung mit der BACHschen Quarzlampe. Diese Lichtdosis ist auch für das innere Auge unschädlich.

Die vielfachen Widersprüche bedürfen noch weiterer experimenteller Aufklärung. Wie HERTEL (1910) mit Recht hervorhebt, ist zunächst durch exakte Messungen festzustellen, welche Intensität die einzelnen Spektralbezirke haben müssen, um spezielle Veränderungen an den Augengeweben hervorzurufen. Es würde möglich sein, mehr Klarheit darüber zu bekommen, ob und aus welchem Wellenlängenbereich Strahlen klinisch bekannte Krankheitsbilder verursachen können. Auch hinsichtlich der Durchlässigkeit der lebenden Gewebe für die Strahlen, die ja bei der Strahlenwirkung auf Gewebe eine große Rolle spielt, sind noch manche Fragen aufzuklären.

Anhangsweise sei hier erwähnt, daß von manchen Seiten der chronischen Wirkung der ultravioletten Strahlen eine wesentliche Rolle bei der Entstehung gewisser chronischer Augenleiden beigemessen ist. Doch sind die Fragen noch umstritten und der Beweis, daß die kurzwelligen Strahlen die Krankheitsursache bilden, steht noch aus.

CRAMER (1907) und SCHANZ und STOCKHAUSEN (1910) führen die Entstehung des Glasmacherstars auf die langdauernde Einwirkung der ultravioletten Strahlen zurück. SCHANZ und STOCKHAUSEN haben spektrographisch nachgewiesen, daß das vom Glasofen, bzw. von den glühenden Glasmassen ausstrahlende Licht ultraviolette Strahlen etwa bis 320 $\mu\mu$ Wellenlänge enthält und daß am intensivsten die Strahlen von 400—350 $\mu\mu$ Wellenlänge vertreten sind. Das Licht enthält nach ihrer Ansicht die kurzwelligen Strahlen, die vor allem auf die Linse wirken, und ist frei von Strahlen, die das äußere Auge reizen. SCHANZ (1913) empfahl deshalb für Glasbläser das Euphosglas. VOGT (1912, 1919) dagegen ist auf Grund seiner experimentellen Untersuchungen über die Durchlässigkeit der durchsichtigen Medien des Auges für die von weißglühenden Körpern ausgehenden ultraroten Strahlen der Ansicht, daß unter allen Strahlen, die für den

Glasbläserstar verantwortlich gemacht werden können, die ultraroten und roten Strahlen die sind, die ätiologisch am meisten in Betracht kommen. Denn sie gelangen zahlreicher als andere Strahlen zur Linse, sind am hinteren axialen Teile derselben, wo der Star zuerst auftritt, am dichtesten und werden von der Linse stärker als von den anderen Augenmedien absorbiert. Er sucht also in der Wärmewirkung das schädliche Agens, wie es bereits LEBER und HIRSCHBERG angenommen hatten. ROBINSON (1915) sieht die Ursache des Glasmacherstars ebenfalls in den ultraroten Strahlen, nicht in den ultravioletten Strahlen.

Die Anschauung, daß die ultravioletten Strahlen eine wesentliche Rolle in der Ätiologie der senilen Katarakt spielen, wurde von SCHULEK (1900), SCHWITZER (1900), SCHANZ und STOCKHAUSEN (1909, 1910), sowie SCHANZ (1914, 1915, 1918) und neuerdings von VAN DER HOEVE (1918) vertreten. Die Hypothese wurde aber u. a. von BEST (1909, 1910), BIRCH-HIRSCHFELD (1904, 1909, 1910, 1914), HESS (dieses Handb. II. Aufl., Kap. IX, u. 1913) als unwahrscheinlich abgelehnt.

CARLO (1914) fand bei einem 36jährigen Ingenieur beiderseits zarte hintere Kortikaltrübungen und ließ unentschieden, ob sie durch Arbeiten mit der Hglampe veranlaßt waren.

Hinsichtlich der Frage, inwieweit beim Frühjahrskatarrh die Wirkung des Sonnenlichts und der ultravioletten Strahlen als ätiologisches Moment in Betracht kommen, verweise ich auf die Arbeiten von KREIBICH (1904), AXENFELD (1907), AXENFELD und RUPPRECHT (1907), FELDMANN (1908), BIRCH-HIRSCHFELD (1909, 1910), BAYER (1912).

Nach VOGT (1912) sind die sommerlichen Exazerbationen des Frühjahrskatarrhs als thermische Affektion durch ultrarote Strahlen aufzufassen.

Ferner besteht eine lebhafte Kontroverse, inwieweit die ultravioletten Strahlen bei der Entstehung der Erythropsie ätiologisch eine Rolle spielen. Ich verweise u. a. auf die Arbeiten von SCHULEK (1895), FUCHS (1896), BIRCH-HIRSCHFELD (1909, 1910), VOGT (1908, 1909, 1910), BEST (1909, 1910), SCHANZ und STOCKHAUSEN (1908), SCHANZ (Discussion 1908). WYDLER (1912) hat in eingehenden Versuchen übereinstimmend mit VOGT festgestellt, daß die Blendungserythropsie identisch ist mit der Rotphase des Nachbildes der blendenden Fläche und daß es die sichtbaren Strahlen sind, welche diese Rotphase veranlassen. Den ultravioletten Strahlen kommt für die Entstehung der Erythropsie keine Bedeutung zu.

HENRY (1915) beobachtete bei einem Assistenten in einem physikalischen Institut nach Experimentieren mit ultraviolettem Licht eine leichte Ophthalmia interna, die nach Eosinbehandlung in einer Woche heilte.

Eine lebhafte Kontroverse hat sich über die Frage, ob in den zu Beleuchtungszwecken benutzten modernen Lichtquellen der Gehalt an ultravioletten Strahlen dem Auge schädlich werden kann, erhoben. Von verschiedener Seite (SCHULEK 1900, STÄRKLE 1904, SCHANZ und STOCKHAUSEN 1908, 1910) ist diese Frage bejaht und gefordert worden, daß die kurzwelligen Strahlen durch besondere Glassorten ausgeschaltet werden müßten. Besonders traten SCHANZ und STOCKHAUSEN (1908, 1909, 1910) dafür ein, die Strahlen bis zur Wellenlänge $400\ \mu\mu$ zu eliminieren, da die Strahlen zwischen $400\ \mu\mu$ und $300\ \mu\mu$ das Auge besonders schädigen und empfahlen das Euphosglas als Schutzmittel.

Dieser Forderung traten VOEGE (1908) und BEST (1909) entgegen, die die ultravioletten Strahlen in unseren gewöhnlichen Lichtquellen zu Beleuchtungszwecken für ganz unschädlich hielten. Voege (1908) verglich auf photographischem Wege den Gehalt an ultravioletten Strahlen verschiedener künstlicher Lichtquellen mit dem des diffusen Tageslichtes bei gleich gestimmter Flächenhelligkeit. Vor allem haben Hertel und Henker (1910) eingehende Untersuchungen über die Brauchbarkeit und Schädlichkeit der modernen Lichtquellen angestellt und benutzten, wie Voege, das dem Auge sicher unschädliche Tageslicht als Vergleichsobjekt. Sie stellten als Maßstab für die Brauchbarkeit der Lampen die Forderung auf, daß sie dem Tageslicht möglichst gleich kommen müssen und halten die Lampen, die diese Forderung erfüllen, für sicher unschädlich. Zur Beurteilung der Brauchbarkeit unserer Lampen stellten sie Vergleichsmessungen ihrer Strahlung mit der Strahlung des diffusen Tageslichtes auf spektrographisch-photographischem Wege an. Sie verwarfen vergleichende Messungen, die nur den ultravioletten Bezirk berücksichtigen, wie sie Voege ausgeführt hatte, da diese von der unrichtigen Voraussetzung ausgehen, daß Schädigungen nur von dem ultravioletten Teil zu erwarten sind. Die Aufnahmen ergaben, daß keine von den untersuchten Lampen ohne Bedeckung für Beleuchtungszwecke empfehlenswert ist, da die Spektren der unbedeckten Glühlampen sämtlich von dem Tageslicht beträchtlich abweichen. Die eigentliche Lichtquelle soll dem Auge nie direkt sichtbar sein. Die zu große Helligkeit der Lichtquellen muß durch geeignete Verteilung z. B. durch Anwendung von Matt- und Milchglasumhüllungen so zerstreut werden, daß alle dem Auge zugänglichen Lampenteile nie mit größerer Helligkeit strahlen, wie diffus beleuchtete Wolken. Alle unter 300 $\mu\mu$ Wellenlänge liegenden Strahlen müssen abgehalten werden. Hertel und Henker sind auf Grund ihrer Untersuchungen der Ansicht, daß sich diese Forderungen durch richtige Anwendung der bisher in der Beleuchtungstechnik üblichen Mittel erreichen lassen. Die Anwendung spezieller Schutzgläser für allgemeine Beleuchtungszwecke, die etwas mehr ultraviolette Strahlen absorbieren als gewöhnliche Gläser, worauf Stärkle, sowie Schanz und Stockhausen Wert legten, ist nicht erforderlich und nicht zweckdienlich. Diese Gläser beeinflussen nicht die künstlichen Lichtquellen so hinreichend, daß sie dem Tageslicht gleich werden, verändern zudem zum Teil durch ihre Färbung den Charakter des Lichtes und absorbieren zum Teil, wie das Euphosglas, die sichtbaren Strahlen zu wenig, denn Schädigung ist möglich durch alle Strahlen, wenn die Intensität hoch genug ist. Wird durch eine Verteilung der Strahlung durch Milch- oder Mattgläser die Helligkeit des sichtbaren Spektralgebietes auf den normalen Betrag des Tageslichtes reduziert, so wird ohne weiteres die ultraviolette Strahlung in den Bezirken zwischen 400—300 $\mu\mu$ Wellenlänge unter den im Tageslicht enthaltenen Betrag gebracht.

Ferner hat Gariel (1910) sich eingehend mit den verschiedenen zur Beleuchtung benutzten Lichtquellen beschäftigt und betont, daß Schädigungen der Augen durch die zu Beleuchtungszwecken benutzten Lichtquellen nicht festgestellt worden sind, und daß bei den Lichtquellen, die unbedeckt eine hohe spezifische Helligkeit haben, eine Verteilung der Helligkeit auf größere Flächen durch Mattglas, Milchglas, indirekte Beleuchtung nötig ist und ausreicht. Ebenso kommt Hess (1913) zu dem Ergebnis, daß das natürliche Tageslicht und das Licht von Lampen, die dem Tageslicht hinreichend gleich kommen, für das Auge sicher nicht schädlich sind.

Schanz (1913) trat wiederholt für seine Ansichten ein und hielt die verschiedenen Einwände nicht für stichhaltig. Er betonte dabei, daß auch die kurzwelligen Strahlen, die in der Linse in Fluoreszenzlicht umgewandelt werden, auf die gesamte Netzhaut als diffuser erheblicher Lichtreiz wirken, durch Verbrauch von Sehstoffen die Ermüdung der Netzhaut beschleunigen, Blendung erzeugen und den Sehakt störend beeinflussen.

Van der Hoeve (1918) kam bei seinen Untersuchungen zu dem Ergebnis, daß die Linse optisch heterogen ist und demzufolge die ultravioletten Strahlen bedeutend zerstreut, daß Licht mit rein ultravioletten Strahlen an Ziliarfortsätzen und Netzhaut Abweichungen verursachen kann und daß senile Linsentrübung und senile Makuladegeneration in unserer Gegend nur selten zusammengehen, und die Anwesenheit der einen Abweichung gewissermaßen die andere ausschließt. Er hält es für wahrscheinlich, daß die Erkrankung des Ziliarepithels der Ziliarfortsätze, die die Änderung der Ernährung der Linse zur Folge hat, durch diffuse Zerstreuung der ultravioletten Strahlen in der Linse veranlaßt wird, und daß die Entstehung der senilen Makuladegeneration hauptsächlich von dem fortwährend einwirkenden Licht mit vielen ultravioletten Strahlen auf die Netzhaut herrührt. Er kann den Satz, daß diffuses Tageslicht unschädlich sei, nicht anerkennen.

Prophylaxe. Schutzbrillen für die Augen sind immer dann notwendig, wenn die Augen eine intensive und anders zusammengesetzte Strahlung, als wie sie der des diffusen Tageslichtes entspricht, ertragen müssen, wie bereits in dem vorigen Paragraphen bei den verschiedenen Einwirkungen strahlender Energien hervorgehoben wurde.

Ein ideales Schutzglas würde nach Hertel und Henker (1910) ein solches sein, das die sichtbaren, langwelligen und ultravioletten Strahlen so dämpft, daß die durchgelassene Helligkeit die Helligkeit diffus beleuchteter Wolken nicht übertrifft, die kurzwelligen ultravioletten Strahlen unter Wellenlänge 300 $\mu\mu$ völlig verschluckt und im sichtbaren Gebiet so gleichmäßig absorbiert, daß alle Farbwerte richtig wiedergegeben werden. Unter den von ihnen untersuchten Gläsern erfüllte diese Forderung am besten das Schottsche Neutralglas, am nächsten kamen andere Rauchgläser (Fredener und Appert Frères Gläser). Von den Hallauer Gläsern war das dunklere 66 das beste, da es für gewisse Zwecke auch das sichtbare Gebiet genügend schwächt.

Zum Schutz gegen die angeblich schädigende Wirkung der ultravioletten Strahlen des Tageslichtes oder der gewöhnlichen künstlichen Lichtquellen, die die Ursache der Überempfindlichkeit und Blendungsgefühle mancher meist nervöser Personen sein sollte, wurde von Ruhemann (1911) die Einträufelung von Aqua Zeozoni empfohlen. Es ist dies eine Lösung von Verbindungen des Glykosids Aeskulin, die in dicker Schicht die ultravioletten Strahlen absorbiert. Auf Anregung von Hess hat Pincus (1913) durch eingehende Untersuchungen festgestellt, daß Einträufelung von Aqua Zeozoni die Zusammensetzung des ins Auge dringenden Lichtes nicht im geringsten beeinflußt und keinerlei Schutz gegen ultraviolette Strahlen gewährt.

Als Schutzgläser gegen die Wärmestrahlen empfahl Parsons (1913) die von Crookes hergestellten mit Zusatz von gewissen Metallen versehenen Glasflüsse, die nach Untersuchung mit der von Crookes angegebenen Methode 96 % der Wärmestrahlen zurückhalten.

Schanz (1913) empfahl bei Bestrahlungen mit der Quarzlampe als Lichtfilter Uviolglas und Woodsches Filter, um nur die kurzwelligen Strahlen durchzulassen.

Literatur zu § 227.

1845.   1. Brücke, Über das Verhalten der optischen Medien des Auges gegen Licht- und Wärmestrahlen. Arch. f. Anat. u. Physiol. S. 262.

1853.   2. Donders, Über das Verhalten der unsichtbaren Lichtstrahlen von hoher Brechbarkeit in den Medien des Auges. Arch. f. Anat. u. Physiol. S. 459.

1878.   3. Cornu, Études du spectre solaire. Cpt. rend.

1883.   4. de Chardonnet, Journ. de physiol. théor. et appl. II. p. 219.

1889.   5. Widmark, Über den Einfluß des Lichtes auf die vorderen Medien des Auges. Skandin. Arch. f. Physiol. I.

6. Widmark, Über den Einfluß des Lichtes auf die Haut. Hygiea. Nr. 3.

1890.   7. Widmark, Über die Durchlässigkeit der Augenmedien für ultraviolette Strahlen. Skandin. Arch. f. Physiol. III.

1891.   8. Widmark, Beiträge zur Ophthalmologie. Leipzig, Veit & Comp.

9. Bresse, De l'ophtalmie électrique et du coup de soleil électrique. Thèse de Nancy.

1895.   10. Schulek, Die Erythropsie. Ungar. Beitr. z. Augenheilk. I. S. 101.

1896.   11. Fuchs, Über Erythropsie. v. Graefes Arch. f. Ophthalmol. XLII, 4. S. 207.

12. Ogneff, Einige Bemerkungen über die Wirkung des elektrischen Bogenlichtes auf die Gewebe des Auges. Pflügers Arch. f. d. ges. Physiol. LXIII. S. 209.

1900.   13. Schulek, Schutzbrillen gegen Ultraviolett auf Grund photologischer Studien. Ungar. Beitr. f. Augenheilk. II. S. 467.

14. Schwitzer, Beiträge zur Entstehung des grauen Altersstars. Ungar. Beitr. z. Augenheilk. II. S. 291.

1901.   15. Strebel, Untersuchungen über die bakterizide Wirkung des Hochspannungsfunkenlichtes. Deutsche med. Wochenschr.

16. Widmark, Über den Einfluß des Lichtes auf die Linse. Mitt. aus der Augenklinik d. Carol.-med. Instituts zu Stockholm. Heft 3. S. 133.

1902.   17. Terrien, Du pronostic des troubles visuels d'origine électrique. Arch. d'ophtalmol. XXII. p. 692.

1903.   18. Mettey, Quelques recherches cliniques et expérimentales sur l'éblouissement électrique. Ann. d'oculist. CXXXI. p. 157.

19. Widmark, Die pathologische Einwirkung starker Lichtquellen auf das Auge. (Vers. d. nord. ophthalmol. Ges. in Kopenhagen.) Hospitalstidende. 8. Juli.

1904.   20. Hertel, Über Beeinflussung des Organismus durch Licht, speziell durch die chemisch wirksamen Strahlen. Zeitschr. f. allg. Physiol. IV. Heft 1.

21. Kreibich, Die Wirkung des Sonnenlichtes auf Haut und Konjunktiva. Wien. klin. Wochenschr. S. 673.

22. Mettey, Recherches expérimentales sur le phototraumatisme oculaire par la lumière électrique. Arch. d'ophtalmol. XXIV. p. 227.

23. Stärckle, Über die Schädlichkeit moderner Lichtquellen auf das Auge und deren Verhütung. Arch. f. Augenheilk. L. S. 121.

1905.   24. Hertel, Über physiologische Wirkung von Strahlen verschiedener Wellenlänge. Zeitschr. f. allg. Physiol. V, 1.

25. Hertel, Über die Einwirkung von Lichtstrahlen auf den Zellteilungsprozeß. Zeitschr. f. allg. Physiol. V, 4.

26. Pietrulla, Über Erkrankung des Auges infolge Überblendung. Inaug.-Diss. Berlin.

1906.   27. Blessig, Über Wirkungen farbigen Lichtes auf das Auge und ihre hygienische und therapeutische Verwertung. Petersb. med. Wochenschr. S. 373.

28. Hertel, Einiges über die Bedeutung des Pigments für die physiologische Wirkung der Lichtstrahlen. Zeitschr. f. allg. Physiol. VI. Heft 1.

1907. 29. Axenfeld, Le catarrhe printanier. (Soc. franç. d'ophtalmol.) Cpt. rend. p. 1. Paris, Steinheil.

30. Axenfeld u. Rupprecht, Die Pathologie des Frühjahrskatarrhs. Klin. Monatsbl. f. Augenheilk. XLV. Beilageheft. S. 105.

31. Cramer, Entstehung und klinische Besonderheiten des Glasbläserstars. Klin. Monatsbl. f. Augenheilk. XLV. (N. F. III.) S. 47.

32. Elliot, Conjunctival asthenopia due to glare. Ophthalmoscope. p. 87.

33. Heß, Versuche über die Einwirkung ultravioletten Lichtes auf die Linse. Arch. f. Augenheilk. LVII, 3. S. 186.

1908. 34. Birch-Hirschfeld, Weiterer Beitrag zur Kenntnis der Schädigung des Auges durch ultraviolettes Licht. Zeitschr. f. Augenheilk. XX. S. 1.

35. Feldmann, Über den Frühjahrskatarrh. Zwangl. Abhandl. aus d. Geb. d. Augenheilk. VII, 6.

36. Schanz, Demonstration des durch ultraviolette Strahlen zu erzeugenden Lidschlußreflexes und der durch diese Strahlen veranlaßten Fluoreszenz der Linse. Ber. über d. 35. Vers. d. ophth. Ges. Heidelberg. S. 353.

37. Le Roux et Renaud, Sur un cas de photo-traumatisme oculaire par la lumière électrique. Arch. d'ophtalmol. XXVIII. p. 377.

38. Schanz u. Stockhausen, Die Schädigung des Auges durch Einwirkung des ultravioletten Lichtes. (14. Vers. d. Elektrotechn.) Elektrotechn. Zeitschr. XXXIII. S. 777.

39. Schanz u. Stockhausen, Wie schützen wir unsere Augen vor der Einwirkung der ultravioletten Strahlen unserer künstlichen Lichtquellen? v. Graefes Arch. f. Ophthalmol. LXIX. S. 49.

40. Voege, Ist durch das ultraviolette Licht der modernen künstlichen Lichtquellen eine Schädigung des Auges zu befürchten? Elektrotechn. Zeitschr. S. 779.

41. Vogt, Beitrag zur Frage der Entstehung der Blendungserythropsie. Arch. f. Augenheilk. LX. S. 91. — Ursache und Wesen der Erythropsie Ber. über d. 35. Vers. d. ophthalmol. Ges. Heidelberg. Disk.: Schanz. S. 185.

1909. 42. Best, Bedarf das Auge des Schutzes gegen leuchtende oder gegen ultraviolette Strahlen. Münch. med. Wochenschr. S. 1710. — Über die praktische Tragweite der Schädigungen des Auges durch leuchtende und ultraviolette Strahlen. Klin. Monatsbl. f. Augenheilk. XLVII. (N. F. VII.) S. 520.

43. Schanz, Über Blendung. Münch. med. Wochenschr. S. 1711.

44. Birch-Hirschfeld, Die Schädigung des Auges durch Licht und ihre Verhütung. (Med. Ges. in Leipzig.) Deutsche med. Wochenschr. S. 1459.

45. Birch-Hirschfeld, Zur Beurteilung der Schädigungen des Auges durch leuchtende und ultraviolette Strahlen (unter Bezugnahme auf den Aufsatz von Best, Klin. Monatsbl. f. Augenheilk. Mai. S. 520). Klin. Monatsbl. f. Augenheilk. XLVII. (N. F. VIII.) S. 26.

46. Birch-Hirschfeld, Zur Beurteilung der Schädigung des Auges durch kurzwelliges Licht. Zeitschr. f. Augenheilk. XXI. S. 385.

47. Birch-Hirschfeld, Die Veränderungen im vorderen Abschnitte des Auges nach häufiger Bestrahlung mit kurzwelligem Lichte. v. Graefes Arch. f. Ophthalmol. LXXI. S. 573.

48. Birch-Hirschfeld, Entgegnung auf den Aufsatz von Dr. med. Schanz und Dr. ing. K. Stockhausen (Dresden). Klin. Monatsbl. f. Augenheilk. XLVII. (N. F. VIII.) S. 608.

49. Hallauer, Über die Absorption von kurzwelligem Licht durch die menschliche Linse. Klin. Monatsbl. f. Augenheilk. XLVII. (N. F. VIII.) S. 721.

50. Johansen, Er vore kunstige Syskilden rige paa ultraviolette straalen? Hospitalstidende. S. 1049.

1909. 51. **Miethe u. Lehmann**, Sitzungsber. d. Berl. Akad. S. 268.

52. **Schanz u. Stockhausen**, Zur Beurteiluug der Schädigungen des Auges durch leuchtende und ultraviolette Strahlen. Klin. Monatsbl. f. Augenheilk. XLVII. (N. F. VIII.) S. 442.

53. **Schanz u. Stockhausen**, Die Wirkung der ultravioletten Lichtstrahlen auf das Auge. Berl. klin. Wochenschr. Nr. 21.

54. **Schanz u. Stockhausen**, Schutz gewerblicher Arbeit gegen Blendung. Soziale Med. u. Hygiene. IV. Heft 8.

55. **Schanz u. Stockhausen**, Über die Fluoreszenz der Linse. v. Graefes Arch. f. Ophthalmol. LXXIII. S. 184.

56. **Schanz u. Stockhausen**, Über Blendung. v. Graefes Arch. f. Ophthalmol. LXXI. S. 175.

1910. 57. **Birch-Hirschfeld**, Die Wirkung der strahlenden Energie auf das Auge. Allg. Pathol. v. Lubarsch-Ostertag. XIV. Ergänzungsband.

58. **Best**, Ist Schutz der Augen vor ultraviolettem Licht notwendig? Med. Klinik. S. 256.

59. **Hertel u. Henker**, Über die Schädlichkeit und Brauchbarkeit unserer modernen Lichtquellen. v. Graefes Arch. f. Ophthalmol. LXXIII. S. 590.

60. **Schanz u. Stockhausen**, 1. Über Blendung. 2. Die Ätiologie des Glasmacherstars. Münch. med. Wochenschr. S. 549.

61. **Schanz u. Stockhausen**, Weiteres über Blendung. v. Graefes Arch. f. Ophthalmol. LXXIII. S. 561.

62. **Schanz u. Stockhausen**, Zur Ätiologie des Glasmacherstars. v. Graefes Arch. f. Ophthalmol. LXXIII. S. 553.

63. **Best**, Über die Schädigung des Auges durch ultraviolette und Lichtstrahlen. Klin. Monatsbl. f. Augenheilk. XLVIII. (N. F. IX.) S. 341.

64. **Hertel u. Henker**, Zur Erwiderung von Schanz und Stockhausen auf unsere Arbeit: Über die Schädlichkeit und Brauchbarkeit unserer modernen Lichtquellen. v. Graefes Arch. f. Ophthalmol. LXXVI. S. 212.

65. **McMullen**, The injurious effects of light on the eye. Ophth. Review. p. 97.

66. **Parsons**, The effect of bright light on the eye. Ophth. Record. p. 555.

67. **Vogt**, Erwiderung auf die Arbeit von Prof. Dr. F. Best (Dresden): Über die Schädigung des Auges durch ultraviolette und Lichtstrahlen. Klin. Monatsbl. f. Augenheilk. XLVIII. (N. F. X.) S. 238.

68. **Gariel**, Valeur comparative des divers modes d'éclairage. (Soc. franç. d'ophtalmol.) Cpt. rend. p. 1. Bericht: Klin. Monatsbl. f. Augenheilk. XLVIII. (N. F. IX.) S. 689.

69. **Birch-Hirschfeld u. Inouye**, Weitere Versuche über die Wirkung des ultravioletten Lichtes auf die Netzhaut. Arch. f. d. ges. Physiol. CXXXVI. S. 595.

1911. 70. **Hertel**, Weitere Mitteilung über die Erregbarkeit der Netzhaut durch Lichtstrahlen. Ber. über d. 37. Vers. d. ophthalmol. Ges. Heidelberg. S. 250.

71. **Ruhemann**, Über die auf chemischem Wege zu ermöglichende Beseitigung der Blendung der Augen. Berl. klin. Wochenschr. S. 1225.

72. **Voege**, Über Licht- und Wärmestrahlung der künstlichen Lichtquellen. Journ. f. Gasbeleuchtung u. Wasserversorgung. Nr. 13. April.

73. **Koelsch**, Der Augenschutz in Glashütten. Münch. med. Wochenschr. S. 462.

1912. 74. **Vogt**, Experimentelle Untersuchungen über die Durchlässigkeit der durchsichtigen Medien des Auges für das Ultrarot künstlicher Lichtquellen. v. Graefes Arch. f. Ophthalmol. LXXXI. S. 155.

75. **Wyler**, Experimentelle Untersuchungen über Blendungsnachbilder und deren Verhältnisse zur Blendungserythropsie. Zeitschr. f. Augenheilk. XXVII. S. 299, 428 u. 524.

1912. 76. Vogt, Einige Messungen der Diathermansie des menschlichen Augapfels und seiner Medien, sowie des menschlichen Oberlides, nebst Bemerkungen zur biologischen Wirkung des Ultrarot. v. Graefes Arch. f. Ophthalmol. LXXXIII. S. 99.

77. Takamine u. Takei, Über das Verhalten der durchsichtigen Augenmedien gegen ultraviolette Strahlen. Pflügers Arch. f. Physiol. S. 379.

78. Bayer, Zur Pathologie des Frühjahrskatarrhs. Ber. über d. 37. Vers. d. ophthalmol. Ges. Heidelberg. S. 258.

79. Fuchs, Über Lichtscheu. Wien. klin. Wochenschr. Nr. 1.

80. Schanz, Gefärbte Gläser als Jagd-, Schnee- und Schutzbrillen. Wochenschrift f. Therap. u. Hyg. d. Auges. Nr. 45.

81. Martin, The effects of ultra-violet rays upon the eye. Proc. of the Roy. Soc. of London. XVII. V. 85. p. 319.

82. Posey, Some effects of artificial light upon the eye, with means of determining the same. Ophth. Record. p. 615.

83. van der Hoeve, Optisch Heterogeniteit en fluorescentie van de lens in verband met den invloed van ultraviolette stralen op het oog. Nederlandsch Tijdschr. v. Geneesk. p. 660.

1913. 84. Schanz, Veränderungen und Schädigungen des Auges durch Licht. Dtsch. med. Wochenschr. Nr. 8.

85. Black and Vaughan, Artificial illumination a factor in ocular discomfort. Papers to be presented before the sect. of ophthalmol. of the Americ. med. assoc. p. 213.

86. Pincus, Die wissenschaftlichen Grundlagen der Zeozontherapie. Arch. f. Augenheilk. LXXIII. S. 291.

87. Schanz, Lichttherapie bei Augenleiden. v. Graefes Arch. f. Ophthalmol. LXXXVI. S. 568.

88. Hess, Über Schädigungen des Auges durch Licht. Arch. f. Augenheilk. LXXV. S. 127. (Internat. Kongr. London.)

89. Parsons, Affections of the eye produced by undue exposure to light. 17. internat. congr. of med. London. 9. sect. p. 199. Bericht: Klin. Monatsbl. f. Augenheilk. LI. (N. F. XVI.) S. 406.

90. Schanz, Über die Veränderungen und Schädigungen der Augen durch die nicht direkt sichtbaren Lichtstrahlen. v. Graefes Arch. f. Ophthalmol. LXXXVI. S. 549.

91. Pfister, Über die gegenwärtigen Kenntnisse betreffend Lichteinwirkung auf das Auge. Korrespbl. f. Schweiz. Ärzte. Nr. 17.

92. Romeik, Schädigung des Auges durch Licht und deren Verhütung. Fortschr. d. Med. Nr. 2. S. 29.

93. Parsons, Proben von Schutzgläsern gegen die Wärmestrahlen. Royal Soc. of med. London. Bericht: Klin. Monatsbl. f. Augenheilk. LII. S. 293.

94. Chalupecky, Der Einfluß der ultravioletten Strahlung auf die Augenlinse. Wien. med. Wochenschr. Nr. 31 u. 82.

1914. 95. Birch-Hirschfeld, Die Wirkung der strahlenden Energie auf das Auge. Ergebn. d. allg. Pathol. u. pathol. Anat. d. Menschen u. d. Tiere v. Lubarsch u. Ostertag. XVI. Ergänz.

96. Schanz, Über die Entstehung der Altersweitsichtigkeit und des Altersstars. v. Graefes Arch. f. Ophthalmol. LXXXVIII. S. 437.

97. Carlo, Le cristallin est-il susceptible d'être lésé par les radiations violettes et ultraviolettes? Ann. d'oculist. CLII. p. 44.

98. Chalupecky, Wien. klin. Wochenschr. Nr. 27.

1915. 99. Schanz, Weiteres über die Entstehung der Weitsichtigkeit und des Altersstars. v. Graefes Arch. f. Ophthalmol. LXXXIX. S. 556.

100. Osborn, Ultraviolet light and some of its effect. Ophthalmology. Jan. p. 288.

1915. 101. Henry, Ophthalmoplegia interna caused by exposure to ultraviolet rays. Ophthalmoscope. März.

102. Robinson, Glasworkers cataract. Ophthalmoscope. Nov. Ref.: Klin. Monatsbl. f. Augenheilk. LVI. S. 333.

103. Schanz, Wirkung des Lichtes auf die lebenden Organismen. Biochem. Zeitschr. LXXI. H. 4 u. 5.

104. Schanz, Über die Beziehungen des Lebens zum Licht. Münch. med. Wochenschr. Nr. 39. S. 1315.

1916. 105. Cridland, Second case of glasworkers cataract in a Puddler (Ironomelter). Ophthalmoscope. Januar.

106. Schanz, Lichtbehandlung bei Augenleiden. Zeitschr. f. Augenheilk. XXXVI. S. 22.

107. Schanz, Die Lichtreaktion der Eiweißkörper. Arch. f. d. ges. Physiol. CLXIV u. CLXIX.

1917. 108. Judson Daland, Eskimo-snow blindness and goggler. Ophth. Record. p. 116.

1918. 109. Chotzen, T. u. Kuznitzki, E., Experimentelle und klinische Beiträge zur Bestrahlung der Kornea mit ultraviolettem Licht. Klin. Monatsbl. f. Augenheilk. LX. S. 198.

110. Birch-Hirschfeld, Die Schädigung des Auges durch Licht und ihre Verhütung. Med. Klinik. Nr. 23. S. 577.

111. Schanz, Licht und Leben. v. Graefes Arch. f. Ophthalmol. XCVI. S. 172.

112. van der Hoeve, Senile Makuladegeneration und senile Linsentrübung. v. Graefes Arch. f. Ophthalmol. XCVIII. S. 1.

113. van der Hoeve, Die optische Heterogenität der Linse. v. Graefes Arch. f. Ophthalmol. XCVIII. S. 39.

114. van der Hoeve, Schädigungen des Auges durch Licht. Senile Linsentrübungen und Makuladegeneration. v. Graefes Arch. f. Ophthalmol. XCVIII. S. 49.

1919. 115. Vogt, Experimentelle Erzeugung von Katarakt durch isoliertes kurzwelliges Ultrarot, dem Rot beigemischt ist. (Ges. d. Schweiz. Augenärzte.) Bericht: Klin. Monatsbl. f. Augenheilk. LXIII. S. 230.

1920. 116. Passow, Dosierung und Technik bei Bestrahlung mit der Bachschen Quarzlampe unter Berücksichtigung der schädigenden und therapeutischen Wirkung auf das Auge. Ber. über d. 42. Vers. d. ophthalmol. Ges. Heidelberg. (Disk.: Schanz, Fehr, Hertel.) S. 243.

Die Verletzung des Auges durch Röntgenstrahlen.

§ 228. Bald nach Entdeckung der Röntgenstrahlen wurde festgestellt, daß länger dauernde Röntgenbestrahlungen die organischen Gewebe erheblich schädigen können, vor allem die Haut, aber auch innere Organe. Die weitere experimentelle und klinische Erfahrung hat ergeben, daß langdauernde und intensive Einwirkung der Röntgenstrahlen dem Auge schweren Schaden zufügen. Vor allem hat sich BIRCH-HIRSCHFELD (1904, 1907, 1908, 1910, 1914) eingehend mit der Wirkung der Röntgenstrahlen auf das Auge befaßt, genaue experimentelle Untersuchungen angestellt, eigene Beobachtungen von Beschädigung des menschlichen Auges mitgeteilt und die sonstigen Beobachtungen von Röntgenbeschädigungen des Auges zusammengestellt.

Versuche über die schädliche Wirkung der Röntgenstrahlen auf das Tierauge.

Die ersten Versuche über die Wirkung der Röntgenstrahlen auf das Auge hat CHALUPECKY (1897) angestellt. Er benutzte ein Kaninchen, das er täglich oder ein um den andern Tag $^3/_4$—2 Stunden lang der Röntgenschen Fokuslampe exponierte. Am 10. Tage nach einer 13stündigen Expositionsdauer traten neben Veränderungen der äußeren Haut Entzündungen der Augenlider und der Bindehaut, sowie starke Pupillenverengerung auf. Die Veränderungen nahmen in den nächsten Tagen zu, es kam zu Ausfall der Haare, Schwellung der Augenlider, Chemosis und Sekretion der Bindehaut, Unebenheiten und Stichelung der Hornhautoberfläche, sowie zu diffuser Trübung der Hornhaut, zu Lichtscheu und Lidkrampf. Bei Fortsetzung der Exposition, nach 24 stündiger Exposition in 18 Sitzungen, war der Bindehautsack mit einem an plastischen Elementen reichen Sekret angefüllt, die Hornhaut vollkommen grauweiß getrübt und die äußere Haut stärker verändert. Die anatomische Untersuchung dieses Auges ergab schwere Veränderungen an der Haut, der Bindehaut und Hornhaut, während die Linse unverändert und die Tiefe des Auges bis auf Glaskörperschrumpfung normal erschienen. Bei zwei weiteren Versuchen an Kaninchen wurden analoge Veränderungen des äußeren Auges beobachtet und bei einem Meerschweinchen ebenfalls. Bei diesen Tieren entstand an beiden Augen vordere Polarkatarakt in Form eines sternartigen Fleckes mit einer halbdurchsichtigen Scheibe, während die peripheren Teile der Linse durchsichtig blieben. Doch wurde der Linsenbefund als ein zufälliger angesehen. Die Versuche ergaben, daß die Folgen erst nach einer gewissen Latenzzeit auftreten und daß kumulierende Wirkung besteht.

SCHOLZ (1902) bestrahlte ein Kaninchenauge 10 mal je 15 Minuten lang. Nach 4—5 Wochen war die Haut in der Umgebung des Auges total nekrotisch und der Bulbus selbst bis auf Konjunktivitis unverändert.

Sodann hat BIRCH-HIRSCHFELD (1904) in einer Reihe von Versuchen Röntgenbestrahlungen am Kaninchenauge mit einer Bestrahlungsdauer von 15—30 Minuten ausgeführt, die Tiere längere Zeit beobachtet und die Folgen eingehend anatomisch untersucht. Er erhielt nach einer Latenz von etwa 14 Tagen Veränderungen am vorderen Augenabschnitt, die mit mehr oder weniger ausgesprochenen entzündlichen Erscheinungen einhergehen, und solche an der Netzhaut und am Sehnerven, die einen rein degenerativen Charakter besitzen. Die Veränderungen am vorderen Augenabschnitt bestehen in Blepharitis mit Haar- und Wimperverlust, Konjunktivitis, Keratitis von dem Charakter der interstitiellen Keratitis und Iritis. Anatomisch ließen sich neben entzündlichen Veränderungen eigenartige Störungen am Epithel der Lidhaut, der Bindehaut und Hornhaut nachweisen. Es fanden sich Quellung und Zerfall der pigmentierten Iriszellen sowie Gefäßveränderungen an der Bindehaut, Lider und Iris, im Sinne einer partiellen Wucherung und vakuolisierenden Degeneration der Gefäßintima. Die Linse blieb bei allen Fällen durchsichtig. Am hinteren Augenabschnitt war mehrere Wochen nach der Bestrahlung Atrophie der Papille ophthalmoskopisch nachweisbar. Anatomisch fanden sich Degeneration der Ganglienzellen der Netzhaut und Vakuolisation, Zerfall des Protoplasmachromatins, Kern- und Zellschrumpfung und (nach MARCHI-Behandlung) ausgesprochener Nervenfaserzerfall im Sehnerv und Markstrahlenbezirk.

Hinzuweisen ist ferner auf die Versuche von Röntgenbestrahlung bei trächtigen Tieren, die v. Hippel (1905, 1907) zum Teil gemeinsam mit H. Pagenstecher ausgeführt hat. v. Hippel bestrahlte den Bauch trächtiger Kaninchen und konnte so bei einer großen Prozentzahl der geworfenen Tiere angeborene Katarakt erzeugen, die teils die Form von Schichtstar, teils von Zentralstar, teils von kreisförmiger Trübung besaßen. In einer zweiten Gruppe von Fällen wurden trächtige Tiere bestrahlt, während der Bauch durch Bleiplatten abgedeckt war. Bei den geworfenen Tieren wurde ebenfalls Katarakt, bei anderen Mikrophthalmus mit Kolobom und Liddefekten nachgewiesen.

Tribondeau und Belley (1907) erzielten bei neugeborenen Tieren Linsenveränderungen, Alphonse (1909) stellte Röntgenbestrahlungsversuche bei Meerschweinchen, Kaninchen und Hunden an und ließ die Bestrahlung einwirken bei trächtigen, neugeborenen und erwachsenen Tieren. Die Versuche ergaben mehr oder weniger schwere Degeneration an den Linsenkapselepithelien und der Rindensubstanz, vornehmlich am Äquator und in der hinteren Kortikalis. Daneben fanden sich Proliferationsvorgänge an den Epithelien. Die schädigende Wirkung der Röntgenstrahlen war um so größer, je jünger die Zellen waren.

Rauch (1914) erzielte bei Röntgenbestrahlung des Kaninchenauges im hinteren Augenabschnitt auch Gefäßveränderungen in Form von Erweiterung und Schlängelung der Netzhautgefäße.

Verletzung des menschlichen Auges durch Röntgenstrahlen.

Wie die Versuche ergeben haben, können intensivere und länger dauernde Röntgenbestrahlungen dem Auge schweren Schaden bringen. Beschädigungen des menschlichen Auges durch Röntenstrahlen sind aber bisher in nicht allzugroßer Zahl beobachtet worden. Es hängt das damit zusammen, daß einmal die zur Radiographie des Kopfes erforderliche Strahlungsintensität und Bestrahlungsdauer von dem Auge ohne Schaden vertragen wird, daß ferner bei der bekannten Gefährlichkeit der Röntgenstrahlen bei anderweitigen Bestrahlungen Schutzmaßnahmen durch Abdecken der Augen vorgenommen werden. Gefährlich für die Augen sind aber zweifellos längerdauernde oder wiederholte therapeutische Bestrahlungen in der Umgebung des Auges zur Behandlung von Lupus, Tumoren usw. Die dabei angewandte Abdeckung kann sich als ungenügend erweisen. Besonders gefährlich kann die direkte Bestrahlung des Auges werden.

Beobachtet sind meist nach therapeutischer Bestrahlung bösartiger Tumoren oder Lupus Veränderungen an den Lidrändern, Wimperausfall, sowie Konjunktivitis und vor allem Entzündung der Hornhaut mit tiefen Trübungen, die bei zentralem Sitz das Sehvermögen beeinträchtigen. Die Lage der Hornhautveränderungen entspricht dem bestrahlten Bezirk.

Konjunktivitis nach Röntgenbestrahlung beobachteten Scherer (1901), Mayon (1902).

Birch-Hirschfeld (1904, 1908, 1910) wies bei 5 Patienten, die wegen bösartiger Geschwülste intensiv bestrahlt worden waren, Entzündung der Bindehaut und Hornhaut mit Hinterlassung von Hornhauttrübung im bestrahlten Bezirk nach. Bei einem Fall (1904 Fall III), bei dem nach Exenteratio orbitae wegen

Ulcus rodens mehrfach bei gut abgedecktem rechtem Auge bestrahlt war, trat auf der nasalen Seite des rechten Auges Konjunktivitis und Keratitis mit zahlreichen punktförmigen Trübungen, mit oberflächlicher und tieferer Vaskularisation auf. Zweifellos hatten die X-Strahlen von der linken Seite her nach Durchdringung der relativ dünnen, auf der linken Seite durch den Tumor mehrfach durchbrochenen medialen Orbitalwandungen das gut abgedeckte rechte Auge erreicht. In einem anderen der Fälle (1904, 1908), bei dem bald nach der Bestrahlung Konjunktivitis und Keratitis beobachtet waren, ließ sich nach mehreren Jahren eine eigenartige Veränderung der Gefäße im bestrahlten Bezirk der Conjunctiva bulbi nachweisen. Die Venen zeigten bei Lupenuntersuchung zahlreiche Einschnürungen und sackartige Erweiterungen des Gefäßrohres. Offenbar war diese langsam sich entwickelnde Veränderung durch vakuolisierende Degeneration der Intima veranlaßt. In zwei der Fälle (1904, IV, 1907) die nach intensiver Bestrahlung später zur Enukleation kamen, ließen sich anatomisch Veränderungen an der Hornhaut und dem Epithel nachweisen, die offenbar durch die Röntgenstrahlen hervorgerufen waren. Auch an der Iris und am Ziliarkörper fanden sich ausgesprochene Veränderungen an den Stromazellen und an den Gefäßen, die mit den analogen Tierbefunden übereinstimmten.

Beobachtungen von Hornhautentzündung nach Röntgenbestrahlung sind ferner erwähnt von van Duyse (1897), Guglianetti (1909), Weeks (1904), Stargardt (1912), Axenfeld (1916). Himmel (1910, Birch-Hirschfeld) beobachtete nach Lupusbestrahlung an der Stirn starke Lichtscheu. Wild (1902) berichtete über einen Fall, bei dem nach starker Röntgenbestrahlung eine Panophthalmie auftrat, die die Entfernung des Auges nötig machte. Ich selbst beobachtete bei einem Mann, der wegen Ulcus rodens an den Augenbrauen bestrahlt war, neben leichten Veränderungen an dem Lidrand mit Wimperausfall und Bindehautentzündung eine vaskularisierte Hornhauttrübung.

Weitere Mitteilungen von schädigendem Einfluß finden sich bei Ebenhuus (1919), Jendralski (1920).

Es sind mehrere Beobachtungen mitgeteilt, in denen nach Röntgenbestrahlung Linsentrübungen aufgetreten sind. Sie liegen vornehmlich in der hinteren Kortikalis und scheinen im Pupillargebiet am stärksten zu sein.

Bei den Tierversuchen war der Linsenbefund negativ bis auf eine Beobachtung von Chalupecky bei einem Meerschweinchen. Sodann hatte v. Hippel (1905) angeborene Stare durch Bestrahlung des Bauches trächtiger Tiere hervorrufen können. In der Diskussion zur v. Hippelschen Mitteilung erwähnten Gutmann und Treutler (1905) je eine Beobachtung. In dem Gutmannschen Fall handelte es sich um einen Ingenieur, der sich viel mit der Herstellung von Röntgenröhren beschäftigt und darnach Sehstörungen verspürt hatte. Es fanden sich Tropfenbildungen in der hinteren Kortikalis beider Linsen. Der jugendliche Patient war sonst gesund. Die Röntgenarbeit wurde untersagt und seitdem war die Katarakt nicht fortgeschritten. Treutler stellte bei einem Angestellten des Röntgenlaboratoriums in Hamburg eine beiderseitige hintere Polarkatarakt fest, der Patient, der vorher gut gesehen hatte, hatte nur $S = {}^6/_{60}$.

In einem von Paton (1908) mitgeteilten Fall waren bei einer 32jährigen Frau, die gut gesehen hatte, wegen Lupus zahlreiche Bestrahlungen bei Verdecken der Augen durch Leinenläppchen ausgeführt. Nach jeder Sitzung waren die Lider und das Auge etwas gerötet und gedunsen. Nach 6 Jahren zählte die Patientin nur noch Finger in 1 m, und es fanden sich in beiden Linsen dichte graue Flecke in der hinteren Kortikalis sowie zerstreut in den übrigen Linsenteilen. Nach Extraktion mit Iridektomie wurde S = $^6/_6$ erzielt bei normalem Fundus.

BIRCH-HIRSCHFELD (1908) fand $2^1/_2$ Jahr nach intensiver Bestrahlung eines Kankroids, das anfangs zu Konjunktivitis und Keratitis neigte, eine zarte wolkige Trübung in der hinteren Kortikalis und noch später die erwähnte eigenartige Veränderung an den Bindehautgefäßen des bestrahlten Bezirks.

AXENFELD (1916, 1918) beobachtete nach wiederholten Bestrahlungen eines Auges mit Glioma retinae bei einem 2jährigen Kind neben Ausfall der Wimperhaare und der Augenbrauen sowie Veränderungen an der Haut und Bindehaut vorübergehende Keratitis und einige Monate später Totalkatarakt, die mit Erfolg extrahiert wurde, ebenso Katarakt nach Bestrahlung eines Irissarkoms.

Daß auch im hinteren Bulbusabschnitt des menschlichen Auges an der Netzhaut und am Sehnerven Veränderungen nach Röntgenbestrahlung auftreten können, dafür sprechen einige klinische Beobachtungen sowie das Resultat der anatomischen Untersuchung von bestrahlten Augen.

SCHERER (1901) fand nach Röntgenbestrahlung außer Konjunktivitis Hyperämie und Verwaschensein der Papille.

In einem von AMMANN (1906) mitgeteilten Fall ist die Wirkung der Röntgenstrahlen auf die Tiefe des Auges nicht zweifelsfrei festzustellen. Bei einem 30jährigen Mann, bei dem ein kleines Aderhautsarkom hinter dem Ziliarkörper bei sonst normalem Fundus und S = $^1/_2$ festgestellt war, wurde innerhalb von 4 Tagen in drei Sitzungen der Tumor durch Aufsetzen der Röhre auf die Sklera bestrahlt. Der Tumor nahm rapid zu, nach 6 Tagen trat ausgedehnte Ablatio ein und 14 Tage nach der Bestrahlung bestanden buckelförmige Ablatio und leichte Neuritis. $5^1/_2$ Wochen nach der Bestrahlung war der Befund derselbe; die anatomische Untersuchung bestätigte den Befund. AMMANN möchte die Netzhautabhebung durch Exsudation seitens der Aderhaut infolge der Bestrahlung erklären. Doch ist der Befund nicht beweisend. BIRCH-HIRSCHFELD (1907) untersuchte den Bulbus histologisch und fand feinere Veränderungen an den Zellen, die ebenfalls nicht mit voller Sicherheit auf die Bestrahlung zu beziehen waren.

BIRHH-HIRSCHFELD (1904, 1907) hatte Gelegenheit, zwei Augen, in denen intensive Bestrahlung ausgeführt war, anatomisch zu untersuchen. In dem einen (1904) fanden sich neben charakteristischen Veränderungen im vorderen Bulbusabschnitt auffallende, offenbar durch Röntgenstrahlen hervorgerufene Veränderungen der Netzhaut: zystoide Degeneration der Makula, Vakuolisation und Chromatolyse der Netzhautganglienzellen und vakuolisierende Degeneration der Netzhautgefäße. In einem zweiten Fall, bei dem klinisch eine den äußeren Veränderungen nicht entsprechende Sehschwäche bestand, konnten an der Netzhaut ähnliche Veränderungen nachgewiesen werden, nur war die Makula frei. Der Optikus war unverändert.

Diagnose. Art und Sitz der Veränderungen gestatten in manchen Fällen ohne weiteres den Schluß, daß es sich um Folgen der Röntgenbestrahlung handelt. In anderen Fällen kann diese ätiologische Feststellung schwer sein, da die Veränderungen nicht sofort nach der Bestrahlung auftreten, sondern erst nach kürzerer oder längerer Latenz, und da die Augen manchmal anderweitige pathologische Veränderungen aufweisen.

Die Prognose richtet sich nach der Schwere der Veränderungen.

Therapie. Symptomatische Behandlung mit desinfizierenden Salben, Adstringentien usw. sind bei den äußeren Veränderungen angezeigt.

Prophylaxe. Bei der therapeutischen Anwendung der Röntgenbestrahlung in der Umgebung des Auges sind geeignete Schutzmaßnahmen durchaus notwendig. Sorgfältige Abdeckung des Auges mit Bleiplatten oder Bleiglas kommt in Frage. Es sind verschiedene Vorschläge für zweckmäßigen Schutz gemacht z. B. Coulomb (1906), Weeks (1904).

Bei Bestrahlungen in der Tiefe des Auges kommt es darauf an, die α- und β-Strahlen durch geeignete Filter fernzuhalten und nur die harten γ-Strahlen in die Tiefe zu senden.

v. Duyse und de Nobele (1906) haben zum Schutz der Augen bei therapeutischer Anwendung der Röntgenstrahlen in der Nachbarschaft des Auges von Müller (Wiesbaden) Prothesen aus verschiedenen für Röntgenstrahlen undurchgängigen Stoffen herstellen lassen. Am besten waren Prothesen aus Bleiglas (Gundelach, Gehlberg i. Thür.) oder aus Pariser Email.

* * *

Literatur zu § 228.

1897. 1. Chalupecky, Über die Wirkung der Röntgenstrahlen auf das Auge und die Haut. Zentralbl. f. prakt. Augenheilk. S. 234, 267, u. 386.

2. van Duyse, Nouvelle méthode pour l'obtention des skiagrammes oculaires. Un méfait des rayons X. Ann. de bull. de la soc. de méd. de Gand.

1899. 3. Gaßmann, Fortschritte auf dem Gebiete der Röntgenstrahlen. II. S. 197.

4. Himmel, Die günstige Wirkung der Röntgenstrahlen auf den Lupus und deren Nebenwirkung auf die Haut und ihre Anhangsgebilde. Arch. f. Dermatol. u. Syphilis. L. S. 323.

1901. 5. Scherer, Conjunctivitis from X rays. Incipient retinitis apparently due to the same cause. New York med. Journ. 21. Sept.

1902. 6. Mayon, Rodent ulcer of the face, involving the upper and lower lid; treated by X rays. Ophth. Review. p. 202.

7. Scholz, Über den Einfluß der Röntgenstrahlen auf die Haut in gesundem und krankem Zustand. Arch. f. Dermatol. u. Syphilis. LIX.

8. Wild, Brit. med. assoc. Manchester. 30. July.

1903. 9. Freund, Grundriß der gesamten Radiotherapie. Urban u. Schwarzenberg.

1904. 10. Birch-Hirschfeld, Die Wirkung der Röntgen- und Radiumstrahlen auf das Auge. v. Graefes Arch. f. Ophthalmol. LIX. S. 229.

11. Weeks, La protection des yeux contre l'action des rayons X. Arch. d'électr. méd. 10. Nov.

1905. 12. v. Hippel, Über angeborenen Zentral- und Schichtstar. Ber. über d. 32. Vers. d. ophthalmol. Ges. Heidelberg. S. 163. Demonstration zu dem Vortrage S. 337. Disk.: Gutmann S. 337, Treutler S. 338.

1906. 13. Ammann. Zur Wirkung der Röntgenstrahlen auf das menschliche Auge. Korrespbl. f. Schweiz. Ärzte. S. 487.

14. Coulomb, Schutz der Augen gegen x-Strahlen. L'Ophtalmol. provinc. Ref.: Zentralbl. f. prakt. Augenheilk. S. 428.

15. van Duyse et de Nobele, La protection de l'œil dans le traitement radiothérapique des parties voisines de cet organe. Rev. gén. d'ophtalmol. p. 4.

1907. 16. **Birch-Hirschfeld**, Weiterer Beitrag zur Wirkung der Röntgenstrahlen auf das menschliche Auge. v. Graefes Arch. f. Ophthalmol. LXVI. S. 104.

1907. 17. v. **Hippel**, Über experimentelle Erzeugung von angeborenem Star bei Kaninchen, nebst Bemerkungen über gleichzeitig beobachteten Mikrophthalmus und Lidkolobom. v. Graefes Arch. f. Ophthalmol. LXV. S. 326.

18. **Tribondeau et Belley**, Action des Rayons X sur l'œil en voie de développement. Arch. de l'électric. méd. No. 227. Déc.

1908. 19. **Birch-Hirschfeld**, Zur Wirkung der Röntgenstrahlen auf das menschliche Auge. Klin. Monatsbl. f. Augenheilk. XLVI. (N. F. VI.) S. 129.

20. **Paton**, Cataracta posterior nach zu langer Röntgenstrahlenbeleuchtung. Ophthalmol. soc. of the Unit. Kingd. (12. Nov.) Bericht: Klin. Monatsbl. f. Augenheilk. XLVII. (N. F. VII.) S. 196.

1909. 21. **Alphonse**, Experimentelle Untersuchungen über die Einwirkung der Röntgenstrahlen auf die Linse. Arch. f. Augenheilk. LXIV. S. 277.

22. **Guglianetti**, Intorno all' azione dei Raggi Roentgen sulla retina. Arch. di ottalmol. p. 507.

1910. 23. **Birch-Hirschfeld**, Die Wirkung der strahlenden Energie auf das Auge. Ergebn. d. allg. Pathol. v. Lubarsch-Ostertag. XIV. Ergänzungsband.

24. **van Lint**, Accidents oculaires dus aux rayons X. Clin. ophtamol. p. 70.

1912. 25. **Stargardt**, Die Röntgentherapie in der Augenheilkunde. Strahlentherapie. I, 1. S. 156.

1914. 26. **Rauch**, Über die Anwendung von x-Strahlen gewisser Intensität auf das Auge. Strahlentherapie. 4. S. 471.

1914. 27. **Birch-Hirschfeld**, Die Wirkung der strahlenden Energie auf das Auge. Ergebn. d. allg. Pathol. v. Lubarsch-Ostertag. XVI. Ergänzungsband S. 603.

1916. 28. **Axenfeld**, Intraokulare Strahlentherapie, besonders beim Glioma retinae. Ber. über d. 40. Vers. d. ophthalmol. Ges. Heidelberg. S. 396.

1919. 29. **Ebenhuus**, Ein Fall von oberflächlicher und tiefer Augenläsion nach Röntgenbestrahlung. (Ophthalmol. Ges. Kopenhagen.) Bericht: Klin. Monatsbl. f. Augenheilk. LXV. S. 428.

1920. 30. **Jendralski**, Radiotherapeutische Erfahrungen bei Tumoren und Tuberkulose des Auges und seiner Umgebung. Klin. Monatsbl. f. Augenheilk. LXV. S. 565 u. LXVI. S. 96.

Die Verletzungen des Auges durch radioaktive Substanzen (Radium, Mesothorium, Thorium).

§ 29. Die Radiumstrahlen, die bei intensiver und länger dauernder Bestrahlung bekanntlich eine zerstörende Wirkung auf Zellenelemente fast aller Art ausüben und an der Haut sowie an anderen Geweben und Organen hochgradige Veränderungen mit Entzündung und Nekrose hervorrufen, können auf das Auge gewebszerstörend wirken. Die zuerst von Birch-Hirschfeld (1904) ausgeführten experimentellen Untersuchungen mit Radiumbestrahlung am Auge beweisen, daß durch Radiumstrahlen ähnliche Veränderungen wie durch Röntgenbestrahlung am Auge von Tieren erzeugt werden können. Bei längerer Bestrahlungszeit und Anwendung großer Dosen können schwere Veränderungen am äußeren Auge und seiner Bedeckung sowie in der Tiefe des Auges an der Netzhaut und am Sehnerven veranlaßt werden. Kürzere Bestrahlung mit kleineren Dosen werden, wie zahlreiche therapeutische Versuche bewiesen haben, vom menschlichen Auge ohne bleibenden Schaden vertragen. Wie Birch-Hirschfeld (1914) vermutet, kommen für die Lid- und Hornhautveränderungen besonders die leicht resorbierten α- und β-Strahlen in Betracht, während die tiefdringenden γ-Strahlen für die Netzhautveränderungen verantwortlich zu machen sind.

Versuche über die schädliche Wirkung der Radiumstrahlen auf das Auge. Birch-Hirschfeld stellte seine Versuche an Kaninchen in der Weise an, daß er das Radiumpräparat — 20 mg Radiumbromid in einer mit Glimmerplättchen abgeschlossenen Ebonitkapsel — auf die geschlossenen Lider befestigte und in einer Expositionszeit von 2—6 Stunden einwirken ließ. In einem Fall trat nach 4 stündiger Bestrahlung bereits 2 Stunden später eine Reaktion in Gestalt von Konjunktivitis, leichter Hornhauttrübung und Iritis ein, im übrigen machten sich die Veränderungen erst nach einer Latenz von 7—16 Tagen bemerkbar. An der Lidhaut zeigten sich Dermatitis mit Haarausfall und Rötung, in einigen Fällen kam es zu schwer heilender Ulzeration der Haut und Blepharitis ulcerosa. An der Bindehaut trat intensive Entzündung mit Rötung, Schwellung, Chemosis und reichlicher schleimig-eitriger Sekretion auf. Die Hornhautveränderungen glichen denen nach Röntgenbestrahlung, waren aber weniger hochgradig. Es kam zu interstitieller Keratitis mit tiefen punktförmigen Trübungen und Mattigkeit sowie Stichelung der Oberfläche. Die Iris war hyperämisch und verwaschen, mehrmals fanden sich Beschläge. Bei 3 von 5 Fällen trat ophthalmoskopisch ausgesprochene Optikusatrophie in Erscheinung. Die entzündlichen Veränderungen am vorderen Augenabschnitt gingen nach mehreren Tagen oder Wochen allmählich zurück.

Anatomisch wurden die Zeichen der Konjunktivitis und Keratitis mit Infiltration und Zelldegeneration nachgewiesen, sowie Hyperämie und Zellveränderung an der Iris, Ziliarkörperhyperämie und an den Gefäßen des vorderen Augenabschnittes Zeichen von vakuolisierender Degeneration der Intima. Die Linse schien unverändert. In der Netzhaut fanden sich anatomisch an den Ganglienzellen hochgradige Veränderungen in Gestalt von Vakuolisation, Chromatolyse und Kernschrumpfung, sowie an den inneren und äußeren Körnern Zerfallserscheinungen. Am Optikus wurde Faserzerfall nachgewiesen.

Selenkowsky (1906, 1908) hat Versuche mit Radium am Kaninchenauge angestellt, die die Befunde von Birch-Hirschfeld bestätigten. Er richtete die Strahlen unmittelbar auf den Augapfel — die Kornea — aus einer Entfernung von 2—3 mm. Er bestätigte die Latenz, die individuelle ungleiche Disposition, und fand kumulierende Wirkung. Nach seinen Beobachtungen fand er die mehr- oder einmalige Bestrahlung mit 30 mg bei einer Dauer von $^1/_2$—1 Stunde, sowie die mehrmalige $^1/_2$ stündige Bestrahlung mit 10 mg Radium zweifellos gefährlich für das Auge. Bei mehrmaligen 1 stündigen Sitzungen mit 30 mg Radium waren die Veränderungen ungefähr dieselben, wie die von Birch-Hirschfeld mit 20 mg und mit 2—6 stündiger Anwendung. Selenkowsky fand in der Hornhaut Desquamation der oberflächlichen Schichten des Epithels und Zerfall in den tieferen Schichten, Infiltration des Hornhautgewebes, fibrinöses Exsudat in der vorderen Kammer, Hyperämie der Iris und des Ziliarkörpers und in der Netzhaut Degeneration der gangliösen Schicht. Nach seinen klinischen Erfahrungen hält er bei der Trachombehandlung die Anwendung von 10 mg Radiumbromid in geeigneten Röhren eingeschlossen bei 10 Minuten langer Dauer der Sitzung für ungefährlich, zumal wenn die Schleimhaut der ektropionierten Augenlider bestrahlt wird. Dagegen warnt er, ebenso wie BIRCH-HIRSCHFELD, selbst kleine Mengen unmittelbar auf den Augapfel anzuwenden.

ROSELLI (1907) fand, daß 1 mg Radium, während je 30 Minuten an mehreren Tagen am Kaninchenauge angewandt, nicht die geringsten Gewebsveränderungen hervorrief.

FUSITA (1912) fand nach Radiumbestrahlung des Froschauges keine Lageveränderung der Sehzellen und der Pigmentepithelzellen, an Kaninchenaugen auffallende Veränderung der Hornhautendothelzellen (Gestaltsveränderung und Vakuolisierung). Das Linsenepithel blieb normal.

Die Wirkung des Mesothoriums auf den Sehapparat hat CHALUPECKY (1913) experimentell beim Kaninchen untersucht. Eine Kapsel mit 10 mg Mesothorium wurde täglich 1—2 Stunden auf das obere Augenlid eines jungen Kaninchens gebunden. Nach 8 Stunden am 6. Tage trat Bindehauthyperämie auf, nach 14stündiger Bestrahlung am 10. Tage zeigten sich Haarausfall, eitrige Bindehautentzündung und Hornhautgeschwür, nach 20 stündiger Bestrahlung fanden sich anatomisch Nekrose der Lidbindehaut, Abhebung des Hornhautepithels, Vakuolisierung und kleinzellige Infiltration der Hornhautgrundsubstanz, während Veränderungen an der Netzhaut und am Sehnerven nicht festzustellen waren. Die Veränderungen der Hornhaut waren weniger erheblich als nach Einwirkung von 5 mg Radium. Im übrigen waren die Veränderungen gleicher Art wie nach Radiumbestrahlung, da bei beiden die γ-Strahlen die wirksamen sind, Strahlen, die auch den Röntgenstrahlen verwandt sind.

FLEMMING (1913) suchte eine gleichmäßige Flächenverteilung des Radiums (1,1 $\times$ 1,3 cm) und Mesothoriums (1,0 $\times$ 2,0 cm) dadurch zu erreichen, daß er einen Leinewandlappen mit den gelösten Körnchen imprägnierte und auf einen für das Auge passenden Rahmen mit Aluminiumhülle brachte. Das Mesothoriumpräparat von 12 mg hatte seinen Strahlungswert behalten, während das Radiumpräparat von 10 mg nur noch einen Strahlungswert von 4 mg Radiumbromid besaß. Versuche am Kaninchenauge ergaben, daß kurzdauernde Expositionen von 3—10 Minuten unmittelbar auf die Kornea mit 10 mg Radium in der Glashülse schon nach 2 Wochen vorübergehende Trübungen hervorriefen, die bei 3 Minuten Bestrahlung 5 Tage, bei 10 Minuten 14 Tage anhielten. Die gleichmäßige flächenhafte Ausbreitung der strahlenden Masse wirkte erst später reizend oder gewebzerstörend ein als die Form der größeren Klumpen. Bestrahlung der Hornhaut durch direktes Auflegen des Radiumpräparates (4,8—5,8 mg Radium) bis zu 2 Stunden führte keinerlei krankhafte Veränderungen herbei, erst 20 stündige Bestrahlung (3 mg Radium) erzeugte eine Keratitis superficialis, die nach 6 Wochen narbenlos abheilte und weder funktionell noch pathologisch-anatomisch sichtbare Veränderungen zurückließ. Das Mesothoriumpräparat (12 mg) rief bei 3 stündiger Bestrahlung oberflächliche Hornhautentzündung von 1 Woche Dauer hervor, bei 8 stündiger Bestrahlung Geschwüre, die nach 6 Wochen mit Hinterlassung von Narben abheilten. Außerdem wurde Verengerung der Pupille und Haarausfall an den Lidern beobachtet.

ABELSDORFF (1914) berichtete über Versuche, die er mit Einspritzungen von Thorium-x-Lösung am Kaninchenauge angestellt hat. Die eingespritzten Mengen waren nach der γ-Strahlung 0,017—0,15 mg Radiumbromid äquivalent. Bei Einspritzungen in die Vorderkammer trat eine Entfärbung der Iris ein, die sich bis zur vollständigen Atrophie steigerte. Bei größeren Dosen stellte sich Keratitis parenchymatosa ein, die sich zum Teil zurückbildete, zum Teil aber zur Geschwürsbildung und zu heftiger Konjunktivitis führte. Die Geschwüre heilten mit dichten Narben aus. Die anatomische Untersuchung ergab, daß die Veränderungen am Ziliarkörper halt machten und der hintere Augenabschnitt freiblieb. In der Iris kam es stets neben Blutungen und Gefäßwandveränderungen zur Degeneration der Chromatophoren und starker Vermehrung pigmentierter Klumpenzellen. Bei Injektionen in den Glaskörper kam es zu partiellen Unterbrechungen der Netzhautgefäße, Netzhautblutungen, Exsudation mit umschriebener Netzhautablösung und nach einigen Wochen zu dem Bild einer Chorioiditis mit weißen und schwarzen Herden, so wie bei größeren Dosen zum Schwund der Markstrahlen und Verödung der Netzhautgefäße. Frühestens 1 Woche nach der Einspritzung trat durch Verdrängen der Thorium-x-Lösung in die Vorderkammer eine Entfärbung der Iris ein. Die Veränderungen sind ausschließlich auf die Strahlung zu beziehen, bei der am hinteren Abschnitt häufig eintretenden örtlich differenzierten Wirkung kommt den wenig durchdringenden α- und β-Strahlen ein wesentlicher Anteil zu. Die größte Empfindlichkeit für die Strahlen zeigten die Chromatophoren der Iris, sodann das Hornhautendothel, während die Linse durchsichtig blieb. Wenn auch bei der hochgradigen Alteration besonders der Endothelzerstörung der Netzhautgefäße eine partielle Degeneration der Netzhaut und des Sehnerven eintrat, so war doch die Reaktion der Aderhaut auf die Strahlenwirkung eine weit stärkere. Kleine Dosen von Thorium-x-Lösung, die intraokular noch wirksam waren, erzeugten bei subkonjunktivaler Einspritzung keine Veränderungen.

Etwa gleichzeitig hat STARGARDT (1915) Versuche mit Einspritzungen von Thorium-x-Lösung am Kaninchenauge angestellt. Er verwandte bedeutend schwächere Strahlenmengen. Die in die vordere Augenkammer eingespritzte Lösung war der Strahlung, die von 0,0045—0,0025 mg Radiumbromid ausgeht, gleich, die im Glaskörper zur Wirkung kommende Strahlung der von 0,009 mg Radiumbromid. Die Befunde entsprachen im wesentlichen denen von ABELSDORFF, nur daß der geringeren Strahlung entsprechend die Veränderungen weniger hochgradig waren. Im Unterschied zu ABELSDORFF fand STARGARDT aber bei Glaskörpereinspritzungen klinisch und anatomisch nachweisbare Linsenveränderungen, die als primäre Folge der Strahlung anzusprechen waren, auch zeigten Netzhaut und Sehnerv anatomisch weitgehende Degeneration. Während ABELSDORFF vorsichtige therapeutische Anwendung am menschlichen Auge nicht für ganz aussichtslos ansah, sprach sich STARGARDT entschieden gegen eine therapeutische Verwendbarkeit aus.

Über Schädigung am menschlichen Auge durch Radiumstrahlen liegen bisher nur spärliche Mitteilungen vor.

GRUNMACH (1899) beobachtete bei Arbeiten mit Radium Reizerscheinungen der Retina. Noch mehrere Stunden nachher empfand er ein Flimmern in den Augen.

LAWSON und DAVIDSON (1910) beobachteten nach Bestrahlung von Augenerkrankungen mehrfach vorübergehende starke Schmerzen einige Stunden nach der Bestrahlung, sowie in einem Fall nach Bestrahlung einer Episkleritis mit einer großen Radiumdosis Reizerscheinungen der Retina mit Lichterscheinungen und Nebel.

AXENFELD (1918) beobachtete nach Bestrahlung eines Melanosarkoms der Papille und der benachbarten Aderhaut mit Mesothorium das Auftreten von Katarakt, UHTHOFF (1919) nach Mesothoriumbestrahlung eines Auges mit Gliom Ulzeration der Lidhaut und der Hornhaut mit Perforation.

Die Ergebnisse der experimentellen Untersuchungen mit Radiumstrahlen am Tierauge lassen es zweifellos erscheinen, daß am menschlichen Auge bei länger dauernder Einwirkung eines kräftigen Radiumpräparates ganz analoge Veränderungen am Auge wie bei den Tierversuchen zu erwarten sind. Jedenfalls ist in der Anwendung des Radiums am Auge oder in seiner Nachbarschaft größte Vorsicht geboten. Bei Bestrahlung in der Nähe des Auges ist das Präparat in einem zweckentsprechend geformten Behälter zu verwenden, damit die Wirkung der Bestrahlung umschrieben bleibt. Zudem erscheint es notwendig, bei Behandlung an den Lidern z. B. von Tumoren usw. oder in der nächsten Nähe des Auges den Bulbus selbst durch Abdecken mit Bleiplatten oder schalenförmigen Decken aus Bleiglas zu schützen.

KÜPFERLE (1918) wies auf Grund von Untersuchungen darauf hin, daß die Empfindlichkeit des gesunden Gewebes mit zunehmender Strahlenhärte sinkt, die des kranken Gewebes steigt. Am geeignetsten für Bestrahlung von Tumoren am Auge sind deshalb die γ-Strahlen des Radiums bzw. Mesothoriums. Er empfiehlt außer dem für die Wegnahme von α- und β-Strahlung notwendigen Filter (1,5 mm Messing) noch ein Schwerfilter von 1—2 mm Blei anzuwenden und die Bestrahlungszeit entsprechend zu verlängern, aber ohne Schwerfilter nur kurze Zeit zu bestrahlen.

Literatur zu § 229.

1899. 1. Grunmach, Deutsche med. Wochenschr. Nr. 37.

1904. 2. Birch-Hirschfeld, Die Wirkung der Röntgen- und Radiumstrahlen auf das Auge. v. Graefes Arch. f. Ophthalmol. LIX. S. 229.

1905. 3. Birch-Hischfeld, Klinische und anatomische Untersuchungen über die Wirkung des Radiums auf die trachomatöse Bindehaut. Klin. Monatsbl. f. Augenheilk. XLIII. (II), S. 497.

1906. 4. Selenkowsky, Über die Verwendung der Becquerelstrahlen zur Behandlung von Augenkrankheiten. Russk. Wratsch. Nr. 7—9.

1907. 5. Roselli, Wirkung des Radiums auf die Gewebe des Auges. Ber. über d. 19. ital. ophth. Kongr. zu Parma. Zentrabl. f. prakt. Augenheilk. S. 423.

1908. 6. Selenkowsky, Zur Frage über die Heilung des Trachoms durch Becquerelstrahlen (Radium). Arch. f. Augenheilk. LX. S. 63.

1910. 7. Birch-Hirschfeld, Die Wirkung der strahlenden Energie auf das Auge. Ergebn. d. allgem. Pathol. v. Lubarsch-Ostertag. XIV. Ergänzungsband.

1910. 8. Lawson und Davidson, Radium bei Augenerkrankungen. Brit. med. Journ. S. 1491.

1912. 9. Fusita, Beobachtung mit Radium. Jap. Zeitschr. Ref.: Klin. Monatsbl. f. Augenheilk. LI. (N. F. XV.) S. 745.

1913. 10. Wicklam und Bellos, Die durch Strahlen hervorgerufenen histologischen Gewebsveränderungen. Strahlentherapie. III, 1.

1913. 11. Chalupecky, Die Wirkung des Mesothoriums auf den Sehapparat. Wien. klin. Rundschau. Nr. 1.

1913. 12. Flemming, Experimentelle und klinische Studien über den Heilwert radioaktiver Substanzen bei Augenerkrankungen. v. Graefes Arch. f. Ophthalmol. LXXXIV. S. 345.

1914. 13. Abelsdorff, Die Wirkung des Thorium x auf das Auge. Klin. Monatsbl. f. Augenheilk. LIII. S. 321.

1914. 14. Birch-Hirschfeld, Die Wirkung der strahlenden Energie auf das Auge. Ergebn. d. allgem. Pathol. v. Lubarsch-Ostertag. XVI. Ergänzungsband.

1915. 15. Stargardt. Versuche mit Thorium x am Auge. Zeitschr. f. Augenheilk. XXXIV. S. 195.
1918. 16. Axenfeld, Weitere Erfahrungen über intraokulare Strahlentherapie. Ber. über d. 41. Vers. d. ophthalmol. Ges. Heidelberg. S. 312.
1918. 17. Küpferle, Ber. über d. 41. Vers. d. ophthalmol. Ges. Heidelberg. (Diskussion.) S. 333.
1919. 18. Uhthoff, Beitrag zur Bestrahlungstherapie bei doppelseitigem Glioma retinae usw. Klin. Monatsbl. f. Augenheilk. LXII. S. 6.

V. Verletzungen durch Explosion.

Das Wesen der Verletzungen durch Explosion.

§ 230. Die Verletzungen des Auges durch Explosion können durch verschiedenartige explosible Substanzen und auf die mannigfachste Weise entstehen. Von größter praktischer Bedeutung sind vor allem die Verletzungen durch Dynamit- und Pulverexplosion oder durch Explosion verwandter, meist zur Sprengung von Gestein benutzter Sprengstoffe. Diese Sprengschußverletzungen stehen im Vordergrund des Interesses. Die Explosionsverletzungen stellen in der Regel höchst komplizierte schwere Verletzungen dar, die besonders häufig beide Augen und ihre Adnexa, sowie ausgedehntere Teile des Gesichts, oft auch andere Körperteile, vor allem die Hände und Arme, betreffen. Bei der Explosionsverletzung werden gar nicht selten mehrere Personen gleichzeitig verletzt. Die Schwere der Verletzung beruht in dem gleichzeitigen Vorhandensein sämtlicher Verletzungsarten und hauptsächlich darin, daß durch die explosive Kraft kleinste und größere Fremdkörper mit großer Gewalt herumgeschleudert werden und die Augen und ihre Umgebung treffen.

Die Explosionsverletzungen gehören ebenso wie die Schußverletzungen zu den komplizierten Verletzungen, bei denen die verschiedensten Verletzungsarten in mannigfachster Kombination nebeneinander vorkommen. Je nach der Entfernung, in der sich der Verletzte von der eigentlichen Explosionsstelle befand und je nach den näheren Umständen, unter denen die Explosion stattfand, können Verschiedenheiten im Befund und in der Schwere der Veränderungen vorkommen. Man findet nebeneinander Verbrennung und je nachdem selbst Verätzung der Oberfläche, oberflächliche und penetrierende Quetsch- und Rißwunden, die verschiedensten Folgen der Kontusion des Auges, teils durch die gegen das Auge geschleuderten Fremdkörper, teils durch die explosive Gewalt des erhöhten Luftdrucks, und vor allem oft zahlreiche kleinste und größere Fremdkörper der verschiedensten Art, die in die oberflächlichen und tiefen Teile des Auges, sowie in die Lider, selbst bis in die Orbita und in die Umgebung des Auges eingedrungen sind. Die verschiedenartigen Befunde, die in den ersten vier Kapiteln besprochen sind, können bei Sprengschußverletzungen angetroffen werden.

Mitteilungen über die Häufigkeit der Explosionsverletzungen im Vergleich zu den anderen Augenverletzungen finden sich in § 10 S. 25 und in § 11 S. 31. Die Bedeutung der Explosionsverletzungen für einzelne Berufsarten, wie für den bergmännischen Betrieb, Steinbrucharbeiter wurde in § 13 S. 43 hervorgehoben.

Die Verletzungen durch Dynamitexplosion und Pulverexplosion.

Kasuistik. Über Dynamitexplosionsverletzungen hat zuerst Daniels (1872) auf Grund von 2 in der Bonner Klinik von Saemisch beobachteten Fällen berichtet. Die Verletzungen durch Dynamit hat dann A. v. Hippel (1886) eingehend behandelt, der in der Gießener Klinik in den Jahren 1880—1886 20 Fälle von Dynamitverletzungen der Augen und zwar 17 doppelseitige und 3 einseitige beobachtet hatte. Beckmann (1895) hat ebenfalls aus der Gießener Klinik über die im Verlauf von 5 Jahren (1890—1895) dort behandelten Verletzungen durch Dynamit- und Pulverexplosion berichtet. Beobachtet wurden in dieser Zeit 31 Dynamitverletzungen, darunter 27 doppelseitige und 4 einseitige, und 15 Verletzungen durch Pulversprengschuß, bei denen 13 mal beide und 2 mal 1 Auge verletzt waren. Außerdem berichtete Beckmann über 9 Patienten, die mit den Folgen einer zufälligen Pulverexplosion oder Pulververbrennung durch Feuerwerkskörper zur Klinik kamen und bei denen ebenfalls meist beide Augen verletzt waren. Aus der Klinik in Gießen teilte Becker (1900) des weiteren 15 Fälle von Verletzung durch Pulverexplosion und 13 durch Dynamitexplosion mit, die seit 1895 daselbst beobachtet wurden. Unter den Pulverexplosionsverletzungen waren 11 Fälle doppelseitig und unter den Dynamitverletzungen 12 doppelseitig. Aus derselben Klinik stammt die Arbeit Büscherhoff (1903), die sich mit den Unfallverletzungen in dem Bergwerkbetrieb beschäftigt und die früher mitgeteilten Fälle in der Zusammenstellung mit enthält. Aus der Jenaer Augenklinik habe ich durch Clausen (1903) 8 Fälle von Verletzung durch Dynamitexplosion, die bis auf 1 Fall doppelseitig waren, und 11 Fälle durch Pulverexplosion, die sämtlich doppelseitig waren, mitteilen lassen. Seit dem Erscheinen dieser Arbeit Clausen habe ich noch zahlreiche Fälle beider Art beobachtet.

Von Arbeiten über Verletzungen durch Schießpulver seien noch erwähnt die von Koch (1896), der über 29 Fälle, und die von Beyer (1899), der über 11 Fälle, ebenfalls meist doppelseitige, berichtete, und die von Zobel (1901).

Über Verletzungen durch Dynamit berichteten u. a. Schiess-Gemuseus (1876), Ponti (1880), Praun (1899), Axenfeld (1904) und Lauber (1911).

Über den Ausgang von 13 Fällen von Sprengschußverletzung berichtete Knabe (1895), über mehrere Fälle Praun (1899).

Im Weltkriege sind Explosionsverletzungen häufig beobachtet.

Bei den Verletzungen durch Dynamit herrscht wegen der heftigen explosiven Wirkung des Sprengstoffs und seiner Beschaffenheit das mechanische Moment bei den Verletzungen vor. Gleichzeitige Verbrennungen sind zum Teil auf die in der obersten Lage der Ladung liegende, Sprengpulver enthaltende Zündpatrone zurückzuführen. Bei Sprengung unter Wasser entwickeln sich heiße Dämpfe, die Auge und Gesicht der Betroffenen verbrennen können. Gewisse charakteristische Folgeerscheinungen nach Verletzung durch Dynamitexplosion erklären sich aus der Beschaffenheit und Zusammensetzung des Sprengstoffes, der Art seiner Anwendung und der Ladung beim Sprengen.

Dynamit ist die Bezeichnung für eine große Anzahl von Sprengstoffen, deren wirksamer Bestandteil das ölige, flüssige Nitroglyzerin bildet, das zur Minderung seiner großen Empfindlichkeit und Explosionsgefahr mit gewissen porösen Aufsaugungsmitteln vermischt ist. Man benutzt dazu vor allem Kieselgur d. h. feine lockere Infusorienerde, aber auch andere Erdsorten, Sand, Gips, Zucker usw. Daniels (1872) gab an, daß das damals verwendete Dynamit fein verteilte Kieselerde, meist in Form von Seesand als Mischungsmittel enthielt, das jetzt gewöhnlich gebrauchte Dynamit ist ein Kieselgurdynamit aus 75 Teilen Nitroglyzerin und 25 Teilen Kieselgur bestehend. In neuerer Zeit hat man auch zum Vermischen Stoffe benutzt, die selbst zur Erhöhung der Sprengwirkung beitragen sollen, z. B. pikrinsaure oder chlorsaure Salze, Zellulose usw. Das Dynamit verbrennt zu Kohlensäure, Wasserdampf und Stickgas.

Nach v. Hippel (1886) enthalten die in Bergwerken zur Verwendung kommenden Dynamitpatronen Nitroglyzerin mit Kieselgur gemischt, gefrieren bei einer Temperatur unter + 8° C. und sind 5—15 cm lang. Gefrorene Dynamitpatronen explodieren außerordentlich leicht, schon durch einfachen Stoß, durch Hinfallen usw. und werden in Wasser aufgetaut.

Beim Laden der Minen werden die Patronen einzeln in das Borloch geschoben und vorsichtig aufeinander gedrückt; auf die oberste kommt die mit Zündhütchen und Zündschnur versehene, Pulver enthaltende Zündpatrone und darüber ein Besatz von Bohrmehl, Sand, Letten oder Wasser zur Erhöhung der Wirkung. Explodiert ein derartiger Dynamitsprengschuß, so werden das zum Besatz des Bohrlochs verwendete Material und die im Dynamit enthaltene Kieselerde und das durch die Explosion zertrümmerte Gestein in einer mächtigen Garbe emporgeschleudert. Zahlreiche Körnchen von Kieselgur und Sand können in das Auge getrieben werden neben sonstigen Fremdkörpern.

Die Herstellung, der Vertrieb und Verbleib des Dynamits steht unter strenger staatlicher Kontrolle, wodurch das Dynamit nur wenigen Personen, die damit zu hantieren haben, zugängig ist. Die Verletzungen durch Dynamit kommen fast ausschließlich bei Arbeitern meist im besten Mannesalter vor, die im Bergbau, in Steinbrüchen, bei Eisenbahnbauten usw. mit Sprengung von Gestein beschäftigt sind.

Unter den 20 Verletzten in v. Hippels (1886) Mitteilung waren 19 Bergleute und nur ein ländlicher Arbeiter, der einen Baumstumpf durch Dynamit beseitigen wollte, unter den 31 Patienten Beckmanns (1895) war 1 Patient, der nicht beim Sprengen verunglückt war, sondern dadurch, daß beim Holzhauen ein früher in den Baumstamm gelegter Schuß losging. Bei den acht Verletzten, über die Clausen (1903) aus der Jenaer Klinik berichtet hat, handelte es sich ebenfalls durchweg um Arbeiter, die im Schieferbruch usw. mit Sprengungen zu tun hatten.

Die Explosionen entstehen entweder durch zu frühes Losgehen oder durch Unvorsichtigkeit oder durch zufälliges Unglück.

Von den v. Hippel schen Patienten waren 13 dadurch verunglückt, daß sie sich bei langsam glimmender Zündschnur vorzeitig dem Bohrloch näherten, um in der Meinung, daß die Schnur erloschen sei, eine neue an die Patrone zu befestigen. Drei Arbeiter hatten den verbotenen Versuch gemacht, nicht explodierte Patronen aus dem Bohrloch zu entfernen.

Unter den von mir beobachteten Fällen (Clausen 1903) war die Explosion einmal dadurch zustande gekommen, daß der Patient bei offenstehenden Schußkasten seine Arbeitslampe in Ordnung brachte, wobei ein Funke in den Kasten fiel. Einmal war die Explosion dadurch hervorgerufen, daß gefrorene Dynamitpatronen neben dem Ofen beim Auftauen sich entzündeten. Die Explosion tötete den Vorarbeiter und verletzte zwei Arbeiter an beiden Augen so schwer, daß ich bei den eine Woche später der Klinik zugeführten Patienten drei Augen wegen Panophthalmie an demselben Vormittag exenterieren mußte.

Anhangsweise sei erwähnt, daß die nach Dynamitsprengung auftretenden giftigen Gase Amaurose und Sehnervenveränderungen hervorrufen können.

Brose (1900) teilte folgenden Fall mit: ein 47jähriger Mann hatte in einem Brunnenschacht Dynamit explodieren lassen und ließ sich $2^1/_2$ Stunden später an einem Seil in den Schacht hinab, wo er das Bewußtsein verlor. Ein ihm nachgesandter Arbeiter wurde ebenfalls bewußtlos. Beide konnten mit Seilen nach oben herausgezogen werden. Der zu zweit hinabgelassene Mann kam nach 12 Stunden zu sich und war nach 24 Stunden blind, bekam dann aber wieder volle Sehschärfe. Der andere Mann war ebenfalls blind. Ophthalmoskopisch fanden sich Abblassung der Papillen und Verengerung der Arterien. Bei Behandlung mit Strychnininjektionen und Inhalationen mit Amylnitrit konnte er nach $1/_2$ Jahre wieder Finger dicht vor dem Auge zählen. Die Pupillen reagierten, die temporalen Papillenhälften blieben blaß. Unter den nach Dynamitexplosion sich bildenden Gasen kann sich Kohlenoxyd befinden, das bei unvollkommener Oxydation entsteht.

Von den Verletzungen durch Entzündung von Pulver, sei es in Form des feinkörnigen Schießpulvers, sei es in Form des bedeutend stärker wirkenden grobkörnigen und prismatischen Spreng- und Geschützpulvers, gehört nur ein Teil zu den komplizierten Explosionsverletzungen, ein Teil dagegen zu den Verbrennungen, ein Teil zu den einfachen Fremdkörperverletzungen.

Bei lose geschichtetem Pulver tritt die Verbrennung von Korn zu Korn mit aufschlagender Flamme ein und unverbrannte Körner werden nur mit geringer Gewalt umhergeschleudert, wobei sie in die oberflächlichen Gewebe eindringen können. War das Pulver aber komprimiert und die schnelle Verbrennung verhindert, so tritt neben der Verbrennung die explosive mechanische Wirkung zutage, durch die unverbrannte Pulverkörner mit großer Gewalt fortgerissen und tief in die Haut und die Bulbusmembranen, selbst bis ins Augeninnere eingetrieben werden und durch die vor allem andere benachbarte Fremdkörper mitgerissen werden. Erfolgt die Pulverexplosion bei Sprengungen, z. B. von Gestein, so entstehen die schweren Pulversprengschußverletzungen, die den Verletzungen durch Dynamit analog sind und bei denen ebenfalls die zertrümmerten und herumgeschleuderten Gesteinsmassen den Augen besonders gefährlich werden. Derartige Verletzungen durch Pulversprengschuß kommen hier in Betracht.

Je nach der Menge des zur Explosion kommenden Pulvers und je nach den näheren Umständen, unter denen das Pulver zur Explosion gelangt, kommen alle möglichen Abstufungen der explosiven Wirkung und die verschiedenartigsten Folgezustände für das Auge vor. Manchmal herrscht nur eine Verletzungsart vor, vielfach sind es komplizierte Verletzungen. Hierher gehören die Explosionen einzelner Patronen. Dabei können nur einzelne fortgeschleuderte Teile der metallenen Patronenhülsen das Auge verletzen, so daß sich die Verletzung als reine Fremdkörperverletzung durch Kupfer- oder Messingsplitter darstellt. In anderen Fällen finden sich gleichzeitig Verbrennung oder Verletzung durch Pulverkörner oder sonstige mitgerissene Fremdkörper. Besonders schwere Riß- und Quetschwunden können veranlaßt werden, wenn eine Patrone im Gewehrlauf explodiert, so daß Teile des zertrümmerten Gewehres das Auge treffen. Die Explosionen von Zündhütchen stellen sich meistens als reine Fremdkörperverletzungen durch Kupfersplitter dar. Beim Schießen können Verletzungen durch das Abspringen einzelner Pulverkörner oder Zündkapselstückchen infolge mangelhaften Verschlusses des Hinterladers oder der Pfanne oder durch schlechte Munition veranlaßt werden. Diese Verletzungen stellen sich oft als einfache Fremdkörperverletzungen dar, da dabei einzelne Pulverkörner oder kleine Kupfersplitter, wenn auch mit großer Gewalt, in die Augenhäute und bis tief in das innere Auge eindringen. Mehr oder weniger schwere und meist komplizierte Verletzungen entstehen ferner durch die Explosion von Feuerwerkskörpern. Durch mutwilligen Unfug, wie Stopfen von Pulver in Tabakspfeifen u. dgl. können ebenfalls mannigfache Verletzungen hervorgerufen werden. Auf diese genannten Verletzungen gehe ich hier nicht näher ein, da sie bereits in den vorigen Abschnitten berücksichtigt sind. Nur soweit sie in ihrer Wirkung komplizierte Verletzungen veranlassen, stehen sie denen durch Sprengschuß gleich, z. B. zwei von CLAUSEN (1903) aus der Jenaer Augenklinik mitgeteilte Fälle: 9, 19.

Die Verletzungen durch Projektile, die durch die explosive Wirkung von Sprengstoffen, vor allem von Schießpulver, in bestimmter Richtung durch Schußwaffen fortgeschleuderte Fremdkörper darstellen, gehören hier ebenfalls nicht her und bilden die besonders charakterisierte Gruppe der Schußverletzungen. Nur die durch blinde Schüsse aus großer Nähe veranlaßten Verletzungen gleichen in ihrer Wirkung vielfach den Explosionsverletzungen.

Die schweren Verletzungen durch Pulversprengschuß werden hauptsächlich analog den Verletzungen durch Dynamit bei den im Bergbau, in Steinbrüchen, bei Bahnbauten usw. beschäftigten männlichen Arbeitern beobachtet. Da Pulver weniger gefährlich als Dynamit und leicht zu erhalten ist, so wird es auch beim Sprengen in anderen Betrieben benutzt, z. B. im forst- und landwirtschaftlichen Betrieb bei Sprengen von Baumstümpfen, bei Meliorationsarbeiten usw.

Werden andere explosive Stoffe zum Sprengen verwendet, so können durch sie analoge Verletzungen veranlaßt werden.

v. Middendorf (1910) berichtete über Zunahme der Sprengschußverletzungen in Estland, seitdem wegen der Unruhen der Verkauf von Schwarzpulver verboten war. Bei Meliorationsarbeiten gebrauchten die Leute seitdem zum Sprengen das in den Droguenhandlungen käufliche Kalium chloricum, das zu gleichen Teilen mit Zucker gemischt, einen starken Sprengstoff abgibt. Von 1896—1906 kamen auf 22700 Patienten 44 = 1,9 $^0/_{00}$ mit Sprengverletzungen mit 66 verletzten Augen, von denen 18 erblindeten. Seit 1907 beobachtete v. Middendorf in der Zeit von $2^7/_{12}$ Jahren unter 7100 Patienten 39 = 5,5 $^0/_{00}$ mit 70 verletzten Augen, von denen 28 erblindeten. Von 60 mit Schwarzpulver verletzten Augen erblindeten 18 = 30 $^0/_0$, von 65 mit Kaliumchloricumgemisch verletzten Augen 26 = 40 $^0/_0$. In der Kornea fanden sich fast immer die charakteristischen scharfrandigen, im Gewebe gelblich erscheinenden Kristalle, deren Entfernung schwierig oder unmöglich war.

Meist doppelseitige Explosionsverletzungen der Augen werden des weiteren, wenn auch im ganzen seltener, durch die mannigfachsten explosiblen Stoffe in gasförmiger, flüssiger oder fester Form veranlaßt und kommen vor allem in chemischen Fabriken, chemischen Laboratorien oder als sonstige zufällige Unglücksfälle vor. Die Verletzungen erhalten zum Teil dadurch ein besonderes Gepräge, daß heiße oder chemisch ätzende Substanzen und als Fremdkörper häufig scharfschneidende Glassplitter mit großer Gewalt in das Gesicht und in die Augen geschleudert werden, so daß dabei die verschiedenen Verletzungsarten nebeneinander und meist doppelseitig gefunden werden: Verbrennung, Ätzung, Schnitt- und Rißwunden, Kontusionen und eingedrungene Fremdkörper. Hierher gehören ferner die Explosionen durch Platzen von Wasserstandsgläsern, Rohrleitungen oder Kesseln an Dampfmaschinen, Verletzungen durch explodierende Champagner- oder Selterwasserflaschen bei der Fabrikation dieser Getränke usw. Auf derartige Verletzungen wurde in den früheren Abschnitten mehrfach hingewiesen, z. B. S. 994. Schwere Verletzungen werden ferner durch schlagende Wetter in den Bergwerken veranlaßt. Die Explosion von Sprengstoffabriken oder größeren Sprengstoffdepots führt die mannigfachsten Verletzungen herbei. Durch die gewaltige Katastrophe kann die Explosionswirkung auf weitere Entfernung hin noch Schädigung des Sehorgans neben anderweitigen Körperverletzungen hervorrufen und zahlreiche Menschen gleichzeitig verletzen.

So berichtete Stoewer (1907) über die bei der Wittener Roburitfabrik-Explosion im Jahre 1906 erfolgten und von ihm beobachteten Augenverletzungen. Die erste Explosion hatte hunderte von Zuschauern in die Nähe der brennenden Fabrik gelockt, als die zweite abermals heftige Explosion erfolgte, die zahlreiche Todesfälle und schwere Verletzungen verursachte. Stoewer behandelte 34 Personen mit Augenverletzungen. Bei einem Teil war nach dem klinischen Befund die Verletzung auf die Wirkung fester Fremdkörper zu beziehen, bei anderen fehlte jede Spur des Angreifens einer äußeren Gewalt. Sechs Verletzte zeigten ganz leichte Lid- und Augapfelwunden, zum Teil mit Fremdkörpern auf der Hornhaut, die rasch heilten. Drei oberflächliche Hornhautrisse waren offenbar direkte

Fremdkörperwirkung. Bei fünf Personen lagen tiefe Verwundungen, zum Teil perforierend, vor, die wahrscheinlich durch Glassplitter veranlaßt waren.

Durch gröbere Fremdkörper, wahrscheinlich Stein- oder Eisenstücke waren zwei Personen in 100—200 Meter Entfernung von der Roburitfabrik verletzt. Bei der einen waren der linke Bulbus und die linke Orbita zerschmettert, es trat Exitus letalis infolge der Gehirnverletzung ein. Bei der zweiten Person fand sich eine Zertrümmerung des Sinus frontalis mit linksseitiger Abduzenslähmung und Amaurose des linken Auges durch Optikusläsion. Der Tod erfolgte durch Meningitis, die Sektion ergab Fraktur des Orbitaldachs und Einriß in den linken Sinus cavernosus.

In einem Fall bestand Lidemphysem.

In 4 Fällen fanden sich intraokulare Kontusionsverletzungen, wahrscheinlich durch stumpfe Gewalt.

In 13 Fällen fehlte jede Spur des Angriffs eines Fremdkörpers, so daß diese Verletzungen wahrscheinlich allein durch den bei der Explosion erzeugten gewaltigen Luftdruck zu erklären sind. Und zwar folgte offenbar der primären positiven Wirkung der Luftdruckverdichtung eine Luftverdünnung mit stark ansaugender Wirkung. Zahlreiche Belege der eigenartigen Wirkung wurden angeführt. Die Luftverdünnung hat Kleider zerrissen, vom Leibe gerissen, Taschen entleert usw. Die Luftdruckwelle hat das Auge von vorn getroffen, die Wand eingedrückt, den Tonus erhöht und den Bulbus in die Orbita gedrängt, die Luftverdünnung führte zur Ausdehnung nach der Kompression, zog den Bulbus aus der Orbita und wirkte dehnend. Alle möglichen Kontusionsverletzungen fanden sich, wenn auch keine Berstung, aber: intraokulare Blutungen, Iridodialyse, Subluxatio lentis, traumatische Katarakt, Kapseleinriß, tiefe Hornhauttrübungen, Einrisse in die Deszemet, Glaukom usw. Auch Lidzerreißung kam analog der Kleiderzerreißung offenbar dadurch zustande, daß die dahinter befindliche stark verdünnte Luft herausgerissen wurde und die Teile mit sich riß.

Tooke (1918) berichtete über ein großes Explosionsunglück, das sich in Halifax am 8. Dezember 1917 durch Explosion eines Munitionsdampfers ereignete und bei dem die Zahl der Verwundeten auf 6000, die der Augenverletzten auf 1500, von denen etwa 500 ein Auge und 200 beide Augen verloren, geschätzt wurde. Nach dem Zusammenstoß des Dampfers mit einem andern war zunächst die obere Ladung Benzol in Brand geraten. Durch den Feuerschein wurden viele Bewohner an die im Winter geschlossenen Fenster gelockt. Dann erfolgte die Explosion des im Schiffsraum lagernden Trinitrotoluols, durch die das ganze Hafenviertel zerstört und fast sämtliche Fensterscheiben der Stadt zertrümmert wurden. Die Augenverletzungen waren vornehmlich durch Glassplitter veranlaßt und bestanden in meistens schweren, oft doppelseitigen perforierenden Verletzungen der Hornhaut und Lederhaut.

Bei der furchtbaren Explosion des Oppauer Werkes der Badischen Anilin- und Sodafabrik in Ludwigshafen am 21. Sept. 1921 war die zerstörende Druck- und Saugwirkung eine ungeheuere. Die Explosion erfolgte in unaufgeklärter Weise in einem großen Lagerraum, der etwa 4000 Tonnen = 80000 Zentner Ammonsulfatsalpeter enthielt. Der mächtige Silo mit einer Bodenfläche von 60 : 30 m war mit allen darin Beschäftigten in die Luft geflogen und restlos verschwunden, an seiner Stelle war ein ungeheurer Trichter von 125 m Länge, 90 m Breite und 19 m Tiefe entstanden, in dem das Grundwasser bald viele Meter hoch stieg und einen Kratersee bildete. Das Werk und der Ort Oppau zeigten die größte Zerstörung, die Fabrikanlagen waren zum Teil vernichtet und schwer beschädigt, die Häuser eingestürzt, Dächer abgehoben usw. Die Fernwirkung war eine gewaltige, in dem etwa 27 Kilometer entfernten Heidelberg bebten die Häuser, zahlreiche Fenster, große Schaufenster usw. wurden eingedrückt oder herausgerissen. Die Zahl der Toten und Vermißten betrug 565, die der Verletzten 1977. Unter den Verletzten befanden sich 124 Augenverletzungen, zum Teil schwerster Art. (Vgl. Werkzeitung 1921 Nr. 10—12.)

An dem Unglückstage wurden 27 an den Augen Schwerverletzte mit Auto der Heidelberger Augenklinik zur Aufnahme zugeführt, in den nächsten Tagen und Wochen wurden weitere 43 Augenverletzte aufgenommen oder in der Ambulanz untersucht und behandelt. Unter diesen Augenverletzten waren 19 doppelseitig verletzt, 2 von ihnen erblindeten an beiden Augen, einer behielt an einem Auge einen Sehrest, war aber dauernd vollständig erwerbsunfähig. Die meisten der hier beobachteten Fälle waren durch Glassplitter verletzt und zeigten fast durchweg zum Teil schwere perforierende Schnittverletzungen der Cornea, Corneoskleralgrenze oder Sklera neben zahlreichen Schnittwunden im Gesicht, am Hals und vielfach an den Händen. Zurückgebliebene Fremdkörper fanden sich verhältnismäßig wenig. Auch durch andere Fremdkörper waren schwere Verletzungen veranlaßt, so z. B. bei einem Ingenieur, der aus dem Eingang des Maschinenhauses heraus- und auf einen Kohlenhaufen geschleudert wurde, wobei er mit der linken Kopfseite aufschlug. An der Stirn, den Lidern, der Wange bestanden mit Kohle verunreinigte schwere Riß- und Quetschwunden, das Auge war vollkommen zertrümmert. Bei den 27 am ersten Tage der Klinik per Auto zugeführten Verletzten handelte es sich bis auf den Ingenieur durchweg um Folgen von Gassplitterverletzungen. Nur 2 Augen waren so zerrissen, daß sie primär exenteriert werden mußten, alle anderen Verletzungen wurden konservativ behandelt, wobei nach Abtragung der vorgefallenen Teile von der Bindehautsutur und der Bindehautdeckung reichlich Gebrauch gemacht wurde. Die zahlreichen Hautwunden, zumal Liddurchtrennungen wurden sorgfältig primär vernäht. Der Erfolg war ein recht guter, Infektion wurde in keinem Fall beobachtet. 3 phthisisch gewordene Augen wurden, wenn auch reizfrei, zur Sicherheit sekundär enukleiert. Bei den später Aufgenommenen fand sich vielfach schleichende Entzündung, so daß 10 Augen enukleiert werden mußten. In einem Fall, der 4 Wochen nach der Explosion zur Aufnahme kam, fand sich rechts Phthisis dolorosa und links beginnende sympathische Ophthalmie, die aber nach sofortiger Enukleation des rechten Auges und energischer Behandlung mit Elektrokollargol, Hg und Benzosalin völlig ausheilte. Auch einseitige Sehnervenatrophie nach Schädelbruch wurde beobachtet.

Als Kriegsverletzungen kommen Explosionsverletzungen mannigfachster Art vor durch Explosion von Artilleriegranaten, Handgranaten, Lufttorpedos, Fliegerbomben, Minen, durch Explosion von Munitionslagern, Blindgänger, Leuchtkugeln, Benzintanks usw. Hinter der Front werden ferner zahlreiche Explosionsverletzungen durch Sprengladungen besonders im Gebirgskrieg veranlaßt durch Sprengungen beim Bau von Straßen, Bahnen,

Unterständen, Kavernen usw. Dazu kommen die Explosionen in Pulver-, Sprengstoff- oder Munitionsfabriken usw.

Über die zahlreichen Explosionsverletzungen im Gebirgskrieg berichteten z. B. Klauber (1917, 1919), Pichler (1918).

Als Beispiel der schweren Beschädigungen der Augen durch Explosionsunglücksfälle hinter der Front möchte ich anführen die Folgen der Explosion eines Munitionslagers in der Nähe einer Bahnstation, auf der gerade ein Lazarettzug hielt. Von den zahlreichen verletzten Insassen wurden ins Lazarett Heidelberg eingeliefert zwei Soldaten mit vollständiger Zerstörung beider Augen und eine Krankenschwester mit perforierender Verletzung eines Auges durch Glassplitter. Die Verletzten hatten zudem zahlreiche Schnittwunden am Kopf, im Gesicht und am übrigen Körper durch Glassplitter davongetragen.

Während des Weltkrieges und nach Schluß des Krieges sind vielfach Explosionsverletzungen durch Zünder, Sprengkapseln u. dgl., die Unbefugten in die Hände gelangten, veranlaßt worden (vgl. S. 1528).

Befund. Bei frischen Dynamitverletzungen finden sich in den meisten Fällen, falls der Verletzte sich in der Nähe der Explosion befand, eine ausgedehnte mehr oder weniger tiefe Verbrennung der Haut des Gesichts und der Lider und eine flächenhafte Auflagerung von einer schwärzlichen aus Pulverschleim, Bohrmehl und geronnenem Blut bestehenden Kruste. Zahlreiche verschieden große Fremdkörper, vornehmlich aus Splittern des zersprengten Gesteins bestehend, sind meist oberflächlich und tief in die Haut des Gesichts und der Lider, selbst bis auf die Knochen eingedrungen und haben unregelmäßige oft kanalartige Rißwunden gesetzt. Auch kommen ausgedehnte Zerreißungen der Haut in der Umgebung des Auges und der Weichteile, selbst Zertrümmerung der Gesichtsknochen durch größere Sprengstücke vor. Die Konjunktiva zeigt ausgedehnte Ekchymosen, Zerreißungen, Verbrennung, Auf- und Einlagerung von Fremdkörpern und bald eine starke, den Limbus überlagernde Schwellung und Chemosis.

Die Oberfläche der Hornhaut bietet ebenfalls Zeichen der Verbrennung und Quetschung dar, das Epithel erscheint vielfach defekt, stellenweise in Fetzen abgehoben, die Grundsubstanz meist hauchig getrübt. Für Dynamitverletzungen besonders charakteristisch ist, daß die Hornhaut mit kleinen Sandkörnchen übersät ist, die teils im Epithel, teils in den oberflächlichen und mittleren, teils in den tiefsten Schichten sitzen und in kurzer Zeit zirkumskripte kleine weißgraue Trübungsflecke und Striche offenbar durch chemischen Reiz veranlassen. Es handelt sich um die im Dynamit als Beimengungsmittel zum Nitroglyzerin verwendete Kieselgur oder um den im Besatz des Bohrlochs verwendeten Sand. Lauber (1911) meinte, daß der Trübungshof auf Diffusion von Resten des Nitroglyzerin zurückzuführen sei. Wie Fuchs hervorhob, könnte schon die Kieselsäure sich im Gewebe auflösen und den Hof erzeugen. Abgesehen von diesen kleinsten Körnchen finden sich oft noch zahlreiche kleine Partikelchen des durch die

Explosion zermalmten Gesteins in die Augenhäute eingedrungen, die die
Farbe des gesprengten Steins besitzen. Meist ist neben der Hornhaut auch
die Sklera betroffen. Die Kieselgurkörner lassen sich, wie v. HIPPEL (1886)
hervorhob, mikroskopisch erkennen, da sie aus kleinen Radiolarienpanzern
bestehen.

Bei frischen Explosionsverletzungen durch Pulver sind die Zeichen der
Verbrennung der Kopf- und Gesichtshaut, der Lider und der Augenoberfläche

Fig. 145.

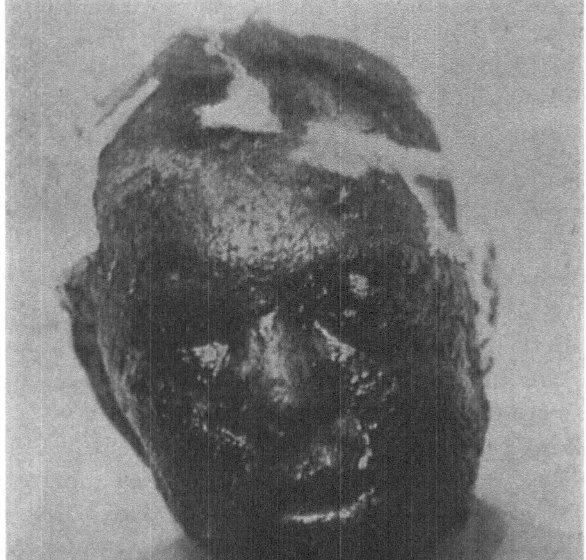

Pulverexplosion in unmittelbarer Nähe.
Starke Verbrennung der Haut mit schwarzer Verkohlung. Beide Bulbi total zerfetzt.

noch stärker ausgeprägt, falls die Explosion in nächster Nähe des Betroffenen
stattfand. (Fig. 145). Die Zilien, Augenbrauen und Haare sind versengt.
Die Haut erscheint meist mit einer dicken, schwarzen, aus Pulverschleim
und geronnenem Blut bestehenden Kruste überzogen. Die Bindehaut und
Hornhaut sind ebenfalls von schwarzen Pulverschleimmassen und schwarz-
gefärbten Epithelfetzen bedeckt. Man erkennt neben Ekchymosen Quetschwunden, rauchige Hornhauttrübung usw. Befand sich der Verletzte un-

mittelbar im Bereich der aufsteigenden Feuergarbe, so kann es zu schwersten Brandwunden der Lider und der Augenoberfläche kommen mit tiefgehender Nekrose, erheblicher Zerstörung der Gewebe, so daß später totales Symblepharon und Ankyloblepharon eintritt, wie in einem von mir beobachteten Fall (Fig. 146).

Fig. 146.

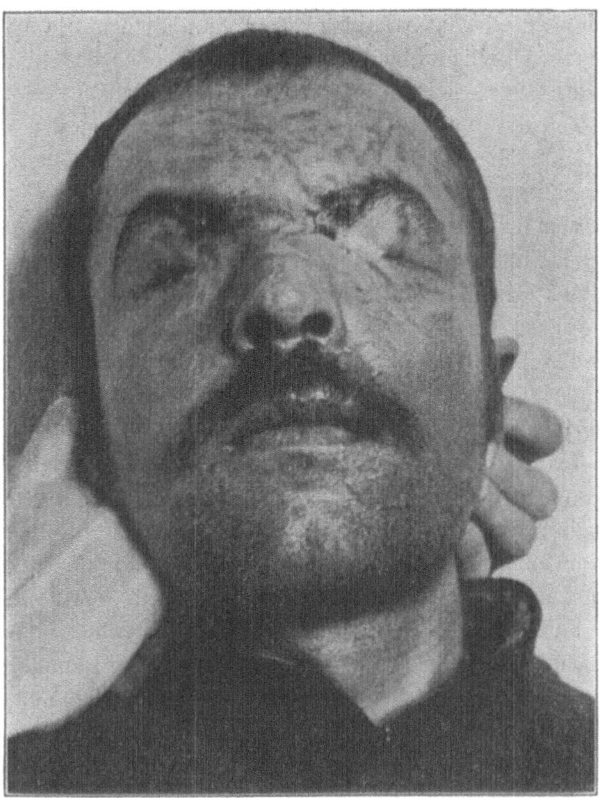

Ausgang einer Pulversprengschußverletzung, die zu ausgedehnten Verbrennungen und Zertrümmerung im Gesicht neben schweren Armverletzungen geführt hatte. Das Gesicht war übersät mit zahlreichen eingeheilten Pulverkörnern.

Es finden sich flächenhafte Narben in der Umgebung der Augen, fast vollständige Verwachsung der Lidspalten und Verödung des Bindehautsackes. Rechts Phthisis bulbi und links Lichtempfindung an dem mit totalem Symblepharon behafteten Auge vorhanden.

Für die Pulverexplosion charakteristisch ist das Eingedrungensein von zahlreichen Pulverkörnern in die Haut, Bindehaut, Kornea und Sklera. Außerdem sind bei Sprengschußverletzungen meist andersartige Fremdkörper wie Sand, Steinsplitter eingedrungen. Kupfersplitter, die von der Zündpatrone herstammen, können bei Explosionen durch Pulver oder Dynamit auf oder in das Auge eindringen.

Bei den leichteren Fällen kann die Augenverletzung auf die Veränderungen in den oberflächlichen Membranen beschränkt bleiben. Meist handelt es sich aber um schwere Fälle, in denen mannigfache Komplikationen mit perforierenden Wunden, mit schweren Kontusionsfolgen und vor allem mit Eingedrungensein von Fremdkörpern in das innere Auge vorliegen. v. HIPPEL (1886) z. B. fand bei Dynamitexplosionsverletzungen an zehn Augen nur die oberflächlichen Veränderungen, an 27 Augen dagegen außerdem eine Reihe schwerster Komplikationen. Die perforierenden Wunden, die vornehmlich innerhalb der Kornea oder des Limbus, seltener im Bereich der Skera liegen, zeigen die verschiedenste Größe, Lage und Zahl, stellen sich als unregelmäßige Riß- und Quetschwunden mit getrübten Rändern dar und sind häufig mit Einlagerung und Vorfall der zerrissenen Iris, mit Zerreißung der Linsenkapsel und traumatischer Katarakt, sowie mit Vorfall von Glaskörper kompliziert. Meist sind die penetrierenden Wunden nur klein, doch kommen ausgedehnte Zerreißungen des Auges mit Verlust und Vorfall der Contenta bulbi und selbst mit vollständigem Kollaps des Auges vor. Bei Explosionsverletzungen durch Pulver sind die Wundränder häufig schwarz verfärbt und mit Pulverschleim bedeckt.

Als Zeichen der teils durch die gegen das Auge geschleuderten größeren Fremdkörper, teils durch die Explosionswirkung durch Luftdruck veranlaßten Kontusionen findet man alle möglichen Kontusionsfolgen, wie Blutungen in der Vorderkammer, Dialyse der Iris, Mydriasis, Sphinkterrisse, Katarakt, seltener Luxation der unverletzten Linse, Blutungen in dem Glaskörper, Zerreißung der inneren Augenhäute, besonders direkte und indirekte Aderhautrupturen, Ablösung der Retina und Aderhaut usw. In einem Fall konnte ich ausgedehntes Netzhautödem mit nachfolgenden makularen, chorioretinitischen Veränderungen nachweisen. Von Fremdkörpern können bei Dynamitexplosionen einmal die feinen Sandkörnchen auch ohne weitergehende Perforation isoliert die Hornhaut durchschlagen, auf und in das Irisgewebe, in die Linsenkapsel und in die Linsensubstanz und selbst in den Glaskörperraum vordringen.

Bei Pulverexplosionen können ebenfalls einzelne oder mehrere Pulverkörner, sowie feinste Steinsplitterchen selbst ohne Aufhebung der Vorderkammer die Membranen durchschlagen und teils auf und in der Iris und im Linsenkörper, teils selbst im Glaskörper oder im Augenhintergrund nachgewiesen werden. Derartige Befunde wurden bei den Fremdkörperverletzungen erwähnt.

Vor allem gelangen aber die umhergeschleuderten Steinsplitter in das innere Auge. Sie können dabei Verunreinigungen wie Sand, Bohrmehl, Pulverschleim, Kieselgur usw. mitreißen und je nach ihrer Größe und Flugrichtung die schwersten unmittelbaren Veränderungen im Augeninnern hervorrufen. Die Fremdkörper können in jedem Abschnitt des inneren Auges stecken bleiben, zuweilen unter doppelter Perforation das Auge wieder verlassen. Manchmal handelt es sich bei den in das Augeninnere eingedrungenen Fremdkörpern um Kupfer- oder Messingsplitter, die von den Zündpatronen herstammen. So beobachtete ich in einem Fall beginnende Spontanausstoßung eines Kupfersplitters. Ferner verweise ich auf die Mitteilung von BECKMANN (1895) und VAN DER HOEVE (1910). Auch andere zufällig mitgerissene Fremdkörper kommen in Frage.

Wegen der meist erheblichen Medientrübungen, wie Hornhauttrübungen, Blutungen in der Vorderkammer, Trübungen in der Linse und im Glaskörper ist fast ausnahmslos der Einblick mit dem Augenspiegel in der ersten Zeit unmöglich gemacht. Vielfach ist man nur durch die Lichtscheinprüfung imstande, Aufschluß über die Schwere der Veränderungen in der Tiefe zu gewinnen.

Nicht selten findet man unmittelbar nach der Verletzung völlige Aufhebung der Lichtempfindung, was vor allem auf unmittelbare totale Netzhautablösung hinweist. v. HIPPEL (1886) fand bei 37 durch Dynamit verletzten Augen zwölfmal unmittelbar nachher vollständige Amaurose.

Komplikationen. Bei den durch Dynamit- oder Pulversprengschußexplosionen Verletzten werden, abgesehen von den bereits erwähnten Verbrennungen des Gesichts und der unbedeckten Teile des Kopfes die mannigfachsten Riß- und Quetschwunden zum Teil mit Zurückbleiben von eingebohrten Fremdkörpern beobachtet. Manchmal finden sich in den Weichteilen schußartige Kanäle mit tiefeingedrungenen Fremdkörpern. Außerdem kommen Weichteilwunden vor am Hals, am Ohr, an den Lippen, sodann Zertrümmerung der Nasenknochen, die mannigfachsten Frakturen der Orbitalknochen, Zertrümmerung des Oberkiefers mit Eröffnung der Kieferhöhle, wie in zwei von mir beobachteten Fällen (CLAUSEN 1903, Fall 8 u. 14).

Die Knochenfrakturen können sich bis ins Foramen opticum fortsetzen und zu Optikusläsion mit nachfolgender Atrophie führen, wie in einem von mir beobachteten Fall (CLAUSEN 1903, Fall 5).

In seltenen Fällen kommt es zu schweren Orbitalverletzungen mit Eindringen größerer Fremdkörper und meist mit Zertrümmerung des Auges.

Ferner können bei den durch die explosive Gewalt zu Boden geschleuderten Personen oder durch ungewöhnlich große, den Kopf treffende Steine Schädelfrakturen mit allen ihren Folgezuständen für das Sehorgan zustande kommen. So fand ich bei einem auf der chirurgischen Klinik zu Jena liegenden Verletzten, der infolge einer Dynamitverletzung eine schwere Schädelfraktur des Hinterhauptbeins davongetragen hatte, eine homonyme Hemianopsie.

DE SCHWEINITZ (1895) berichtete über das Auftreten von pulsierendem Exophthalmus bei einem Bergmann nach Explosionsverletzung.

Ganz besonders häufig finden sich bei den durch Explosion Verletzten alle möglichen leichten und schweren Verletzungen an den Händen und Armen, seltener an den unteren Extremitäten oder am übrigen Körper. Ebenso kommen Trommelfellperforationen mit nachfolgender Ohreiterung vor, wie in den von mir beobachteten Fällen (CLAUSEN 1903). Die Folgen aller dieser sonstigen Verletzungen können die Erwerbsfähigkeit dauernd mit beeinträchtigen.

Verlauf und Ausgang. Die ausgedehnten Veränderungen der äußeren Haut und der Bulbusoberfläche rufen schnell hochgradige Schwellung der betroffenen Teile hervor. Besonders erscheinen die Lider anfangs prall gespannt und die Bindehaut stark injiziert und chemotisch. Die Brandschorfe, die nekrotischen Epithelfetzen und die Auflagerungen der Haut und Augenoberfläche stoßen sich innerhalb der nächsten Tage ab, wobei zahlreiche oberflächlich sitzende Sandkörnchen mit entfernt werden.

In den leichten Fällen hellt sich die diffuse rauchige Trübung der Hornhaut auf. Um die in der Grundsubstanz eingedrungenen Fremdkörper: Sandkörner, Steinsplitter und Pulverkörner, bildet sich eine zirkumskripte Keratitis mit weißlichem Hof und mit Ausgang in eine weißgraue Trübung. Die Fremdkörper stoßen sich zum Teil noch ab, heilen zum Teil ein: die oberflächlich prominierenden können, falls sie nicht entfernt werden, langdauernde Reizzustände unterhalten. Bei weiterem günstigem Verlaufe setzen sich die einzelnen Trübungsflecke schärfer ab, die Hornhaut hellt sich auf, doch bleiben dauernd zahlreiche Trübungsflecke zurück, deren Zahl, Dichtigkeit und Lage man besonders bei Lupenuntersuchung deutlich erkennt. Die Heilung wird manchmal verzögert durch rezidivierende blasenförmige Epithelabhebung oder selbst durch Fädchenbildung. Fehlen nennenswerte Veränderungen in der Tiefe, so kann in diesen leichten Fällen das Sehvermögen sich erheblich bessern, ja wieder ganz oder annähernd normal werden, selbst wenn einzelne punktförmige Fremdkörper in das Augeninnere eingedrungen waren.

Der Verlauf bei vorwiegend oberflächlichen Veränderungen kann sich wesentlich ungünstiger gestalten durch Hinzutreten von Infektion, deren Zustandekommen bei ausgedehnten Epitheldefekten, kleinen Wunden mit zurückgebliebenen Fremdkörpern und Quetschungen begünstigt ist. Es kann progressive eitrige Geschwürsbildung vom Charakter des Ulcus serpens auftreten und zu allen Folgezuständen dieser Eiterungen kommen.

Bei ausgedehnten und tiefen Verbrennungen der Lider, Konjunktiva und Kornea, z. B. bei Pulverexplosionen in großer Nähe der Verletzten, kann ohne perforierende Augenverletzung schwere Hornhautnekrose mit nachfolgender Eiterung und Ausgang in große Leukome oder Phthisis bulbi und mit entsprechenden narbigen Verwachsungen der Bindehaut und des Lidrandes auftreten (z. B. Fig. 146, S. 1883).

Waren neben den oberflächlichen Veränderungen nur einzelne kleine Sandkörnchen oder Pulverkörner oder andere punktförmige Fremdkörper in die Iris oder in die Linse eingedrungen und lagen keine besonders schweren Kontusionsfolgen vor, so kann sich der Verlauf nach Aufhellung der Medien noch günstig gestalten, falls die Partikelchen aseptisch eingedrungen waren. Bei Sitz in der Iris rufen sie umschriebene Gewebsverdickung hervor, bei Sitz in der Linsenkapsel umschriebene Kapselkatarakt und geringe Kortikaltrübung, bei Sitz in der Linsensubstanz kann die Trübung ebenfalls gering oder zumal beim Eingedrungensein mehrerer Körner erheblicher sein, stationär bleiben, manchmal spontan etwas zurückgehen oder aber zu langsam fortschreitender Trübung führen, so daß in diesen Fällen die Staroperation in Frage kommt. Waren einzelne kleine Fremdkörper in den Glaskörperraum eingedrungen, so kann ebenfalls nach Aufhellung der Medien und Einkapselung der Fremdkörper der Zustand sich erheblich bessern.

In diesen mittelschweren Fällen bleibt öfters ein leidliches, manchmal sogar ein überraschend gutes Sehvermögen erhalten.

In den weit häufigeren schweren Fällen, vor allem mit perforierenden Wunden der Hornhaut und Sklera mit traumatischer Katarakt, Eingedrungensein von Fremdkörpern usw., gestaltet sich der Verlauf überaus häufig deletär. Einmal entwickelt sich manchmal in kürzester Zeit eine eitrige Panophthalmie von der Wunde oder von der Tiefe ausgehend, die eventuell unter schneller Einschmelzung der Kornea zu vollständiger Vereiterung führt. Sodann kann eine mehr schleichende eitrige Glaskörperinfiltration, zuweilen anfangs unter dem Bild eines partiellen, offenbar um einen Fremdkörper sich entwickelnden Glaskörperabszesses, zum Verlust des Auges führen. Wieder in anderen Fällen tritt mehr schleichende plastisch eitrige Iridozyklitis und Iridochorioiditis in Erscheinung, die entweder noch die Entfernung des Auges, z. B. zum Schutz des andern, nötig macht oder sich selbst überlassen, zu Phthisis bulbi führt.

In anderen Fällen geht die Entzündung zurück, aber die Augen sind erblindet meist durch sofortige oder später auftretende Ablatio retinae.

Die ausgesprochen eitrigen Entzündungen sind mit Ausnahme der Eiterung durch eingedrungene Kupfersplitter stets auf eine Infektion zu beziehen, die bei den ausgedehnten Verletzungen in der Umgebung des Auges, die ebenfalls zu Eiterung neigen, und bei der schweren Schädigung der Gewebe durch Quetschung, Verbrennung usw. einen besonders günstigen Boden findet und rasch um sich greift.

Unter den von mir beobachteten Fällen (CLAUSEN 1903) befanden sich bei 2 eine Woche nach der Verletzung eingelieferten Patienten drei Augen im Zustande der Panophthalmie, so daß sie sofort exenteriert werden mußten. Die Infektion war durch Streptokokken veranlaßt. Zur Erklärung der mehr schleichenden plastischen Entzündungen kommt neben Infektion die Fremdkörperwirkung der eingedrungenen Fremdkörper, wie Sand, Kieselgur, Pulverschleim, Kupfersplitter, Steinsplitter usw. in Frage. Durch schwere Kontusion mit Hämophthalmus und Ablatio retinae oder sonstige schwere Veränderungen kann ebenfalls ohne größere Perforation vollständiger oder nahezu vollständiger Verlust des Sehvermögens herbeigeführt werden.

In einzelnen Fällen kann auch bei schweren perforierenden Verletzungen der Verlauf günstig sein und es kann nach Monaten ein brauchbares, selbst gutes Sehen erzielt werden. Die Blutungen in der Kammer und im Glaskörper resorbieren sich, die eingedrungenen Fremdkörper, meist von geringer Größe, heilen reizlos ein, wenn auch unter Verdichtung der Umgebung. In diesen Fällen wird die Augenspiegeluntersuchung wieder möglich und ergibt meist einen komplizierten Befund: Glaskörpertrübungen, im Glaskörpergewebe suspendierte Fremdkörper, flottierende Membranen, AderhautNetzhautveränderungen, Aderhautrupturen, Retinitis proliferans usw. In einzelnen Fällen wird das Sehvermögen erst hergestellt nach Staroperation oder Spontanresorption der Katarakt (Clausen 1903). In anderen Fällen mit Perforation, bei denen ebenfalls die Wunden heilen und die Medien sich aufhellen, bleibt das Sehvermögen dauernd relativ schlecht wegen schwerer Veränderungen in der Tiefe, wie Glaskörperverdichtung, Aderhautruptur, makulare Veränderungen, Netzhautabhebung, Einheilung von Fremdkörpern usw.

Die Verletzungen der Haut und Lider, sowie die sonstigen Verletzungen am Kopf und an den Extremitäten heilen bei sachgemäßer Behandlung vielfach und ohne erhebliche Störungen zu hinterlassen. Bei Pulverexplosionen bleiben zahlreiche dunkelblaue Flecken zurück, aus denen man noch später auf den ersten Blick auf die Art der Verletzung schließen kann. Ebenso sieht man meist dabei eingeheilte Pulverkörner in der Bindehaut und Hornhaut.

Der schließliche Ausgang der Explosionsverletzungen ist oft ein recht trauriger, zumal da die Verletzungen so ganz vorwiegend doppelseitig sind. Zudem werden häufig kräftige gesunde Männer in den besten Lebensjahren betroffen. A priori sollte man meinen, daß die Augenverletzungen durch Dynamitexplosion wegen der größeren explosiven Gewalt und wegen des Hineintreibens von Sand und Kieselgur in das Auge neben den sonstigen Fremdkörpern im allgemeinen die schwersten seien. Die Erfahrung hat aber gezeigt, daß unter den Verletzungen durch Pulverexplosion die mit größeren Ladungen von Sprengpulver im Bergbau, Steinbrüchen, Bahnbauarbeiten usw. vorkommenden Pulversprengschußverletzungen den Verletzungen durch Dynamit an Schwere nicht nachstehen, wie z. B. die von Beckmann (1895) mitgeteilten 15 Fälle von Pulversprengschuß, bei denen zudem schwere Verletzungen der Hände und Arme beobachtet wurden, beweisen. Beckmann führte die Äußerung eines Steinbruchsbesitzers an, der die Explosionsverletzungen durch Pulver in ihrer Wirkung für gefährlicher hielt als die Verletzungen durch Dynamit. Bei den von mir in Jena beobachteten Fällen (Clausen 1903) hat sich ein wesentlicher Unterschied in der Schwere zwischen Verletzungen durch Pulver- und Dynamitsprengschuß nicht feststellen lassen.

Von den 20 durch Dynamit Verletzten, über die v. Hippel (1886) berichtete, erblindeten 8 doppelseitig, 7 einseitig unheilbar. Nur 2 Patienten mit oberflächlichen Verletzungen konnten ihrem Berufe wieder nachgehen.

Bei den 31 Patienten mit Verletzung durch Dynamit, über die Beckmann (1895) berichtete, erblindeten 2 Patienten unheilbar auf beiden Augen, 11 verloren ein Auge, davon war bei 2 Patienten auch das andere Auge bis auf Fingerzählen erblindet. Von den 28 durch Pulversprengschuß verletzten Augen (bei 15 Patienten) erblindeten 7 Augen vollständig. Becker (1900) teilte 15 Fälle von Verletzung durch Pulverexplosion und 13 Fälle von Dynamitexplosion mit. Bei beiden Verletzungsarten erblindeten etwa 20 % der verletzten Augen vollständig. Clausen (1903) berichtete über 37 verletzte Augen bei 19 Patienten (15 Augen durch Dynamit, 22 durch Pulver verletzt). Von den 37 verletzten Augen mußten 9 = 24,32 % entfernt werden, für das Sehvermögen gingen vollständig verloren 13 Augen = 35,14 %, von 2 Augen wurden nur Handbewegungen wahrgenommen. Völlig blind wurden von den 19 Personen 4 = 21 %, ganz erwerbsunfähig 5 Personen = 26,3 %. Alle übrigen behielten mehr oder weniger hohe Beschädigung der Erwerbsfähigkeit zurück. Die von Clausen mitgeteilten, von mir beobachteten Fälle bieten alle möglichen, bei Explosionsverletzungen vorkommenden Befunde dar.

Ferner verweise ich auf die Arbeit Büscherhoff (1903), die eine Zusammenstellung des Ausgangs von 45 Dynamit-, 21 Pulver- und 3 Zündhütchenexplosionen, die bei Arbeitern in Bergwerken beobachtet waren, bringt.

Die Diagnose der Verletzung als solche bietet keine Schwierigkeit. Die oberflächlichen Veränderungen sind ohne weiteres zu erkennen, nachdem man die Augenoberfläche anästhetisch gemacht und gereinigt hat. Der Nachweis größerer perforierender Wunden ist in der Regel auch nicht schwierig, da die Wundränder meist gewulstet und getrübt sind. Man muß vielfach erst die aufgelagerten Massen entfernen, ehe man die Stelle selbst erkennen kann.

Häufig ist aber nicht zu entscheiden, ob die penetrierende Wunde durch einen ins Auge eingedrungenen oder durch einen größeren vom Auge wieder abgesprungenen Steinsplitter verursacht ist. Die Folgen der Verletzung im einzelnen sind vielfach anfangs nur unsicher zu erkennen. Da die komplizierte Verletzung sich aus allen Verletzungsarten zusammensetzt, so müssen für die Beurteilung der Einzelheiten die bei den verschiedenen Arten wichtigen diagnostischen Mermale verwertet werden, wobei das Nebeneinanderbestehen der schweren verschiedenartigen Veränderungen die Beurteilung erschwert.

Prognose. Die Prognose bei allen Explosionsverletzungen ist wegen der komplizierten Verletzungen und der großen Infektionsgefahr ernst. Die

Verletzungen durch Dynamit- und Pulversprengschußexplosion gehören mit zu den schwersten Verletzungen, die vorkommen, zumal sie meist doppelseitig sind. Die Schwere der Verletzung hängt mit ab von dem Vorhandensein größerer Perforationswunden. Die Prognose ist im Einzelfall anfangs mit Reserve zu stellen, da man über die Verletzungen im inneren Auge lange Zeit im unklaren ist. Die Annahme v. HIPPELS (1886), bei Dynamitexplosionsverletzungen die Augen von vornherein für völlig verloren zu geben, bei denen perforierende Wunden der Kornea und Sklera mit traumatischer Katarakt vorliegen, hat sich weiterhin nicht ganz bestätigt. So ungünstig ist die Prognose in diesen Fällen nicht, einzelne derartige Augen behalten eventuell nach Staroperation Sehvermögen (z. B. CLAUSEN 1903).

Prophylaxe. Zur Verhütung von Explosionsverletzungen sind klargefaßte Unfallverhütungsvorschriften in den betreffenden Betrieben über die Handhabung und Aufbewahrung der Sprengstoffe sowie strenge Aufsicht, daß die Vorschriften befolgt werden, dringend geboten. Das Sprengen darf nur von eigens vorgebildeten und zuverlässigen Leuten vorgenommen werden. Beim Laden und Abfeuern der Sprengschüsse ist größte Vorsicht nötig. Vor allem ist das baldige Annähern bei nicht explodierten Schüssen zu unterlassen und das Ausbohren von Versagern durchaus zu verbieten. Unter den von mir beobachteten Fällen sind mehrere, die sich bei nur einiger Vorsicht oder bei genügender Aufsicht hätten vermeiden lassen.

Therapie. Bei frischen Verletzungen muß man nach Reinigung der Haut der Lider und Entfernung der lose anhaftenden Krusten unter Kokainanästhesie die Augenoberfläche und den Konjunktivalsack von allen größeren Fremdkörpern sorgfältig säubern, die nekrotischen Gewebsfetzen und den Pulverschleim, soweit er sich durch vorsichtiges Wischen und Fassen mit einer Pinzette abziehen läßt, entfernen und den Konjunktivalsack durch Ausspülungen mit Kochsalz- oder schwach desinfizierenden Lösungen z. B. Borsäurelösungen reinigen. Die erreichbaren oberflächlich eingedrungenen Splitter werden schonend entfernt. Die Entfernung der tiefer eingedrungenen Sandkörner, Pulverkörner oder Splitterchen behält man sich in einer späteren Sitzung vor, damit zunächst die durch Verbrennung und Quetschung geschädigten Gewebe sich erholen und die Veränderungen zurückgehen und keine neuen Kratzwunden gesetzt werden. Man streicht sodann am besten Borsalbe oder schwache Sublimatsalbe oder reines Olivenöl in den Konjunktivalsack ein und hält das Auge unter einem Salbenverband, unter dem sich innerhalb weniger Tage die Oberfläche weiter reinigt und frisch mit Epithel überkleidet. Bei Dynamitverletzungen stoßen sich die ins Epithel eingedrungenen massenhaften Sandkörnchen dabei von selbst ab. Bei oberflächlicher Hornhautverbrennung dachte AXENFELD (1904) an Konjunktivaldeckung und prophylaktische Injektion von RÖMERS Pneumokokkenserum. Freilich ist die Bindehaut häufig so schwer verletzt, daß sie sich zur

Deckung nicht eignet. Bei perforierenden Wunden der Augenhäute muß man die Wundränder sorgfältig reinigen, die vorgefallenen und eingeklemmten Teile, wie Iris oder Glaskörper, abtragen und bei Skleralwunden und peripheren Limbuswunden Konjunktivalsutur oder konjunktivale Deckung, falls es möglich ist, ausführen.

Die Wunden im Gesicht und an den übrigen Körperteilen muß man ebenfalls sachgemäß behandeln, vor allem die eingedrungenen größeren Fremdkörper möglichst sofort entfernen und größere Quetschwunden am besten durch Gazetampons anfangs offen halten, damit keine Eiterung eintritt und das Sekret frei abfließen kann. Unter einem dicken Borsalbeverband lösen sich gewöhnlich die dicken schwarzen festhaftenden Krusten innerhalb weniger Tage von selbst ab.

Ist der Bulbus vollständig zertrümmert, so daß eine Erhaltung auch nur der Form nach ausgeschlossen erscheint, wird man am besten sofort exenterieren. Ebenso wird Exenteration notwendig, wenn der Verletzte bereits mit Panophthalmie kommt oder wenn durch schwere Infektion sich Panophthalmie entwickelt. Bei den schweren Verletzungen wird die Enukleation manchmal erst im weiteren Verlauf notwendig wegen schleichender eitriger Entzündung oder heftiger Iridozyklitis, manchmal mit Rücksicht auf das zweite Auge zum Schutz gegen sympathische Ophthalmie, und manchmal noch im späteren Verlauf wegen rezidivierender schmerzhafter Entzündung im bereits phthisischen Auge.

Hat sich bei ausbleibender Infektion unter der genannten Behandlung die Reinigung und Reparation der Oberfläche vollzogen, so werden die in die Hornhaut, Bindehaut und Sklera eingedrungenen kleinen Fremdkörper, wie Sandkörner, Pulverkörner oder Steinpartikelchen am besten nach einigen Tagen zuweilen in mehreren Sitzungen sorgfältig mit Hohlmeißel und Nadel entfernt. Die kleinen Partikelchen, die in der Iris oder Linse stecken, werden meist reizlos vertragen, da sie in der Regel aseptisch sind. Sollte später ein in der Iris steckender Fremdkörper Reizung veranlassen, so kann Entfernung mittelst Iridektomie in Frage kommen. Daß es selbst bei beginnender eitriger infektiöser Entzündung durch sofortiges Entfernen gelingen kann, der Entzündung Herr zu werden, zeigt z. B. ein von BEYER (1899) mitgeteilter Fall. In den Fällen, in denen bei traumatischer Katarakt der Verlauf günstig war und die Funktionen gut sind, kann später die Staroperation nötig werden, wobei etwaige in die Linse eingedrungene Fremdkörperchen mit entfernt werden können.

Im übrigen ist die Behandlung nach den bei den einzelnen Verletzungsarten angegebenen Grundsätzen durchzuführen und die entsprechenden Maßnahmen sind unter Abwägung der besonderen Verhältnisse zu ergreifen.

Pathologische Anatomie. Die anatomischen Befunde entsprechen dem klinischen Befund. Die Zahl der genauer untersuchten Fälle ist nur eine kleine. An der durch Exenteration oder Enukleation gewonnenen Präparaten findet man die verschiedenartigsten primären oder sekundären Veränderungen der Sprengschußverletzung. Die sekundären Veränderungen bestehen namentlich in eitriger Entzündung infolge von Infektion. Nach Dynamitverletzung finden sich in der Hornhaut eingedrungene Sandkörner meist mit geringer reaktiver Entzündung in der Umgebung. Wie Fuchs (1911) hervorhob, kommen auch Riesenzellen in ihrer Umgebung vor, ein Befund, den ich sowohl an den in die Hornhaut als auch an den in das innere Auge eingedrungenen Sand- und Steinpartikelchen bestätigen konnte. Ein besonders häufiger Befund nach Sprengschußverletzung ist sodann das Vorkommen von Steinsplittern in den Augenhäuten. Auch andersartige

Fig. 147.

Fig. 148.

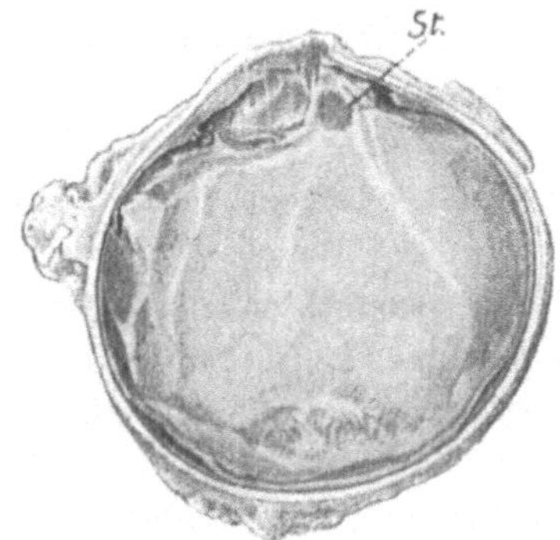
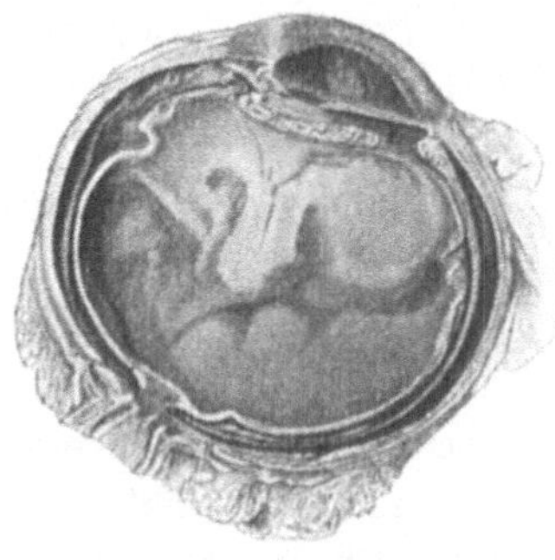

R. A. Perforierende Verletzung durch Dynamitexplosion. Enucleatio bulbi wegen Iridocyklitis purulenta. Vertikalschnitt. Ein durch die Hornhaut eingedrungener Steinsplitter steckt dicht hinter der durchschlagenen Linse. Beginnende eitrige Glaskörperinfiltration. 1½ mal. Verg.
St Steinsplitter.

Ausgang von Dynamitverletzung. Auge etwa 4 Monate nach der Verletzung wegen Reizzustand enukleiert. Adhärente Hornhautirisnarbe. Katarakt mit Schwartenbildung. Seichte Ablatio retinae im vorderen Abschnitt. Papillenschwellung.

Fremdkörper wie Zündhütchenstücke aus Kupfer werden angetroffen z. B. Beckmann (1895). v. Hippel (1886) betonte, daß die Zahl der nachweisbaren großen Splitter im Augeninnern nach Dynamitexplosion im Verhältnis zu den zahlreichen perforierenden Wunden durch große Sprengstücke eine kleine ist. Er fand nur einmal einen 7 mm langen und 4 mm breiten Steinsplitter in der Tiefe des Auges. In den Fig. 147 und 148 sind die Befunde von zwei Augen, die wegen der Folgen von Dynamitexplosion von mir enukleiert werden mußten, wiedergegeben.

Der genauere Befund dieser zwei Augen wurde in einer Heidelberger Dissertation von O. Seidel (1912) mitgeteilt. In dem einen Fall, Fig. 147, fanden sich neben infektiöser eitriger Entzündung mehrere kleinste und kleine Fremdkörper in der Hornhaut und im inneren Auge sowie ein etwas größerer Steinsplitter auf der Grenze von Linse und Glaskörper. Das zweite Auge, von dem Fig. 148 stammt, war erst etwa 4 Monate nach der Dynamitexplosionsverletzung entfernt wegen fortbestehenden Reizzustandes. Hier fanden sich nur einige kleine eingeheilte Splitter in der Hornhaut, sowie eine adhärente Hornhaut-Irisnarbe, Katarakt mit Ausgang von plastischer Entzündung im vorderen Bulbusabschnitt, seichte Ablatio, Aderhauthyperämie, Papillitis und eine eigenartige dichte Zellinfiltration in den perivaskulären Lymphräumen der Netzhautgefäße.

GILBERT (1910) teilte die anatomische Untersuchung eines Auges mit, das nach Dynamitsprengschuß eine perforierende Wunde mit Irisvorfall und Bluterguß in die Vorderkammer davongetragen hatte und wegen andauernden Reizzustandes nach eingetretener Amaurose 4 Wochen nach der Verletzung enukleiert worden war. Es fand sich hämorrhagische Netzhautablösung, Katarakt und Hyperämie der Uvea ohne schwere Veränderungen.

In einem von mir untersuchten und von LÖHNING (1916) mitgeteilten Fall von Explosion eines unter hohem Druck stehenden Manometerrohrs fanden sich an dem verletzten Auge anatomisch schwere Kontusionsfolgen, Skleralruptur, Linsenluxation, Zyklodialyse usw.

Literatur zu § 230.

1859. 1. C o o p e r, **On Wounds and injuries of the eye.** London.

1862. 2. P a g e n s t e c h e r, Klin. Mitt. aus d. Augenheilanstalt zu Wiesbaden.

1864. 3. Z a n d e r und G e i ß l e r, Die Verletzungen des Auges. Leipzig u. Heidelberg.

1872. 4. D a n i e l s, Über Verletzungen des Auges durch Explosion von Dynamit. Inaug.-Diss. Bonn.

1876. 5. H j o r t, Die Ziliarfortsätze während der Akkommodation. Ein Fall von totaler akquirierter Irideremie. Klin. Monatsbl. f. Augenheilk. S. 205.

    6. S a e m i s c h, Krankheiten der Konjunktiva, Kornea und Sklera. Dieses Handb. 1. Aufl. IV. S. 343.

    7. S c h i e ß - G e m u s e u s. Dynamitverletzung beider Augen. 12. Jahresbericht. S. 31.

1877. 8. L ö b k e r, Über die mechanischen Verletzungen des Augapfels. Inaug.-Diss. Greifswald.

1880. 9. P o n t i, Explosion de dynamite. (Congr. inter. à Milano. 4. Sept.) Compt. rend. 1881. p. 307.

1882. 10. L j u b i n s k i, Über einige Besonderheiten traumatischer Augenaffektionen bei Minensprengungen. Jahresbericht über die ophthalmol. Litt. Rußlands v. Krückow. Zentralbl. f. prakt. Augenheilk. S. 396.

1883. 11. H o m b u r g, Beiträge zur Kasuistik und Statistik der Augenverletzungen. Inaug.-Diss. Berlin.

    12. F o n t a n, Un cas de daltonisme traumatique. Recueil d'ophtalmol. p. 705. Arch. d'ophtalmol. Déc. Nr. 12.

1886. 13. v. H i p p e l, Über Verletzungen des Auges durch Dynamit. v. Graefes Arch. f. Ophthalmol. XXXII, 3. S. 205.

1887. 14. G r o ß m a n n, Wiener med. Presse. No. 46.

1888. 15. D u f o u r, Des blessures du globe de l'œil par éclats de cartouches de dynamite avec pénétration d'éclats métalliques. Semaine méd. No. 14.

1895. 16. K n a b e, Beiträge zur Statistik und Kasuistik der Augenverletzungen. Inaug.-Diss. Halle a. S.

    17. G r o ß m a n n, Verletzungserblindungen. Wiener med. Presse. No. 14 u. 15.

    18. B e c k m a n n, Ein Beitrag zu den Dynamit- und Pulververletzungen des Auges. Inaug.-Diss. Gießen.

    19. de S c h w e i n i t z, Bilateral exophthalmus; haemorrhagie neuroretinitis: probable intracranial arterio-venosum aneurism. Internat. med. Magaz. February.

1896. 20. K o c h, Über die Verletzungen des Auges durch Schießpulver. Inaug.-Diss. Straßburg i. E.

1899. 21. P r a u n , Die Verletzungen des Auges. Wiesbaden, Bergmann.
       22. H o t z , Total Symblepharon on the upper lid relieved by Thiersch skin
           grafting. Ophthalmic Record. Nov. p. 561.
       23. B e y e r , Zur Kasuistik der Pulververletzungen des Auges. Inaug.-Diss.
           Greifswald.
1900. 24. B e c k e r , Beitrag zur Kenntnis der Pulver- und Dynamitverletzungen des
           Auges. Inaug.-Diss. Gießen.
1901. 25. M i t c h e l , Injury to the eye from the explosion of a water glass. Ophthal-
           mic Record. p. 470.
       26. Z o b e l , Beitrag zur Lehre vom Verhalten der Fremdkörper im Auge.
           Inaug.-Diss. Marburg.
1902. 27. F r i e d e n b e r g , Minor injuries of the eye. New York med. Journ. 5. July.
1903. 28. B ü s c h e r h o f f , Über die Unfallverletzungen des Auges im Bergwerk.
           Inaug.-Diss. Gießen.
       29. C l a u s e n , Ein Beitrag zur Kenntnis der Explosionsverletzungen des
           Auges durch Dynamit und Pulver. Inaug.-Diss. Jena.
1904. 30. A x e n f e l d , Explosionsverletzungen. 23. Oberrheinischer Ärztetag. Mün-
           chener med. Wochenschr. S. 39.
1905. 31. C o n k e y , Injuries from bursting of locomotive water and oil gauges.
           Ophthalmic Record. p. 209.
1906. 32. R a n d o l p h , The eye injuries of independence day. Ophthalmic Record.
           p. 333.
1907. 33. B o u r g e o i s , Les blessures de l'œil par les éclats de verre de bouteilles
           de champagne. Arch. d'ophtalmol. XXVII. p. 758.
       34. S t o e w e r , Über die bei der Wittener Roburitfabrik-Explosion erfolgten
           Augenverletzungen, mit besonderer Berücksichtigung ihrer Mechanik.
           Klin. Monatsbl. f. Augenheilk. XLV. (N. F. III.) S. 347.
1909. 35. W i t a l i n s k y , Ein Beitrag zur Kasuistik der Augenverletzungen durch
           Explosivstoffe. Postep Ocul. No. 1.
1910. 36. v a n d e r H o e v e , Verschiedene corpora aliena in een oog. Nederl.
           Tijdschr. v. Geneesk. I. p. 402.
       37. G i l b e r t , Untersuchungen über die Ätiologie und pathologische Anatomie
           der schleichenden traumatischen intraokularen Entzündungen, sowie
           über die Pathogenese der sympatischen Ophthalmie. v. Graefes Arch.
           f. Ophthalmol. LXXVII. S. 199 u. 206.
       38. v. M i d d e n d o r f , Über Sprengverletzungen. (1. Balt. Ärztekongr.) Peters-
           burger med. Wochenschr. S. 123.
1911. 39. L a u b e r , Dynamitexplosion. (Wiener ophthalmol. Ges. Disk. Fuchs.)
           Bericht: Klin. Monatsbl. f. Augenheilk. L. (N. F. XIII.) S. 120.
       40. E l l i o t , Native gunpowder injuries of the eye. Ophthalmology. VII. p. 573.
1912. 41. S e i d e l , O t t o , Pathologisch-anatomischer Befund bei Dynamitverletzung
           am Auge. Inaug.-Diss. Heidelberg.
1916. 42. L ö h n i n g , Ein Fall von Explosionsverletzung des Auges. Inaug.-Diss.
           Heidelberg.
1917. 43. K l a u b e r , Die Augenverletzungen im Kriege. Klin. Monatsbl. f. Augen-
           heilk. LVIII. S. 467.
1918. 44. P i c h l e r , Die nichtperforierenden Splitterverletzungen des vorderen
           Augenabschnittes. Zeitschr. f. Augenheilk. XXXIX. S. 37.
1919. 45. T o o k e , Erfahrungen bei dem Unglück in Halifax. Americ. Journ. of
           ophthalmol. S. 3. Vol. 1. Nr. 4. p. 223. Ref.: Klin. Monatsbl. f. Augen-
           heilk. LXIV. S. 734. 1920.
       46. K l a u b e r , Bericht über die Augenverletzungen im Kriege aus dem Jahre
           1917. Klin. Monatsbl. f. Augenheilk. LXII. S. 246.
1921. 47. Werkzeitung der Badischen Anilin- und Sodafabrik Ludwigshafen a. Rh.
           Nr. 10—12. Okt.—Dez.

VI. Verletzungen durch Schuß.

Das Wesen, die Einteilung und die Häufigkeit der Schußverletzungen des Auges.

§ 231. Die Schußverletzungen des Sehorgans gehören ebenfalls zu den komplizierten Verletzungen, da die verschiedenen Verletzungsarten dabei vorkommen. Neben Wunden, die den Charakter von Riß- und Quetschwunden tragen, finden sich vor allem die mannigfachsten Folgen der direkten oder indirekten Kontusion. Das Projektil bleibt häufig im Auge oder in seiner Umgebung stecken und wirkt als zurückgebliebener Fremdkörper. Auch kommen andere von dem Geschoß mitgerissene oder durch Anprall fortgeschleuderte Fremdkörper (indirekte Geschosse) in das Auge oder in seine Nachbarschaft, die Lider oder Orbita. Verbrennungen kommen besonders bei Schüssen aus großer Nähe vor und zwar meist als Pulververbrennung, ferner kann das durch den Schuß erhitzte Geschoß den Wundrand verkohlen. Die Wirkung der Schußverletzung auf das Sehorgan hängt im wesentlichen von der Größe und Art des Projektils, von seiner Flugkraft, mit der es auftrifft, und von seiner Richtung ab. Man kann die Schußverletzungen mit Vorteil in Verletzungen durch kleine Projektile und in solche durch große Projektile einteilen. Zu der ersten Gruppe gehören die Verletzungen durch Schrotkörner, sowie durch die kleinen Projektile der Windbüchsen, Terzerole, die meist ein Kaliber bis zu 5 mm besitzen. Von den zu Jagdzwecken besonders beliebten Schroten besitzt z. B. das für Rehwild benutzte Schrotkorn Nr. 0 einen Durchmesser von 4,25 mm, das für Hasen benutzte Nr. 3 einen solchen von 3,5 mm, das für Feldhühner benutzte Nr. 7 einen solchen von 2,5 mm, während der sogenannte Vogeldunst Nr. 12 einen Durchmesser von 1,25 mm hat. Die jetzt meist gebrauchten Hartschrote bestehen aus 60 % Blei, 20 % Antimon und 20 % Zinn. In Frankreich wird vielfach Eisenschrot benutzt (ROLLET 1910).

Zu der zweiten Gruppe gehören die Verletzungen durch Revolver- und Gewehrkugeln und durch Artilleriegeschosse (Sprengstücke von Granaten, Schrapnells, Bomben aus Blei oder Eisen). Die Durchschlagskraft der kleinen Geschosse ist an sich geringer als die der großen, da die Größe des mechanischen Momentes gleich ist dem Produkt aus Masse und Geschwindigkeit.

Wird der Bulbus selbst unmittelbar von einem großen Projektil getroffen, so wird er meist auf das schwerste zertrümmert und in seiner Form verändert. Abgesehen von den seltenen frontalen Streifschüssen werden außerdem die Weichteile und die knöcherne Wand der Orbita auf das schwerste mit verletzt, ja häufig erstreckt sich die Wirkung eines Kugelschusses auf Gesicht und Schädelhöhle. In der Mehrzahl treffen große Projektile zuerst die knöcherne Wandung der Orbita und führen erst nach deren Verletzung direkt oder indirekt zu schweren Läsionen des Auges.

Der Bulbus kann durch das Projektil oder die Knochensplitter zertrümmert, selbst aus der Orbita herausgerissen werden. In anderen Fällen, in denen der Bulbus nicht getroffen war, droht Erblindung durch direkte oder indirekte Verletzung des Sehnerven oder es können die Zertrümmerung der Knochen und die Sprengwirkung in der Orbita indirekt zu den mannigfachsten Schädigungen des Augeninnern sowie der Orbitalweichteile führen. Je nach der Richtung können auch beide Augen zerstört werden oder mit Erhaltung der Form erblinden. Sodann können Knochenverletzungen in einiger Entfernung vom Auge durch Erschütterung Veränderungen im Bulbus veranlassen. Und schließlich ziehen Verletzungen des Schädels und Gehirns das Sehorgan in mannigfacher Weise in Mitleidenschaft. Bei vielen Verletzungen durch große Geschosse tritt die Verletzung des Auges in den Hintergrund gegenüber den schwereren, oft das Leben bedrohenden sonstigen Verletzungen des Schädels und Gesichts, die dem Gebiet der Chirurgie zuzurechnen sind.

Bei den Verletzungen durch kleine Projektile, vor allem bei den Schrotschußverletzungen, treten dagegen die Verletzungen des Auges in der Regel in den Vordergrund gegenüber den oft bedeutungslosen Verletzungen in der Umgebung des Auges, die auch bei den so häufigen Verletzungen durch vereinzelte Schrotkörner ganz fehlen, so daß die Bulbusverletzung für sich allein besteht. Bei der relativ geringen Durchschlagskraft der Schrotkörner kommen Verletzungen des Auges nach Durchbohrung der Orbitalwände, die bei dem Kugelschuß eine so große Rolle spielt, nur selten vor. Die Form des Auges leidet durch ein in das Auge eingedrungenes Schrotkorn niemals; nur wenn zahlreiche Schrotkörner das Auge treffen, zumal wenn der Schuß aus großer Nähe traf, kommt es zu einer primären Zertrümmerung des Auges. Dann können auch die Nebenverletzungen an der Orbita und an den Orbitalknochen beträchtlicher sein und selbst das Leben kann durch Eindringen von Schrotkörnern ins Gehirn bedroht sein. Die Wirkung der Schrote gestaltet sich ganz verschieden vor allem je nach der Flugkraft und Richtung, in der sie auftreffen. Matte Schrote führen zu Kontusion des Auges, solche mit stärkerer Flugkraft durchschlagen die Augenwand, bleiben im Augeninnern stecken oder perforieren die Bulbuswand zum zweitenmal und gelangen meist in die Orbita. Ferner können Schrotkörner, ohne den Bulbus zu perforieren, in die Orbita eindringen und dann zur Verletzung der Orbitalweichteile, Gefäße, Nerven, Muskeln führen und durch Verletzung des Optikus Erblindung veranlassen. Ist ein Schrotkorn im Augeninnern stecken geblieben, so kommt weiterhin zu den Folgen der mechanischen Verletzung des eingedrungenen Fremdkörpers noch die chemische Wirkung des Fremdkörpers aus Blei hinzu. Dadurch schließt sich die Schrotkornverletzung auf das engste den übrigen Fremdkörperverletzungen an und die Beurteilung des klinischen Verlaufs, die Indikation zum therapeutischen Handeln entsprechen im großen und ganzen den Grundsätzen, die für andere Fremdkörperverletzungen gelten.

Über die Häufigkeit der Schußverletzungen im Vergleich zu anderen Augenverletzungen finden sich Hinweise in § 10, S. 25 und über die Augenverletzungen im Kriege § 14, S. 46. Das Zahlenverhältnis der zur Beobachtung kommenden Schrotschußverletzungen zu den Kugelschußverletzungen ist in Friedenszeiten in verschiedenen Kliniken ein verschiedenes. In Kliniken mit größerem Hinterland werden wegen der häufigen Jagdunfälle mehr Schrotschußverletzungen beobachtet, während in großen Städten wegen der größeren Zahl von Suizidversuchen mehr Kugelschußverletzungen beobachtet werden. Ich hatte z. B. in Jena bedeutend mehr Schrotschußverletzungen gesehen als Kugelschußverletzungen. Peiper (1905) berichtete aus der Berliner Klinik über 52 Schußverletzungen, unter denen nur 14 Schrotschußverletzungen sich befanden.

Über das Verhältnis der Schrotschußverletzungen zu den sonstigen perforierenden Verletzungen berichtete Günther (1909) aus der Breslauer Klinik. Unter 577 perforierenden Verletzungen, die dort in den 10 Jahren von 1897—1907 behandelt waren, fanden sich 25 Schrotschußverletzungen = 4,3 %.

Die Schußverletzungen durch kleine Projektile.
Die Schrotschußverletzungen.
Allgemeines.

§ 232. Schrotschußverletzungen entstehen vornehmlich durch unglücklichen Zufall bei der Jagd, seltener durch sonstige Unglücksfälle z. B. beim Rattenschießen oder durch unvorsichtiges Hantieren mit geladenen Gewehren, recht selten durch Suizidversuch oder durch absichtliche Verletzung. Günther (1909) fand unter 30 Schrotschußverletzungen 25 Jagdunfälle = 83 % und unter 16 Schrotschußverletzungen, die ich durch Netz (1910) mitteilen ließ, waren 12 = 75 % bei der Jagd entstanden.

Zu Augenverletzungen geben fast ausschließlich die im Bereich der Orbitalöffnung von vorn oder in einem nicht zu großen Winkel zur Sagittalachse auftreffenden Schrotkörner Anlaß. Die seitwärts von der Orbitalöffnung eindringenden Körner vermögen die knöcherne Orbitalwand meist nicht zu durchschlagen und werden deshalb dem Sehorgan nicht gefährlich. Im Unterschied zu Kugelschußverletzungen werden deshalb auch sekundäre Läsionen des Sehorgans durch Schädelverletzungen bei Schrotschüssen nur selten beobachtet. Eine Ausnahme machen die allerdings nur äußerst selten beobachteten Schrotschüsse in den Mund; so berichtet z. B. Schläfke (1879) über einen Schrotschuß in den Mund mit nachfolgendem pulsierendem Exophthalmus infolge von Verletzung der Carotis interna im Sinus cavernosus.

Mechanik der Schrotschußverletzung. Die Folgen der Schußverletzung durch Schrotkörner sind abhängig von der Größe, von der Durchschlagskraft, der Richtung und Zahl der auftreffenden Körner. Auf die Durchschlagskraft der Schrote sind verschiedene Momente von Einfluß, in erster Linie die Entfernung, die Stärke der Ladung, die Größe des Korns,

die Laufbohrung und das Kaliber des Gewehres. Mit der Entfernung nimmt
die Kraft des aufschlagenden Schrotkorns ab, um schließlich 0 zu werden.
Die Ladung der Patronen ist durchaus verschieden, z. B. eine Tesching-
schrotpatrone hat viel schwächere Ladung als die für Jagdgewehre bestimmten Patronen. Die zu Jagdzwecken jetzt vielfach gebrauchten Patronen
mit rauchlosem Pulver besitzen größere Triebkraft als z. B. die früher gebrauchten, von den Jägern oft selbst hergestellten Patronen mit Schwarz-
pulverfüllung. Die Durchschlagskraft der Schrote wächst unter sonst gleich-
bleibenden Bedingungen mit der Größe des Korns. Das Kaliber und die
Laufbohrung haben Einfluß auf die Tragweite und die Art der Streuung
der Schrote. Je geringer die Streuung, um so größer die Tragweite und
Durchschlagskraft. Die zylindrische Bohrung des Laufs erhöht die Streuung,
während die Würgebohrung die Schrote länger zusammenhält und deshalb
die Tragweite und Durchschlagskraft erhöht.

HEINRICH (1907) hat experimentelle Versuche über die Wirkung des Schrotschusses angestellt. Er schoß mit den gebräuchlichsten Jagdflinten Kaliber 12
und 16 und mit verschiedenen Schrotnummern 3, 5, 7, 12 auf frische Schweinsaugen, die auf einer mit Löchern versehenen Holzscheibe angebracht waren.
Er prüfte die Schußwirkung auf verschiedene Entfernung von 90 m abwärts.
In einer Tabelle hat er die Schußwirkung und Art der Verletzung zusammengestellt. Die Versuche ergaben, daß Wahrscheinlichkeit und Intensität einer
Schrotschußverletzung des Auges von der Entfernung, der Größe des Schrotkorns, der Laufbohrung und dem Kaliber abhängt. Die Kraft des Durchschlags
der Schrote stand bei gleichbleibender Entfernung im geraden Verhältnis zur
Größe des Korns. Angenommen wird, daß man für jede Schrotnummer die
Wirkung auf das Menschenauge annähernd für jede Entfernung feststellen kann.
Schrot Nr. 5 kann demnach auf 90 m Entfernung noch eine schwere Verletzung
zur Folge haben, Nr. 3 würde auf diese Distanz den Bulbus wahrscheinlich noch
doppelt perforieren, während sich mit Nr. 7 und 12 hier überhaupt keine Wirkung
mehr auf das Auge erzielen läßt.

Die Durchschlagskraft des Schrotkorns hängt aber in zweiter Linie
davon ab, ob es direkt das Auge traf oder ob die Kraft durch besondere
Hindernisse abgeschwächt war z. B. durch Gebüsch, An- und Abprallen
von festen Gegenständen. Für die den Augapfel treffenden Schrote ist von
Bedeutung, ob sie im Lidspaltenbezirk das Auge trafen oder, wie es fast
in der Mehrzahl der Fälle ist, erst nach Durchschlagung des Lids oder Tarsus.

Zahl der verletzenden Schrotkörner. Bei den Schrotschußverletzungen des Auges wird ganz besonders häufig beobachtet, daß nur
ein Korn das Auge getroffen hat. Bei den Jagdunfällen, die oft aus größerer
Entfernung vom Schützen erfolgen, wird durch die starke Streuung der
Schrote ermöglicht, daß nur ein Korn das Auge trifft. Zuweilen dringen
verschiedene Körner außerdem in der Umgebung des Auges, im Gesicht
oder an anderen Stellen des Körpers ein. War die Entfernung vom Schützen
eine geringere, so können leichter mehrere Körner in das Auge und seine

Umgebung eindringen oder gleichzeitig beide Augen verletzen. Zumal bei Schüssen aus großer Nähe können zahlreiche Schrote die Augen und das Gesicht verletzen und dann schwere Zertrümmerung der Weichteile und Knochen und selbst Sprengwirkung in der Orbita erzeugen. Bei Schrotschüssen aus großer Nähe können Verbrennungen entstehen und Pulverkörner das Auge und seine Umgebung treffen und oberflächlich oder tief eindringen.

DANESI (1895) beschrieb einen Fall, bei dem eine ganze Schrotladung ein Auge traf und zertrümmerte, sowie Bruch des Jochbeins veranlaßte. Augapfel, Muskeln und anderes zerfetztes Gewebe wurden mit der Schere abgetragen. STEINDORFF (1898) berichtete über eine Schrotschußverletzung aus 2 m Entfernung bei einem 4jährigen Kind. In der Haut der Stirn und Nase fanden sich 40 Einschußöffnungen und je 2 in jedem Oberlid. Am Tag der Verletzung bestanden bereits Hirndruckerscheinungen, nach einiger Zeit traten meningitische Erscheinungen auf und etwa 4 Wochen nach der Verletzung erfolgte der Tod durch eitrige Meningitis, die, wie die Sektion ergab, durch Eindringen mehrerer Körner in das Gehirn veranlaßt war. Beide Sehnerven waren durch Körner gequetscht und die Bulbi durch Kontusion mit verletzt.

JESS 1911) berichtete über eine Schrotschußverletzung aus $^1/_2$ m Entfernung. Vor dem linken äußeren Gehörgang fand sich eine nur 0,5—0,25 cm große, runde Einschußöffnung, deren Ränder geschwärzt waren. Durch Sprengwirkung der Orbita war der Bulbus luxiert und hing vor den Lidern, die ganze Orbita war mit Schrotkörnern und Knochentrümmern angefüllt. Es kam zu Eiterung, in der sich Tetanusbazillen fanden. Doch blieb nach sofortigen Antitoxingaben der Tetanus aus.

PHILIPPS (1888) fand in einem Fall 129 Schrote in der Orbita. Zahlreiche Schrote fanden sich ferner u. a. in einem von NETZ (1910) mitgeteilten, von mir beobachteten Fall (Fig. 149), sowie in einem Fall von GÜNTHER (1909). Hier in Heidelberg beobachtete ich einen analogen Fall mit mehrfacher Perforation des einen Auges und mit Optikusläsion des anderen Auges durch ein in die Orbita eingedrungenes Korn (Fig. 150). Die Röntgenaufnahme gestattet die große Zahl der eingedrungenen Schrotkörner in derartigen Fällen leicht nachzuweisen.

Den Schrotschußverletzungen sind in ihrer Wirkung gleich zu erachten die Verletzungen durch kleine von großen Kugeln abgespritzte Bleistückchen. So fand SCHNEIDER (1877) vier kleine Bleistücke in dem linken Auge eines Patienten, der 2 Jahre zuvor im Dienst auf dem Scheibenstand durch Stückchen einer an einer eisernen Stange zersplitterten Kugel verletzt war. (Vgl. S. 1553).

Bleispritzer sind nach Kriegsverletzungen in diesem Weltkriege häufig klinisch oder anatomisch im Augeninnern nachgewiesen.

In mehrfacher Beziehung ist wichtig, ob das Schrotkorn direkt das Auge auf seiner Flugbahn durch die Luft trifft, oder ob es nach Anschlagen und Anprallen von harten Gegenständen, Erdboden, Steinen, Ästen usw. aufschlägt. Durch das Rikochettieren werden die Körner in ihrer Form verändert, meist stark abgeplattet und zackig, so daß die Wunden dadurch unregelmäßig und stärker gerissen werden. In anderen Fällen kann die

Fig. 149.

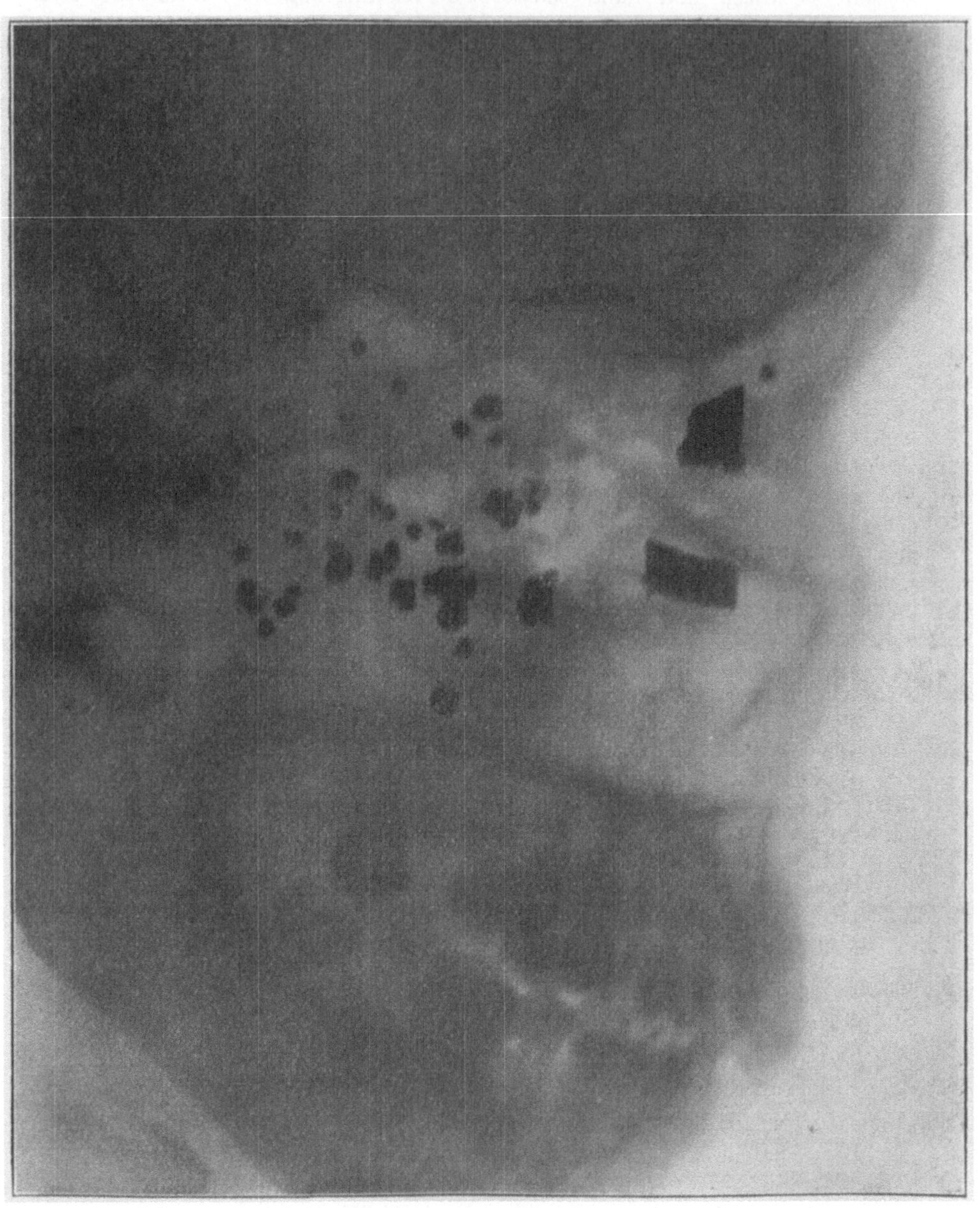

23 jährige Frau. Teschingschrotschuß aus geringer Entfernung gegen die rechte Gesichtsseite und das rechte Auge.
Zahlreiche Schrote im Gesicht, vereinzelte in der Orbita und in der Umgebung des Auges.

Fig. 150.

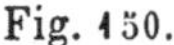

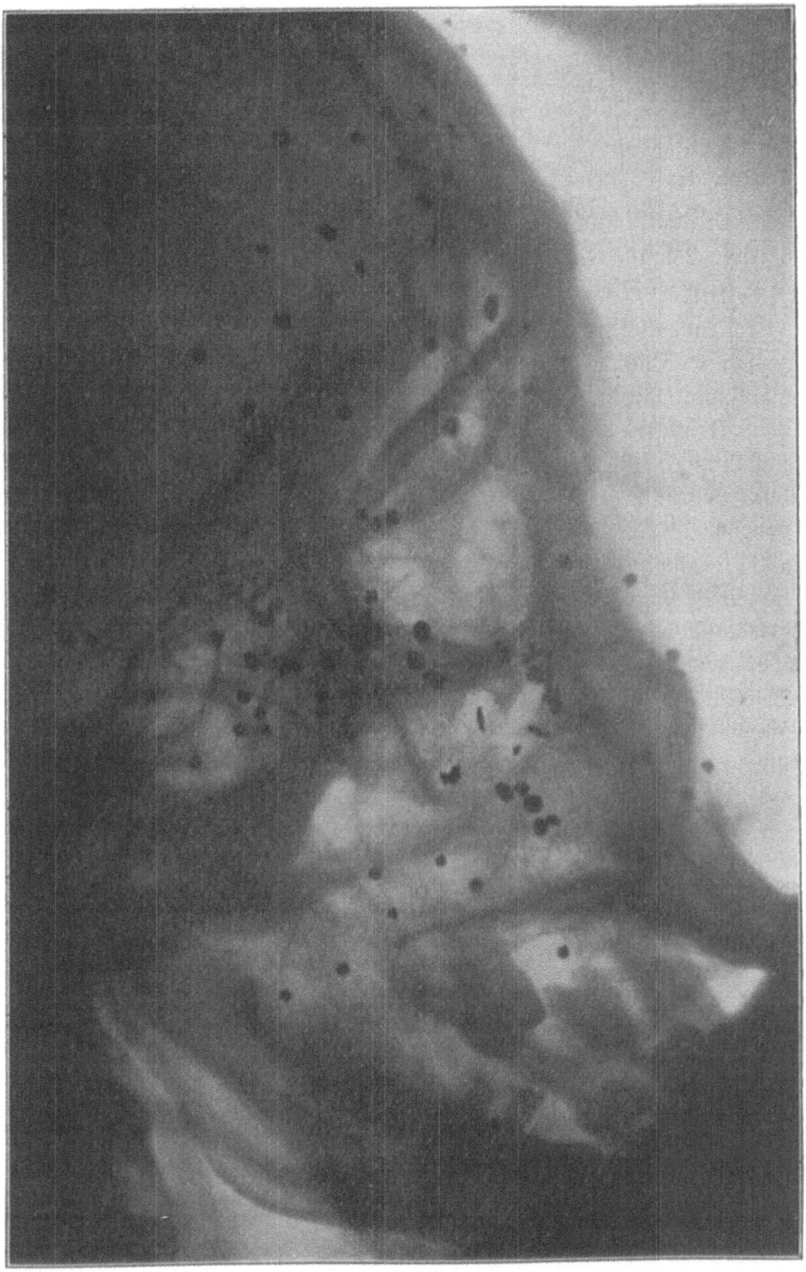

Schrotschußverletzung aus 4—5 m Entfernung.
75 Einschußöffnungen gezählt. Das linke Auge zeigt 6 Einschußöffnungen, rechts war ein Schrot in die Orbita eingedrungen und hatte eine Optikusquetschung veranlaßt.

Flugkraft so abgeschwächt werden, daß das deformierte Korn nicht in das Gewebe mehr einzudringen vermag und matt auftrifft.

Hirschberg (1910) teilte einen Fall mit, in dem das Korn offenbar durch mehrmaliges Anprallen an den Boden würfelförmig geworden war und so matt auftraf, daß es im Bindehautsack liegen blieb und nur leichte Kontusion der Hornhaut und des Bulbus veranlaßte. Der Schütze hatte aus 60 Schritt Entfernung mit tiefgehaltenem Gewehr auf Hühner geschossen, der Verletzte stand zur Linken des Schützen in 90 Schritt Entfernung.

Durch das Rikochettieren besteht ferner die Möglichkeit, daß das Schrot beim Anprallen an Gegenstände infiziert wird.

Die Infektionsgefahr der Schrotschußverletzungen. Das direkt das Auge treffende Schrotkorn kann in der Regel als aseptischer Fremdkörper angesehen werden, da die Erhitzung beim Schuß das Korn keimfrei macht und da beim Durchfliegen der Luft wohl kaum pathogene Keime mitgerissen werden. Rolland (1887), Tornatola (1894), Ovio (1895) haben experimentelle Untersuchungen über die Infektionsgefahr der Schrotschußverletzungen angestellt. Vor allem hat Ovio (1895) experimentell den Nachweis erbracht, daß vorher mit Staphylokokken infizierte Schrotkörner durch die Erhitzung beim Schuß keimfrei werden. Prallen die Schrotkörner auf ihrem Wege an Gegenstände an, so können sie dadurch Infektionskeime aufnehmen. Ebenso können in seltenen Fällen Gegenstände, wie z. B. Zilien, mitgerissen werden, was ebenfalls die Infektionsgefahr erhöht. Ferner ist bei allen perforierenden Schrotkörnern mit der Möglichkeit einer sekundären Infektion zu rechnen, doch ist die Gefahr bei einzelnen kleinen Wunden nicht sehr erheblich.

Versuche über die Infektionsgefahr des Schrotschusses. Rolland (1887) schoß infizierte Schrotkörner verschiedenen Kalibers mit einem Blasrohr in die Augen von Kaninchen und beobachtete durchweg am 3. und 4. Tage eitrige Entzündung. In einer zweiten Versuchsreihe wurden die Körner vorher durch eine Pulverflamme erhitzt und dann in das Auge geschossen. Eitrige Entzündung blieb nun aus. Tornatola (1894) sammelte abgeschossene Schrote, brachte sie auf Kulturen und sah niemals pathogene Mikroorganismen wachsen. Sodann brachte er Tieren Schrotschußverletzungen bei. Unter 10 Verletzungen blieben 8 mal die Augen der Form nach erhalten, wenn er den Bindehautsack vorher desinfiziert und die Nachbehandlung aseptisch durchgeführt hatte. Unterließ er die aseptische Vor- und Nachbehandlung, so wurden von 20 Augen 14 phthisisch und 5 vereiterten. Ovio (1895) untersuchte, ob künstlich infizierte Schrotkörner durch das Abschießen steril würden. Er infizierte sie mit Milzbrandsporen und mit Reinkulturen von Staphylococcus pyogenes und schoß die so infizierten Körner in Gelatine und in die Haut von Kaninchen. Die mit Milzbrand infizierten Körner wurden nicht steril; die Kaninchen starben; die mit Staphylokokken infizierten wurden steril, auf Gelatine wuchsen keine Kokken und die Wunden heilten. Ferner führte er durch Hitze sterilisierte Schrotkörner in die vordere Kammer und in den Glaskörper ein und beobachtete danach keine stärkere Entzündung.

Über die Wirkung der Schrotkörner auf das menschliche Auge durch chemischen Reiz. Verbleiben aseptisch eingedrungene Schrotkörner in den Geweben des menschlichen Auges, so kommt ihre Wirkung durch chemischen Reiz in Betracht. Da sie größtenteils aus Blei bestehen, so entspricht ihre Wirkung dem der Fremdkörper aus Blei. Die experimentellen Untersuchungen von Leber (1891) am Kaninchenauge haben Aufschluß über die entzündungerregende Wirkung der Fremdkörper aus Blei gebracht. Die klinischen und anatomischen Erfahrungen am menschlichen Auge haben Übereinstimmung mit den Ergebnissen der Versuche am Tierauge ergeben.

Leber 1891) stellte fest, daß Fremdkörper aus Blei sich in der vorderen Kammer des Kaninchenauges ziemlich indifferent verhielten. Es kam in ihrer Umgebung zu einer geringen Gewebsveränderung entzündlicher Natur, die im weiteren Verlauf rückgängig wurde, z. B. wurde ein 10 mm langer Bleidraht 6 Wochen lang im Auge reizlos vertragen und anatomisch nur Endothelwucherung nachgewiesen. Versuche über die Wirkung von Fremdkörpern aus Blei im Glaskörper ergaben aber ausgesprochene Folgen entzündlicher Natur. Das Blei bewirkte eine Verdichtung und Schrumpfung des umgebenden Glaskörpergewebes, welche zur Ablösung und Zerreißung der Netzhaut führten. Es kam ferner zu einer besonderen Form der Entzündung der inneren Augenhäute mit fleckförmiger, zirkumskripter, eitrig-fibrinöser Exsudation, die nach einiger Zeit wieder zurückging und mit Bindegewebsproliferation und Schrumpfung endete. Ophthalmoskopisch fanden sich ausgesprochene Retinitis und Chorioiditis mit Hyperämie der Netzhautgefäße, fleckige Degeneration der Markstrahlen und Auflagerung von eitriger Exsudation in Gestalt von Flocken.

Anatomisch wurden entsprechende Veränderungen nachgewiesen: Diffuse Entzündung der Retina, des Ziliarkörpers und Aderhaut mit eitrigem, in Flockenform auftretendem Exsudat, Hyperplasie des Pigmentepithels, später Einkapselung in zellenreiches, teilweise pigmentiertes Bindegewebe und Bildung von Riesenzellen. Weitere Untersuchungen von Ovio (1895), Mobilio (1904) standen mit den Leberschen Resultaten im Einklang.

Genet (1913) fand, daß in einem Fall von Schußverletzung mit Schrotkörnern die Körner sich als magnetisch erwiesen. Bei der französischen Landbevölkerung wird, worauf bereits Rollet (1910) hingewiesen hat, vielfach auch Eisenschrot zur Ladung benutzt.

Forensische Bedeutung der Schrotschußverletzungen. Die Schrotschußverletzungen haben häufig in strafrechtlicher oder zivilrechtlicher Hinsicht ein gerichtliches Nachspiel, da es sich oft um fahrlässige, seltener um absichtliche Körperverletzungen handelt.

Kasuistik. Wie aus dem Literaturverzeichnis hervorgeht, sind zahlreiche Fälle von Schrotschußverletzungen mitgeteilt. Zusammenfassende Besprechungen finden sich u. a. bei Zander und Geissler (1864), Yvet (1880), Praun (1899), Günther (1909). Eine größere Zahl von Fällen bringen u. a. die Mitteilungen von Lindenmeyer (1902), Mobilio (1904), Moulton (1904), Peiper (1905), Hensell (1905), Kümmell (1908), Günther (1909), Schmidt (1913). Über Fälle, die ich in der Jenaer Augenklinik beobachtet habe, finden sich Mitteilungen bei

Isbruch (1897), Wagenmann (1901, 1908), Stickel (1901), Neugebauer (1906), Netz (1910, 16 Fälle). Über Fälle, die ich in der Heidelberger Klinik beobachtet habe, berichteten Walter (1913), Heüveldop (1915), Jung (1919).

Klinischer Befund.

§ 233. Der klinische Befund bei Schrotschußverletzungen des Auges kann sich ganz verschiedenartig gestalten je nach der Art und Schwere der Verletzung. Die Folgen hängen ab von der Durchschlagskraft des Korns, der Größe und Zahl der auftreffenden Körner, von ihrer Flugrichtung, ihrem Angriffspunkt und dem Weg, den sie genommen. Der Angriffspunkt ist entweder die offene Lidspalte oder häufiger in der Umgebung der Lidspalte im Bereich der Lider. Für den klinischen Befund ist ferner von größter Bedeutung, ob der Bulbus perforiert ist oder nicht. Bei den nicht perforierenden Verletzungen des Bulbus bestehen in einer großen Gruppe der Fälle die Folgen für das Auge im wesentlichen in einer Kontusion des Augapfels, wenn auch an der Aufschlagsstelle des Schrotkorns Wunden der Bulbushüllen oder der Lider vorkommen. In einer weiteren Gruppe der Fälle kann das Schrotkorn mit oder ohne Streifung und Prellung des Auges seinen Weg in die Orbita nehmen und die Orbitalweichteile, Muskel, Gefäße, Nerven, vor allem die Sehnerven schädigen und selbst bis in den Schädel seinen Weg nehmen.

Bei den penetrierenden Verletzungen dringt in der Regel das Schrotkorn in das Auge ein, bleibt dort haften oder durchschlägt, wie es häufig vorkommt, die Augenwand zum zweiten Mal, so daß der Befund der doppelten Perforation vorliegt. Bei hoher Durchschlagskraft vermag das die hintere Augenwand durchschlagende Korn tief in die Orbita oder selbst in den Schädel einzudringen und weitere Veränderungen hervorzurufen. Sind mehrere Schrotkörner aufgetroffen, so kommen die verschiedensten Kombinationen vor und die Folgen können ungemein schwer sein.

Verletzung der Umgebung des Auges.

An den Lidern werden durch Streifschüsse Ekchymosen, kleine Substanzverluste und mehr oder weniger lange rinnenförmige oder kanalartige Wunden hervorgerufen. Streifende Körner treffen vornehmlich von der Schläfenseite her die Lider und können bis zum Nasenrücken vordringen, wo sie aufgehalten werden. Ein den Nasenrücken streifendes Korn kann, wie eine von Valois (1896) mitgeteilte Beobachtung von Despagnet beweist, von der medialen Seite her die Lider und den Bulbus umkreisen und im äußeren Lidwinkel selbst noch einige Zentimeter tief in die Orbita vordringen.

Die Verletzung durch Streifschuß kann sich auf die Lider als eine bedeutungslose Schädigung beschränken, meist wird aber das Auge durch den Anprall eine heftige Kontusion erleiden.

Viel häufiger werden die Lider durch die von vorn her kommenden Schrotkörner getroffen und bei ihrer geringen Dicke je nach der Flugrichtung der Körner senkrecht oder schräg durchbohrt. Matte Körner können auf, in oder unter der Bindehaut oder auf und in der Sklera haften bleiben. Die Körner, die mit stärkerer Kraft auftreffen, perforieren nach Durchsetzung des Lids die Sklera oder Hornhaut und dringen in das Auge ein oder sie können als Konturschüsse die Sklera umkreisen, ohne sie zu perforieren, und nach hinten weitergehen. Auch kann das in die Orbita dringende Korn den Bulbus beim Streifen perforieren. Wir kommen auf diese Konturschüsse bei den Bindehaut- und Skleraverletzungen zurück. Bei seitlicher Lage der Lidwunde kommt ferner vor, daß das Schrotkorn am Auge vorbei, ohne es zu streifen, in die Orbita eindringt. Dabei kann der knöcherne Orbitalrand gestreift werden.

Die Lidwunden, die im Vergleich zu den etwaigen sonstigen Veränderungen, zumal denen des Bulbus, meist von untergeordneter Bedeutung sind, bluten wohl ein wenig nach außen, besonders gern führen sie aber zu erheblicher Blutung und Sugillation unter der Lidhaut, so daß die Lider stark anschwellen und die genauere Untersuchung des Auges erheblich erschwert wird.

Lidwunde und Augenwunde entsprechen sich in ihrer Lage. Man kann aus der gegenseitigen Lage der Wunden einen Schluß auf die Stellung des Auges im Moment der Verletzung ziehen, da die Schrote in gerader Bahn weitergehen und der Bulbus im Moment der Verletzung nicht ausweicht.

Die den inneren Lidwinkel treffenden Schrotkörner können die Tränenkanälchen und den Tränensack in Mitleidenschaft ziehen, sei es durch direkte Verletzung, sei es durch die Folgen der Vernarbung. In einem von mir beobachteten Falle, bei dem einem Herrn auf der Jagd vor Jahren ein Korn in die Tränensackgegend eingedrungen war, fühlte ich unmittelbar in der Tränensackgegend unter der Haut ein kleines fest eingeheiltes Korn. Carron du Villards (ref. Zander und Geissler 1864) entfernte einmal ein Schrotkorn aus dem Tränennasenkanal. Im inneren Lidwinkel auftreffende Körner können ihren Weg in die Nase nehmen.

Die nicht perforierenden Schrotschußverletzungen.

Die Kontusion des Bulbus durch Schrotschuß.

Am Bulbus kann die Aufschlagsstelle die Bindehaut oder die Hornhaut oder beide zugleich betreffen. Wie erwähnt, erfolgt die Kontusion des Bulbus vielfach nach Prellung, Verwundung oder Perforation des Lids. Beim Anprall gegen die Bindehaut kommt es vor allem zu einer flächenhaften, stärkeren Blutung, die sich meist über einen Quadranten der Konjunktiva oder über einen noch größeren Bezirk erstreckt und manchmal als erheblicher blauroter subkonjunktivaler Bluterguß hervortritt. Bei matten Körnern kann jede Wunde fehlen. In anderen Fällen zeigt sich ein Riß oder ein rinnenförmiger Substanzverlust in der blutig sugillierten Bindehaut, so daß die Sklera frei liegt. Die Sklera kann eine Furche oder einen flachen Defekt der oberflächlichen Schichten aufweisen, die zuweilen durch abgestreifte Bleipartikelchen oder Pulverschleim schmutzig grau verfärbt erscheinen. Die Schrotkörner können an der Sklera entlang gleiten, sich unter die Bindehaut schieben und den Bulbus auf eine größere Strecke als Kontur- oder Haarseilschuß umkreisend im episkleralen Gewebe liegen bleiben oder bei Schuß auf der nasalen Seite auch bis in die Karunkel vordringen, wie in einem Falle von Ansiaux (ref. Zander und Geissler 1864, S. 440). Bei den von vornher kommenden Schroten kann der Bulbus ausweichen und das Schrotkorn unter Prellung und Streifung der Sklera seinen Weg in die Tiefe nehmen.

Jolivet (1875) fand bei einem 30jährigen Manne 4 Tage nach der Verletzung auf der Jagd unter der Bindehaut 1 cm nach außen von der Kornea ein Schrotkorn stecken, umgeben von serös-eitriger Flüssigkeit. Das obere Lid zeigte am Orbitalrand in der Höhe des Frontalnerven eine kleine schräge Wunde. Hier war das Schrotkorn eingedrungen und hatte den Bulbus im subkonjunktivalen Bindegewebe umkreist. Über einen subkonjunktivalen Konturschuß »Haarseilschuß« berichtete ferner Bergemann (1902). Die Aufschlagsstelle lag im nasalen Lidspaltenteil, das Korn saß in der Höhe des oberen inneren Orbitalrandes. Ich selbst habe 4 Fälle von Konturschuß beobachtet. In dem einen Fall (Netz 1910) fanden sich etwa 2 mm vom Hornhautrand entfernt eine Konjunktivalwunde und seitlich davon im temporalen Lidwinkel eine äquatoriale bläuliche Prominenz, aus der nach Einschnitt ein in eitriges Exsudat eingebettetes deformiertes Schrotkorn zutage kam. In dem zweiten Fall handelte es sich um einen Teschingschuß aus geringer Entfernung gegen die rechte Gesichtsseite. Zahlreiche Schrote waren in der Haut usw. nachweisbar (Fig. 149, S. 1900), die Bindehaut war chemotisch, die Hornhaut klar, die Kammer tief. Der Bulbus zeigte keine perforierende Wunde, aber etwas Exophthalmus und einige Lidwunden in der Umgebung des Auges. Temporalwärts fand sich ophthalmoskopisch eine Netzhaut-Aderhautruptur mit dichten Blutungen, sowie Netzhauttrübung und Faltung nach oben und unten. 5 Monate später traten erneute Beschwerden an dem erblindeten Auge auf, so daß die Enukleation ratsam erschien. Bei derselben fand sich starke narbige Verwachsung der Sklera mit der Umgebung und 4 mm vom Optikus entfernt lag das Schrotkorn auf der Sklera (Fig. 151). Die mikroskopische Untersuchung bestätigte das Fehlen einer Perforation, dagegen das Vorhandensein von Aderhaut-Netzhautzerreißung, Netzhautablösung, Reste von Blutungen und proliferierende Entzündung an der Kontusionsstelle außen. Der dritte Fall ist von Isbruch (1897) mitgeteilt (vgl. S. 1908). Penner (1910) berichtete über ausgedehnte Veränderungen im hinteren Augenabschnitt ohne Bulbusperforation. Das Korn war bei exzessiver Blickrichtung von vorn her aufgetroffen, hatte das Lid durchsetzt und war nach vorn gekommen, von wo es entfernt wurde. Einen weiteren Fall hat Kümmell (1908) mitgeteilt.

Sager (1915), der meine Mitteilungen in der 2. Auflage dieses Handbuches (1913) nicht berücksichtigt hat, hält Konturschüsse am Auge bei von vorn kommenden Projektilen nicht für möglich, da bei einem Konturschuß jedesmal eine konkave Gewebsfläche vorhanden sein muß, auf der die Kugel entlang läuft. Wenn ein Schrotkorn unter entsprechendem Winkel und mit abgeschwächter Flugkraft auftrifft, so kann, zumal da der Bulbus etwas ausweichen kann, die konkave Gleitfläche gegeben sein durch das Lid mit Tarsus, durch die Innenfläche der Konjunktiva und weiterhin durch die Tenonsche Kapsel, evtl. auch durch die Muskeln. Dadurch ist wohl möglich, daß das Schrotkorn eine Strecke weit am Bulbus entlang gleitet und selbst über den Äquator hinaus sich dem Optikus nähern kann, wie der in Fig. 151 abgebildete Befund beweist. Ich beobachtete noch einen weiteren Fall von teilweiser Umkreisung des Bulbus. Schuß aus etwa 3 m Entfernung mit einer kleinen Kugel aus einem Flobertgewehr von vorne her, der Schütze hatte im Scherz auf den Verletzten angelegt. Konjunktivaleinschuß nasal unten etwa 5 mm vom Limbus, die Kugel saß nasal in der Orbita hinter dem Bulbusäquator. Mit dem Augenspiegel sah man eine ziemlich scharf abgesetzte lange Aderhaut-Netzhautruptur nach innen unten, die in kurzer Entfernung von der Papille mit einer breitsichelförmigen Blutung endete. Das Sehvermögen betrug $^5/_{50}$, das Gesichtsfeld war breit sektorenförmig nach oben außen eingeengt und die Spitze des Defekts näherte sich dem Fixierpunkt auf 10°.

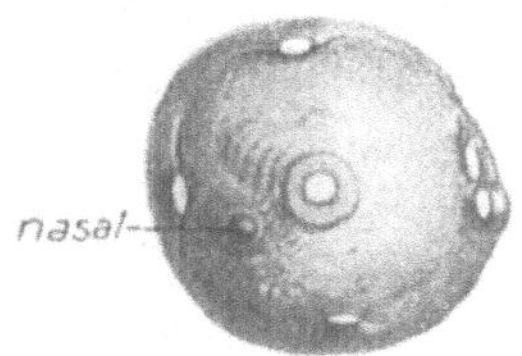

Fig. 151.

Konturschuß des rechten Auges. Nach der Verletzung keine perforierende Bulbuswunde, aber etwas Exophthalmus. Blutungen im Glaskörper und im Augenhintergrund. Andeutung von Netzhaut-Aderhautruptur und Ablösung. Enukleation 5 Monate nach der Verletzung vorgenommen, das Auge weich, injiziert und druckempfindlich. Bei der Enukleation nasalwärts narbige Verdickung auf der Sklera. 4 mm nach innen vom Optikus saß das Schrotkorn. Die anatomische Untersuchung bestätigte das Fehlen einer perforierenden Verletzung.

Die unter die Bindehaut eingedrungenen Schrotkörner können selbst Jahre lang ohne besondere Beschwerden zu verursachen und freibeweglich liegen bleiben (YVERT 1880, STÖBER 1835). Unter die Bindehaut eintretende Schrote können auch Zilien mitreißen. Ich selbst fand subkonjunktival verschleppte Zilien, ebenso LOGETSCHNIKOW (1891) u. a.

Matte Schrotkörner rufen an der Hornhaut eine kleine Quetschwunde oder eine intensiv graue, fleckförmige Trübung durch Kontusion hervor. Auch können Einbuchtungen der Hornhaut mit tiefer Trübung und bei seitlicher Flugrichtung des Korns lineare tiefe Trübungen, die offenbar durch Berstung der inneren Oberfläche und der DESCEMETschen Membran entstehen, auftreten. Streifende Schrotkörner veranlassen rinnenförmige Substanzverluste, die sich eventuell in die Bindehaut und Sklera fortsetzen. Matte Schrotkugeln springen meist wieder ab, werden zuweilen zwischen der Bulbusoberfläche und den Lidern im Konjunktivalsack angetroffen, können aber in seltenen Fällen im Hornhautgewebe stecken bleiben.

HIRSCHBERG (1910) fand ein Schrotkorn im Bindehautsack, das eine merkwürdige würfelförmige Abplattung zeigte, da es offenbar 2 mal aufgeprallt war, ehe es das Auge traf. Am Bulbus fand sich ein Epitheldefekt, eine kleine Irisablösung sowie Mydriasis und Druckverminderung bei S = $^1/_2$.

Ich fand nach Schuß aus einer Windbüchse die Schrotkugel im Bindehautsack, der Bulbus wies mannigfache Kontusionsfolgen auf; ähnlich ist ein Fall von SANDMANN (1913). In einem von HERWERDEN (1910) mitgeteilten Falle hatte das Schrot das untere Lid durchsetzt und wurde im Bindehautsack gefunden, ohne das Auge verletzt zu haben. Über Streifung der Kornea mit vorübergehender partieller Ablatio retinae berichtete SPELEERS (1910). Über 2 Fälle von subkonjunktival sitzenden Schroten berichtete SCHMIDT (1913).

Bei den nicht perforierenden Schrotkornverletzungen des Bulbus finden sich in verschieden hohem Grade und in wechselvoller Kombination alle möglichen Folgeerscheinungen der direkten und indirekten Kontusion. Bei der umschriebenen Angriffsfläche und der oft intensiven Prellung kommen vielfach beträchtliche Veränderungen an der Stelle des Aufschlags vor, die im einzelnen Fall von der Stärke und dem Sitz der Kontusion abhängen. Trotz der Kleinheit der Angriffsfläche sind die indirekten Kontusionsfolgen in der Tiefe oft sehr erheblich, was sich durch die Heftigkeit der momentanen Druckeinwirkung erklärt. Je nach der Stärke der Prellung kommen alle möglichen Abstufungen und Veränderungen vor, wie sie in dem Abschnitt der Kontusionsverletzungen näher besprochen sind. In mannigfachster Ausdehnung und Kombination werden angetroffen: Blutungen in der vorderen Augenkammer, gelatinöses Transsudat in der Kammer, Miosis oder Mydriasis, die verschiedenen Iriszerreißungen wie Sphinkterrisse, Iridodialyse, radiäre Irisrisse (z. B. AYRES 1905), Akkommodationslähmung, Druckverminderung, tiefe Kammer, heftige zyklitische Reizung, zirkumskripte oder totale, stationäre oder progressive Trübungen der Linse mit oder ohne sichtbaren Kapselriß, Veränderung der Zonula, seltener Linsenverschiebung, Metamorphopsie durch abnorme Linsenkrümmung (AUB 1871), Blutungen im Glaskörper, in und auf der Retina und Aderhaut, ausgesprochenes Kontusionsödem der Retina, Commotio retinae, Lochbildung in der Makula durch makuläres Ödem (REIS 1906), Ruptur der Aderhaut und Netzhaut, Ablösung der Retina, makulare und diffuse Netzhaut-Aderhautveränderungen usw. Die Rupturen der Aderhaut und Netzhaut kommen vor entweder als direkte an der Aufschlagsstelle des Schrotkorns besonders bei Streif- und Konturschüssen oder als indirekte z. B. SCHWEIGGER (1864), TEILLAIS (1877), NETZ (1910).

Eine Kombination von direkter Ruptur der Aderhaut-Netzhaut mit weitgehenden indirekten Kontusionsfolgen von seiten der Aderhaut und Netzhaut, die zu ausgedehnten Pigmentveränderungen im Augenhintergrund führten, beobachtete ich in einem Fall von Konturschuß, der von ISBRUCH (1897) mitgeteilt wurde. Ein 14jähriger Schüler erhielt einen Schuß mit einer Schrotkugel ins rechte Auge, während er durch ein Astloch in der Tür dem Scheibenschießen zugesehen hatte. Das Korn gelangte durch das obere Lid in den Bindehautsack, bohrte sich, den Bulbus schräg nach oben außen umkreisend, unter die Conjunctiva bulbi und drang am Bulbus entlang in den vorderen Teil der Orbita, von wo ich es später entfernte. Wenige Stunden nach der Verletzung fand ich nach außen oben einen großen weißgelben radiär verlaufenden, nach vorn nicht abzugrenzenden, von Blutungen umsäumten Streif, der als Netzhaut-Aderhautruptur aufgefaßt werden mußte. Tags darauf fanden sich ausgedehnte Kontusionstrübung der Netzhaut und stärkere Glaskörperblutungen. Später traten in der Umgebung der Papille, in der Makulagegend, sowie im ganzen äußeren oberen Quadranten feine chorioretinitische Entfärbungs- und Pigmentherde auf. Das Sehvermögen, das anfangs bis auf Fingerzählen in 3 m herabgesetzt war, hob sich nur auf $^1/_6$ der Norm, nach innen unten bestand ein skotomförmiger Gesichtsfelddefekt. Unter den 16 Fällen, die ich durch NETZ (1910) habe mitteilen lassen, bestanden an 8 Augen die verschiedensten Folgen der Contusio bulbi.

Schrotschußverletzung der Orbita und Orbitaweichteile ohne perforierende Bulbusverletzung.

Schrotkörner können mit Umgehung des Auges, wobei sie den Bulbus ganz intakt lassen oder streifen, in die Orbita vordringen und zu Läsion der Augenmuskeln, der Nerven, der Gefäße und vor allem des Sehnerven führen, sei es direkt durch Zerreißung und Quetschung, sei es indirekt durch Bluterguß oder Knochensplitter oder sekundäre Folgen wie Entzündung. Die Schrotkörner können in der Tiefe die Orbitalwände treffen, frakturieren, in den Knochen, z. B. den Keilbeinkörper, eindringen oder mit lochförmiger Perforation die Orbitalwand durchsetzen und in die Nebenhöhlen eindringen. Meist reicht aber ihre Flugkraft nicht aus, die knöcherne Wand in der Tiefe zu durchschlagen. Die Schrotkörner können ihren Weg direkt in die Tiefe der Orbita nehmen oder die knöcherne Wand treffen, ihr entlang gleiten oder von ihr abprallen. Der Orbitalrand wird zuweilen gestreift und selbst kleine Knochenstücke können abgesprengt werden (z. B. CRAMER 1900). Trifft das Schrotkorn die mediale Orbitalwand, so kann das Tränenbein oder das Siebbein frakturiert werden, was sich durch Blutung in die Nase und in den Rachenraum bemerkbar macht. Nach Verletzung der Lamina papyracea des Siebbeins kann meist infolge von Schneuzen Emphysem der Orbita mit Exophthalmus auftreten (BERRY 1894).

Am wichtigsten sind die Verletzungen des Optikus, die sich als reine Sehnervenverletzungen zentralwärts von dem Eintritt der Zentralgefäße darstellen. Über die Art, wie der Optikus dabei in Mitleidenschaft gezogen wird, gilt das, was bei den Orbitalverwundungen und bei den Fremdkörperverletzungen in § 188 und § 208 ausgeführt wurde. Je nach der Art der Schädigung gestalten sich der ophthalmoskopische Befund, die Funktionsstörung und der Verlauf verschieden. War der Nerv zerrissen oder stark gequetscht, so tritt sofort Amaurose ein bei anfangs normalem ophthalmoskopischem Befund und bei nachfolgender atrophischer Weißfärbung. War der Nerv nur leicht gequetscht oder durch einen Bluterguß gedrückt, so besteht noch etwas Sehvermögen, das sich nach und nach bessern kann. Ebenso kann sich der Gesichtsfeldbefund ganz verschieden gestalten je nach der Art der Läsion. Auf den Befund, den Grad und die Art der Funktionsstörung kann die etwaige Mitverletzung des Bulbus durch Kontusion der streifenden Schrotkugel Einfluß haben. Als Sitz der Läsion ist meist die Gegend des Foramen opticum anzunehmen, was durch die Röntgenaufnahme in mehreren Fällen bewiesen werden konnte. Gleichzeitig mit dem Optikus sind oft die Bewegungsnerven geschädigt. Dabei können in der Ausdehnung und dem Grad der Mitbeteiligung und in der Art der Läsion Verschiedenheiten bestehen. Dringt das Schrotkorn bis in die Spitze des Orbitaltrichters, so können durch Verletzung in der Fissura orbitalis alle drei Bewegungsnerven dauernd oder vorübergehend mit verletzt werden.

Kasuistik. SCHWEIGGER (1874) teilte zuerst einen Fall mit, bei dem ein Schrotkorn durch das untere Lid nahe am äußeren Augenwinkel eingedrungen und sofort absolute Amaurose hervorgerufen hatte. Außerdem bestand noch Abduzenslähmung, die sich aber nach einiger Zeit vollständig zurückbildete, während die Amaurose bestehen blieb. Ophthalmoskopisch war $1/_2$ Stunde nach der Verletzung der Befund normal bis auf eine leichte Netzhauttrübung, die innerhalb der nächsten Tage noch etwas zunahm, dann aber zurückging. Später trat deutliche Sehnervenatrophie zutage. Ein von VOSSIUS (1883) mitgeteilter Fall, bei dem das Schrotkorn in der Gegend des inneren Augenwinkels eingedrungen war und zu einer Amaurose mit einer schon nach 8 Tagen beginnenden und nach etwa 3 Wochen ausgebildeten weißen Verfärbung der Papille geführt hatte, zeigte noch die Besonderheit, daß der Verletzte 3 Stunden nach der Verletzung dunkelschwarzes Blut erbrach und innerhalb der ersten Tage noch 5 mal Erbrechen mit Blutbeimischung hatte. Die blutige Beimengung wurde durch eine Verletzung des Tränenbeins oder Siebbeins erklärt. In einem von GENGNAGEL (1894) mitgeteilten Falle von Amaurose mit Sehnervenatrophie durch ein im inneren Lidwinkel eingedrungenes Schrotkorn fanden sich ausgedehnte Veränderungen im Augenhintergrund an der dem Eintritt des Korns entsprechenden Stelle: Netzhauttrübung und Hämorrhagien, Aderhautrupturen, Pigmentveränderungen; die Veränderungen wurden teils auf Streifung des Bulbus, teils auf Zerreißung der hinteren Ziliargefäße bezogen.

BOURGEOIS (1895) beobachtete nach Eindringen eines Schrotkorns oberhalb des inneren Lidwinkels neben sofortiger Amaurose durch Optikusverletzung lineare Aderhautruptur nach innen oben und außerdem Okulomotoriusparese. Über analoge Fälle berichteten ferner POHLENZ (1891) und JOCQS 1899). In einem von STEINDORFF (1898) mitgeteilten Falle fand sich bei der Sektion beiderseits kurz vor dem Foramen opticum je ein Schrotkorn. Über einen Fall von Prellung des Schnerven mit Schädigung des papillomakularen Bündels wahrscheinlich durch einen Bluterguß innerhalb des Nerven hat CRAMER (1900) berichtet. Bei einem 58jährigen Gastwirt fanden sich 2 Einschußöffnungen am Infraorbitalrand. Der Bulbus war intakt und der ophthalmoskopische Befund normal. Ein abgesprengtes Knochenstück war unter der Haut zu fühlen. Es bestand ein großes absolutes Zentralskotom bei S $= {}^7/_{65}$. Die Röntgenaufnahme ergab Sitz des tiefeingedrungenen Schrotkorns in der Gegend des Foramen opticum. Nach 10 Tagen war die Sehschärfe auf ${}^7/_{15}$ gestiegen und das Zentralskotom kleiner und relativ geworden.

In einem von CASPAR (1900) mitgeteilten Falle war ein Schrotkorn im oberen Augenlid außen eingedrungen, und es fand sich die Beweglichkeit nach innen aufgehoben und nach außen und oben beschränkt. Bei normalem ophthalmoskopischem Befund wurden nur Handbewegungen erkannt, tags darauf wurden Finger gezählt und ein sektorenförmiger Gesichtsfelddefekt nach unten nachgewiesen. Die Beweglichkeit wurde allmählich wieder normal, die Papille blaßte ab, die Sehschärfe stieg bis auf ${}^5/_6$, das Gesichtsfeld blieb leicht eingeengt und unterhalb des Fixierpunktes bestand ein Skotom für Rot und Grün. Das Schrotkorn war offenbar zwischen Rectus externus und superior, beide streifend, eingedrungen und in der Nähe des Rectus internus haften geblieben. Durch Röntgenaufnahme wurde der Sitz des Schrotkorns an der Spitze des Orbitaltrichters nachgewiesen.

NEWOLINA (1908) fand in einem Falle, in dem ein Schrotkorn über der Augenbraue eingedrungen war, neben Erblindung vollständige Lähmung des Okulomotorius und Trochlearis, während der Abduzens frei war. Außerdem bestand Anästhesie der Hornhaut durch Trigeminusverletzung. Der ophthalmoskopische Befund war anfangs normal, dann trat Sehnervenatrophie hervor. Nach 2 1/2 Monaten hatte sich die Beweglichkeit zum Teil wieder hergestellt, die Pupille war mittelweit und deutlich reagierend. Einen analogen Fall von bleibender Erblindung und Sehnervenatrophie neben vorübergehender Lähmung des Okulomotorius hat JENNINGER (1912) mitgeteilt. In einem von SAGER (1915) veröffentlichten Fall fanden sich Einschuß innen oben im Oberlid bei intaktem Bulbus, Ptosis, vollständige Superiorlähmung sowie Erblindung bis auf Fingerzählen dicht vor dem Auge. Nach der Röntgenaufnahme saß das Schrotkorn vor dem Foramen opticum. Die Muskellähmungen gingen vollständig zurück, das Sehvermögen stieg langsam bis auf $5/12$ bei sektorenförmigem Gesichtsfeldausfall nach unten, die Papille blaßte ab. In einem von mir beobachteten Fall (NETZ 1910, Fall 16) war ein Schrotkorn Nr. 3 innen oben am Oberlid unter leichter Streifung des Auges eingedrungen und hatte zu Amaurose mit nachfolgender Sehnervenatrophie und zu bleibender Lähmung aller 3 Bewegungsnerven geführt. Außer geringem Exophthalmus bestanden anfangs leichte Hirnerscheinungen wie Pulsverlangsamung und Übelkeit. In einem zweiten in Heidelberg beobachteten Falle war ein Schrotkorn tags zuvor durch das untere Lid unter Streifung des knöchernen Orbitalrandes eingedrungen und hatte zu Exophthalmus, allseitiger Beweglichkeitsbeschränkung bei weiter Pupille geführt. Das Sehvermögen betrug nur Erkennen von Handbewegungen. Der ophthalmoskopische Befund war normal bis auf leichte zirkumpapilläre und makulare Netzhauttrübung und Verengerung der Gefäße. Auf Druck ließ sich Arterienpuls erzeugen. Schon am nächsten Tage wurden Finger in 1 m Entfernung gezählt, nach 5 Tagen in 4 m. Der ophthalmoskopische Befund war jetzt normal. Weiterhin hob sich die Sehschärfe langsam bis auf $5/10$, das Gesichtsfeld war frei, aber die temporale Papillenhälfte erschien deutlich blasser. In einem weiteren von mir in Heidelberg beobachteten Fall war das Schrotkorn durch das linke Oberlid am inneren Lidwinkel eingedrungen und hatte zu einer partiellen Optikuszerstörung, sowie zu Abduzenslähmung und zu einer Ophthalmoplegia interna geführt. Das Sehvermögen war bei Gesichtsfelddefekt nach oben anfangs auf Fingerzählen in 1 1/2 m herabgesetzt, hob sich bald auf etwa 1/2 der Norm. Die obere Gesichtsfeldhälfte blieb defekt, die Abduzenslähmung ging vollständig zurück, Mydriasis und Akkommodationsparese besserten sich. Die Röntgenaufnahme ergab Sitz des Schrotkorns an der Spitze der linken Orbita unter dem Orbitaldach. 1 Woche nach der Verletzung stellte sich am unverletzten rechten Auge ein Glaukomanfall ein, der auf Pilokarpineinträufelung zurückging. Und schließlich beobachtete ich vor kurzem bei einer Schrotschußverletzung aus 100 m Entfernung mit Schrot Nr. 1 am Tage nach der Verletzung Einschuß am rechten Oberlid, starken Exophthalmus, vollständige Unbeweglichkeit des Auges, Amaurose bei normaler Papille. Auf den Röntgenplatten ergab sich Sitz des Schrotkorns im Gehirn nicht weit vom Hinterhauptsknochen entfernt. Später trat bei bleibender rechtsseitiger Amaurose Weißfärbung der Papille ein. Die Beweglichkeit des Bulbus stellte sich vollständig her. Von Hirnerscheinungen bestanden nur zeitweiser Kopfschmerz und Schwindel ohne jedes Ausfallssymptom.

In einem Fall von Schrotschußverletzung, in dem von rechts her Schrotkörner durch die nasale Orbitalwand in die linke Orbita eingedrungen waren, fand Suker (1911) auf dem Röntgenbild, daß ein Schrotkorn den Sehnerven komprimierte, wodurch eine partielle Schwellung der Papille erklärt war. Der Fremdkörper wurde mittels Krönleinscher Operation entfernt, worauf dauernde Besserung des Sehvermögens auf $^{20}/_{100}$ erzielt wurde. Über Optikusverletzung durch Schrotkorn berichtete auch Franke (1918).

Optikusläsion verbunden mit sonstigen Nervenverletzungen kann ferner in den seltenen Fällen von Schrotschußverletzung beobachtet werden, in denen bei intaktem Bulbus durch Schädelverletzung pulsierender Exophthalmus veranlaßt wird.

Schläfke (1879) hat aus der Leberschen Klinik einen Fall mitgeteilt, bei dem nach einem Selbstmordversuch durch Schrotschuß in den Mund absolute Amaurose mit einfacher Sehnervenatrophie, fast vollständiger Unbeweglichkeit des Auges, Ptosis und pulsierender Exophthalmus offenbar durch ein Aneurysma arterio-venosum der Karotis im Sinus cavernosus hervorgerufen waren. Power (1895) berichtete über eine Verletzung, bei der das Projektil durch das Tränenbein unterhalb des linken inneren Augenwinkels eingedrungen war, zu wiederholten Blutungen aus der Nase und zu allmählicher Entwicklung eines pulsierenden Exophthalmus mit Sehnervenatrophie und Okulomotoriuslähmung Anlaß gegeben hatte.

Die mit Umgehung des Bulbus in die Orbita eindringenden Schrotkörner können des weiteren Beweglichkeitsstörungen teils durch Verletzung der Muskeln, teils durch Verletzung der Nerven hervorrufen. Die verschiedensten Vorgänge können die Läsion veranlassen: direkte Verletzung des Muskels oder des Nerven oder bloße Quetschung oder Druck durch Blutungen und Ödem, oder Druck durch den Fremdkörper selbst oder durch die in seiner Umgebung hervorgerufenen entzündlichen Gewebsveränderungen. Je nach der Art der Läsion ist die Lähmung eine vollständige oder unvollständige, eine bleibende oder vorübergehende. Ferner kommen alle möglichen Kombinationen von Muskel- und Nervenschädigung vor. Sodann wird beobachtet, daß ein Korn den Bulbus perforiert, während ein anderes den Bulbus umkreisend die Muskel- oder Nervenlähmung veranlaßt.

Kasuistik. Unter den Fällen von Optikusläsion wurde bereits erwähnt das gleichzeitige Vorkommen von Abduzenslähmung im Fall Schweigger (1874), von Okulomotoriuslähmung in den Fällen von Bourgeois (1895) und Power (1895), von Lähmung des Okulomotorius und Trochlearis in dem Fall von Newolina (1908), von Lähmung aller 3 Bewegungsnerven in dem von mir beobachteten Falle (Netz 1910) und im Fall Schläfke (1879), die Kombination von Optikusläsion mit Abduzensparese und Ophthalmoplegia interna, sowie mit vorübergehender Ophthalmoplegia totalis in den von mir beobachteten Fällen (S. 1911), und von Verletzung einzelner Muskeln im Fall Caspar (1900).

Über eine isolierte Okulomotoriuslähmung bei einem 11jährigen Knaben, dem ein Schrotkorn gerade über dem oberen Tränenpunkt eingedrungen war, berichtete Playne (ref. Zander und Geissler 1864). Der Bulbus war intakt, die Lähmung ging nach 5 Wochen zurück. Für direkte Verletzung eines Muskels spricht nach Zander und Geissler (1864) eine Beobachtung von Carron du Villards bei einem seit Kindheit mit Strabismus convergens behafteten Jäger, bei dem nach einer Verletzung durch ein innen oben eingedrungenes Schrotkorn das Schielen verschwunden war. Der Fall ist aber, wie schon BERLIN (1880) hervorhob, nicht sicher.

Eine isolierte Lähmung des Levator und des Rectus superior durch ein 3 Wochen zuvor unterhalb der Augenbraue in die Orbita eingedrungenes Schrotkorn beobachtete MENGIN (1886). Nach der gelungenen Extraktion des abgeplatteten Schrotkorns trat sofortige Besserung der Lähmungen ein, nach 12 Tagen war die Ptosis, nach 20 Tagen die Lähmung des Rectus superior vollkommen zurückgegangen.

Ptosis und Strabismus · durch 2 mit Umgehung des Bulbus 8 Jahre zuvor in die Tiefe gedrungene Körner beobachtete BÜRSTENBINDER (1901) in einem Falle, in dem ein weiteres Korn sich in der Vorderkammer fand.

Eine isolierte Parese des Rectus inferior fand AHLSTRÖM (1898) in einem Falle, in dem das Schrotkorn durch das Unterlid unter leichter Kontusion des Auges eingedrungen war.

Über eine isolierte Verletzung des Rectus superior berichtete VICIANO (1889). Das Korn war oben innen eingedrungen und hatte einen Teil der Sehne des Rectus superior abgerissen. Das Schrotkorn wurde entfernt und eine Naht angelegt.

Durch tief eindringende Schrotkörner können auch Sensibilitätsstörungen veranlaßt werden, wie in dem Fall NEWOLINA (1908).

Die Durchtrennung der Orbitalgefäße führt zu einem orbitalen Bluterguß, der dadurch veranlaßte Exophthalmus kann einen verschieden hohen Grad erreichen. Daß durch die bei intaktem Bulbus in die Orbita eintretenden Schrotkörner pulsierender Exophthalmus veranlaßt werden kann, wurde bereits erwähnt. Über die Entstehung und den Befund des pulsierenden Exophthalmus gilt das in § 189 und § 190 bei den Verwundungen der Orbita Ausgeführte.

Schließlich ist zu betonen, daß die mit Umgehung des Bulbus in die Orbita eindringenden Schrotkörner, ohne die geringste Veränderung herbeizuführen, einheilen können. Bei Röntgenaufnahme nach Schußverletzungen findet man sie zuweilen als mehr zufälligen Befund. Vgl. SCHÖLER (1900).

Intrakranielle zentrale Läsion der Optikusbahn und der für das Auge wichtigen Nerven durch die in den Schädel eingedrungenen Schrotkörner kommen nicht allzu häufig vor, da Hirnschüsse durch Schrote an sich selten sind.

LÉONARD (1899) beobachtete eine rechtsseitige gleichseitige Hemianopsie bei einer infolge von Verletzung durch Schrotschuß entstandenen alten Hämorrhagie zwischen der 2. und 3. Windung des linken Okzipitallappens.

HESSE (1913) berichtete über eine Verletzung des linken Tractus opticus oberhalb des Chiasmas durch ein Schrotkorn, das an der linken Halsseite am hinteren Rande des M. sternocleidomastoideus eingedrungen war, offenbar durch das Foramen lacerum ohne schwerere Nebenverletzungen seinen Weg ins Schädelinnere genommen hatte und, wie die Röntgenaufnahme nachwies, etwas nach links von der Mittellinie am vorderen Rande der Sella turcica stecken geblieben war. Im Augenblick der Verletzung empfand der Getroffene heftiges Blitzen vor den Augen, sah dann kurze Zeit gar nichts und bemerkte nach Wiederkehr des Sehvermögens einen großen Gesichtsfeldausfall nach unten und rechts, der sich innerhalb der nächsten Wochen einengte. Bei der Vorstellung, etwa 4 Wochen nach der Verletzung, war der Augenbefund bei S beiderseits = 1 normal bis auf beiderseitige symmetrisch nach rechts gelegene absolute Skotome von Sektorenform, die vom Fixierpunkt etwa 30° gegen die Peripherie reichten und an die sich beiderseits ein relativer sektorenförmiger Ausfall bis zur Gesichtsfeldperipherie anschloß, der aber innerhalb eines Jahres merklich zurückging. Außerdem fand sich geringe Sensibilitätsstörung im linken 2. und 3. Trigeminusast, eine leichte linksseitige Fazialisparese und geringe Herabsetzung des Geruchsinnes der rechten Seite.

Die perforierenden Schrotschußverletzungen des Auges.

Die Eingangsöffnung der in das Augeninnere eindringenden Schrotkörner findet sich am häufigsten am vorderen Skleralabschnitt und zwar öfters an der temporalen Seite, etwas weniger häufig in der Hornhaut. Die Schrotkörner dringen entweder im Bereich der freien Lidspalte in das Augeninnere ein oder nachdem sie das Lid durchschlagen haben. Sie können auch, wie ich in einem Fall beobachtet habe, ihren Weg durch eine Augenmuskelsehne nehmen. Schrote, die die Bulbuswand perforiert haben, besitzen in der Regel so viel Flugkraft, daß sie in die Tiefe des Augeninnern eindringen. Sie können in jedem Abschnitt des Augapfels stecken bleiben. Nur ausnahmsweise findet sich das Schrotkorn noch in der Eingangswunde, nur seltener bleibt es im vorderen Bulbusabschnitt (Vorderkammer, Iris, Linse) haften, gewöhnlich gelangt es in den Glaskörperraum und bis zur hinteren Bulbuswand, wo es sich einbohrt oder von wo es in den Glaskörperraum zurückprallt, und gar nicht selten durchschlägt es die Augenwand zum zweitenmal, verläßt das Auge und bleibt hinter dem Auge liegen oder dringt in die Orbita vor. Wenn auch meistens nur ein Schrotkorn in das Augeninnere gelangt, so können doch zwei oder mehrere Körner eindringen, ohne daß das Auge sofort seine Form einbüßt. Nur wenn zahlreiche Schrotkörner bei Schüssen aus großer Nähe das Auge treffen, wird es sofort vollkommen zertrümmert. In Fig. 152 ist der vordere Bulbusabschnitt eines Auges abgebildet, das von zahlreichen Körnern getroffen so zerquetscht war, daß es sofort exenteriert werden mußte. An dem abgetragenen Bulbusstück finden sich allein acht Einschußöffnungen. An einem anderen Auge eines aus großer Nähe getroffenen Mannes fand ich in der Hornhaut und Sklera sechs Einschußöffnungen. Das Auge war in seiner Form nicht verändert, mußte aber am 19. Tage wegen zyklitischer Reizung enukleiert werden.

Es kann vorkommen, daß durch eine Perforationsöffnung zwei Körner eindringen.

So beobachtete Jeaffreson (1874) 2 Fälle, bei denen für 2 Projektile nur eine Eingangsöffnung gefunden wurde. Demours (ref. Valois 1896) sah am

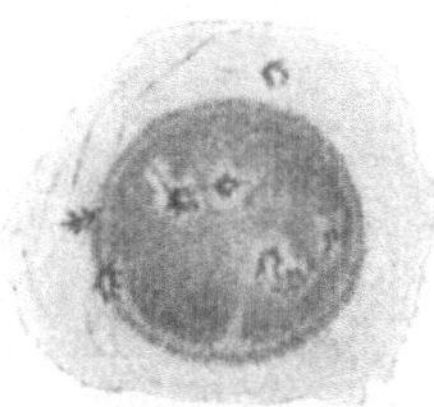

Fig. 152.

Schrotschußverletzung.
Auge durch zahlreiche Körner perforiert und zertrümmert. Deshalb primäre Exenteration. Im Bereich des vorderen Augenabschnittes finden sich 8 Einschußöffnungen von Schrotkörnern. Präparat aus der Göttinger Klinik.

3. Tage nach einer Schrotschußverletzung ein Schrotkorn in der Korneo-Skleral-grenze stecken. Bei der etwas erschwerten Entfernung dieses Kornes zeigte es sich, daß mit ihm noch ein zweites ganz im Innern des Auges steckendes innig zusammenhing. Beide Schrotkörner folgten dem kräftigen Zuge der Pinzette.

Schrotkörner können andere Fremdkörper, vor allem Zilien mit sich reißen und in das Auge verschleppen, z. B. in den Glaskörper, wie in den Fällen von WINTERSTEINER (1894), LAPERSONNE und VASSAUX (1884).

Für die Form der Wunde ist von Bedeutung die Schußrichtung, in der das Schrot die Bulbuswand durchsetzt und der Umstand, ob das Schrot-korn das Auge direkt als runder in seiner Form nicht veränderter Fremd-körper trifft oder ob es durch Rikochettieren abgeplattet und zackig ge-worden ist. In der Hornhaut und Sklera erscheinen die Wunden in der Regel als kleine Loch- oder Rißwunden mit leicht gequetschtem, oft deut-lich nach einwärts gedrücktem Wundrand, manchmal dreistrahlig gestaltet. War das Korn abgeplattet, so ist die Wunde unregelmäßig gerissen, oft spalt-förmig und lappig. Tangential eindringende Schrotkörner verursachen zuweilen einen länglichen Wundkanal. Bei den Wunden im Limbus oder an der Horn-haut kann die Iris in die Wunde eingelagert oder selbst vorgefallen sein.

WINTERSTEINER (1894) fand in einem Fall von perforierender Schrot-kornverletzung totale Aniridie, die Iris war aus dem Auge ausgeschwemmt. Offenbar erfolgte die Irisabreißung durch den Anprall unmittelbar vor der Perforation. Die im Bereich der Hornhaut eindringenden Schrote führen meist zu Mitverletzung der Iris und der Linse. Fast nie wird ein Blut-erguß in der vorderen Kammer vermißt, der so beträchtlich sein kann, daß die Verletzungsfolgen anfangs nicht zu übersehen sind. Kleinste Schrot-körner können die Linse durchschlagen, ohne eine nennenswerte Trübung zu veranlassen; meist ist die Trübung am hinteren Pol ausgedehnter als vorn. Dickere Körner führen zu stärkerer Zertrümmerung der Linsensubstanz, die Ausschußöffnung hinten ist meist größer als die Eintrittsstelle vorn; auch können Linsenstücke in den Glaskörper mitgerissen werden. Gewöhn-lich trübt sich die Linse schnell total und quillt stark auf und Linsenmassen treten in die vordere Kammer über. Bei Schüssen in der Nähe des Skleral-randes kann das Korn durch die Zonula an der Linse vorbei oder sie so-eben streifend in den Glaskörper eindringen. Bei perforierenden Skleral-wunden findet sich häufig pigmentiertes Gewebe vom Uvealtraktus, Ziliar-körper- oder Aderhaut-, sowie Glaskörpersubstanz in der Wunde eingelagert oder vorgefallen. Liegt die Wunde in der Nähe des Limbus, so werden kleine Blutungen in der Vorderkammer und Verziehung der Pupille nach der Wunde hin selten vermißt. Bei Skleralschüssen kann je nach der Schußrichtung das Schrot die Linse unter Umständen nur am hinteren Pol noch treffen oder intakt lassen. War das Schrotkorn in den Glas-körper vorgedrungen, so werden ausgedehnte Glaskörperblutungen fast immer angetroffen. Auch Luftblasen können anfangs sichtbar sein. Neben den Glaskörperblutungen finden sich Netzhauttrübung, Ablösung, Ruptur usw. Die in das Augeninnere eingedrungenen Schrotkörner können in jedem Abschnitt des Auges haften bleiben. Im vorderen Bulbusteil werden sie freilich seltener gefunden.

In der Vorderkammer können Schrotkörner selbst sehr lange liegen bleiben, da, wie die Untersuchungen von Leber (1891) bestätigt haben, Blei in der Vorderkammer sich ziemlich indifferent verhält. Ferner kann durch Wanderung ein Schrotkorn aus der Linse oder aus dem Glaskörperraum in die Vorderkammer übertreten und in seltenen Fällen selbst Spontanausstoßung eintreten.

Am Boden der vorderen Kammer fand Cooper (1859) ein Schrotkorn ohne Entzündung eingelagert, das unterhalb der Hornhautmitte eingedrungen war. Die Entfernung gelang mit Erhaltung von normaler Sehschärfe. In einem von Salomon (1830) beschriebenen Fall war ein Schrotkorn durch die Sklera und Iris in die vordere Kammer eingedrungen und blieb von plastischem Exsudat eingekapselt 5 Jahre hindurch ohne Beschwerden und Sehstörung zu verursachen im äußeren Kammerwinkel liegen. Gotti (1892) fand in einem Fall am Tage der Schrotschußverletzung an dem verletzten Auge ein großes Hyphäma und weite unbewegliche Pupille. Da er keine Wunde fand, nahm er Contusio bulbi an. Der Zustand besserte sich, doch blieb ein Rest des Hyphämas ein Jahr lang bestehen. Wegen eines neuen Reizzustandes stellte sich der Patient wieder vor und es fand sich ein dunkler Körper am Kammerboden, der sich nach der Extraktion als Schrotkorn erwies. Danach trat volle Heilung ein. Über 8 Jahre langes reizloses Verweilen eines Schrotkornes am Boden der Kammer berichteten Kipp (1884) und Bürstenbinder (1901), der in seinem Falle die Anwesenheit des Kornes durch Röntgenaufnahme nachwies. Sp. Watson (1872) fand nach Schrotschußverletzung eine penetrierende Wunde 4 Linien nach unten innen von der Kornea, der Glaskörper zeigte starke Trübungen, eine eingeführte Sonde traf keinen Fremdkörper. Als 2 Wochen nach der Verletzung eine Iridektomie gemacht wurde, fiel ein Schrotkorn heraus.

In einem von Graefe (Vater) (ref. Landmann 1882) beobachteten Fall war ein in das Auge eingedrungenes Schrotkorn nach Resorption der Linse in die vordere Kammer vorgefallen und dort 6 Jahre lang liegen geblieben. Den Übertritt eines Schrotkornes aus dem Glaskörperraum in die Vorderkammer beobachtete Ovio (1895), das Projektil war in das innere Auge durch die Linse eingetreten und hatte Katarakt und Glaskörpertrübungen verursacht. Später wurde die Katarakt extrahiert. 2 Wochen später traten Beschwerden auf und das Korn fand sich nun am Boden der vorderen Kammer, von wo es leicht extrahiert wurde. Kümmell (1908) berichtete über einen Fall, in dem ein kleines durch die Iriswurzel ohne Linsenverletzung in die Tiefe eingedrungenes Schrotkorn nach 3 Jahren durch das Irisloch in der Vorderkammer zutage trat. Über einen weiteren Fall von Wanderung einer Bleikugel aus der Tiefe in die Vorderkammer berichteten Kauders (1909), Laas (1911).

Nach Zander und Geissler (1864) sah Radius ein Schrotkorn nach mehreren Monaten sich von selbst durch die wieder geöffnete Narbe der Kornea spontan entleeren. Ich selbst beobachtete einen Fall von beginnender Spontanausstoßung an der infiltrierten und vorgebuchteten Limbusnarbe.

Nur selten wird ein Schrotkorn auf oder in der Iris angetroffen.

Desmarres (ref. Valois 1896) beobachtete einen derartigen Fall bei einem Verletzten, dessen Iris ein Schrotkorn trug. Das Sehvermögen war erloschen, das Auge ein wenig atrophisch. Broce (1905) fand ein Korn in der Iris und entfernte es.

In vereinzelten Fällen wurde das Schrotkorn in der Linse nachgewiesen.

Parmard (1860) fand nach einer Schrotschußverletzung eine Hornhautwunde nahe dem Skleralrand nach außen und am unteren Pupillenrand einen runden metallisch glänzenden Fremdkörper in der Linse, von einem opaken Trübungshof umgeben. Nach etwa 3 Wochen gelang es, durch Hornhautlappenschnitt das Schrotkorn zu extrahieren und die getrübte Linse austreten zu lassen. Galezowski (1876) sah in einem Fall ein eingedrungenes Schrotkorn in der Linse stecken. Es gelang, die kataraktöse Linse samt dem Fremdkörper zu extrahieren.

Die meisten Schrotkörner dringen bis in den Glaskörperraum vor und bleiben, falls nicht doppelte Perforation erfolgt, irgendwo in der Tiefe des Auges haften, wobei ihr Weg durch Zurückprallen von der hinteren Augenwand höchst mannigfach beeinflußt werden kann. Nur in vereinzelten Fällen ist das Schrotkorn mit dem Augenspiegel direkt sichtbar, da es meist entweder durch die anfänglichen Trübungen der Linse und des Glaskörpers, durch Blutungen oder die im weiteren Verlauf eintretenden Medientrübungen und Gewebsveränderungen und Einkapselung sowie durch Netzhautablösung dem Blick dauernd entzogen ist. Manchmal erkennt man an strangförmigen Trübungen und Gewebsverdichtung die Bahn, die das Schrotkorn im Glaskörper genommen hat. Zuweilen ist die anfängliche Aufschlagsstelle im Augenhintergrund, von der es durch Abprallen zurückgeworfen ist, zu erkennen. In einem von Scherzer (1917) mitgeteilten Fall war das Schrotkorn zweimal an der Bulbuswand abgeprallt, mit dem Augenspiegel waren beide Aufprallstellen sowie nach außen davon das Schrotkorn sichtbar. Überaus häufig läßt sich die Anwesenheit und die Lage des Schrotkorns nur durch Röntgenaufnahme feststellen. Vielfach wird das Korn erst durch die anatomische Untersuchung des enukleierten Auges aufgefunden, zumal war das der Fall in der Zeit, als Röntgenstrahlen noch nicht bekannt waren.

v. Graefe (1857) hat in einem Fall 6 Monate nach der Verletzung das in Bindegewebsmassen eingehüllte, vor der Netzhaut festsitzende Schrotkorn mit dem Augenspiegel nachweisen können und den ophthalmoskopischen Befund dieses merkwürdigen Falles ausführlich beschrieben.

v. Wecker (dieses Handb. 1. Aufl., Bd. IV, S. 705) sah bei einem jungen Mann ein seit Jahren in dem Auge eingekapseltes Schrotkorn von intensiv blaugrauem Metallglanz in dem Glaskörper in der Weise aufgehängt, wie die Kinderbälle in einem Schwungnetze. Schubert (1904) teilte einen Fall mit, in dem das Schrotkorn anfangs freibeweglich von Blut bedeckt im Glaskörper sichtbar war. Nach etwa 3 Wochen begann eine leichte Fixierung des Fremdkörpers und nach 6 Wochen war das Schrotkorn vollständig durch weißliche Gewebsmasse bei gutem Sehvermögen fixiert. Nach Ablauf eines Jahres war der Befund unverändert und der Visus = 1.

Schneider (1877) fand in dem bereits erwähnten Fall 2 im Augenhintergrund festsitzende Bleistückchen und 2 im Glaskörper bewegliche, die vom Augenhintergrund, wie die Veränderungen der Netzhaut und Aderhaut erkennen ließen, rikochettiert waren. Einige weitere Fälle, in denen durch Aufhellung der anfänglichen Trübung später das meist eingekapselte Korn mehr oder weniger deutlich hervortrat, sind von Valois (1896) in seiner Arbeit erwähnt. Ferner gehören hierher noch Fälle von Wirts (1904), Hensell (1908), Kümmell (1908), Kauders (1909), Hirschberg (1876), Bourgeois (Valois 1896).

Daß Schrotkörner im Bereich der Papille in den Sehnerven eindringen und dort stecken bleiben können, ist sowohl klinisch als auch pathologisch-anatomisch nachgewiesen.

Galezowski (1876) berichtete über den merkwürdigen Befund, daß in jedes Auge je ein Schrotkorn eingedrungen war und daß die Schrotkörner in beiden Augen gerade die Papille getroffen hatten, wo sie mit dem Augenspiegel wahrnehmbar waren. Erst durch die anatomische Untersuchung wurde, wie Butter (1834) berichtete, in einem $6^{1}/_{2}$ Jahre nach der Verletzung enukleierten Auge ein Korn im Sehnervenkopf gerade im Foramen opticum sclerae fest eingekeilt gefunden.

Die perforierenden Schrotschußverletzungen mit doppelter Perforation des Auges.

Die in das Augeninnere eingedrungenen Schrotkörner besitzen gar nicht selten eine derartig große Flugkraft, daß sie die Bulbuswand zum zweitenmal durchschlagen und das Auge wieder verlassen. Während die doppelte Perforierung des Auges durch Eisensplitter früher für selten gehalten wurde, wurde doch dieses Vorkommnis bei Schrotschußverletzungen schon damals für kein seltenes Vorkommnis angesehen. Allerdings wurde vielfach die doppelte Perforation erst bei oder nach der Enukleation festgestellt. Dank der Röntgenaufnahme wird jetzt die Doppelperforation viel häufiger schon während des klinischen Verlaufes erkannt. Die Doppelperforation scheint zudem häufiger geworden zu sein, weil die jetzt vorwiegend gebrauchten Jagdpatronen mit den modernen rauchlosen Pulversorten den Schroten eine größere Triebkraft geben.

Günther (1909) fand unter 29 perforierenden Schrotschußverletzungen des Auges 17 mal einfache und 12 mal doppelte Perforation. Lindenmeyer (1902) fand unter 9 perforierenden Schrotschußverletzungen 2 mal doppelte Perforation und Schmidt (1913) unter 9 perforierenden Schrotschußverletzungen 7 mal doppelte Perforation. Unter 8 perforierenden Verletzungen, die ich durch Netz (1910) mitteilen ließ, waren 6 Doppelperforationen und 1 zweifelhafte, nur in 1 Fall, in dem es sich um eine etwas größere Schrotkugel handelte, lag das Korn im Auge.

Kasuistik. Fälle von Doppelperforation des Auges nach Schrotschußverletzungen sind in großer Zahl mitgeteilt. Über die von mir beobachteten Fälle haben berichtet: Isbruch (1897), Stickel (1901), Neugebauer (1906), Wagenmann (1901, 1908), Netz (1910). Weitere Fälle sind u. a. mitgeteilt von: Cooper (1859), Stöber (1835), Hirschberg (1870), Pagenstecher (1865), Briére (1875), Leber (1877),

BERLIN (1880), BENSON (1882), LAPERSONNE u. VASSAUX (1884), KRETSCHMER (1889), WOOD (1890), SCHANZ (1891), BAUER (1891), MILBRADT (1890), FERDINANDS (1892), SNELL (1893), BADAL (1894), GENGNAGEL (1894), BUSINELLI (1895), OVIO (1895), BOUCHERON (1897), FRIEDENBERG (1897), WEISS (1898), PAHL (1898), LAGRANGE (1899), VALOIS (1896, 1902), LINDENMEYER (1902), MOULTON (1904), BROSE (1905), MARPLE (1906), BACH (1908), HENSELL (1908), GÜNTHER (1909), CUSNER (1909), HESS (1909), STEVENS (1909), SMELY (1909), LAAS (1911), LEWIS (1912), SCHMIDT (1913).

Bei Streifschüssen kann der vordere Bulbusabschnitt zweimal perforiert sein: Einschuß und Austrittsstelle sind äußerlich sichtbar. Die letztere, meist auf der nasalen Seite innerhalb der Hornhaut oder Sklera gelegen, erscheint größer als die erstere und zeigt nach außen gekehrten Wundrand.

GENGNAGEL (1894) beschrieb einen Fall von doppelter Perforation der Kornea durch ein vom Erdboden abgepralltes Schrotkorn. Es war von unten außen durch das untere Lid eingedrungen und hatte die vordere Kammer vor der Iris unter doppelter Perforation der Hornhaut passiert. Im unteren äußeren Quadranten der Kornea fand sich eine lappenförmige Wunde mit Irisvorfall und nahe dem Limbus eine zweite Perforation mit gefetzten Rändern, in der ebenfalls Iris eingeklemmt war, so daß nur eine etwa 3 mm breite Brücke von Hornhautgewebe erhalten war. In der unteren Wunde war zudem eine Zilie eingelagert. Die Linse blieb unversehrt. Aus beiden Wunden wurde die vorgefallene Iris abgetragen und später eine Iridektomie ausgeführt. Nach Heilung wurden Finger in 5 m Entfernung gezählt.

Ich selbst beobachtete (NETZ 1910) einen Fall von Doppelperforation des linken Auges durch Vogeldunst, in dem das von der temporalen Seite kommende Schrotkorn durch die Hornhaut eingedrungen war, den Bulbus unter Verletzung der Iris und Linse durchquert hatte und durch die Sklera unter die Bindehaut nach innen vom nasalen Hornhautrand ausgetreten war, von wo es durch Schnitt entfernt wurde. Nach Resorption der Katarakt bestand mit Starglas S = $^1/_3$. Hierher gehört ferner ein Fall von FRIEDENWALD (1911).

Auch einen von STÖBER (1835) mitgeteilten Fall möchte ich als doppelte Perforation im vorderen Bulbusabschnitt ansprechen und nicht, wie ZANDER und GEISSLER (1864) meinen, als eine Spontanausstoßung. STÖBER fand 1 Jahr nach der Verletzung ein Schrotkorn zwischen Konjunktiva und Sklera im unteren äußeren Augenabschnitt verschieblich liegen. Die Kornea zeigte eine von außen oben nach innen unten gerichtete, mit der Iris adhärente Narbe und am unteren äußeren Kornealrand einen zweiten Hornhautnarbenfleck, der sich in die verdickte Sklera fortsetzte. Nach innen von dem Fleck fand sich in der Iris eine runde gerissene Öffnung. Es bestand Katarakt. Die Extraktion des Fremdkörpers wurde verweigert, nach 4 Jahren lag das Schrotkorn an demselben Fleck. Das Sehvermögen hatte sich durch Resorption der Katarakt gebessert. Das Schrotkorn hatte offenbar von außen oben nach unten innen die vordere Kammer durchsetzt und war schräg im Kammerwinkel durch den vorderen Skleralansatz unter die Bindehaut gelangt.

Liegt die zweite Perforation nach hinten vom Bulbusäquator, so ist sie äußerlich nicht sichtbar. In einzelnen Fällen gestattet die ophthalmoskopische Untersuchung die Annahme einer zweiten Perforation, ja es gelingt in seltenen Fällen die Ausschußöffnung und die Eingangsöffnung selbst zu sehen. Zuweilen erkennt man einen der Bahn des Schrotkorns entsprechenden Trübungsstrang. Meist ist die Diagnose nur durch Röntgenaufnahme oder bei und nach der Enukleation gestellt. Falls offensichtliche retrobulbäre Veränderungen vorliegen und anderweitige Schrotkörner seitwärts vom Auge nicht eingedrungen sind, kann die doppelte Perforation mit einiger Wahrscheinlichkeit angenommen werden. Wir kommen auf die für die Diagnose wichtigen Merkmale bei der Diagnose zurück.

In einem von Schanz (1891) mitgeteilten Fall trat einige Wochen nach der Verletzung nach beträchtlicher Aufhellung des Glaskörpers der röhrenartige Schußkanal von grünlichgrauem Reflex hervor, der sich bis zur hinteren Bulbuswand verfolgen ließ. Das Sehvermögen stieg auf $3/5$, später auf $2/3$. Ich selbst beobachtete in einem von Isbruch (1897) mitgeteilten Fall bei einem 16jährigen Lehrling eine doppelte mit dem Augenspiegel nachweisbare Perforation des linken Auges. Das Korn war durch das obere Lid im vertikalen Meridian dicht vor dem Bulbusäquator in das Auge eingetreten. Anfangs bestanden Hyphäma, Commotio retinae, Netzhauttrübung, sowie Glaskörper- und Netzhautblutungen nach oben. Einige Tage nach der Verletzung war nach Senkung des Blutergusses die Eintrittsstelle gerade nach oben soeben zu erkennen und sodann eine zweite nierenförmige Perforation nach innen oben von der Papille. Die Sehschärfe, die anfangs $6/12$ betragen hatte, war längere Zeit durch diffuse Glaskörpertrübungen stark herabgesetzt, hob sich aber nach einigen Monaten wieder auf $6/10$. Man konnte nun die Ein- und Ausschußstelle des Schrotkorns als weiße Narben mit Pigmentveränderungen in der Umgebung und den Schußkanal selbst als einen verdichteten Glaskörperstrang erkennen.

Ob in dem von Fuckel (1874) mitgeteilten Fall doppelte Perforation vorlag, erscheint zweifelhaft, möglicherweise handelte es sich nur um eine starke Kontusion mit Veränderungen an der skleralen Anprallstelle und indirekter einfacher Aderhautruptur am hinteren Pol. Ein auf den Nasenrücken aufschlagendes Korn war in einer Hautfurche bis zum inneren Augenwinkel gedrungen. Die Bindehaut zeigte eine kleine Wunde und Sugillation, der Bulbus schien unverletzt. Tags darauf fanden sich die brechenden Medien vollkommen klar, Papille und Retina normal bis auf eine umschriebene Blutung nach innen unten und eine kleine Netzhaut-Aderhautruptur nach außen oben von der Papille. Die anfängliche Miosis war in Mydriasis übergegangen und am Tage darauf war Netzhauttrübung zu sehen.

In einem von Laas (1911) mitgeteilten Fall war am rechten Auge doppelte Perforation vorhanden, während links ein Schrotkorn im Auge steckte, wie die Röntgenaufnahme bestätigte. Das rechte Auge wurde reizlos und es ließ sich später ein Strang zwischen Ein- und Ausschuß nachweisen. Das Sehvermögen stieg auf $5/5$, ging aber nach 2 Jahren durch Netzhautablösung verloren.

Weitere Fälle, in denen die Doppelperforation mit dem Augenspiegel festgestellt werden konnte, sind mitgeteilt von Snell (1893), Wood (1890), Businelli (1895), Lewis (1912).

Die nach zweimaliger Perforation des Auges in die Orbita eingedrungenen Schrotkörner können ebenso wie die ohne Bulbusperforation eingedrungenen entweder ohne Erscheinungen zu machen in dem Orbitalgewebe nahe bei oder ferner ab vom Auge stecken bleiben oder zu weiteren Verletzungen der Orbitalgewebe, vor allem der Gefäße, der Augenmuskeln, der Nerven, des Sehnerven Anlaß geben und selbst noch die Orbitalwand durchschlagen und in die Knochen eintreten oder in die Nebenhöhlen vordringen. Sie können daselbst zu weiteren Folgezuständen primärer oder sekundärer Natur führen. War die Schädelbasis frakturiert oder das Korn selbst in den Schädelraum eingetreten, so können mannigfache zerebrale Symptome und weitere Folgezustände, wie pulsierender Exophthalmus, auftreten.

Waren die Orbitalweichteile verletzt, so findet man in solchen Fällen neben Zeichen der perforierenden Bulbusverletzung Protrusio bulbi, Lähmungen usw.

Waren Gefäße verletzt, so entstehen retrobulbäre Blutungen mit Exophthalmus, der beträchtlich sein und sofort auf die Orbitalverletzung hinweisen kann.

In einem von BERLIN (1880) mitgeteilten Fall war ein Schrotkorn neben dem inneren Hornhautrand eingedrungen. Das weiche Auge war vorgetrieben, die Beweglichkeit allseitig etwas, nach außen vollständig, aufgehoben. Eine Sonde ließ sich ohne Widerstand durch den Bulbus hindurch 4 cm weit bis an das Ende der äußeren Orbitalwand vorschieben. Das Auge wurde phthisisch. Die Beweglichkeit nach außen blieb aufgehoben. Offenbar war der Abduzens verletzt.

In dem Fall von Doppelperforation, den ich durch STICKEL (1901) mitteilen ließ, fand sich ganz analog Exophthalmus mit Unbeweglichkeit nach außen und mit Beweglichkeitsbeschränkung nach den anderen Seiten. Außerdem bestanden nach der Verletzung zerebrale Erscheinungen wie Erbrechen, Kopfschmerz, langsamer Puls. Nach dem Befund bei der Enukleation und der anatomischen Untersuchung war hier der Muskel verletzt.

LEBER (1877) erwähnte einen Fall, bei dem das Schrotkorn den Bulbus schräg von vorn nach hinten durchschlagen hatte, indem es vorn neben dem Hornhautrand eingedrungen und hinten neben der Papille ausgetreten war und schließlich einige Linien hinter dem Auge zwischen Sehnerv und dessen Scheide stecken geblieben war. Der Fall war von v. GRAEFE mitgeteilt und das anatomische Präparat in LEBERs Besitz gelangt.

ZEHENDER (1874) berichtete in seinem Handbuch, daß ein einziges Schrotkorn in die Orbita eindringend durch die obere Fissur in die hintere Schädelgrube gelangt war. Der Verletzte war auf der Stelle tot umgesunken.

Die in die Tiefe eingedrungenen Schrote können durch Knochenverletzung oder sekundäre entzündliche Prozesse auch dem Sehnerv der anderen Seite gefährlich werden. Waren, wie bei Nahschuß, mehrere oder zahlreiche Körner eingedrungen, so läßt sich natürlich nicht bestimmen, ob die Körner mit Umgehung des Auges oder unter Perforation die Störung veranlaßt haben.

SMELY (1909) beobachtete nach Schrotschußverletzung links penetrierende Skleralwunde mit Ausgang in Phthisis und rechts Exophthalmus mit Amaurose. Die Röntgenaufnahme ergab ein Schrotkorn im Keilbein, ein Knochensplitter muß auf den Sehnerv der anderen Seite eingewirkt haben.

In einem von Boucheron (1897) mitgeteilten Fall war ein Schrotkorn in der Gegend der Iriswurzel eingedrungen und an der Ora serrata wieder ausgetreten, ohne die Linse zu verletzen und ohne sonstige schwere Veränderungen in der Augentiefe zu veranlassen. Dagegen fand sich weiße atrophische Papille an dem verletzten Auge und eine beginnende Sehnervenatrophie am anderen Auge. Mit Röntgenstrahlen ließ sich das Schrotkorn am Boden der Orbita nahe am Foramen opticum nachweisen.

Benson (1882) beobachtete Zertrümmerung des rechten Auges durch Nahschuß aus einer Vogelflinte und Erblindung des linken Auges mit dem Befund der einfachen Sehnervenatrophie. Angenommen wurde, daß ein Schrotkorn die knöcherne Scheidewand der Augenhöhle durchschlagen und den linken Sehnerven getroffen hatte.

Das Auftreten von pulsierendem Exophthalmus durch Schrotkörner, die durch den Bulbus hindurchgegangen sind, ist mehrfach beobachtet worden. Man wird als Ursache eine Verletzung der Karotis im Sinus cavernosus und Bildung eines Aneurysma arterio-venosum annehmen müssen.

In einem von Leber beobachteten und von Schlaefke (1879) mitgeteilten Fall hatte sich der pulsierende Exophthalmus infolge eines Schrotschusses in den Mund entwickelt und etwa 3 Monate nach der Verletzung zum Exitus letalis geführt. Die Sektion ergab ein Aneurysma arterio-venosum der Carotis interna mit dem Sinus cavernosus. Die aneurysmatisch erweiterte Carotis interna sin. stand durch drei für eine Sonde leicht durchgängige Öffnungen an ihrer äußeren und vorderen Seite mit dem Sinus cavernosus in Verbindung.

In einem von Kretschmer (1889) mitgeteilten Fall war ein Schrotkorn, den unteren Lidrand streifend, neben dem inneren unteren Hornhautrand in den Bulbus eingetreten und hatte neben sofortiger vollständiger Erblindung und Haemophthalmus zu Protrusio bulbi geführt. Auch bestand längere Zeit Brechreiz. Nach etwa 3 Wochen trat stärkere Protrusion des weiterhin schrumpfenden Auges auf, daneben subjektiv wahrgenommenes beständiges Sausen im Kopf. 3 Monate nach der Verletzung war in der Tiefe der Orbita mit dem Finger in der Gegend der Incisura supraorbitalis ein pulsierender Strang zu fühlen und in der Orbitalgegend bei der Auskultation ein kontinuierliches Sausen mit systolischen Geräuschen zu hören, die durch Druck auf die Karotis schwanden. Nach der Ansicht des Verfassers handelte es sich entweder um ein Aneurysma nach Verletzung der Arteria orbitalis oder wahrscheinlicher um ein Aneurysma durch Verletzung der Karotis im Sinus cavernosus.

Ähnliche Fälle sind mitgeteilt von Holmes (1864) und Silcock (1886).

Ungewöhnlich schwere Verletzungen des Augapfels, der Orbita und der Nebenhöhlen, sowie der Umgebung der Augenhöhlen, des Gesichts usw. können durch Schrotschüsse aus großer Nähe entstehen, wobei massenhafte Schrote eindringen. Dabei kann der Bulbus zertrümmert oder von zahlreichen Schroten getroffen werden, die teils im Augeninnern verbleiben, teils unter doppelter Perforation das Auge verlassen. Die Orbitalweichteile und Orbitalknochen können schwere Veränderungen erfahren und es kann, wie in dem Fall Jess (1911), durch Sprengwirkung in der Orbita der Bulbus aus der Augenhöhle luxiert werden. Die Schrote können in die Nebenhöhlen, besonders die Schädelhöhle, eindringen, und selbst zum Exitus letalis führen, wie in dem Fall STEINDORFF (1898).

Als Beispiele dieser schweren Verletzungen wurden bereits auf S. 1899 die Fälle von DANESI (1895), STEINDORFF (1898), JESS (1911), PHILIPPS (1888), GÜNTHER (1909) sowie zwei eigene Beobachtungen angeführt.

GUIBERT (1902) berichtete über eine Schrotschußverletzung mit Orbitalfraktur, die zu Atrophie des Bulbus und zu ausgedehnter Fistelbildung der Augenhöhle geführt hatte.

Ebenso können schwere Verletzungen der Augenhöhle und des Schädels mit oder ohne Verletzung des Bulbus veranlaßt werden, z. B. in dem bereits angeführten Fall von SCHLAEFKE (1879).

In einem von EWING (1911) mitgeteilten Fall, bei dem nach Schrotschuß aus 25 m Entfernung 23 Schrote in die Kopfhaut, 9 in die rechte Gesichtshälfte und 1 in die nasale Seite des Oberlids eingedrungen waren, fand sich sofortige Erblindung des linken Auges ohne Bulbusperforation und rechtsseitige Hemiplegie. Das Auge mußte später wegen Entzündung enukleiert werden und es fanden sich Dislokation der Linse, totale Ablatio retinae und Durchblutung des Glaskörpers. Das Röntgenbild ergab ein Schrotkorn in der nasalen Seite der linken Orbita und zwei Schrote im Gehirn.

Anhangsweise sei hier erwähnt eine Schrotschußverletzung des Halssympathikus mit entsprechenden Erscheinungen am Auge.

In einem von HARLAN (1901) mitgeteilten Fall war der Halssympathikus 5 Jahre zuvor durch ein am vorderen Rand des Sternocleidomastoideus eingedrungenes Schrotkorn verletzt. Es bestanden am Auge Miosis und Ptosis.

Verlauf und Ausgang der Schrotschußverletzungen des Auges.

§ 234. Bei nichtperforierender Verletzung des Bulbus hängen der Verlauf und Ausgang von der Schwere der Kontusion und der Art der Veränderungen ab. Im allgemeinen ist der Verlauf günstig, wenn das Auge auch einige Zeit stärker injiziert und empfindlich erscheint und spontane Nachblutungen zuweilen auftreten. Die Blutungen im Auge saugen sich nach und nach auf. Bei leichter Kontusion kann vollständige Wiederherstellung des Sehvermögens eintreten. Bei schwerer Kontusion bleibt dagegen häufig eine dauernde Herabsetzung des Sehvermögens zurück, vor allem infolge von Trübungen in der Linse, ferner beim Vorhandensein stärkerer Aderhaut- und Netzhautveränderungen, wie Rupturen, Makulaveränderungen, ausgedehnterer Kontusion mit zurückbleibenden flächenhaften chorioretinitischen Veränderungen, vor allem Netzhautablösung. Durch schweren Hämophthalmus mit hämorrhagischer Netzhaut- und Aderhautabhebung usw. kann dauernde Erblindung veranlaßt sein und selbst Phthisis bulbi eintreten, ebenso wie in den Fällen von Streifschuß mit schweren Veränderungen in der Tiefe. In derartigen Fällen kann selbst wegen andauernder Beschwerden und zyklitischer Reizung die Enukleation nötig werden, wie z. B. in einem von mir beobachteten und S. 1906 erwähnten Fall.

Bei perforierender Verletzung mit Zurückbleiben eines Schrotkorns im Augeninnern sind unter der Voraussetzung, daß keine Infektion dazu kam, Verlauf und Ausgang am günstigsten, wenn das Schrotkorn, wie es freilich nur seltener beobachtet wird, im Bereich der Hornhaut eingetreten war und im vorderen Bulbusabschnitt steckt und sichtbar ist. In diesen Fällen gelingt ferner die Extraktion am leichtesten, und man kann dauernde Heilung mit Erhaltung des Sehvermögens erzielen. Allerdings ist in diesen Fällen mit dem Zurückbleiben von adhärenten Hornhautirisnarben und mit Katarakt zu rechnen, die das Sehvermögen dauernd schädigen. Die Schrotkörner können im vorderen Augenabschnitt selbst jahrelang eingekapselt vertragen werden, aber auch nach längerer Zeit Reizung veranlassen, die zum Teil mit Ortsveränderung und Wanderung zusammenhängt. Ich verweise auf die Kasuistik auf S. 1916. Steckt das Schrotkorn im Glaskörper oder in den hinteren Augenhäuten, Aderhaut, Netzhaut und Sehnerv oder in dem Ziliarkörper, so geht das Sehvermögen in der Regel früher oder später verloren, da zu den schweren mechanischen Schädigungen noch die Folgen der chemischen Wirkung des Fremdkörpers aus Blei hinzukommen. Wir setzen auch hier aseptischen Wundverlauf voraus, das Blei führt analog den Ergebnissen der Leber schen Versuche zu anfangs fibrinös-zelligem Exsudat, proliferierenden, zur Einkapselung führenden Gewebsveränderungen, Glaskörperverdichtung und vor allem zu sekundärer Netzhautablösung. Der Verlauf im einzelnen Fall gestaltet sich verschieden je nach dem Weg, den das Schrotkorn genommen hat und je nach seiner Größe und seinem Sitz.

Ebenso ist es von vornherein ungünstig, wenn nicht nur ein, sondern wenn mehrere Körner eingedrungen sind. Von großer Bedeutung ist die Mitverletzung des Ziliarkörpers, die der Linse, das Auftreten von dichten Glaskörperblutungen, Netzhautablösung usw. Meist stellt sich, nachdem die anfänglichen starken Reizerscheinungen abgenommen haben, im weiteren Verlauf eine Iridozyklitis und Iridochorioiditis ein, die oft zu einer schleichenden Phthisis bulbi führt. Hat das Korn seinen Weg durch den Ziliarkörper genommen, so ist dieser Ausgang die Regel. Nach längerer Zeit kann das Auge zur Ruhe kommen. Doch bestehen schwere Veränderungen. Die Pupille ist verwachsen, von organisierten Membranen ausgefüllt, die Iris durch die chronische Hyperämie und die Blutungen dauernd verfärbt, manchmal atrophisch und stark nach hinten retrahiert, die Linse getrübt, die Tiefe nicht zu erleuchten und das Sehvermögen erloschen durch Ablatio retinae. Vielfach wird aber dieser Ausgang nicht erreicht, sondern die entzündlichen Erscheinungen und die Schmerzen sind derart, daß wegen fortbestehender schmerzhafter Entzündung und der nicht auszuschließenden Gefahr der sympathischen Entzündung die Enukleation geraten erscheint, zumal wenn das Auge phthisisch wird und das Sehvermögen erloschen ist.

Sind die Augen zur Ruhe gekommen, so können selbst nach Jahren erneute Reizungen mit Entzündungen und Druckempfindlichkeit auftreten, so in einem Falle von Abadi (1877) nach 25 Jahren. Ebenso kann es zu Drucksteigerung kommen, wie in einem Fall von Kümmell (1908). Lindenmeyer (1902) teilte 2 Fälle mit, in denen nach längerem Verweilen des Schrotkorns im Auge eitrige Entzündung eintrat. Die Fremdkörper saßen in der Ziliarkörpergegend, wie die anatomische Untersuchung ergab. Mikroorganismen waren in den Schnitten nicht aufzufinden, dagegen ließ sich mikrochemisch Blei nachweisen, so daß es sich offenbar um eine aseptische und chemische Entzündung handelte. Komplikationen und neue Reizung können ferner entstehen durch Wanderung und Spontanausstoßung, wie bereits früher erwähnt wurde.

War das Schrotkorn durch die Sklera eingedrungen, so kann sich das Auge noch am leichtesten beruhigen und es werden unter Umständen die nachfolgenden Veränderungen der Einkapselung des Schrotkornes erkannt, doch kommt es auch hier häufig zu weitgehender Netzhautablösung. In seltenen Fällen findet man nach Abnahme der Blutungen später das Schrotkorn eingekapselt in Resten von Blutungen oder neugebildeten Membranen, daneben erkennt man dicke Stränge im Glaskörper von bläulich-grauer Farbe, je nachdem partielle Netzhautablösung, sowie zuweilen Andeutung von Entfärbung und Pigmentierung des Augenhintergrundes, z. B. in den Fällen von v. Graefe (1857), v. Wecker, Schneider (1877).

Ein günstiger Verlauf mit Erhaltung oder Wiederherstellung von Sehvermögen wird aber nur in relativ wenigen Fällen beobachtet und auch in diesen erscheint es fraglich, ob nicht später Verschlechterung nachfolgt, falls das Schrotkorn wirklich noch im Auge steckt.

Bourgeois (Valois 1896) fand z. B. 2 Jahre nach der Verletzung durch Eindringen eines Kornes am Kornealrand einen von der Narbe zum Augenhintergrund führenden Strang, an dessen Ende ein graues Korn, umgeben von Pigmentwucherungen und Blutresten haftete. Das Sehvermögen betrug mit — 2 D $^2/_3$. Galezowski (1876) berichtete, daß er in 3 Fällen beim Verweilen eines Schrotkornes im Auge das Sehvermögen erhalten fand. Von weiteren Fällen der Erhaltung von Sehvermögen bei intraokular sitzenden Schrotkörnern sind zu nennen die zum Teil bereits angeführten Fälle von Hirschberg (1876), Tornatola (1894), Ovio (1895), Lodato (1895), Wirtz (1904), Schubert (1904,) Hensell (1908), Kümmell (1908), Salva (1909), Laas (1911).

Hat das Schrotkorn das Auge nach zweimaliger Perforation wieder verlassen, so kann nach Resorption der Blutungen und beendeter Vernarbung der Wunde selbst gutes Sehvermögen wiedergewonnen werden und erhalten bleiben, wie z. B. der Fall von Schanz (1891) und der von mir beobachtete und von Isbruch (1897) mitgeteilte Fall beweisen.

In dem von Laas (1911) mitgeteilten Fall war das Sehvermögen wieder auf $^5/_5$ gestiegen, doch ging es durch spätere Netzhautablösung verloren.

Besonders günstig verlaufen die seltenen Fälle, in denen Ein- und Ausschuß im vorderen Augenabschnitt liegen, wie die auf S. 1919 erwähnten Fälle von Gengnagel (1894) und von mir (Netz 1910) zeigen.

In anderen Fällen von zweimaliger Perforation sind die durch die zwei perforierenden Verletzungen veranlaßten Veränderungen doch so erheblich, daß die Augen nur wenig Sehvermögen besitzen oder erblindet sind. In manchen Fällen kommt es zu heftiger zyklitischer Reizung, so daß die Enukleation, zumal falls die Augen erblindet sind, notwendig erscheint.

Komplikation mit infektiöser Entzündung.

Ungünstig verläuft die Verletzung meist, wenn eitrige Entzündung durch Infektion auftritt. Die Infektionsgefahr ist keine große, da die Schrotkörner, wie früher erwähnt wurde, sicher meist aseptisch das Auge treffen. Doch können die Schrote durch Rikochettieren oder Mitreißen von Zilien Infektionskeime in das Auge mitführen.

Die Infektion geht meist nachträglich erst von der Eingangswunde aus, die sich in vielen Fällen bei ihrer Kleinheit schnell schließt, in anderen Fällen aber bei gerissenen Rändern oder bei reinen Lochwunden mit Vorfall von Glaskörper ohne sofortige sachgemäße Behandlung die Infektion begünstigen kann. Ebenso ist die Infektionsgefahr größer, wenn mehrere Schrotkörner eingedrungen sind. Diese Umstände erklären, daß stürmische von der Tiefe ausgehende Eiterung mit Übergang in eitrige Panophthalmie im ganzen nur selten vorkommt und daß die eitrige Infiltration in der Wundgegend beginnt. Bei infektiöser Entzündung treten die bekannten Erscheinungen auf, starke Injektion, Chemosis, Sekretion der Bindehaut, eitrige Infiltration der Wunde, Kammerwassertrübung, Hypopyon, eitrige Glaskörperinfiltration usw. Schwierig ist es aber, die schleichenden infektiösen Entzündungen fibrinöser Natur von der durch die chemische Bleiwirkung erzeugten Entzündung zu unterscheiden.

Die relative Seltenheit infektiöser Prozesse erklärt, daß sympathische Entzündung nach perforierenden Schrotschußverletzungen des Bulbus nicht häufig beobachtet ist.

In einem von Nuel (1903) mitgeteilten Fall, in dem 16 Tage nach der perforierenden Schrotschußverletzung das Auge enukleiert war und in dem der Patient 1 Monat nach der Entfernung des Auges nach einer starken Durchnässung eine Iridozyklitis mit Neuroretinitis haemorrhagica am anderen Auge bekam, ist die sympathische Entstehung fraglich. Nuel meinte, daß die Verletzung den Boden vorbereitet habe, so daß der Ausbruch der rheumatischen Erkrankung dadurch begünstigt wurde.

Immerhin wird man bei ausgesprochener Iridozyklitis mit der Gefahr sympathischer Ophthalmie rechnen müssen, da ja infektiöse Entstehung nie sicher auszuschließen ist, und zumal dann die Enukleation anraten, wenn das Auge erblindet ist.

In die Orbita eingedrungene Schrotkörner kapseln sich ein und werden wohl ausnahmslos gut vertragen. Der Exophthalmus durch Blutungen geht bald zurück. Hat das Schrotkorn eine Verletzung sonstigen Orbitalgewebes, vor allem der Muskeln und Nerven veranlaßt, so hängt es von der Art der Läsion ab, ob die Veränderungen ganz oder teilweise zurückgehen oder dauernd bestehen bleiben. Wie erwähnt, können bei Knochenfraktur weitere Folgezustände auftreten, wie pulsierender Exophthalmus bei schwerer Gefäßverletzung, Meningitis bei Schädelverletzung usw.

Die in der Orbita steckenden Schrotkörner sind bei ihrer Kleinheit schwer auffindbar. Mehrfach gelang es nicht, die in die Orbita eingedrungenen Körner nach der Enukleation des Auges bei vorsichtigem Abtasten der Orbita aufzufinden.

Handelt es sich um die schweren Verletzungen der Orbita durch massenhaft eintretende Körner bei Nahschüssen, so können leicht Komplikationen vor allem mit Infektion auftreten. In dem Fall von STEINDORFF (1908) erfolgte Exitus letalis durch Meningitis.

In dem schon mehrfach erwähnten Fall von JESS (1911), in dem durch Nahschuß schwere Zertrümmerung der Orbitalwand und der Weichteile mit Avulsio bulbi veranlaßt war, und in dem die Orbita mit Schrotkörnern und Knochensplittern angefüllt erschien, kam es zu fötider Eiterung. Im Ausstrich fanden sich neben Kokken usw. grampositive Stäbchen, die sich als hochvirulente Tetanusbazillen erwiesen. Unter energischer Wundbehandlung und mehrmaligen Tetanusantitoxininjektionen erfolgte langsam Heilung, ohne daß es zu tetanischen Erscheinungen kam. Über einen Fall von Tetanus nach direkter Orbitalschrotschußverletzung berichteten FLÄCHER (1911) und SCHMIDT (1913). Bei Nahschuß waren 50 Schrote unter der linken Augenbraue in die Orbita eingedrungen, der Bulbus zeigte eine leichte Kontusion bei normaler Sehschärfe. Am 8. Tage trat Tetanus auf, unter Anwendung großer Dosen von Tetanusantitoxininjektionen (133,6 ccm Serum subkutan, subdural und in die Wunde) trat Heilung ein.

Waren die Schrote unter Frakturierung des Orbitaldachs zum Teil in das Gehirn eingedrungen, so kann selbst nach längerer Zeit Meningitis eintreten und evtl. zum Exitus führen.

Nach dem Bericht von PHILIPPS (1888) starb ein junger Mann, 14 Jahre nach einer Schrotschußverletzung des rechten Auges, welche dessen Entfernung damals nötig gemacht hatte, an Meningitis. Die Sektion wies Meningitis suppurativa am rechten Orbitaldach und in dessen Umgebung nach, während in der Orbita 129 eingekapselte Schrotkörner gefunden wurden.

Diagnose. Prognose. Therapie.

§ 235. Diagnose. Unter Benutzung aller diagnostischen Hilfsmittel und Merkmale wird meist nicht schwer zu entscheiden sein, ob nur eine Kontusion des Bulbus stattgefunden hat oder ob ein Korn das Auge perforiert hat und eingedrungen ist. Es kommt dabei im wensentlichen das in Betracht, was bereits bei der Diagnose der Fremdkörperverletzungen ausgeführt wurde, zumal bei der Diagnose der in den hinteren Augenabschnitt eingedrungenen Fremdkörper § 207 S. 1559.

Bei frischen Verletzungen muß man sorgfältig nach der etwaigen Eingangswunde suchen, wobei vor allem auch die Lider zu beachten sind. Ist bei einer vorhandenen frischen Wunde zweifelhaft, ob sie oberflächlich oder

Fig. 153.

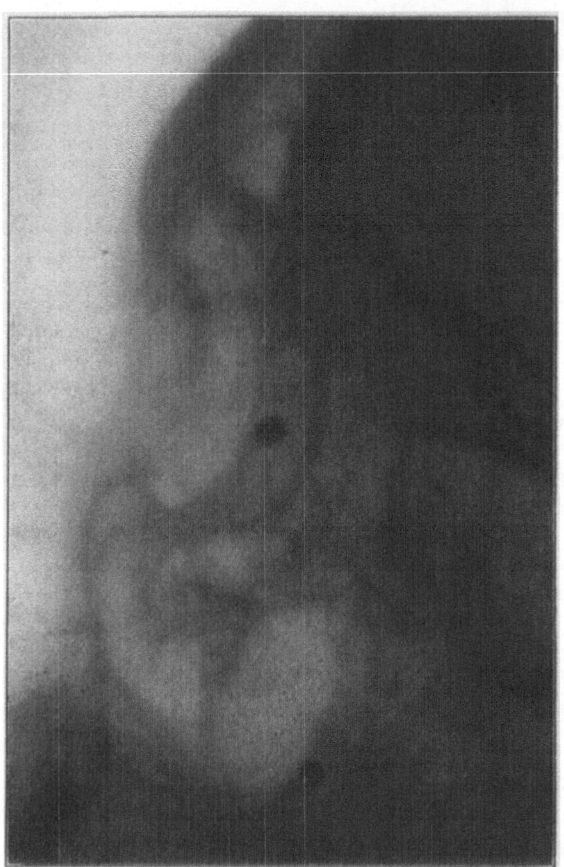

Perforierende Schrotschußverletzung des rechten Auges.
Die Röntgenaufnahme ergab Schrotkorn im Auge. Außerdem fand sich ein Korn in der Backe. Der
Verletzte gibt an, vor Jahren schon einmal als Treiber angeschossen zu sein.

penetrierend ist, wird eine vorsichtige Sondierung nicht zu umgehen sein. Daß die Eingangsstelle bei frischen Verletzungen entgehen kann, zeigt z. B. der vorher erwähnte Fall von GOTTI (1892), bei dem der Bulbus intakt schien, bei dem aber doch später das Vorhandensein eines Schrotkorns in der Vorderkammer nachweisbar war. Bei Verdacht auf das Verweilen eines Schrotkorns im Glaskörperraum können dicke voluminöse Blutungen vor der

Netzhaut die Annahme eines intraokular sitzenden Schrotkorns vortäuschen. Mir selbst ist ein derartiger Fall bekannt geworden, bei dem der Arzt darauf-

Fig. 154.

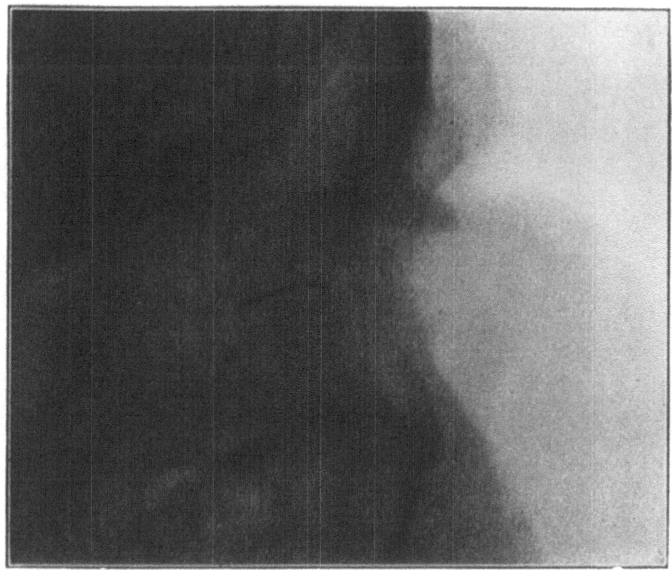

Kleines Schrotkorn im Auge. Bitemporale Aufnahme.

Fig. 155.

Derselbe Fall wie Fig. 152. Fronto-okzipitale Aufnahme.

hin einen Extraktionsversuch unternommen hatte. FERDINANDS (1892) erwähnt einen ähnlichen Fall, bei dem das Auge deshalb enukleiert wurde und bei dem die anatomische Untersuchung ergab, daß kein Schrotkorn eingedrungen war.

Besteht eine perforierende Wunde des Bulbus, so wird man in der Regel daraus schließen können, daß ein Schrotkorn in das Auge eingedrungen ist. Ausnahmsweise können aber Schrotkörner nach dem Durchschlagen der Augenwand abprallen, wie ein von WILLIAMS (1889) mitgeteilter

Fig. 156.

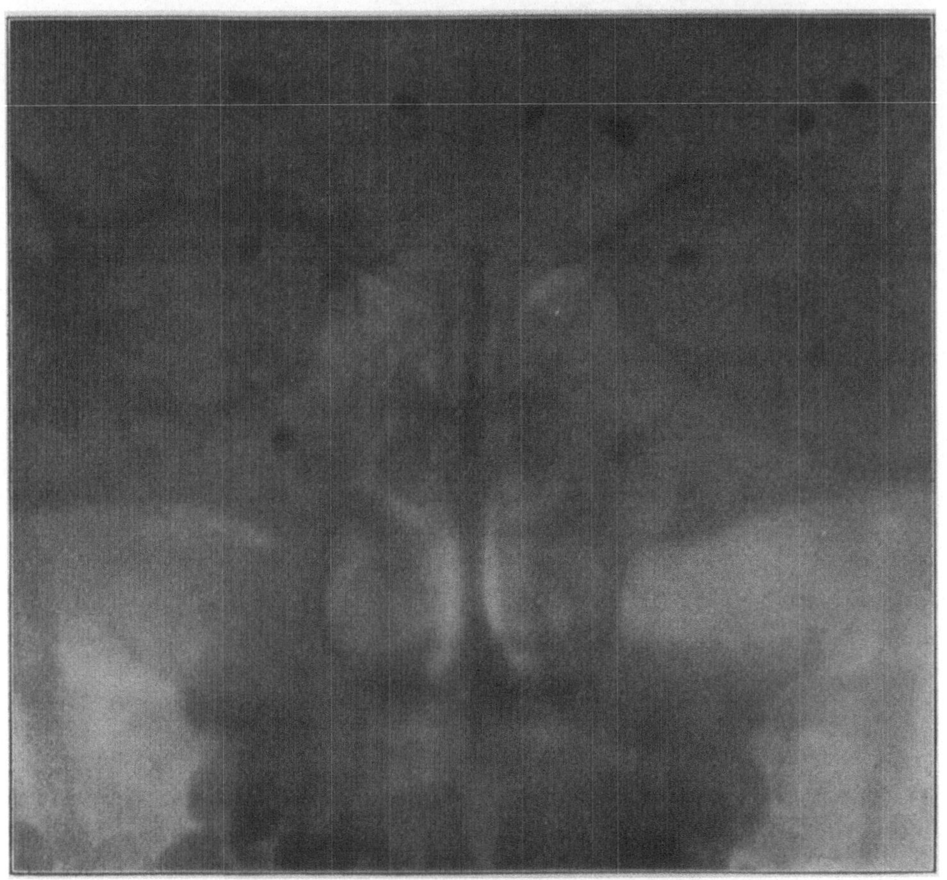

Teschingschrotschuß aus 4½ m Entfernung. Fronto-okzipitale Aufnahme.
Zahlreiche Schrote in der Stirn. Doppelseitige perforierende Augenverletzung. Rechts fand sich je ein Einschuß im Oberlid, Unterlid und einer nasal vom Hornhautrand in der Sklera im Bereich der Lidspalte, links fand sich ein Einschuß im Unterlid und ein skleraler Einschuß im Lidspaltenbezirk nach unten außen vom Hornhautrand. Die Röntgenplatten lassen diese 5 Schrote erkennen. Beide Bulbi sind von je einem Schrot perforiert, und zwar handelt es sich höchst wahrscheinlich beiderseits um Doppelperforation.

Fall zeigt, der noch dadurch interessant ist, daß der Schlemmsche Kanal offenbar mitverletzt war und zu rezidivierenden Blutungen Anlaß gab.

Findet sich bei frischer perforierender Verletzung durch ein einziges Schrotkorn sofort absolute Amaurose, so spricht das dafür, daß dasselbe in den Sehnerven oder in seiner nächsten Umgebung eingedrungen ist. In

Fig. 157.

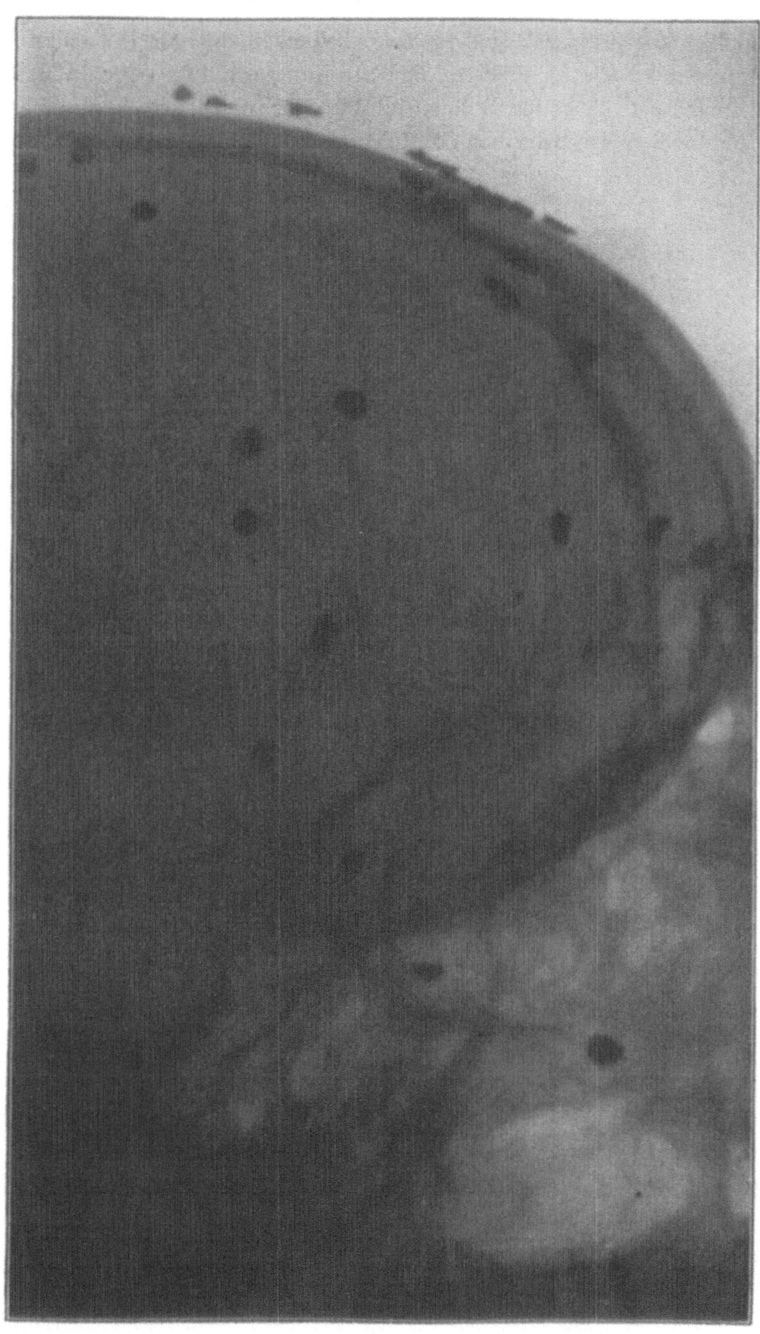

Derselbe Fall wie bei Fig. 156. Bitemporale Aufnahme.

Fällen, in denen das Schrotkorn durch das Lid eingedrungen war und zu
schweren Veränderungen im hinteren Bulbusabschnitt geführt hat, ist nach
dem klinischen Befund oft schwer zu entscheiden, ob das Korn den Bulbus
nur streifte und prellte oder bei der Streifung schlitzte oder in das Auge
eingedrungen ist. Ist der Bulbus intakt oder nur leicht kontundiert und
bestehen dabei ausgesprochene Orbitalerscheinungen wie Exophthalmus, so-

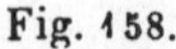

Fig. 158.

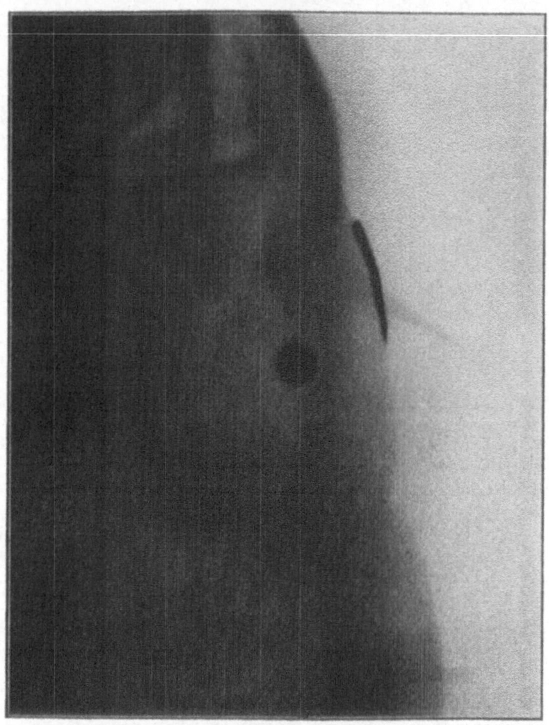

Perforierende Schrotschußverletzung des rechten Auges durch eine von einem Stein abgeprallte
Schrotkugel.
Skleralwunde nahe am Limbus. Die Röntgenaufnahme ergibt Sitz der Kugel im Bulbus. Bleimarke
am oberen Lid. Enukleation 11 Tage nach der Verletzung.

fortige Erblindung oder hochgradige Sehstörung, Lähmungen von Augenmuskeln oder Nerven usw., so weist das auf das mit Umgehung des
Auges erfolgte Eingedrungensein eines Schrotkornes in die Orbita. Erschwert wird die klinische Diagnose, sowie mehrere Schrotkörner das
Auge und seine Umgebung getroffen haben und mehrere Einschußstellen
sichtbar sind.

   Von größter Bedeutung für den Nachweis und die Lokalisation von
Schrotkörnern ist die Untersuchung mittels Röntgenstrahlen. Bei
der technischen Vervollkommnung des Verfahrens gelingt es, selbst kleine

Schrotkörner (Vogeldunst Nr. 11, 12) nachzuweisen. Es empfiehlt sich, möglichst in jedem Fall eine Röntgenuntersuchung anzustellen, selbst wenn der Fall klarzuliegen scheint, damit man vor Überraschungen bewahrt bleibt. So können manchmal mehrere Körner eingedrungen sein und die Verhältnisse erst durch Röntgenaufnahme klargestellt werden. In den Fig. 153—158 sind einige Aufnahmen wiedergegeben. Von größtem Wert ist das Röntgenverfahren vor allem zur Entscheidung, ob ein Korn im Auge selbst steckt oder ob es unter doppelter Perforation das Auge wieder verlassen hat. Allerdings kann die Beurteilung erschwert oder unmöglich sein, wenn das Korn dicht neben der Sklera haftet oder wenn mehrere oder gar zahlreiche Körner eingedrungen waren und auf den Platten er-

Fig. 159.

<table>
<tr><td>a</td><td>b</td></tr>
<tr><td>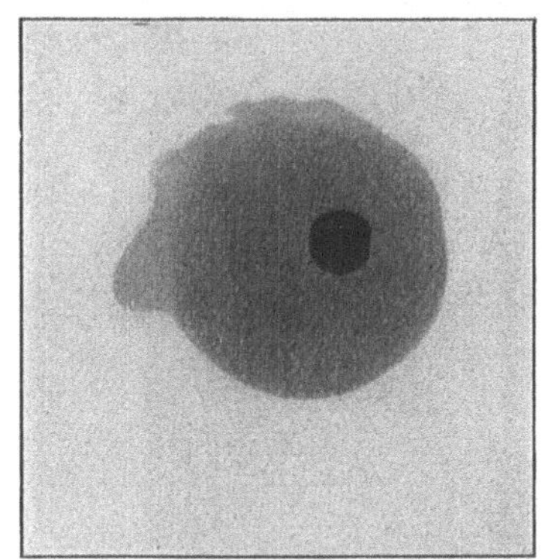</td><td>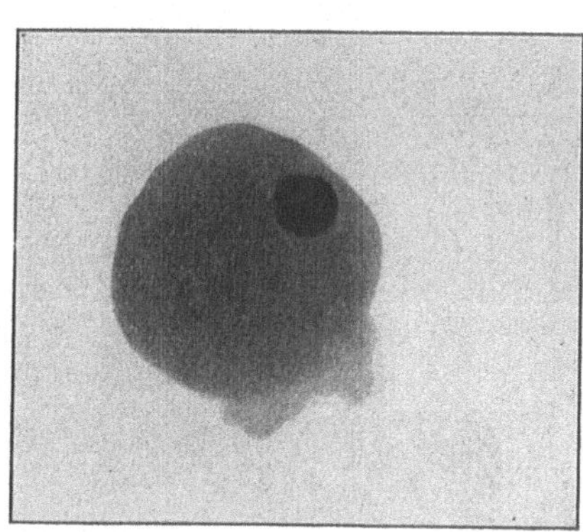</td></tr>
</table>

Derselbe Fall wie Fig. 158.
Von dem enukleierten Auge werden zwei Aufnahmen mit sagittaler (a) und horizontaler (b) Platten-
stellung gemacht zum Nachweis und zur Lokalisation der Kugel im Auge.

scheinen. Man hat in zweifelhaften Fällen die zur genauen Lokalisation angegebenen Methoden anzuwenden. Ich verweise auf § 194, S. 1191, wo das Nähere angegeben ist.

Trotz Röntgenaufnahmen werden zuweilen die Verhältnisse nicht erschöpfend klargestellt.

Van der Hoeve (1909) fand z. B. in einem Fall von Schußverletzung beider Augen am rechten Auge eine stecknadelgroße Öffnung am Äquator, auf dem X-Photogramm einen Fremdkörper nahe am Mittelpunkt des Auges, während das Röntgenogramm des enukleierten Bulbus die Anwesenheit von vier Fragmenten nachwies.

Bei enukleierten Augen empfiehlt sich evtl. Röntgenaufnahme des Bulbus zum Nachweis und zur Lokalisation des Schrotes im Auge (Fig. 159).

Überaus wichtig erscheint es, die Diagnose der doppelten Perforation des Auges und des extrabulbären Sitzes des Schrotkorns möglichst frühzeitig durch die klinische Untersuchung zu stellen. Es kommt im wesentlichen das in Betracht, was bereits bei Besprechung der doppelten Perforation durch andersartige Fremdkörper in § 207 S. 1565 ausgeführt wurde.

Fig. 160.

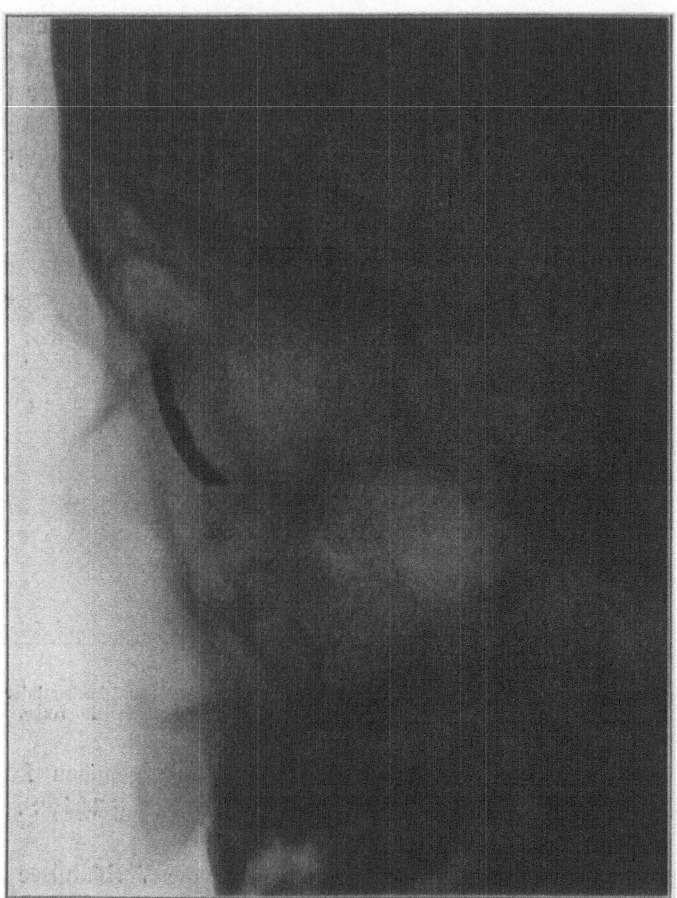

Links Schrotschußverletzung.
Einschuß nach außen von der Hornhautmitte. Iriszerreißung, Katarakt. Exophthalmus, deshalb doppelte Perforation vermutet, durch Röntgenaufnahme bestätigt. Schrotkorn sitzt im Keilbeinkörper.

Mittels des Augenspiegels ist der Nachweis der doppelten Perforation nur schwer zu erbringen, da der Einblick durch Linsentrübungen oder starke Blutungen meist verhindert ist. Nur ausnahmsweise kann man mit dem Augenspiegel die zweite Perforationsstelle anfangs oder im weiteren Verlauf erkennen, wie in den auf S. 1920 angeführten Fällen. Andererseits ist die Feststellung des Schrotkorns im Auge wegen der meist reichlichen Blutungen und sonstigen Medientrübungen ebenfalls erschwert, so daß man meist im unklaren ist, ob ein Korn im Auge weilt.

Fig. 161.

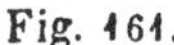

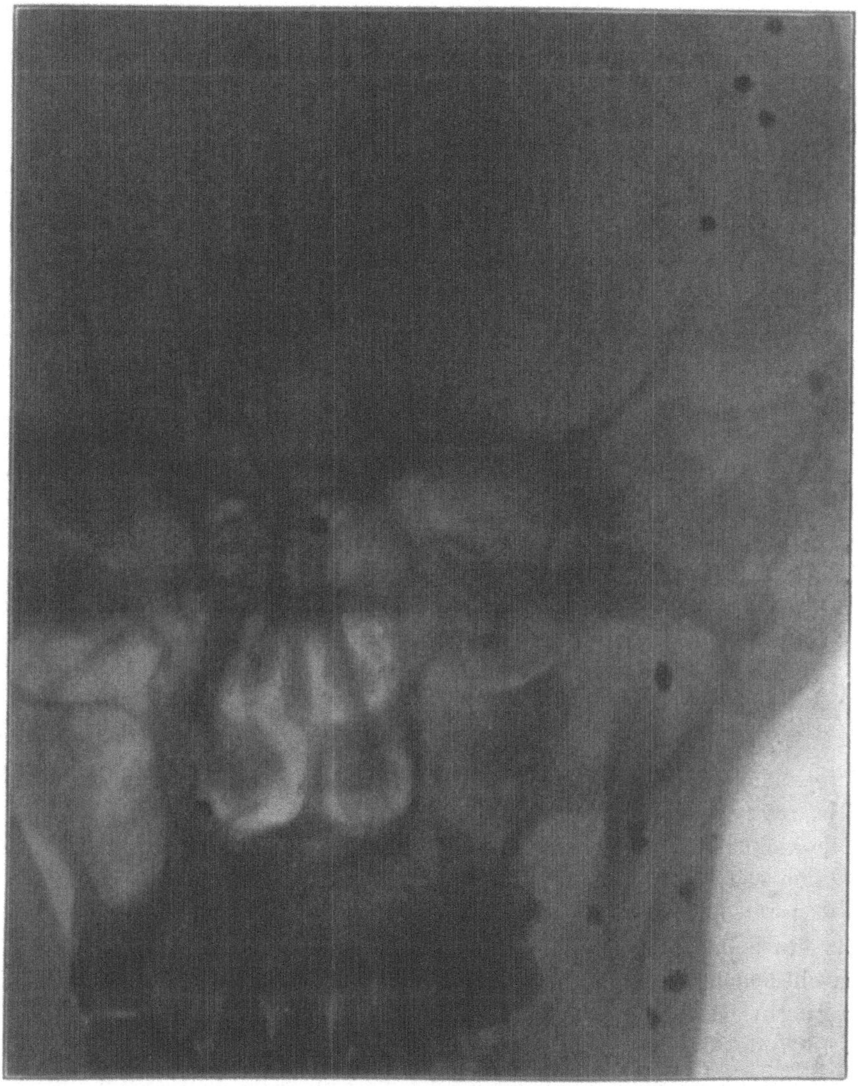

Verletzung des Gesichts durch zahlreiche Schrotkörner von rechts her.
Das rechte Auge zeigt am temporalen Hornhautrand einen Einschuß. Das Schrotkorn findet sich an der Nase nahe der Mittellinie. Es muß doppelte Perforation erfolgt sein. Bulbus erhalten.

Für doppelte Perforation sprechen bei Nachweis einer perforierenden Verletzung und beim Fehlen anderweitiger Einschußöffnungen in der Umgebung des Auges Symptome von Mitverletzung der Orbitalgewebe. Die

Schrotkörner rufen bei ihrer Durchschlagskraft und Größe häufig derartige Nebenverletzungen hervor, die nur auf retrobulbäre Läsion zu beziehen sind. Hierher gehören Exophthalmus durch retrobulbären Bluterguß, im weiteren Verlauf durch etwaige retrobulbäre Entzündung, Lähmungserscheinungen durch Läsion der Nerven oder Augenmuskeln, Symptome, die auf Mitverletzung der Nebenhöhlen, vor allem der Schädelhöhle, hinweisen, wie Kopfschmerzen, Erbrechen, Pulsverlangsamung usw. In seltenen Fällen kommt sogar der traumatische pulsierende Exophthalmus in Betracht.

Die Diagnose der doppelten Perforationen aus den Nebenverletzungen ist aber nur sicher, wenn die Möglichkeit ausgeschlossen ist, daß die Nebenverletzungen durch ein zweites direkt in die Orbita eingedrungenes Schrotkorn veranlaßt sind. Sowie mehrere Körner eingedrungen sind, ist die Beurteilung erschwert oder unmöglich. Das Auftreten von sofortiger Amaurose bei Verletzung durch ein Schrotkorn läßt es wahrscheinlich erscheinen, daß es in den Optikus oder in seiner nächsten Umgebung eingedrungen ist und das Auge wieder verlassen hat.

Das Auftreten einer von der Eingangspforte unabhängigen subkonjunktivalen Hämorrhagie oder einer Sugillation des Unterlids könnte ebenfalls verwertet werden, wenn nur ein Korn eingedrungen und keine starke Kontusion erfolgt ist.

Überaus wertvolle Aufschlüsse kann die Untersuchung mit Röntgenstrahlen geben und sollte in fraglichen Fällen nie versäumt werden. Gerade bei Schrotschußverletzungen kommt es häufig vor, daß das Korn tiefer dringt und weit ab vom Auge sitzt, so daß das Ergebnis der Röntgenaufnahme beweisend ist. Als Beispiel derartiger Fälle füge ich zwei Abbildungen bei (Fig. 160 und 161). In anderen Fällen ist aber trotz verschiedener Aufnahmen und Lokalisationsverfahren (§ 194 S. 1191) die Entscheidung nicht möglich, ob das Schrotkorn dicht vor der Sklera im Auge oder in oder hinter der Sklera steckt, zumal die Augendurchmesser nach der Refraktion schwanken und der Bulbus bei doppelter Perforation durch Erguß in das retrobulbäre Gewebe etwas nach vorn verschoben sein kann. Bei Sitz des Schrotkorns dicht neben der Sklera geben auch Aufnahmen unter verschiedenen Blickrichtungen keinen sicheren Aufschluß, da es die Bewegungen des Auges mitmacht. Ich verweise z. B. auf den in Fig. 151 S. 1907 abgebildeten Befund. Die Deutung der Röntgenaufnahmen kann ferner erschwert sein, wenn mehrere oder zahlreiche Schrotkörner in die Umgebung des Auges eingedrungen waren.

In einem von Bentzen (1908) mitgeteilten Fall war z. B. nach der Röntgenaufnahme extraokularer Sitz des Schrotkorns angenommen, das Korn saß aber im Auge, wo es nach der Enukleation gefunden wurde. In einem von Pahl (1898) veröffentlichten Fall blieb die Durchleuchtung mit Röntgenstrahlen negativ. In einem von Green (1909) mitgeteilten Fall wurde nach der ersten Röntgenaufnahme das Schrotkorn $2^{1}/_{2}$—3 mm hinter dem Bulbus lokalisiert, bei Aufnahmen mit gehobener und gesenkter Blickebene zeigte sich deutlich Verschiebung des Schattens, so daß intraokularer Sitz bei langer Bulbusachse angenommen wurde. In einem Fall von GOLOWIN (1905) wurde nach der Methode von KÖHLER (1904) Verdoppelung des Schattens bei gesenktem und gehobenem Blick nachgewiesen, intraokularer Sitz angenommen und nach der Enukleation bestätigt.

Im Fall LAAS (1911) war die Beurteilung wegen zahlreicher Körner erschwert, angenommen wurde rechts Doppelperforation und links Schrot in der Tiefe des Auges. Der weitere Verlauf bestätigte die Richtigkeit der Annahme.

Zahlreiche Fälle sind mitgeteilt, in denen die Röntgenaufnahme bei Feststellung der Doppelperforation des Auges gute Dienste leistete, so von LAGRANGE (1899), VALOIS (1902), BOUCHERON (1897), FRIDENBERG (1897), MARPLE (1906), WAGENMANN (1901, 1908), STICKEL (1901), NEUGEBAUER (1906), BAGH (1908), HENSELL (1908), GÜNTHER (1909), STEVENS (1909), NETZ (1910), SCHMIDT (1913).

Die Diagnose der Komplikation mit Infektion ist leicht, wenn es bei frischen Verletzungen zu eitriger Entzündung kommt. Dagegen ist die Beurteilung, inwieweit die bei intraokularem Sitz des Fremdkörpers oder selbst nach nachweisbarer Doppelperforation des Auges auftretenden zyklitischen Reizungen infektiöser Natur oder durch mechanische und chemische Reize veranlaßt sind und ob Gefahr sympathischer Entzündung besteht, oft recht schwer.

Bei der anatomischen Untersuchung war bei mehreren derartigen Augen, die zur Sicherheit enukleiert waren, der Befund an entzündlichen Produkten ein geringer, z. B. NEUGEBAUER (1906), GÜNTHER (1909).

Prognose. Bei den nichtperforierenden Schrotschußverletzungen des Auges mit Kontusionsfolgen ist die Prognose für Erhaltung von Sehvermögen meist günstig. Unter den perforierenden Verletzungen mit Zurückbleiben vereinzelter Schrote im Auge geben die Fälle, in denen das Schrotkorn im vorderen Augenabschnitt steckengeblieben ist, relativ günstige Prognose, da Schrote an dieser Stelle relativ gut vertragen werden und ihre Entfernung meist gelingt. Beim Verweilen eines Schrotkorns im hinteren Augenabschnitt ist das Auge für das Sehen fast immer verloren. Einige der Ausnahmefälle, in denen ein gewisses Sehvermögen erhalten blieb, wurden auf S. 1925 angeführt. In vielen Fällen kommt es zu Phthisis bulbi und in zahlreichen Fällen erscheint die Entfernung des erblindeten Auges aus dem einen oder anderen der vorher erwähnten Gründe geboten. Sind mehrere Schrote in das Auge eingedrungen, so ist die Prognose für Erhaltung des Auges auch nur der Form nach von vornherein ungünstig. Ganz infaust sind die Nahschüsse, bei denen zahlreiche Schrote eindringen und das Auge durchlöchern oder zerschmettern. Diese Verletzungen können wegen der Orbital- oder Schädelverletzung schwere Folgezustände und selbst den Exitus letalis nach sich ziehen.

Entschieden günstiger ist die Prognose in den Fällen von Doppelperforation des Auges durch vereinzelte Schrotkörner. Da das Schrotkorn nicht im Auge verweilt, so fallen die Folgen der chemischen Reizwirkung des Schrotkorns weg. Die Augen beruhigen sich schneller und können selbst Sehvermögen behalten. Allerdings ist die Prognose für Erhaltung von Sehvermögen dadurch ungünstig, daß die zweimalige Perforation zu erheblichen schweren mechanischen Verletzungsfolgen führt. Durch die meist starken Blutungen, durch Glaskörperverdichtung und die Vernarbungsvorgänge an der hinteren Ausschußöffnung ist die Gefahr der sekundären Netzhautabhebung erhöht. Bei Doppelperforation im vorderen Augenabschnitt kann selbst leidlich gutes Sehvermögen erhalten bleiben, wie der Fall von Gengnagel (1894) und der von mir beobachtete (Netz 1910) zeigen.

Zu einer sehr ungünstigen prognostischen Auffassung sowohl der einfach perforierenden als auch der doppelt perforierenden Schrotschußverletzungen kam Günther (1909) auf Grund der Beobachtungen aus der Breslauer Augenklinik. Unter 12 Augen mit Doppelperforation wurden 8 = 66 % enukleiert, ein brauchbares Sehvermögen wurde keinmal erzielt, die 4 Augen waren nur der Form nach erhalten, 2 waren amaurotisch, 1 hatte unsicheren Lichtschein und 1 ganz geringen Visus. Von 17 Augen mit einfacher Perforation kamen 9 zur Enukleation oder Exenteration, 4 Augen waren zur Enukleation bestimmt, 2mal war die Operation verweigert, 2mal unterlassen, obwohl sie nötig erschien, d. h. in 76 % waren die Augen verloren, 7 Augen waren erhalten, nicht eins mit brauchbarer Sehschärfe.

Therapie. Die therapeutischen Maßnahmen richten sich je nach der Art der Verletzung und dem Befund. War der Bulbus getroffen, aber nicht perforiert, so wird wie bei den Kontusionsverletzungen verfahren: Ruhe, Schutzverband, wohl auch kühle oder bei Ziliarkörperreizung warme Umschläge sind das beste. Im weiteren Verlauf können resorbierende Verfahren angewandt werden, um die Aufsaugung von Blutergüssen im Glaskörper zu beschleunigen. War die Linse verletzt und Katarakt eingetreten, so kommen entsprechende Operationen in Frage.

Die Entfernung von oberflächlich sitzenden Schrotkörnern aus der Haut der Lider, aus der Bindehaut·und Sklera bereitet keine Schwierigkeit. Sind Schrotkörner tief unter die Haut der Lider und des Gesichts eingetreten, so kann man sie einheilen lassen, falls sie keine Beschwerden verursachen, in anderen Fällen aber operativ entfernen, was leicht gelingt. So habe ich bei einem durch Schrotschuß aus größerer Nähe Verletzten etwa 20 Körner aus der Umgebung des Auges entfernt.

Bei Sitz des Projektils im vorderen Augenabschnitt ist die Extraktion, falls das Korn sichtbar und nicht fest eingekapselt ist, vorzunehmen, beim Sitz in der Linse unter Umständen zusammen mit der Staroperation. Dagegen wird die Extraktion beim Sitz des Schrotkorns im Glaskörperraum nur selten erfolgreich auszuführen sein, da der Sitz des Fremdkörpers wegen der Medientrübungen, vor allem Linsentrübungen und Glaskörperblutungen, meist lange Zeit nicht genau zu bestimmen ist. Wird das Schrotkorn erst später sichtbar, sind die Aussichten auf erfolgreiche Extraktion mit Erhaltung von Sehvermögen äußerst gering, da die Extraktion mittels des Skleralschnittes an sich die größten Schwierigkeiten bereitet und da zudem das Auge wegen der meist erheblichen Veränderungen die eingreifende Operation nicht verträgt. Droht die Enukleation und hat man einen gewissen Anhaltspunkt über den Sitz, so kann als letzte Chance für Erhaltung des Auges der Extraktionsversuch in Frage kommen. Im allgemeinen ist, zumal bei unbekanntem Sitz, der Extraktionsversuch bei den geringen Aussichten auf Erfolg und bei der zu erwartenden Verschlechterung des Zustandes nach erfolgloser Operation zu widerraten.

TERSON (1894) berichtete über die Extraktion eines Schrotkorns aus der Tiefe durch Eingehen mit einer Pinzette in Kürettenform, nachdem zuvor die Linse durch Linearschnitt mit Iridektomie entfernt war. Das Auge wurde kleiner, aber reizlos.

Über die glückliche Extraktion eines Schrotkorns aus der inneren unteren Äquatorgegend 2 Tage nach der Verletzung mittels eines 6 mm langen Skleralschnitts und Einführen einer Schlinge von SNELLEN berichtete ROLLET (1913). Der Visus war bereits vorher aufgehoben und besserte sich nicht, das Auge konnte der Form nach erhalten werden.

SCHERZER (1917) berichtete über die erfolgreiche Extraktion eines Schrotkorns aus dem Glaskörperraum mittels Meridionalschnitts unter Durchleuchtung des Augapfels mit der SACHSschen Lampe vom inneren Augenwinkel her in verdunkeltem Operationszimmer. Die Heilung erfolgte mit Erhaltung eines Visus von 0,9 mit stenopäischer Lücke von 2 mm.

Bei frischen perforierenden Schrotschußverletzungen mit Eindringen einzelner Schrote wird man stets die konservative Behandlung versuchen, um das Auge wenigstens der Form nach zu erhalten, falls für das Sehvermögen nichts zu hoffen ist. Nur bei Zertrümmerung des Auges durch zahlreiche Körner erscheint die sofortige Exenteration als das beste. In allen anderen Fällen ist konservativ zu behandeln, zumal man anfangs nicht weiß, ob es sich nicht um Doppelperforation handelt.

Gründliche Desinfektion des Bindehautsacks, Reinigung der Wunde, Abtragung vorgefallener Teile und bei Skleralperforation Anlegen einer deckenden Bindehautsutur über der vorher geglätteten Skleralwunde, Bindehautdeckung bei Limbuswunden sind erforderlich, um einen glatten raschen Wundschluß zu erzielen und eine sekundäre Infektion von der Wunde aus zu verhüten. Dann wird man das Auge unter Verband halten und vorläufig abwarten. Je nach dem Befund ist mit Atropin vorzugehen. Bei stärkerer Reizung des Auges und Schmerzen sind warme Umschläge indiziert.

War die Verletzung infiziert und besteht deutliche Eiterung, so kann man versuchen, der Infektion Herr zu werden, doch wird es meist zur Enukleation und bei etwaiger Panophthalmie zur Exenteration kommen.

Schien das Schrotkorn nach dem anfänglichen Befund aseptisch eingedrungen zu sein, so wird man die konservative Behandlung fortsetzen, auch wenn eine gewisse entzündliche Reizung besteht, zumal wenn das Auge nicht erblindet ist. Je nach dem weiteren Verlaufe und dem Verhalten der Funktionen wird man bestimmen, ob man die konservative Behandlung fortsetzen kann, und eventuell prophylaktisch Hg anwenden. Nimmt die Reizung nach einiger Zeit ab, so empfiehlt sich, die konservative Behandlung fortzusetzen. Man kann das Auge wenigstens der Form nach und manchmal selbst etwas Sehvermögen erhalten. Besteht anhaltende Iridozyklitis oder gar Phthisis bulbi, so wird wegen der meist schmerzhaften Entzündung und der nicht ganz auszuschließenden Gefahr der sympathischen Entzündung die Enukleation notwendig. Zumal wenn die Funktion schlecht geworden und Erhaltung von Sehvermögen ausgeschlossen ist, wird man sich um so eher zur Enukleation verstehen.

War Doppelperforation des Auges nachgewiesen, so wird man, falls irgend möglich, die konservative Behandlung durchführen. Aber selbst dabei kann die Enukleation notwendig werden, wenn längerdauernder Entzündungszustand vorliegt und die Aussicht auf Erhaltung von Sehvermögen ungünstig ist.

Die Frage, inwieweit man nach perforierenden Schrotschußverletzungen die konservative Behandlung durchführen soll, zumal wenn ein Schrotkorn im Augeninnern steckt, ist vielfach verschieden beantwortet worden. Ausgehend von der Ansicht, daß die Schrotkörner meist aseptisch in das Auge eindringen und deshalb die Gefahr der sympathischen Entzündung gering ist, ist vielfach der konservativen Behandlung der Schrotschußverletzungen das Wort geredet, so von Ovio (1895), Lodato (1895), Tornatola (1896), Anastasi (1902), Mobilio (1904). Lodato (1895) führt an, daß von 10 Fällen 7 mit Erhaltung der Form des Auges und 6 davon mit mehr oder weniger Sehvermögen ausheilten. Tornatola (1896) erwähnte, daß unter 13 Fällen nur 2 mal die Enukleation nötig wurde. Demgegenüber trat Günther (1909) für die baldige Enukleation ein, wenn ein Schrotkorn im Auge ist. Er meint, daß, wenn man die Anschauungen Lebers als zu recht bestehend annimmt und die Röntgenplatte unzweifelhaft ein Schrotkorn im Bulbus erkennen läßt, die baldige Enukleation die richtigste Therapie sein dürfte. Das geht wohl zu weit, umsomehr als die aseptische chemische Fremdkörperentzündung nicht zur sympathischen Entzündung führt.

Man muß eben von Fall zu Fall entscheiden und vor allem in Betracht ziehen, ob noch Sehvermögen vorhanden ist oder nicht. Daß nicht jedes Auge mit intraokularem Schrotkorn enukleiert werden darf, beweist z. B. der von Laas (1911) mitgeteilte Fall, bei dem das geringe Sehvermögen in dem mit einem Schrotkorn behafteten Auge noch für den Verletzten von größtem Wert wurde, da das andere Auge mit Doppelperforation und zeitweise guter Sehschärfe ($^5/_5$) nachträglich durch Netzhautablösung erblindete.

Salva (1909) berichtete über ein Auge, in dem ein Schrotkorn verweilte und bei dem durch Fibrolysininjektion eine Besserung des Visus auf $^2/_{10}$ erzielt wurde.

Sind bei Schrotschußverletzung vereinzelte Körner in die Orbita eingedrungen, so ist in der Regel nur eine symptomatische Behandlung erforderlich. Ausnahmsweise kann das Aufsuchen und die Entfernung notwendig und von Erfolg sein, wie in dem Fall von Mengin (1886) und in dem zweiten von Isbruch (1897) aus meiner Klinik mitgeteilten Fall. Bei der Kleinheit der Projektile und der reizlosen Einheilung empfiehlt sich in der Regel nicht, den Versuch der Extraktion zu unternehmen.

Doch kann bei genau festgestelltem Sitz am Sehnerven, wenn noch Sehvermögen vorhanden ist und im wesentlichen eine Quetschung des Nerven anzunehmen ist, die Extraktion durch Krönleinsche Operation in Frage kommen, wie in dem von Suker (1911) mitgeteilten Fall.

Bei den ausgedehnten Zerstörungen durch Nahschüsse ist entsprechende chirurgische Behandlung angezeigt.

Abadie (1894) hat in einem Fall wegen sympathischer Reizung die Orbita exenteriert, da der Reiz von dem in der Tiefe steckenden Schrotkorn auszugehen schien. Das Auge war nach der Verletzung erblindet, aber reizlos geworden. 6 Jahre später trat an dem verletzten Auge frische Entzündung sowie sympathische Reizung des anderen Auges auf. Deshalb wurde das verletzte Auge enukleiert. Dabei erwies sich der Bulbus zweimal perforiert. Da trotz der Enukleation die Schmerzen fortdauerten und das andere Auge sympathisch gereizt blieb, wurde die Orbita exenteriert und das Schrotkorn in der Tiefe neben dem Optikus gefunden.

Zur Prophylaxe gegen Schrotkornverletzungen empfahl Galezowski (1876) das Tragen von Schutzbrillen aus festem Glas. Schoß er auf 40 m Entfernung Schrote Nr. 6 und 7 auf die Brille ab, so zertrümmerten die Schrote wohl das Glas, rikochettierten, gingen aber nicht durch. Dieser Vorschlag ist praktisch undurchführbar und nicht ungefährlich. Viel wichter ist, beim Schießen, vor allem auf der Jagd, die größte Vorsicht obwalten zu lassen. Homburg (1883) teilte einen Fall mit, bei dem ein Schrotkorn eines aus größerer Nähe abgefeuerten Schrotschusses in das Konvexglas Nr. 7, das der Verletzte gerade trug, ein glattes rundes Loch schlug und noch mit großer Wucht in das Augeninnere eindrang.

Pathologische Anatomie der Schrotschußverletzungen.

§ 236. Nur ausnahmsweise hat man Gelegenheit, die Folgen einer nichtperforierenden Schrotschußverletzung pathologisch-anatomisch zu untersuchen.

Ein derartiger Befund ist von Steindorff (1898) mitgeteilt: Bei der Schußverletzung eines 4 jährigen Kindes waren in jede Orbita Schrotkörner unter Kontusion des Auges in die Tiefe eingedrungen. In der Umgebung des Auges fanden sich 40 Einschußöffnungen. Das Kind ging etwa 4 Wochen nach der Verletzung an Meningitis purulenta zugrunde. Die Sektion ergab, daß verschiedene Schrotkörner unter Zersplitterung des Knochens das Stirnbein durchschlagen hatten. Ein Korn fand sich noch zwischen Dura und Knochen, ein Korn tief in den Schläfenlappen eingedrungen. An jedem der beiden Sehnerven saß ein Schrotkorn, rechts an seiner Unterfläche dicht vor dem Foramen opticum, links an der oberen Optikusfläche etwa 2 cm vor dem Foramen opticum. Hier war noch in der Tenonschen Kapsel der schwärzlich umrandete Schußkanal nachweisbar. Dem Sitz des Schrotkorns entsprechend fanden sich in den Nervenscheiden und im Optikusstamm stärkere Blutungen und entzündliche Veränderungen in Gestalt von Infiltration und beginnender Bindegewebsneubildung. Die Sehnerven waren nicht durchtrennt, nur komprimiert. An den Augen zeigten sich Blutungen in den Membranen, flacher subretinaler Bluterguß, rechts zirkumskript an der Kontusionsstelle, links ausgedehnter, sowie geringe Infiltration der Gefäßhaut, Bindegewebsneubildung und Aderhautatrophie. Auch feine Veränderungen an der Linse waren nachweisbar.

In einem von mir beobachteten Fall von Konturschluß der Sklera war das Schrotkorn nasal am Bulbusäquator eingedrungen und hatte klinisch zu Netzhaut-Aderhautruptur mit Hämorrhagien geführt. Das erblindete Auge wurde 5 Monate nach der Verletzung wegen beginnender Phthisis bulbi mit andauerndem Reiz enukleiert, wobei sich das Schrotkorn nasal 4 mm vom Optikus entfernt auf der Sklera in einem Narbenstrang fand (vgl. Fig. 151 auf S. 1907). Anatomisch zeigten sich ausgedehnte Netzhautablösung, Netzhaut-Aderhautruptur mit Resten von Blutungen, vorgeschrittene Bindegewebsproliferation, sekundäre Ablösung des Ziliarkörpers, Verschiebung der Linse durch Narbenzug, Glaskörperschrumpfung, starke Hyperämie der Uvea, besonders des Ziliarkörpers.

Den anatomischen Befund eines tangentialen Streifschusses, bei dem das Schrotkorn die äußeren Bulbusschichten (Sklera und Aderhaut) eröffnet hatte und in die Orbita weitergedrungen war, hat Günther (1909) mitgeteilt.

Möglicherweise gehört hierher ein von Faxo (1890) mitgeteilter Fall, in dem bei perforierender Schrotschußverletzung des Auges kein Schrotkorn im Augeninnern, sondern nur eine adhärente Hornhaut-Irisnarbe und umschriebene Aderhautabhebung gefunden wurden. In anderen Fällen, in denen bei perforierender Schrotschußverletzung anatomisch kein Schrot im Auge nachgewiesen wurde, ist mit der Möglichkeit der doppelten Perforation zu rechnen.

Bei perforierenden Schußverletzungen mit Zurückbleiben eines Schrotkorns im Auge wurde das Schrotkorn an den verschiedensten Stellen im Augeninnern nachgewiesen. Das Korn kann deformiert und abgeplattet sein. Die Veränderungen im einzelnen Fall sind abhängig von dem Weg, den das Schrotkorn genommen hat, von dem Stadium, in dem das Auge zur Untersuchung kommt und von der Komplikation mit infektiöser eitriger Entzündung. Bei den so häufig aseptisch in das Auge eingedrungenen Schrotkörnern muß man unterscheiden zwischen den primären durch die Verletzung veranlaßten Gewebsveränderungen und den sekundären Veränderungen, unter denen die, die durch das Schrotkorn als Fremdkörper veranlaßt sind, von besonderem Interesse sind. Der Befund in der Umgebung des Schrotkorns hängt vor allem ab von der Zeitdauer, die seit dem Eindringen bis zur Enukleation verflossen ist. Bei frischen Verletzungen herrscht der Befund der mannigfachen mechanischen Zerreißung der Augenhäute und der hämorrhagischen Infiltration der Augengewebe vor. Auch kann man an den vielfachen vom Schußkanal entfernten Veränderungen nachweisen, daß die Verletzung unter einer gewissen Kontusion des ganzen Bulbus oder einer Art Sprengwirkung im Augeninnern erfolgt ist. Wintersteiner (1894) fand z. B. bei perforierender Schrotkornverletzung totale Aniridie. Die Iris war aus dem Auge geschwemmt. Offenbar erfolgte die Irisabreißung durch den Anprall vor der Perforation. Ich selbst fand in einem

Fall eine starke Wellung der Aderhautoberfläche, offenbar durch Überdehnung. Das Schrotkorn kann in frischen Fällen in der Bulbuswand stecken, ohne anfangs nennenswerte Veränderungen in der Umgebung hervorzurufen. So zeigt z. B. Fig. 162 einen von mir beobachteten Fall, in dem ein Korn in der Sklera nachgewiesen wurde. Mehrfach wurde das Schrotkorn im Innern eines Blutkoagulums gefunden [z. B. in den Fällen von Smith (1877), Pahl (1908)]. In anderen Fällen wurde es im Glaskörperraum nachgewiesen, dann meist eingebettet in einer Schicht, in der sich Fibrin, eiweißreiches Transsudat, mäßiger Gehalt von Leukozyten, Detritus, Blut und verdichtetes Glaskörpergewebe finden. In Fig. 163 ist z. B. ein derartiger Fall abgebildet, über den ich bereits (1908) kurz berichtet habe. Diese umschriebene

Fig. 162.

Fig. 163.

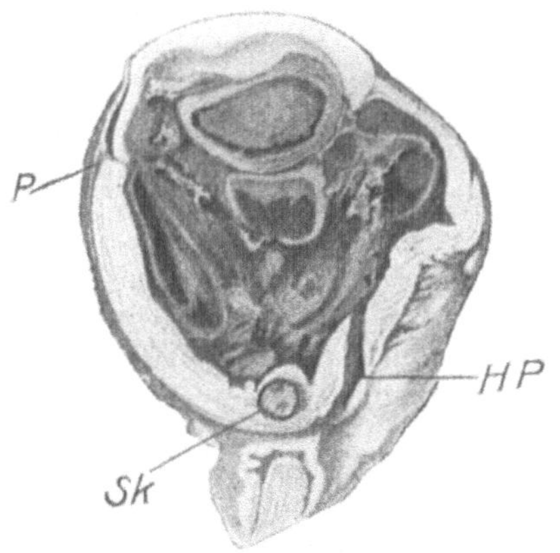

Linkes Auge zeigte mehrere Einschußöffnungen. Ein Schrot in der Sklera nachgewiesen. Daneben mehrfache Doppelperforation. *Sk* Schrotkorn in der Sklera, *P* eine vordere Perforation, *HP* eine hintere Perforation.

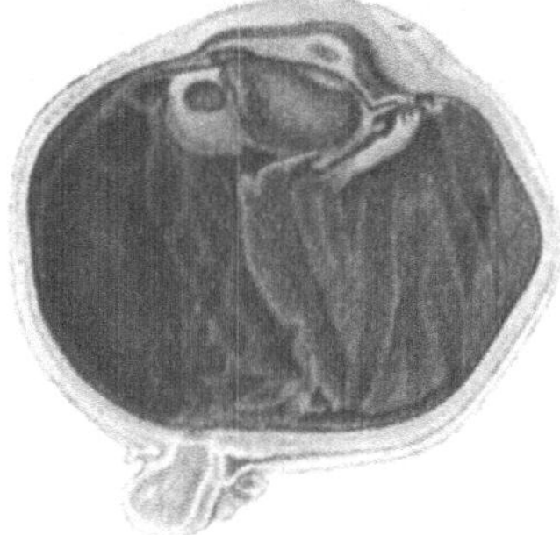

Perforierende Sklerawunde am Limbus durch Schrotkugel. Enukleation 11 Tage nach der Verletzung. Das Schrotkorn steckt dicht hinter dem Ziliarkörper und der leicht verschobenen und deformierten Linse, eingebettet in ein eiweißreiches, fibrinhaltiges und mäßig zahlreiche Lymphozyten enthaltendes Exsudat des verdichteten Glaskörpers. In der Vorderkammer Blut- und Fibringerinnsel. Der Glaskörper geschrumpft und hämorrhagisch durchsetzt.

Entzündung ist durch den Fremdkörper aus Blei veranlaßt. Die sonstigen entzündlichen Veränderungen weiter ab vom Schrotkorn sind in derartigen Fällen sehr gering. Ein solches Auge hat auch Günther (1909) untersucht und den Befund des Schrotkornes im Glaskörper abgebildet. Einen weiteren analogen Fall habe ich anatomisch untersucht, der in einer Dissertation von Walter (1913) mitgeteilt ist. Der Befund kann dadurch kompliziert werden, daß das Schrotkorn die hintere Wand traf und durch Rückprall in den Glaskörper gelangte oder dadurch, daß mehrere Schrote das Auge verletzten und zum Teil im Auge blieben, zum Teil unter doppelter Perforation das Auge verließen. Derartige von mir erhobene Befunde sind ebenfalls von Walter (1913) näher mitgeteilt. Als zufälliger Befund können sich anatomisch mitgeschleppte Zilien finden, wie z. B. in einem von Winterstein (1894) mitgeteilten Fall von doppelter Perforation des Auges.

War einige Zeit nach der Verletzung bis zur Enukleation verflossen, so finden sich die mannigfachsten Folgezustände der Verletzung, Reste von Hämorrhagien, Narbengewebe an der Perforationsstelle, Neubildung von Bindegewebe an der Zerreißungsstelle der Augenhäute, atrophische und sklerosierende Veränderungen der Gefäßhaut, Schrumpfung des Glaskörpers, Netzhautablösung, meist mehr oder weniger deutliche Infiltrationsherde mit Leukozyten, je nachdem Katarakt, sekundäre Verziehung der Linse, bei beginnender Phthisis Abhebung des Ziliarkörpers und der Aderhaut usw. Das Schrotkorn ist meist in einer Bindegewebsmasse eingekapselt, in der sich ebenfalls mehr oder weniger Leukozyten finden. In älteren Fällen kann man Verkalkung der Katarakt und Verknöcherung der hyperplastisch veränderten Aderhaut antreffen.

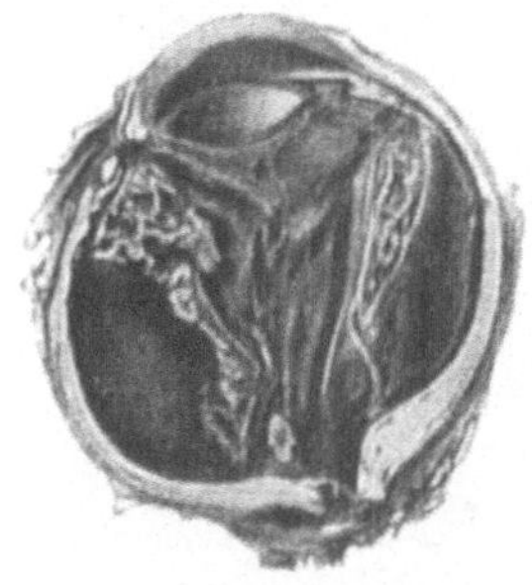

Fig. 164.

Doppelte Perforation des Auges durch Schrotkorn auf der Jagd aus 20 Schritt Entfernung.
Einschuß am temporalen Limbus, Ausschuß neben dem Optikuseintritt. Enukleation etwa 3 Wochen nach der Verletzung wegen heftiger Schmerzen und starker Weichheit des amaurotischen Auges.

Als Beispiel sei ein von Poncet (1876) mitgeteilter Fall angeführt. In dem 2 Jahre nach der Verletzung enukleierten Auge fand sich totale Netzhautablösung. Der abgelöste Netzhautstrang endigte mit seinem Hauptteil nicht am Optikus, sondern 4—5 mm seitlich an der Sklera, wo die Aderhaut und Netzhaut durch das Schrotkorn durchschlagen waren, ein zarter bogenförmiger Strang ging zum Optikus hin. Von dem Netzhautstrang zog auf der Innenfläche der Aderhaut ein Bindegewebsstrang zum Ziliarkörper, wo in einer kleinen Erhebung das Schrotkorn steckte. Die den Fremdkörper umgebende Zyste bestand aus organisiertem fibrösem Gewebe.

Bei längerem Verweilen des Schrotkorns kann es zu umschriebener eitriger Entzündung kommen, die durch den Fremdkörper aus Blei veranlaßt werden kann. So hat Lindenmeyer (1902) zwei derartige Fälle, in denen die Schrote in der Ziliarkörpergegend saßen, beschrieben. Mikroorganismen waren in den Schnitten nicht zu finden, dagegen ließ sich mikrochemisch Blei nachweisen, so daß es sich offenbar um eine aseptische chemische Entzündung handelte.

War Infektion erfolgt, so finden sich anatomisch neben den sonstigen Verletzungsfolgen die verschiedensten Grade der infektiösen Entzündung.

Von besonderem Interesse ist der anatomische Befund bei doppelter Perforation des Auges durch die Schrotschußverletzung. In den meisten Fällen ist die Ausschußöffnung nicht weit vom Optikus gelegen. Bei doppelter Perforation können die mechanischen Läsionen der Augenhäute mit ihren Folgezuständen einen hohen Grad erreichen. In frischen Fällen findet man die entsprechenden perforierenden Lochwunden der Augenkapsel, weitgehenden Hämophthalmus, Netzhautablösung, starke Hyperämie des Ziliarkörpers und der Aderhaut, meist aber geringe oder fast fehlende Zeichen von Entzündung (vgl. z. B. Fig. 164). Es ist, wie schon Neugebauer (1906) in einem von mir beobachteten und von ihm mitgeteilten Fall und später vor allem Günther (1909) hervorhoben, ein Mißverhältnis zwischen den klinischen Erscheinungen der zyklitischen Reizung und den geringen anatomischen entzündlichen Veränderungen. Man konnte mehrfach Infektion mit Sicherheit ausschließen. Die chronischen Reizerscheinungen und die beginnende Phthisis sind durch Netzhautablösung, durch die plastischen Vorgänge im Auge, durch den als Reiz wirkenden Narbenzug mit sekundärer Ablösung der Uvea und durch die z. B. von mir gefundene hochgradige Ziliarkörperhyperämie zu erklären.

In älteren Fällen mit doppelter Perforation findet sich häufig ein deutlicher, die beiden Perforationsstellen verbindender Narbenstrang, daneben Netzhautablösung und hochgradige Degeneration der Augenhäute. Auch kommt in derartigen Augen Knochenbildung und Cholestearin vor, wie in einem von mir beobachteten und von Jung (1919) mitgeteilten Fall, bei dem das Auge 8 Jahre nach der Verletzung entfernt werden mußte.

In vielen Fällen wurde erst nach der Enukleation doppelte Perforation gefunden. Derartige Fälle sind mitgeteilt von Pagenstecher (1865), Hirschberg (1870), Leber (1877), Wintersteiner (1894), Badal (1894), Abadie (1894), Valois (1896) u. a. Eine zweimalige Perforation eines Auges durch 3 Schrotkörner teilte Cooper (1859) mit.

Eine genaue makroskopische und mikroskopische Beschreibung eines Auges mit doppelter Perforation, das 1 Monat nach der Schußverletzung enukleiert wurde, hat Bauer (1891) gegeben. Die Einschußöffnung lag innen oben dicht neben dem Hornhautrand, die Ausschußöffnung temporalwärts von der Papille. Einen ganz analogen Fall habe ich beobachtet und durch Stickel (1901) in seiner Dissertation mitteilen lassen. Hier war die doppelte Perforation schon sofort nach der Verletzung diagnostiziert. Einen weiteren derartigen Fall habe ich durch Neugebauer (1906) und einen Fall mit doppelter Perforation durch mehrere Schrote und mit einem in der Sklera steckenden Korn von Walter (1913) veröffentlichen lassen. Über 5 pathologisch-anatomisch untersuchte Fälle berichtete Günther (1909).

Brière (1875) fand in einem Fall 8 Monate nach der Verletzung zwischen den beiden Narben einen Narbenstrang das Auge quer durchziehen. Die Netzhaut war abgelöst. Lapersonne und Vassaux (1884) untersuchten ein Auge, das 25 Jahre nach der Schrotschußverletzung enukleiert werden mußte, weil am anderen Auge Herabsetzung des Sehvermögens, Hyperämie der Papille und einige Aderhautflecken aufgetreten waren. Das Schrotkorn war an der oberen äußeren Kornealgrenze eingedrungen und dicht am temporalen Papillenrad durch die Sklera ausgetreten. Beide Schußnarben waren durch einen den Glaskörper durchziehenden Narbenstrang, in dem sich Zilien eingeschlossen fanden, verbunden. Es bestanden bindegewebige Verdichtung des Optikus, Sklerose und Atrophie der Aderhaut und Netzhaut mit Pigmenteinwanderung in die degenerierte Retina, sowie kleine Knochenherde in der Aderhaut.

Literatur zu §§ 231—236.

1830. 1. **Salomon**, v. Ammons Zeitschr. f. Ophthalmol. I. S. 336. Ref.: Landmann, v. Graefes Arch. f. Ophthalmol. XXVIII, 2. S. 164 u. Zander u. Geissler. S. 171.

2. **Graefe**, Graefe u. Walthers Journ. XIV. S. 157. Ref.: Landmann, v. Graefes Arch. f. Ophthalmol. XXVIII, 2. S. 164.

1834. 3. **John Butter**, London med. Gaz. March 15. (Zander u. Geissler. S. 226.)

1835. 4. **Stoeber**, Des corps étrangers de la conj. et du globe oculaire. Arch. méd. de Strasbourg. Août 1835. p. 417. Reproduziert v. Sengel in Thèse de Strasbourg. 1859. p. 47. Ref.: Landmann, v. Graefes Arch. f. Ophthalmol. XXVIII, 2. S. 165 u. Zander u. Geissler. 1864. S. 444.

1842. 5. **Ansiaux**, Ann. d'oculist. VIII. p. 91.

1857. 6. **v. Graefe, A.**, Notiz über fremde Körper im Innern des Auges. v. Graefes Arch. f. Ophthalmol. III, 2. S. 341.

1859. 7. **Cooper**, Wounds and injuries of the eye. London.

1860. 8. **Pamard**, Ann. d'oculist. XLIII. p. 23. Ref.: Zander u. Geissler. 1864. S. 187.

1864. 9. **Holmes**, Aneurismal tumour of the orbit; recovery. Americ. Journ. of the med. sciences. XLVII. July. p. 44. Ref.: Sattler, Dieses Handb. 1. Aufl. VI. S. 799.

10. **Zander u. Geissler**, Die Verletzungen des Auges. Leipzig u. Heidelberg. (Dort die ältere Literatur gesammelt.)

11. **Schweigger**, Vorlesungen über den Gebrauch des Augenspiegels. Berlin. S. 95.

1865. 12. **Pagenstecher**, Über Verletzungen der Linsenkapsel. Klin. Monatsbl. f. Augenheilk. S. 5 u. 15.

1866. 13. **v. Graefe**, Zwei merkwürdige Fälle von Verletzungen. Berl. klin. Wochenschr. Nr. 20.

1870. 14. **Hirschberg**, Erster Bericht über seine Augenklinik. S. 551.

1871. 15. **Aub**, Flintenschußwunde am Auge ohne erhebliche Verletzung. Außergewöhnliche Sehstörungen. Vollständige Genesung. Arch. f. Augenheilk. II. S. 259.

16. **Pooley**, Injuries of the eye from gunpowder. New York med. Journ. Sept. Fall 2.

1872. 17. **Watson, Sp.**, A shot lodged in the eyeball; unusual course taken by shot, and its removal by operation. Lancet. II. p. 598.

1874. 18. **Jeaffreson**, On foreign bodies lodged within the eye. Med. Times and Gaz. March 28. Ref.: Michels Jahresbericht. S. 577.

19. **Zehender**, Handbuch der Augenheilkunde.

20. **Fuckel**, Verletzung des linken Auges durch Schrotschuß. Klin. Monatsbl. f. Augenheilk. XII. S. 161.

21. **Schweigger**, Verletzung des Sehnerven. Klin. Monatsbl. f. Augenheilk. XII. S. 25.

1875. 22. **Jolivet**, Grain de plomb ayant traversé la paupière supérieure en contournant le globe de l'œil. Recueil d'ophtalmol. p. 155. Ref.: Michels Jahresbericht. S. 520.

23. **Brière**, Blessure grave de l'œil. Gaz. des hôp. p. 907.

1876. 24. **Galezowski**, Sur les blessures de l'œil à la chasse, et sur les précautions à prendre pour les éviter. Bull. de l'acad. de méd. No. 93. p. 1045. Ref.: Jahresbericht über Ophthalmol. S. 552.

25. **Hirschberg**, Ein Fall von Schrotschuß in beide Augen. Arch. f. Augenheilk. V, 2. S. 365.

1876. 26. Meyer, Über Schußverletzungen des Auges. Inaug.-Diss. Berlin.

27. Waldhauer, Klin. Monatsbl. f. Augenheilk.

28. v. Wecker, Die Erkrankungen des Glaskörpers. Dieses Handb. 1. Aufl. IV. S. 705.

29. Poncet, Décollement de la rétine avec double pédicule, grain de plomb dans le globe oculaire. Gaz. méd. de Paris. No. 32. p. 331 et Gaz. des hôp. No. 36. p. 261. Ref.: Michels Jahresbericht. S. 354.

1877. 30. Leber, Die Krankheiten der Netzhaut und des Sehnerven. Dieses Handb. 1. Aufl. V. S. 916.

31. Schneider, Zurückbleiben zahlreicher Bleipartikelchen nach einer Schußverletzung des Auges ohne entzündliche Reizerscheinungen. Klin. Monatsbl. f. Augenheilk. XV. S. 292.

32. Höring, Mitteilungen aus der Augenheilkunde für den praktischen Arzt. Ludwigsburg.

33. Smith, Ophthalmologische Kasuistik. Détroit med. Journ. Oct. Ref.: Zentralbl. f. prakt. Augenheilk. I. S. 269.

34. Teillais, Trois observations de rupture de la choroide. Ann. d'oculist. LXXVII. p. 26.

1878. 35. Oeller, Bericht der ophthalmologischen Klinik und Augenheilanstalt des Prof. Dr. v. Rothmund. Ann. d. städt. Krankenhauses zu München. I.

36. Gourlay, Thèse de Paris.

1879. 37. Kayser, Cases of foreign body in the orbit having passed through the eye-ball. Philadelphia med. Times. p. 305. Ref.: Michels Jahresbericht. S. 429.

38. Schlaefke, Zur Ätiologie des pulsierenden Exophthalmus. v. Graefes Arch. f. Ophthalmol. XXV, 4. S. 112.

1880. 39. Yvert, Traité pratique et clinique des blessures du globe de l'œil. Paris.

40. Berlin, Die Krankheiten der Orbita. Dieses Handb. 1. Aufl. VI.

1881. 41. Santos Fernandez, Schußverletzung an beiden Augen. Resorption der linken Linse. Heilung. Arch. f. Augenheilk. X. S. 307.

42. Verde, La chirurgia oculare conservativa. Il Morgagni. XXIII. p. 343.

43. Emmert, Verletzungen des menschlichen Auges. Korrespbl. f. Schweizer Ärzte. Nr. 24.

44. Ravà, Bulbus von einem Hagelkorn völlig perforiert usw. Ann. di ottalmol. VI.

1882. 45. Schiess-Gemuseus, Nicht perforierende Schußverletzung (Schrotschuß) mit hochgradiger Dialyse und starker innerer Blutung. 18. Jahresbericht der Augenheilanstalt in Basel.

46. Benson, Sudden amaurosis of left eye, resulting from gunshot injury to the right eye, caused by penetration of a grain of shot through the interorbital septum. Brit. med. Journ. II. p. 1085.

47. Gayet, Quelques conseils raisonnés etc. Revue gén. d'ophtalmol. No. 1. p. 3.

48. Landmann, Über die Wirkung aseptisch in das Auge eingedrungener Fremdkörper. v. Graefes Arch. f. Ophthalmol. XXVIII, 2. S. 153.

49. Critchett, On a case of sympathetic ophthalmia. Ophthalm. hosp. rep. London. X. p. 322.

50. v. Hasner, Drei Fälle von Ektopie und Luxation der Linse. (Verein dtsch. Ärzte in Prag.) Prag. med. Wochenschr. Nr. 46. S. 485.

51. Lawford, A case in which choroidal haemorrhage was apparently caused by the penetration of a shot into the orbit without perforation of the eyeball. Transact. of the ophthalmol. soc. of the unit. kingd. London. II. p. 15. March 9.

1883. 52. Vossius, Schußverletzung des rechten Auges. Atrophia nervi optici bei intaktem Bulbus, absolute Amaurose. Klin. Monatsbl. f. Augenheilk. XXI. S. 282.

53. Homburg, Beiträge zur Kasuistik und Statistik der Augenverletzungen. Inaug.-Diss. Berlin. S. 101.

54. de Sanctis, Perizia per l'istruzione. Il Morgagni. p. 683. Ref.: Michels Jahresbericht. S. 618.

1884. 55. Knapp, Arch. f. Augenheilk. XIV. S. 252.

56. Kipp, Clinical notes of cases of foreign bodies lodged in or on the iris, and in the anterior chamber. Americ. Journ. of ophthalmol. I. p. 103.

57. Lapersonne et Vassaux, Clinique ophtalmologique de la faculté. Des altérations pigmentaires de la rétine consécutives à un traumatisme de l'œil. Arch. d'ophtalmol. IV. p. 86.

1885. 58. Arens, Ophthalmologische Beobachtungen und Bemerkungen. Luxemburg. Michels Jahresbericht. S. 567.

1886. 59. Mengin, Recueil d'ophtalmol. p. 21.

60. Martin, Énucleation d'un œil contenant un grain de plomb. Journ. méd. de Bordeaux. XVI. p. 16.

61. Silcock, Pulsating tumour of orbit. (Ophthalmol. soc. of the unit. kingd. 2. July.) Ophthalm. Review. p. 229 and Brit. med. Journ.

62. Duboys de Lavigerie, Observation de blessure grave du fond de l'œil par arme à feu. Recueil d'ophtalmol. p. 93.

1887. 63. Rolland, Explication expérimentale de l'immunité apanophtalmique des grains de plomb. Recueil d'ophtalmol. p. 530.

1888. 64. Philipps, Shot embedded in the orbit fourteen years. Lancet. I. p. 1071.

1889. 65. Williams (St. Louis), Haemorrhages into the anterior chamber from rupture of the canal of Schlemm. St. Louis med. and surg. Journ. LV. Nr. 6. p. 357. Ref.: Klin. Monatsbl. f. Augenheilk. XXVII. S. 151.

66. Kretschmer, Schußverletzung des Auges, Aneurysma spurium der Arteria orbitalis oder Verwundung der Karotis im Sinus cavernosus. Zentralbl. f. prakt. Augenheilk. S. 112.

67. Viciano, Ruptures traumatiques des muscles de l'œil. Arch. d'ophtalmol. IX. p. 508.

1890. 68. Webster, Loss of an eye by woodcokshot; enucleation for sympathetic irritation; the other eye punctured by a thorn seventeen years later. New York med. Journ. LI. No. 24. S. 656.

69. Fano, Le diagnostic des plaies pénétrantes et non pénétrantes de l'œil. Journ. d'oculist. et de chirurg. p. 221.

70. Wood, Two cases of gunshot wounds of the eyeball. Americ. Journ. of ophthalmol. p. 223.

71. Hirschberg, Zwei Fälle von Schußverletzung des Auges. Zentralbl. f. prakt. Augenheilk. S. 108.

72. Milbradt, Zur Kasuistik der Verletzungen des Auges. Diss. Greifswald.

1891. 73. Bauer, Ein Beitrag zur Kenntnis der Schrotschußverletzungen des Auges. Inaug.-Diss. München.

74. Schanz, Augenverletzung durch Schrotschuß, Heilung mit voller Sehschärfe. Korrespbl. d. allg. ärztl. Vereins f. Thüringen. XX. S. 197.

75. Pohlenz, Über Risse des Sphincter iridis und der Chorioidea. Inaug.-Diss. Halle.

76. Leber, Die Entstehung der Entzündung und die Wirkung der entzündungerregenden Schädlichkeiten. Leipzig, Wilhelm Engelmann.

1891. 77. **Welsterton**, Loss of an eye from purulent iridocyclitis set up by a bird shot. Enucleation for sympathetic ophthalmie; two eyelashes found attached to the shot. New York med. rec. 29. Aug. Zit. nach Michels Jahresbericht. S. 508.

78. **Logetschnikow**, Zilien unter der Augapfelbindehaut. Westnik ophthalmol. VIII. S. 384.

1892. 79. **Gotti**, Due casi importanti di traumatismo oculare. Boll. d'ocul. XIV, 6. Ref.: Michels Jahresbericht. S. 564.

80. **Ferdinands**, Gunshot injuries to the eye; the possibility of their more conservative treatment. Lancet. II. p. 240.

81. **Finlay**, Penetrating wounds of the eyeball; histological and bacteriological researches and consideration regarding the pathogenesis of sympathetic ophthalmia. Arch. of ophthalmol. XXI. p. 457.

1893. 82. **Snell**, Passage of leaden pellet through eyeball with retention of perfect sight. (Ophthalmol. soc. of the unit. kingd. 4. Mai.) Ophthalm. Review. p. 156.

1894. 83. **Tornatola**, Sur les blessures de l'œil par armes à feu. (Internat. med. Kongr. zu Rom.) Revue gén. d'ophtalmol. No. 5. p. 206. Bericht: Zentralbl. f. prakt. Augenheilk. S. 556.

84. **Gengnagel**, Beitrag zu den Schußverletzungen des Auges. Inaug.-Diss. Gießen.

85. **Badal**, Plaies de l'œil par des grains de plomb. (Soc. d'ophtalmol. de Bordeaux.) Ann. d'oculist. CXIII. p. 45 et Gaz. hebd. des sciences méd. de Bordeaux. No. 49. p. 587.

86. **Berry**, Hospital cases. Edinburgh hosp. rep. II. Ref.: Zentralbl. f. prakt. Augenheilk. 1895. S. 61.

87. **Terson**, L'extraction d'un grain de plomb inclus dans le corps vitré. Soc. d'ophtalmol. de Paris. Séance 7. Nov.

88. **Abadie**, Bull. de la soc. d'ophtalmol. de Paris.

89. **Wintersteiner**, Beiträge zur pathologischen Anatomie der traumatischen Aniridie und Iridodialyse. v. Graefes Arch. f. Ophthalmol. XL, 2. S. 1.

1895. 90. **Danesi**, Una fucilata in un occhio. Boll. d'oculist. XVII, 7. Ref.: Michels Jahresbericht. S. 575.

91. **Ovio**, Sulla penetrazione dei pallini da schioppo nell' occhio. Congr. XIV. dell' assoc. oftalm. ital. Suppl. al fasc. 4. Ann. di ottalmol. XXIV. p. 14.

92. **Ovio**, Sur la pénétration de grains de plomb dans le bulbe oculaire. Revue gén. d'ophtalmol. p. 305.

93. **Bourgeois**, Blessure extra-oculaire par un seul grain de plomb. Cécité, paralysis du moteur oculaire commun. Recueil d'ophtalmol. p. 22.

94. **Lodato**, La prognosi dei traumi oculari per armi a fuoco. Arch. di ottalmol. II. Fasc. 9—10. p. 316.

95. **Power**, Case of gun-shot wound of the left orbit. Atti dell' XI. congr. med. internat. Roma 1894. VI. p. 12. Ref.: Michels Jahresbericht. S. 577 u. Zentralbl. f. prakt. Augenheilk. 1894. S. 197.

96. **Saunders**, Gunshot injury involving both eyes, studied nine years after the accident. Ann. of ophthalmol. and otol. IV, 3. p. 350.

97. **Businelli**, Sulle ferite penetranti nell' occhio umano. Clinica moderna. I. p. 321.

1896. 98. **Valois**, Blessures par grains de plomb de l'organe de la vision. Thèse de Paris. (Daselbst ausführliches Literaturverzeichnis.)

99. **Yvert**, De la conduite à tenir dans le cas de blessure du globe de l'œil et de la cavité orbitaire par des grains de plomb de chasse ou de petit calibre. Recueil d'ophtalmol. p. 65.

1896. 100. Leitner, Vilmos, Cataracta traumatica partialis. Szemészet. No. 5 u. 6.
        Ref.: Zentralbl. f. prakt. Augenheilk. 1897. S. 186.

101. Leukhart, Gibson, Two cases of penetrating wound of the eyeball.
        Intercolon. Quarterly Journ. of med. Melbourne. p. 351.

1897. 102. Boucheron, Radiographies d'un grain de plomb dans l'orbite après
        blessure perforante de l'œil. (Soc. d'ophtalmol. de Paris. 7. Déc.) Ref.:
        Zentralbl. f. prakt. Augenheilk. S. 424.

103. Isbruch, Beitrag zur Kenntnis der Schrotschußverletzungen des Auges.
        Inaug.-Diss. Jena.

104. Hartridge, Foreign bodies lodged in the eye and orbit. (Ophthalmol.
        soc. of the unit. kingd.) Ophthalm. Review. p. 395.

105. Fridenberg, Über einen Fall von Schrotschußverletzung beider Augen.
        Nachweis der Fremdkörper mittels Röntgenphotographie. Dtsch. med.
        Wochenschr. Nr. 46.

106. Friedmann, Über die Anwendung von Röntgenstrahlen zur Fest-
        stellung von Fremdkörpern im Auge. Klin. Monatsbl. f. Augenheilk. S. 340.

107. de Schweinitz, A piece of steel embedded in the ciliary body located
        by the Roentgen rays. (College of physic. of Philadelphia. Ophthal-
        mol. sect. Disc.: Norris.) Ophthalm. Review. p. 94.

1898. 108. Tornatola, Ancora sulla terapia delle ferite agli occhi per pallini da
        caccia. (15. congr. dell' assoc. oftalmol. ital.) Ann. di ottalmol. XXVIII.
        p. 108.

109. Tornatola, Sulle ferite dell' occhio per armi da fuoco. Arch. di ottalmol.
        III. p. 350.

110. Boucheron, Radiographies d'un grain de plomb dans l'orbite après
        blessure perforante de l'œil. (Soc. d'ophtalmol. de Paris. 7. Déc. 1897.)
        Ann. d'oculist. CXIX. p. 51 et Recueil d'ophtalmol. 1897. p. 695.

111. Bull, Gunshot wounds of the eyeball. Transact. of the Americ. oph-
        thalmol. soc. Thirty-fourth meet. p. 275.

12. Galtier, Fragment de plomb dans l'œil. Radiographie. (Soc. d'oph-
        talmol. de Paris. 7. Déc. 1897.) Ann. d'oculist. CXIX. p. 52 et Recueil
        d'ophtalmol. 1897. p. 699.

113. Steindorff, Die isolierten direkten Verletzungen des Sehnerven inner-
        halb der Augenhöhle. Inaug.-Diss. Halle.

114. Stöckl, Fremdkörper im Bulbus, Lokalisation mit Röntgenstrahlen.
        Wien. klin. Wochenschr. No. 7.

115. Taylor, Shot grain wounds of the eye. (Americ. med. assoc. Sect. of
        ophthalmol. Philadelphia.) Ophthalm. Review. p. 60.

116. Weiss, Über den Nachweis von in das Augeninnere eingedrungenen
        Fremdkörpern durch Röntgenstrahlen. Ophthalmol. Klinik. II. Nr. 5.

117. Weiss, Weitere Mitteilungen über die Nachweisbarkeit von Fremd-
        körpern im Auge mittels Röntgenstrahlen. Klin. Monatsbl. f. Augen-
        heilk. S. 350 u. 414.

118. Ahlström, Zur Kasuistik der traumatischen Augenmuskellähmungen.
        Beitr. z. Augenheilk. H. 34. S. 21.

119. Fouchard, Perforation du globe ocul. de part en part par un grain
        de plomb dans l'espace rétroiridien. Conservation de la vision. Clin.
        ophtalmol. No. 21.

120. Pahl, Ein Beitrag zur Kasuistik der Schußverletzungen des Auges.
        Inaug.-Diss. Greifswald.

1899. 121. Praun, Die Verletzungen des Auges. Wiesbaden, Bergmann.

122. Fehr, Schußverletzung. Zentralbl. f. prakt. Augenheilk. 1900. S. 12.

123. Jocqs, Section du nerf optique par un plomb de chasse. Clin. ophtalmol.
        No. 3.

124. Jocqs, Drei ungewöhnliche Augenverletzungen. Ophthalmol. Klinik. Nr. 6.

1899. 125. Lagrange, Corps étrangers de l'orbite. Radiographie. (Soc. de méd. et de chir. de Bordeaux.) Ann. d'oculist. CXXI. p. 206.

126. Calcy, H., Über eine Kugelverletzung des Bulbus. (Brit. med. assoc. Sect. of ophthalmol. 67. Jahresvers. zu Portsmouth.) Zentralbl. f. prakt. Augenheilk. S. 394.

127. Bourgeois, Traumatisme du globe oculaire par un grain de plomb, sans pénétration. Clin. ophtalmol. No. 6.

128. Léonard, Observation sur un cas d'hémianopsie due à une lésion du lobe occipital. Recueil d'ophtalmol. p. 188.

1900. 129. Cramer, Eindringen eines Schrotkorns in den Sehnerven ohne Verletzung des Bulbus mit Erhaltung des Sehvermögens. Zeitschr. f. Augenheilk. III. S. 152.

130. Schröder, 3 Fälle von Schußverletzungen des Auges. (Dtsch. ärztl. Verein zu Petersburg.) Petersburger med. Wochenschr. Nr. 49. Ref.: Zentralbl. f. prakt. Augenheilk. S. 389.

131. Caspar, Zwei Fälle von Verletzung des Sehnerven. Arch. f. Augenheilk. XLI. S. 188.

132. Schöler, Vier Fälle von Orbitalverletzung. Inaug.-Diss. Berlin.

133. Levinsohn, Über indirekte Zerreißung der Regenbogenhaut. Arch. f. Augenheilk. XLI. S. 79.

1901. 134. Bürstenbinder, Achtjähriges Verweilen eines Schrotkorns in der vorderen Augenkammer. v. Graefes Arch. f. Ophthalmol. LII. S. 476.

135. Bürstenbinder, Schrotkörner im Auge. Münch. med. Wochenschr. S. 516.

136. Harlan, Myosis and ptosis, due to a gunshot injury of the right cervical sympathetic. Ophthalm. Record. p. 91.

137. Stickel, Über doppelte Perforation des Augapfels durch Schußverletzung. Inaug.-Diss. Jena.

138. Valois, Sur un cas intéressant de blessure du globe de l'ocil par grains de plomb. Recueil d'ophtalmol. p. 71.

139. Wagenmann, Doppelte Perforation des Auges durch Schußverletzungen. Münch. med. Wochenschr. S. 1194.

1902. 140. Anastasi, Sulle ferite della regione ciliare da pallini di piombo. Clin. oculist. p. 805.

141. Bergemann, Subkonjunktivaler Weg einer Schrotkugel. Klin. Monatsbl. f. Augenheilk. XL. (N. F. II.) S. 143.

142. Guibert, Deux cas de fracture de la voûte orbitaire. Guérison. Clin. ophtalmol. p. 72.

143. Kühn, Bericht über zwei interessante Schrotschußverletzungen. Ärztl. Sachverst.-Ztg. Nr. 14.

144. Panas, Blessures du globe et de l'orbite par armes à feu. Arch. d'ophtalmol. XXII. p. 133.

145. Lindenmeyer, Über Schrotschußverletzungen des Auges. Samml. zwangl. Abhandl. a. d. Geb. d. Augenheilk. V, 1.

146. Tornatola, Chirurgia oculare conservatrice. Ann. di ottalmol. Napoli. XXXI. p. 709.

147. Selenkowsky, Demonstration eines Patienten mit Schußverletzung des linken Auges. (Ophthalmol. Ges. zu Petersburg.) Russki Wratsch. I. Nr. 50.

148. Valois, Blessures de l'œil par grains de plomb. Recueil d'ophtalmol. p. 401.

1903. 149. Nuel, Ophtalmie sympathique survenue un mois après l'énucléation par blessure de l'œil par un plomb. Bull. de la soc. belge d'ophtalmol. Janvier.

1904. 150. Businelli, Sulle ferite penetrante nell' occhio umano. Clin. oculist. Maggio-Giugno.

1904. 151. Mobilio, Prognosi e trattamento delle ferite bulbari penetranti per armi da fuoco. Arch. di ottalmol. XII. p. 114.

152. Wicherkiewicz, Beitrag zur Wanderung fremder Körper im Auge. Klin. Monatsbl. f. Augenheilk. XLII. (II.) S. 559.

153. Koehler, Wichtiger Röntgenbefund bei Schrotschuß im Auge. Berl. klin. Wochenschr. Nr. 34.

154. Moulton, Small shot injuries of the eyeball. Ophthalm. Record. p. 107.

155. Schubert, Über eine freibewegliche Schrotkugel im Glaskörper und Einheilung von Blei im Augeninnern. Inaug.-Diss. Leipzig.

156. Wirtz, Über Toleranz des Auges gegen eingedrungene Fremdkörper. Inaug.-Diss. Straßburg i. E.

1905. 157. Faber, Über Rißbildung in der Membrana Descemeti. Inaug.-Diss. Tübingen.

158. Ayres, Double radial rupture of the iris. Americ. Journ. of ophthalmol. p. 138.

159. Brose, Penetrating shot injuries of the eyeball. Ophthalm. Record. p. 59.

160. Peiper, Beitrag zur Kasuistik und Statistik der Augenschußverletzungen. Inaug.-Diss. Berlin.

161. Golowin, Röntgenaufnahme bei Fremdkörpern im Augeninnern. Ophthalmol. Ges. zu Odessa. 4. Okt.

162. Walker, Gunshot injury of the eyeball. Ophthalm. rev. p. 90.

1906. 163. Bane, Loss of vision in the left eye by a penetrating wound caused by an airgun. Ophthalm. Record. p. 616.

164. Charles, Iridodialysis from blow by a BB shot-re-attachment. Americ. Journ. of ophthalmol. p. 366. Dec.

165. Reis, Zur Ätiologie und Genese der Lochbildung in der Macula lutea (Retinitis atrophicans centralis Kuhnt). Zeitschr. f. Augenheilk. XV. S. 37.

166. Stevens, A case of penetrating wound of the eyeball by a No. 3 shot. Ophthalm. Record. p. 616.

167. Marple, Injuries to the eye with birdshot. Ophthalm. Record. p. 334.

168. Neugebauer, Über einen Fall von doppelter Perforation des Augapfels durch Schrotschußverletzung. Inaug.-Diss. Jena.

1907. 169. Heinrich, Experimentelle Beiträge zu den Schrotschußverletzungen des Auges. Inaug.-Diss. Leipzig.

170. Golowin, Zur Radiographie und zur Enukleation des Auges bei Fremdkörpern. Westnik ophthalmol. S. 156.

1908. 171. Kümmell, Über einige bemerkenswerte Fremdkörperverletzungen des Auges. Zeitschr. f. Augenheilk. XIX. S. 36.

172. Bagh, Röntgenbild eines durch das Auge in die Orbita eingedrungenen, an der Schädelbasis (unter dem Keilbein) festsitzenden Schrotkorns. (Petersburger ophthalmol. Ges.) Bericht: Klin. Monatsbl. f. Augenheilk. XLVII. (N. F. VII.) S. 338.

173. Stocké, Een geval van oogverwonding door hagel by een jachtongeval. Nederl. Tijdschr. v. Geneesk. II. p. 1133.

174. Wagenmann, Zwei Fälle von Schrotkornverletzung des Auges. (Vereinigung d. Augenärzte d. Provinz Sachsen, Anhalts u. Thüringens. Disk.: Schreiber.) Bericht: Klin. Monatsbl. f. Augenheilk. XLVI. (N. F. V.) S. 178.

175. Newolina, Schrotschuß durch die Orbita. Beiträge z. Augenheilk. H. 70. S. 44.

176. Hensell, Zur Kasuistik der Schrotschußverletzungen des Auges. Inaug.-Diss. Gießen.

1908. 177. Delantsheere et Loosfelt, Démonstration au moyen de la radiographie stéréoscopique d'une balle dans l'orbite. Arch. d'ophtalmol. XXIX. p. 334.

178. Marno, Ein Fall von Schrotschußverletzung beider Augen. (Ophthalmol. Vers. in Japan.) Bericht: Klin. Monatsbl. f. Augenheilk. XLVI. (N. F. VI.) S. 485.)

179. Bentzen, Fall von Schußverletzung des Auges. Hospitalstidende. p. 67.

180. Berlin, Zur Kasuistik der Schußverletzungen des Auges. Inaug.-Diss. Gießen.

1909. 181. Cusner, Grain de plomb rétrobulbaire. Ophtalmie sympathique. Iridectomie à l'œil sympathisant. Extraction combinée à l'œil sympathisé. (Soc. belge d'ophtalmol.) Revue gén. d'ophtalmol. 1910. p. 130. Bericht: Klin. Monatsbl. f. Augenheilk. XLVIII. (N. F. VIII.) S. 125.

182. Kauders, Zur Kasuistik der Fremdkörperwanderung im Auge. Wien. med. Wochenschr. Nr. 5.

183. Hess, Eine Schußverletzung. Der Militärarzt. Nr. 17.

184. Meyerhof, Radiographie d'un plomb très fin logé dans l'orbite. Bull. de la soc. d'ophtalmol. d'Egypte.

185. Green, Gunshot wound of the eyeball. Ophthalm. Record. p. 176.

186. Krukenberg, Über Schrotschußverletzung des Auges. Münch. med. Wochenschr. S. 2531.

187. Günther, Über die Schrotschußverletzungen des Auges vom klinischen und pathologisch-anatomischen Standpunkt aus. Klin. Monatsbl. f. Augenheilk. XLVII. (N. F. VII.) Beilageheft. Festschrift f. Schmidt-Rimpler. S. 167.

188. van der Hoeve, Schußverletzung beider Augen. (Niederl. ophthalmol. Ges.) Bericht: Klin. Monatsbl. f. Augenheilk. XLVIII. (N. F. IX.) S. 679.

189. Smely, Schußverletzung des Auges. Deutsche med. Wochenschr. S. 1087.

190. Stevens, Gunshot wounds of eyeball. Ophthalm. Record. p. 381.

191. Salva, Grain de plomb dans le vitré; hyalite condensatrice; perte de la vision, éclaircissement par injections de fibrolysine. (Soc. franç. d'ophtalmol.) Clin. ophtalmol. p. 373. Bericht: Klin. Monatsbl. f. Augenheilk. XLVII. (N. F. VII.) S. 549.

1910. 192. Borel, Grain de grenaille dans l'œil. Revue méd. de la Suisse romande. Ref.: Arch. d'ophtalmol. XXX. p. 526.

193. Hirschberg, Ein glückhaft' Schuß ins Schwarze des Auges. Zentralbl. f. prakt. Augenheilk. S. 329.

194. Herwerden, Ein eigentümlicher Jagdunfall. Nederlandsch Tijdschr. v. Geneesk. II. p. 1670.

195. Neeper, Gunshot wound of eye. Ophthalm. Record. p. 42.

196. Netz, Über Schrotschußverletzungen. Inaug.-Diss. Jena.

197. Penner, Ein Fall von seltener Schrotschußverletzung des Auges ohne Perforation der Bulbushüllen. Zeitschr. f. Augenheilk. XXIV. S. 27.

198. Speleers, Ein eigentümlicher Jagdunfall. Nederlandsch Tijdschr. v. Geneesk. p. 1525.

199. Rollet, De l'extraction des corps métalliques intraoculaires à l'aide de l'électro-aimant. Aciers et ferros peu ou pas magnétiques. Revue gén. d'ophtalmol. p. 433.

1911. 200. Jess, Infektion einer Schrotschußverletzung der Orbita mit Tetanusbazillen ohne Ausbruch des Tetanus. Arch. f. Augenheilk. LXX. S. 42.

201. Laas, Ein seltener Fall von Schrotkornverletzung der Augen; rechts doppelte Durchbohrung, links Wanderung des Schrotkorns vom Glaskörper in die Vorderkammer. Klin. Monatsbl. f. Augenheilk. XLIX. (N. F. XI.) S. 185.

1911. 202. Flächer, Tetanus nach Schrotschußverletzung der Orbita. Med. Korrespbl. d. Württemb. ärztl. Landesvereins. S. 838.

203. Cosmettatos, Blessure directe et isolée du nerf optique par grains de plomb. Clin. ophtalmol. p. 301.

204. Suker, Injury to eye by buckshot. (Chicago ophthalmol. soc.) Ophthalm. Record. p. 21.

205. Ewing, Gunshot injury of the left globe and orbit; with two shots in the brain. Ophthalm. Record. p. 136.

206. Gross, Very extensive direct rupture of the choroid and retina from a guushot. Americ. Journ. of ophthalmol. p. 97.

207. Friedenwald, Two cases of double perforation of the eyeball by foreign bodies, with recovery of perfect vision. Ophthalm. Record. p. 294.

1912. 208. Aurand, Perforation oculaire en séton par un plomb de chasse implanté dans le sphénoide suivie tardivement de luxation de cristallin et d'aniridie. Lyon méd. No. 17.

209. Lewis, Two interesting cases of foreign body in eye. Ann. of ophthalmol. XXI. Oct. No. 4.

210. Jenninges, Gunshot wound of orbit causing blindness of left eye and complete temporary paralysis of motor oculi. St. Louis med. soc. Ophthalmol. sect. 3. April.

211. Szarvasy, Beiträge zur Toleranz des Auges gegen Fremdkörper. Zeitschr. f. Augenheilk. XXVIII. S. 284.

1913. 212. Schmidt, Über Schrotschußverletzungen des Auges. Inaug.-Diss. Tübingen.

213. Walter, Über neue Fälle von Schrotschußverletzungen am Auge, darunter drei mit pathologisch-anatomischem Befund. Inaug.-Diss. Heidelberg.

14. Hesse, Ein Fall von seltener Schrotschußverletzung. Klin. Monatbl. f. Augenheilk. LI. (N. F. XVI.) S. 29.

215. Rollet, Plomb de chasse dans le vitré. Extraction par sclérectomie annullaire à l'équateur. Clin. ophtalmol. p. 684.

216. Flemming, Katarakt nach Trauma. Dtsch. med. Wochenschr. S. 1570.

217. Sandmann, Direkte Schußverletzung des linken Auges. Münch. med. Wochenschr. S. 1801.

218. Genet, Plombs de chasse magnétiques de l'orbite, extraction à l'aimant. Revue gén. d'ophtalmol. p. 337.

1914. 219. Mohr, Drei interessante Röntgenbilder bei Glaskörperverletzungen. Schrotschußverletzung. (Verein d. Augenärzte v. Schlesien u. Polen.) Bericht: Klin. Monatsbl. f. Augenheilk. LII. S. 528.

220. Maschler, Konturschuß der Sklera. (Wien. ophthalmol. Ges.) Bericht: Klin. Monatsbl. f. Augenheilk. LII. S. 537.

1915. 221. Heüveldop, Über drei Fälle von Schrotschußverletzungen am Auge, darunter einer mit pathologisch-anatomischem Befund. Inaug.-Diss. Heidelberg.

222. Sager, Zwei seltene Schrotschußverletzungen des Auges. Zugleich ein Beitrag zur Kenntnis der Konturschüsse des Auges und der Sehnervenverletzungen. Zeitschr. f. Augenheilk. XXXIII. S. 36.

223. Scherzer, Beitrag zur Kasuistik der Schrotschußverletzungen des Auges. Klin. Monatsbl. f. Augenheilk. LIX. S. 431.

1918. 224. Franke, Vorführung von Röntgenbildern. Bericht über d. 41. Vers. d. ophthalmol. Ges. Heidelberg. S. 304.

1919. 225. Jung, Spätfolgen einer Schrotschußverletzung mit pathologisch-anatomischem Befund. Inaug.-Diss. Heidelberg.

Die Schußverletzungen durch große Projektile.

Allgemeines.

§ 237. **Vorkommen.** Die Verletzungen des Sehorgans durch große Projektile kommen entweder als Kriegsverletzungen oder als Verletzungen im Frieden vor. In Friedenszeiten werden Verletzungen durch Gewehrkugeln nur höchst selten beobachtet, vorwiegend handelt es sich um Verletzungen durch Revolverschuß. In der Mehrzahl der Fälle entsteht die Revolverschußverletzung durch Selbstmordversuch. Da die, die sich das Leben mittelst des Revolvers nehmen wollen, ihn besonders gern gegen die Schläfe abdrücken, so überwiegen bei weitem die Orbitalschläfenschüsse und zwar handelt es sich vorwiegend um rechtsseitige Schläfenschüsse. Einzelne Verletzungen entstehen durch Unvorsichtigkeit oder unglücklichen Zufall, zumal beim Entladen oder Hantieren mit noch geladenen Waffen oder beim Losdrücken von irrtümlich für ungeladen gehaltenen Schußwaffen, und schließlich durch absichtliche Körperverletzung.

Unter 113 Schußverletzungen, welche nach der Zusammenstellung von Kültz (1888) auf der chirurgischen Klinik der Charité in den Jahren 1876 bis 1886 zur Beobachtung kamen, beruhten 84 auf Selbstmord, und unter 85 Schußverletzungen, die nach der Zusammenstellung von Scholtz (1891) ebendaselbst in den Jahren 1887—1890 beobachtet waren, waren 75 durch Selbstmordversuch veranlaßt. Von diesen 198 Schußverletzungen handelte es sich bei 112 um Kopfschüsse und bei 46 um Brustschüsse.

Nicolai (1901, 1902) zählte in einer Zusammenstellung unter 159 Schußverletzungen durch Selbstmordversuch 112 Kopfschüsse, unter denen sich 85 Schläfenschüsse befanden, von welchen 72 rechtsseitige, 4 doppelseitige und 9 linksseitige waren.

Die Geschosse und ihre Wirkungsweise.

Schuß mit der Kugel. Von Geschossen sind in erster Linie zu erwähnen die aus Gewehren oder aus Revolvern abgefeuerten Kugeln, die die Form des Rundgeschosses oder des Langgeschosses aus Blei mit oder ohne Mantel und meist mit einem Kaliber von über 6 mm besitzen. Bei den modernen Infanteriegewehren handelt es sich um kleinkalibrige (6—8 mm) Mantellanggeschosse. Selbst bei Revolvern wird vielfach ein Mantelgeschoß benutzt.

Während des Weltkrieges 1914—18 wurde bei allen Armeen das kleinkalibrige Geschoß verwandt. Das Kaliber betrug bei der japanischen Armee 6,5 mm, bei der russischen, belgischen und türkischen 7,6 mm, bei der englischen 7,7 mm, bei der deutschen 7,9 mm, bei der österreichischen und französischen 8 mm. Das russische Geschoß hatte eine Länge von 25 mm, das deutsche von 28 mm, das belgische von 30 mm, das englische von 31,5 mm, das französische von 39,2 mm. Die Geschosse waren meist Mantelgeschosse, das deutsche Geschoß besaß einen den Kern aus Hartblei umgebenden Stahlmantel, das englische und belgische einen Nickel-Kupfermantel. Das französische

Geschoß bestand aus Kupfer mit einem galvanisierten Kupferüberzug. Die meisten Geschosse waren Spitzgeschosse, das japanische und belgische Geschoß hatten einen zylindrisch abgerundeten Kopf.

Fig. 165.

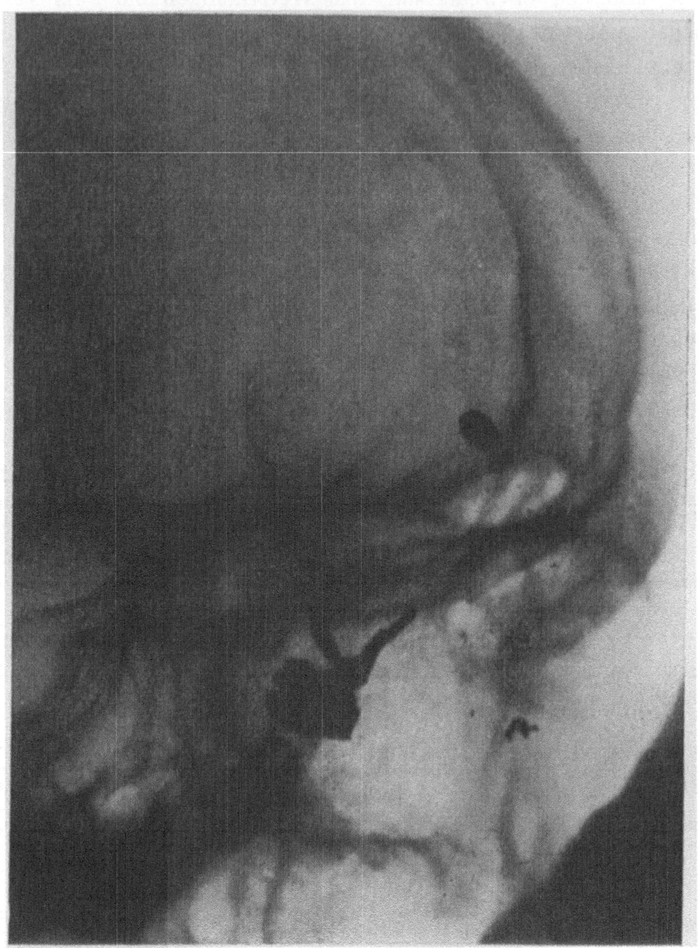

Revolverschuß in die linke Stirnhöhlengegend.
Spaltung der Kugel, ein kleines Stück sitzt am Boden der vorderen Schädelgrube oberhalb des Sinus frontalis, ein größeres deformiertes Stück steckt in den hinteren Siebbeinzellen.

Meist wird das Auge und seine Umgebung von der noch unversehrten Kugel getroffen, doch ist in einzelnen Fällen eine Spaltung oder Splitterung des Geschosses beobachtet, die bei den durch den Schuß erhitzten und weichgewordenen Bleigeschossen durch Aufschlagen an scharfen Knochenkanten, am Orbitalrand, am Nasenrücken usw. oder an fremden Gegenständen z. B. an der Helmschiene oder dgl. veranlaßt werden kann.

Bei den Mantelgeschossen mit dünnem Vollmantel, wie vor allem bei dem im Weltkriege von den Engländern benutzten Geschoß, kann leicht der Mantel des Geschosses im menschlichen Körper, besonders beim Auftreffen auf Knochen, zerbrechen; der Mantel und Bleikern werden getrennt, deformiert, und nehmen jeder für sich unter starker Gewebszerstörung ihren Weg.

v. Bergmann (1880) berichtete über einen Fall von Spaltung der Kugel; die eine Hälfte wurde aus dem Orbitalfett entfernt, während die andere am Margo supraorbitalis steckengeblieben war. Auch hat er eine am oberen Orbitalrand tief gespaltene Kugel abgebildet, die einem russischen Soldaten aus einer Wunde der Supraorbitalgegend extrahiert war. Die Kugel ritt förmlich auf dem Margo supraorbitalis, der nicht gebrochen war. Larrey (ref. Kr. S. B. 1888) erwähnte, daß das eine Stück einer am äußeren Orbitalrand gespaltenen matten Kugel in die Tränendrüse, das andere unter die Schläfenmuskulatur eindrang.

Ähnliche Fälle von Kugelspaltung sind von Berthérand (1851), Nagel (1871), Löffler (1867), Beykowsky (1912), Rollet (1912) und im Kriegssanitätsbericht über den Krieg 1870/71 (1888) erwähnt. Weitere Fälle von Zersplitterung der Kugel und von Vorkommen von Bleisplittern im Auge aus dem russisch-japanischen Kriege finden sich bei Oguchi (1913).

Durch Röntgenaufnahme konstatierte ich in einem Fall, in dem eine Revolverkugel unter Splitterung der Wand des Sinus frontalis eingedrungen war, eine Teilung des Geschosses, ein Stück steckte am Boden der vorderen Schädelgrube und ein anderes in den hinteren Siebbeinzellen (Fig. 165). Auf Fig. 194 und 195 S. 2045 und 2046 sieht man ebenfalls kleine abgelöste Kugelsplitter.

Im Weltkriege wurden überaus häufig das Zersplittern von Geschossen, das Absplittern größerer und kleinerer Metallteile beobachtet, ebenso die Teilung des Geschosses, Deformierung, vor allem bei Schrapnellkugeln, und besonders am französischen Spitzgeschoß Abbiegung der Spitze. Häufig kam ferner vor, daß bei den Mantelgeschossen, besonders beim englischen durch Auftreffen auf Knochen, ein Zerreißen des Mantels, Trennung von Mantel und Bleikern eintraten und durch die versprengten, deformierten Teile schwerste Gewebszerstörungen veranlaßt wurden, die an die Wirkung von Dum-Dumgeschossen erinnerten. Das eigentliche Dum-Dumgeschoß, das von den Engländern in der staatlichen Munitionsfabrik in Kalkutta hergestellt wurde, ist ein Bleigeschoß mit Nickelmantel, der eine Bleispitze freiläßt. Schon beim Auftreffen auf Weichteile staucht sich der Bleikern, sprengt den Nickelmantel und die Teile werden getrennt und deformiert und wirken dadurch explosionsartig. Das im Weltkriege von den Engländern verwendete Geschoß besitzt vorn an der Spitze einen 10 mm langen Aluminiumkegel, dahinter einen quer abgeschnittenen zylindrischen Bleikern und einen dünnen Vollmantel. Der dünne Mantel zerreißt leicht beim Auftreffen, besonders im Körper auf Knochen, so daß der Mantel mit der Spitze und der Bleikern getrennt werden und deformiert auseinanderweichen. Wird aber die Aluminiumspitze vor dem Laden durch eine Handhabung am Gewehr abgebrochen, so wird das Geschoß in ein reines Dum-Dumgeschoß umgewandelt. Besonders durch die Röntgenaufnahme läßt sich die Zersplitterung von Geschossen gut nachweisen. Ich verweise auch auf die Beobachtung von Stargardt (1915). Auf das Vorkommen von kleinsten Bleispritzern in allen Teilen des Auges habe ich bereits in Kapitel III mehrfach hingewiesen (z. B. S. 1169 u. 1553).

Die Wirkung des Kugelschusses auf das Auge und seine Umgebung hängt von einer Reihe von Momenten ab, einmal von der lebendigen Kraft des Geschosses, die das Produkt aus Masse und Geschwindigkeit darstellt, und der Art seiner Bewegung, sodann von der Art und Form des Geschosses und seiner physikalischen Eigenschaft (Blei, Stahl, Mantel usw.), ferner von dem Ort, wo das Geschoß eindringt, und schließlich von der Flugrichtung, in der es auftrifft. Bei den Kugelschüssen kann man je nach der Flugkraft und der Flugrichtung, mit der das Geschoß trifft, unterscheiden: 1. die in die Gewebe unter Bildung eines Schußkanals eindringenden Vollschüsse, die bei großer lebendiger Kraft eine auf die Flugrichtung senkrecht gerichtete Sprengwirkung ausüben können; der Vollschuß führt entweder zum Durchschuß mit sichtbarem Ein- und Ausschuß oder zum Steckschuß mit sichtbarem Einschuß, fehlendem Ausschuß und Steckenbleiben des Geschosses im Körper, 2. die matt auftreffenden Prellschüsse, bei denen die Kugel meist unter Quetschung der Gewebe wieder abfällt, 3. die tangential auftreffenden Streifschüsse.

Vollschüsse können das Auge direkt verwunden entweder unmittelbar, indem die Kugel das Auge selbst trifft, sei es an seiner vorderen freien Fläche, sei es in seinem hinteren Abschnitt nach Durchschlagen der Orbitalwand, oder mittelbar, indem die durch die Kugel zertrümmerten und abgesprengten Knochenstücke gegen und in das Auge getrieben werden. Ebenso kann der Sehnerv direkt durch den Schuß entweder unmittelbar durch die Kugel oder mittelbar durch Knochensplitter verwundet und zerrissen werden.

Sodann kann das Auge indirekt durch Erschütterung und Quetschung oder durch die vom Geschoß hervorgerufene und in den Geweben weithin wirkende Sprengwirkung auf die mannigfachste Art geschädigt werden, wenn der Schuß die knöcherne Umgebung des Auges, die Orbitalwand retrobulbär, die Gesichts- und Schädelknochen getroffen und durchbohrt hat. Derartige Schüsse rufen eine starke Erschütterung des Skeletts und des Orbitalinhalts und eine in den Geweben sich fortpflanzende explosive Wirkung hervor, die sich auf das Auge übertragen und die die mannigfachsten indirekten Kontusionsfolgen bewirken können: Blutungen in allen Teilen des Auges, besonders im hinteren Bulbusabschnitt, Iridodialyse, Miosis, Mydriasis, Linsentrübungen, Linsenluxation, Aderhaut- und Netzhautrupturen, Netzhautödem, makulare Veränderungen wie Lochbildung, Netzhautablösung, nachfolgende proliferierende Chorioretinitis usw. Der Sehnerv kann indirekt an einer dem Schußkanal entfernten Stelle, besonders im Foramen opticum, geschädigt werden, zumal da indirekte oder fortgesetzte Knochenfrakturen häufig beobachtet werden.

Ein den Augapfel unmittelbar treffender Kugelvollschuß hat in der Regel die sofortige völlige Zertrümmerung zur Folge, vor allem, wenn er von vorn her eindringt. Die zerstörende Wirkung einer mit großer lebendiger Kraft in das Auge eindringenden Kugel wird dadurch erhöht, daß das Auge einen mit Flüssigkeit gefüllten, abgeschlossenen Hohlraum darstellt. Dadurch entsteht infolge der plötzlichen beträchtlichen, sich dem flüssigen Inhalt gleichmäßig mitteilenden Drucksteigerung beim Durchfliegen des Geschosses eine für das Auge geradezu explosive Wirkung, ganz analog der Sprengwirkung bei Schädel- oder Röhrenknochenschüssen mit hoher lebendiger Kraft. Zuweilen findet man kaum noch Spuren von zerfetztem Bulbusgewebe, manchmal zeigen die Skleralreste radiäre Einrisse und Fetzen, die nur noch am Sehnerveneintritt zusammengehalten sind (WESSELY 1915), auch herausgerissene Teile der Sklera mit Resten von Uvealgewebe können versprengt aufgefunden werden, wie ich selbst bei der Enukleation solcher zertrümmerter Bulbi nachweisen konnte (vgl. auch v. SZILY 1916, ADAM 1922). Nur ausnahmsweise kann, wenn die Flugkraft keine entsprechend hohe ist, ohne Zertrümmerung eine Doppelperforation des Auges eintreten, wie sie von mir bei einer Revolverkugelschußverletzung (1901), von OGUCHI (1911) und HERTEL (1922) bei Schuß durch kleinkalibrige Gewehrgeschosse beobachtet sind.

Bei der mittelbaren Verwundung durch abgesprengte Knochensplitter wird das Auge ebenfalls häufig auf das schwerste zertrümmert oder so schwer verletzt, daß es ganz verloren geht und selbst der Form nach nicht erhalten bleibt. In manchen Fällen, besonders bei Schüssen der Augenhöhlenknochen und bei Zertrümmerung der Gesichtsknochen in der nächsten Umgebung des Auges, läßt sich nicht sicher bestimmen, ob die Veränderungen am Auge unmittelbar durch die Kugel oder mittelbar durch Knochenstücke veranlaßt sind, auch nicht ob eine perforierende Verwundung oder die Folgen einer schweren Quetschung mit Ruptur der äußeren Augenhäute vorliegen.

Die Veränderungen sind im allgemeinen am stärksten bei Gewehrschüssen, weniger hochgradig bei den Revolverschüssen. Das macht sich vor allem geltend bei den Vollschüssen, die die Orbita von der Seite her durchqueren. Bei Querschüssen der Orbita durch Gewehrkugeln kann der Augapfel aus der Augenhöhle luxiert und selbst vollständig herausgerissen werden, so daß er entweder ganz fehlt oder nur noch an Gewebsfetzen haftet. Der Vorgang beruht darauf, daß durch den Schuß eine plötzliche erhebliche Druckerhöhung und eine zur Schußrichtung senkrechte Sprengwirkung entsteht, die den Bulbus nach dem freien vorderen Orbitaleingang drängt, besonders wenn noch ein Teil der natürlichen Befestigungsmittel durch das Geschoß zerrissen ist. Ein starker retrobulbärer Bluterguß kann die Wirkung erhöhen.

Weniger hochgradig sind meistens die Folgen der die Orbita hinter dem Auge durchquerenden Revolverkugeln. Dabei kommt es zu mannigfachen direkten oder indirekten Läsionen des Optikus und zu indirekten

Läsionen am Bulbus, partieller oder totaler Evulsio nervi optici, Blutungen im hinteren Bulbusabschnitt, Zerreißungen der Aderhaut und Netzhaut mit nachfolgender Chorioretinitis proliferans, Netzhautablösung, Zerreißung der zum Auge gehenden Gefäße und Nerven usw. Beim Zustandekommen dieser indirekten Bulbusläsionen spielt ebenfalls die durch den Schuß hervorgerufene Sprengwirkung in der Orbita eine große Rolle. In Fällen, in denen der Optikus zerrissen wird, kommt ferner die starke Zerrung als schädigendes Moment mit in Frage. Auf die letztere legte z. B. Schmid (1898) großes Gewicht. Nettleship (1900) unterschied 2 Gruppen, je nachdem der Optikus zerrissen wurde oder nicht. Er sah die intraokularen Veränderungen an als die Folge der vom Schußkanal ausstrahlenden Erschütterung und erinnerte an Versuche mit Durchschießen von leeren und von mit Wasser gefüllten Gefäßen.

Adam (1911, 1915, 1920, 1922) hat sich wiederholt eingehend mit der Mechanik und Wirkung der orbitalen Querschußverletzungen beschäftigt. Auf Grund von theoretischen Erwägungen, anatomischen Untersuchungen und Versuchen an der Leiche, am lebenden Tier und einer künstlichen Orbita kommt er zu folgenden Ergebnissen:

Die Ursache der unter dem Bild der Chorioretinitis proliferans bekannten Veränderungen im Augenhintergrund nach Orbitalschüssen besteht in der Sprengwirkung des Geschosses innerhalb der Orbita, analog den ähnlichen längst bekannten Wirkungen bei den Schädelschüssen. Die feste knöcherne Umhüllung der menschlichen Orbita ermöglicht das Zustandekommen der Sprengwirkung, da sich durch Schüsse auf die offene Tierorbita, wie Versuche an Hunden ergaben, eine ähnliche Einwirkung auf den Bulbus nicht erzielen ließ. Durch Schußversuche auf menschliche Leichen und »künstliche Orbitae« wurden als Folge der Sprengwirkung Zertrümmerung der Orbitalknochen, besonders des Orbitaldaches, Vortreibung des Bulbus, Abflachung bzw. Einstülpung seines hinteren Pols und eine Erhöhung des intraokularen Drucks ermittelt. Auch Ausreißung des Optikus (Evulsio nervi optici) ist allein durch die Sprengwirkung möglich, zumal der hintere Abschnitt je nach der Lage der Geschoßbahn nach hinten getrieben wird. Bei den durch Schläfenschuß Getöteten sind die Bulbusveränderungen geringer als bei denen, die am Leben bleiben. Im ersten Fall wird nur der hinterste Abschnitt der Orbita getroffen und vornehmlich das Gehirn verletzt, im zweiten Fall verläuft das Geschoß nahezu in der Frontalebene und entfaltet seine volle Wirkung auf die Orbita.

Zur Stütze seiner Annahme wies Adam (1920) ferner auf die Resultate der kinematographischen Aufnahmen der Schußwirkung hin, die Cranz mit Hilfe der sogenannten Funkenkinematographie, die es gestattet, 5000 Aufnahmen in einer Sekunde zu machen, angestellt hat. Ich verweise ferner auf seine Ausführungen in der Kriegsaugenheilkunde (1922).

Für die mechanische Wirkung des Vollschusses ist zumal bei den Kriegsverletzungen von großer Bedeutung die Art der Bewegung des Projektils. Die Spitzgeschosse besitzen in der Regel eine Rotation um ihre Längsachse. Da bei ihnen aber der Schwerpunkt hinter der Mitte liegt, so können sie pendeln, sich schräg oder quer stellen und selbst vollständig überschlagen, so daß sie verkehrt, mit dem stumpfen Ende voran, eindringen, was z. B. bei den langen französischen Geschossen im Weltkriege häufiger beobachtet wurde. Besonders schwere Verletzungen und flächenhafte Zertrümmerungen veranlassen die als Querschläger auftreffenden Geschosse. Die Querstellung und das Überschlagen kann beim Fliegen durch die Luft von selbst entstehen, wird aber besonders begünstigt durch Hindernisse, Anstreifen an harte Gegenstände usw. Sodann kann das Geschoß erst im Körper, z. B. durch Auftreffen auf Knochen, sich drehen, überschlagen oder zum Querschläger werden, dessen Wirkung auch bei Gesichtsschüssen und Augenverletzungen oft eine furchtbare ist. Bei kleinem Einschuß findet sich ein breiter mit schwerster Gewebszertrümmerung einhergehender Ausschuß. Wenn bei der Ablenkung und Drehung des Geschosses der Geschoßmantel zerreißt, so entsteht durch die deformierten Mantelstücke und den getrennten Bleikern geradezu explosionsartige Wirkung mit ausgedehnter schwerster Gewebszerstörung. Ich verweise z. B. auf die Mitteilungen von Gutmann (1916), v. Szily (1918). Ich selbst habe mehrere Fälle von schwerster Verwundung durch Querschläger beobachtet.

Streifschüsse verletzen unter Umständen nur die Lider, wobei der Bulbus, auch ohne eröffnet zu werden, meist doch eine größere, selten nur eine geringere Quetschung erleidet. Doch können sie auch die Hornhaut und die Sklera mit verletzen, kleine oder größere Riß- und Quetschwunden veranlassen, manchmal selbst kleine Stücke der oberflächlichen Augenhäute wegreißen, aus denen dann Bulbusinhalt vorfällt.

Vollschüsse der Orbita können ebenfalls für den Augapfel zu Streifschüssen an dem hinteren Augenabschnitt werden, bei denen entweder der Bulbus ohne Perforation nur gequetscht wird oder bei denen kleinere oder größere Perforationen vorkommen.

Prellschüsse durch matte Kugeln wirken vornehmlich durch Quetschung, doch kommen dabei Riß- und Quetschwunden sowie indirekte Korneal- und Skleralberstungen vor. Stärkere auf das Auge übertragene Erschütterungen erfolgen dann, wenn der Orbitalrand den Stoß aufgefangen und abgeschwächt hat.

Von Explosivgeschossen kamen in den früheren Kriegen nur die durch Artilleriegeschütze verfeuerten Geschosse: Granaten, Bomben, Schrapnells, Kartätschen in Frage. Schon im japanisch-russischen Kriege wurden weitere Explosivgeschosse, vor allem die mit der Hand geworfenen Bomben und Granaten, verwandt (Oguchi 1913). In dem Weltkriege spielten außer den Artilleriegeschossen eine große Rolle die Handgranaten, Gewehrgranaten, Minenwerfergeschosse, Fliegerbomben und Lufttorpedos.

Artillerie-Geschosse. Bei den Verletzungen durch Artilleriegeschosse: Granaten, Schrapnells, Bomben, handelt es sich meist um Sprengstücke aus Blei und Eisen, die vom Mantel oder der Füllung stammen und vollkommen unregelmäßige, zackige Gestalt und die verschiedenste Form und Größe besitzen. Die Wirkung ist, wie der Weltkrieg gezeigt hat, vornehmlich infolge der hochwertigen Sprengstoffe, jetzt vielfach eine andere und viel stärkere als in den früheren Kriegen. Im Kriege 1870/71 handelte es sich, wie der Sanitätsbericht über den Krieg 1870/71 (1888 S. 203 und 204) näher ausführt, meist um Verletzung durch größere Stücke, die im wesentlichen durch Quetschung wirkten, im allgemeinen geringere Durchschlagskraft als die Gewehrkugeln besaßen und deshalb seltener zu direkter unmittelbarer Zertrümmerung des Auges führten. Sie trafen in der Regel zuerst gegen den Augenhöhlenrand und wurden von ihm zurückgehalten, doch konnten sie dabei unter Zertrümmerung des Knochens zu Zerquetschung des Auges führen.

Kleinere Stücke ähnelten in ihrer Wirkung matten Gewehrkugeln, konnten wohl in die Augenhöhle eindringen und auch die nächstgetroffenen Knochen durchbrechen. Stoll (Kriegssanitätsbericht 1888) hat einen Fall aus dem Jahre 1870 mitgeteilt, bei dem ein Sprengstück unter Zertrümmerung des Auges die Augenhöhle durchsetzt hatte und nach 6 Tagen aus dem Schlund erbrochen wurde. Ausnahmsweise wurde beobachtet, daß ein Sprengstück sogar beide Augenhöhlen von der Schläfe aus durchquerte. In der Regel durchbohren die Sprengstücke die Augenhöhlenwand nicht.

Durch die starke Sprengkraft der Füllung, sowie durch die Zusammensetzung des Granatstahls, der, wie Hertel (1916, 1922) hervorhob, im allgemeinen mehr Phosphor, Stickstoff und Mangan enthält als z. B. der Werkzeugstahl, ist erreicht, daß die Granate in eine ungeheuer große Anzahl kleiner und kleinster Splitter zerrissen wird und vielfach Splitter von nur wenigen Millimeter Größe dabei entstehen. Die einzelnen Splitter besitzen unregelmäßige Form, sind oft rundlich, viereckig, scharfkantig, mit gezacktem, zerrissenem Rand, dringen vermöge ihrer hohen Flugkraft tief in die Gewebe ein und verursachen stark zerrissene, oft bauchige mit starker Gewebsschädigung einhergehende Wunden. Gegen früher findet man viel häufiger in der Tiefe steckengebliebene Granatsplitter, während Durchschuß wegen der Splitterform nicht so häufig ist. Die Gefahr der doppelseitigen Augenverwundung ist beträchtlich erhöht und vielfach werden die Verwundeten von mehreren oder zahlreichen Splittern gleichzeitig getroffen und weisen neben Augenverletzungen häufig anderweitige Körperverletzungen auf. Auch wird beim Einschlagen der Granate infolge der hohen Explosionskraft eine ungeheure Zahl von Fremdkörpern der zertrümmerten Einschlagsstelle, besonders beim Auftreffen auf steinigen Boden, mitgerissen und die Zahl der Verwundungen durch indirekte Geschosse bedeutend erhöht.

Die Art der Verwundung im einzelnen hängt hauptsächlich von der Größe und Flugkraft der Sprengstücke ab. Große Stücke reißen ganze Teile des Gesichtsskeletts und mit ihnen den Augapfel weg oder zertrümmern und zerquetschen die Gesichtsknochen mit mehr oder weniger schwerer Kontusion eines oder beider Augen oder führen zu einfachen Frakturen. Kleinere Stücke, vielfach von $1/2$—2 cm Größe, dringen meist unter Zerreißung der Lider und des Augapfels tiefer in die Orbita ein und durchschlagen vielfach die Augenhöhlenwand.

Kleinste Granatsplitter dringen wie einfache Eisensplitter in die oberflächlichen Augenhäute oder das Innere des Auges ein und bleiben dort stecken oder verlassen das Auge wieder unter Doppelperforation. Häufig treffen mehrere Splitterchen ein Auge oder beide Augen. Selbst die kleinsten, nur punktförmigen Granatsplitterchen, die an der äußeren Haut, z. B. der Gesichtshaut, nur unbedeutende Verletzungen verursachen, führen beim Auftreffen auf das Auge vermöge ihrer hohen Flugkraft zu schweren Augenverletzungen und setzen den Mann sofort außer Gefecht. Auf ihr Vorkommen wurde bereits im Kapitel III wiederholt, z. B. S. 1168, hingewiesen (vgl. auch HERTEL 1916, 1922, v. SZILY 1918).

Bei den Handgranaten und Gewehrgranaten kommt es zu kleiner Splitterung der Wand und zu mannigfachsten Verwundungen durch die verschiedenartige Füllung.

Bei den Minenwerfgeschossen wird der Mantel aus Blech ebenfalls in zahllose kleine feine Splitter auseinandergerissen.

Die Schrapnellkugel hat viel geringere Durchschlagskraft als das Infanteriegeschoß und führt häufig unter Deformierung der Kugel zum Steckschuß.

Indirekte Geschosse. Große Projektile, vor allem Granaten, veranlassen besonders im Kriege zahlreiche Augenverletzungen durch sogenannte »indirekte Geschosse«. Man versteht darunter Fremdkörper, die am häufigsten beim Einschlagen der groben Geschosse vom Boden und den umgebenden Gegenständen losgerissen werden und durch die ihnen mitgeteilte Propulsionskraft die Bedeutung von Geschossen gewinnen. Vorzugsweise handelt es sich dabei um Stein- und Holzsplitter, Erdklumpen, Glassplitter u. dgl. Besonders beim Kampf auf steinigem Terrain kommen zahlreiche Verletzungen der Augen durch Steinsplitter der verschiedensten Größe vor, die wie andere Geschosse in die Gewebe eindringen, Schußkanäle bilden und stecken bleiben oder wie matte Kugeln und Sprengstücke zu schweren Quetschungen Anlaß geben können. Auch die in ungeheurer Menge aufspritzenden kleinsten Steinsplitter werden dem Auge gefährlich. Unter Umständen ist die Feststellung schwierig, ob die Verletzung durch ein Geschoß selbst oder durch ein indirektes Geschoß hervorgerufen ist. Bei Seegefechten kommen vor allem Eisen- und Holzteile als indirekte Geschosse durch einschlagende Granaten in Betracht. Auch andere Fremdkörper, Teilchen der Kopfbedeckung, Helmschiene, Lederstückchen, Stroh, Knochen, abgesprengte Stacheldrahtstücke usw. können durch das Geschoß mitgerissen werden und ins Auge eindringen.

LONGMORE (ref. DEMME 1863) erzählte, daß sich bei einem Verwundeten der Backzahn eines Kameraden in den Bulbus eingedrungen fand und daß er einem anderen Verwundeten ein in den Bindehautsack eingesprengtes Stück eines fremden Schädels extrahiert habe. Unter den zufällig mitgerissenen Femdkörpern sind auch Teile der zersplitterten Brille zu erwähnen. So berichtete GENTH (1871) über einen Fall, bei dem eine matte Kugel das Augenglas zertrümmerte, so daß das Auge durch die eingedrungenen Glassplitter zugrunde ging. COHN (1872) fand bei Schuß durch eine runde Remingtonkugel ein Stück des goldenen Reifs des Brillengestells in der eingedrungenen Kugel eingeschmolzen und ein wenig davon entfernt ein Stück Glas, welches perlenartig geschmolzen war. Bei einer in den äußeren Orbitalrand eingedrungenen Kugel wurde ein Knochenstück vorn in einer Spalte der Kugel eingekeilt gefunden (COHN 1872). Eingekeilte Knochenstücke wurden auch sonst mehrfach in exzidierten Kugeln angetroffen.

Im Weltkriege wurden Verletzungen durch zertrümmerte Brillengläser mehrfach beobachtet, ebenso wurden wiederholt schwere Verletzungen eines oder beider Augen durch Schuß in das vor die Augen gehaltene Fernglas veranlaßt. So beobachtete ich einen Artillerieoffizier, dessen beide Augen durch das zersplitterte Fernglas zerstört waren, ebenso mehrere Fälle von Verletzung durch zerschossene Brillen oder Gasmasken.

Im Weltkriege hat die Verletzung durch indirekte Geschosse eine große Bedeutung gewonnen, da durch die hohe Explosionsgewalt der von der schweren Artillerie verfeuerten Granaten ganze Trichter im Boden gerissen und die zersprengten Teile mit großer Kraft weit fortgeschleudert wurden. Vor allem im Gebirgskriege war die Verletzungsgefahr durch zertrümmertes Gestein, das in ganzen Wolken aufgeschleudert wurde, eine ungeheuer große. Unter den in das Auge eingedrungenen Fremdkörpern überwogen im Gebirgskrieg bei weitem die Steinsplitter (LÖWENSTEIN 1916, 1922, PICHLER 1918, KLAUBER 1917, 1919). Ich verweise auch auf die Mitteilungen von HERTEL (1916, 1922).

Bei Schüssen aus großer Nähe können neben Verbrennung zahlreiche Pulverkörner in das Gesicht und Auge geschleudert werden und in die Gewebe eindringen, selbst bei Schüssen aus etwas größerer Entfernung können einzelne von der Kugel mitgerissene Pulverkörner das Auge treffen.

Ferner ist zu erwähnen, daß bei Schüssen mit Platzpatronen oder Exerzierpatronen aus großer Nähe neben starker Verbrennung und Verletzung durch Pulverkörner die Pfröpfe der Patronen aus Papier und Holz (z. B. SEYDEL 1899) oder die mitgerissenen Mündungsdeckel des Gewehres geradezu als Projektile wirken und das Auge und seine Umgebung schwer schädigen und selbst zu Gehirnverletzung führen können.

Als Beispiel sei ein von v. BECK (1893) mitgeteilter Fall angeführt, bei dem durch einen Schuß mit einer Platzpatrone aus einem Militärgewehr der Mantel des Mündungsdeckels in die rechte Orbita getrieben wurde, das Auge zerschmetterte, durch die untere Orbitalwand in die Kieferhöhle vordrang und hier noch die hintere Wand zerstörte, so daß die Arteria maxillaris interna verletzt wurde.

Im Fall SEYDEL (1899) war das Holzgeschoß einer Platzpatrone durch das linke
Auge in den linken Hirnlappen eingedrungen und führte durch Hirnabszeß zum
Exitus letalis. Über Verletzung des Auges durch Exerzierschuß berichtete Kos
(1900) und BOCK (1900) fand nach Mörserschuß rechts Verletzung des Auges
mit nachfolgender Panophthalmie und links vorübergehende Erblindung durch
Ablatio retinae.

VAN DER HOEVE (1912) wies auf die Gefährlichkeit der Exerzierpatronen hin,
die bis zu einer Distanz von 8 m schwere Verletzungen am Auge hervorrufen
können, stellte selbst Schußversuche am Schweinsauge an und teilte 2 Fälle von
Augenverletzung durch Exerzierpatronen mit. Die Infektionsgefahr ist eine hohe,
auch wurde vielfach Tetanus nach Verletzungen mit Exerzierpatronen beobachtet.
In den Holzpfröpfen sind Tetanusbazillen nachgewiesen. Bei Exerzierschüssen an
Geschützen kann durch Gasdruck Hornhaut-Lederhautzerreißung veranlaßt werden.
VAN DER HOEVE (1912) erwähnt einen derartigen Fall von doppelseitiger Hornhaut-
Lederhautzerreißung mit Ausgang in völlige Erblindung.

Durch die in Gewehren steckenden und abgeschossenen Ladestöcke sind
schwere Verletzungen beobachtet z. B. von LARREY (ZANDER und GEISSLER 1864,
S. 458). Eine bei ihrer Schwere ungemein günstig verlaufene derartige Verletzung
hat FISCHER (1883) mitgeteilt. Der eiserne Ladestock drang am Rücken rechts
neben dem zweiten Brustwirbel ein, ging am Brustkasten entlang in der Tiefe
der rechten Halsseite aufwärts, drang durch Schädel und Gehirn, wobei er von
der rechten Wespenbeinhöhle aus die untere Wurzel des Orbitalflügels und unter
Zerreißung des rechten Optikus den Canalis opticus durchsetzt hatte, und ragte
30 cm lang aus der linken Seite des Kopfes hervor. Nach einem Einschnitt
am Hals wurde der Ladestock mittelst Hammerschläge durch den Schädel zu-
rückgetrieben und aus der Halswunde extrahiert. Der Kranke genas bis auf
Erblindung des rechten Auges.

Anhangsweise sei erwähnt, daß durch explodierende Patronen, z. B. beim
Laden, schwerste Verletzungen des Auges veranlaßt werden können, wobei die
Hülsen als Fremdkörper in das Auge und die Augenhöhle eindringen. Ich erwähne
z. B. die Fälle von SCHISCHKIN (1904), MERZ-WEIGAND (1905), KANZEL (1906),
BLESSIG (1907).

Schädigung durch Luftdruck. Schüsse aus großer Nähe und
Explosionen von Sprenggeschossen können das Auge durch den plötzlich
gesteigerten Luftdruck schädigen, der Veränderungen im Augeninnern wie
bei direkter Kontusion, vor allem Blutungen, Zerreißung der Membranen usw.
hervorruft. Der Kriegssanitätsbericht (1888) erwähnt als Beispiel einen Fall
von Glaskörperblutungen mit sekundärer Netzhautablösung durch einen dicht
neben der Schläfe vom Hintermann abgefeuerten Schuß. Bei Artilleriegeschossen kann der Luftdruck so stark sein, daß die Menschen zu Boden
geschleudert werden und sich dadurch Kopfverletzungen, wie Schädelfraktur,
zuziehen, die zu Schädigung des Sehorgans führen z. B. durch Mitverletzung
des Optikus oder der Bewegungsnerven.

Luftstreifschüsse. Mehrfach ist angegeben worden, daß das bloße
Vorbeifliegen eines Geschosses Schädigung der Augen verursacht habe. Man
hat diese Schüsse als Luftstreifschüsse bezeichnet.

Die Möglichkeit, daß ein dicht am Auge vorbeifliegendes Geschoß durch gesteigerten Luftdruck Kontusion des Auges hervorruft, ist meines Erachtens durchaus zuzugeben. Auch Adam (1922) hält es theoretisch nicht für ausgeschlossen, daß der Druck Veränderungen im Augeninnern hervorrufen kann nach dem Ergebnis der Untersuchungen über die Höhe des Druckes, der in der Nähe eines fliegenden Infanteriegeschosses herrscht. 2 cm hinter der Geschoßspitze und 4 mm seitlich von der Geschoßachse betrug der Druck 0,87 Atmosphären, d. h. es herrschte unmittelbar am Geschoß eine Luftverdünnung. In einem seitlichen Abstand von etwa 13 mm betrug der Druck 1,24 Atmosphären. Diese Druckerhöhung genügt für Schädigungen des Auges. Der Kriegssanitätsbericht (1888) gibt an, daß im Kriege 1870/71 in 11 Fällen Luftstreifschüsse als Ursache der mannigfachsten Augenaffektionen beschuldigt sind, daß aber nur ein, schon durch Stoll (1874) bereits veröffentlichter Fall, ernsthaft in Frage kommen könne.

Ein Leutnant berichtete, er sei am 30. XI. 70 durch eine unmittelbar an seinen Augen hinfliegende Granate sofort geblendet gewesen. Bei der Untersuchung fanden sich neben leichter Schwellung der Lider starke Lichtscheu und erhebliche Verengerung der Pupillen bei normaler Reaktion. Nach Jahresfrist war das Sehvermögen wieder bedeutend gebessert.

Nahezu alle während des Krieges 1870/71 beobachteten sogenannten Luftstreifschüsse fanden eine andere Erklärung. So war die Verwechselung mit direkter Berührung nachweisbar, die in der Erregung und bei fehlendem Schmerz dem Betroffenen entgangen war. In anderen Fällen ging das Geschoß recht dicht am Auge vorbei, doch war die Verletzung des Auges durch kleine Fremdkörper, die das Geschoß mitgerissen oder die sich von ihm abgesplittert hatten, herbeigeführt. So hat Cohn (1872) einen Fall veröffentlicht, bei dem der Verletzte angab, es sei ein Geschoß an ihm vorbeigeflogen, und bei dem sich ein Granatsplitter von 4 mm Länge und 2 mm Dicke im Augenlid fand. Explodierte das Geschoß sofort nach dem Vorbeifliegen in der Nähe des Mannes, so ist nicht das Vorbeifliegen, sondern die Explosion das schädigende Moment gewesen.

Die aus anderen Kriegen stammenden Erzählungen von Luftstreifschüssen sind nach dem Kriegssanitätsbericht (1888) fast durchweg durch nahe Explosion oder auf andere Weise zu erklären. Zander und Geissler (1864) führten einen Fall an, bei dem ein Soldat 1831 in der Schlacht bei Warschau durch eine auf 6′ Entfernung vorbeifliegende Kanonenkugel von heftigem Kopfweh und Flammensehen befallen wurde. Eine Staubwolke erschien grün, eine blaue Uniform rot. Da der Verletzte abends bei jedem Kanonenschuß flammende Blitze im Zickzack den Horizont durchkreuzen sah, dürfte der Fall nach dem Sanitätsbericht als psychische Alteration ähnlich den Störungen durch Schreck aufzufassen sein.

Paskale (1904) beobachtete bei einem Soldaten zweimal während des Schnellfeuers plötzliches Erblinden beider Augen, welches mit mäßiger Erweiterung der Pupillen einherging und 12 Stunden andauerte. Der Visus war dann normal. Ophthalmoskopisch wurde während der vorübergehenden Erblindung periphere und zentrale Trübung der Retina ähnlich der Berlinschen Trübung beobachtet. Angenommen wurde Luftdruckwirkung, das Auge war hypermetropisch und deshalb zu Druckerhöhung disponiert.

Im Weltkriege sind zahlreiche Fälle mitgeteilt, in denen Augenstörungen durch Luftdruck angenommen wurden. PAGENSTECHER (1915) berichtete über 2 Fälle von makularen Veränderungen mit Sehstörung durch Luftdruck von in der Nähe platzenden Granaten. BERGL (1915) fand doppelseitige vorübergehende reflektorische Pupillenstarre bei einem Soldaten, der durch Granatexplosion in der Nähe fortgeschleudert war und ein schweres Schädeltrauma davongetragen hatte. PICHLER (1918) berichtete über Enophthalmus durch Luftdruck bei Dynamitexplosion als Kriegsverletzung, WESSELY (1915) fand BERLINsche Netzhauttrübung, ebenso TERRIEN (1915), v. GRÓSZ (1915) Aderhautruptur und Netzhauttrübung, LAGRANGE (1915) Subluxation der Linse, Netzhaut-Aderhautrisse mit Myopie, HARZBECKER (1914) Bindehautblutungen, CASSINATIS (1916) doppelseitige Sehnervenatrophie, HARRIET (1916) hintere Polarkatarakt und Mydriasis in 2 Fällen, LEMIÈRE (1918) vorübergehende Erblindung, RAUCH (1918) Thrombose der Netzhautgefäße, SALZER (1915) Netzhautablösung durch vorbeifliegendes Infanteriegeschoß, FRENKEL (1917) ebenfalls Netzhautablösung, ROLLET und VELTER (1917) Aderhautruptur mit Netzhautablösung, GILBERT (1916) durch krepierende Granaten und Minenexplosion verschiedene Kontusionsfolgen, wie Blutung in die Lider, Bindehaut, Vorderkammer, Exophthalmus, Linsenlockerung durch Zonulariß, FRENKEL (1920) Irisrisse und Linsentrübung, DUFOUR (1918) erwähnt Enukleation durch Saugwirkung nach Gaserschütterung, ÖHMIG (1914) Linsentrübung, ADAM (1914) und BOCK (1915) Netzhautblutungen. Ich selbst beobachtete noch folgende Fälle: Unteroffizier S. Mitte September platzte in seiner nächsten Nähe eine Granate, er konnte $^1/_2$ Stunde lang nichts sehen, litt seitdem an Ermüdung beim Lesen, Kleinersehen, zeitweises Doppeltsehen. Er kam Ende September wegen eines frischen Gewehrschusses am Arm in ein Heidelberger Lazarett. Ich fand beiderseits bei sonst normalem Augenbefund eine ausgesprochene Verminderung der Akkommodationsbreite. — R. Am 16. Januar 1915 Verletzung durch eine Granate, die in der Höhe seines Kopfes platzte. Brandwunden am Kopf. Er konnte am rechten Auge, das nicht verletzt war, schlechter sehen. Langsame Besserung. Ich fand rechts S — 1 D. $^5/_4$, Pupille etwas weiter und entrundet. — H. Durch den Luftdruck einer in der Nähe explodierenden Granate wurde er zu Boden geschleudert und konnte anfangs nichts sehen. Noch längere Zeit hatte er über Blendung, graue Wolken usw. zu klagen. Dann verloren sich die Erscheinungen. FLEISCHER (1922), der sich mit der Frage von Augenverletzungen durch Luftdruckwirkung beschäftigte, steht doch im allgemeinen dem Vorkommen von reiner Luftdruckkontusion recht skeptisch gegenüber und hält die Fälle nicht für einwandfrei, da direkte Kontusion durch auftreffende Fremdkörper nicht auszuschließen sei. Ich kann diesen ablehnenden Standpunkt nicht teilen.

Verletzung durch mehrere Kugelschüsse. Fast ausnahmslos liegen bei Kugelschußverletzungen nur die Folgen eines Projektils vor. Doch sind vereinzelte Fälle zumal bei Selbstmordversuch beobachtet, bei denen mehrere Kopfschüsse erfolgten. Dabei können beide Augen durch verschiedene Schüsse verletzt werden, oder die Augenverletzung erfolgt durch ein Geschoß, während die anderen Kugeln für das Auge bedeutungslos bleiben. In anderen Fällen läßt sich eine sichere Entscheidung über die Folgen der einzelnen Schüsse nicht treffen. Schließlich ist beobachtet, daß ein durch Revolverschuß am Auge Verletzter später nochmals zum Revolver griff und sich eine zweite Kopfverletzung beibrachte.

In einem von Schmid (1898 Fall 5) mitgeteilten Fall hatte sich ein Mann auf dem Stuhle sitzend von jeder Schläfe aus einen Schuß mit einem 7 mm Revolver beigebracht, verlor nicht die Besinnung, merkte sofort seine doppelseitige Erblindung. Rechts fanden sich große Blutungen in der Retina, links das Bild der Embolie der Zentralarterie. Rechts bestand Erblindung, links wurden exzentrisch Finger in 1 1/2 m gezählt. Durch Röntgenaufnahme ließ sich erkennen, daß rechts die Kugel im Oberkiefer oder in der unteren Orbitalwand, links an der Spitze des Orbitalkegels lag. Außerdem schien noch in der Mittellinie des Kopfes im Siebbein ein abgesprengtes schmales Stück eines Geschosses zu liegen.

In einem von Scheidemann (1893) mitgeteilten Fall hatte der Mann 2 Schüsse auf sich abgegeben und es war doppelseitige Amaurose eingetreten. Erster Schuss: links über dem oberen Orbitalrand, Auge ausgeflossen, Ausgang in Phthisis bulbi. Zweiter Schuß: rechtsseitiger Schläfenschuß, Sehnervenatrophie und Netzhaut-Aderhautveränderungen am hinteren Pol.

Über Verletzung durch zwei Schüsse berichtete v. Hasner (1880), durch drei Schüsse Hirschberg (1898). Ich selbst sah einen doppelseitig erblindeten Mann, der mehrmals auf sich geschossen hatte und zwei deutliche Einschußnarben an der Stirn und Schläfe aufwies. In einem anderen von mir beobachteten und von Walther (1919) mitgeteilten Falle hatte der doppelseitig Erblindete sich vier Kugeln in den Kopf geschossen, zwei in die rechte Schläfe, eine in die rechte Augenbrauengegend und eine in die Gegend der Nasenwurzel. Die Röntgenaufnahme wies vier Kugeln im Schädel auf, keine hatte die Schädelhöhle erreicht. Über zwei getrennte Revolverschußverletzungen durch Suizidversuch berichteten Burkhart (1881), Christiansen (1902).

Im Weltkrieg sind Verwundungen durch mehrere Infanteriegeschosse oder Schrapnellkugeln nicht so selten beobachtet.

Ich führe als Beispiel folgende eigene Beobachtungen an: a) W. Verwundung am 7. Februar 1915 in den Karpathen durch drei Infanteriegeschosse und fünf Schrapnellkugeln. Beim ersten Gewehrschuß fand sich Einschuß durch die Oberlippe in den Oberkiefer, Ausschuß am rechten äußeren Lidwinkel, beim zweiten Gewehrschuß Einschuß an der linken Wange, Ausschuß an der rechten Wange. Am Rumpf fand sich ein dritter Gewehrschuß, am linken Oberarm Verletzung durch vier Schrapnellkugeln und am rechten Daumen durch eine Schrapnellkugel. b) Br. Verwundung am 28. Februar 1915 durch zwei Infanteriegeschosse. Das eine Geschoß drang von links her durch den Nasenrücken und steckte in der Gegend des rechten Processus pterygoideus, das andere hatte die rechte Wange durchsetzt. Rechts Glaskörperdurchblutung. c) Z. erhielt am 26. August 1914 zwei Nasenschüsse. Erster Einschuß nahe der Nasenspitze auf der linken Seite, Ausschuß auf der rechten Seite des knöchernen Nasengerüstes. Brille zerschossen, Glassplitter im rechten Auge. Zweiter Einschuß unterhalb des ersten Ausschusses an der rechten Lidnasenfurche, Ausschuß an der linken Lidnasenfurche. Die Einschußstellen klein, erbsengroß, die Ausschußstellen etwa markstückgroß.

Gruppierung der Schußverletzungen durch große Projektile in klinischer Hinsicht.

Bestimmend für den meist höchst mannigfachen und komplizierten Befund im einzelnen Verletzungsfall ist vor allem der Angriffspunkt des Geschosses, seine Flugkraft und die Richtung, die es genommen hat. Besonders bei den Kugelschüssen hängt vom Verlauf des Schußkanals der Grad der Schädigung des Sehorgans ab, die einmal in den direkt oder indirekt veranlaßten Veränderungen am Augapfel selbst bestehen können, sodann in der direkten oder indirekten Verletzung des Sehnervens im Verlauf der Orbita sowie der intrakraniellen und intrazerebralen Sehbahn bis einschließlich des kortikalen Sehzentrums und schließlich in der orbitalen oder intrakraniellen Mitverletzung der für das Auge wichtigen Muskeln, Nerven und Gefäße.

Ferner muß man unterscheiden zwischen den primären und sekundären Verletzungsfolgen; zumal in den Fällen, in denen der Schuß zu Schädelfraktur geführt hat, kommen sekundäre Verletzungsfolgen durch gesteigerten Hirndruck, Meningitis, Enzephalitis vor. Bei den isolierten Orbitalverletzungen, zumal bei Revolverschußverletzungen, ist die Infektionsgefahr keine allzugroße.

Um die Befunde gruppieren zu können, wird am besten der Angriffspunkt und die Schußrichtung der Darstellung zugrunde gelegt.

Seit Abschluß der vorigen Auflage dieses Kapitels, in dem die Beobachtungen aus früheren Kriegen und besonders der Friedensschußverletzungen eingehend berücksichtigt waren, hat die Kasuistik der Kriegsschußverletzungen des Sehorgans eine ungeheuere Vermehrung erfahren. Schon Holbeck (1912) und Oguchi (1913) berichteten über zahlreiche Fälle von Kopfschüssen mit Orbital-, Gesichtsknochen- und Schädelverletzungen mit den mannigfachsten direkten und indirekten Augenveränderungen aus dem japanisch-russischen Kriege 1904/5. Vor allem aber hat der Weltkrieg 1914/18 eine ungeheuere Zahl von allen möglichen Verletzungen des Sehorgans durch Schuß gebracht. Alle nur denkbaren Schußrichtungen und Kombinationen von Verletzungen sind beobachtet. Ich verzichte auf Wiedergabe der zahlreichen in der Literatur niedergelegten Beobachtungen, beschränke mich nur auf den Hinweis auf einzelne Mitteilungen und führe von meinen eigenen zahlreichen Beobachtungsfällen nur einige an.

Eine größere Kasuistik bringen u. a. die Mitteilungen von v. Szily (1916, 1917, 1918), die besonders durch die zahlreichen trefflichen Abbildungen wertvoll sind, von Cords (1916, 1922), Gilbert (1916), Fleischer (1915), Gutmann (1916, 1922) Handbuch der ärztlichen Erfahrungen im Weltkriege 1914/18. Bd. V. Augenheilkunde: Cords, Gutmann.

Cords (1922) beobachtete in einem frontnahen Lazarett, das für Kopf- und Augenverletzungen bestimmt war, 4000 Kopfverletzungen. Die Zahl der Gehirnverletzungen belief sich auf etwa 400, die der Kriegsverletzungen der Augen auf 917, d. h. auf 22,9 % der Kopfverletzungen. Unter diesen Fällen handelt es sich um Verletzungen der Orbita 204mal, d. h. in 22,2 % der Augenverletzungen und 5 % der Kopfverletzungen überhaupt.

Bei den Orbitalverletzungen handelte es sich 127mal um Durchschüsse durch die Orbita, und zwar 16mal von vorn nach hinten, 6mal unter der Schädelbasis her, 24mal von oben nach unten, 25mal zur Nase hin, 33mal zur Schläfe hin und 23mal bitemporal, sowie 77mal um Steckschüsse in der Orbita, und zwar 27mal von vorn durch den Augapfel, 21mal von vorn durch die Lider, 10mal von der Schläfenseite, 1mal von unten, 9mal von der Nasenseite her, 6mal von oben und 3mal von hinten.

Im Vereinslazarett Universitäts-Augenklinik, dessen leitender Arzt ich war, wurden von der Eröffnung Mitte August 1914 bis zur Aufhebung am 1. Juli 1919

1024 Verletzte aufgenommen. Darunter fanden sich 103 Fälle von Orbitaldurchschuß, 45 Fälle von Orbitalsteckschuß, 45 Fälle von Stirnbeinschuß, 37 Fälle von Oberkieferschuß, 19 Fälle von Nasenschuß. Außerdem wurden in der Ambulanz der Universitäts-Augenklinik zahlreiche weitere Fälle beobachtet, die zur ambulanten Augenuntersuchung von den anderen Lazaretten Heidelbergs und Umgebung zugeführt wurden.

Frontale Streifschüsse, die im Bereich der Orbitalöffnung auftreffen.

§ 238. Tangentiale, die Frontalebene des Auges treffende Streifschüsse können sowohl in horizontaler als auch in vertikaler Richtung die Lider und das Auge selbst ganz oberflächlich oder etwas tiefergreifend streifen. In seltenen, besonders günstigen Fällen bedingen sie nur eine oberflächliche Verletzung der Lider unter geringer oder stärkerer Kontusion des Bulbus, bei der sich Trübung und Einknickung der Kornea, Bluterguß auf der Sklera und in der Bindehaut, Blutungen im inneren Auge, Zerreißung der Iris und Aderhaut, Katarakt usw. finden. Das Auge kann selbst gutes Sehvermögen wiedererlangen (z. B. v. Merz 1907). In schwereren Fällen werden die Lider in größerer Ausdehnung eingerissen oder weggerissen und zugleich Rißwunden des Bulbus veranlaßt und selbst ganze Stücke des vorderen Bulbusabschnitts weggerissen, so daß die Contenta bulbi vorfallen und die Augen verloren gehen oder doch meist die schwerste Schädigung mit zurückbleibenden Narben, adhärentem Leukom usw. erfahren. Bei Streifschüssen in vertikaler Richtung, die besonders in liegender oder stark gebückter Stellung zustande kommen, kann ein Kolobom beider Lider entstehen. Die Kugel kann aber unter der Haut um den Orbitalrand fortgeleitet in das Auge dringen, wie in einem von Merz-Weigandt (1905 mitgeteilten Fall, in dem das von links oben kommende Projektil die Stirn traf, die Haut durchbohrte, zwischen Haut und Periost um den Orbitalrand glitt, hinter die Bindehaut gelangte, die Sklera durchschlug und im Auge stecken blieb.

Im Weltkriege beobachtete ich z. B. folgenden Fall: N. wurde im Liegen von einer Maschinengewehrkugel getroffen. Einschuß oberhalb der Mitte der Stirn, Ausschuß an der rechten Augenbraue, Wiedereintritt des Geschosses in der Mitte des Unterlides unterhalb des Lidrandes in der Lidwangenfurche, Ausschuß 5 cm darunter in der Wange; das rechte Auge zeigte schwere Kontusionsfolgen, weite Pupille, diffuse Hornhauttrübung, Glaskörperblutungen.

Horizontal gerichtete von der Schläfenseite herkommende Streifschüsse dringen gewöhnlich in die Nase ein, können das knöcherne Gerüst der Nase durchbohren und dem zweiten Auge gefährlich werden, wobei sie bei rein frontaler Richtung auch nur eine Streifschußwunde der Lider und des Bulbus setzen, bei etwas schräg nach hinten gerichteter Flugbahn aber das zweite Auge zertrümmern und in die Orbita eindringen. Doch sind Fälle beobachtet, in denen das zweite Auge unverletzt blieb. Ferner kann bei Schläfenschüssen nach Durchquerung der einen Orbita und nach entsprechender Verletzung dieser Seite das Geschoß am zweiten Auge als Streifschuß geringere Verletzung hervorrufen. Derartige Fälle finden sich z. B. bei EMMERT (1881), KATZ (1905), v. MERZ (1907).

Mattstreifende Revolverkugeln werden ausnahmsweise im Lid selbst gefunden. BRAUMÜLLER (1887) fand bei einem Selbstmordversuch die Revolverkugel, die die Schläfe und Stirnhaut unterminiert hatte, im oberen Lid stecken. Fälle von Granatsplittern im Lid finden sich bei Kriegsverletzungen überaus häufig, z. B. im Kriegssanitätsbericht (1888), bei v. MERZ (1907), OGUCHI (1913). Im Weltkriege sind zahlreiche derartige Fälle beobachtet.

Schüsse, die in vertikaler oder schräger Richtung, von oben nach unten, den Bulbus streifen, bilden oft lange Schußkanäle unter der Gesichtshaut oder dringen in die Gesichtsknochen, vor allem in den Oberkiefer ein, können sie durchschlagen und in den Mund oder in den Hals weiter vordringen.

COHN (1872) hat zwei Beobachtungen derart (Nr. 23 und 24) mitgeteilt. In dem zweiten Fall war der Soldat im Liegen von einem Granatsplitter getroffen, der, das obere Lid von oben nach unten streifend, durch den Oberkiefer und die Zunge bis in die Halsmuskulatur vorgedrungen war. Am oberen Lid fand sich ein bohnengroßer Substanzverlust, unter der Bindehaut ein Bluterguß, an der Hornhaut eine tiefe Trübung, die sich später bis auf einen, einer Ruptur der inneren Oberfläche entsprechenden, Streifen aufhellte, in der Vorderkammer ein Bluterguß, ferner Mydriasis und Iridodialysis partialis. Es erfolgte Heilung mit $S = {}^{20}/_{70}$.

Selten sind Streifschüsse, die von unten nach oben verlaufen.

WILLIAMS (1908) berichtete über eine Patientin, die, als sie zum Fenster hinaussah, von einem auf der Straße Stehenden geschossen wurde. Die Kugel streifte den linken Nasenflügel, durchsetzte die Haut in der Gegend des äußeren Augenwinkels und fuhr über der linken Schläfe heraus. Anfangs bestand zarte Netzhauttrübung mit $S = {}^{20}/_{70}$; später trat völlige Heilung mit $S = 1$ ein.

Als Beispiel aus dem Weltkriege führe ich an: T. Verwundung am 6. September 1914 durch Maschinengewehrstreifschuß von unten her. Der von unten kommende Streifschuß schlitzte die rechte Wange und endete am Unterlid, der Bulbus war geplatzt. Später fand sich eine 5 cm lange Narbe an der rechten Wange und Verwachsung des phthisischen Auges mit dem Unterlid.

Schüsse, die von vornher in die Orbita eindringen.
(Orbitaleingangsschüsse.)

§ 239. Schüsse, die von v o r n her, also senkrecht zur Frontalebene, und in der Richtung der Orbitalachse kommen, können im Bereich der freien Orbitalöffnung in das Auge und die Orbita oder unter Streifung, Splitterung und Durchbohrung des Orbitalrandes eindringen. Die weiteren Folgen für das Auge, die Orbita und die der Augenhöhle benachbarten Teile hängen davon ab, ob die Kugel mit großer Flugkraft oder als matte Prell-

kugel auftrifft und ob bei großer Durchschlagskraft des Geschosses die Flugbahn annähernd senkrecht oder mehr oder weniger geneigt zur Frontalebene
verläuft.

Die mit großer lebendiger Kraft von vorn her die Lider und den Augapfel unmittelbar treffenden Kugeln führen meist zu sofortiger vollständiger
Zerstörung des Bulbus, da sie, wie früher erwähnt, eine hohe Sprengwirkung
ausüben. Es entstehen breite Rißwunden der Hornhaut und Lederhaut,
aus denen die Contenta bulbi ganz oder zum Teil herausgequetscht werden
und verloren gehen, so daß nur unförmige mit Blut durchsetzte Reste des
Auges, besonders noch Skleralgewebe, sich zwischen den geschwollenen und
oft zerrissenen Lidern finden oder bei dem nie fehlenden Exophthalmus aus
der Lidspalte heraushängen. Je größer das Kaliber und je höher die Flugkraft, um so erheblicher ist die Zerstörung. Bei Kriegsverletzungen ist die
Zertrümmerung des Auges oft eine besonders große. Ganze Stücke der
Augenwand sind oft weggerissen und fehlen.
Die Sklera ist vielfach eingerissen, die
Fetzen sind übereinandergeschoben und
verlagert, oft gedreht. Doch haften oft
noch Reste von Uvealgewebe an der zerrissenen Sklera. Bei größeren Kalibern
werden Lochschüsse durch das Auge ohne
Zertrümmerung desselben kaum möglich
sein. Ist das Kaliber kleiner und die Flugkraft geringer, so kann das Auge durch das
Geschoß doppelt perforiert werden, ohne
daß sofort vollständige Zertrümmerung des
Auges erfolgt. Freilich sind die Veränderungen im Augeninnern doch so schwere,
daß auf die Dauer die Form des Auges nicht erhalten bleibt, sondern
Phthisis bulbi eintritt.

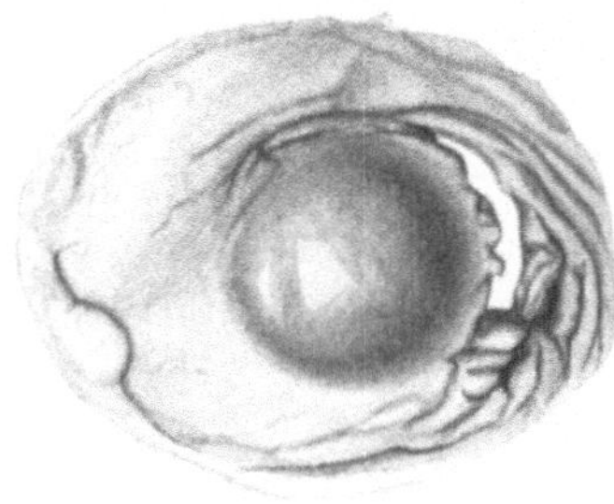

Fig. 166.

Doppelte Perforation des Bulbus durch
Revolverkugel.
Einschußstelle am Limbus mit seitlichem
Einriß konzentrisch zum Hornhautrand.

Doppelperforation des Auges ist sowohl bei kleinkalibrigen Revolver-
geschossen als auch bei kleinkalibrigen Mantelgeschossen des modernen
Infanteriegewehres möglich.

So beobachtete ich einen Fall von Doppelperforation des Auges durch eine
Revolverkugel, über den ich (1901) bereits kurz berichtet habe (Fig. 166). Die
bei einem Selbstmordversuch von vorn her abgefeuerte Kugel war innen am Limbus
eingetreten, die Kornea parallel zum Kornealrand in größerer Ausdehnung ein-
reißend. Das durch starken Exophthalmus vorgetriebene Auge war weich, aber
in seiner Form nicht erheblich verändert. Da der Verletzte hemiplegisch war
und der Verdacht auf Gehirnverletzung bestand, wurde zur Feststellung des Schußkanals der größere Teil des Auges abgetragen. Das Auge war voll Blut. Die
Kugel war nach Durchsetzung und unter Zertrümmerung des Augeninhalts dicht
neben dem Optikus ausgetreten. Die Sklera erwies sich glatt durchgeschlagen.

Be Sondierung durch die Skleralöffnung folgte eine gelbliche Masse, die sich mikroskopisch als Gehirnsubstanz erwies. Deshalb wurde die Orbita exenteriert. Das Orbitaldach zeigte sich zersplittert. Es erfolgte Heilung mit Hemiplegie.

v. Merz (1907) teilte mehrere Fälle mit, in denen das Auge im Bereich der Augenspalte getroffen und durchschossen war. Stets fand sich später Atrophia bulbi. Anatomische Befunde fehlen. Zweifellos handelt es sich aber um Doppelperforation durch das japanische Kleinkalibermantelgeschoß.

Fig. 167.

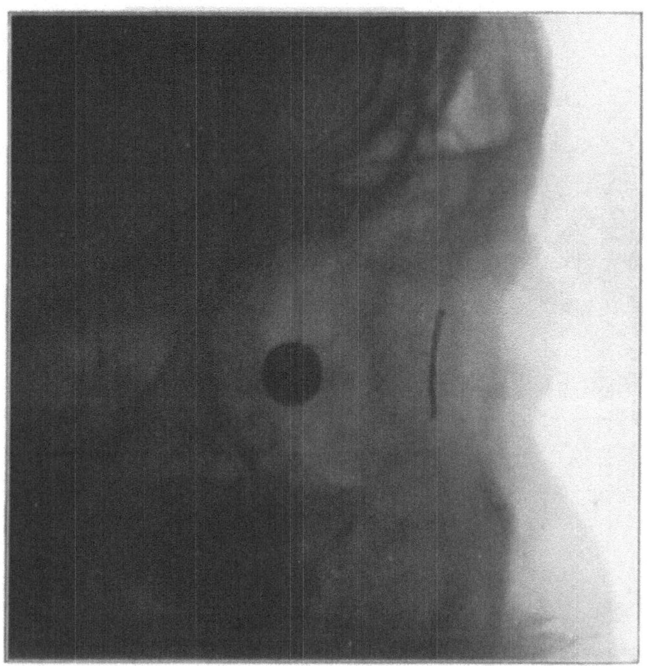

Schuß ins rechte Auge von vorn aus 5 m Entfernung mit einer Kugel aus einer Windbüchse. Hornhaut quer horizontal unregelmäßig gespalten. Bulbus ganz zusammengesunken, klein, amaurotisch; Augeninhalt anscheinend ganz entleert. In der Wunde hingen gefetzte blutige Gewebsreste. Die Röntgenaufnahme zeigte, daß die Kugel offenbar im zertrümmerten Bulbus steckte. Exenteratio bulbi, wobei die Kugel mit entleert wurde.

Berlin (1908) teilte einen Fall mit, in dem das Geschoß (7 mm Revolverkugel) nach Durchschlagen des oberen Orbitalrandes auf der Oberseite in den Bulbus eingedrungen und durch einen Skleralriß innen unter Doppelperforation des Auges ausgetreten war. Die Röntgenaufnahme ergab Sitz der Kugel unterhalb der Sella turcica im Os sphenoidale. Der Bulbus war verkleinert und nach vorn gedrängt. Die am Tage nach der Verletzung ausgeführte Exenteratio bulbi ergab, daß nur noch wenig blutiger Inhalt sich im Bulbus befand.

In einem von Gleue (1907) mitgeteilten Fall war das Auge von einer 6 mm Teschingkugel von vorn nach hinten durchschossen, die Röntgenaufnahme ergab Sitz der Kugel an der hinteren Schädelwand. Außer anfänglichen Hirnerscheinungen waren keinerlei bleibende Ausfallserscheinungen beobachtet.

Über Doppelperforation des Auges durch das moderne kleinkalibrige Mantelgeschoß ohne bedeutende Zertrümmerung des Auges berichtete OGUCHI (1911). Allerdings handelte es sich nicht um ein in der freien Orbitalöffnung eingedrungenes Geschoß, sondern um eine Schußbahn von der Nasenwurzel aus, die sich bis zur Schläfe erstreckte. Die anatomische Untersuchung des am 22. Tage nach der Verletzung enukleierten Auges ergab Einschuß am nasalen Äquator und Ausschuß etwas nach hinten vom lateralen Äquator. Offenbar war die Flugkraft

Fig. 168.

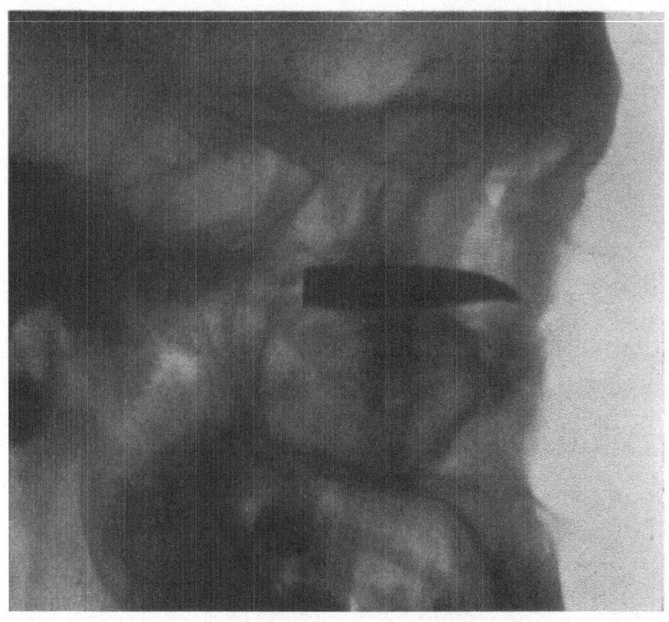

J. Links Verletzung am 29. August 1914 im Gefecht vor einem niedrigen Ziegeldach in Deckung liegend. Schlag gegen das linke Auge, Nasenbluten. Er glaubte, durch ein Ziegelsteinstück verletzt zu sein. Wunde am linken Unterlid innen, Exophthalmus, Hämophthalmus, Bulbusruptur. Die Röntgenaufnahmen ergaben Infanteriegeschoß, überschlagen mit verbogener Spitze nach vorn in der Orbita. Extraktion des Geschosses in Lokalanästhesie durch bogenförmigen Schnitt im Unterlid. 5 Tage später Enukleation des schrumpfenden Bulbus.

durch den Knochen abgeschwächt. Klinisch bestanden Blutung im Auge, Amaurose, Chemosis, aber keine Veränderung der äußeren Gestalt des Auges. Der Bulbus war in der hinteren Hälfte etwas geschrumpft (20 mm Durchmesser).

Bei kleineren Kugeln und geringerer Flugkraft kann das Projektil selbst im Auge stecken bleiben.

So beobachtete ich in der Jenaer Augenklinik einen Fall von Schußverletzung des rechten Auges durch eine in 5 m Entfernung aus einer Windbüchse abgefeuerte Kugel. Die Hornhaut war total in horizontaler Richtung zerrissen, der Bulbus vollkommen eingesunken und amaurotisch, der Augeninhalt bis auf eingeklemmte Gewebsreste entleert. Die Röntgenaufnahme (Fig. 167) ergab Sitz der Kugel im Bulbus; bei der Exenteration wurde die Kugel mit entleert.

Ausnahmsweise können matte Kugeln das Auge von vorn her treffen und nur geringe oder weniger schwere Verletzungen verursachen.

v. Beck (1849) beobachtete einen Fall, in dem die Kugel bei unverletzten Lidern im Bindehautsack gefunden wurde und in dem bis auf eine Ecchymose der Bindehaut und leichte Kontusion des Auges keine Verwundung bestand. Isenschnied (ref. Zander und Geissler 1864, S. 454) fand eine Berstung der Kornea und Sklera, ohne daß die Lider und die Orbita verletzt waren. Die Kugel war wieder abgesprungen.

Lawson (1867) berichtete über Irisriß seitwärts vom Pupillenrand durch Prellkugel und Clark (1890) über eine isolierte Ruptur der Iris und der Chorioidea durch eine rückprallende Büchsenkugel.

Die in der Peripherie der Orbitalöffnung unter Streifung, Splitterung oder Durchbohrung des knöchernen Orbitalrandes eindringenden Kugeln verursachen meist völlige Zertrümmerung des Auges durch breite Rißwunden. Doch ist mehrfach beobachtet worden, daß Kugeln von vorn her zwischen Auge und Orbitalrand eindringen und selbst dort steckenbleiben können, ohne den Bulbus zu zerstören. Der Bulbus kann dabei starke Quetschung mit Zerreißung von inneren Augenhäuten, Blutungen usw. erfahren, aber in seltenen Fällen ganz intakt bleiben. Häufig handelt es sich dabei um mattere Kugeln, deren Kraft durch den Knochen vollends abgeschwächt wird. Der Augapfel kann in der Orbita ausweichen, es ist auch beobachtet, daß er dabei unter Erhaltung des Sehvermögens luxiert. Abgesehen von den etwaigen Bulbusveränderungen findet man in derartigen Fällen Lidwunden, Exophthalmus durch Orbitalblutung, Muskelzerreißung und Lähmungen, und, falls die Kugel die Orbita hinten verläßt, weitere entsprechende Knochenverletzungen und deren Folgen, wobei selbst der Optikus der anderen Seite geschädigt werden kann (Leber 1877). Fig. 168 gibt als Beispiel den Röntgenbefund eines Orbitalsteckschusses durch ein Infanteriegeschoß, das durch Abprallen matt geworden war und sich überschlagen hatte, wieder.

Derartige Fälle von Verletzungen durch Gewehrkugeln sind u. a. mitgeteilt von Hennen (1818), Larrey (1829), Bauders (1836), Demme (1861), Barkan (1875), Talko (1878), Rothmund (1866), Leber (1877), v. Öttingen (1879), Myrdacz (1882). Der Kriegssanitätsbericht über den Krieg 1870/71 führt zwei solche Fälle an (1888, S. 238). Weitere Fälle finden sich bei Oguchi (1913), Cosmettatos (1914).

Saemisch (1871) fand bei einem angeblich durch ein Granatsprengstück an der äußeren Kommissur gequetschten Soldaten 6 Tage nach der Verletzung eine Exkoriation am Lidwinkel und Lidschwellung. Der Bulbus erschien normal, die Pupille reagierte und feiner Druck wurde gelesen. Doch bestand geringe Protrusio bulbi und Beweglichkeitsbeschränkung nach unten mit Doppeltsehen. 6 Tage später wurde wegen Zunahme der Schwellung am unteren Lid eine Inzision gemacht und nach Entfernung von Eiter eine Chassepotkugel von gewöhnlicher Form, in der einige Knochensplitter eingeklemmt waren, aus der Tiefe der Orbita mit der Pinzette extrahiert. Es trat schnelle Heilung ein, das Doppeltsehen verschwand, der ophthalmoskopische Befund war normal. Nach dem Kriegssanitätsbericht soll aber einige Monate später Erblindung des Auges attestiert sein.

In einem von STRACHOW (1903) mitgeteilten Fall war die Kugel in die Tränendrüsengegend am oberen Orbitalrand eingetreten und wurde im Schädel vor dem Os occipitale durch Röntgen nachgewiesen. Ophthalmoskopisch fanden sich Ruptura chorioideae am hinteren Augenpol und Reste von Blutungen, S = 0,1. Außer Bewußtlosigkeit und Erbrechen waren keine Nervenerscheinungen eingetreten. Die Kugel war in die Schädelhöhle eingedrungen und ohne das Gehirn zu verletzen an der Knochenwand entlang geglitten.

Eindringen von Revolverkugeln oder ähnlichen Geschossen in die Orbita bei unzertrümmerten Augen sind mehrfach beobachtet. In einem von DUCELLIER (1877) mitgeteilten Fall war die Revolverkugel am unteren Orbitalrand eingedrungen. Das Sehvermögen war unverändert, doch fand sich, abgesehen von Pulverkörnern in der Hornhaut, Lähmung des Rectus inferior und internus. Das extrahierte Projektil zeigte abgeplattete Form, der knöcherne Orbitalrand war intakt.

In einem von FEHR (1900) erwähnten Fall war bei einem Schießbudenmädchen das Projektil unter Streifung des Bulbus am Lidwinkel eingetreten und durch Röntgenbild in der Orbita nachgewiesen. Im Bulbus fand sich ein strangförmiger Narbenherd von der Makula zur Peripherie ziehend.

Ein analoger Fall durch Teschingpistolenkugel ist von GROENOUW (1899) mitgeteilt, ebenso von LANGE (1912) 2 Fälle.

PARSONS (1906) berichtete über Eindringen einer kleinkalibrigen Revolverkugel durch das obere Lid. Nach der Röntgenaufnahme steckte das Geschoß in der Gegend des Foramen opticum. Ophthalmoskopisch fand sich Aderhautruptur oberhalb der Papille und ein nach oben innen verlaufener Narbenstrang. Der Visus hob sich auf $1/_2$ der Norm.

Ausnahmsweise kann auch eine Kugel durch den Bindehautsack ohne Bulbuszertrümmerung eintreten. Im Weltkriege z. B. beobachtete ich folgenden Fall: Str. Verwundung im Moment des Aufspringens zum Sturm am 30. Juli 1916. Der Einschuß des Infanteriegeschosses fand sich in der rechten unteren Übergangsfalte, der Ausschuß am Hals unter dem Ohr und die Kugel ging noch weiter durch die rechte Schulter. Das Lid war nicht zerrissen, der Bulbus intakt bis auf große Aderhaut-Netzhautruptur mit nahezu Amaurose. Die Einschußnarbe in der unteren Übergangsfalte war später etwas trichterförmig eingezogen. Beweglichkeit des Bulbus frei.

Am Orbitalrand auftreffende matte Kugeln verursachen entsprechend geringere Verletzungen. So können isolierte Frakturen des Orbitalrands vorkommen.

In einem von DEMME (1861) mitgeteilten Fall hatte eine Kugel den unteren äußeren Orbitalrand abgesprengt und war im Bindehautsack stecken geblieben. Das reponierte Stück heilte wieder an. Ich verweise ferner auf die Mitteilungen von v. ÖTTINGEN (1879), v. BERGMANN (1873), BERLIN (1880).

BOURLAND (1910) berichtete über Schußverletzung der Supraorbitalgegend ohne Verletzung des Knochens. 7—8 Monate später fand sich Enophthalmus.

BERGMEISTER (1907) teilte einen Fall von Konturschuß entlang dem äußeren Orbitalrand durch Revolverkugelverletzung mit. Oberhalb des linken Augenbrauenbogens fand sich eine schlitzförmige Einschußöffnung. Die Kugel war entlang dem Orbitalrand, ohne den Bulbus zu perforieren, bis in den temporalen Teil des unteren Konjunktivalsacks gelangt, von wo sie extrahiert wurde. Der Bleimantel hatte sich gelöst und das weiche Blei enthielt den Abdruck des unverletzt gebliebenen Knochenrandes. Am Bulbus fanden sich Kontusionsfolgen.

CHAUVEL (1881) berichtete über Anprall einer Kugel an den unteren Orbitalrand mit nachfolgender Erblindung und chorioiditischen Veränderungen.

Durch matte Granatsplitter kommen analoge Verletzungen vor. So beobachtete ich Splitterung des unteren Orbitalrandes ohne Hautwunde durch matten Granatsplitter. An der Aufschlagsstelle fand sich teigige Schwellung durch Blut und Flüssigkeit, durch die man die Knochensplitter fühlte. Contusio bulbi, S $^5/_{15}$. In einem Falle fand ich einen Granatsplitter zwischen Oberlid und Limbus eingeklemmt nach Verwundung am 22. August 1917. Nach Extraktion des Splitters zeigte sich an der Conjunctiva tarsi und am Tarsus des linken Oberlides eine über 5 mm lange scharfe Wunde und entsprechend am Limbus eine ebenso lange nicht perforierende Korneoskleralwunde, sowie eine Epithelerosion der Hornhaut-

Fig. 169.

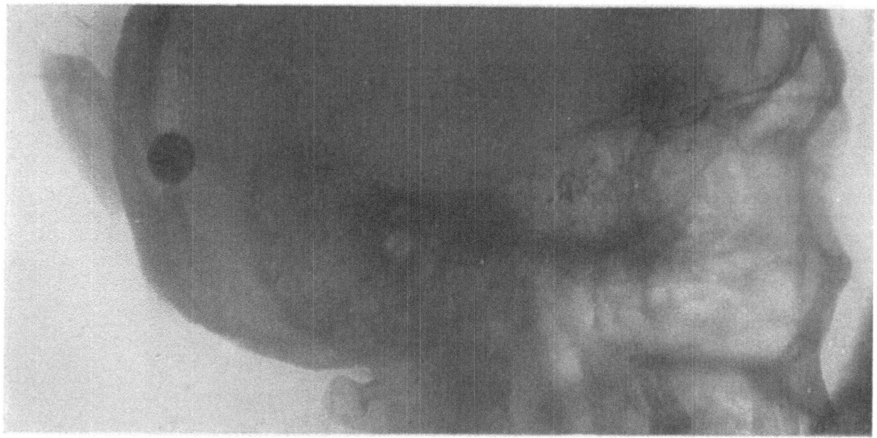

Hauptmann S. Links Orbital-Gehirnsteckschuß durch Schrapnellkugel. Lochwunde am linken Oberlid, Bulbuszerreißung mit beginnender Eiterung. Geringe Gehirnsymptome: etwas Schwindel, Ataxie, leichte Manegebewegung, Euphorie, zeitweise etwas Somnolenz. Exenteratio bulbi, Freilegung und Tamponade der Orbitalwunde. Rechts E. S. 5/5. Se fr. O. n. Nach 16 Tagen Schüttelfrost. Durch Trepanation Kugel entfernt, aber nach 4 Tagen Exitus durch Meningitis.

mitte. In einem anderen Falle fand ich einen in den Bindehautsack eingedrungenen Granatsplitter, der in der unteren Übergangsfalte sich eingebohrt hatte ohne Bulbusverletzung.

Die Regel bildet, daß die im Bereich der Orbitlalöffnung eindringenden Kugeln so bedeutende Flugkraft besitzen, daß sie die Orbita durchsetzen, unter Knochenfraktur wieder verlassen, in die Umgebung vordringen und bei Kriegsverletzungen oft unter Bildung langer Durchschußwunden wieder austreten. Kommt das Geschoß genau von vorn, so dringt es meist nach Zertrümmerung des Auges unter starker Splitterung des hinteren Abschnitts der Orbitalpyramide in den Schädelraum und in das Gehirn ein und führt fast immer sofort oder bald den Tod des Verletzten herbei. Derartige Fälle kommen deshalb meist nicht zur weiteren klinischen Behandlung. Doch kommen einzelne Fälle vor, in denen die Verletzten eine Zeitlang am Leben

Fig. 170.

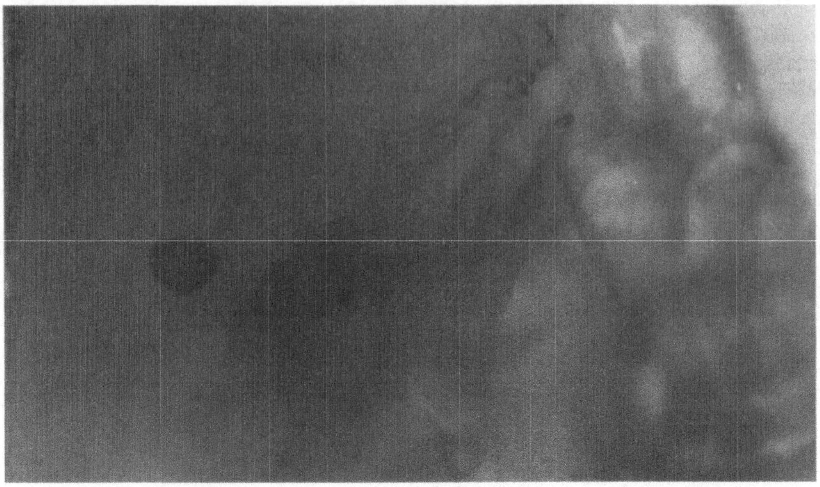

R. Schrapnellkugel durch die rechte Augenbraue ins Gehirn eingedrungen. Rechts Amaurose. Totale Ophthalmoplegie, Auge völlig unbeweglich. Ophthalmoskopisch: Rechts Sehnervenatrophie und Aderhautrisse. Links E S = 5/5 Ophth. n. Rechts Läsion von Optikus, Abducens, Trochlearis und Okulomotorius. Die Kugel im Gehirn ohne Beschwerden vertragen.
Temporale Aufnahme.

Fig. 171.

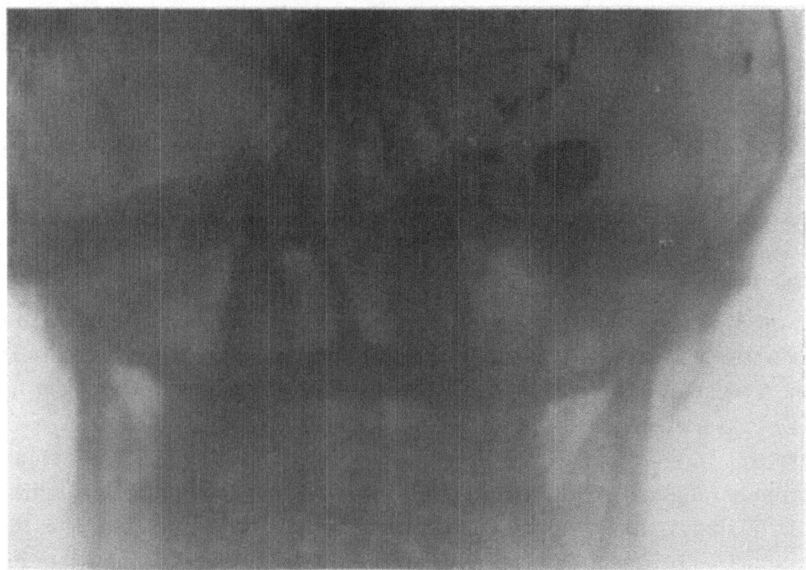

Derselbe Fall wie Fig. 170.
Fronto-okzipitale Aufnahme.

Fig. 172.

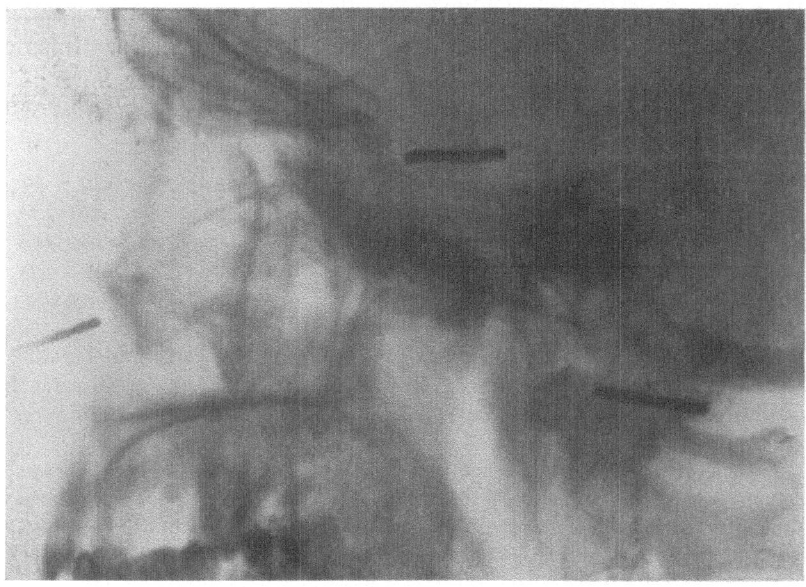

J. Am 8. Januar 1915 ,Verletzung beider Augen durch Handgranate oder Bombe. Aufnahme am
21. Januar 1915. Rechts am Unterlid und Nasenflügel verklebte Wunde. Pupille maximal weit, dichte
Glaskörperblutungen. Lichtschein höchste Lampe.
Links verklebte Wunde am Oberlid innen. Pupille entrundet, reaktionslos. Ophthalmoskopisch:
Papille weißlich, Aderhautriß innen. Amaurose. Beweglichkeit nach oben und innen stark beschränkt.
Bei den Röntgenaufnahmen fanden sich 3 Bombennägel im Kopf: einer in der Gegend der Hypo-
physe, anscheinend in der Gegend des linken Foramen opticum eingedrungen, einer am rechten Nasen-
flügel, einer unterhalb des rechten Processus mastoideus. Bitemporale Röntgenaufnahme.

Fig. 173.

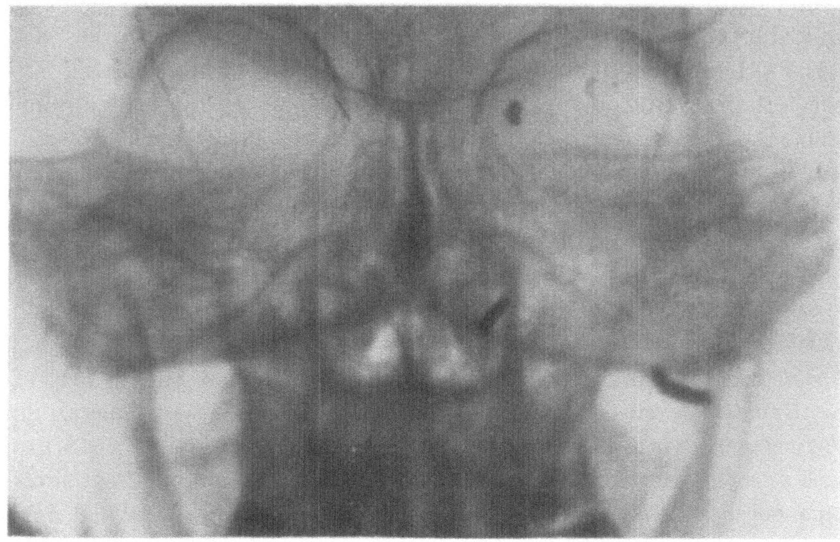

Derselbe Fall wie Fig. 172.   Fronto-okzipitale Aufnahme.

bleiben oder mit dem Leben davonkommen. Die zerebralen Ausfallserscheinungen sind je nach Schußrichtung und Sitz des Projektils ganz verschieden, manchmal fehlen sie ganz, besonders bei Sitz im Stirnhirn. Infanteriegeschosse können auch in der Okzipitalgegend meist unter Spreng- und Bruchwirkung an der Schädelkapsel und Schädelbasis den Schädel wieder verlassen und zum Kopfdurchschuß führen.

In einem von DEMME (1863) mitgeteilten Fall war keine stärkere Frakturierung nachweisbar, sondern die abgeplattete Kugel hatte ihren Weg genau durch die obere Augenhöhlenfissur, den oberen Rand des Keilbeinflügels nur linienbreit splitternd in den Schädel genommen. Der Mann starb 4 Wochen nach der Verletzung. Besonders günstig verlief der vorher erwähnte (S. 1976) Fall von STRACHOW (1903), in dem die Gewehrkugel sogar ohne Gehirnverletzung bis zum Os occipitale vorgedrungen war. In dem von mir beobachteten und auf S. 1972 erwähnten Fall war die Revolverkugel mit einer etwas elevierten Flugbahn durch das obere Orbitaldach in das Gehirn eingedrungen. Es erfolgte Heilung mit Hemiplegie.

Ferner gehören hierher noch die Fälle von v. BERGMANN (1898) und von HENSCHEN (1898), in denen die Kugel bis zum Okzipitallappen vorgedrungen und Hemiopie veranlaßt hatte, von GLEUE (1907), PAULICKI und LOOS (1881), EMRYS-JONES (1883), SALZER (1915), IGERSHEIMER (1915), GILBERT (1916), v. SZILY (1918).

Im Weltkriege wurden orbitale Gehirnsteckschüsse durch Infanteriegeschoß, Schrapnellkugel oder Granatsplitter nicht so selten beobachtet. Ich selbst habe mehrere derartige Fälle gesehen und verweise auf Fig. 169—173.

Weicht die Richtung von der zur Frontalebene senkrechten nach oben ab, so nimmt das Geschoß durch das obere Orbitaldach ebenfalls seinen Weg ins Gehirn, weicht sie seitlich und nach unten ab, so dringt das Geschoß zunächst in die Gesichtsknochen und kann dort stecken bleiben. Bei einer Richtung von außen nach innen wird die innere Orbitalwand durchschlagen, die Nasenhöhle zertrümmert und das Geschoß kann selbst noch in die andere Orbita übertreten und das zweite Auge oder die Muskeln und Nerven schädigen. Bei der Richtung von innen nach außen, wobei gewöhnlich schon der Nasenrücken gestreift war, durchschlägt die Kugel die äußere Orbitalwand, kann unter der Haut der Schläfe oder in der Ohrgegend, selbst hinter dem Ohr stecken bleiben oder wieder austreten. Ist die Flugbahn nach unten gesenkt, so wird die untere Orbitalwand durchbohrt und die Kugel kann unter der knöchernen Schädelbasis hingehend in der Backe, in dem Kieferwinkel, in der Ohrgegend, im Nacken, im Rücken oder in der Schläfengegend austreten oder dort stecken bleiben. Die Kugel kann in der Wirbelsäule oder im Hinterhauptsbein angetroffen werden. Kleine Projektile, wie Granatsplitterchen, können auch durch die Fissura orbitalis inferior ihren Weg nehmen, wie z. B. bei CORDS (1922). Auf dem Weg können die Schädelbasis getroffen, die Gesichtsknochen zertrümmert, Schlund und Nasenrachenraum durchsetzt, die Wirbelsäule verletzt und wichtige Gefäße und Nerven getroffen werden. In vielen Fällen wurden aber keine schweren Nebenverletzungen erzeugt, und es trat Heilung ein. Dringt dabei die Kugel ohne gleichzeitige stärkere seitliche Abweichung ein, so liegen der Schußkanal und die etwaige Ausschußöffnung auf der Seite der Orbitalverletzung, hatte sie aber zugleich eine Richtung von außen nach innen, so kann sie auf die andere Seite gelangen und dort austreten oder stecken bleiben. Auch hierbei kann durch Knochenfraktur der Sehnerv der zweiten Seite verletzt werden. Bei steiler Flugrichtung von oben her wird der Orbitalboden mehr oder weniger ausgedehnt zertrümmert und die Kieferhöhle eröffnet. Bleibt das

Fig. 174.

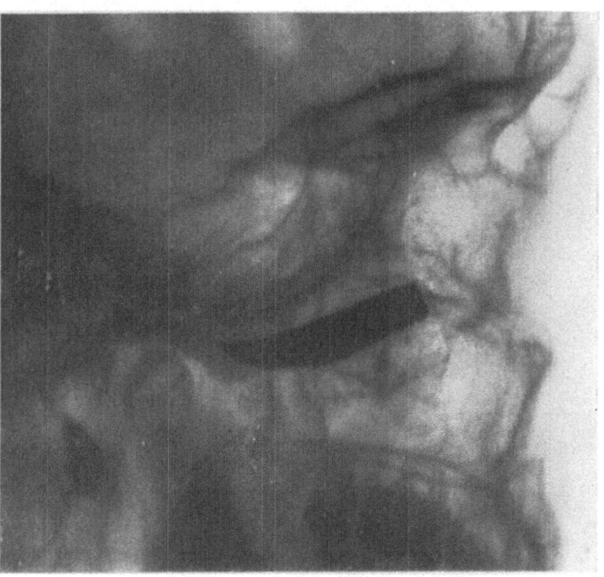

Kr. Am 24. September 1914 Verwundung durch Infanteriegeschoß. Links Einschuß unter Zerreißung des Unterlids etwas nach außen von der Mitte. Große Korneo-Skleralruptur. Die Röntgenaufnahme ergibt ein größtenteils in der Oberkieferhöhle steckendes Infanteriegeschoß. Enukleation und Lidnaht. 2 Tage später Extraktion des Geschosses vom unteren Orbitalrand aus mit bogenförmigem Schnitt durch das Unterlid. Bitemporale Röntgenaufnahme.

Projektil dort nicht stecken, so kann es unter Zertrümmerung des Gaumens, Frakturierung der Alveolarfortsätze in die Mundhöhle eindringen, Zunge und Mundboden verletzen, dort stecken bleiben oder austreten und zuweilen selbst weiter gehen und in den Hals, in die Brust- oder selbst Bauchhöhle eintreten. Auch die hintere Wand der Kieferhöhle kann durchschlagen und die Flügelgaumengrube mit den dortigen Gefäßen verletzt werden. Bei Verletzung der Kieferhöhle kann Lidemphysem beobachtet werden.

Von derartigen Verletzungen seien 2 Beispiele aus dem Kriegssanitätsbericht (1888), S. 200) angeführt. In dem einen Fall war dem am 6. I. 71 verletzten Gefreiten die Kugel am Nasenwinkel in die rechte Augenhöhle eingedrungen, hatte den Augapfel zerstört und war in der rechten Nackengegend $1\frac{1}{2}$ Zoll hinter dem Warzenfortsatz wieder ausgetreten. In dem zweiten Fall war einem am 18. VIII. 70 Verwundeten die Kugel unter vollständiger Zerstörung des Auges in die linke Augenhöhle eingedrungen und in der rechten Nackengegend dicht hinter dem Warzenfortsatz ausgetreten. Weitere derartige Beispiele durch Gewehrschüsse finden sich bei v. MERZ (1907). In einem Fall z. B. traf die Kugel das linke Auge und flog hinter dem rechten Ohr 4 cm über dem Processus mastoideus heraus und führte zu doppelseitiger Erblindung, links durch Atrophie des Auges und rechts durch Sehnervenatrophie.

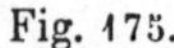

Fig. 175.

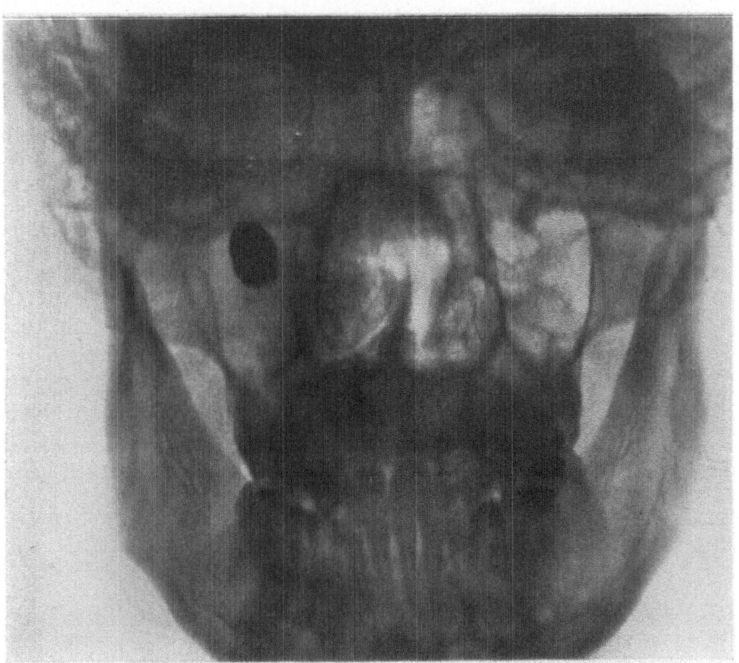

Derselbe Fall wie Fig. 174. Fronto-okzipitale Aufnahme.

In einem anderen Fall traf die Kugel das geöffnete rechte Auge und fuhr am Rücken 2 cm rechts vom Processus spinalis des zehnten Brustwirbels heraus, das rechte Auge war atrophisch, der rechte Fazialis gelähmt, das Ohr verletzt, während das linke Auge gesund blieb.

In mehreren Fällen war das Auge getroffen, zerstört und die Kugel drang in der Schläfe oder Ohrgegend heraus.

In einem dieser Fälle (N. 11) fand sich die Linse des atrophischen Auges unter der Conjunctiva bulbi und wurde extrahiert.

In einem von GOLDZIEHER (1901) mitgeteilten Fall von Revolverschußverletzung war die Kugel in die rechte Orbitalöffnung eingetreten, hatte das rechte Auge vernichtet, weiter die Nasenwurzel durchschlagen, war in die linke Orbita eingedrungen und in der Mitte des unteren Orbitalrandes ausgetreten unter Zersplitterung des Knochens, aber ohne den linken Bulbus zu verletzen. Weiter gehören hierher Fälle von ENSLIN (1906), LEBER (1877), SAYLOR (1903).

Fig. 176.

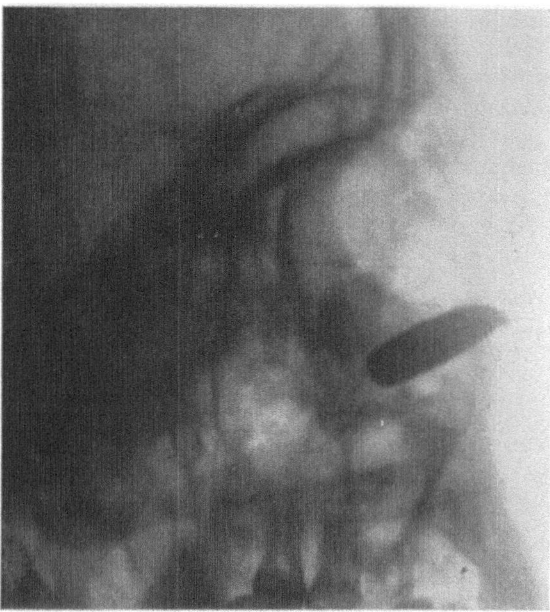

U. Verwundung am 8. April 1915 beim Blick durch eine Schießscharte im Schützengraben. Einschuß am rechten oberen Orbitalrand; das vollkommen zertrümmerte Auge war sofort vollends entfernt. An der linken Wangenseite unter dem Os zygomaticum Knochenaufwerfung und sezernierende Hautöffnung. Die Röntgenaufnahmen ergaben ein Infanteriegeschoß, das mit der Basis voran halb in der linken Oberkiefer- und halb in der linken Nasenhöhle steckte. Entfernung des Projektils in der Nasenklinik. Später links Tränensackblennorrhöe. Ophthalmoskopisch: Große flächenhafte Bindegewebsneubildung an Stelle der Papille mit langen Ausläufern besonders nach unten. Bitemporale Röntgenaufnahme

Fig. 177.

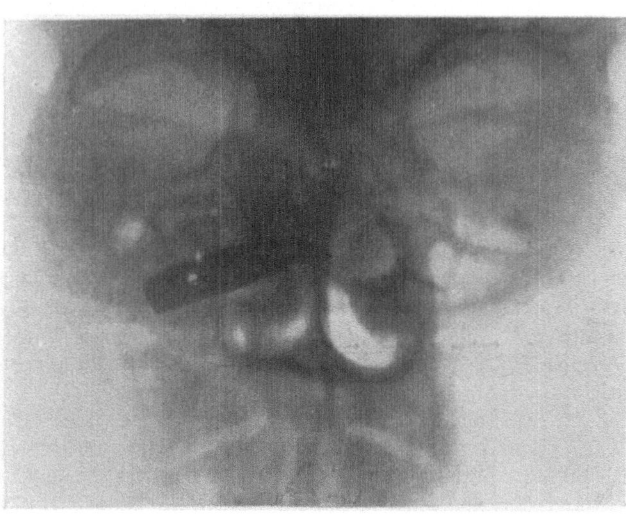

Derselbe Fall wie Fig. 176. Fronto-okzipitale Aufnahme.

In einem von DELAHAYE (1905) mitgeteilten Fall war die Revolverkugel durch das rechte untere Lid eingedrungen, hatte den rechten Bulbus zerstört und links zu Amaurose durch Optikusatrophie und zu Lähmung des Internus und Inferior geführt.

Fälle von Kriegsverletzungen mit den verschiedensten Verlaufsrichtungen des Geschosses und entsprechenden Verletzungen finden sich bei OGUCHI (1913), IGERSHEIMER (1915), CORDS (1916, 1922) und v. SZILY (1918).

Ich selbst habe zahlreiche derartige Schußverletzungen mit den verschiedensten Schußrichtungen teils als Durchschüsse, teils als Steckschüsse beobachtet und verweise z. B. auf die Fig. 174—177.

Fig. 178.

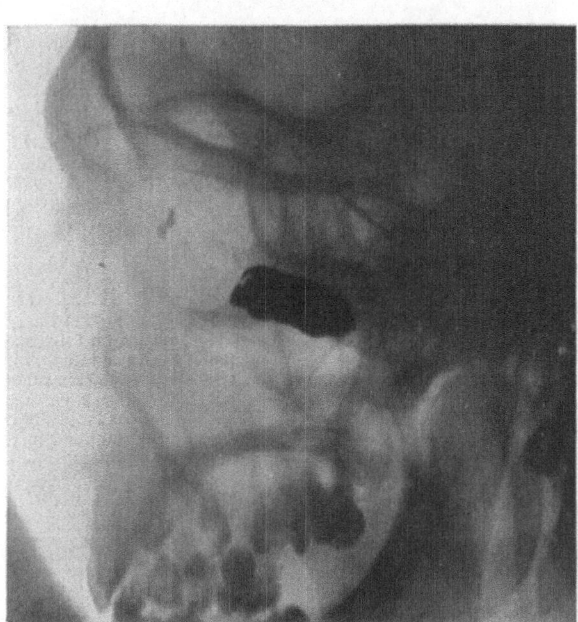

L. Verwundung am 30. August 1914 durch Granatsplitter. Aufnahme am 2. September 1914 im Lazarett Universitäts-Augenklinik. Links Oberlid zerfetzt, Bulbus zertrümmert. Die Röntgenaufnahmen ergaben einen großen Granatsplitter, der quer durch das Siebbein bis in die rechte Orbita reichte und dessen hinteres Ende noch in der linken Orbita steckte. Exenteratio bulbi und Extraktion des Granatsplitters mittels Kornzange.

Ich führe noch folgenden Fall an: B. Verwundung durch Infanteriegeschoß am 27. August 1914. Einschuß am rechten inneren Augenwinkel, großer Bindehautriß, Ausschuß am Hals zwei Finger breit unterhalb des Warzenfortsatzes, weiter rinnenförmige bis zum Knochen gehende 5 cm lange Wunde an der Schulter. Rechts Exophthalmus, zentrale Hornhauttrübung, Pupille weit, Glaskörperblutungen, Netzhaut-Aderhautrisse, Papille durch graues Exsudat verdeckt, Amaurose. Bulbus höherstehend, Beweglichkeitsbeschränkung nach innen und unten. Später ophthalmoskopisch Retinitis proliferans mit flächenhafter weißer die Papille deckender Membran, am Rand derselben feine Gefäße sichtbar. Links — 2 D S $^5/_5$. Ophth. normal. Rechts Fazialislähmung.

Fig. 179.

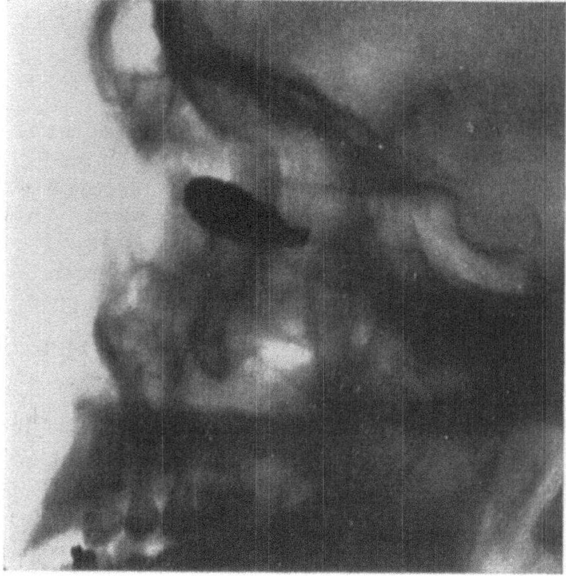

Br. Rechts Anophthalmus. Ober- und Unterlid stark narbig verändert und eingerollt. Die Röntgenaufnahmen ergaben einen großen Granatsplitter, der quer in der Nasenhöhle steckte. Endonasale
Extraktion des Splitters in der Nasenklinik. Bitemporale Röntgenaufnahme.

Fig. 180.

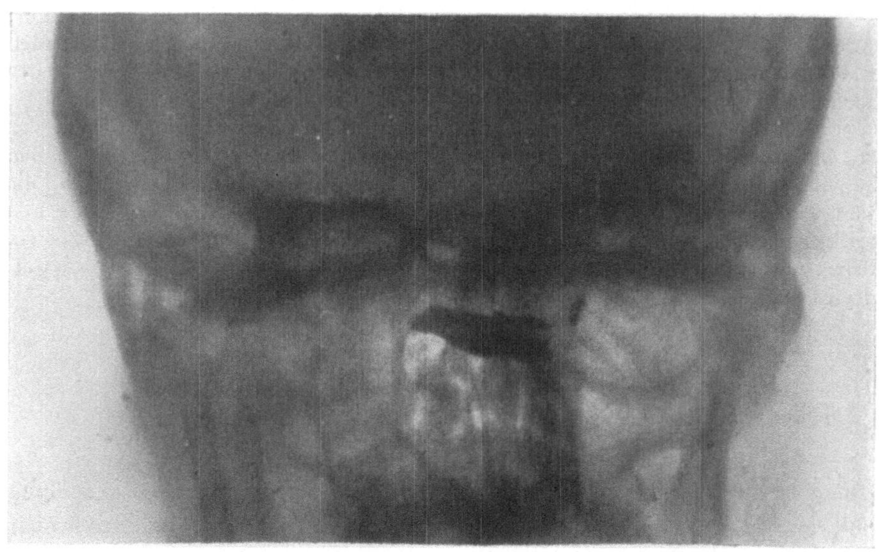

Derselbe Fall wie Fig. 179. Fronto-okzipitale Röntgenaufnahme.

Wenn auch die von vornher in die Orbita eingedrungenen Geschosse in der Regel hinten die Orbitalwand durchschlagen, die Orbita verlassen und weiter vordringen, so wird doch zuweilen beobachtet, daß die Kugel mit oder ohne Zertrümmerung des Auges in den Weichteilen der Orbita oder in der Augenhöhlenwand stecken geblieben ist.

Aus dem deutsch-französischen Kriege liegen 13 derartige Beobachtungen nach dem Kriegssanitätsbericht (1888, S. 200) vor. v. MERZ (1907) erwähnte einen Fall, in dem die durch das linke Auge eingedrungene Kugel in der Orbita sitzen blieb und mit Überresten des Bulbus entfernt wurde. COSMETTATOS (1915) erwähnt einen Fall von Schrapnellkugel in der Orbita. Ferner gehören die vorher erwähnten Fälle, in denen matte Kugeln am Auge vorbei in die Orbita eindrangen, hierher (FEHR 1900, GROENOUW 1899, PARSONS 1906), ferner ein Fall von COSMETTATOS (1914).

Aus dem Weltkriege finden sich derartige Fälle u. a. bei IGERSHEIMER (1915) (vgl. Fig. 168).

Granatsplitter, die von vorn her im Bereich der Orbitalöffnung auftreffen, verhalten sich ganz verschieden je nach ihrer Größe (vgl. S. 1962). Große Splitter können das Auge zermalmen und stecken bleiben oder abspringen, mittelgroße wirken wie Kugeln (Fig. 178—180), kleinste wie Fremdkörper aus Eisen. Diese können, ohne das Auge der Form nach zu verändern, in das Auge eindringen, darin stecken bleiben oder unter Doppelperforation hinten austreten.

In dem Weltkriege wurden Verletzungen durch kleine und kleinste Granatsplitter überaus häufig beobachtet. Die Fälle wurden eingehend bei den Fremdkörperverletzungen in Kapitel III berücksichtigt.

Fälle verschiedener Art finden sich z. B. im Kriegssanitätsbericht (1888), COHN (1872), v. MERZ (1907). In einem der von v. MERZ mitgeteilten Fälle wurden 2 Granatsplitter in dem entzündeten und wegen sympathischer Neurose des normalen anderen Auges enukleierten Bulbus gefunden.

Als Besonderheit erwähne ich einen Granatsplittersteckschuß der Orbita, der bei intaktem Bulbus zu einer isolierten Optikusläsion in der Gegend des Foramen opticum geführt hatte. Der Splitter war durch das Unterlid eingedrungen, die Röntgenaufnahme wies Sitz im Orbitaltrichter nach. Es bestand Amaurose und Optikusatrophie bei sonst normalem Bulbus. In einem anderen Falle war ein Granatsplitter unter Zertrümmerung des rechten Auges ins Gehirn bis zur Okzipitalgegend eingedrungen und es bestand links Hemianopsie nach links.

Orbitalwandschüsse.

Schuß durch die temporale Orbitalwand. Schläfenschuß.

§ 240. Die von der Schläfe her eindringenden Schüsse kommen, wie früher bereits erwähnt, ganz besonders häufig zur klinischen Beobachtung und bieten das wechselvollste Krankheitsbild. Zahlreiche Beobachtungen über alle möglichen Vorkommnisse und Folgen der Schußverletzung sind mitgeteilt. Die Veränderungen gestalten sich verschieden je nach der Richtung des

Geschosses, der Größe, der Durchschlagskraft und der Stelle des Einschusses an der Schläfe. Überaus häufig kommt es zur Verletzung beider Orbitae, besonders bei Kriegsverletzungen.

Im allgemeinen stellen die Schläfenschüsse durch Gewehrgeschosse, wie sie als Kriegsverletzung, zumal bei Flankenfeuer, nicht selten vorkommen, schwere Verletzungen dar, die zu ausgedehnter Zertrümmerung der Knochen und der Orbitalweichteile sowie zu gleichzeitiger Verletzung der Schädelhöhle und des Gehirns führen, da durch die erhebliche Sprengwirkung sich die Knochenfrakturen häufiger auf die Schädelhöhle erstrecken. Vielfach tritt deshalb noch der Exitus letalis ein.

Die Erfahrungen des Weltkrieges haben gezeigt, daß bei Durchquerung beider Orbitae die zerstörende Wirkung des Infanteriegeschosses dadurch erheblich erhöht werden kann, daß das Geschoß infolge des ungleichen Widerstandes in der Schußbahn aus seiner ursprünglichen Richtung abgelenkt, schräg und quer gestellt wird und somit als Querschläger wirkt (GUTMANN 1916). Dadurch wird die Zerstörung auf der Ausschußseite viel beträchtlicher als auf der Einschußseite. Außerdem ist gerade bei diesen Durchschüssen infolge der Mitverletzung der Crista und Lamina cribrosa des Siebbeins die Infektionsgefahr für das Gehirn von der Nase aus eine große.

In Friedenszeiten werden überaus häufig Revolverschläfenschüsse infolge von Selbstmordversuch beobachtet, da die Betreffenden, die sich das Leben nehmen wollen, oft ihr Ziel nicht erreichen. Sie kommen mit dem Leben davon, wenn auch meist unter schwerer Schädigung des Sehorgans einer oder beider Seiten. Die Revolverschläfenschüsse führen wegen des kleinen Kalibers und der geringeren Durchschlagskraft in der Regel zu viel weniger hochgradigen Veränderungen als die Gewehrschüsse, und die Verletzungen des Auges, des Sehnerven, der Muskeln, Nerven und Gefäße bieten ein wechselvolles Krankheitsbild.

Durchschlägt die Kugel die äußere Orbitalwand im vorderen Abschnitt und senkrecht zur Achse der Augenhöhle, so wird außerordentlich häufig der Bulbus vollkommen zertrümmert, in vielen Fällen, zumal bei größeren Kalibern infolge der großen Sprengwirkung vollkommen aus der Augenhöhle herausgeschleudert, so daß er nur noch an einzelnen Muskelresten und Gewebsfetzen auf der Wange liegt oder spurlos verloren gegangen ist. Trifft die Kugel senkrecht und weiter hinten auf, so kann das Auge mit Sehnerv im hinteren Augenabschnitt zerrissen oder gestreift werden. Liegt der senkrechte Schußkanal noch weiter nach hinten, so wird der Sehnerv häufig zerrissen und der Bulbus erleidet mit oder ohne Sehnervenzerreißung infolge der Sprengwirkung eine hochgradige Quetschung mit vorwiegenden Veränderungen im hinteren Augenabschnitt. Gar nicht selten kommt es zu einer partiellen oder totalen Herausreißung des Optikus aus der Sklera (Evulsio nervi optici). Die Verletzung bleibt unter Umständen auf die eine Orbita beschränkt, einmal bei beschränkter Flugkraft und kleineren Projektilen, die dann in der Orbita stecken bleiben, sodann bei einer zur Orbitalachse schrägen Richtung der Kugel. Verläuft die Flugbahn schräg von außen hinten nach innen und vorn, so tritt in der Regel die Kugel im Bereich der vorderen Orbitalöffnung der Einschußseite heraus, wobei der Bulbus zertrümmert oder bei Gewehrschüssen sogar vollständig mit weggerissen werden kann, so daß nur die leere Orbita zurückbleibt. Bei Schüssen in umgekehrter Richtung kann die Kugel in das Gehirn eintreten. Trifft die Kugel zur Orbitalachse steiler auf, so durchquert sie die Orbita der Einschußseite und dringt in der Mehrzahl der Fälle in die andere Augenhöhle ein und gefährdet das zweite Auge. Nur selten bleibt sie nach Verlassen der ersten Orbita in der Nase stecken. Von der Richtung und Durchschlagskraft des Projektils hängt es ab, ob die Kugel die zweite Orbita vollständig durchquert und alle vier Orbitalwände durchschlägt oder nur drei Orbitalwände durchsetzt, die beiden inneren neben der temporalen des Einschusses. Je nach der Flugkraft tritt die Kugel wieder aus oder bleibt in der zweiten Augenhöhle stecken. Häufig hat die Flugbahn die Richtung von außen und hinten nach innen und vorn, zumal bei Revolverschüssen durch Selbstmordversuch, da der Revolverlauf durch das Zurückziehen des Armes beim Abdrücken naturgemäß leicht diese Richtung erhält. War die Flugbahn dabei annähernd horizontal, so verläßt die Kugel die zweite Augenhöhle, wobei sie von hinten her das zweite Auge zertrümmern kann; war sie zugleich etwas nach oben gerichtet, so kann sie durch den oberen Orbitalrand der anderen Seite herausfahren; war sie gesenkt, so dringt sie leicht in den Oberkiefer der gegenüberliegenden Seite ein und kann durch die Fossa canina nach außen treten.

Hat die Kugel die Richtung von außen vorn nach innen hinten, so kann sie durch die gegenüberliegende Augenhöhle in das Gehirn oder bei gesenkter Flugbahn durch den unteren Orbitalboden der anderen Seite in die oder unter die Schädelbasis nach der Ohr- und Nackengegend vordringen.

Ganz besonderes Interesse hat stets die reine transversale Durchquerung beider Augenhöhlen erregt, bei der die Kugel auf der einen Schläfe eintritt und nach Durchschlagen der vier Orbitalwände auf der anderen Schläfenseite austritt, ohne die Schädelhöhle zu eröffnen. Dabei kann die Flugbahn genau horizontal verlaufen, so daß beide Augenhöhlen in der gleichen Höhe durchsetzt werden, manchmal etwas gehoben, manchmal mehr gesenkt. Die Durchquerung kann vorn stattfinden, so daß Kernschüsse beider Augen entstehen, oder weiter nach hinten, so daß unter Umständen beide Optici bei intaktem Auge verletzt werden, wie in dem bekannten ältesten Fall dieser Art von Heister (1753), bei dem nach Querschuß der beiden Augenhöhlen im hinteren Abschnitt sofortige doppelseitige Erblindung beider Augen eintrat, während die Augen außer vollständiger

Unbeweglichkeit wie gesund aussahen. Verläuft die Durchquerung im hinteren Abschnitt und etwas höher, so können Basisfraktur, Zertrümmerung der Orbitaldächer und Verletzung der vorderen Hirnlappen mit mehr oder weniger schweren Gehirnerscheinungen auftreten. Durchsetzt die Kugel die Orbita weiter vorn, so kommt es nicht selten durch die Sprengwirkung infolge des Orbitalschusses ebenfalls zu Fissuren des Orbitaldaches, möglicherweise auch des Orbitalbodens (DARTIGUE 1896, LIEBRECHT 1905, ADAM 1911).

Jeder Schuß, der beide Augenhöhlen in irgendeiner Richtung durchquert, gefährdet beide Augen durch direkte oder indirekte Verletzung des Augapfels und des Sehnerven auf das schwerste, und gar nicht selten tritt sofort doppelseitige Erblindung ein. Die Art der Verletzungen im einzelnen gestaltet sich je nach der Schußrichtung und der Größe des Projektils verschieden und kann an beiden Augen gleicher oder verschiedener Art sein. Bei rein transversalen Schüssen wird nicht selten auf beiden Augen eine annähernd gleichartige und gleichschwere Verletzung beobachtet, beide Augen können vollkommen zertrümmert oder nur am hinteren Pol eine Streifung oder Quetschung erfahren, beide Sehnerven können verletzt sein. Zuweilen ist beobachtet, daß beide Augen aus der Orbita herausgerissen waren. Manchmal ist die Verletzung auf der Einschußseite am stärksten, manchmal auf der gegenüberliegenden Seite.

Auch wenn der Optikus und Bulbus von der Kugel selbst nicht getroffen waren, können beide Augen durch indirekte Kontusion infolge der Sprengwirkung nahezu gleich schwere Veränderungen erleiden. Bei schräger Flugbahn kann das eine Auge zertrümmert, das andere nur gestreift oder am Optikus verletzt sein. Auf der einen Seite kann die Verletzung unmittelbar durch die Kugel, auf der anderen Seite mittelbar durch Knochensplitter oder indirekt durch Erschütterung veranlaßt sein.

Der Befund am Auge und der Grad der Funktionsstörung sind ganz verschieden, je nach der Art der Läsion am Bulbus und Sehnerven. Ist der Augapfel von der Kugel selbst getroffen, so finden sich mit Zertrümmerung des Gewebes und starkem Hämophthalmus einhergehende Quetsch- und Rißwunden. War der Bulbus nicht zerrissen, so besteht häufig anfangs Hämophthalmus, so daß man über die Art und den Sitz der Läsion im unklaren bleibt. War der Sehnerv durchtrennt, so kommen die verschiedensten Befunde in Betracht, wie sie bei den orbitalen Verwundungen (§ 188) bereits erwähnt sind. Manchmal finden sich Netzhauttrübung, kleine Blutungen, einfache oder mehrfache Aderhautrupturen, flächenhafte Entfärbung und unregelmäßige Pigmentierung des Augenhintergrundes, verschiedenartige Makulaveränderungen und Lochbildung in der Makula (z. B. OGUCHI 1906, 1913, KIPP 1908, v. SZILY 1918) usw. Ich fand in einem Fall von Revolverschußverletzung neben Netzhauttrübung einzelne Blutungen und eine lange vertikale, gegabelte strichförmige Aderhautruptur, sowie bei Kriegsverletzungen oft zahlreiche verschiedenartig gestaltete und gelagerte Aderhautrisse. Überaus häufig finden sich nach Orbitalquerschuß schwere Veränderungen im hinteren Augenabschnitt mit mehr oder weniger oft flächenhaften und die Papille verdeckenden Blutungen, Glaskörperblutungen, ausgedehnten Netzhaut-Aderhautrupturen und dem sich entwickelnden Befund der Chorioretinitis proliferans. Diese charakteristischen Befunde sind vielfach, so von Cohn (1872), Goldzieher (1881, 1901), Hirschberg (1891), Scheidemann (1893), Nettleship (1900), v. Szily (1917) u. a. näher beschrieben und mehrfach abgebildet. Wir kommen auf diese Befunde noch später zurück. Diese schweren Veränderungen am hinteren Augenabschnitt werden veranlaßt entweder durch direkte Prellung des Bulbus durch das Geschoß oder durch indirekte Quetschung infolge von Übertragung der explosivartigen Geschoßwirkung auf den Bulbus oder schließlich durch die Zerrung, die bei retrobulbärer Zerreißung und Quetschung des Sehnerven durch das Geschoß entsteht. Der Sehnerv kann durch diese Zerrung ausgedehnte, selbst ringförmige Rupturen der Aderhaut und Netzhaut veranlassen und vollständig oder unvollständig aus dem Auge herausgerissen werden. Falls nicht zu starke Blutungen den Einblick unmöglich machen, können die bereits in § 188, S. 1130 erwähnten Befunde der Evulsio nervi optici mit dem Augenspiegel erhoben werden. Fälle von Herausreißung des Optikus durch Schußverletzung wurden beobachtet von Karafiath (1884), Issekutz (1890), Nicolai (1902), Salzmann (1903), Weinstein (1908), Liebrecht (1909), Bielschowsky (1916), Gladhorn (1916), Inouye-Oguchi (1913), Uhthoff (1916), v. Szily (1917). Ich selbst habe bei Kriegsverletzungen mehrere Fälle beobachtet.

Schmid (1898) hat besonders betont, daß die Befunde ausgedehnter Blutungen im Augenhintergrunde mit nachträglich sichtbaren Veränderungen von Chorioidealruptur und Bindegewebsneubildung an Stelle des Optikuseintritts nicht als die Folge direkter Einwirkung des Geschosses auf die Bulbuswand, sondern als Resultat einer durch das Projektil unter starker Zerrung des Optikus am Bulbus bewirkten Abreißung und Quertrennung anzusehen sind. Nettleship (1900), der 6 Fälle von schweren Augenhintergrundsveränderungen beobachtet hatte, ohne daß der Bulbus vom Projektil getroffen war, unterschied 2 Gruppen, je nachdem der Optikus zerrissen wird oder nicht. In 2 Fällen war der Optikus wahrscheinlich zerrissen, in anderen Fällen lag der Schußkanal weit ab vom Nerv. Die intraokularen Veränderungen sind die Folge der vom Schußkanal ausstrahlenden Erschütterung. Adam (1911) sah die Ursache der Veränderungen in der Sprengwirkung des Geschosses innerhalb der Orbita.

Norman Hansen (1899), der auf Grund von 8 Revolverschußverletzungen gemeint hatte, daß Chorioidealrisse nur bei direkter Berührung des Bulbus durch das Projektil oder bei Zerrung des Auges durch gewaltsame Abreißung des Optikus vorkommen, hat sich später (1901) auf Grund von 2 Beobachtungen von Oberkieferschüssen überzeugt, daß die Risse auch durch indirekte Kontusion entstehen.

Bei Kriegsverletzungen sind die mannigfachsten Veränderungen des Augenhintergrundes überaus häufig beobachtet, besonders im letzten Weltkriege. Ich verweise z. B. auf die Mitteilungen von Oguchi (1913), v. Szily (1916, 1917, 1918), Cords (1916, 1918, 1922).

Überaus wichtig für die Gestaltung des klinischen Befundes bei Orbitalschläfenschüssen ist, daß der sonstige Orbitalinhalt, vor allem die Gefäße, Muskeln und Nerven meist in erheblichem Maße und in verschiedener Kombination und Ausdehnung direkt und indirekt mit verletzt sind. Durch die Verletzung der Gefäße kommt es in der Regel zu starkem Blut- und Flüssigkeitserguß. Schon bald nach der Verletzung erscheinen meist die Lider stark ödematös geschwollen und blutig suffundiert, ebenso kann die Bindehaut hämorrhagische und chemotische Wülste aufweisen. Fast nie fehlt erheblicher Exophthalmus durch retrobulbäre Blutung. Er kann so beträchtlich sein, daß die prallgespannten Lider kaum den Bulbus decken, oder daß der Augapfel in die offene Lidspalte vorgedrängt wird. Nicht selten kommt es teils durch die Protrusion infolge der Sprengwirkung, teils durch den starken Bluterguß zu einer Luxatio bulbi, wie z. B. in den Fällen von Emmert (1881), Laqueur (1902), Liebrecht (1905), Gilbert (1915), v. Szily (1916), Erkes (1917), Cords (1918).

Ist der Bulbus so weit vorgetrieben, daß die Lider ihn nicht mehr decken, kommt es schnell zu Vertrocknungsgeschwüren (z. B. Liebrecht 1905, Williams 1908, Pichler 1918, Cords 1916, 1918, 1922, eigene Beobachtung).

In einzelnen Fällen konnte durch die Sektion Verletzung der Arteria ophthalmica mit Thrombosierung nachgewiesen werden (Demme 1864, Liebrecht 1905). Im Fall Demme hatte die Augenspiegeluntersuchung blasse Papille, Verdünnung der Gefäße und Netzhauttrübung ergeben, und im Falle Liebrecht waren ebenfalls die Papille blaß und die Gefäße auffallend eng gewesen.

Überaus häufig finden sich Beweglichkeitsstörungen teils durch retrobulbären Bluterguß, teils durch die Verletzung der Augenmuskeln und Nerven. Sehr oft ist auf der Schläfeneinschußseite der Externus oder Abduzens betroffen, die übrigen Muskeln und Nerven sind in mannigfacher Kombination verletzt je nach dem Verlauf des Schußkanals. Je weiter derselbe nach hinten liegt, um so leichter werden mehrere Muskeln und Nerven lädiert.

In einzelnen Fällen wurde auch Mitverletzung des sensiblen Nerven beobachtet. Über Verletzung des Trigeminus berichteten Emmert (1881), Wilbrand und Sänger (1906), Cords (1910), Pulfer (1917), Uhthoff (1915, 1916). Den Sympathikus fand Cords (1910) nach Schläfenschuß verletzt.

Cords (1910) berichtete über rechtsseitigen Schläfenschuß mit partieller transitorischer Lähmung des ersten Trigeminusastes und des Abduzens und kompletter Lähmung des Trochlearis und Sympathikus.

Über Ophthalmoplegia interior durch Granatsplitterverletzung im inneren Augenwinkel berichtete Brückner (1915). Da Hornhautanästhesie bestand, nahm er Blutung im Ganglion ciliare an. Einen analogen Fall von interiorer

Okulomotoriuslähmung bei Orbitalverletzung beobachtete Bielschowsky (1922). Isolierte Augenmuskellähmungen nach Orbitalschußverletzungen im Weltkriege erwähnte Bielschowsky (1922), z. B. isolierte Abduzenslähmung nach Schläfenquerschuß mit doppelseitiger Erblindung durch Optikuszerreißung. Weitere Fälle von isolierter Augenmuskellähmung bei Orbitalschuß finden sich bei v. Szily (1918).

Je nach der Schußbahn kann schließlich der Fazialis der Einschuß- oder der gegenüberliegenden Seite gelähmt sein. In einem von Panas (1902) mitgeteilten Fall hatte die Kugel die Ohrgegend getroffen und rechtsseitige Taubheit und Fazialislähmung hervorgerufen.

Bei den die Nase durchsetzenden Querschüssen wurde wiederholt Verlust des Geruchssinnes konstatiert, so in den Fällen von Mandelstamm (1882), Laqueur (1902), Panas (1902), Terrien (1902), Groenouw (1899), Pollack (1905), Haberkamp (1899), Scheier (ref. Wilbrand und Sänger 1906), Pulfer (1917).

Höchst kompliziert kann sich der Befund gestalten durch gleichzeitige Verletzung des Schädels und Gehirns, sei es infolge von direkter Zertrümmerung durch die in den Schädel eintretende Kugel, sei es infolge von ausstrahlenden oder indirekten Knochenfissuren und Frakturen. Neben weiterer direkter oder indirekter Läsion des Sehorgans können mehr oder weniger schwere lokale oder allgemein zerebrale Erscheinungen bestehen.

Über Mitverletzung der Hypophysis mit Dystrophia adiposa berichtete Behr (1916). Nach Revolverschuß in die rechte Schläfe fanden sich doppelseitige Amaurose mit Sehnervenatrophie, rechtsseitige Ophthalmoplegia totalis und nachfolgende akute, zeitlich begrenzte Dystrophia adiposa, kombiniert mit zeitlich begrenztem Riesenwuchs. Die Kugel steckte in der linken Hälfte des Keilbeinkörpers am Foramen opticum, dicht vor der Sella turcica, deren vordere Wand aufgesplittert war, wodurch es zu einer Verletzung der Hypophysis gekommen war.

Nur in seltenen Fällen, zumal von Revolverschüssen, bleibt das Sehorgan ganz oder nahezu intakt. Auch kann in vereinzelten Fällen das in die zweite Orbitalhöhle übertretende Geschoß dort gar keine oder nur geringe Veränderungen hervorrufen.

So hat Bernard (1886) 2 Fälle von Orbitalverletzung durch eine Revolverkugel mitgeteilt, in denen sich nur Blutungen unter die Lider und Bindehaut bei normalem Sehvermögen fanden und in denen rasche Heilung eintrat. In dem zweiten Fall war der Patient einige Zeit bewußtlos gewesen. In anderen Fällen bestehen bei intaktem Bulbus und Sehnerv nur Augenmuskellähmungen, die ganz oder teilweise verschwinden (Hirschberg 1891).

Die Kasuistik der Orbitalschläfenschüsse ist eine überaus große, da diese Form der Schußverletzungen an Zahl unter allen zu klinischer Beobachtung kommenden Orbitalschußverletzungen sowohl bei den Kriegsverletzungen, als auch bei den vornehmlich durch Revolverschuß veranlaßten Friedensverletzungen, bei weitem überwiegt. Der Kriegssanitätsbericht 1870/71 (1888) gibt z. B. an, daß in 72 genau beschriebenen Fällen 34 mal die Schläfenwand, 15 mal die Nasenwand, 15 mal die obere und 5 mal die untere Wand der Augenhöhle durchbrochen worden ist. In den von v. Merz (1907) mitgeteilten Fällen von Orbitalschüssen aus dem russisch-japanischen Kriege war das Os temporale am häufigsten betroffen. Über 18 Fälle von Orbitalschläfenschuß aus demselben Kriege berichtete Oguchi (1913). Stets waren beide Augen beschädigt, der Einschuß lag 12 mal links und 6 mal rechts.

Ich beschränke mich, aus der großen Zahl von Beobachtungen auf einige kurz hinzuweisen, die die vorhergenannten verschiedenen Verletzungsmöglichkeiten erläutern.

Fälle von Schläfenschußverletzung nur einer Orbita ohne direkte Bulbusschußwunde, aber mit Zerreißung des Optikus und mit meist gleichzeitigen schweren Veränderungen am hinteren Augenpol (Blutungen, Netzhautablösung, Aderhaut-Netzhautruptur), sowie mit verschieden starkem Exophthalmus und gleichzeitigen Nerven- und Muskelverletzungen sind mitgeteilt u. a. von v. Öttingen (1879, Fall 4), v. Hasner (1880), Köhlfr (1888). Bauer (1888), Hirschberg (1891, 2 Fälle), Scheidemann (1893, Fall 1 und 3), Nürnberger (1894, Fall 1 und 3), Schmid (1898, Fall 1, 2, 4), Steindorff (1898, Fall 2, 4), Pohlenz (1891, Fall 2), Gottberg (1895, Fall von Prof. Nagel, S. 200), Ginsburg (1899), Günzler (1904), Wilbrand und Sänger (1906), Rollet (1909), Köhler (1911), Cosmettatos (1914). In einem von Pagenstecher (1902) mitgeteilten Fall fanden sich außer der Optikusläsion multiple Netzhautrisse ohne Verletzung der Aderhaut und Sklera. In einem von mir beobachteten Fall fand sich offenbar partielle Läsion des Optikus mit Gesichtsfelddefekt nach oben, mit Veränderungen an einem Teil der Netzhautgefäße und einer atypischen gegabelten, strichförmigen langen vertikalen Aderhautruptur.

Die Durchquerung einer Orbita mit perforierendem Streifschuß des Auges im hinteren Abschnitt oberhalb des Optikus habe ich beobachtet und den anatomischen Befund durch Keller (1895) mitteilen lassen. Die Kugel war schräg von hinten nach vorn in die Nase eingedrungen.

Durchquerung beider Augenhöhlen mit sofortiger doppelseitiger Erblindung durch Zerreißung beider Sehnerven bei intakten oder nur indirekte Veränderungen am hinteren Pol aufweisenden Augen sind beobachtet von: Heister (1753), Schmid (1898, Fall 3), der auch 3 weitere Fälle, darunter 2 aus dem amerikanischen Befreiungskriege erwähnt, Fall 8, 9, 12, Gill (1879), Schapringer (1898), Laqueur (1902), Steindorff (1903), Günzler (1904), Liebrecht (1905), Enslin (1906), Wilbrand und Sänger (1906), Weinstein (1908), Behr (1916), Janssen (1918), v. Szily (1918), Bielschowsky (1922).

Ich selbst beobachtete als Kriegsverletzung Durchschuß quer durch beide Orbitae, Einschuß rechts, Ausschuß links, beiderseits Amaurose, Optikusatrophie und geringe Veränderungen am hinteren Pol. In einem anderen Falle war der Verwundete sofort blind ohne jede Bewußtseinsstörung. An den Schläfen fand sich ein kleiner Einschuß und Ausschuß, rechts Evulsio nervi optici, links totale Ablatio.

In einem von Sachsalber (1905) mitgeteilten Fall war rechts der Sehnerv vollständig zerstört, während links eine Läsion offenbar durch Knochensplitter und Kompression durch Blutung vorlag. Es kehrte links etwas Visus wieder, aber nur im oberen Teil des Gesichtsfeldes, nach unten bestand großer Defekt.

Schräge Schußrichtung von hinten außen nach vorn innen derart, daß auf der Einschußseite der Sehnerv hinter dem Auge zerrissen und auf der anderen Seite der Bulbus direkt von der Kugel gestreift wird, haben mitgeteilt: Gehl (1888), Pincus (1890), Williams (1908), Hirschberg (1907). Ähnlich sind die Fälle von Weinlechner (1882), Delacroix (1886), Katz (1905).

Gehl (1888) sah bei linksseitigem Schläfenschuß links Durchtrennung des Optikus mit Netzhaut-Aderhautruptur und rechts direkte Bulbusstreifung mit Ausgang in Phthisis bulbi. Die Kugel wurde am lateralen Orbitalrand gefunden und enfernt. In dem Fall Pincus (1890) fanden sich bei rechtsseitigem Schläfenschuß rechts Amaurose und Beweglichkeitsbeschränkung nach innen, Bindegewebsstreifen und Blutungen im Augeninnern. Links war die Papille blaß und eine Chorioidealruptur nach unten bei S = $^1/_{10}$ nachweisbar. Die Revolverkugel wurde aus dem linken unteren Lid entfernt.

Läsion des Optikus auf der Einschußseite und vollkommene Zertrümmerung des Bulbus auf der gegenüberliegenden Seite erwähnen: Gottberg (in 2 Fällen, 1895, Fall 1, 3), Nicolai (1902), Wilbrand und Sänger (1906).

Ich selbst behandelte einen Mann, der sich beim Selbstmordversuch zuerst einen Revolverschuß gegen die Brust beigebracht hatte — die Kugel war im Sternum stecken geblieben — und dann einen rechtsseitigen Schläfenschuß, der in der Richtung von außen hinten nach innen vorn beide Orbitae durchquert hatte. Rechts bestand starker Exophthalmus, blutige Abhebung der Bindehaut, starke Lidschwellurg und Sugillation, vollständige Abduzensparalyse und Beweglichkeitsbeschränkung nach den anderen Seiten. Das rechte Auge war amaurotisch und zeigte weite Pupille, Blut in der vorderen Kammer und dichte Blutungen im Glaskörper, so daß ein näherer Befund nicht erhoben werden konnte.

Links bestanden ebenfalls erheblicher Exophthalmus mit Lidschwellung und blutige Wulstung der Konjunktiva. Der Bulbus war nach unten gedrängt und fast unbeweglich. Es bestanden Amaurose und totaler Hämophthalmus. Am linken oberen Orbitalrand fand sich Knochensplitterung und eine Prominenz, die die Kugel zu sein schien. Ein Einschnitt auf dieser Stelle brachte nur Knochensplitter, an denen Bleipartikel hafteten, zutage, die Kugel war offenbar in die Orbita zurückgeprallt. Bei der letzten Untersuchung 4 Wochen nach der Verletzung war der Hämophthalmus beiderseits erst wenig zurückgegangen. Die Beobachtung stammte aus der Zeit vor Bekanntwerden der Röntgenaufnahmen. Als Kriegsverletzung beobachtete ich z. B. Einschuß an der rechten Schläfe mit Optikusatrophie und Aderhautruptur, Amaurose, Ausschuß durch das linke Auge mit vollständiger Zertrümmerung des Auges.

Umgekehrte Schußrichtung von außen vorn nach hinten innen mit Zertrümmerung des Auges auf der Einschußseite und Verletzung des Optikus auf der anderen Seite erwähnten Gengnagel (1894), Pollack (1905), Ball (1904), Cords (1922). In dem Ballschen Fall zeigte das zweite Auge Papillitis und war amaurotisch wie das erste. In einem Fall von Grosz (1911) wurde am zweiten ausgedehnte direkte Netzhaut-Aderhautruptur angenommen.

Durchquerung beider Orbitae mit schräger, aber gesenkter Schußbahn findet sich z. B. bei Delany (1900), Williams (1908). Im Fall von Delany zerriß bei rechtsseitigem Schläfenschuß die Kugel den rechten Optikus und ging durch den Keilbeinkörper unter dem linken Auge entlang und trat unter dem linken Jochbein aus. Links fanden sich Aderhaut-Netzhautrisse und Blutungen mit Herabsetzung des Visus. Im Fall von Williams zerstörte bei linksseitigem Schläfenschuß die Kugel das linke Auge und trat in der rechten Wangengegend aus; das rechte Auge zeigte Makulablutung bei S $^{20}/_{70}$, später $^{20}/_{50}$. Hier war die zweite Orbita wohl nicht eröffnet. Weitere Fälle derart finden sich im Kriegssanitätsbericht (1888). Ich beobachtete z. B. als Kriegsverletzung durch Infanteriegeschoß Einschuß nach außen vom linken Supraorbitalrand, Zerstörung des linken Auges, Ausschuß am rechten Jochbogen, rechts Evulsio nervi optici mit Amaurose, und in einem anderen Falle Einschuß rechte Schläfe, Hämophthalmus, Amaurose, Ausschuß am linken Unterlid, links Bulbus bis auf Entrundung der Pupille normal, S $^5/_5$. Ferner fand ich bei Leutnant K. Einschuß in der rechten Schläfe 2 cm nach außen von der Kommissur, Ausschuß auf der Höhe des linken Jochbeinbogens tiefer als der Einschuß. Rechts Amaurose, Optikusatrophie, kleine Makulablutung, linkes Auge normal, und eine ganz analoge Verwundung bei L., Einschuß rechte Schläfe, Ausschuß unter dem linken Jochbogen mit rechtsseitiger Optikusatrophie.

Fälle von Durchquerung beider Orbitae mit ausgedehnten Veränderungen am hinteren Augenabschnitt und meist doppelseitiger bleibender Amaurose sind u. a. mitgeteilt von EMMERT (1881), MANDELSTAMM (1882), MOSES (1886), HIRSCHBERG (1891, Fall 5), SCHEIDEMANN (1893, Fall 4), SCHMID (1893), HABERKAMPP (1889), OGILVIE (1900), TREACHER COLLINS (1900), NICOLAI (1902), TERRIEN (1902), GÜNZLER (1904), SCHOLZ (1905), POLLACK (1905), ENSLIN (1906), BERLIN (1908), ROLLET (1909), WILLIAMS (1908), FLEISCHER (1911), JARNATOWSKI (1911), KÖHLER (1911).

In einem von v. ÖTTINGEN (1879, Fall 1) mitgeteilten Fall bestanden nach rechtsseitigem Revolverschläfenschuß beiderseits Exophthalmus, ausgedehnte Retinalhämorrhagien und Papillenschwellung bei rechts Amaurose und links S $= ^1/_{10}$. Das Projektil ließ sich in der linken unteren Orbitalfissur nachweisen. Anzunehmen war rechts direkte Läsion des Optikus mit Aderhautruptur und links Optikusquetschung.

In dem Fall von OGILVIE (1900) hatte die Kugel die rechte Orbita durchquert ohne direkte Optikus- oder Bulbuszerreißung, aber unter indirekter starker Quetschung, war durch die hinteren Siebbeinzellen in die linke Orbita eingedrungen, wo sie auf dem hinteren inneren Teil des Bulbus ruhte, wie die Röntgenaufnahme erwies. Das rechte Auge wurde enukleiert, das linke zeigte Lochbildung in der Makula mit Zentralskotom.

Fälle, in denen auf der Einschußseite der Optikus verletzt war und auf der anderen Seite der Bulbus schwere innere Veränderungen aufwies, sind mitgeteilt von: DELANY (1900), NICOLAI (1902), HIRSCHBERG (1907), v. MERZ (1907), WILLIAMS (1908).

Fälle, in denen auf der Einschußseite Erblindung durch Sehnervenläsion und indirekte Quetschung bestanden, während auf der gegenüberliegenden Seite nur geringfügige Veränderungen sich fanden, sind mitgeteilt z. B. von NÜRNBERGER (1894, Fall 2), GOLDZIEHER (1901), NICOLAI (1902), POLLACK (1905), ULBRICH (1907).

NÜRNBERGER (1894, Fall 2) beobachtete nach linksseitigem Schläfenschuß mit Revolverkugel links Amaurose durch Optikuszerreißung und Netzhaut-Aderhautruptur und daneben doppelseitige Ptosis.

In einem von MONASTIRSKY (1879) mitgeteilten Fall durchschoß die Kugel die linke temporale Orbitalwand, zertrümmerte das Auge und trat durch die rechte orbitale Öffnung heraus, wobei das rechte Auge gesund blieb.

Leichtere Verletzung auf der Einschuß- und schwere Augenveränderungen auf der gegenüberliegenden Seite beobachtete z. B. KARAFIATH (1894). Bei rechtsseitigem Schläfenschuß war das Auge nach 3 Wochen normal; das linke Auge war dagegen amaurotisch durch Zerreißung des Optikus mit Chorioidealruptur. Ähnlich verhielt sich ein Fall von Jodko (1873). Fedoroff (1898) berichtete über rechtsseitige Trigeminusverletzung mit nachfolgender Keratitis neuroparalytica und linksseitiger Erblindung durch Netzhaut-Aderhautruptur.

Ich beobachtete z. B. als Kriegsverletzung Einschuß linke Schläfe, Ausschuß am rechten Orbitalrand außen mit Knochenzertrümmerung des temporalen Orbitalrandes. Das linke Auge war normal, S $^5/_5$, rechts dagegen Hämophthalmus, Ablatio retinae, Amaurose.

Erwähnt sei noch wegen seines eigentümlichen Verhaltens ein Fall von Liebrecht (1905), bei dem der Einschuß über dem Ansatz des rechten Ohres lag. Die Bulbi waren nicht vorgetrieben, die Kugel saß nach dem Röntgenbild im Türkensattel. Das Sehvermögen war nicht gestört. Am zehnten Tage begann sich beiderseits Schwellung der Papille einzustellen, die ohne Sehstörung bei der Entlassung 3 Wochen nach der Verletzung fortbestand.

Avulsio bulbi ist z. B. im Kriegssanitätsbericht (1888) erwähnt. Sie wurde ferner beobachtet von Jobert (1852), Oguchi (1913), Cramer (1915, Fall aber nicht ganz sicher, da sich ein Skleralrest in der Tiefe fand), Pichler (1919) berichtete über Luxation mit Vertrocknung des einen Auges und vollständige Ausreißung des zweiten Auges, ferner erwähnt bei Fleischer (1915), Lauber (1918), Kolbe (1918), Hönig (1918, doppelseitige Avulsio), Cords (1922).

In einem Fall von Kennett Scoth (1899) waren bei Querschuß beider Orbitae im Selbstmordversuch durch Revolverschuß beide Bulbi aus der Orbita vollständig herausgeschleudert und lagen auf den Wangen, der rechte 19 mm, der linke 15 mm herabhängend. Beide Sehnerven waren abgerissen und die Bulbi aufgerissen.

Einige Fälle von Schläfenschußverletzung einer Orbita seien wegen des besondern Befundes angeführt.

In einem von Enslin (1906) mitgeteilten Fall wurde nach linksseitigem Schläfenschuß das schmerzhafte Auge enukleiert. Die Kugel steckte in der Sklera.

In einem von Le Fevre (1902) erwähnten Fall hatte nach Schläfenschuß ein abgesprengtes Knochenstück den Bulbus verletzt, in der Skleralnarbe war Retina eingelagert.

Pollinow (1902) beobachtete nach rechtsseitigem Schläfenschuß mit Revolver intraokulare Blutungen und Abduzenslähmung. Das Röntgenbild ergab Sitz der Kugel hinter dem rechten Orbitalrand, die Stelle war druckempfindlich. Der Fremdkörper wurde extrahiert, die Abduzenslähmung ging zurück und nach Resorption der Blutungen stieg der Visus auf $^1/_2$.

In einem von Zimmermann (1907) mitgeteilten Fall wurde die in die linke Orbita eingedrungene Kugel mittels Krönleinscher Operation extrahiert. Sie lag in der Nähe des Foramen opticum. Der Visus stieg von $^5/_{35}$ auf $^5/_{10}$, die Beweglichkeit stellte sich bis auf Abduktionsbeschränkung her, ebenso die Pupillenreaktion.

Komplikation von Schläfenschußverletzung mit Gehirn- und Schädelverletzung fand sich z. B. in den Fällen von Berlin (1881), Fränkel (1890), Koch (1893), Scheier (ref. Wilbrand-Sänger 1906), Fröhlich (1900), Hübbenet (1901), Doppertin (1902), Eichel (1902), Donath (1902), Liebrecht (1905), Zur Verth (1905), Williams (1908), Kipp (1908), Cords (1910), de Lapersonne und Velter (1913), Cosmettatos (1914) und in einem von mir beobachteten Fall.

Fälle aus dem Weltkriege finden sich z. B. bei v. Szily (1916), Cords (1916, 1922), Gutmann (1916).

Orbitalschuß von oben durch die obere Orbitalwand.

Vertikale Schüsse durch die obere Orbitalwand setzen voraus, daß sie durch Schädel und Gehirn ihren Weg genommen haben und kommen wegen ihrer meist tödlichen Wirkung nur selten zur klinischen Beobachtung. Dagegen können tangential auftreffende Geschosse, die von oben und etwas vorn durch den oberen Orbitalrand, das Stirnbein oder die Stirnhöhle eindringen, in den vorderen Teil der Orbita gelangen. Sie zerstören meist den Bulbus und dringen durch den Boden der Orbita in das Gesichtsskelett ent-

Fig. 181.

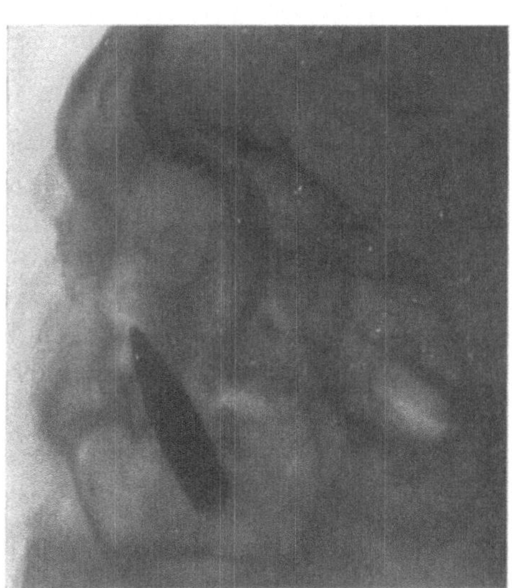

M. Verwundung am 8. Dezember 1914 durch Infanteriegeschoß mit Durchquerung des Orbitaleingangs von oben nach unten als orbitaler Streifschuß. Einschuß am Stirnhöcker. Unter den stark geschwollenen Lidern fühlte man eine von nasal oben nach temporal unten gerichtete Knochenfurche am rechten oberen Orbitalrand und die Fortsetzung am äußern unteren Orbitalrand. Am unteren Rand des Jochbeinbogens fühlte man die Spitze des Projektils. Das rechte zertrümmerte Auge war sofort entfernt. Im Röntgenbild erschien ein Infanteriegeschoß, das, überschlagen, mit der Basis voran, dicht unter der Haut der rechten Wange und dessen Spitze am unteren Rand des Jochbeinbogens steckte. Bitemporale Röntgenaufnahme.

weder innen nach der Nase zu oder nach unten durch den Oberkiefer oder nach außen in das Jochbein und bilden meist lange Wundkanäle, die oft erst am Mundboden, Kieferwinkel oder Hals enden. Die Kugel kann auf dem Wege irgendwo stecken bleiben oder wieder austreten.

Auf die direkte oder indirekte Frakturierung des Orbitaldaches bei Stirnschüssen sowie auf die indirekten Frakturen bei Schädelschüssen kommen wir noch zu sprechen.

In einem von BERLIN (1908) mitgeteilten Fall war die durch Spielerei abgeschossene Revolverkugel in die Stirn eingedrungen, nach Durchschlagung des oberen Orbitalrandes in die Orbita übergetreten, hatte den Bulbus zweimal perforiert und saß nach der Röntgenaufnahme unterhalb der Sella turcica im Os sphenoidale genau in der Mittellinie. Weitere Fälle finden sich bei Oguchi (1913).

Unter den Kriegsverletzungen werden derartige Tangentialschüsse von oben besonders beobachtet bei liegenden Soldaten oder mit stark gebeugtem Kopf zielenden Schützen, z. B. auch im Schützengraben gedeckt Schießenden. Derartige Fälle finden sich u. a. bei Cramer (1915), Gutmann (1916), Cords (1916, 1922), v. Szily (1916). Ich selbst beobachtete z. B. bei dem am 14. Mai 1915 verwundeten B. links Schrapnellkugeldurchschuß von der linken Stirnhöhle zum harten Gaumen, der Mann hatte die Kugel ausgespuckt. Einschuß an der Stirnhöhle, Ausschuß am harten Gaumen. Rechts Auge normal, links Exophthalmus, Lidschwellung, Kontusionsfolgen S $5/25$, später links Tränensackblennorrhöe. In einem anderen Falle durch Infanteriegeschoß Einschuß rechts am Nasenrücken, Ausschuß durch Gaumen und Mundboden, beiderseits Maculae, Kontusionsfolgen rechts $5/25$, links $5/50$, später rechts Tränensackblennorrhöe. Fig. 181 gibt den Röntgenbefund eines Orbitalstreifsteckschusses von oben wieder.

Orbitalschuß von unten durch die untere Orbitalwand.

Orbitalschüsse in der Richtung von unten nach oben können entweder vom Gesicht aus durch Jochbein oder Oberkieferknochen oder vom Mund aus die untere Orbitalwand durchschlagen und in die Orbita übertreten. Auch wird beobachtet, daß schräg von unten nach oben verlaufende, von der Seite her eingedrungene Kugeln unter der dem Einschuß benachbarten Augenhöhle hingleiten und erst den unteren hinteren Teil des Orbitalbodens der anderen Seite durchsetzen.

Bei einer von Burkhardt (1898) erwähnten Verletzung begann der Schußkanal 4 cm vor dem linken Ohr, ging durch die Flügelgaumengrube, die Oberkieferhöhle, die Siebbeinzellen zum rechten Orbitaldach, wo die Kugel abprallte und nach vorwärts nach dem oberen Augenlid hinglitt. Von dort wurde sie entfernt. In einem von Langer (1902) mitgeteilten Fall begann der Schußkanal unter dem linken Jochbein, durchlief die linke Oberkieferhöhle, die linke Orbitalhöhle, die linke Stirngrube und endete oberhalb des linken Stirnbeinhöckers. Der Augapfel war zertrümmert und der linke Stirnlappen verletzt. In einem von Posey (1905) bekanntgegebenen Fall fand sich der Einschuß am linken Oberkiefer nahe am inneren Augenwinkel. Die Kugel war nach hinten und aufwärts in die rechte Orbita nach Durchsetzung der Nase eingetreten und saß dicht hinten am Auge und Optikus, von wo sie entfernt wurde.

Eine in ihrem Verlauf und Ausgang ungewöhnliche, die Orbita steil von unten nach oben durchquerende Verletzung durch eine Teschingkugel habe ich beobachtet. Ein im Bett liegender 21 jähriger Mann wurde am Morgen des Aufnahmetages von einem Stubengenossen, der mit einem Teschinggewehr spielte, geschossen. Auf der linken Wange fand sich eine 2 cm lange oberflächliche Hautrinne, die zu einer Einschußöffnung führte, die unterhalb des unteren Orbitalrandes zwischen innerem und mittlerem Drittel desselben in die Tiefe ging. Beide Lider waren stark geschwollen und sugilliert, der untere Orbitalrand stark druckempfindlich. Es bestand hochgradiger Exophthalmus durch retrobulbären Bluterguß, so daß der Bulbus fest gegen die Lider gepreßt war. Aus der Lidspalte quoll hämorrhagisch sugillierte, aber glatte und nicht zerrissene Bindehaut vor. Beim Öffnen der Lider erkannte man, daß die Hornhaut von hämorrhagisch

abgehobenen Bindehautwülsten bedeckt war. Die Kornea erschien etwas matt-
hauchig getrübt wie bei Drucködem. Im übrigen war der nach unten und innen
verschobene Bulbus intakt, die Pupille reagierte, man erhielt rotes Licht, bei der
vorläufigen Prüfung wurden Finger prompt gezählt. Auf dem Wege zur Klinik
hatte der Mann gebrochen und klagte über Druck und Schmerz in der ganzen
linken Kopfseite und über starken Schwindel. Pulszahl 76. 2 Röntgenaufnahmen
ergaben, daß die Kugel in der Gegend des Bodens des Sinus frontalis noch innerhalb der Orbita lag (Fig. 182). Die Einschußwunde, die in den Knochen führte,

Fig. 182.

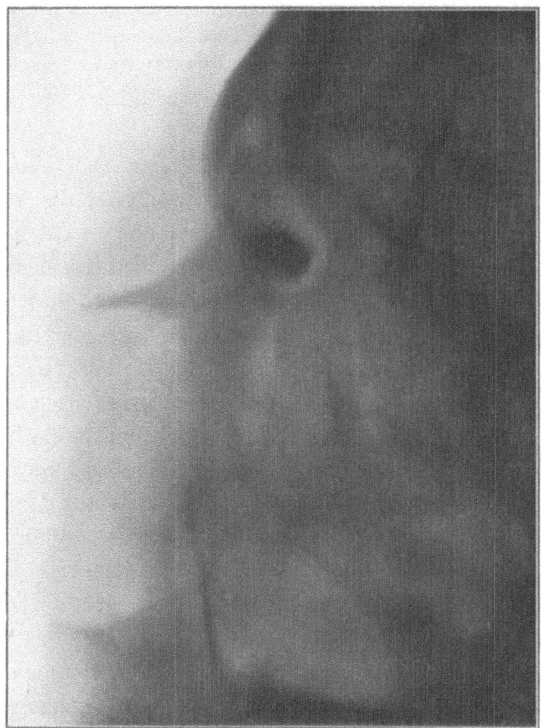

Orbitalquerschuß von unten her mit einer Teschingkugel.
Einschuß auf der Wange. Sitz der Kugel am Boden des Sinus frontalis.

wurde desinfiziert und ein Druckverband angelegt. Der Verlauf war ein günstiger.
Nach 3 Wochen war der Exophthalmus zurückgegangen, die anfängliche Beweglichkeitsbeschränkung und Dislokation des Auges fast ganz zurückgegangen.
Das Auge hatte fast volle Sehschärfe und der ophthalmoskopische Befund war
ganz normal. Der untere Orbitalrand war verdickt und schmerzhaft. Oben
fühlte man in der Tiefe eine auf Druck etwas empfindliche Verdickung, dem Sitz
der Kugel entsprechend. Der Bindehautsack war völlig intakt. Der Mann wurde
vorläufig entlassen und Extraktion der Kugel angeraten, wenn sich Beschwerden
einstellen sollten. Er stellte sich nicht mehr vor. Die kleine Kugel war durch
den Oberkiefer unter Durchquerung des vorderen Orbitalabschnitts, ohne Verletzung des Bulbus, steil nach oben und innen gedrungen.

Bei Kriegsverletzungen sind überaus häufig Orbitalschüsse vom Jochbein oder Oberkieferknochen aus beobachtet worden. Je nach der Richtung lag der Ausschuß, bei schräger Richtung vielfach an der Nasenwurzel oder im Stirnbein. Derartige Fälle sind z. B. erwähnt von Hönig (1915).

In einem von Cords (1922) mitgeteilten Falle lag der Einschuß des Infanteriegeschosses an der linken Halsseite drei Finger breit unterhalb des Warzenfortsatzes und die talergroße Ausschußwunde oberhalb der linken Augenbraue. Infolge der Gehirnverletzung Enzephalitis, Meningitis mit Exitus letalis. Der Schußkanal ließ sich bei der Sektion genau verfolgen.

Ich führe noch folgenden Fall an: W. Verwundung durch Infanteriegeschoß am 22. März 1918. Einschuß am linken Jochbein, Steckschuß rechte Orbita, aus deren Orbitalboden das Projektil durch Unterlidschnitt entfernt wurde. Links Fixation des Bulbus in Divergenzstellung, Pupille weit, Glaskörperblutungen, Amaurose; rechts Dislocatio bulbi, der fast unbewegliche Bulbus ist weit nach hinten und unten disloziert. Rechts Amaurose.

Schüsse von unten her werden am häufigsten bei Leuten beobachtet, die in selbstmörderischer Absicht den Revolver oder die Flinte unter das Kinn oder in den Mund halten und steil nach oben richten. Die im vorderen Abschnitte der Augenhöhle nach oben gehenden Geschosse zertrümmern meist auf ihrem Weg das Auge, die hinter dem Auge eintretenden können den Sehnerv, andere Nerven und die Muskeln verletzen und zu indirekter Quetschung des Auges führen. Auch kann der Bulbus aus der Orbita herausgetrieben werden. Das Projektil durchquert in der Regel die Orbita und dringt in das Gehirn ein oder bei schräger Richtung in die Nase oder Stirnbeinhöhle oder in eine andere Stelle des vorderen Orbitalrandes. Hat die Kugel eine stärkere Richtung nach vorn, so kann sie aus der freien vorderen Orbitalöffnung austreten. Der Kriegssanitätsbericht (1888) erwähnt z. B., daß die Kugel unter dem Jochbein in die Fossa infraorbitalis eindrang, am vorderen Ende der unteren Augenhöhlenspalte die Orbita erreichte und aus der Orbitalöffnung austrat.

Die Kraft der von unten durch den harten Gaumen eindringenden Kugeln kann, wie es vor allem bei Revolverkugeln beobachtet wird, schon durch den Oberkieferknochen so abgeschwächt werden, daß sie im Orbitalboden oder in der Orbita haften bleiben. Einen instruktiven Fall derart habe ich selbst in Jena beobachtet.

Ein 16jähriger Elektrotechniker hatte sich mit einem Revolver in den Mund geschossen. Die Kugel war durch den harten Gaumen eingedrungen. Der Verletzte war nicht bewußtlos, erholte sich schnell und klagte nur über Erblindung des linken Auges. 8 Tage nach der Verletzung fand ich den Einschuß am Gaumen durch Granulationsgewebe schon geschlossen, nur ganz geringen Exophthalmus bei äußerlich vollkommen normalem Bulbus, aber linksseitige totale Okulomotorius- und Abduzenslähmung und absolute Amaurose. Ophthalmoskopisch erschien die Papille bereits etwas blasser als rechts bei sonst normalem Augenhintergrund. Die Röntgenaufnahme ergab, daß die Kugel am hinteren Ende des Orbitaltrichters steckte.

Bei den **Gaumenschüssen** können die Art und Ausdehnung der Zerstörung die größten Verschiedenheiten anfweisen und hängen vornehmlich davon ab, ob der Schuss mit einem Terzerol, Revolver oder Gewehr erfolgt ist, ob eine einfache Kugel oder Ladung mit dickem Papierpfropfen oder mit Wasser benutzt war, ob der Mund krampfhaft um die Mündung der Schußwaffe geschlossen oder weit geöffnet war usw. Je nach der Art des Schusses kann eine kleine Lochwunde im harten Gaumen sich finden, während in einem anderen Fall ausgedehnte Zertrümmerung der Gesichtsknochen und der unteren Orbitalwand eventuell mit starker Verbrennung der Weichteile vorliegt.

Überaus häufig führen Schüsse in den Mund zu ausgedehnten Frakturen an der Schädelbasis, die zu Mitverletzung des Optikus, der zum Auge verlaufenden Nerven und des Gehirns führen.

v. HÖLDER (BERLIN 1880) gab bei 86 von ihm beobachteten Basisfrakturen 34 mal Schuß in den Mund als Ursache an. Mehrfach fand er den Optikus direkt durchschossen. KÖHLER (1886) berichtete über 3 Schädel der Charitésammlung, die verschieden hochgradige Zerstörung durch Schüsse in den Mund aufwiesen.

Bei dem 3. Schädel, bei dem sich eine 4,5 cm lange und 2 cm breite Absprengung im Felsenbein fand, ließ sich von dem Loch im Felsenbein aus unter anderem ein Riß quer durch den Clivus, sowie eine Fissur durch den Türkensattel bis zur Lamina cribrosa und zurück durch die Decke und Innenwand des Canalis opticus verfolgen.

In einem von DOUTRELEPONT (1883) mitgeteilten Fall von Revolverschuß in den Mund war neben Abduzenslähmung sofort bleibende Erblindung des linken Auges bei intaktem Bulbus aufgetreten. Hirnerscheinungen fehlten vollständig, so daß man die Kugel im hinteren äußeren Teil der Orbita vermutete. Der Verletzte starb $4^1/_2$ Jahre später an Tuberkulose. Die Sektion ergab, daß die Kugel das Antrum Highmori, die Orbita, den Stirnlappen perforiert hatte und in der Falx cerebri eingeheilt saß. Die untere und obere Orbitalwand zeigten sich durchbrochen, der Weg durch die Orbita durch Bindegewebe markiert. Der Optikus war dünn und schmal, aber in continuo erhalten. Die schwere Hirnverletzung war intra vitam symptomlos geblieben.

BARKER (1899) beobachtete nach Schuß in den Mund mit einem Revolver das allmähliche Auftreten von rechtsseitiger Ptosis, linksseitger Hemiparese, rechts stärkerer, links geringerer Neuritis nervi optici mit Blutungen. Durch Röntgenstrahlen wurde die Kugel im Schädel auf dem Corpus callosum entdeckt und mit Glück operativ entfernt.

PANAS (1902) fand nach Revolverschuß in den Mund rechts totale Fazialis- und Trigeminuslähmung mit nachfolgender Keratitis neuroparalytica. Nach dem Röntgenbefund saß die Kugel am oberen Rand des Felsenbeins.

v. LIMBECK (1890) beobachtete nach Gaumenschuß mit einer Pistole linksseitige totale Okulomotoriuslähmung, homonyme Hemiopie und rechtsseitige Hemiplegie, sowie Sprachstörung.

Erwähnt sei noch ein Fall von BURKHARDT (1898), in dem das Projektil nach Schuß in den Hals seinen Weg am Zungenbein vorbei in die Mundhöhle und durch den harten Gaumen in die linke Augenhöhle genommen hatte. Am Orbitaldach blieb es stecken und wurde von dort entfernt.

Im Weltkrieg ist mehrfach beobachtet, daß ein Projektil durch den geöffneten Mund eindrang.

Orbitalschüsse durch die nasale Wand der Orbita.

Durch die nasale Orbitalwand dringen Schüsse nur seltener ein — abgesehen von den bei Schläfenschüssen besprochenen Verletzungen, in denen die Kugel nach Durchquerung einer Orbita von der Nasenseite aus in die andere Orbita eindringt. Mehrfach ist beobachtet, daß Projektile schräg von vorn den inneren Augenwinkel trafen, die Tränensackgegend zertrümmerten, je nach der Richtung in das Siebbein und Keilbein eindrangen oder die Nase durchquerten und durch die innere Wand in die dem Einschuß gegenüberliegende Orbita eindrangen, wo sie durch Zerreißung des Optikus Erblindung verursachten, wie z. B. in dem früher erwähnten Fall von Leber (v. Graefe 1877). Bei gesenkter Flugbahn kann das Geschoß unter dem Orbitalboden seinen Weg zur Backe, zum Ohr oder Nacken nehmen und dort stecken bleiben oder austreten, oft unter Frakturierung der unteren Orbitalwand und indirekten Schädigungen des Bulbus und des Sehnerven. Nasenschüsse mit etwas schräger Richtung können durch die innere Wand in die entsprechende Orbita eindringen, während die andere Orbita intakt bleibt. Bei Schüssen in die Nasenwurzel kann das Projektil im Keilbein stecken bleiben und dadurch den Optikus und das Chiasma schädigen. Durch größere Granatsplitter kann die Nasenwurzel zertrümmert und die innere Orbitalwand ein- oder doppelseitig frakturiert werden.

Ebenfalls vermögen Gaumenschüsse, die schräg von unten aus kommen, durch die Nasenhöhle hindurch ihren Weg in die innere Orbitalwand und weiter in die Orbita zu nehmen und Erblindung oder anderweitige Schädigungen zu veranlassen.

Cohn (1872, Beobachtung 7) berichtete über folgenden Fall: Eine Kugel war durch die Ansatzstelle des Nasenbeins an das Stirnbein eingedrungen, hatte die Lamina papyracea des Siebbeins, den Jochbeinfortsatz des rechten Oberkiefers zerschmettert, das rechte Auge direkt aus der Orbita gerissen und war an der hinteren unteren Fläche der Wange vor dem rechten Ohr ausgetreten. Vom Bulbus war keine Spur zu finden. In dem S. 1974 bereits erwähnten Fall von Oguchi (1911) hatte ein Soldat eine Lochwunde von der Nasenwurzel bis in die linke Schläfengegend erlitten. In der Schußbahn wurde der Bulbus ohne große Zertrümmerung doppelt perforiert. Ein analoger Fall wurde von v. Merz (1907) mitgeteilt. Nach Nasenschuß war das rechte Auge durchbohrt, atrophisch und die Kugel zur Schläfe herausgefahren.

In einem von Morton (1894) mitgeteilten Fall war die Kugel durch das rechte untere Lid eingedrungen, hatte das Siebbein, den Vomer, die Orbitalplatte des Stirnbeins, den linken Lobus olfactorius zerstört, den Keilbeinkörper durchbohrt, den linken kleinen Flügel verletzt, den linken Nervus opticus im Foramen opticum verletzt und war im Stirnlappen stecken geblieben. Der Tod erfolgte durch Meningitis und die Autopsie bestätigte die linksseitige Optikusdurchtrennung.

Fälle aus dem Weltkriege finden sich z. B. bei v. Szily (1916), Cords (1916, 1922). Ich möchte folgende Fälle anführen: H. Verwundung durch Infanterie-

Fig. 183.

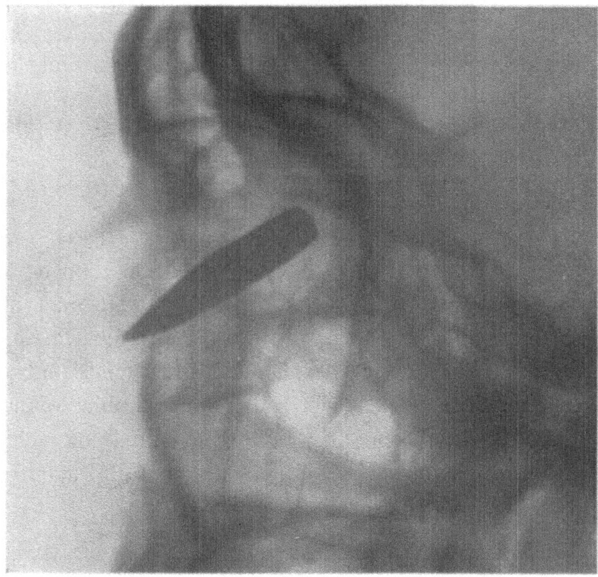

H. Verwundung am 20. August 1914 am linken Nasenflügel und an der Oberlippe. Danach Exophthalmus rechts und Doppeltsehen. Bei der Aufnahme am 19. Oktober 1914 im Lazarett der Heidelberger Universitäts-Augenklinik frische Narbe am linken Nasenflügel, 3 cm lang, zur Lippe ziehend. Rechts Exophthalmus von 4 mm, mit vermehrter Resistenz bei Druck. Rechtes Auge äußerlich normal, ophthalmoskopisch verwaschene Papillengrenzen, Hyperämie und Schlängelung der Gefäße. S = 5/25. Doppeltsehen beim Blick nach links und rechts. Die Röntgenaufnahmen ergaben Infanteriegeschoß in der rechten Orbita und im rechten Nasengang. Die Spitze des Geschosses saß im Septum der Nase, während die Basis in die rechte Orbita eingedrungen war. Endonasale Extraktion des Projektils in der Nasenklinik. Bitemporale Röntgenaufnahme.

Fig. 184.

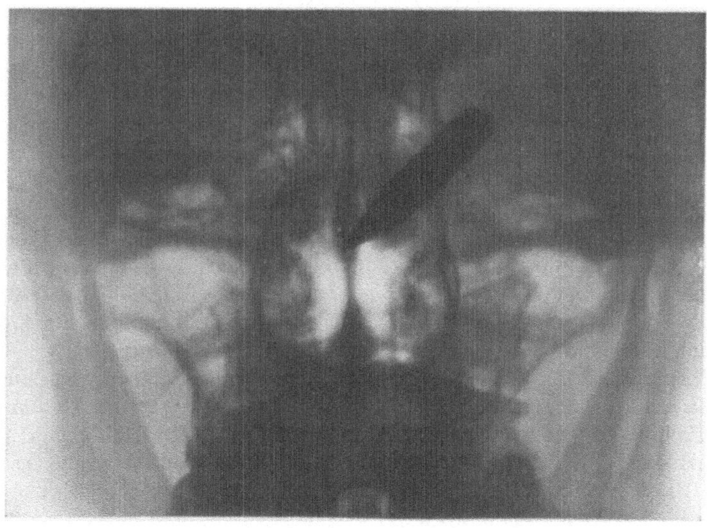

Derselbe Fall wie Fig. 183. Fronto-okzipitale Röntgenaufnahme.

geschoß am 8. August 1917. Einschuß im inneren Augenwinkel, Ausschuß unter Zerstörung des rechten Auges an der rechten Schläfe. Infolge der Nasenverletzung Spätmeningitis. Exitus am 30. Oktober 1917. J. Einschuß rechts am Nasenrücken, Durchschuß zur linken Halsseite über dem Kieferwinkel, starke Hautschwellung und Druckempfindlichkeit an der Fossa canina. Rechts Aderhautruptur, links große Aderhautruptur makular und temporal unten, rechts S $^5/_5$, links Fingerzählen in 3—4 m. Links Fazialislähmung.

Fig. 183 und 184 geben den Röntgenbefund eines Orbitalsteckschusses der rechten Orbita bei Einschuß am linken Nasenflügel wieder.

Orbitalschuß von hinten her. Schließlich kommt es vor, daß eine Kugel von hinten her, namentlich von der Ohrgegend aus, in die Orbita derselben oder der anderen Seite eindringt und unter Umständen je nach der Schußrichtung durch die vordere Orbitalöffnung nach außen fährt. Der Bulbus wird dabei meistens entweder vollständig zerstört oder vollkommen aus der Orbita mit fortgerissen. Als große Seltenheit ist aber beobachtet, daß die Kugel am Bulbus vorbei nach außen trat, und daß nach Verschwinden des Exophthalmus vollständige Heilung eintrat.

In einem von FELIX (1906) mitgeteilten Fall drang die Kugel hinter dem linken Ohr ein, ging durch die Basis cranii und trat aus dem rechten Auge, das sofort blind war, aus. Das linke Auge war anfangs normal, dann trat Abnahme des Visus und Gesichtsfeldeinengung auf. Außerdem bestanden Augenmuskelkernlähmung, sowie abnorme Stellung des Kopfes und Auges. Es wurde eine Vierhügelverletzung angenommen. Über Einschuß hinter dem linken Ohr und Ausschuß am linken inneren Augenwinkel berichtete BURCH (1913). Das Auge wies Aderhautrupturen auf.

Zahlreiche Fälle von Schußverletzungen im Kriege, bei denen die Kugel von hinten her in die Orbita eintrat, sind mitgeteilt von OGUCHI (1913), COSMETTATOS (1914).

Im Weltkriege wurden ebenfalls zahlreiche derartige Fälle beobachtet, auch von mir eine ganze Reihe. Ich führe als Beispiel an: M. Verwundung am 23. September 1914, Einschuß am linken Ohr, Ausschuß durch das linke Auge, das völlig zertrümmert war, langdauernde Fistel, am rechten Auge fand sich weite Pupille, großer Aderhaut-Netzhautriß an der Papille und Makula mit Amaurose. M. Einschuß vor dem linken Ohr, Ausschuß $1^1/_2$ cm nach innen vom temporalen Rand der Augenbraue, Defekt im Orbitalrand, Ptosis, Amaurose, Evulsio nervi optici, Anästhesie der Kornea und Konjunktiva, streifige Hornhauttrübung, links E S $^5/_5$. O. n. P. Einschuß hinter dem linken Ohr, Ausschuß aus der linken Augenhöhle, Anophthalmus, vollständige Verödung des Bindehautsackes, unteres Lid fehlt. D. Einschuß drei Finger breit hinter dem rechten Ohr, Ausschuß durch den linken unteren Orbitalrand. Exophthalmus, Ulcus corneae, Ektropium des unteren Lides. Kl. Gewehrschuß von der eigenen Truppe von hinten her. Einschuß am Nacken seitlich vom Processus mastoideus, Ausschuß am inneren Augenwinkel, unter der Augenbraue. Ablatio retinae, Glaskörperblutungen, Amaurose, Enophthalmus. Fr. Einschuß am linken Nacken, Ausschuß am inneren Augenwinkel. Gefäßverletzung, Karotisunterbindung, links Ablatio retinae, ausgedehnte Blutungen, Amaurose, Enophthalmus.

Schüsse, die das knöcherne Skelett in der Umgebung der Orbita verletzen.

Stirnbein-, Nasenbein-, Jochbein- und Oberkieferschüsse.

§ 241. Schüsse, die die Umgebung der Augenhöhle, vor allem das Stirnbein, die Nase, die Jochbeingegend, den Oberkiefer als Streif-, Prell-, Durch- oder Steckschüsse treffen und hier entweder nur Rißwunden und Quetschung der Haut und Knochen oder Absplitterung und tiefergehende Schußkanäle der Knochen und Weichteile unter Zertrümmerung der Knochen veranlassen, können dem Sehorgan in mannigfacher Weise Schaden bringen. Bei einer zur Orbita schrägen Richtung können die Geschosse durch die entsprechende Orbitalwand in die Orbita eindringen und alle möglichen direkten Verwundungen hervorrufen. Diese Gruppe von Schußverletzungen wurde bei den Orbitalwandschüssen bereits erwähnt. Treten die Projektile nicht in die Orbita über, so können sie ferner dadurch dem Auge Schaden bringen, daß sich indirekt durch die Sprengwirkung die starke Erschütterung des Knochenskeletts auf die Orbitalweichteile und den Bulbus überträgt und die mannigfachsten Kontusionsfolgen an einem oder an beiden Augen verursacht. Man findet dabei am Auge die verschiedensten Kontusionsveränderungen, vor allem Blutungen in der vorderen Kammer, im Glaskörper, in der Netzhaut und Aderhaut, Mydriasis, Miosis, Irisdialyse, Linsentrübungen und Linsenverschiebung, einfache oder mehrfache, verschieden gestaltete Aderhaut-Netzhautrisse, Makulaveränderungen, Lochbildung in der Makula, Netzhautödem (BERLINsche Trübung), Commotio retinae, Netzhautablösung, Zirkulationsstörungen in den Netzhautgefäßen, Papillenzerreißung (BIRCH-HIRSCHFELD 1915) usw., sowie durch retrobulbären Bluterguß häufig Exophthalmus. Die Veränderungen im Augenhintergrund, besonders die Blutungen und Aderhaut-Netzhautrisse, sind meist nach der Schußseite zu gelegen oder dort am stärksten, z. B. unten bei Oberkieferdurchschüssen. Bei Splitterbrüchen der Orbitalränder und den von hier fortgesetzten Brüchen der Orbitalwandungen können sodann Knochensplitter oder verlagerte und verschobene Knochenteile die verschiedensten Verletzungen des Bulbus, der Muskeln, Nerven und Gefäße hervorrufen. Schließlich kann jede Knochenkontusion und -verletzung mit oder ohne Fraktur an der Aufschlagsstelle zu Frakturen am Orbitaldach und am Schädel, an den Gesichtsknochen mit Bluterguß führen und dadurch zu Verletzung des Optikus in der Gegend des Foramen opticum durch Zerreißung, Quetschung, Blutung in die Sehnervenscheide usw. häufig mit Ausgang in Sehnervenatrophie, sowie zu anderweitigen Nervenlähmungen usw. am Auge Veranlassung geben.

Die mit großer Durchschlagskraft in den Oberkiefer eindringenden Kugeln bilden zuweilen Schußkanäle, die der Orbita entlang verlaufen oder sie queren und damit die Gestalt von Orbitalstreifschüssen bekommen. Dabei frakturiert leicht die untere Orbitalwand und der ganze Bulbus kann disloziert werden.

Unter den Kriegsverletzungen spielen die Oberkieferschüsse eine große Rolle. Bei Schüssen innerhalb des Oberkiefers handelt es sich meist um Querschüsse, die oft doppelseitig sind, oder um Schrägschüsse, während die frontalen Schüsse durch Verletzung von Hals und Halsgefäßen oft tödlich sind. Die Vertikalschüsse wurden bereits bei den Orbitalschüssen erwähnt. Häufig sind auch Steckschüsse im Oberkiefer. Bei den doppelseitigen Oberkieferquerdurchschüssen, die durch beide Kieferhöhlen und die Nasenhöhle gehen, werden oft die Tränenwege in Mitleidenschaft gezogen und es kommt zu Stenose und Tränensackblennorrhöe. Größere Sprengstücke von Explosivgeschossen, vor allem Granatsplitter, die die vordere Wangengegend, die Jochbein- oder Schläfengegend treffen, führen zu ausgedehnten Weichteilwunden, Zertrümmerung der entsprechenden Knochenteile oft mit weitreichenden Fissuren und zu den verschiedenartigsten ein- oder doppelseitigen direkten oder indirekten Läsionen des Bulbus, der Orbitalweichteile, der Sehnerven usw.

Schußkanäle durch die Nase, die den nasalen Orbitalwänden entlang laufen, verursachen meist Fissuren der inneren Orbitalwände. Durch Kontusion der Nasenwurzel durch ein Granatsprengstück fand sich nach dem Kriegssanitätsbericht (1888) in einem Fall Aderhautruptur in beiden Augen und Irisdialyse in einem Auge. Durch Verletzung der Nebenhöhlen kann Orbitalemphysem auftreten.

So fand Marcus (1885) nach Revolverschußverletzung des Oberkiefers mit Eröffnung der Oberkieferhöhle starkes Emphysem, das unter erheblichen Schmerzen in Erscheinung trat (vgl. auch Berlin 1880).

Im Weltkriege sind häufig mehr oder weniger schwere Verletzungen der Nase durch die verschiedensten Geschosse, besonders durch Granatsplitter, mit ihren ein- oder doppelseitigen Folgen für die innere Orbitalwand, die tränenabführenden Wege, die Orbitalweichteile, für das Auge und den Sehnerven beobachtet. Manchmal ist der Nasenrücken, manchmal der innere Augenwinkel getroffen. Am Bulbus finden sich dabei die verschiedenartigen schon mehrfach genannten indirekten Kontusionsfolgen. Durch größere Sprengstücke entstehen mehr oder weniger große Lochwunden. In den schwersten Fällen war die Nase mit Weichteilen und Knochen völlig zertrümmert, so daß die Nasenhöhle bis zum Rachen frei offen lag. Die Stirnhöhlen können dabei mit eröffnet und zertrümmert sein. Die Augenschädigung kann dabei zu doppelseitiger Erblindung führen. Derartige Fälle finden sich z. B. bei v. Szily (1916, 1918).

Ich führe noch folgende Beobachtungen an: B. Streifschuß des Nasenrückens; 1 cm lange Rinne auf dem Nasenrücken, links Enophthalmus, Amaurose, Pupille weit, Glaskörperblutungen, Beweglichkeitsdefekt nach oben außen und unten, offenbar Optikusläsion an der Orbitalspitze. J. Schuß durch die Nase durch Infanteriegeschoß. Einschuß links 2 cm unterhalb des Lidrandes, Ausschuß rechts an der Nasenwangengrube, etwas höher gelegen als der Einschuß. Links ausgedehnte Netzhaut-Aderhautruptur mit flächenhaften Bindegewebsmassen, besonders unten, Handbewegungen, Gesichtsfelddefekt oben, rechts Tränensackblennorrhöe, Visus — 0,75 D $^5/_5$. O. n.   B. Ausgang von Granatsplitterverletzung der Nase. Die Nasenwurzel war eingedrückt, daselbst strahlige Narbe. Beiderseits Optikusatrophie, Aderhautruptur und Tränensackblennorrhöe, rechts Amaurose, links S $^5/_{35}$ mit Gesichtsfeldeinengung. V. Schwere Zertrümmerung der Nase durch Granatsplitter mit großem lochförmigem Defekt, rechts Anophthalmus, links Phthisis bulbi, Knochenplastik. J. Einschuß Infanteriegeschoß von rechts her an der Nasenwurzel, Ausschuß links am Trapezius, links Abduzenslähmung.

Bei Stirnbeinschüssen, die in Friedenszeiten als Revolverschüsse durch Suizidversuch nicht selten vorkommen, kann die Stirnhöhle eröffnet werden. Die Kugel kann in der Stirnhöhle liegen bleiben. Bei Kriegsverletzungen kommen Stirnbeinschüsse häufig vor und führen meist zu bedeutend schwereren Veränderungen. Die Tangentialschüsse eröffnen oft beide Stirnhöhlen und legen das Stirnhirn in großer Ausdehnung frei. Bei Verletzung der Stirnhöhle entstehen oft zahlreiche Fissuren in der hinteren Wand, die, worauf KRÜCKMANN (1915) hinwies, zu Sekundär- oder Spätinfektion in der Schädelhöhle Anlaß geben können. Bei den Stirnbeinschüssen wird häufig das Orbitaldach in größerer Ausdehnung frakturiert und die Orbitalgebilde einschließlich des Bulbus werden mannigfach verletzt. Ferner dringt bei ihnen leicht das Geschoß ins Gehirn und führt zu Komplikationen mit Hirnerscheinungen. Vielfach erweisen sich diese Schüsse als tödlich. Die in den Schädel eindringende Kugel kann die Sehbahn auf ihrem Wege verletzen oder anderweitige Läsion der zum Auge gehenden Nerven und Gefäße veranlassen. Bei Verletzungen am Stirnbein und Oberkieferknochen werden häufig die am supra- oder infraorbitalen Rand austretenden Nerven und Gefäße direkt oder indirekt verletzt. Ferner kommt vor, daß die Kugel beim Aufschlagen auf den Orbitalrand zersplittert und daß kleine Bleisplitter z. B. in den Bulbus eindringen. Ebenso können abgesprengte Knochensplitter in die Orbita und in den Bulbus getrieben werden, wie bereits früher erwähnt wurde.

Sodann können bei Schußverletzungen in der Umgebung des Auges die Weichteilverletzungen für den Bulbus besondere Bedeutung, z. B. durch Narbenektropium, gewinnen. Vor allem sind hier die parallel zur äußeren Orbitalwand verlaufenden Schüsse, die am besten als Schläfenstreifschüsse bezeichnet werden, zu erwähnen. Bei ihnen werden durch die Weichteilwunden der Schläfe starke Verziehung der Lidspalte nach außen und Ektropium der Lider nie vermißt, der Bulbus kann durch die Erschütterung Kontusionsfolgen aufweisen. Durch Schläfenstreifschuß beobachtete ich z. B. eine 9 cm lange Schläfenweichteilwunde und dabei links starke Glaskörperblutungen.

Die Kasuistik der Schädigung des Auges bei Schußverletzung in der Umgebung des Auges, des Gesichtsskeletts und der die Orbita umgebenden Knochen, ist eine große. Die ersten genaueren ophthalmoskopischen Untersuchungen von 10 derartigen Fällen, von denen 2 anatomisch untersucht werden konnten, stammen von DEMME (1861).

Cohn (1872) hat 4 Schädelknochenschüsse, 5 Oberkieferschüsse und 4 Jochbeinschüsse beschrieben und die in 2 Fällen beobachteten Aderhautrupturen abgebildet. Im Kriegssanitätsbericht 1870/71 (1888) werden zahlreiche Fälle mitgeteilt, ebenso von v. Öttingen (1879). Reich (1879) fand in 9 Fällen von Schußverletzung der Frontalregion ohne direkte Verletzung der Bulbi entweder sichtbare anatomische Veränderungen am Auge oder funktionelle Störungen mit ophthalmoskopischem Befund am Optikus oder Lähmungen der Sensibilität oder Motilität. Eine Reihe weiterer Fälle findet sich bei v. Merz (1907), Cosmettatos (1914). Zahlreiche Fälle finden sich bei Oguchi (1913).

Die Zahl der im Weltkriege beobachteten Fälle ist ungemein groß (z. B. Igersheimer 1915, Brückner 1915, Cords 1916, 1918, 1922, Gutmann 1916, 1922, Rollet und Mangini 1916, Guglianetti 1916, Frenkel 1918, v. Szily 1918).

Einige weitere Fälle seien angeführt:

Stirnbeinschüsse. In einem von Berger (1887) mitgeteilten Fall drang die Kugel mitten durch die Stirn in den Schädel und verursachte vollständige Erblindung als einziges bleibendes Zerebralsymptom. Die Verletzung des Chiasmas wurde angenommen. Die Kugel wurde später verschluckt, als sie in den Pharynx gelangt war.

Körner (1880) berichtete über einen Schuß in die Mitte des Stirnbeins, bei dem nach dem Sektionsbefund die Kugel am Dach der rechten Orbita entlang bis an das Foramen opticum gelangt war und dort steckte. An dieser Stelle war das Orbitaldach zertrümmert und der rechte Optikus wies einen kleinen Substanzverlust auf.

In einem von v. Lewschin (1900) mitgeteilten Fall fanden sich $2^3/_4$ Jahre nach einer Schußverletzung in die Stirn linksseitige Parese, linksseitige Hemianopsie und Kopfschmerz in der Hinterhauptsseite. Auf Grund von Röntgenaufnahmen wurde die Kugel im Hinterhauptslappen näher lokalisiert und es gelang, die 8 mm Revolverkugel nach Trepanation mittelst der Doyenschen Methode zu entfernen. Angenommen wurde Verletzung der rechten Sehstrahlung. Schirmer (1907) berichtete über eine Kugelschußverletzung, bei der das Projektil am Supraorbitalrand eingedrungen und mittelst Röntgenstrahlen in der Schuppe des Hinterhauptbeins nachgewiesen wurde. Es fand sich links Exophthalmus, Unbeweglichkeit des Auges, Ptosis, Amaurose, Reflextaubheit. Am zweiten Tage kehrte die Lichtreaktion der Pupille wieder und dann stellte sich $S = ^1/_5$ wieder her. Über eine Schwußwunde des Stirnbeins mit Verletzung des Stirnlappens berichtete Swiontizky (1902). Nach Abtragung der vorgefallenen Teile trat Heilung ein, nach $^1/_2$ Jahr erfolgte plötzlich Exitus letalis durch Hirnabszeß. Awerbach (1910) fand Zertrümmerung des Jochfortsatzes des Stirnbeins durch eine Kugel, die 3 Wochen nach der Verletzung aus dem Knochen am inneren Ende der Augenbrauen entfernt wurde. Es bestanden Exophthalmus und schwere innere Augenveränderungen. Nach $1^1/_2$ Jahren war der Visus $^1/_2$ und ophthalmoskopisch fanden sich periphere Chorioretinitis und Retinitis proliferans neben und auf der Papille mit Membranbildung.

Ich selbst beobachtete nach Suizidversuch durch Revolverschuß Zertrümmerung der vorderen Wand des Sinus frontalis mit Orbitaldachfraktur. Die Kugel hatte sich geteilt (vgl. Fig. 165 S. 1956), ein kleines Stück saß am Boden der vorderen Schädelgrube oberhalb des Sinus frontalis, ein größeres Stück in den hinteren Siebbeinzellen. Anfangs bestand Exophthalmus und Hämophthalmus, später Enophthalmus und proliferierende Veränderungen im Bulbus. Der Visus betrug zuletzt $^1/_7$ der Norm.

Von Stirnbeinschüssen mit Übertritt der Kugel in die Orbita wurde z. B. vorher der Fall BERLIN (1908) angeführt.

Im Weltkriege wurden derartige Verletzungen häufig beobachtet (z. B. ESCHWEILER und CORDS 1915, IGERSHEIMER 1915, GILBERT 1916).

Nach Tangentialschuß der Stirn mit Verletzung des Stirnhirns beobachtete ich Zertrümmerung beider Orbitaldächer, der Stirnhöhlen und beider Augäpfel. Einen ähnlichen Fall beobachtete LANDOLT (1915).

Aus meinen zahlreichen Beobachtungsfällen führe ich als Beispiele noch folgende an: E. Durchschuß durch den Kopf mit Maschinengewehrgeschoß. Einschuß rechts auf der Stirn 3 cm über der Mitte der Augenbraue, kleine Narbe. Ausschuß links 2 cm vor dem Ansatz des Ohrläppchens unten, Ohr intakt. Links breite Aderhautruptur von der Papille aus über die Makula hinausgehend, Papille weiß, atrophisch, enge Gefäße, Amaurose. Rechts normaler Befund. G. Links große, 2 cm breite, 8 cm lange Stirn-Schläfenwunde mit Zertrümmerung des Knochens, Eröffnung der Schädelhöhle, Zerstörung des linken Auges. Meningitische Symptome, wahrscheinlich Abszeß in der rechten Zentralgegend. Besserung des Zustandes. Die Hirnsymptome verschwanden. Entlassen. H. Rechts Streifschuß des rechten Stirnhöckers, rechts Skleralruptur. Br. Verwundung am 25. April 1918 durch mehrere Granatsplitter. Beiderseits Anophthalmus. Rechts Stirnhöhle zertrümmert. Ausräumung. Exitus am 20. Juni 1918. G. Verwundung am 1. August 1916 durch Granatsplitter. Rechtes Oberlid innen weit abgerissen, Auge fehlt, Orbitalrand zertrümmert, in der nur spaltförmigen Augenhöhle fühlt man das gesenkte Orbitaldach, Hirnprolaps, Pulsation. Links Auge normal. Nach chirurgischer Behandlung Heilung. A. Ausgang von Verwundung durch Granatsplitter im Mai 1915. An der Stirnschläfenseite große flächenhafte stark pulsierende Narbe, die in dreieckiger Form auf das Schädeldach zu läuft. Links Amaurose. An Stelle der Sehnervenpapille weißes strahliges Narbengewebe mit vereinzelten dünnen Gefäßen, anschließend weiße Netzhautstränge. Rechts Auge normal. L. Granatsplitterdurchschuß von der linken Schläfe durch das linke Auge in die linke Stirnhöhle mit Fistel. Defekt im linken Orbitaldach. Anophthalmus. Rechts Auge normal S $^5/_5$.

Ein Fall aus dem Heidelberger Lazarett mit anatomischem Befund von Evulsio nervi optici am spät enukleierten Auge war als Dissertation vergeben.

Oberkieferschüsse. POWER (1900) berichtete über eine Verletzung durch ein unterhalb des linken inneren Augenwinkels in die Nase und durch das Tränenbein eingedrungenes Projektil einer Salonpistole. Im Verlauf traten wiederholte Blutungen aus der Nase auf, allmählich entwickelte sich linkerseits ein pulsierender Exophthalmus mit Atrophie des Sehnerven, Ptosis, Ophthalmoplegie. Eine plötzliche starke Blutung machte die Unterbindung der Carotis communis nötig, die zugleich Heilung herbeiführte.

Nach Schußverletzung am unteren Rande der Orbita beobachtete TARNAWSKI (1900) Exophthalmus, totale Okulomotoriuslähmung, Herabsetzung des Visus auf $^3/_{10}$ und Gesichtsfeldeinengung. Ophthalmoskopisch fanden sich Netzhauttrübung und eine Glaskörperblutung. Die Beweglichkeit besserte sich, aber der Visus schwand vollends und es stellte sich Sehnervenatrophie ein.

TREACHER COLLINS (1900) beobachtete doppelseitige Erblindung nach Kopfschuß. In der rechten Wange war eine $1^1/_2$ Zoll lange Narbe 1 Zoll unterhalb des Orbitalrandes. Eine zweite Narbe fand sich 2 Zoll über dem Jochbein und mitten zwischen äußerem Orbitalrand und Ohr. Rechts bestand Optikusatrophie mit zwei Aderhautrupturen, links Beweglichkeitsbeschränkung, vor der Papille eine große weiße Bindegewebsmasse und Netzhautablösung.

Norman - Hansen (1901) berichtete über Schußverletzung durch den Sinus maxillaris mit indirekter Aderhautruptur. Die Kugel war in der Nähe des Foramen infraorbitale eingedrungen und am Processus mastoideus ausgetreten.

Yarr (1902) sah nach Kugelschuß durch den linken Oberkiefer, die mittleren Nasengänge und den rechten Oberkiefer Erblindung des linken Auges mit später blasser Papille, Aderhautrupturen, Blutungen und Bindegewebsneubildung.

In einem von Saylor (1903) mitgeteilten Fall war die Kugel unterhalb des Canthus internus eingedrungen und hatte ihren Weg nach unten, hinten und außen bis in die Tonsillengegend genommen. Der Verletzte war 7 Tage lang bewußtlos. Nach 3 Wochen fanden sich links Erblindung, weite Pupille, ophthalmoskopisch blasse Papille und sehr enge Arterien. 6 Wochen später Visus $^5/_6$, oben das Gesichtsfeld eingeengt. Nach 2 Jahren Visus etwas geringer, $^5/_{10}$.

Von Oberkieferschüssen mit Übergang der Kugel in die Orbita wurden vorher die Fälle von Langner (1902) und Posey (1905) angeführt.

Weitere Fälle finden sich bei Oguchi (1913), der auch über die mannigfachen indirekten Kontusionsfolgen am Auge berichtete, wie Aderhautruptur, Netzhautblutungen, Netzhautablösung, isolierte Netzhautruptur, Makulaveränderungen, vor allem Lochbildung, Sehnervenläsion usw. (vgl. ebenso v. Szily 1916, 1917, 1918, Cords 1916, 1918, 1922). Ich möchte aus meinen zahlreichen Beobachtungen folgende Fälle als Beispiele kurz anführen: H. Verwundung durch Infanteriegeschoß, Gesichtsdurchschuß. Einschuß am linken Gehörgang, Ausschuß am rechten Jochbein. Rechts multiple Aderhautrupturen. V. Einschuß am unteren Orbitalrand, Ausschuß am Hals neben dem Warzenfortsatz. Links große Aderhautruptur. Kn. wurde im Anschlag durch ein Infanteriegeschoß verwundet, das die Hand streifte und in den linken Oberkiefer durch den Jochfortsatz eindrang, Ausschuß am Processus mastoideus links. Links Exophthalmus, vollständige Unbeweglichkeit des Auges durch Lähmung der drei Nerven Okulomotorius, Abduzens und Trochlearis. Ophthalmoskopisch großer makularer Herd mit Blutungen aus den ausgedehnten Netzhautgefäßen. Empyem der Oberkieferhöhle. Anschließend pulsierender Exophthalmus. Unterbindung der Karotis, Heilung. K. Gewehrschuß (Querschläger) der linken Wange. Große Weichteilwunde bis zum Ohr hin, Ohrmuschel auch zerrissen, das zertrümmerte Jochbein lag in großer Ausdehnung frei. Links Fazialislähmung, Amaurose, später Optikusatrophie. Sch. Granatsplittersteckschuß des Oberkiefers. Einschuß unter der linken Schläfe, großer Splitter in der linken Oberkieferhöhle. Links große Aderhautruptur, Amaurose. Rechts Papille weißlich, ausgedehnte Pigmentherde, S $^5/_{50}$.

Durch Prellung der die Augenhöhle umgebenden Knochen können Kontusionen eines Auges oder beider Augen veranlaßt werden.

Als Beispiele führe ich folgende Kriegsverletzungen an: L. Die linke Kopfseite wurde auf der Grenze zwischen Stirn- und Scheitelbein von einem größeren matten Granatsplitter geprellt. Kontusionsfolgen an beiden Augen. Rechts Hyphäma, Mydriasis, Entrundung der Pupille, mangelnde Reaktion, S mit $+1,5$ D $^5/_5$. Links Mydriasis, Retroflexion der Iris, Luxation der kataraktösen Linse, Hämophthalmus, Lichtschein mittlerer Lampe, Projektion defekt. Lider und Bulbi wiesen keine Zeichen einer direkten Kontusion auf. Fr. Prellschuß der linken Schläfe durch Granatsplitter. Links Glaskörpertrübungen, Aderhautruptur, rechts Linsentrübungen. K. Prellung der linken Schläfe durch Granatsplitter. Links Optikusatrophie.

Vollkommene Zertrümmerung der Orbita und Weggerissenwerden ganzer Stücke der Orbitalwände und des Orbitalinhalts samt Bulbus unter schwerer Verletzung des Gesichtsskeletts werden durch große Sprengstücke von Artilleriegeschossen hervorgerufen. Die schrecklichsten Zerstörungen des Gesichtsskeletts sind schon in früheren Kriegen mehrfach beobachtet und auch 1870/71 nach dem Kriegssanitätsbericht (1888 S. 204). Trotz erheblicher Verletzung kann dabei Heilung erzielt werden.

Einem Artilleristen wurde am 3. November 1870 durch Granatsplitter das rechte Auge zerstört und aus der Augenhöhle herausgerissen; es fand sich ein großes Loch im Stirnbein, dessen äußere Orbitalwandhälfte einschließlich des Jochfortsatzes fehlte. Ebenso fehlten der vordere Teil des rechten Seitenwandbeins und der obere Teil des großen Keilbeinflügels, der Stirnfortsatz des Jochbeins und ein Teil des Körpers desselben war ebenfalls zerstört. Die Dura mater war in der Größe von $1\frac{1}{2}$ Quadratzoll bloßgelegt. Der Mann konnte am 28. Februar 1871 geheilt entlassen werden.

Über einen derartigen Fall, bei dem der Verletzte am Leben blieb, berichtete OGUCHI (1913 S. 229).

Auch im Weltkriege sind vielfach derartige schwerste Zertrümmerungen beobachtet, z. B. v. SZILY (1916, 1918). Ich selbst sah folgenden Fall: Oberleutnant Gl. Durch Granatschuß am 3. Oktober 1914 war die linke Gesichtsseite auf das schwerste zertrümmert, der untere Orbitalrand mit Unterlid und Wangenhaut weggerissen, so daß die Oberkieferhöhle frei lag. Ebenso lag die Nasenhöhle offen, das Nasenbein zertrümmert, tief eingesunken. Auch die rechte Oberkieferhöhle war eröffnet, der Oberkiefer stark beweglich, die Fraktur ging weit nach rechts. Das linke Auge war bis auf einen Rest weggerissen, der sofort entfernt war. Das rechte Auge sah gut, ophthalmoskopisch normal. Deckung aus Arm. Nase gehoben. Heilung. Der Verletzte konnte später im Gouvernement A. Dienst tun.

Schußverletzungen der Schädelkapsel und des Gehirns.

§ 242. Die Schußverletzungen der Schädelkapsel und des Gehirns gehören dem Gebiet der Chirurgie an, interessieren aber den Ophthalmologen wegen der häufigen und verschiedenartigen primären und sekundären Schädigungen des Sehorgans, vor allem der Sehbahn, und der zum Auge führenden Nerven und Gefäße. Ganz verschiedene Vorgänge können diese Schädigung veranlassen. Die Schußverletzungen des Schädels und Gehirns zeichnen sich dadurch aus, daß das Geschoß eine mehr oder weniger weitgehende Schädelknochenfraktur mit allen ihren Folgen für das Sehorgan veranlaßt, wie sie bei den Schädelfrakturen durch stumpfe Gewalt ausführlich abgehandelt sind, daß ferner diese Schädelfrakturen, abgesehen von Prellschüssen, fast durchweg komplizierte Knochenfrakturen mit dadurch erhöhter Infektionsgefahr sind, daß sodann die Kugel auf ihrem Wege die für das Auge wichtigen Gebilde, zumal die intrakranielle Sehbahn, direkt verletzen kann und daß schließlich die in das Gehirn eingedrungene und dort haftengebliebene Kugel als Fremdkörper wirkt und zu reaktiven Prozessen der Entzündung und Einkapselung, im anderen Falle zu Senkung und Lageveränderung führen kann.

Die Schädelschüsse werden nach Enderlen (1915) am besten eingeteilt 1. in Weichteilverletzungen bei intaktem Knochen, 2. in Traumen der knöchernen Schädelkapsel, a) Prellschuß, b) Furchungs- oder Tangentialschuß, c) Durchschuß (segmental oder diametral), d) Steckschuß.

Überaus häufig werden die Läsionen des Sehorgans durch die bei Schädelschüssen nie fehlenden, oft weit ausstrahlenden, mit Blutungen einhergehenden Knochenfrakturen veranlaßt. Ebenso wie bei den Schädelbrüchen durch stumpfe Gewalt muß man hier zwischen den primären, unmittelbar durch die Knochenfraktur veranlaßten Schädigungen und den sekundären, durch die mannigfachsten Folgezustände hervorgerufenen Veränderungen unterscheiden.

Zu den Folgezuständen, die sekundäre Veränderungen am Optikus, an der zentralen Sehbahn, an den zum Auge gehenden Nerven und Gefäßen veranlassen, gehören Steigerung des Hirndruckes, entzündliche Knochenprozesse, herdförmige oder diffuse entzündliche Vorgänge an den Hirnhäuten und der Hirnsubstanz, Vernarbungsvorgänge mit Kallusbildung, pulsierender Exophthalmus usw. Da die primären und sekundären Veränderungen bei Hirnschüssen durch weitgehende Zerstörung und verschiedenartige, von der Verletzungsstelle — der Einschußstelle — oft weitentfernte Einwirkungen äußerst kompliziert sind, ist gar nicht selten eine sichere Bestimmung der Art und des Sitzes der Läsion nicht möglich. Im Vordergrund des Interesses stehen die Verletzungen des Optikus und der zentralen Sehbahn. Je nach der Art und dem Sitz der Schädigung durch die Knochenfraktur findet sich einseitige oder doppelseitige, vollständige oder unvollständige, bleibende oder vorübergehende Erblindung oder Sehstörung mit hemianopischem Charakter und ebenso verschieden verhält sich der Augenspiegelbefund. Bei Schädelschüssen werden überaus häufig durch Veränderungen an der Schädelbasis einseitige oder doppelseitige Sehstörungen oder Erblindung veranlaßt.

Schon bei den Verletzungen der Knochen der Augenhöhle und ihrer Umgebung wurde erwähnt, daß dabei vielfach durch ausstrahlende oder indirekte Brüche an der Schädelbasis einseitige oder doppelseitige Erblindung mit dem späteren Augenspiegelbefund der Sehnervenatrophie vorkommen, die auf eine Schädigung des Optikus in der Gegend des Foramen opticum zu beziehen sind. Die Schußverletzungen der Schädelknochen in weiterer Entfernung von der Orbita, der Scheitelgegend, dem seitlichen Teile der Schädelkapsel und selbst der Hinterhauptsgegend führen ebenfalls außerordentlich gern zu weit ausstrahlenden oder indirekten Frakturen an der Schädelbasis, die sich bis in das Foramen opticum erstrecken können und die den Sehnerven und seine Scheiden, sowie die übrigen zum Auge gehenden Nerven durch Knochensplitter zu drücken, quetschen und zerreißen oder durch Blutungen zu komprimieren imstande sind. Ebenso wie bei Schädelbasisbrüchen durch stumpfe Gewalt können ohne Fraktur am Foramen opticum Blutungen an der Basis den Optikus durch Druck schädigen oder zu Bluterguß in den Sehnervenscheiden führen und die bereits in § 146 und 147 erwähnten Erscheinungen des Sehnervenscheidenblutergusses hervorrufen. Ebenso entstehen bei Kopfschüssen sehr häufig Blutungen in den Optikusscheiden und im Optikusstamm entweder durch fortgeleitete Fissuren oder durch Blutungen aus den Optikusgefäßen infolge der Sprengwirkung.

Köhler (1886) z. B. fand in einem Falle nach Schußverletzung einseitige Ausdehnung der Sehnervenscheiden durch eine Blutung, die aus dem Subduralraum des Gehirns stammte.

Nach Kriegsverletzungen wurde mehrfach Scheidenhämatom des Optikus auf Grund des Augenspiegelbefundes angenommen, so von Adam (1914), Gilbert (1915), Krückmann (1915). Cords (1916) wies auf Grund von zahlreichen Autopsien auf die Häufigkeit der Sehnervenscheidenblutungen bei Schädelschüssen hin. v. Szily (1916) hat in seinem Atlas der Kriegsaugenheilkunde 1. Lief. auf Grund von Sektionen einige Fälle von Scheidenhämatom des Optikus nach Kopfschuß mitgeteilt und den Befund abgebildet. Nach den ihm gemachten Mitteilungen von Geheimrat Aschoff wurden Blutungen zwischen den Optikusscheiden, sogenannte Scheidenhämatome, bei der Autopsie von Kriegsverwundungen recht häufig gefunden. Glauning (1919), der über etwa 50 Fälle von reinen Kopfschüssen durch Infanteriegeschoß, von welchen der größere Teil nach 24 Stunden, ein Viertel am zweiten und dritten Tage, nur 3 nach dem zehnten Tage letal endeten, berichten konnte, fand am Sehnerven und seinen Hüllen in der Mehrzahl der Fälle eine Schwellung und Blaufärbung. Unter 45 Fällen fand sich 41mal eine Scheidenblutung, und zwar stets doppelseitig. Die Schwellung des Optikus war am stärksten am Eintritt des Nerven ins Auge, wo sich eine tiefe Schnürfurche fand, und nahm bis zum Foramen opticum allmählich ab. Der Optikus erschien dunkel, fast blau verfärbt, nur an Krümmungsstellen des Optikus, wo der Stamm der Hülle anlag, war die Farbe hellrot. Im hintersten Drittel vor dem Ansatz der vier geraden Muskeln waren kleine braunschwarze Flecken an der Optikusdura zu sehen, die kleine Blutblasen darstellten. Nach Spalten der Scheide und Entleerung des mit Serum vermischten Blutes sah man an dem Duragewebe kleine Blutblasen. Am hinteren Ende des Canalis opticus fanden sich vielfach kleine Druckmarken in und unter der Pia, von 45 Fällen 24mal, und zwar 20mal doppelseitig. Die Blutungen lagen im Optikus selbst, wie der Querschnitt zeigte. Es fanden sich also nach diesen schweren Kopfschüssen fast konstant Blutungen im Gewebe der Optikusdura, im Scheidenzwischenraum und am Sehnerven selbst.

Bei Schädelschüssen spielen ferner eine große Rolle die indirekten, isolierten, vom Schußkanal unabhängigen und oft weit abliegenden Orbitaldachfrakturen. Auch an den Siebbeinplatten werden indirekte Frakturen beobachtet. Dabei ist gleichgültig, in welcher Richtung der Schuß den Schädel traf, sowie ob das Geschoß in das Schädelinnere eindrang oder die Schädelkapsel streifte oder in dem Schädelknochen an der Aufschlagsstelle stecken blieb. Die Form der Fraktur kann sich als einfache Fissur oder als Splitterung darstellen, ferner können die Bruchlinien größere rundliche ovale Platten isoliert aussprengen. Am stärksten ist die Sprengwirkung bei perforierenden Schädelschüssen. Die entsprechenden Teile des Vorderlappens können dabei gequetscht und ebenso der Orbitalinhalt geschädigt werden, so daß Blutungen in das Orbitalgewebe, Exophthalmus, Läsionen des Optikus, der Bewegungsnerven und Gefäße entstehen. Ich verweise im übrigen auf die Besprechung der indirekten Orbitaldachfrakturen durch stumpfe Gewalt in § 142 S. 737, wo auch auf die zur Erklärung aufgestellten Hypothesen eingegangen ist.

v. BERGMANN (1880) hat zuerst die indirekten Schußfrakturen der Schädelbasis näher beschrieben. Aus dem russisch-türkischen Kriege hat er 6 Schädel mitgebracht, die von der Kugel fern ab von den Orbitalplatten getroffen waren und sämtlich Brüche des Orbitaldaches aufwiesen. In 3 Fällen handelte es sich um Schüsse der Scheitelgegend, welche sich von vorn nach hinten, also in einer den Orbitaldächern abgewandten Richtung bewegt hatten. Auch brachte v. BERGMANN noch den Sektionsbefund des durch die Kugel eines Meuchelmörders ermordeten Präsidenten Lincoln in Erinnerung. Das Geschoß war in das Hinterhaupt gedrungen, hatte den Sinus transversus verletzt und war im vorderen Abschnitt des Corpus striatum stecken geblieben. Beide Orbitaldächer fanden sich isoliert frakturiert. Noch in den wenigen Stunden, in denen der Verletzte atmete, waren Ekchymosen an beiden oberen Augenlidern und eine leichte Protrusion der Augäpfel bemerkt worden.

IPSEN (1898) hat 23 indirekte Orbitaldachfrakturen aus der Literatur zusammengestellt und 2 neue Fälle veröffentlicht. Von den gesamten 25 Fällen waren 15 durch Schuß und 10 durch stumpfe Gewalt verursacht.

TILMANN (1902) hat zu 38 aus der Literatur zusammengestellten Fällen selbst noch 11 Fälle, darunter 9 nach Schußverletzung mitgeteilt, so daß er über zusammen 49 Fälle verfügte, von denen ihm aber 6 Fälle nicht ganz einwandfrei schienen. Unter den 43 sicheren Fällen fanden sich 29 Schußverletzungen. Hinsichtlich der Kasuistik und Literatur verweise ich auf S. 737. Unter den Beobachtungen sei die von STIERLIN (1900) angeführt, der isolierte Aussprengung einer ovalen Platte an beiden Orbitaldächern bei einem perforierenden Schädelstreifschuß hinter dem Ohre fand. Auf die indirekten Orbitaldachfrakturen nach Orbitalschüssen, vor allem nach Schläfenschuß, wurde früher hingewiesen.

ADAM (1914) hat aus dem zweiten Balkankriege einige Fälle mitgeteilt, bei denen Schädelverwundungen zu weit fortgeleiteten Fissuren mit ihren charakteristischen Folgen für den Optikus und die Orbita geführt hatten.

Im Weltkriege haben die zahlreichen Sektionen von Kopfschüssen Bestätigung unserer Kenntnisse und weitere Aufklärung über die mannigfachen direkten und indirekten Folgen der Schädelschüsse für das Sehorgan, besonders für den Optikus, das Orbitaldach, die Augenhöhle u. a. gebracht. Von ophthalmologischer Seite hat zuerst v. SZILY (1916) in seinem Atlas der Kriegsaugenheilkunde 1. Lief. wichtige Befunde mitgeteilt und durch treffliche Abbildungen belegt. So fand er an der Hand der ASCHOFFschen Sammlung von anatomischen Präparaten, daß intrakranielle Hämatome nach Schädelschüssen eine erhebliche Rolle spielen. Sodann ging er auf die indirekten und fortgesetzten Fissuren ein, die auch bei Kriegsverwundungen ganz bestimmte Prädilektionsstellen besaßen und häufig erst bei der Sektion gefunden wurden, auch in Fällen, in denen sie im Leben keine besonderen Erscheinungen verursacht hatten und im Röntgenbild nicht zur Geltung gekommen waren. Er berichtete über mehrere Sektionsbefunde von Schädelschüssen, die die so häufigen fortgeleiteten oder indirekten Verletzungen der Orbitalwände, besonders des Orbitaldaches, aufwiesen, darunter eine Sprungfissur über dem rechten Stirnbein mit Fortsetzung auf das Orbitaldach, Blutung in der Keilbeinhöhle und Blutung in der Konjunktiva, eine Fraktur der Lamina cribrosa des Siebbeins, der Pars orbitalis des Stirnbeins, des großen und kleinen Keilbeinflügels und der Schuppe des rechten Schläfenbeins, ferner in einem weiteren Fall Zerklüftung von beiden Orbitaldächern, aus welchen ganze Stücke durch unregelmäßig verlaufende Fissuren herausgesprengt waren. Sodann brachte er die Abbildung eines mazerierten Schädels, welcher die große Sprengwirkung eines Infanterienahschusses (aus 5—8 m Entfernung) auf den Schädel bewies. Der Einschuß lag im rechten Os parietale; an der Ausschußstelle war die Schädeldecke in großer Ausdehnung einfach weggerissen und von der Schußstelle aus verliefen nach allen Richtungen zum Teil weit klaffende Fissuren, wodurch der ganze knöcherne Schädel auseinandergesprengt erschien. Sektionen bei Kopfschüssen (Geheimrat Aschoff) wiesen öfters Orbitaldachfrakturen auch nach Verletzungen an entfernten Stellen auf. Es handelte sich nicht selten um fortgeleitete, häufiger um indirekte Frakturen des Orbitaldaches, z. B. nach Hinterhauptsschuß, offenbar durch Contrecoupwirkung, wodurch die durch den Schuß in Bewegung gesetzte Hirnmasse auf das dünne Orbitaldach aufschlägt und es zerreißt. Weitere Mitteilungen über indirekte Schußfrakturen an der Schädelbasis finden sich bei Faschingbauer und Böhler (1917). Über Veränderungen in der Augenhöhle und an den retrobulbären Teilen des Auges bei Kopfschüssen berichtete Glauning (1919) an der Hand von etwa 50 reinen Kopfschüssen durch Infanteriegeschoß, von denen die meisten innerhalb der ersten 3 Tage und nur 3 nach dem 10. Tage zum Tode geführt hatten, so daß bei der Sektion nur traumatische, noch keine infektiös-entzündlichen Veränderungen vorlagen. Die Frakturlinien am Schädel waren meist in ihrem Verlauf überaus wechselnd, die Sprünge reichten viel weiter, als man nach der Weichteilwunde und nach der Knochenwunde annehmen konnte. Die Frakturlinien an der knöchernen Orbita waren ganz regellos und kamen oft ganz isoliert vor. Die Bruchlinien verliefen im Gegensatz zu den Schädelbrüchen nach Sturz nie durch den knöchernen Canalis opticus, auch nicht, wenn das Stirnbein selbst getroffen war. Am Stirnbein waren vielfach fortlaufende Fissuren am Orbitaldach zu sehen, oft winklig im Verlauf zum Stirnbein. Vielfach auch bei Hinterhauptschüssen kamen isolierte kleine Sprunglinien im Orbitaldach vor, $1/_2$—1 cm lang, teils bogenförmig, teils geradlinig, teils rechtwinklig, selbst ganze Stücke aussprengend. Zuweilen war das ganze Orbitaldach in ein kleines Trümmerfeld verwandelt, zuweilen waren ausgesprengte Stücke ins Orbitalfett getrieben. Entsprechend den Sprunglinien sah man oft Druckmarken an der Unterfläche des Stirnlappens. Bei Kopfschüssen kamen auch Sprünge an der Seitenwand der Orbita vor, besonders an den Siebbeinzellen, nie am Orbitalboden. Von 17 Stirnschüssen zeigten 11, und zwar 6 doppelseitig und 5 einseitig, Sprünge im Orbitaldach. Bei 28 anderen Kopfschüssen (Schläfen-Schädel-Hinterhauptsbein-Schüssen) fanden sich nur 12 mal Sprünge im Orbitaldach, 7 mal einseitig, 5 mal doppelseitig. Häufig wurden beobachtet Blutungen in den Nebenhöhlen, im Siebbein, im Keilbein, auch in der Stirnhöhle. Von 45 Fällen waren bei 16 sämtliche Nebenhöhlen frei von Blutungen, 14 mal waren sämtliche Siebbeinzellen mit freiem Blut angefüllt, 3 mal nur die vorderen, 9 mal die mittleren, einmal nur eine hintere Siebbeinzelle. 6 mal fand sich ein Bluterguß in der Keilbeinhöhle, 3 mal in der Stirnbeinhöhle. In $^2/_3$ der Fälle fanden sich Blutungen in der Periorbita, in der Mehrzahl der Fälle zusammen mit Sprunglinien im Orbitaldach, 9 mal Blutung ohne Bruch, 3 mal Bruch ohne Blutung. Die Blutungen lagen in der Hälfte der Fälle auf der Periorbita und schienen nach Abziehen der Dura mater bläulich durch das Orbitaldach durch. Die Blutungen waren meist plattenförmig, manchmal nur pfennigstückgroß, meist doppelseitig vorkommend. 4 mal war die Periorbita oben und unten, 11 mal nur die Unterfläche mit Blut belegt; die Blutungen griffen von der Unterfläche nur selten in die oberste Schicht des Orbitalfetts über. Im Orbitalfett kamen im allgemeinen nur geringfügige Blutungen vor, selbst in Fällen mit Exophthalmus. Die Muskeln waren meist unversehrt, zuweilen zeigten der Levator und der Rectus superior kleine Blutungen, der Medialis und Abduzens nur 2 mal.

Schüsse der Schädelkapsel vermögen ferner ausstrahlende Knochenbrüche mit und ohne Splitterung an der Schädelbasis der mittleren und hinteren Schädelgrube, also nach hinten vom Foramen opticum zu veranlassen, welche ebenfalls dem Sehorgan durch Läsion der nervösen Bahnen gefährlich werden. So kommen durch Brüche im Türkensattel Verletzungen des Chiasmas oder der Traktus, durch Brüche am Schläfenbein Verletzung des Trigeminus und des Ganglion Gasseri, durch Brüche der Schläfenbeinpyramide die des Fazialis neben Läsionen der Augenmuskelnerven vor. Knochenbrüche der Hinterhauptsgegend können das kortikale Sehzentrum verletzen, während die zentralen Optikusbahnen im Verlauf des Gehirns der Einwirkung von Knochenbrüchen mehr entzogen sind.

Die in die Gehirnsubstanz eindringenden Kugeln oder Granatsplitter können die zentrale Sehbahn: Chiasma, Traktus, intrazerebrale Bahn, kortikales Rindenzentrum, an irgendeiner Stelle unmittelbar zerstören. Klinisch wird freilich die Verletzung der intrazerebralen Optikusbahn nicht allzu häufig festzustellen sein, da sie die Durchsetzung des Gehirns durch das Geschoß voraussetzt, die meist zu ausgedehnter Zerstörung wichtiger motorischer und sensibler Hirnbahnen und damit zu komplizierten Funktionsstörungen und vielfach noch zum Exitus letalis führt. Dagegen kann ein rinnenförmiger oder lochförmiger Schußkanal durch das kortikale Sehzentrum im Okzipitallappen ohne gleichzeitige allzu große Zerstörung des Gehirns verlaufen, so daß die Verletzung ausheilt und die genaue Feststellung der Funktionsstörung möglich wird. Beide Okzipitallappen sind oft gleichzeitig verletzt. Vielfach sind bei perforierenden Kugelschüssen mit Eindringen des Projektils in das Gehirn durch die nie fehlenden weit hinausstrahlenden Knochenbrüche und die Blutungen die Verletzungen so kompliziert, daß die Art und selbst der Sitz der Läsion nicht genau zu bestimmen ist. Man weiß oft nicht, was durch Fraktur, was durch die Kugel verletzt ist oder was auf Rechnung der Blutung zu setzen ist. Die verschiedenartigste Kombination der Veränderungen kommt vor und oft gibt erst der weitere Verlauf Aufschluß über die Art der Schädigung. Eine wesentliche Förderung der klinischen Feststellung über Art und Sitz der Läsion hat die Röntgenuntersuchung gebracht, da man den Sitz des Projektils und aus Vergleich von Sitz und Einschuß die Schußbahn bestimmen kann.

Je nach dem Sitz, der Ausdehnung und Art der Läsion der zentralen Sehbahn verhalten sich die Funktionsstörung und ihr Verlauf. Trotz mancher Unterschiede besonders in der Form der Defekte können sich im einzelnen der Befund und Verlauf analog verhalten, wie bei den in § 149, S. 804 ausführlicher besprochenen Verletzungen der zentralen Optikusbahn nach Schädelverletzung durch stumpfe Gewalt. Das gilt besonders auch für die Fälle, in denen das kortikale Sehzentrum auf beiden Seiten betroffen ist.

Schließlich ist zu erwähnen, daß die zentrale Optikusbahn nicht nur durch Schußverletzung der äußeren Schädelkapsel zustande kommt, sondern in Fällen beobachtet ist, in denen die Kugel ihren Weg von der Orbita aus oder durch die Nase oder vom Mund aus in den Schädel genommen hat.

Die Hemianopsien bei Kriegsverletzungen werden, wie vor allem die Erfahrungen des Weltkrieges gezeigt haben, teils durch Infanteriegeschosse, teils durch Schrapnellkugeln, teils durch Granatsplitter veranlaßt. Bei den Verletzungen durch Infanteriegeschosse handelt es sich entweder um Tangential- und Rinnenschüsse oder um Durchschüsse, meist Segmentaldurchschüsse, oder seltener um Steckschüsse oder Prellschüsse, während Granatsplitterverwundungen besonders häufig als Prellschüsse mit Knochenfraktur wirken. Die Richtung der Geschoßbahn bestimmt meist die Art des Gesichtsfelddefektes. In einer großen Zahl der Fälle handelt es sich um doppelseitige Hemianopsie, und zwar wird ganz besonders häufig die doppelseitige Hemianopsia inferior infolge von Verletzung des oberen Randes der Fissura calcarina beobachtet. Die Schädigung der unteren Partie der Fissura calcarina setzt bei der zunehmenden Dicke des Knochens an dieser Stelle des Hinterhaupts viel schwerere Verletzungen voraus, die zumal bei der Nähe des Kleinhirns häufiger letal enden. Doch wird ausnahmsweise auch eine doppelseitige Hemianopsia superior beobachtet. Sowohl die einseitige als auch die doppelseitige Hemianopsie ist vielfach inkomplett, so daß eine große Mannigfaltigkeit und Unregelmäßigkeit der Defektformen in Gestalt von symmetrischen Skotomen, sektorenförmigen Defekten, Quadrantenhemianopsien, sowie das Erhaltensein von inselförmigen erhaltenen Gesichtsfeldresten im Bezirk des Defektes vorkommen. Ebenso kommen isolierte makulare Zentralskotome und alleinige Farbenhemianopsien vor. Auch werden isolierte Defekte des peripheren temporalen Halbmonds beobachtet. Dauernde zentrale Blindheit nach Hinterhauptschüssen ist äußerst selten (Sänger 1919), während anfängliche vorübergehende Erblindung häufiger ist. Die Kriegshemianopsien durch Schußverletzung unterscheiden sich in vieler Hinsicht von den Friedenshemianopsien nach Apoplexie, Schädelbruch usw.

Die Schädigungen der zerebralen Sehbahn nach Hinterhauptschüssen können kompliziert sein mit den mannigfachen höheren psychisch-optischen, transkortikalen Störungen der Lokalisation, des räumlichen Sehens und der amnestisch-optischen Agnosie (Seelenblindheit) und Apraxie, sowie in seltenen Fällen mit Halluzinationen im hemianopischen Gesichtsfeld.

Kasuistik. KLAUBER (1917) berichtete über teilweise Durchtrennung des linken intrakraniellen Optikusstückes zwischen Austritt aus dem Canalis opticus und dem Chiasma, verbunden mit Läsion des ersten und zweiten linken Trigeminusastes durch einen in der Mitte der Stirn in die Schädelhöhle eingedrungenen Minengranatsplitter, der nach der Röntgenaufnahme am vorderen Rande des Türkensattels steckte.

Fig. 185 gibt den Röntgenbefund eines Falles wieder, bei dem ein durch die Stirn in den Schädel eingedrungener Granatsplitter am Keilbein genau in der Medianebene steckte und eine Läsion beider Sehnerven vorlag.

Fig. 185.

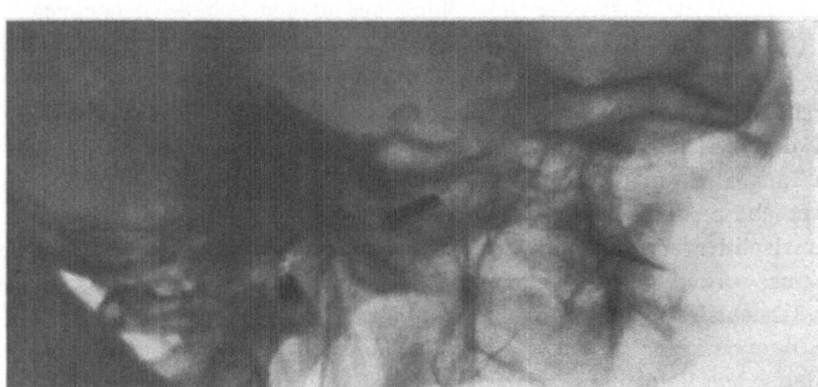

K. Verwundung am 11. November 1917 durch Granatsplitter an der Stirn. Erbsengroße, verklebte Wunde, an der Stirn, etwas nach links von der Mitte, Periostverdickung. Ophthalmoskopisch: Beiderseits Papille blaß-weißlich, Arterien verengt.
Rechts E 5/25, links E 5/15. Beiderseits Gesichtsfelddefekt nach oben. Die Röntgenaufnahmen ergaben einen Granatsplitter dicht unter dem Keilbein ziemlich in der Mittellinie steckend.
Bitemporale Röntgenaufnahme.

Verletzung des Chiasmas wurde in dem bereits S. 2008 erwähnten Fall von BERGER (1887) angenommen. Die Gewehrkugel war mitten durch die Stirn in den Schädel eingedrungen und verursachte als einziges bleibendes Zerebralsymptom vollständige Erblindung. Die Kugel wurde später verschluckt, nachdem sie in den Pharynx gelangt war. In einem tödlich verlaufenen Falle fand LIEBRECHT (1905) beide Schläfenlappen von der Kugel durchschlagen und zwischen ihnen das Chiasma durchrissen, und zwar so genau, daß weder die Duralscheide noch einer der über den Türkensattel ragenden Knochenvorsprünge verletzt war.

KERKHOFF (1900) nahm nach transversaler Durchquerung des Schädels mit doppelseitiger Erblindung Verletzung des Chiasmas an, möglicherweise handelte es sich aber um doppelseitige Sehnervenverletzung. Ebenso nahm ROY (1913) Chiasmaverletzung an bei doppelseitiger Erblindung. Über Chiasmazerreißung durch Granatsplitter berichtete z. B. GILBERT (1915).

Die Zertrümmerung der primären Sehnervenganglien, der Corpora geniculata durch den Schuß, konnte LIEBRECHT (1905) bei der Sektion eines zum Tode führenden Falles nachweisen.

Eine Zerstörung des Tractus opticus durch Schuß in die Nase beobachtete BURKHART (1881). Eine Sehprüfung war wegen der Schwere der Verletzung nicht möglich gewesen. Bei linksseitiger Hemianopsie bestimmte GREENLEAF (1900) durch Röntgenaufnahme den Sitz der Kugel in dem rechten Traktus. Über Traktuszerreißung mit Sektionsbefund berichtete CORDS (1922).

Ich habe 2 Fälle von Hirnschußverletzungen, bei denen die Optikusbahn subkortikal und oberhalb des Chiasmas verletzt war, in der Jenaer Augenklinik untersucht. In dem einen Falle handelte es sich um einen 20jährigen Mann, der 4 Monate nach Suizidversuch durch Stirnschuß in der medizinischen Klinik aufgenommen war. Es fand sich rechtsseitige Hemiplegie, leichte Störung des Mundfazialis, leichte Gedächtnisschwäche, Erweiterung der rechten Pupille und rechtsseitige Hemianopsia incompleta bei voller zentraler Sehschärfe und normalem Augenspiegelbefund, sowie intakter Beweglichkeit der Augen. Ausgefallen war beiderseits ein vollkommen symmetrischer breiter Sektor nach unten. In den 2 Jahren, in denen der Patient von mir mit beobachtet wurde, besserte sich die Hemiplegie etwas, der Augenbefund blieb unverändert. Der zweite Patient, der 4 Monate lang auf der chirurgischen Klinik zu Jena lag und von mir mit beobachtet wurde, ist von HARTMANN (1898) in der medizinischen Gesellschaft zu Jena vorgestellt. Der Patient hatte sich mit einem 9 mm Revolver oberhalb des rechten Ohrs in den Schädel geschossen. Es bestanden eine linksseitige Hemiplegie, linksseitige Lähmung des Fazialis mit Ausnahme des oberen Astes, eine rechtsseitige komplette Okulomotoriuslähmung und eine linksseitige Hemianopsie. Angenommen wurde der Sitz des Geschosses im großen Hirnschenkel.

In einem von HENSCHEN (1898) beobachteten Falle war eine Kugel vom inneren Augenwinkel unter Zerstörung des Auges bis zur Grenze des parietookzipitalen Lappens vorgedrungen. Das rechte Gesichtsfeld war normal, nur bestand leichte Sehstörung im linken unteren Quadranten. Die Kugel wurde nach Röntgenaufnahme glücklich entfernt. Am Tage nach der Operation bestand am rechten Auge Hemiopie nach links, doch ging die Störung bis auf eine leichte periphere Einengung zurück.

Sitz der Kugel in der Capsula interna wurde von v. BERGMANN (1898) in einem Falle angenommen, in dem anfangs linksseitige Hemiplegie und Hemianästhesie mit linksseitiger Taubheit und doppelseitiger Blindheit bestanden und in dem der Zustand sich besserte, so daß nur noch Parese des linken Beines, Kontraktur der Finger der linken Hand und teilweise Anästhesie der linken Seite zurückblieben.

DONATH (1902) beobachtete nach Schläfenschuß neben linksseitiger Parese, verbunden mit Krampfanfällen vom linken Arm aus und Herabsetzung der Tast-, Schmerz- und Temperaturempfindung, gleichseitige, linksseitige Hemianopsie mit Herabsetzung der Sehschärfe, Pupillenungleichheit und grauer Verfärbung der verwaschen begrenzten Papillen. Die Sektion des an Meningitis verstorbenen Verletzten ergab narbigen Schußkanal der rechten Hemisphäre mit Zerstörung des Schläfenlappens, pigmentierter Narbe am rechten Linsenkern, am mittleren Teil vom hinteren Schenkel der Capsula interna und der hinteren Spitze des Thalamus opticus. Das Projektil wurde auf dem rechten Felsenbein gefunden.

Ein weiterer Fall von Schußverletzung der Capsula interna mit Hemianopsie ist von LENZ (1905) mitgeteilt. Durch Fernwirkung war der rechte Okulomotorius und Trigeminus mit beteiligt.

Über linksseitige Hemianopsie ohne sonstige bleibende Zerebralsymptome bei normalem Augenspiegelbefund und voller zentraler Sehschärfe nach Schuß in die Stirn berichtete Heuse (1881).

Nach Schuß in den Mund fand v. Limbeck (1890) linksseitige Okulomotoriuslähmung, rechtsseitige Hemiplegie, Hemianopsie und Sprachstörung.

Fischer (1901) erwähnte kurz, daß er in einem Falle typische rechtsseitige Hemianopsie beobachtet habe.

In zahlreichen Fällen handelt es sich um zweifellose Verletzung der Okzipitallappen mit Läsion des kortikalen Sehzentrums. Vielfach ließ sich das Projektil durch Röntgenaufnahme in der Okzipitalgegend nachweisen, in manchen Fällen wurde der Befund durch Trepanation, in einzelnen zum Tode führenden Fällen durch die Sektion bestätigt. Je nach der Art der Verletzung verhielten sich die Funktionsstörung und ihr Verlauf ganz verschieden. In einem Teile der Fälle lag einseitige, in einem Teile doppelseitige, wenn auch ungleich starke Läsion vor.

Keen und Thomson (1871) haben einen Fall von Schußverletzung bei einem Soldaten mitgeteilt, bei dem eine Kugel schräg durch den hinteren Teil des Schädels, offenbar durch den linken Hinterhauptslappen hindurch gegangen war. Die Wunde heilte mit Hinterlassung eines Knochendefekts aus. Neben Hemiplegie bestand rechtsseitige Hemiopie mit vertikaler Trennungslinie, die bei fast normaler zentraler Sehschärfe und negativem Augenspiegelbefund bestehen blieb, während die Hemiplegie allmählich zurückging.

In einem von Henschen (1904) beobachteten Fall war ein Knabe durch den Hinterkopf geschossen. Anfangs bestand rechtsseitige Hemianopsie, später ein konstant bleibendes homonymes, gleichförmiges Skotom in den beiden dorsalen linksseitigen Quadranten. Das Röntgenbild zeigte eine Zersplitterung der Kugel in drei Teile.

In einem von v. Bergmann (1898) mitgeteilten Falle wurde eine Frau so von einer Revolverkugel getroffen, daß das Projektil am inneren Winkel des rechten Auges eindrang und von hier bis in den rechten Okzipitallappen vordrang, wo sie durch Röntgenaufnahme nachgewiesen wurde. Die schweren anfänglichen Erscheinungen: Fieber bis 39°, Pulsverlangsamung, doppelseitige Stauungspapille, sowie Retinalblutung und Exophthalmus gingen zurück und es blieb nur eine linksseitige Hemianopsie bestehen. Anlaß zur Entfernung der Kugel lag nicht vor.

Gamble (1902) beobachtete nach Schläfenschuß rechtsseitige Hemiplegie, Hemianästhesie und Hemianopsie. Das Projektil schien nach der Röntgenaufnahme in der Okzipitalregion zu stecken. Über Verletzung des rechten Hinterhautlappens nach Revolverschuß in die Stirn berichtete v. Lewschin (1900). Neben Hemiplegie bestand linksseitige Hemianopsie. Fast 3 Jahre nach der Verletzung wurde die durch Röntgenaufnahme genau lokalisierte Kugel durch Trepanation aus dem Okzipitallappen entfernt.

In einer Reihe von Fällen lag doppelseitige kortikale Läsion vor.

Von besonderem Interesse ist ein von Christiansen (1902) mitgeteilter Fall, der später zur Sektion kam. Nach Schuß in die Hinterhauptsgegend bestand anfangs Amaurose mit weiter reaktionsloser Pupille bei normalem Augenspiegelbefund. Der Visus kehrte innerhalb der nächsten Tage wieder und es fand sich eine linksseitige Hemianopsie, sowie konzentrische Einengung in den rechten Gesichtsfeldhälften. In der folgenden Zeit vergrößerte sich das Gesichtsfeld nach beiden Seiten hin, doch blieben Defekte nach unten und nach rechts hin bestehen. 6 Wochen nach der Verletzung wurde die Kugel mittelst linksseitiger

Trepanation entfernt und Heilung erzielt. 6 Monate nach der Verletzung waren die Gesichtsfelddefekte unverändert. Tagsdarauf erfolgte ein zweiter Suizidversuch durch Schläfenschuß, der am folgenden Tage zum Exitus führte. Bei der Sektion zeigte sich, daß der alte und der neue Schußkanal sich nicht berührten. Das Verfolgen des alten Schußkanals, der von der Schläfenwindung ausging, ergab rechts Rindenläsion im vorderen Drittel der oberen und unteren Lippe der Fissura calcarina und in der linken Hemisphäre ebenfalls etwas tiefere und hintere Läsion des vorderen Teils der Fissura calcarina und der angrenzenden Rindengebiete.

Ebenfalls zur Sektion kam ein von Ratimow (1890) mitgeteilter Fall. Die Einschußöffnung der Revolverkugel fand sich in der rechten Scheitelgegend 8 cm über dem rechten äußeren Gehörgang und 3 cm nach hinten. Der Verletzte verlor nicht die Besinnung und bemerkte sofortige vollständige Erblindung. Es bestand beiderseits Amaurose bei normalem Augenspiegelbefund ohne sonstige Ausfallserscheinungen. 10 Tage nach der Verletzung wurden operativ Knochensplitter, Blutmassen und zerstörte Gehirnsubstanz entfernt, aber die Kugel nicht gefunden. Am Tage nach der Operation kehrte etwas Sehvermögen wieder, doch bestand linksseitige Hemianopsie. Die Wunde eiterte, nach 6 Wochen traten Fazialislähmung und Verlust der Sprache ein, auch fand sich beiderseitige Neuroretinitis. Nach 4 Monaten trat Verschlimmerung ein und 6 Monate nach der Verletzung erfolgte der Exitus letalis. Auf der rechten Seite hatte die Kugel die Okzipitalwindungen zerstört und den Gyrus angularis mitbetroffen, war dann in den linken Okzipitallappen übergetreten, wo sie sich fand. Sie hatte hier das linke Sehzentrum intakt gelassen. Eiterige Entzündung war eingetreten.

Critchett (1901) berichtete über eine Schußverletzung der Hinterhauptsgegend bei einem englischen Offizier in Südafrika. Der Patient verlor sofort das Sehen und war nach einer halben Stunde bewußtlos. Das Coma dauerte 8 Tage. Am fünfzehnten Tage vermochte der Patient Licht zu unterscheiden. Das Sehen nahm dauernd zu. Pupille und Augenhintergrund normal. S = 6/6. Der größere Teil der unteren Hälfte jedes Gesichtsfeldes fehlte. Die Begrenzung war unregelmäßig. Die Kugel hatte den Schädel durchquert und mußte den vorderen Teil der rechten mittleren Okzipitalwindung, den rechten Cuneus durchsetzt und den linken Cuneus an der Spitze des linken Okzipitallappens getroffen haben. Fisher (1901) berichtete im Anschluß daran über 3 ähnliche Fälle aus dem südafrikanischen Kriege; einmal bestand typische Hemiopie, in 2 Fällen war auch die untere Hälfte des Gesichtsfeldes defekt. Schußverletzung des Hinterhaupts mit sofortiger vollständiger Erblindung, Wiederkehr von Sehvermögen mit konzentrischer Gesichtsfeldeinengung beobachtete Sanders (1901). Über eine horizontale Durchschießung des Schädels in der Gegend der beiden Hinterhauptslappen mit vorübergehender sofortiger Erblindung berichtete Stevenson (1903). Der Verletzte konnte sich nach 6 Wochen wieder allein zurecht finden. In einem von Tscherning (1901) mitgeteilten Falle waren nach Revolverschuß in das Hinterhaupt anfangs Erblindung, dann nach 10 Tagen linksseitige homonyme Hemianopsie und Einengung der rechten Gesichtsfeldhälfte nachzuweisen. Das Projektil wurde durch Trepanation entfernt. Beide kortikale Zentren mußten getroffen sein, das rechte stärker als das linke.

Coutela und Velter (1910) beobachteten nach Revolverschuß der rechten Hinterhauptsseite linksseitige Hemianopsie mit scharfer senkrechter Trennungslinie ohne Aussparung an der Makula und konzentrische Einengung der erhaltenen Seite bei S = 7/10 und bei normalem ophthalmoskopischem Befund. Durch

Trepanation wurden Knochensplitter und dann die Kugel entfernt. Nach einigen Wochen waren etwas Lichtempfindung in der gestörten und Erweiterung des Gesichtsfelds in der erhaltenen Seite beobachtet.

DE LAPERSONNE und VELTER (1913) fanden nach Schußverletzungen der Orbita die Revolverkugel im linken Hinterhauptslappen des Gehirns und dadurch veranlaßte Quadranten-Hemianopsie mit optischer Aphasie.

Fig. 186.

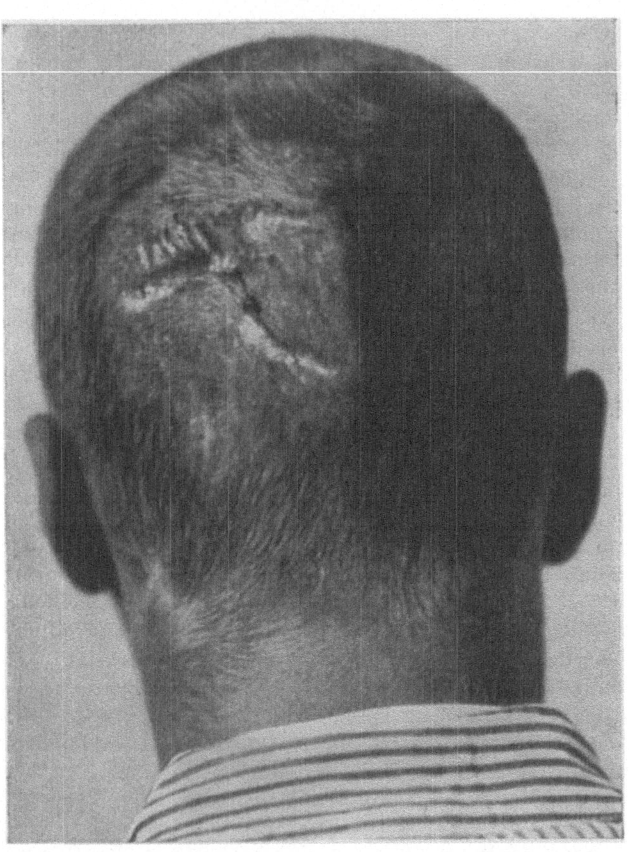

J. Am 13. August 1917 Hinterhauptverletzung durch Granatsplitter. Anfangs ganz blind, dann Hemianopsie nach unten. Rechts —2 D 5/4, links — 2 D 5/4. Ophth. n. kleine Sichel.
Am Verletzungstage wurden sofort einige Granatsplitter und Knochensplitter entfernt. Die Dura war eröffnet, halbwalnußgroße Gehirnwunde, Ausfluß von etwas Gehirnsubstanz und Blut. Im Gehirn kein Granatsplitter.
Photographische Aufnahme am 17. November 1917.

Die Sehstörung bei Schußverletzungen der kortikalen Sehsphäre nach Beobachtungen an Verwundeten der letzten japanischen Kriege hat TATSUJI JNOUYE (1909) in einer Monographie abgehandelt. Es sind die Krankengeschichten von 30 Fällen ausführlicher mitgeteilt. Mit Ausnahme eines Falles war stets nach der Verletzung Bewußtlosigkeit eingetreten. Anfangs bestand 13 mal totale Blindheit, 5 mal Erkennen von hell und dunkel und 10 mal mehr oder minder hochgradige Herabsetzung der Sehschärfe. Die Sehschärfe hatte sich nach mehreren Monaten in 20 von 58 Augen bis 6/6 gebessert, in 20 bis zur mittleren Herabsetzung etwa 6/20 und in 13 bis zur starken Herabsetzung mit Fingerzählen. Am Gesichtsfeld wurden beobachtet 4 mal reine und 2 mal unreine Hemianopsia dextra bzw. sinistra, 4 mal reine und 1 mal unreine Hemianopsia inferior, 3 mal reine und 1 mal unreine Hemianopsia quadrata inferior, 1 mal reine und 1 mal unreine Hemianopsia quadrata superior, 1 mal reines kleines und 2 mal wahrscheinlich Scotoma pericentrale, 1 mal reines großes Scotoma pericentrale inferius, 1 mal reines Scotoma paracentrale inferius, 1 mal unreines Scotoma pericentrale superius, 2 mal nicht homonymer Defekt und deutliche Sehnervenatrophie, 2 mal starke und 3 mal mittelmäßige reine konzentrische Gesichtsfeldeinengung und 1 mal multiples Ringskotom. Der ophthalmoskopische Befund war bis auf vereinzelte Fälle von leichter Neuritis optica und 2 Fälle von

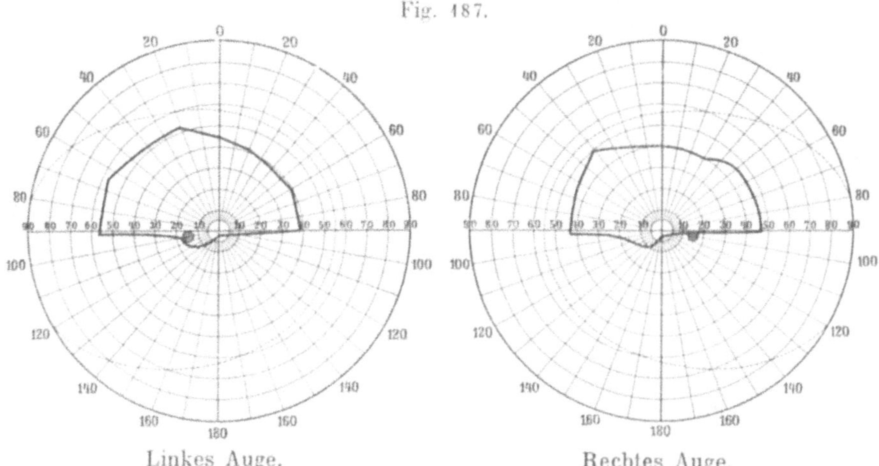

Derselbe Fall wie Fig. 186. Die beiden Gesichtsfelder mit Hemianopsie nach unten.

Sehnervenatrophie normal. Die Pupillen waren fast durchweg normal und es wurde in keinem Falle hemianopische Pupillenreaktion nachgewiesen. Vielfach wurde über Flimmern, und einige Male über Photopsien und häufig über ein eigenartiges Druckgefühl tief in den Augen geklagt. Die sonstigen Komplikationen wurden ebenfalls genau mitgeteilt.

Des weiteren erwähnte SLUTSCHEWSKY (1906), daß Kopfschußverletzungen mit Augenstörungen, Hemiopie und Pupillenstörungen beobachtet seien und MINGAZZINI (1908) besprach die Symptome infolge von Verletzungen des Okzipitallappens durch Geschosse. COSMETTATOS (1914) erwähnte einen Fall von Hemianopsie nach Schädelschuß im Kriege.

Über Verletzungen der Hinterhauptsgegend durch Schrapnellstücke mit vorübergehender doppelseitiger Erblindung berichteten noch v. BECK (1882), ARNDT (1888).

Im Weltkriege sind Verletzungen der zentralen Sehbahn besonders des kortikalen Sehzentrums durch Hinterhauptsschüsse in einer großen Anzahl von Fällen beobachtet und viele Mitteilungen aus den am Kriege beteiligten Ländern liegen vor.

Die Kriegshemianopsien haben eine zusammenfassende Bearbeitung unter Beibringen eigener Beobachtungen und genauer Abbildungen der Verletzungs-

Fig. 188.

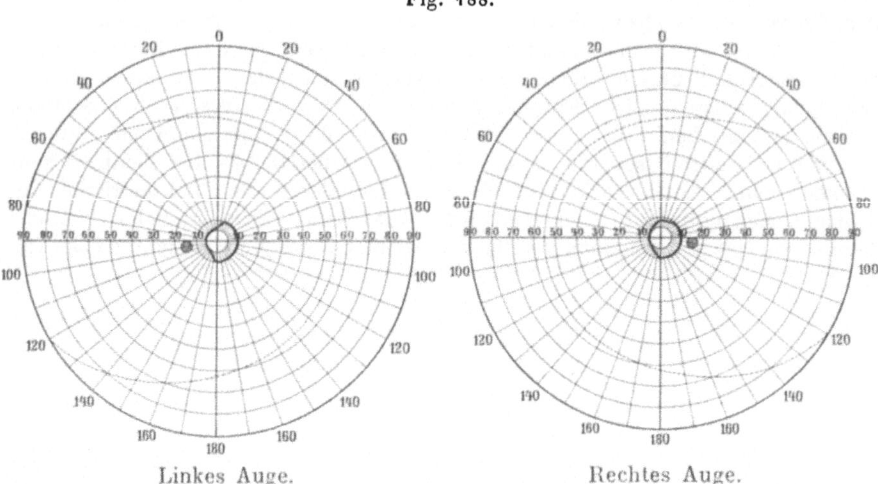

H. Verwundung in der Mitte des Hinterhauptbeines durch Granatsplitter am 9. Oktober 1916. Der Verletzte war 2 Stunden bewußtlos und ganz erblindet. Am selben Tage Trepanation mit Knochensplitter- und Granatsplitterentfernung. Danach Sehvermögen wiedergekehrt. Zuletzt beiderseits S + 2 D 5/7,5. Ophth. n.

Fig. 189.

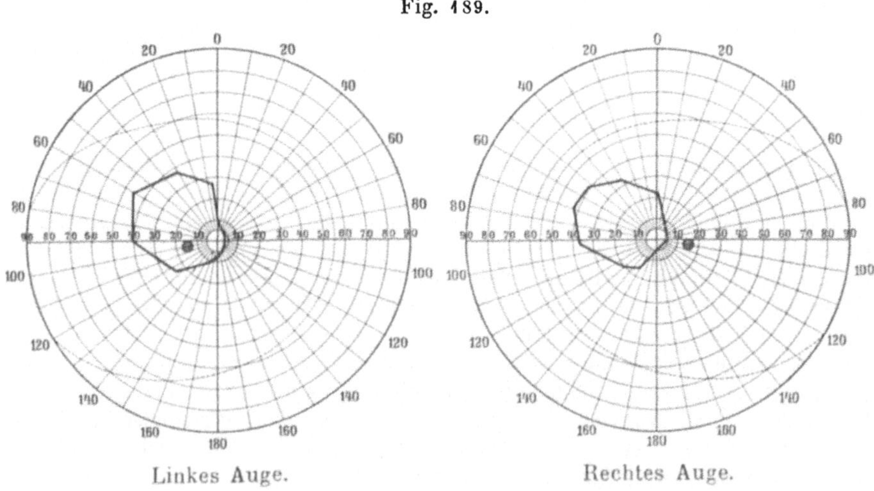

L. April 1916 Granatsplitterverletzung am Hinterkopf. Splitter entfernt, Trepanation. Der Verletzte war 4 Tage bewußtlos, dann noch 2 Tage völlig blind. Allmähliche Besserung. Am Hinterkopf pulsierende Narbe. Ophth. Venenerweiterung. Vis. rechts 5/7,5, links 5/4.

stelle, der Schußrichtung, der Gesichtsfelddefekte erfahren durch UHTHOFF (1915, 1916, 1922), v. SZILY (1916), WILBRAND und SÄNGER (1918), FLEISCHER und ENSINGER (1920), auf die ich besonders verweisen möchte.

25 von mir beobachtete Fälle habe ich in einer Dissertation von Hohrath zusammenstellen lassen, später sind noch weitere Fälle zur Beobachtung gekommen. Als Beispiele gebe ich die Abbildungen von einer Hemianopsia inferior wieder und einiger hemianopischer Gesichtsfeldstörungen in Fig. 186—193.

Fig. 190.

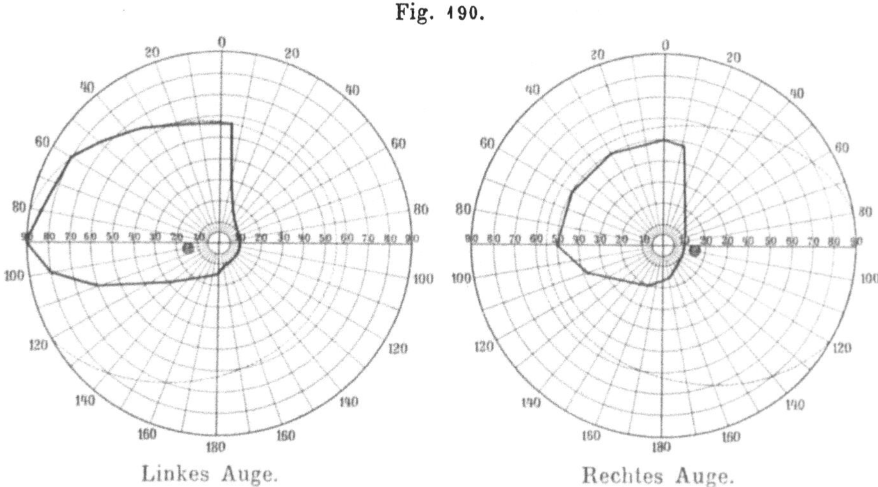

N. Segmentalschuß der Okzipitalgegend durch Infanteriegeschoß. Einschuß rechts, Ausschuß links. Ophth. n. Beiderseits Vis. 5/5.

Fig. 191.

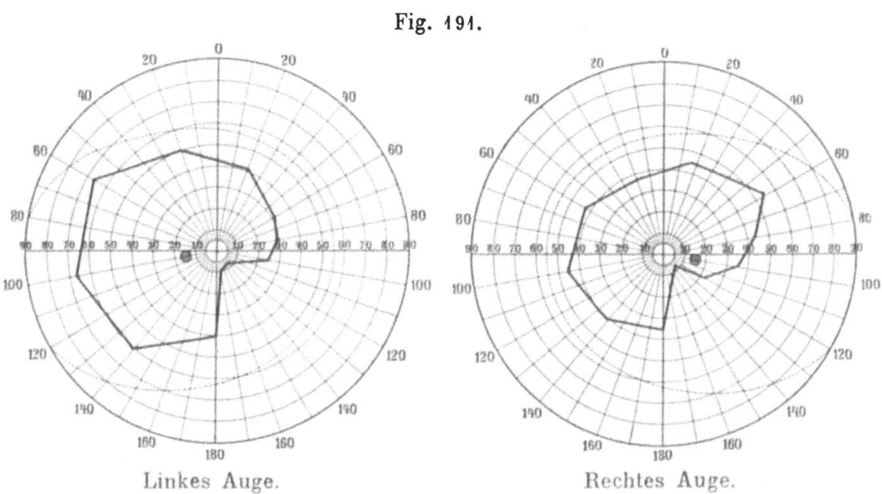

Sch. Hinterhauptsteckschuß links von der Medianlinie durch Granatsplitter, 2 Tage Bewußtlosigkeit, Sehstörung erst später bemerkt. Beiderseits rückgängige Stauungspapille. S 5/4.

Beobachtungen wurden u. a. mitgeteilt von: Barbazan (1914), Birch-Hirsch-feld (1915), Salzer (1915), Oehmig (1915), Axenfeld (1915), Oloff (1915), Liebrecht (1915), Schreiber (1915), Wessely (1915), Gilbert (1915), Hegner (1915), Sänger (1915, 1917), Dimmer (1915), Rosenmeyer (1915), Brückner

(1915), Wood (1915), Cantonnet (1915, 1916), Lister (1915), Jessop (1915), Genet (1915), Rothfuchs (1915), Waddy (1915), Terrien et Vinsonneau (1915), Uhthoff (1916), Pincus (1916), Best (1916, 1917), Franke (1916), Pascheff

Fig. 192.

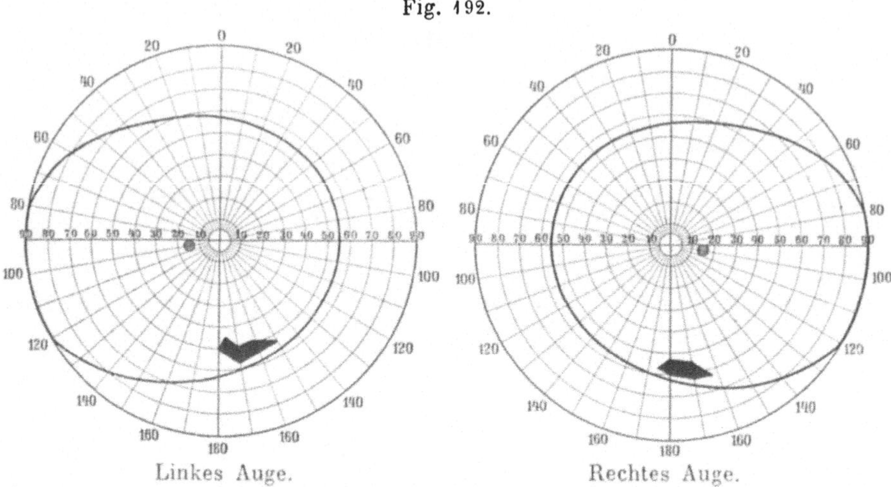

Leutnant Br. Hinterkopfschuß. Längere Bewußtlosigkeit. Nach rechts.hin eine Zeitlang nichts gesehen. Besserung. Beiderseits S 5/5. Ophth. n.

Fig. 193.

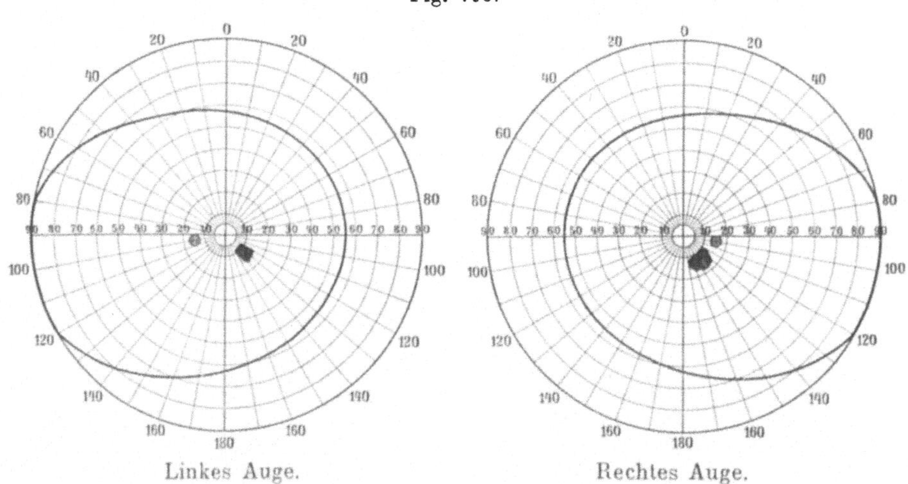

W. 12. September 1916 Granatsplitter-Steckschuß. Nach Entfernung des Splitters Depressionsfraktur
unterhalb des Okzipitalhöckers, links von der Medianlinie ohne Verletzung der Dura. Anfangs Bewußtlosigkeit, dann noch 5 Wochen lang starke Sehstörung. Ophth. n. S rechts 5/5, links 5/7,5.

(1915, 1916), Bartels (1916, 1919), Fleischer (1916), Igersheimer (1916), Bielschowsky (1915, 1916), Schieck (1916), A. H. Pagenstecher (1916), Meyer-hof (1916), Pierre Marie et Chatelin (1916), Loewenstein und Rychlik (1916), Abelsdorff (1916), Suker (1916), Morax (1916), van Schevensteen (1916),

Frenkel (1916), Bourguet et Ronnaux (1916), v. Mutschenbacher (1916), Holmes and Lister (1916), Reis (1916), Poppelreuter (1917), Beauvieux (1917), Cosse et Delord (1917), Velter (1918), Holmes (1918), Wilbrand und Sänger (1918), Sänger (1919).

Uhthoff (1916) berichtete eingehend über 29 Fälle von homonym-hemianopischen Sehstörungen, von denen 16 doppelseitig, 13 einseitig waren. Bei den doppelseitigen Hemianopsien waren 14 mal die unteren Gesichtsfeldhälften ausschließlich oder erheblich stärker betroffen als die oberen, einmal wurde doppelseitige Hemianopsia superior und einmal eine rechtsseitige komplette Hemianopsie mit Achromasie der linken Gesichtsfeldhälften beobachtet. Bei den 16 Fällen bestand 15 mal eine anfänglich völlige oder fast völlige Erblindung. Unter den 13 einseitigen Hemianopsien handelte es sich 6 mal um komplette homonyme Hemianopsie, 7 mal um inkomplette, darunter 4 mal Hemianopsia inferior, 1 mal um parazentrale linksseitige Skotome, 1 mal um Defekt oben und unten mit halbinselförmiger erhaltener Zone in der Mitte. Über die Art des verletzenden Projektils, Art der Verletzung, Schußrichtung, sonstige Komplikationen wurde eingehend berichtet.

Pincus (1916), der über 22 Fälle berichtete, betonte das atypische Bild der Defekte, die Häufigkeit der doppelseitigen Hemianopsie und der Hemianopsia inferior, das Vorkommen hemianopischer Skotome und das Erhaltenbleiben von mehr oder weniger großen Teilen der geschädigten Gesichtsfeldhälfte.

Fleischer (1916) berichtete an der Hand von 3 Fällen über den isolierten Ausfall bzw. Erhaltung des temporalen Halbmonds bei Hinterhauptsverletzungen.

Nach Best (1916), der sich auf Erfahrungen an frischen Verletzungsfällen stützte, hatten von 80 wahllosen Schüssen mit Verletzung des Hinterkopfes 53 eine Hemianopsie. Von 86 Fällen von Hemianopsie waren 26 doppelseitig, 22 rechts-, 38 linksseitig. Die einseitigen Störungen überwiegen gegenüber den Zählungen in der Heimat vielleicht deshalb, weil gerade von diesen leichteren Fällen eine größere Zahl symptomlos heilt. Der Ausfall im Gesichtsfeld betraf 50 mal überwiegend die unteren Hälften, nur 5 mal die oberen. Störungen der höheren optischen Zentren im Sinne der Seelenblindheit sah er in Kombination mit Hemianopsie häufiger: 22 mal Alexie, 12 mal Agraphie, 5 mal schwere und 27 mal leichtere optische Agnosie.

In dem Weltkriege sind wichtige Erfahrungen über die höheren psychisch-optischen Störungen, die man nach Uhthoff (1922) am besten als transkortikale bezeichnen kann, gemacht. Nachdem u. a. schon Uhthoff (1916), Pincus (1916) und Bartels (1916) über verschiedene optisch-agnostische Störungen bei den von ihnen beobachteten Fällen von Hemianopsie berichtet hatten, hat Best (1917) an der Hand von zahlreichen Fällen von Kriegshemianopsien die Störungen der höheren optischen Zentren analysiert und methodisch untersucht. Er behandelte zuerst die Störungen der optischen Lokalisation und der optischen Beziehungen zum Raumsinn, die von der optischen Agnosie (Seelenblindheit) scharf zu trennen sind. Hierher gehören die Störungen des Augenmaßes, falsches Halbieren von Linien, optisches Vorbeizeigen an gesehenen Objekten, die Störungen des räumlichen und zeitlichen Zusammenfassens von Seheindrücken, optische Zählstörung und der Verlust des Sehens von Bewegung. Bei der optischen Agnosie unterscheidet Best die Störungen der optischen Rückerinnerung bzw. des optischen Gedächtnisses (optische Amnesie), Störungen der Wiederhervorrufung alter optischer Eindrücke beim Anblicken, Identifizierung von Sehdingen

(optische Agnosie i. e. S.) und die Störungen der motorischen Reproduktion
optischer Vorstellungsbilder, Zeichnen, Schreiben u. a. (optische Apraxie). Hierher gehören die Alexie, Agraphie, Farbenagnosie und die optische Aphasie.
Ein ganz besonderes Verdienst hat sich POPPELREUTER (1917) erworben, der diese
Störungen an über 700 Hirnverletzten, unter denen sich 64 Fälle von Verletzung
des Okzipitalhirns befanden, in systematischer Weise und mit den verschiedensten Methoden der Experimentalpsychologie untersucht hat. Die Schädigungen
der optisch-gnostischen Funktion bei Schädelschüssen teilte er ein in die Störungen
der rein optischen Auffassungsvorgänge (Tiefenwahrnehmung, Farbenauffassung,
Richtungslokalisation, Aufmerksamkeit, Formauffassung, Aufsuchungsvermögen im
Sehfeld, Gestaltsauffassung), in Störungen der sinnvoll optischen Erkennungs-
und Denkvorgänge (Seelenblindheit, Agnosie), in optische Apraxie (Ungeschicklichkeit der planmäßigen Bewegungen z. B. Abzeichnen) und Störungen des Lesens
und Schreibens bei zerebral Sehgestörten (Agnosie für Buchstaben und Wort-
bilder, Wortblindheit oder Schriftblindheit, Störung der Lesekoordination).

Wegen der Einzelheiten muß ich auf die genannten Arbeiten von BEST
und POPPELREUTER verweisen, sowie auf die Mitteilung von FUCHS und POETZL
(1917), GOLDSTEIN und GELB (1918), v. SZILY (1918), der auch eine ausführliche
Besprechung von POPPELREUTERS Buch in den Klin. Monatsbl. f. Augenheilk. LIX
S. 233 (1917) gebracht hat, ferner auf WILBRAND und SÄNGER (1918), UHT-
HOFF (1922).

Ophthalmoskopischer Befund. Den verschiedenartigen Vorgängen,
die bei Schädelschüssen zu primären oder sekundären Veränderungen der
Optikusbahn führen können, entsprechen verschiedenartige Augenspiegelbefunde. Die Verhältnisse liegen ganz analog denen bei Schädelfraktur durch
stumpfe Gewalt und ich verweise auf die Ausführung in § 147 S. 770,
§ 148 S. 789, § 149 S. 804. Bei Läsion des Optikus im Foramen opticum
erscheint die Papille anfangs normal oder etwas hyperämisch und es folgt
der Befund der Sehnervenatrophie nach. War die zentrale Optikusbahn
zerstört, so ist der Befund an der Papille normal, doch können durch Komplikationen sekundäre Veränderungen auftreten. Bei frischen Frakturen kann
die Papille hyperämisch sein, ferner können Sehnenscheidenblutungen die
verschiedenen Grade der Stauung bis zur Papillitis veranlassen. Häufig
wird nach Schädelschüssen ophthalmoskopisch eine Papillitis mit mehr oder
weniger starker Schwellung gefunden. Dieser ophthalmoskopische Befund
kann aber durch verschiedene Pathogenese und durch ein verschiedenes
klinisches Krankheitsbild veranlaßt sein, einmal durch Steigerung des Hirndrucks, sei es infolge von mechanischen, sei es infolge von entzündlichen
Vorgängen im Cavum cranii (sogenannte Stauungspapille), sodann durch
Entzündung des Nerven (Neuritis optica), hier meist auch im Anschluß an
entzündliche Vorgänge an den Meningen oder in der Gehirnsubstanz. Es
ist vielfach unmöglich, allein nach dem ophthalmoskopischen Befund die
Pathogenese und die Art des klinischen Krankheitsbildes zu bestimmen.
Je nach der Zeit des Auftretens der Papillenveränderungen besitzen sie ver-
schiedene diagnostische und prognostische Bedeutung.

Wenn die Papillenveränderungen nach Schädelschuß erst im späteren Verlauf auftreten oder zunehmen, so ist das als ein bedrohliches Symptom aufzufassen und läßt eine radikale chirurgisch-operative Revision der Wunde ratsam erscheinen. Hinsichtlich der Papillenveränderungen nach Schädelschüssen als Kriegsverletzungen verweise ich vor allem auf die ausführliche Darstellung von v. Hippel (1916, 1922), der an der Hand der Erfahrungen des Weltkrieges alle einschlägigen Fragen eingehend erörtert, die Unterscheidung zwischen Stauungspapille durch erhöhten Hirndruck und entzündliche Papillitis betont und die Bedeutung der Papillenveränderungen in klinischer, diagnostischer, prognostischer und therapeutischer Beziehung behandelt hat.

Reich (1878), der über eine größere Anzahl von Schädelschußverletzungen berichtete, gab an, daß er bei 18 Fällen von Schußverletzung der Parietalregion des Schädels 3 mal doppelseitige Neuritis und Neuroretinitis (Papilloretinitis), 4 mal doppelseitige Hyperämie des Optikus und 3 mal einseitige Neuritis, Neuroretinitis, 5 mal einseitige Sehnervenhyperämie beobachtet habe.

Ausgesprochene Stauungspapille wurde nach Schädelschüssen wiederholt festgestellt. Wie erwähnt, kann sie durch verschiedene Momente und je nachdem zu verschiedener Zeit in Erscheinung treten.

Schon bald nach der Verletzung fand z. B. Cohn (1872) Stauungspapille in einem Fall von Hirnschuß mit doppelseitiger Erblindung. Ein von einer Chassepotkugel am unteren hinteren Teil des Scheitelbeins getroffener Soldat stürzte sofort erblindet, aber nicht bewußtlos nieder. Gehirnsubstanz floß aus der Wunde aus. Die Kugel wurde am dritten Tage nach hinten und unten von der Eintrittsöffnung entfernt, an demselben Abend fing Patient an wieder etwas zu sehen. Am achten Tage nach der Verletzung fand Cohn doppelseitige Stauungspapille. Rechts wurden Handbewegungen im äußeren Teil des Gesichtsfeldes erkannt, links aber keine Lichtflamme wahrgenommen, während die Pupille ein wenig reagierte. Ausfallserscheinungen waren nicht vorhanden, dagegen Zeichen von Hirndrucksteigerung, wie langsamer Puls. Einige Tage später wurden ein kleiner Abszeß eröffnet und Knochensplitter entleert. Das Sehvermögen war nach 4 Wochen erheblich gebessert und die Wunde in Heilung.

In dem S. 2020 erwähnten Fall von v. Bergmann (1898) bestand ebenfalls anfangs Stauungspapille mit Hirndruckerscheinung, die aber vollkommen zurückging; als Beispiel einer erst einige Zeit nach der Verletzung als wichtiges Symptom eines Hirnabszesses aufgetretenen Stauungspapille sei ein von v. Bergmann (1899) mitgeteilter Fall angeführt. Bei einem 16jährigen Gymnasiasten, der sich eine Revolverkugel in den Kopf geschossen hatte, war die Kugel 5 cm hinter und 3 cm über dem äußeren rechten Augenwinkel eingedrungen. Innerhalb der ersten 10 Tage bestanden leichte Hirnerscheinungen, die sich vollständig verloren. Die Wunde heilte glatt unter Schorf. Nach 3 Monaten traten heftige Kopfschmerzen, Erbrechen und Pulsverlangsamung auf. Beiderseits, besonders rechts, fand sich ausgesprochene Stauungspapille. Nach der Trepanation wurde ein Gehirnabszeß gefunden, der Exitus letalis trat 6 Wochen später ein. Ein weiterer derartiger Fall ist von Gussenbauer (1885) mitgeteilt, bei dem die Papillitis je nach Verschlimmerung oder Besserung des Prozesses mehrfach zu- und abnahm. Luxembourg (1909) berichtete über Schädelschußverletzung mit Gehirnabszeß und Stauungspapille. Coutela (1909) teilte 2 Beobachtungen von

Stauungspapille nach Revolverschußverletzung mit. Im ersten Fall bestand einseitige Stauungspapille mit Ausgang in Sehnervenatrophie, im zweiten Fall doppelseitige Stauungspapille mit Heilung unter Erhaltung des Sehvermögens. Als Ursache der Papillitis wurde Sehnervenscheidenblutung angenommen. Weitere Fälle von Stauungspapille nach Schädelschuß finden sich bei Eisenlohr (1890), Liebrecht (1905), Rollet (1909).

Über Papillenveränderungen (Stauungspapille, Papillenödem, Papillitis, Neuritis optica) nach Schädelschüssen im Weltkriege 1914/18 liegen zahlreiche Mitteilungen vor, die übereinstimmend ihr häufiges Vorkommen bestätigen. Auf die zusammenfassende Darstellung von v. Hippel (1916, 1922) habe ich bereits hingewiesen. Es seien hier noch einige Berichte über eine größere Anzahl von Beobachtungen angeführt. Best (1916) fand in den ersten 2 Kriegsjahren bei 328 Kopfschüssen 132 mal Stauungspapille, 57 mal über 2 D, 75 mal unter 2 D, 196 mal keine Sehnervenveränderung. Die Häufigkeit der Stauungspapille bei Hirnschüssen betrug also 40 %, war aber in den beiden Jahren nicht gleichgroß, im ersten Kriegsjahr bis zum 1. August 1915 betrug sie 45 %, im zweiten Jahr 25 %. Bei den Fällen mit Duraverletzung bestand ein Abfall von 55 % im ersten Jahr auf 30 % im zweiten Jahr. Die Ursache des Abfalls lag in der besseren und frühzeitigeren chirurgischen Versorgung der Wunde. Die Schußgegend des Schädels war ohne Einfluß auf das Auftreten der Stauungspapille. 61 mal war die Stauungspapille stärker auf der Seite der Verletzung, 9 mal auf der entgegengesetzten Seite. Der Beginn der Stauungspapille wurde 3 mal am zweiten Tage, 6 mal am dritten Tage, bei den übrigen Fällen an den folgenden Tagen bis zum 52. Tag (1 mal) festgestellt. Das Verschwinden der Stauungspapille dauerte mindestens 10 Tage, nach der Operation nahm sie meist anfangs noch zu, auch bei weiterem günstigem Verlauf. Von 132 Patienten mit Stauungspapille starben 27 = 20 %, von den 196 ohne sie 15 = 8 %.

Fehr (1916 Disk.) fand unter 150 Verwundeten mit perforierenden Schädelschüssen in 46 Fällen positiven Befund, 20 mal ausgesprochene Stauungspapille und 26 mal eine mehr oder weniger starke Neuritis optica = 30 %. Entscheidend für die Prognose und Indikationsstellung der Operation blieb bei aller Wertung des ophthalmoskopischen Befundes doch immer das Gesamtkrankheitsbild.

Zade (1915) konnte bei 50 Kopfschüssen an der Front 16 mal ophthalmoskopieren und fand 6 mal doppelseitige Stauungspapille. Loewenstein und Rychlik (1916) erhoben bei 57 ophthalmoskopisch untersuchten Schädelschüssen 32 mal positiven Papillenbefund. Von den Verletzungen waren 6 nicht infiziert und 26 infiziert. 17 mal bestand ein großer Knochendefekt, 25 mal Duraeröffnung und 11 mal Hirnprolaps. Klauber (1918) berichtete über 200 genau beobachtete Fälle von Schädelverletzungen aus der chirurgischen Klinik in Innsbruck. Es waren meist nicht ganz frische Fälle, die zwischen dem vierten Tag und 3 Monaten nach der Verletzung zugegangen waren. Die Papillenveränderung wurde durchweg als Papillenödem bezeichnet. Die Fälle zerfielen in 3 Gruppen, 1. Weichteilverletzungen des Schädels ohne Knochenverletzung, 56 Fälle, kein Fall von Papillenödem, 2. Verletzungen des Schädelknochens bei unverletzter harter Hirnhaut, 72 Fälle (17 Vorderkopf, 41 Mittelkopf, 14 Hinterkopf). Nur bei 2 Fällen fand sich Papillenödem. 3. Verletzungen der Schädelknochen mit gleichzeitiger Eröffnung der harten Hirnhaut, 72 Fälle, darunter 22 mal Papillenödem. Krauss (1920) berichtete über 218 Fälle von frischen Kopfschüssen aus einem Feldlazarett, die sämtlich frühoperiert wurden. Es handelte sich durchweg um Artillerie, Minen- und Handgranatenverletzungen. Die erste Gruppe umfaßte 110 einfache Schädelschüsse, bei denen mit größter Wahrscheinlichkeit eine Knochenverletzung auszuschließen war. 14 Fälle dieser Gruppe wiesen Papillenveränderungen auf, 10mal Stauungspapille, 4mal entzündliche Papillitis. Die zweite Gruppe umfaßte 108 Schädelknochentrümmerschüsse, bei denen 63mal pathologischer Sehnervenbefund festgestellt wurde. Bei diesen 63 Fällen war 49mal die Dura verletzt, 14mal intakt, während bei den 45 Schädelverletzten mit normalem Sehnervenbefund die Dura 29mal intakt und 16mal verletzt war. Die Häufigkeit des Vorkommens von Papillenveränderungen wurde des weiteren betont von PAYR (1915), GILBERT (1915), BIRCH-HIRSCHFELD (1915), WESSELY (1915), ADAM (1914), v. SZILY (1916), BRÜCKNER (1915), SCHREIBER (1915) u. a. Die englischen Ärzte fanden in einem noch höheren Prozentsatz der Fälle von Schädelschüssen Papillenödem. JESSOP (1915) in $72\,^0/_0$, LISTER (1915) in $50\,^0/_0$, OLIVER (1915) zuerst in $75\,^0/_0$, später in $53\,^0/_0$. Weitere Mitteilungen finden sich bei GREENWOOD (1916), WALLIS (1917), JESSOP (1916) CANTONNET (1915).

Läsion der anderen für das Auge wichtigen Hirnnerven nach Schädel- und Gehirnschüssen.

Bei Schädel- und Gehirnschüssen können außer der Optikusbahn die andern mit dem Auge in Beziehung stehenden Hirnnerven, die **Augenmuskelnerven (Okulomotorius, Trochlearis, Abduzens)** sowie der **Fazialis** und **Trigeminus** eine Schädigung erfahren, die entweder mehrere Nerven zu gleicher Zeit in mannigfacher Kombination, einseitig oder doppelseitig, oder einzelne Nerven betrifft. In vielen Fällen ist die Schädigung einzelner oder mehrerer Nerven mit der der Optikusbahn kombiniert, in anderen Fällen ist die Sehbahn nicht beteiligt. Der Sitz der Läsion ist meist an der Schädelbasis gelegen, kann aber auch die zerebralen Bahnen und Zentren betreffen. Ebenso wie bei der Läsion der Sehban muß man unterscheiden zwischen Schädigungen, die unmittelbar durch das Trauma auftreten, und solche, die durch sekundäre Vorgänge, wie Nachblutung, Entzündung der Hirnhäute und Gehirnsubstanz, Callusbildung, pulsierenden Exophthalmus usw. veranlaßt werden. Die primären Schädigungen werden entweder durch die Schädelfraktur oder durch das Geschoß auf seiner Bahn hervorgerufen. Ferner kann eine Kombination von primärer und sekundärer Schädigung vorkommen derart, daß ein oder mehrere Nerven unmittelbar verletzt werden und später die Lähmung weiterer Hirnnerven hinzukommt. Auch hier liegen die Verhältnisse analog denen bei Schädelfraktur durch stumpfe Gewalt, die im ersten Abschnitt ausführlich behandelt sind (§ 150 ff.).

Kasuistik. Die Kasuistik der Nervenmitverletzung ist eine ungewöhnlich große. Zahlreiche Fälle wurden bereits erwähnt. Als Beispiele von Nervenläsion ohne Schädigung der Sehbahn seien noch 2 Fälle von BURKHARD (1898) angeführt. In dem einen Falle war die durch den Gehörgang eingedrungene Kugel in der Felsenbeinpyramide eingekeilt und Exitus letalis durch Meningitis erfolgt. Es hatte Lähmung des Okulomotorius und Abduzens bestanden. Im zweiten Fall waren der rechte Fazialis und Okulomotorius neben Parese der linken Oberextremität durch eine ins Schädelinnere eingedrungene Kugel verletzt.

Ich selbst beobachtete nach Suizidversuch mit Einschuß oberhalb der rechten Schläfe rechtsseitige totale Lähmung der 3 Nerven: Okulomotorius, Trochlearis und Abduzens ohne Optikusläsion bei normalem Augenspiegelbefund und voller Sehschärfe. Doch war der Trigeminus mit verletzt und es kam später zur Keratitis neuroparalytica. Die Kugel saß in der Gegend der Sella turcica.

Von besonderer Bedeutung sind die Läsionen des Trigeminus, die durch Brüche an der Schädelbasis oder durch die Kugel selbst erfolgen und durch Keratitis neuroparalytica das entsprechende unverletzte Auge schwer schädigen können. Außer dem eben erwähnten habe ich noch einen Fall von Keratitis neuroparalytica beobachtet, bei dem die Kugel an der Hirnbasis in der Gegend des Ganglion Gasseri saß. In einem von v. Meyer (1847) mitgeteilten Fall von Pistolenschußverletzung an der rechten Halsseite trat neben Augenmuskellähmung Anästhesie der rechten Gesichtshälfte mit nachfolgender Keratitis neuroparalytica auf. Auch die Kaumuskulatur war gelähmt, nach 4 Wochen entstand Hemiplegie. Es trat Exitus letalis durch Lungenentzündung ein. Bei der Sektion fand sich an der vorderen Seite des rechten Felsenbeins neben dem Ganglion petrosum die Pistolenkugel von einem Balg umschlossen vor. Die Portio major und minor, sowie das Ganglion Gasseri waren verdünnt und erweicht, der Knochen cariös. Einen weiteren Fall von Lähmung des rechten Fazialis, Abduzens und Trigeminus mit sekundärer Hemiplegie und mit Sektionsbefund hat Bérard (ref. Wilbrand und Sänger 1901) mitgeteilt, einen analogen Fall Aron (ref. Purtscher 1888). Über rechtsseitige Fazialislähmung und Lähmung der beiden oberen Trigeminusäste nach Revolverschuß mit nachfolgender Keratitis neuroparalytica berichteten Marinesco und Serieux (ref. Wilbrand und Sänger 1901). Analoge Fälle von Fedoroff (1898) und Scheier (ref. Wilbrand und Sänger 1906) wurden bereits früher erwähnt, ebenso ein Fall von Panas (1902) nach Revolverschuß in den Mund. Paulicki und Loos (1881) beobachteten nach Schuß durch das zertrümmerte Auge in die Schädelhöhle Läsion des Trigeminusstammes und Akustikus. Über einen Fall von Läsion des Trigeminus und Okulomotorius neben kortikaler Hemianopsie durch Fernwirkung berichtete, wie S. 2019 erwähnt, Lenz (1905). Über mehrere Fälle von Trigeminuslähmung kombiniert mit anderen Nervenlähmungen berichteten u. a. v. Szily (1918), Bielschowsky (1916, 1922), Uhthoff (1915), Klauber (1917). Andererseits kommen auch Hyperästhesien und Neuralgien z. B. nach Stirnschuß vor, wie ich selbst mehrfach beobachtet habe, vergleiche auch Uhthoff (1915).

Fälle von Lähmung der Augenmuskelnerven finden sich bei Oguchi (1913).

Im Weltkrieg sind zahlreiche Fälle von Lähmungen der Augenbewegungsnerven, vielfach kombiniert mit Lähmung anderer Hirnnerven infolge von Schädelschüssen beobachtet worden. Ich verweise auf die Mitteilungen von v. Szily (1918), Bielschowsky (1916, 1922).

Die einseitige totale Ophthalmoplegie mit Lähmung aller 3 Bewegungsnerven verbunden mit Optikusatrophie und Anästhesie im Trigeminusgebiet, die auf Sitz der Schädigung in der Fissura orbitalis superior oder am Orbitaltrichter hinweist, wurde wiederholt beobachtet.

Über vorübergehende infranukleare Abduzenslähmung berichtete Gilbert (1916), über isolierte Okulomotoriuslähmung nach Granatsplittersteckschuß im rechten Schläfenlappen Pascheff (1918). Nach Schädeldurchschuß durch Infanteriegeschoß beobachtete Bielschowsky (1922) vorübergehende isolierte Lähmung der exterioren Okulomotoriusäste, v. Szily (1918) Abduzenslähmung bei Rinnenschuß in der Gegend der Zentralwindung.

Mehrfach wurde Akkommodationsparese nach Schädelschuß erwähnt (COHN 1872, REICH 1879, Kriegs-Sanitätsbericht 1888). COHN (1872) berichtete über rechtsseitige Akkommodationsparese bei normaler und beiderseits gleich weiter Pupille nach Hirnschuß durch das rechte Scheitelbein. Es bestand noch linksseitige Hemiplegie. Die Kugel war ein viertel Jahr nach der Verletzung entfernt. Vielfach wurden ferner verschiedenartige, von Sehnervenläsionen unabhängige Pupillenveränderungen, besonders Mydriasis z. B. nach Streifschuß am Hinterhaupt beobachtet. Über Doppeltsehen nach Eindringen eines Granatsplitters in das Tuber occipitale berichtet BORNHAUT (1879). Neben Schmerz und Schwindel wurden Gegenstände in der Entfernung doppelt gesehen, in der Nähe aber nicht. Die Diplopie verschwand nach Entfernung des Geschosses.

Linksseitige reflektorische Pupillenstarre nach Tangentialschuß der Stirn beobachtete ROEMHELD (1917), doppelseitige transitorische, reflektorische Pupillenstarre BERGL (1915) bei einem Manne, der durch Gasdruck einer krepierenden Granate fortgeschleudert und anfangs bewußtlos war. Über reflektorische Pupillenstarre als Rest einer Okulomotorius- und Trochlearislähmung durch Läsion im Kerngebiet bei einem Mann, der durch Artilleriegeschoß das rechte Bein, das linke Auge verloren hatte und mehrere Tage bewußtlos gewesen war, berichtete BIELSCHOWSKY (1922). Psychogene Akkommodationslähmung erwähnte z. B. SEIDEL (1916).

Über Verletzung der Vierhügel nach Schußverletzung berichteten EISENLOHR (1890) und FELIX (1906).

In dem Fall von EISENLOHR (1890) zeigten sich nach Revolverstirnschuß Tremor des linken Armes, Erweiterung und Trägheit der rechten Pupille. Dann stellten sich assoziierte Augenmuskellähmung nach oben und unten ein, rechtsseitige Ptosis und Stauungspapille. Nach dem Sektionsbefund war die Kugel durch das Stirnbein am vorderen Fornixschenkel vorbei und am Boden des dritten Ventrikels entlang in das rechte Vierhügelpaar eingedrungen, wo sie sich eingekapselt fand. In dem Fall von FELIX (1906) trat eine Augenmuskelkernlähmung mit abnormer Stellung des Auges und Kopfes ein. Nach Streifschuß des Schädels beobachtete BIELSCHOWSKY (1916) linksseitige Hemiparese und Hemianästhesie, sowie rechtsseitige Parese der exterioren Okulomotoriusmuskel und nahm Läsion im rechten Pedunculus cerebri an.

Der Kriegs-Sanitätsbericht (1888) erwähnt 4 Fälle von Augenzittern (Nystagmus), davon 2 doppelseitig nach Schußverletzung des Schläfenbeins bzw. der Nasenwurzel, 2 einseitig nach durchbohrenden Gesichtsschüssen. Der eine dieser Fälle war mit klonischen Krämpfen der Gesichtsmuskeln der gleichen Seite verbunden, in dem anderen Fall war das andere Auge durch Verletzung unmittelbar zerstört.

Im Weltkriege sind typische assoziierte Blicklähmungen als Folge von Verletzung der motorischen Zentren oberhalb der Kerne nur sehr selten beobachtet, so von UHTHOFF (1916), PINCUS (1916), BARTELS (1919). Die von PASCHEFF (1918) mitgeteilten Fälle sind nach BIELSCHOWSKYS (1922) Ausführungen nicht eindeutig. Psychogene Blicklähmungen bei Kriegsverletzten sind mehrfach beobachtet z. B. LÖHLEIN (1916). Lähmung der gegensinnigen Augenbewegungen, Konvergenz- oder Divergenzlähmung als Herdsymptome bei zerebraler Kriegsverletzung sind nach BIELSCHOWSKY (1916, 1922) spärlich beobachtet, aber nicht immer sicher, möglicherweise psychogener Natur.

Im Weltkrieg wurde Nystagmus durch Gehirnverletzung beobachtet von UHTHOFF (1916), BARTELS (1916, 1919), NOEHTE (1915). Von dem psychogenen Nystagmus sehe ich hier ab.

Anhangsweise ist zu erwähnen, daß bei Schußverletzungen, die Kopf und Gesicht nicht getroffen haben, Augenveränderungen beobachtet sind. So können nach Schußverletzung des Sympathikus am Hals die bekannten Erscheinungen der Sympathikuslähmung am Auge hervorgerufen werden.

Wilbrand und Sänger (1900 I S. 546) haben 10 Fälle von Sympathikuslähmung nach Schußverletzung tabellarisch zusammengestellt und als elften Fall einen Fall von Baumeister angeführt. In sämtlichen Fällen bestanden eine Verengerung der Pupille und der Lidspalte, mehrfache vasomotorische Störungen an der Konjunktiva und Wange, Tränenträufeln, Temperaturerhöhung usw. Weitere derartige Fälle sind mitgeteilt von Reuling (1874), Santos Fernandez (1896), Stewart (1901), Minor (1907), Adam (1914), Liebrecht (1915), Russeff (1915), Stargardt (1915), Elschnig (1915 4 Fälle), de Lapersonne (1915), Wessely (1915), Uthoff (1916), Evans (1916), Cassinatis (1916), Gessner (1915), Jickeli (1916), Cantonnet (1916), Roche (1916), Cords (1918), Bielschowsky (1922).

Nach Schußverletzung der Gegend des obersten Halswirbels beobachtete Carreras y Aragó (1878) 1 Monat nach der Verletzung erst an einem, dann auch am anderen Auge zunehmende Katarakt.

Bielschowsky (1916, 1922) beobachtete Sympathikusläsion kombiniert mit cerebraler Hemiplegie, das Geschoß war in die Stirn eingedrungen und in der Gegend der rechten Sehsphäre stecken geblieben.

Reitsch und Röper (1918) fanden nach Gewehrschußverletzung des 5. bis 7. Halswirbelbogens anfangs linke Sympathikuslähmung, einige Monate später bei passiver Bewegung des linken Arms eine linksseitige Mydriasis, Lidspaltenerweiterung und Schwitzen der linken Gesichtsseite offenbar durch Reizung des linken Sympathikus.

Verlauf und Ausgang der Schußverletzungen durch große Projektile.

§ 243. Der Verlauf und Ausgang der Schußverletzungen des Sehorgans durch große Projektile hängen, soweit zunächst die Erhaltung des Lebens in Betracht kommt, davon ab, ob eine schwere Mitverletzung der Schädelkapsel und des Gehirns erfolgt war und ob etwa Infektion hinzutrat. War, wie es gerade bei den Orbitalschläfenschüssen so oft vorkommt, der Schußkanal auf die Orbitae beschränkt, die Schädelbasis vom Projektil nicht getroffen, und waren keine schweren ausstrahlenden oder indirekten Schädelbasisfissuren oder Brüche veranlaßt, so bleibt gewöhnlich das Leben der Verletzten erhalten. War die Kugel in das Gehirn eingedrungen, so erfolgt in einer Anzahl der Fälle, die anfangs mit dem Leben davon kamen, doch noch nach kürzerer oder längerer Zeit der Exitus letalis durch die Gehirnverletzung und ihre Folgen. In einer Anzahl von Fällen gelingt es, das Leben der Verletzten zu erhalten. Meist bleiben aber neben den Läsionen am Sehorgan Lähmungs- und Reizerscheinungen der motorischen und sensiblen Sphäre zurück, eventuell Störungen der psychischen Funktionen, Intelligenz- und Gedächtnisschwäche usw. Die motorischen und sensiblen Ausfallserscheinungen können je nach der Art der

Läsion langsam zurückgehen oder sich bessern oder bestehen bleiben, in gewissen Fällen werden nachträgliche Verschlimmerungen durch sekundäre Folgezustände beobachtet. Nur ausnahmsweise kommen Heilungen ohne sonstige Ausfallserscheinungen vor. Bei den Läsionen des Sehorgans gestalten sich Verlauf und Ausgang im Einzelfalle ganz verschieden je nach der Art und dem Sitz der Verletzung.

War der Bulbus durch einen Schuß breit eröffnet oder zertrümmert, so kommt es, falls die operative Entfernung unterbleibt, schnell zur Phthisis bulbi, die Bulbuskapsel und etwaige Reste von Augenmembranen schrumpfen zu einem kleinen Stumpf, der mit den gleichzeitig verletzten Weichteilen der Orbita und den Lidern verwachsen kann. Da die Lider zumal bei Kriegsverletzungen häufig mit zerrissen sind, so entstehen höchst verschiedenartige abnorme Verwachsungen. Auch wenn der Bulbus, wie bei doppelter Perforation vorkommt, anfangs seine Form nicht eingebüßt hat, so kommt es durch Netzhautablösung und Hämophthalmus doch zu Erblindung und Verkleinerung des Auges. Ist der Bulbus wie z. B. bei Streifschüssen in seinem vorderen Abschnitt nur in geringer Ausdehnung perforiert, so gelingt es bei den meist ungünstigen Bedingungen, unter denen die Verletzungen zumal bei Kriegsverletzungen zustande kommen, nur in seltenen Fällen, aseptische Heilung und Erhaltung von Sehvermögen zu erzielen. Meist schließt sich entweder ausgesprochene Eiterung mit rapider Zerstörung des Auges an oder es tritt mehr chronische infektiöse Entzündung auf, die sich selbst überlassen schließlich zu Phthisis bulbi führt und stets die Gefahr der sympathischen Entzündung des zweiten Auges in sich birgt. War der Bulbus stärker zertrümmert, so ist die Infektionsgefahr ebenfalls eine große. Der Rest von Augeninhalt geht meist durch Eiterung zugrunde und wird vollends ausgestoßen. In anderen Fällen entwickelt sich eine stürmische Panophthalmie. Daß auch Infektion mit Tetanus nach Schußverletzung des Auges vorkommen kann, zeigt eine Beobachtung von POLLOCK (ref. ZANDER und GEISSLER 1864), in der nach Schußwunde der Hornhaut mit nachfolgender Vereiterung des Auges Exitus letalis durch Tetanus nach 10 Tagen eintrat. FISCHER (1872) berichtete über Panophthalmie nach Verletzung durch eine geplatzte Granate und Tod am neunten Tage durch Trismus. HERTEL (1916) beobachtete einmal nach Kriegsverletzung des Auges Tetanusinfektion.

Bei den perforierenden Streifschußverletzungen des Bulbus im hinteren Augenabschnitt durch Orbitalschüsse hängt der Ausgang von der Schwere der Verletzung ab. Ist viel Augeninhalt mit herausgerissen, so verfällt das Auge, das das Bild des Hämophthalmus zeigt, schneller Schrumpfung. War die Bulbuswand hinten durch den Streifschuß nur in kleiner Ausdehnung eingerissen, so kommt es wegen der meist gleichzeitigen schweren Kontusionen des Augapfels zur Erblindung durch Netzhautablösung, Aderhaut-Netzhautruptur, Hämophthalmus usw., doch kann der Bulbus seine Form behalten. Die Infektionsgefahr ist bei diesen Verwundungen im hinteren Augenabschnitt nur gering. Durch abnorme Verwachsungen des Bulbus mit den gleichzeitig verletzten Orbitalweichteilen und der Orbitalwand sowie durch Mitverletzung einzelner Muskel bleiben meist Beweglichkeitsstörungen nach allen oder einzelnen Richtungen zurück. (Vgl. Oguchi 1913, v. Szily 1918, Bielschowsky 1916, 1922.)

War der Bulbus nicht perforiert, sondern lag nur eine direkte oder indirekte Quetschung vor, so bleibt er wohl der Form nach erhalten, aber das Sehvermögen ist meist dauernd aufgehoben oder schwer geschädigt. Im einzelnen Fall hängen der Verlauf und Ausgang ganz von der Schwere und der Art der Veränderungen ab. Liegt lediglich ein Bluterguß in der vorderen Kammer oder im Glaskörper vor und fehlen, was freilich die Ausnahme bildet, schwerere Zerreißungen der inneren Augenhäute, so kann sich durch Resorption des Blutes das Sehvermögen wesentlich heben oder wieder herstellen. In anderen derartigen, anscheinend günstigen Fällen treten aber doch feinere Veränderungen der Aderhaut und Netzhaut mit Entfärbung, Pigmentierung oder Lochbildung in der Makula usw. hervor, so daß sich das Sehvermögen nur wenig bessert oder Zentralskotome dauernd bestehen. Bei dichteren Glaskörperblutungen bleiben zuweilen Glaskörperverdichtung, Trübungsstränge oder Membranen zurück, Veränderungen, die den Visus beeinträchtigen und die selbst nach einiger Zeit noch zur Netzhautablösung führen. Zuweilen tritt erst nach Monaten überraschende Besserung des Sehvermögens auf.

So fand ich nach Schußverletzung des Stirnbeins mit Knochensplitterung anfangs Hämophthalmus mit aufgehobenem Visus und selbst unsicherem Lichtschein. Von einem auswärtigen Arzt war bereits die Enukleation angeraten. Dazu lag kein Anlaß vor, so daß ich davon abriet. Das Blut resorbierte sich langsam, $2\,^1/_2$ Monate nach der Verletzung wurden nur Handbewegungen erkannt. Nach weiteren 2 Monaten hatte sich die Tiefe aufgehellt und der Visus betrug $^1/_7$.

In der Mehrzahl der Fälle, besonders häufig bei den oft beide Augenhöhlen durchquerenden Orbitalschläfenschüssen, werden aber, wie früher erwähnt, durch die indirekte Quetschung infolge der Sprengwirkung in der Orbita so schwere und ausgedehnte Veränderungen am hinteren Augenpol veranlaßt, daß, auch wenn sich die Blutungen resorbiert haben, die Augen vollständig erblindet oder hochgradig schwachsichtig, vielfach mit Einengung des Gesichtsfeldes oder großen zentralen Skotomen, bleiben. Nach Aufhellen der Medien werden die Veränderungen mit dem Augenspiegel sichtbar. Man findet in derartigen Fällen ausgedehnte unregelmäßige Aderhautrupturen, die sich als ausgedehnte weißliche oder gelblich-weißliche Plaques mit unregelmäßiger Pigmentierung in der Umgebung und am Rande darstellen, nur selten sieht man konzentrisch zur Papille verlaufende Rupturen. In anderen Fällen findet man Herde wie bei Chorioretinitis plastica oder dicke weiße Bindegewebsstränge wie bei Retinitis proliferans, neben starken Pigmentveränderungen, in anderen Fällen flächenhafte Netzhaut-Aderhautatrophie mit Pigmenteinwanderung in die Retina. Besonders in den Fällen, in denen anfangs ausgedehnte flächenhafte Blutungen am hinteren Pol und in der Papillengegend nachweisbar waren, erkennt man später ausgedehnte bläulich-weißliche Bindegewebsmassen am hinteren Pol, die zum Teil in den Glaskörper ausstrahlen und die Papille vollkommen oder zum Teil verdecken. Ist der Optikus sichtbar, so erscheint er atrophisch und gefäßarm. Diese nach Orbitalschußverletzung und Gesichtsdurchschüssen charakteristischen Veränderungen sind, wie bereits erwähnt, vielfach beschrieben und mehrfach abgebildet, so von Cohn (1872), Goldzieher (1881, 1901), Hirschberg (1891), Scheidemann (1893), Adam (1909, 1911), Igersheimer (1917), v. Szily (1916, 1918, mit zahlreichen besonders schönen Abbildungen in seinem Atlas der Kriegsaugenheilkunde), Wessely (1915), Mangini (1915), Guglianetti (1916), Inouye-Oguchi (1913), Uhthoff (1915), Bielschowsky (1916), Gladhorn (1916); eigene Beobachtungen.

In anderen Fällen weist der Befund auf partielle oder totale Herausreißung des Nervus opticus (Evulsio) hin (Salzmann 1903, Nicolai 1902).

War der Bulbus durch die Folgen der Orbitalschußverletzung, vor allem durch retrobulbären Bluterguß anfangs stark vorgetrieben, so kann bei ungenügendem Lidschluß durch Vertrocknung und Infektion die Hornhaut sich eitrig infiltrieren und ulzerieren. Die Geschwüre können mit Hinterlassung von Leukomen ausheilen.

Hübbenet (1901) z. B. fand in einem Fall Leucoma adhaerens und Katarakt, Williams (1908) Hornhautulzeration durch schlechte Bedeckung. In einem von mir untersuchten Auge bestand nach Schläfenschuß Staphylom (vgl. S. 2060).

War der Sehnerv im Bereich der Orbita oder in der Gegend des Foramen opticum zerrissen oder stärker gequetscht, so bleibt die sofort aufgetretene Amaurose bestehen und man findet später mit dem Augenspiegel den Befund der Sehnervenatrophie, manchmal neben Zeichen der indirekten Quetschung am hinteren Augenpol.

In seltenen Fällen kehrt das Sehvermögen aber teilweise oder ganz wieder, woraus man schließen kann, daß nur eine vorübergehende Läsion, wie Druck durch die Kugel oder Blutungen oder Kompression durch Knochenstücke oder Blutungen in den Nerven usw., vorlag. Bei Streifung des Optikus durch das Projektil oder ein Knochenstück bleiben eventuell Gesichtsfelddefekte zurück. Hierher gehören z. B. Fälle von de la Genière (1888), Scheidemann (1893), Groenouw (1899), Wilbrand und Sänger (1906), Lauber (1918).

Mehrfach trat Besserung des Sehvermögens nach operativer Entfernung der Kugel ein, wie z. B. in den Fällen von Zimmermann (1907), Reynier (1900), Pollnow (1902), Igersheimer (1915), Plocher (1916), v. Szily (1916, 1917), Lauber (1918 3 Fälle).

Orbitalphlegmone wird nach Orbitalquerschuß nur selten beobachtet. Nach Kriegsverletzungen kommt sie in seltenen Fällen vor, zumal nach Granatsplitterverletzung (Uhthoff 1916, Cords 1922, Gilbert 1915, Blatt 1918).

Bei Läsionen der zentralen Sehbahn kann, wie früher hervorgehoben wurde, je nach der Art der Läsion der Funktionsausfall ein dauernder sein oder teilweise oder ganz zurückgehen.

Ebenso können die Lähmungen der zum Auge gehenden Nerven und der Augenmuskeln, je nach der Art und Schwere der Läsion, bestehen bleiben oder sich zum Teil oder ganz zurückbilden. Bei den Orbitalverletzungen bleiben häufig Störungen der Beweglichkeit durch abnorme Verwachsungen und Narbenstränge zurück, abgesehen von den Verletzungen der Muskeln und Nerven. Zuweilen findet sich dabei deutliche Retraktionsbewegung des Augapfels bei Bewegungen nach bestimmten Richtungen. (Bielschowsky 1916, 1922). Daß die orbitale oder intrakranielle Mitverletzung des Trigeminus zur Keratitis neuroparalytica führen kann, wurde früher erwähnt. (Vgl. §§ 240, 242, wo entsprechende Beobachtungen mitgeteilt sind.) Unter den zurückbleibenden Lähmungen wirkt, wie Hirschberg (1898) betonte, die Ptosis am meisten entstellend. Er hat deshalb in 5 Fällen mit gutem Erfolg die Ptosisoperation ausgeführt. Die besonders auch bei Kriegsverletzungen häufig zurückbleibenden Fazialislähmungen bedrohen das Auge durch Lagophthalmus.

Der bei Orbitalschußverletzungen stets vorhandene und mehr oder weniger hochgradige anfängliche Exophthalmus durch Bluterguß und Flüssigkeitsaustritt geht meist innerhalb mehrerer Tage merklich zurück. In vereinzelten Fällen wurde ferner nach Orbitalschüssen orbitales Emphysem beobachtet, so von Berlin (1880) und von Marcus (1885) nach Schuß durch die Oberkieferhöhle mit Fraktur der unteren Orbitalwand.

Als Ausgang von Orbitalschußverletzungen wird ferner überaus häufig Enophthalmus traumaticus beobachtet. Ich selbst habe mehrere derartige Fälle gesehen, weitere Fälle sind z. B. erwähnt von Goldzieher (1901).

Nach den Kriegsverletzungen im Weltkriege ist Enophthalmus überaus häufig beobachtet. Die Ursachen und Befunde sind verschiedenster Art. Am häufigsten ist er beobachtet nach Zertrümmerung des Orbitalbodens und der inneren Orbitalwand. Zuweilen ist der Bulbus nach unten verlagert. In der Mehrzahl der Fälle zeigt der Bulbus schwere Veränderungen im Innern mit schwerer Schädigung oder Erloschensein des Sehvermögens, in einzelnen Fällen ist der Visus gut oder leidlich erhalten. Mit dem Enophthalmus sind fast durchweg Bewegungsstörungen des Auges verbunden, zuweilen mit Retraktion des Augapfels bei bestimmten Bewegungen (BIELSCHOWSKY 1916, 1922). Fälle von Enophthalmus sind u. a. mitgeteilt von BIRCH-HIRSCHFELD (1915), RADOS (1916), v. SZILY (1917), PICHLER (1918 24 Fälle nach Kriegsverletzungen). Ich selbst habe eine große Anzahl von Fällen beobachtet. BIELSCHOWSKY (1916, 1922 25 Fälle).

Das Verhalten der zurückgebliebenen Geschosse. Die Geschosse, besonders die kleinen Revolverkugeln, heilen meist in den Weichteilen oder in der knöchernen Wand der Orbita oder des Schädels reizlos ein und werden viele Jahre oder dauernd ohne Schaden vertragen. In anderen Fällen können aber nach kürzerer oder längerer Zeit Beschwerden und Entzündungen auftreten. Die Kugel kann auch zu Eiterung führen, Fisteln unterhalten, so daß ihre Entfernung nötig wird, oder selbst zur Spontanausstoßung kommen.

Bei den Orbitalsteckschüssen als Kriegsverletzungen handelt es sich meist um Infanteriegeschosse, Schrapnellkugeln und Granatsplitter von verschiedenster Größe, seltener um Minensplitter, indirekte Geschosse, vor allem Steinsplitter u. a. Die größeren Projektile, Infanteriegeschosse, Schrapnellkugeln und große Granatsplitter, die zudem meist unter Durchschlagung einer Orbitalwand in eine der benachbarten Höhlen teilweise vorgedrungen sind, werden auf die Dauer nicht vertragen und sind deshalb operativ zu entfernen. Die kleineren Splitter können dagegen reizlos einheilen. Im allgemeinen ist die Infektionsgefahr keine große, nur bei Schrapnell und bei großen Granatsplittern ist sie erhöht. Die zerebralen Steckschüsse gehören in das Gebiet der Chirurgie.

BARKAN (1875) beobachtete, daß sich die Kugel 14 Tage nach der Verletzung von selbst in der Wunde zeigte. Nach der Extraktion gelangte die Sonde tief in die Orbita. Die Kugel war unter Quetschung des Auges in die Tiefe gedrungen. SAEMISCH (1871) fand in dem S. 1975 erwähnten Fall nach angeblicher Quetschung der äußeren Kommissur durch ein Granatsprengstück zunehmende Schwellung am unteren Lid und stieß bei der etwa 14 Tage nach der Verletzung vorgenommenen Inzision nach Entleerung des Eiters auf eine Chassepotkugel und Knochensplitter. ROTHMUND (1866) fand 7 Wochen nach der Verletzung eine Fistel, durch die die Sonde auf die Kugel stieß. In einem von ZANDER und GEISSLER (1864, S. 455) referierten Fall war die Kugel 24 Jahre vorher eingedrungen und hatte außer Exophthalmus viel Beschwerden durch Schmerz im Kopf und Auge verursacht. Nach Resektion eines Stückes des oberen Orbitalrands wurde die Kugel hinter dem Bulbus entdeckt und entfernt, wonach die Schmerzen sofort aufhörten.

PANAS (1902) beobachtete 15 Jahre nach der Schußverletzung ohne nachweißbaren Grund frische Entzündung, Orbitalphlegmone und Panophthalmie. Bei der Enukleation des Auges wurde die Kugel gefunden.

ROOSE (1893) berichtete über einen Fall, bei dem in der Schlacht bei Sedan 1870 einem Soldaten angeblich durch einen Granatsplitter das rechte Auge zerstört wurde. 23 Jahre später wurde aus der Augenhöhle eine 2 cm lange, 32 g schwere Gewehrkugel entfernt.

Oguchi (1913) fand in 23 Fällen das Projektil in der Orbita stecken, und zwar handelte es sich 13 mal um Kugeln, 6 mal um Schrapnell und 4 mal um Granatsplitter. Im Weltkriege sind Steckschüsse der Orbita und ihrer Umgebung häufig beobachtet. Ich verweise auf die Mitteilungen aus der Freiburger Augenklinik von Plocher (1916) und v. Szily (1916) über zusammen 27 Fälle; es handelte sich in 7 Fällen um Infanteriegeschosse, in 5 Fällen um Schrapnellkugeln, in 12 Fällen um Granatsplitter und in 3 Fällen um Nahkampfmittel und indirekte Geschosse. Cords (1916, 1922) berichtete über zusammen 77 Fälle, fast durchweg durch Granatsplitter veranlaßt. Weitere Fälle finden sich u. a. bei Igersheimer (1915), Fleischer (1915), Brückner (1915), Uhthoff (1916), de Lapersonne (1915), Terrien et Ledoux-Lebard (1915).

Ich selbst habe eine große Anzahl von Fällen beobachtet und einige durch Weber (1917) in einer Dissertation mitteilen lassen.

Die in den Sinus frontalis durch die vordere Wand oder von der Orbita her eingedrungenen und daselbst stecken gebliebenen Kugeln können nach Heilung der Weichteilwunde viele Jahre dort liegen bleiben, aber auch Fisteln unterhalten und dadurch die Heilung verzögern, bis sie ausgestoßen oder entfernt werden. Mehrfach wurde beobachtet, daß die Projektile ganz allmählich sich durch Usurierung der unteren Wand einen Weg nach der Nase schafften und nach Durchbruch in den Nasengängen zum Vorschein kamen.

In einem von Bilguer (1868, ref. v. Bergmann 1880) mitgeteilten Fall bestand noch 3 Monate nach einer Schußverletzung eine fistulöse Öffnung des Sinus frontalis mit Ausfluß, durch die die Sonde auf eine Kugel stieß. Erst nach Erweiterung der Öffnung im Knochen gelang die Extraktion, worauf Heilung eintrat. In einem von Baudens (ref. Zander und Geissler 1864, S. 458) mitgeteilten Fall war einem französischen General in der Schlacht bei Waterloo eine Kugel nach Zerstörung des linken Auges in den Sinus frontalis eingedrungen. 12 Jahre blieb die Kugel dort liegen. In einer Nacht wachte der Offizier mit dem Gefühl auf, als ob etwas in den Schlund fiele. Durch Husten kam die Kugel zum Vorschein. Demme (1864) sammelte 4 analoge Fälle, in denen die Kugel nach 13, 18 und einmal erst nach 25 Jahren denselben Weg genommen hatte.

Bei den Orbital-, Gesichts- und Schädelschüssen können im weiteren Verlauf mannigfache Komplikationen auftreten, die das Sehorgan sekundär schwer schädigen, selbst wenn die Augen unmittelbar durch die Verletzung gar nicht oder nur unerheblich verletzt waren. Besonders gefährlich sind für den Bulbus, den Sehnerv, die übrigen Nerven und die Augenmuskeln Eiterungsvorgänge innerhalb der Augenhöhle, Abszeßbildung um abgesprengte Knochenstücke usw. Die mannigfachsten Veränderungen, die nach Orbitaleiterung beobachtet werden, können auftreten. Gelingt es, der Eiterung Herr zu werden, so sind in der Regel die zurückbleibenden Narben stärker und führen zu flächenhafter Verwachsung des Auges und der Orbitalweichteile, zu Beweglichkeitsbeschränkung, Enophthalmus u. dgl. Bei Kriegsverletzungen können anderweitige Fremdkörper, die als indirekte

Geschosse eindrangen, wie Steinsplitter, nachträglich chronische Entzündung usw. veranlassen.

Phlegmonöse Entzündung des retrobulbären Orbitalgewebes wurde nach Schußverletzung nur selten beobachtet, selbst nicht bei den Kriegsverletzungen, deren Infektionsgefahr erhöht ist (v. OETTINGEN 1879, CORDS 1916).

CORDS (1916) berichtete über die Todesursache von 58 Todesfällen infolge von Orbitalschußverletzung, die bei einer Gesamtzahl von 165 Orbitalverletzungen in einem Kriegslazarett im Westen vorgekommen waren. Die Mortalität betrug demnach 35,1 %. Bei fast allen Fällen lag der Sektionsbefund vor. Die Todesursache war nur 1 mal Orbitalphlegmone, 3 mal Infektion von der Nase und den Nebenhöhlen, 4 mal die Verletzung tiefer gelegener Organe: Mundhöhle und Hals, 1 mal die Verletzung von Ästen der Carotis, 49 mal die Verletzung des Gehirns und zwar allgemeine Kontusion 3 mal, Verletzung des Stirnhirns 24 mal, Verletzung des Schläfenhirns 8 mal, Gehirnsteckschüsse 13 mal, Gehirndurchschuß 1 mal.

Eine häufige Folge von Nasenschüssen ist das Auftreten von Tränensackeiterung (z. B. GUTMANN 1916, MAYER 1917, HEERMANN 1919, POLYÁK (1918), MORAX und DÉSANGES 1917, v. SZILY 1916, 1918, NEITZERT 1919 zahlreiche Fälle aus dem Heidelberger Lazarett). Die Verletzungen der Nebenhöhlen der Nase führen zu chronischen Empyemen, von denen die der Stirnbeinhöhle zum Auftreten von Meningitis führen können.

Bei Schußverletzungen in der Umgebung der Augenhöhle können ebenfalls Entzündungsvorgänge sich auf die Augenhöhle fortpflanzen, zu Knochen- und Weichteileiterung führen, das Auge in Mitleidenschaft ziehen und Entzündung der Nerven, besonders Neuritis optica, veranlassen. Frakturen an der Schädelbasis oder Schädelschüsse können, wie bereits erwähnt, die mannigfachsten Folgezustände, sekundäre Veränderungen des Sehorgans, vor allem des Optikus und der für das Auge wichtigen Hirnnerven, hervorrufen. Als schädliche Ursachen kommen vor allem in Betracht Steigerung des Hirndrucks, Kallusbildung und entzündliche Zustände, wie Meningitis, Enzephalitis, Hirnabszeß usw., sowie pulsierender Exophthalmus.

Nach Schußverletzungen des Sehorgans kann ebenso wie nach denen des übrigen Körpers traumatische Neurose in verschiedener Form später auftreten und die mannigfachsten Augensymptome hervorrufen.

Die Erfahrungen des Weltkrieges haben gezeigt, daß die psychogenen Kriegsneurosen des Auges ebenfalls eine beachtenswerte Rolle spielen, wenn ja auch die psychogenen Augenstörungen bei der Kriegshysterie relativ selten vorkommen. So fand RAETHER (1918) unter 1000 Fällen von Kriegshysterie nur 8 mal = 0,8 % die Augen, 23 mal = 2,3 % die Ohren psychogen erkrankt. Auch entwickelten sich die psychogenen Augenstörungen hauptsächlich ohne gleichzeitiges körperliches Trauma durch die furchtbaren Kriegsereignisse mit körperlicher und seelischer Erschöpfung, durch Schreckwirkung, Trommelfeuer, Naheinschlag von Explosivgeschossen u. dgl. sowie durch Schlafentziehung, ungenügende Ernährung usw. Die Mitbeteiligung des Auges am Krankheitsbild der Hysterie wird in manchen Fällen durch vorhandene leichte Erkrankungen oder Veränderungen am Auge begünstigt. In selteneren Fällen findet bei vorhandener Schädigung des Sehorgans durch Kriegsverletzung eine psychogene

Aufpfropfung statt. Das Krankheitsbild schließt sich an die auf Grund der Friedensverletzungen beobachteten Neurosen und Psychosen nach Augenverletzungen an, die in § 41 und § 42 S. 204—214 abgehandelt sind. Ich beschränke mich darauf, hier einige beachtenswerte Mitteilungen über psychogene Augenstörungen im Weltkriege anzuführen, so die Mitteilungen von Oloff (1916, 1917), Bielschowsky (1916, Disk. Elschnig, Seidel), Westphal (1915), Parsons (1915), Löhlein (1916), Witmer (1916), Lagrange (1916), Kehrer (1917), Elschnig (1917), Hirschfeld (1917), Raether (1918), Hellpach (1919), und auf die zusammenfassenden Darstellungen über psychogene Augenstörungen von v. Szily (1918) in dem Atlas der Kriegsaugenheilkunde und von Oloff (1922) im Handbuch der ärztlichen Erfahrungen im Weltkrieg Bd. V hinzuweisen.

Pulsierender Exophthalmus nach Schußverletzung durch große Projektile.

§ 244. Nach Schußverletzung durch große Projektile wird zuweilen das Auftreten von pulsierendem Exophthalmus mit allen seinen Folgen beobachtet. Meist handelt es sich um Schläfenschuß oder um Schuß in den Mund. Ich beschränke mich auf einige kurze Bemerkungen und verweise im übrigen auf die ausführliche Darstellung des pulsierenden Exophthalmus in der zweiten Auflage dieses Handbuches.

Kasuistik. Sattler (1880), der in der ersten Auflage dieses Handbuches 106 bis zum Jahre 1880 in der Literatur beschriebene Fälle von pulsierendem Exophthalmus tabellarisch zusammengestellt hat, fand unter 59 traumatischen 2 Fälle, die durch Schrotschußverletzung veranlaßt waren. Es sind das die Fälle von Holmes (1864) und von Leber-Schlaefke (1879), der letztere mit Sektionsbefund. (Vgl. S. 1922). Keller (1898), der in der von Sattler durchgeführten Art 102 Fälle aus den Jahren 1880—1898 zusammengestellt hat, führte unter den 74 traumatischen Fällen 9 Fälle nach Schußverletzung auf. Davon waren 2 Fälle durch Schrotschuß (Silcock 1886, Kretschmer 1889) und 7 durch Revolverschuß hervorgerufen.

Es sind dieses die Fälle von Sonnenburg-Silex (1895) und Cohn (1896 aus der Jenaer Klinik) nach Schläfenschuß, von Poirier (1890) nach Schuß in die Parotisgegend, von Köhler (1886), Dubuisson (1892) und Picqué (1897) nach Schuß in den Mund, von Müller (1891) nach Einschuß im Oberlid. In der als Fortsetzung der Tabellen von Sattler und Keller bis zum Jahre 1902 gemachten Zusammenstellung von Reuchlin (1902) fanden sich unter 27 traumatischen Fällen von pulsierendem Exophthalmus 4 Fälle nach Schußverletzung, sämtlich nach Kugelschuß. Es sind dieses die Fälle von Gayet (1893) durch Schuß mit 4 Kugeln in den Mund, von Power (1895) durch Schuß in die Orbita, von Golowin (1900) und Wagenmann (1901) durch Schläfenschuß.

Weitere Fälle von pulsierendem Exophthalmus nach Schußverletzung durch großes Projektil sind u. a. mitgeteilt von Wiemuth (1902), Usher (1904), Barnard und Rugby (1904), Oliver (1904), Lystad (1912), Fugulyán (1913), Balbuena (1913), Elschnig (1915, 1917), Märtens (1913), Braunschweig (1905), Zeller (1912), Delanglade und Pons (1906), Becker (1907), Frost (1903), Treacher Collins (1903), Thiéry (1908), Augstein-v. Szily (1916, 1918), Salus (1918), Caillaud (1917), Cantonnet (1915).

v. Nagy (1919) führte die Statistik in Anlehnung an die Aufstellungen von Sattler, Keller und Reuchlin bis zum Jahr 1916/17 weiter. Unter 128 Fällen befanden sich 94 traumatische und darunter 18 durch Schuß (Fälle von Oliver, Frost, Treacher Collins, Barnard und Rugby, Usher, Braunschweig, Delanglade und Pons, Becker 2 Fälle, Wiemuth-Zeller, Thiéry, Lystad, Balbuena, Märtens, Cantonnet, Augstein, Elschnig 2 Fälle).

In der Jenaer Augenklinik habe ich 2 Fälle von pulsierendem Exophthalmus nach Orbitalschläfenschuß beobachtet, der eine ist in einer Dissertation von Cohn (1896), der andere von mir selbst (1901) und später nach der Enukleation des nach der Unterbindung der Carotis communis erblindeten Auges ausführlich zusammen mit dem histologischen Befund des enukleierten Auges in einer Dissertation von Weissbach (1901) mitgeteilt. Bei beiden Fällen war die Revolverkugel ziemlich weit hinten in die Schläfe eingedrungen, der Bulbus und Optikus waren nicht verletzt, während Exophthalmus und Nervenlähmungen bestanden. In dem zweiten Fall war der Sitz der Kugel im Bereich der Orbita durch Röntgenaufnahme festzustellen. Sie hatte die Schädelhöhle selbst nicht getroffen, so daß die offenbare Verletzung der Carotis interna nicht durch das Projektil, sondern durch Knochensplitter bewirkt sein mußte. Auf der nicht verletzten Seite zeigte sich ebenfalls beginnender pulsierender Exophthalmus.

Über pulsierenden Exophthalmus nach Kriegsverletzung im Weltkriege berichteten Elschnig (1915) nach Gesichtsdurchschuß, Augstein (1916, derselbe Fall bei v. Szily 1917) nach Gesichtsdurchschuß doppelseitig, Fowelin und Idelson (1918), Salus (1918) doppelseitig nach Schädeldurchschuß von der Schläfe zur Nackengegend durch Schrapnellkugel, Caillaud (1917) doppelseitig nach Granatsplittersteckschuß des Oberkiefers. Ein von mir beobachteter Fall wurde bereits S. 2010 angeführt.

Elschnig (1915) berichtete über einen Fall von Aneurysma im Bereich der Carotis interna mit Kopfgeräuschen und Stauungspapille, aber ohne pulsierenden Exophthalmus, der durch Unterbindung der Carotis interna zurückging. Cantonnet (1915) beobachtete nach Kieferschußwunde ein Aneurysma arteriovenosum der Orbita mit Exophthalmus und leichten systolischen oszillierenden Bewegungen am Auge, sowie Pulsation der Gefäße beim Augenspiegeln.

Pathogenese. Die verschiedenen Möglichkeiten, die bei der Entstehung des pulsierenden Exophthalmus in Frage kommen, wurden bereits in § 157, S. 863 angeführt.

Ohne Zweifel ist bei dem pulsierenden Exophthalmus nach Schußverletzung der Orbita oder der Schädelhöhle in der Regel die Gefäßverletzung in der Schädelhöhle gelegen und meist ist als Ursache des pulsierenden Exophthalmus ein Aneurysma arterio-venosum infolge von Verletzung der Carotis im Sinus cavernosus anzunehmen. Dabei kann die Gefäßverletzung entweder durch die Kugel oder durch abgesprengte Knochensplitter, wie in dem von mir beobachteten Fall (1901), veranlaßt sein. In mehreren Fällen konnte durch die Röntgenaufnahme der Sitz der Kugel in unmittelbarer Nähe des Sinus cavernosus festgestellt werden.

Bei Schußverletzungen, bei denen das Orbitaldach in großer Ausdehnung zertrümmert ist und die Schädelhöhle mit der Orbita breit kommuniziert, kann die Pulsation des Gehirns sich auf den Orbitalinhalt übertragen und dadurch pulsierender Exophthalmus entstehen. In diesen Fällen fehlt das blasende Geräusch, das subjektiv vom Verletzten und objektiv vom Untersucher wahrgenommen wird.

In dem von BARNARD und RUGBY (1904) mitgeteilten Fall ergab die Sektion das Vorhandensein eines Aneurysmas der Carotis interna. Die Kugel war durch Schuß in den Mund in das linke Felsenbein eingedrungen und es entwickelte sich ein linksseitiger pulsierender Exophthalmus, der die Unterbindung der Carotis communis nötig machte. Durch einen in der Umgebung der Kugel auftreffenden Hirnabszeß trat Exitus letalis ein. Die Sektion ergab auf beiden Seiten eine sackförmige Erweiterung des intrakraniellen Abschnitts der Carotis interna, keine Kommunikation mit dem Sinus und keine Erweiterung der Sinus oder der Vena ophthalmica. In ZELLERS Fall (1912, v. NAGY 1919 Nr. 60) fand sich bei der Sektion ein Teil der Kugel vorn und medial von der Spitze der Felsenbeinpyramide, wo er den Sinus cavernosus und in ihm die Carotis interna verletzt hatte, ebenso wurde in den Fällen von SCHLAEFKE (1879) und USHER (1904) Ruptur der Carotis im Sinus cavernosus durch Schuß nachgewiesen. C. H. SATTLER (1920 S. 128) erwähnt einen Fall mit Kopfschuß, bei dem wahrscheinlich eine Zerreißung der Arteria ophthalmica vorlag.

Diagnose, Prognose und Therapie der Schußverletzungen durch große Projektile.

§ 245. Die Diagnose der Schußverletzung durch ein großes Projektil ist in der Regel schon nach der Anamnese und dem Befund ohne weiteres leicht zu stellen. Nur ausnahmsweise kann die Art der Verletzung entgehen, zumal wenn man durch absichtlich falsche Angaben irre geleitet wird.

So teilte HERRMANN (1906) einen Fall mit, in dem ein Mann das Suizid verheimlichte und angab, er habe sich heftig an eine Stange gestoßen und sei dadurch bewußtlos gewesen. Erst die Sektion des an Meningitis verstorbenen Patienten ergab eine Kugel in der Nähe des Chiasmas.

Bei Kriegsverletzungen kann es unter Umständen schwierig sein, festzustellen, ob eine Wunde durch Schuß oder auf andere Weise entstanden ist, ferner ob die Verletzung durch Kugelschuß oder durch Granatsplitter oder durch indirekte Geschosse, wie Steinsplitter, veranlaßt ist, zumal dann, wenn es sich um die Folge von Prellung oder um einfache Quetschwunden durch matte Projektile handelt.

In den Fällen, in denen die Einschuß- und Ausschußöffnung nachweisbar ist, gelingt es meist leicht, über den Gang des Projektils und die Art der Verletzung ins klare zu kommen. In den Fällen, in denen wohl ein Einschuß, aber kein Ausschuß vorliegt und in denen das Projektil im Körper verblieben ist, kann es nach dem klinischen Befund schwierig sein, den genaueren Verlauf des Schußkanals, die Ausdehnung der Verletzung, die Art und den Sitz der einzelnen Läsionen und den Sitz des Geschosses festzustellen. Als ein ganz besonders wichtiges diagnostisches Hilfsmittel, den Sitz der Kugel und damit den Verlauf des Schußkanals zu bestimmen, hat sich die Aufnahme mittels Röntgenstrahlen erwiesen.

Fig. 194.

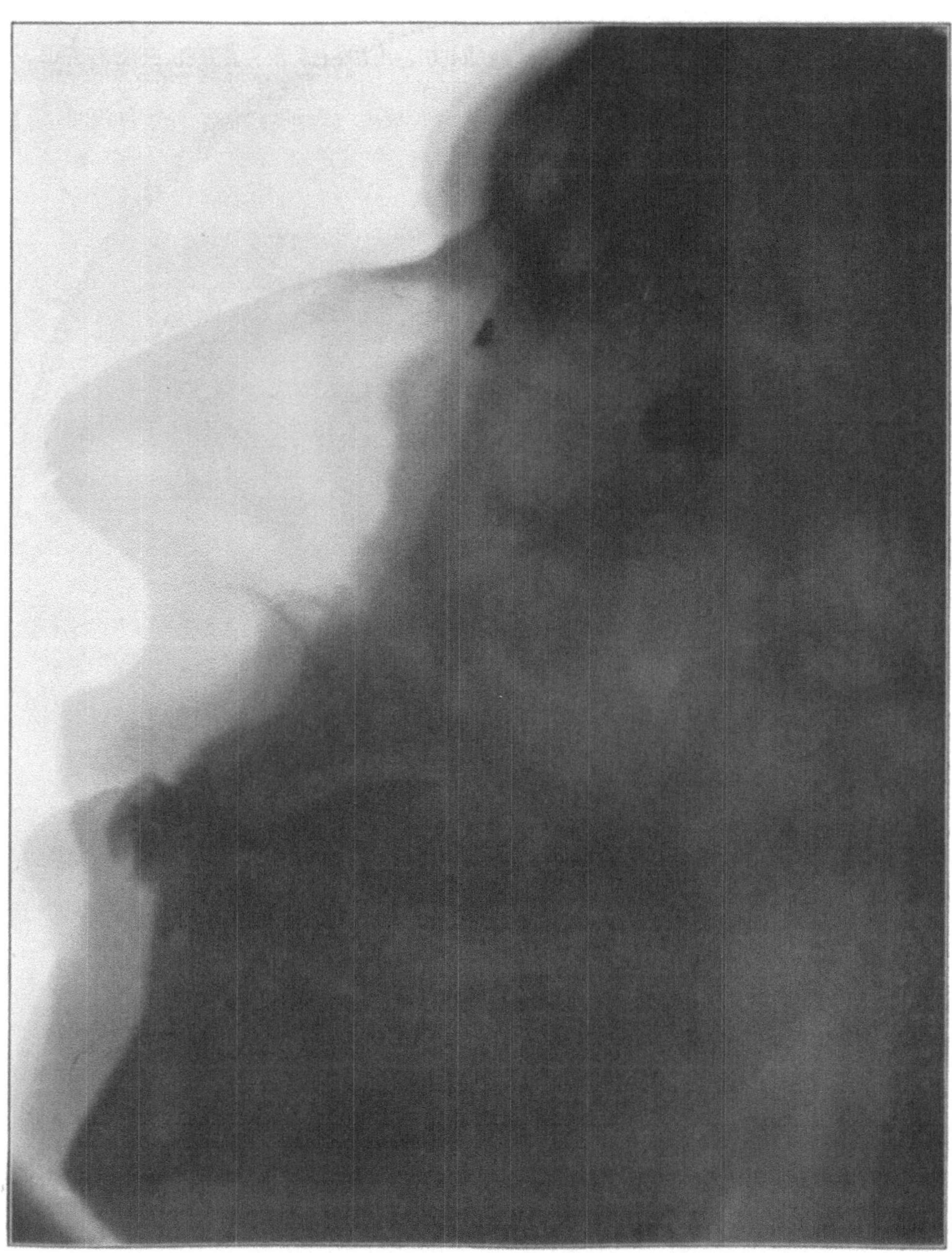

Revolverschuß in die rechte Schläfe beim Selbstmordversuch.
Beiderseits Amaurose. Rechts: Ptosis, Lähmung der R. superior. Totale Netzhautablösung mit klumpigen Blutungen. Links: Auge phthisisch mit dichter pannöser Hornhauttrübung, Rest von Hämophthalmus. Die Kugel sitzt nach der Röntgenaufnahme in der linken Orbita hinter dem Auge nahe der äußeren oberen Orbitalwand.

Die großen Projektile heben sich auf der Platte scharf ab und durch die verschiedenen Verfahren, zumal durch verschiedene Aufnahmen in verschiedener Richtung usw. gelingt es leicht, den Sitz der Kugel genau zu lokalisieren. Durch die Röntgenaufnahme werden ferner Besonderheiten, wie Deformierung des Projektils, Teilung der Kugel, Absplitterung von Mantel-

Fig. 195.

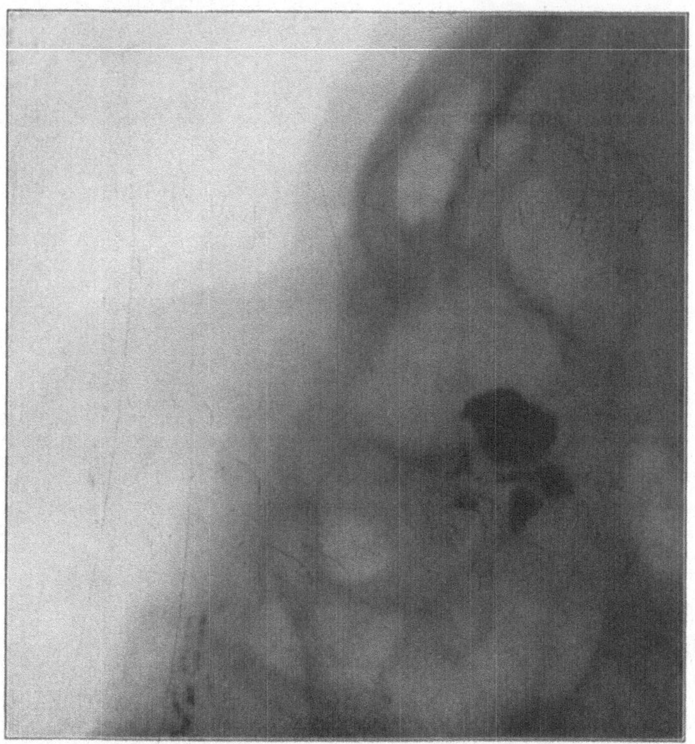

Rechtsseitiger Schläfenschuß durch Revolverkugel beim Selbstmordversuch.
Die Röntgenaufnahmen ergaben Sitz der Kugel an der inneren Wand der rechten Orbita. Einzelne Bleispritzer abgesplittert. Bitemporale Röntgenaufnahme. Der rechte Bulbus zeigte Blutungen in der Netzhaut und langen atypischen Aderhautriß. Fingerzählen in 3 m exzentrisch nach unten. Großer Gesichtsfelddefekt oben.

teilen oder von Bleisplittern, bei Revolverschußverletzungen Vorhandensein von mehreren Kugeln usw. unschwer festgestellt. In den Fig. 194—198 sind einige Aufnahmen wiedergegeben, in denen es gelang, die Kugel nachzuweisen und genau zu lokalisieren. In allen Fällen, in denen die operative Entfernung des Projektils in Frage kommt, ist vorherige genaue Lokalisation des Geschosses durch Röntgenaufnahme notwendig.

Im Einzelfall ist bei den komplizierten mechanischen Vorgängen und dem meist komplizierten Befund der Schußverletzung durch große Projektile oft schwer zu entscheiden, ob die Teile direkt verwundet oder nur indirekt gequetscht sind, ob eine Verwundung unmittelbar durch das Projektil oder mittelbar durch Knochensplitter veranlaßt ist. Ferner ist oft die Feststellung

Fig. 196.

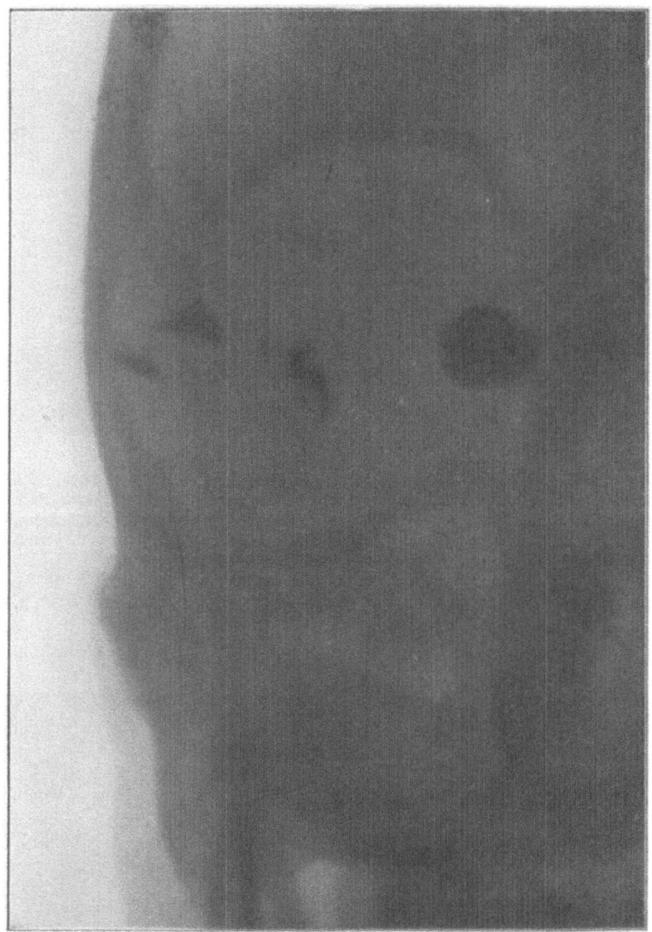

Derselbe Fall wie Fig. 195. Fronto-okzipitale Aufnahme.
Kugel an der nasalen Orbitalwand der rechten Augenhöhle.

schwierig, ob die Läsion im Bereich des Schußkanals erfolgt oder durch die auf die Ferne wirkende Sprengwirkung des Geschosses hervorgerufen ist, ob es sich um primäre oder sekundäre Verletzungsfolgen handelt. Aus der Darstellung des Befundes in den früheren Paragraphen geht zur Genüge hervor, worauf man je nach der Lage des Falles zu achten hat und welche Symptome besonders zu berücksichtigen und zu verwerten sind, um zu einer

Fig. 197.

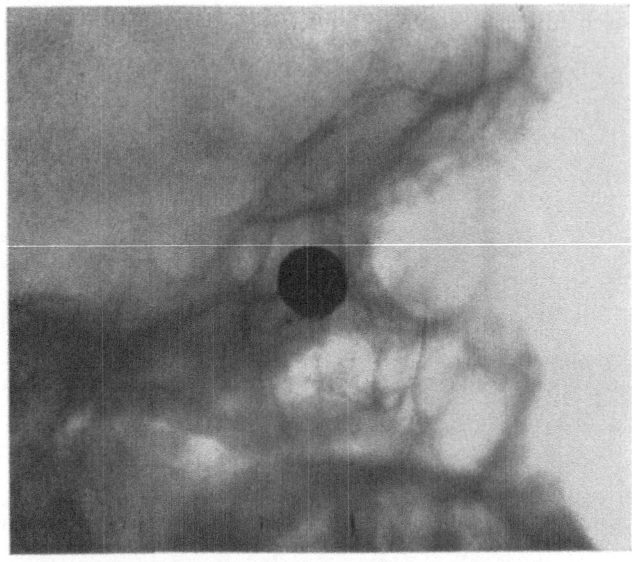

R. Verwundung am 21. Oktober 1914. Links Einschuß außen unten am Jochbogen, 2,5 cm unterhalb der äußeren Lidkommissur. Links Exophthalmus. Doppeltsehen im Sinne einer Parese des Rectus inferior. Kieferklemme. Die Röntgenaufnahme und die Operation mit temporarer Resektion des Jochbeins ergaben eine Schrapnellkugel, die nach dem Orbitaltrichter zu teils außerhalb, teils innerhalb der Orbita steckte.
Bitemporale Röntgenaufnahme.

Fig. 198.

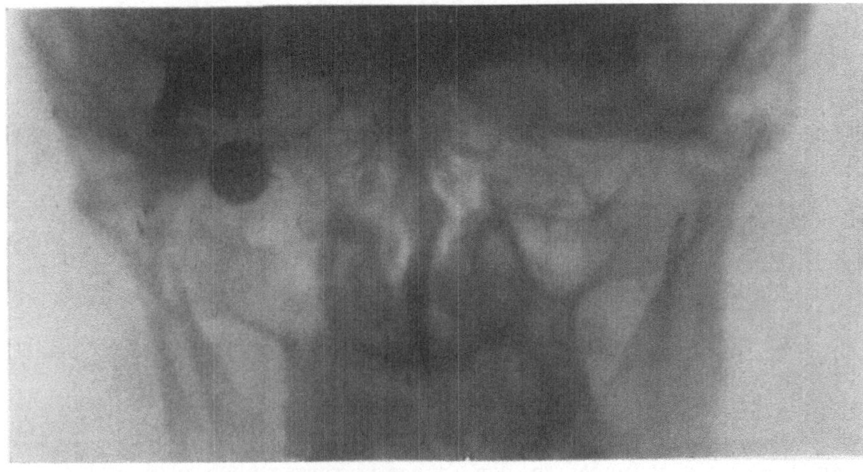

Derselbe Fall wie Fig. 197.
Fronto-okzipitale Röntgenaufnahme.

genauen Diagnose der Verletzung und ihrer Folgen im einzelnen zu kommen und die mannigfachen sich aufdrängenden Fragen zu beantworten.

Bei allen Schädel-, Hirn- und Gesichtsschüssen, bei denen das Auge selbst nicht getroffen war, ist genaue Funktionsprüfung und Augenspiegeluntersuchung nötig. Zumal bei den Schädelschüssen als Kriegsverletzung erscheint die Kontrolle des Papillenbefundes in diagnostischer Hinsicht wichtig.

Prognose. Bei den Schußverletzungen durch große Projektile, die zu Verletzungen des Sehorgans geführt haben, ist durch die gleichzeitige Mitverletzung des Schädels, des Gehirns und der großen Gefäße häufig das Leben bedroht. Dagegen ist die Prognose quoad vitam viel günstiger in den Fällen, in denen die Kugel in den Schädelraum nicht eindrang, sondern ihren Weg durch die Orbitalknochen oder Gesichtsknochen nahm. Die direkten Schußverletzungen durch große Projektile am Auge selbst führen überaus häufig zu Erblindung und zu vollständiger Zerstörung der Augen. Auch die direkten und indirekten Kontusionen des Bulbus sind in bezug auf Erhaltung eines brauchbaren Sehvermögens prognostisch als recht ungünstig zu betrachten. Ebenso sind die Verletzungen des Optikus oder der zentralen Sehbahn durch Schußverletzung in bezug auf Erhaltung der Funktion prognostisch ungünstig. Die Schußverletzungen durch große Projektile gestalten sich vielfach dadurch ungünstig, daß beide Seiten betroffen werden und nicht selten doppelseitige Erblindung durch gleichartige oder verschiedenartige Läsionen veranlaßt wird. Die Verletzungen mit Kriegswaffen sind fast durchweg bedeutend schwerer als die in Friedenszeiten vornehmlich durch Revolverkugeln beobachteten Verletzungen, die sich besonders häufig als Schläfenschüsse darstellen. Allerdings besteht bei den Schläfenschüssen erhöhte Gefahr der doppelseitigen Verletzung (vgl. S. 2072).

Nach Hirschberg (1898) stirbt die Hälfte derjenigen, welche zum Selbstmord den Revolver gegen die rechte Schläfe abdrücken, von den Überlebenden verliert ein Drittel die Sehkraft des rechten Auges, ausnahmsweise erblinden beide Augen. Ich verweise ferner auf die statistischen Angaben von Steiner (1887) und von Scholtz (1891). Die Erfahrung hat gezeigt, daß die Zahl der doppelseitigen Erblindungen durch Schläfenschuß doch eine recht erhebliche ist und nicht nur als Ausnahme gelten kann.

Therapie. Die Behandlung der Schußverletzungen durch große Projektile muß, insoweit Verletzungen des Gesichts, Schädels oder Gehirns vorliegen, in der Hand des Chirurgen, insoweit Verletzungen des Bulbus bestehen, in der Hand des Ophthalmologen liegen, insoweit sich Verletzungen der Nase und Nasennebenhöhlen finden, in der Hand des Rhinologen und nach den allgemein gültigen Regeln erfolgen. Besonders bei den meist schweren und komplizierten Kriegsverletzungen ist ein Zusammenarbeiten des Chirurgen, Ophthalmologen, Rhinologen und Zahnarztes nötig. Durch Schuß zertrümmerte oder breit eröffnete Augen werden am besten so bald als möglich durch Exenteration oder Enukleation entfernt. Ist der Schuß unter Zertrümmerung des Auges in das Gehirn eingedrungen, so wird nach Entfernung des Auges teilweise oder vollständige Exenteratio orbitae ausgeführt, um die Gehirnwunde freizulegen und nach Entfernung der Knochensplitter mit Gaze zu tamponieren. Auch kann man sich unter Erhaltung des Orbitalgewebes von oben her durch bogenförmigen Schnitt in der Augenbraue Zugang verschaffen, wie es bereits bei den Orbitalstichverletzungen erwähnt wurde (S. 1114, 1116) und CORDS (1916, 1922) empfahl. Zuweilen trifft man nach Freilegen der Schädelbasiswunde noch auf die Kugel, wie z. B. in einem Fall von KOCH (1893). Ist der Bulbus nur zirkumskript in seinem vorderen Abschnitt perforiert, so kann, falls keine infektiöse Entzündung besteht, konservative Behandlung versucht werden. Besteht aber bereits Entzündung oder tritt sie ein, so muß, zumal bei Verlust des Sehvermögens, das Auge enukleiert werden, vor allem um sympathische Entzündung zu verhüten. Ist das Auge bei Orbitalschüssen im hinteren Abschnitt gestreift, so kann exspektativ verfahren werden. Zeigt das Auge nur Kontusionserscheinungen, so wird am besten Verband angelegt und abgewartet. Die durch Revolverkugeln veranlaßten Orbitalschüsse heilen meistens nach Reinigung der Einschußöffnung einfach unter Schorf. Bei ausgedehnterer Zerstörung, besonders auch des Knochens, wie sie vor allem durch Gewehrkugeln oder Granatsplitter vorkommen, muß man nach Reinigung der Wunde die Knochensplitter entfernen, die Wundhöhle mit Gazetampons ausstopfen und anfangs offen halten. Das Suchen nach der Kugel bei frischen Verletzungen ist zu verwerfen, vor allem sind unnötige Sondierungen des Wundkanals zu vermeiden wegen der Gefahr, die Wunde zu infizieren. Findet sich nur ein Einschuß, so ist möglichst bald eine Röntgenaufnahme zu machen, um über den Sitz der Kugel Aufschluß zu gewinnen.

Besteht nach Orbitalschuß starker Exophthalmus durch retrobulbären Bluterguß, so muß die Hornhaut gegen das Auftreten von Keratitis geschützt werden, am besten durch Anlegen eines Salbenverbandes. Auch kann die Eröffnung der Orbita und Entfernung des flüssigen und geronnenen Blutes in Frage kommen. ERKES (1917) beobachtete in einem Fall von praller Durchblutung der Orbita nach Orbitaldurchschuß mit Amaurose nach Eröffnung der Periorbita und Entfernung des Blutes sofortige Wiederkehr des Sehvermögens und der Beweglichkeit, so daß der Mann mit vollem Visus zur Entlassung kam. In den Fällen, in denen nach Orbitalschuß der Bulbus die Symptome der indirekten Quetschung, meist durch die Sprengwirkung des Geschosses in der Orbita, mit Blutungen im Augeninnern aufweist, ist stets konservative Behandlung des Auges angezeigt, anfangs mit Verband, später eventuell mit Umschlägen. Weiterhin können auch andere die Aufsaugung von Blutungen befördernde Maßnahmen in Frage kommen. Ebenso kann man bei Sehnervenverletzungen, falls nicht die Umstände jede Besserung ausgeschlossen erscheinen lassen, mit Strychnininjektionen vorgehen. NAGEL (1871) und WERNER (1872) berichteten über günstigen Einfluß von Strychnininjektionen.

Die Frage, ob man das zurückgebliebene Projektil operativ zu entfernen versuchen soll, muß im Einzelfall je nach Lage des Falles entschieden werden. Die Erfahrung hat gezeigt, daß die in Friedenszeiten vornehmlich in Betracht kommenden Revolverkugeln in der Regel reizlos einheilen und vertragen werden. Gibt der durch Röntgenaufnahme festgestellte Sitz zu keinen Bedenken Anlaß, fehlen Beschwerden, die auf das Verweilen des Geschosses zu beziehen sind, so ist der Extraktionsversuch zu unterlassen. Dazu kommt, daß, zumal bei tiefem Sitz der Kugel an der Spitze der Orbita, im Keilbein, an der Schädelbasis usw. die Entfernung nur durch eingreifendere Operation möglich ist, auf unerwartete Schwierigkeiten stoßen, durch Operieren am Knochen zu unliebsamen Komplikationen Anlaß geben kann und manchmal selbst nach genauer vorheriger Lokalisation durch Röntgenstrahlen mißlingt. Die Gefährlichkeit des operativen Eingriffs steht in derartigen Fällen in keinem Verhältnis zum Erreichbaren. Verursacht dagegen die Kugel Beschwerden oder gar Entzündung, gewinnt man den Eindruck, daß die Kugel z. B. durch Kompression auf Nerven schädigend wirkt, so ist nach genauer Feststellung ihres Sitzes mittels Röntgenaufnahme die operative Entfernung indiziert. Die Art des operativen Vorgehens ist je nach Lage des Falles zu bestimmen. Bei Sitz der Kugel in der Tiefe der Orbita kommt die KRÖNLEINsche temporäre Resektion der äußeren Orbitalwand in Frage, um die Kugel möglichst sicher und schonend zu entfernen.

Fälle von erfolgreicher Extraktion des Geschosses aus der Orbita sind u. a. mitgeteilt von BURKHARDT (1898), REYNIER (1900), POLLNOW (1902), HANSELL (1904), POSEY (1905), LIEBLEIN (1906), ENSLIN (1906), ZIMMERMANN (1907), YVERT (1909), BEYKOWSKY (1912), ROLLET (1912), RUBRITIUS (1913), WOLFF (1913), EAGLETON (1911), IGERSHEIMER (1915 2 Fälle, durch KRÖNLEIN entfernt), EMANUEL (1918), PALOMAR DE LA TORRE (1915), PLOCHER (1915), v. SZILY (1916), CORDS (1916, 1922), LAUBER (1918), WEBER (1917) aus dem Lazarett Universitäts-Augenklinik Heidelberg.

Gewisse Folgezustände der Verletzungen, wie Ptosis, Ektropium usw. können später entsprechende Operationen notwendig machen, z. B. HIRSCH-BERG (1898). PANAS (1902) erzielte Besserung des Exophthalmus durch Vornähung der 3 gelähmten Rekti. GOLDZIEHER (1901) hat in einem Fall nach Schußverletzung beider Orbitae knöcherne Exostosen am Orbitalrand und Knochensplitter mit Erfolg beseitigt.

Schädel- und Gehirnschüsse sind nach den Regeln der Chirurgie zu behandeln. In der Regel empfiehlt sich möglichst frühzeitiges Freilegen der Wunde, Entfernung von Knochensplittern, Trepanation usw. Ich verweise auf die große chirurgische Fachliteratur über die Behandlung der Schädelschüsse.

Über Entfernung der Kugeln aus dem Gehirn berichteten z. B. HENSCHEN (1898), BACKER (1899), v. LEWSCHIN (1900), CHRISTIANSEN (1902), TSCHERNING (1901), COUTELA und VELTER (1910). Im Weltkriege sind erfolgreiche Extraktionen von Projektilen aus dem Gehirn in großer Anzahl, bei Granatsplittern unter Anwendung der Magnete, ausgeführt worden. Ich muß auf die chirurgische Fachliteratur verweisen.

Bei den unter den Kriegsverletzungen so häufigen Gesichtsschüssen mit Verletzung der Nase und Nebenhöhlen hat nach den Erfahrungen des Weltkrieges die Behandlung gemeinsam mit dem Chirurgen und Rhinologen, bei Oberkieferschüssen zugleich mit dem Zahnarzt zu erfolgen. Ich verweise auf die entsprechenden Speziallehrbücher, sowie auf die Bearbeitungen von CORDS und GUTMANN in dem Handbuch der ärztlichen Erfahrungen im Weltkriege 1914/1918 Bd. V Augenheilkunde (1922) und die augenärztliche Operationslehre in der zweiten und dritten neu bearbeiteten Auflage dieses Handbuches (1922). Bei den später notwendigen plastischen Operationen und den Tränensackoperationen hat der Ophthalmologe wesentlich mitzuwirken.

Plastische Operationen an den Augenlidern, der Bindehaut und der Augenhöhle sind nach Kriegsverletzungen, wie die Erfahrungen des Weltkrieges gezeigt haben, überaus häufig notwendig und vor allem Aufgabe der Heimatlazarette. Die Verhältnisse liegen oft äußerst ungünstig und kompliziert, in jedem Fall ist zu erwägen, wie man am besten vorgeht; alle nur möglichen Verfahren sind heranzuziehen. Die Befunde sind eigenartig wegen der so häufigen weitgehenden Defekte der Weichteile, besonders der Bindehaut, der Lider und der Umgebung des Auges, wegen der so häufigen Mitverletzung und Zerstörung des knöchernen Gerüstes der Orbita, der Mitverletzung und breiten Eröffnung der Nasen-, Stirn-, Kiefer- und Schädelhöhle, wegen der großen Neigung der Narben zur Schrumpfung und schwieligen Verdickung. Zudem ist meistens der Augapfel zerstört und entfernt und das Orbitalgewebe bindegewebig verdichtet und geschrumpft. Dadurch kommen ganz unregelmäßige Verlagerungen, Einsenkungen, Kolobome und abnorme Verwachsungen an den Lidern zustande, manchmal finden sich breite lochförmige Kommunikationen mit der Nase und ihren Nebenhöhlen oder tief eingezogene knochenadhärente Narben, vielfach bestehen in der Tiefe noch Eiterungen oder Fisteln. Man muß oft durch Röntgenuntersuchung die Veränderungen der Knochen und Nebenhöhlen vorher aufklären und rhinologisch vorbehandeln. In manchen Fällen kommen bei Knochendefekten und Deformierungen Überpflanzung von Knochen oder Knorpel, sowie Unterfütterungen mit Fettgewebe in Frage. Soweit irgend möglich wird man zur Beseitigung der Entstellung die Wiederherstellung der Lider und eines hinreichenden Bindehautsacks anstreben, damit ein künstliches Auge getragen werden kann. In den ungünstigsten Fällen mit weitgehenden Substanzverlusten der Lider und der Bindehaut, sowie mit starker Schrumpfung des Orbitalgewebes ist dieses Ziel zu erreichen unmöglich und es bleibt nichts übrig als die Augenhöhle ganz mit Haut zu decken, eventuell nach Exzision der Reste des Bindehautsacks.

Es liegen zahlreiche Mitteilungen über die plastischen Operationen nach Kriegsverletzungen aus dem Weltkriege vor, so von Bernheimer (1915), Igersheimer (1915), Neunhöffer (1915), Kuhnt (1915, 1916), v. Blascovics (1916), Müller (1916), v. Imre (1916), v. Pflugk (1916), Majewski (1916), Birch-Hirschfeld (1916), Valois und Rouveix (1916), Danis (1916, 1918), Terrien (1916), Axenfeld (1917), Bruhn (1917), Magitot (1917), Wessely (1917), Clausen (1918), Hessberg (1918, 1919), Goldschmidt (1918), Esser (1918, 1919), Lexer (1919). Ich selbst habe an Kriegsverletzten fast 200 plastische Operationen aller möglichen Art ausgeführt.

Vor allem verweise ich auf die zusammenfassenden Bearbeitungen, die zahlreiche Abbildungen über die Befunde vor und nach den Operationen bringen, von Kuhnt (1922) im Handbuch der ärztlichen Erfahrungen im Weltkriege 1914/1918 Bd. V Augenheilkunde, von v. Szily (1918) in dem Atlas der Kriegsaugenheilkunde, sowie auf die augenärztliche Operationslehre, zweite und dritte neubearbeitete Auflage in diesem Handbuch (1922), herausgegeben von Elschnig.

Von großer Bedeutung ist besonders bei den Kriegsverletzten zur Beseitigung der Entstellung die Beschaffung einer möglichst guten Prothese. Ist ein Bindehautsack vorhanden oder oft unter schwierigen Verhältnissen durch plastische Operationen wieder hergestellt, so ist ein künstliches Auge einzusetzen. Bei den so häufig ungünstigen Verhältnissen des Bindehautsacks durch die hochgradige Zerstörung und Verstümmelung der Lider und Bindehaut und die abnorme Narbenbildung muß die Prothese besonders angefertigt werden und ihre Herstellung stellt hohe Anforderungen an die Kunst des Verfertigers der künstlichen Augen. Fehlt ein genügend großer Bindehautsack oder war die weitgehende Zerstörung des Orbitaleingangs nur durch Hautplastik zu decken, so kommt zur Beseitigung der hochgradigen Entstellung der künstliche Lid-Augenersatz durch Ektoprothese in Frage, sei es in Form des Lidaugenersatzes (Vorlageauges) aus Metall, Glas oder Holz oder in Form des Moulagen-, Gelatine-, Glyzerinaugenersatzes nach Warnekros. Ich verweise auf die Mitteilungen von Lauber und Henning (1915, 1917, 1918), Adam (1916), Levinsohn (1916), Klocke (1916), Carsten (1916), Coulomb und Ruppe (1916), Sachse (1916), Valois und Rouveix (1916), Valois (1917), Cousin (1917), Sourdille (1916), v. Szily (1918), sowie vor allem auf die zusammenfassende Bearbeitung von Schnaudigel: Über Augenprothesen bei Kriegsverwundeten im Handbuch der ärztlichen Erfahrungen im Weltkriege 1914/1918 Bd. V (1922), sowie auch die Bearbeitung von C. H. Sattler in der Augenärztlichen Operationslehre, zweite und dritte neubearbeitete Auflage dieses Handbuches (1922).

§ 246. Pathologische Anatomie. Sektionsbefunde von tödlich verlaufenen Fällen von Schußverletzung durch große Projektile, bei denen das Sehorgan primär oder sekundär mitgeschädigt war, liegen in großer Anzahl vor. Es handelt sich besonders um Fälle, in denen das Projektil in das Gehirn eindrang und dadurch den Exitus letalis veranlaßte. Eine Reihe von Befunden, die für den Ophthalmologen besonderes Interesse haben, wurden bereits vorher erwähnt.

Hierher gehören u. a. die Befunde von Demme (1864), v. Beck (1872), v. Hölder (1880 Berlin), Emyrs-Jones (1883), Doutrelepont (1883), Körner (1880), v. Bergmann (1880), Köhler (1886), Dartigue (1896), Stierlin (1900), Burckhart (1881), Ratimow (1890), Ipsen (1898), Tilmann (1902), Christiansen

(1920), Donath (1902), Liebrecht (1905), Adam (1911), Kipp (1908), Duplay (1878), Gayet (1900), Fröhlich (1900), Fränkel (1900), Berlin (1881), Morton (1894), Inouye (1909), Oguchi (1913).

Der Weltkrieg hat eine große Anzahl der mannigfachsten Sektionsbefunde gebracht. Ich erwähne z. B. die Befunde von v. Szily (1916, 1917, 1918), Cords (1916, 1922), Gilbert (1915, 1916), Best (1917 bei Hemianopsie), Bartels (1919), Klauber (1918), Glauning (1919), Krause (1917), Ricker (1921).

Genauere anatomische Untersuchungen von Augen, die durch große Projektile verletzt sind, lagen vor dem Weltkriege nur in kleinerer Zahl vor.

Fig. 199.

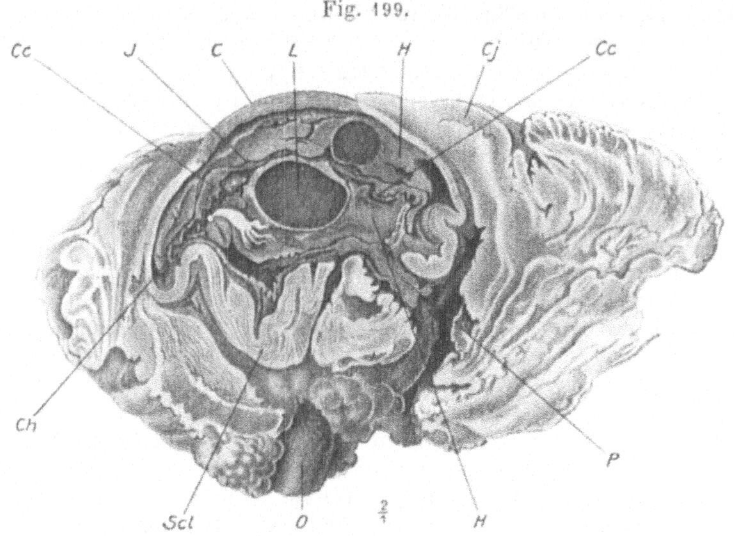

Rechts Orbitalschläfenschuß durch Revolverkugel.
Durchquerung der Orbita mit perforierendem Streifschuß des Augapfels im hinteren Skleralbezirk oberhalb des Optikus. Exenteratio orbitae. Vertikalschnitt. Starke Fältelung der Sklera im hinteren Abschnitt, fast totale Ablösung der Gefäßhaut und Verschiebung nach der Perforationsstelle, Abtrennung der Retina von der Papille und Ora serrata, Verlust des Glaskörpers, Verschiebung der Linse, Hämophthalmus.
C Kornea, J Iris, L Linse, Cc Korpus ziliare, Ch Chorioidea, Scl Sklera, Cj Konjunktiva, O Optikus H Hämorrhagie, P Perforationsstelle. (Vgl. Inaug.-Diss. Keller, Jena 1895.)

Cohn (1872) hat 3 Augen von perforierenden Schußverletzungen im Kriege enukleiert und das Resultat der von Waldeyer ausgeführten Untersuchung mitgeteilt; 2 Augen waren durch Kugelschuß, 1 Auge durch Granatsplitter verwundet. In einem Fall von Schuß durch die linke Schläfe und das linke Auge mit Austritt der Kugel durch das obere Lid fanden sich an dem am 4. Tage nach der Verletzung enukleierten Auge eine tiefe Lochwunde im vorderen Augenabschnitt, Verlust von Linse, Iris, Glaskörper und Retina, großes subchorioideales Extravasat und diffuse eitrige Infiltration der Aderhaut. In einem zweiten Fall von Schuß durch das rechte Auge in den Nacken war das Auge wegen Panophthalmie nach 8 Tagen enukleiert. Der Bulbus zeigte sich so zerstört, daß nur ein kleiner Skleralfetzen als solcher erkennbar war, eine Unterscheidung der einzelnen Membranen war nicht möglich. Man konnte nur an kleinen Resten der Sklera nachweisen, daß hier auch eine diffuse Infiltration der Aderhaut bestand. Ebenso konnte an dem durch Granatsplitter zertrümmerten Auge die anatomische Untersuchung nur feststellen, daß der Bulbus bis auf Reste von erkennbarem Skleralgewebe vollständig zerstört war.

Ich selbst habe ein Auge, dessen hintere Wand oberhalb des Optikus bei Querschuß der Orbita durch eine Revolverkugel in größerer Ausdehnung eröffnet war, bald nach der Verletzung durch Ausräumung der Orbita gewonnen, anatomisch untersucht und den Befund in einer Dissertation von KELLER (1895) mitteilen lassen. Von Veränderungen fanden sich eine breitklaffende Wunde der Augenhäute, Verkleinerung des Auges, starke Fältelung der Sklera im hinteren Abschnitt, fast totale Ablösung der Gefäßhaut und Verschiebung nach der Perforationsstelle zu, vollkommene Abtrennung der Retina an der Papille und an der Ora serrata und Verlagerung der Membran, ein fast vollständiges Fehlen des Glaskörpers, Verschiebung der Linse und totaler Hämophthalmus, sowie endlich ein großer Bluterguß in der Sehnervenscheide. Den Vertikaldurchschnitt durch das Auge gibt die Fig. 199 wieder. Die Verlagerung der Contenta bulbi war nicht durch die Blutung, sondern durch die Einwirkung der mechanischen Kraft bei Streifung des Auges zu erklären, die gleichsam bestrebt war, die Contenta bulbi aus der Skleralkapsel herauszuschleudern.

GENGNAGEL (1894) untersuchte ein Auge, daß durch einen Schläfenschuß phthisisch geworden und $1/4$ Jahr nach der Verletzung enukleiert war. Dem Schußkanal entsprach eine tiefe rinnenförmige narbige Einziehung, von außen äquatorial nach innen oben verlaufend. Die Aderhaut war weit abgelöst, die Retina am äußeren Umfang abgerissen und vielfach gefaltet und der Glaskörper vollständig geschrumpft. STEINDORFF (1898) berichtete über die Untersuchung eines Auges, das nach Schläfenschuß erblindet war. Angenommen wurde, daß der Optikus zentral vom Gefäßeintritt zerrissen, der Bulbus aber noch gestreift sei. Auf der Papille fand sich ein organisiertes Exsudat, ferner Atrophie der nervösen Elemente, obliterierende Endarteriitis in den Arterien und Degeneration der Retina mit Pigmentwucherung in der Umgebung der Papille. Ich möchte vermuten, daß es sich um indirekte Schußveränderungen gehandelt hat.

Aus der Greifswalder Klinik hat PAHL (1898) einen Fall beschrieben, bei dem ein Schießbudenmädchen von einer Bleikugel ins rechte Auge getroffen war und bei dem das Auge nach 3 Tagen enukleiert wurde. Die Sektion des Bulbus ergab einen 1 cm langen Korneo-Skleralriß mit Vorfall von Contenta bulbi, Rest von Linse im Auge, Ablösung der Iris, Aderhaut und Retina, sowie überall dichte Blutungen. Die Bleikugel lag an der hinteren Skleralwand der inneren Bulbushälfte. Weitere Fälle finden sich bei OGUCHI (1913).

Über die schweren Zerstörungen des Augapfels nach Verletzung durch große Projektile (Gewehrkugeln, Schrapnellkugeln, große Granatsplitter u. dgl.) berichtete HERTEL (1916) an der Hand von zahlreichen Sektionsbefunden aus dem Weltkriege. Vielfach waren nur noch spärliche Reste von Augenhäuten zu finden, manchmal fehlte jede Spur davon, nur der Optikusstumpf war in der Tiefe der zertrümmerten Orbita vorhanden. Da wo die Augen der Form nach erhalten waren, fanden sich die Skleralsäcke meist dicht mit Blut gefüllt, aus der mehr oder weniger großen Perforationsstelle waren die inneren Teile des Auges bis auf Reste von abgelöster Netzhaut und Aderhaut ausgetreten. Bei weniger klaffenden Perforationsstellen mit geringerem Verlust von Augeninhalt fanden sich oft totale Aniridie, Abreißung des Ziliarkörpers, Aphakie, hämorrhagische Netzhaut- und Aderhautablösung. In den Narben der skleralen Perforation fanden sich starke Proliferationsvorgänge, bindegewebige Ein- und Auflagerungen; die verschiedensten Gewebe nahmen am Aufbau der Narbe teil. Weitere Befunde von Zertrümmerung und Berstung des Bulbus durch Schußverletzung hat WESSELY (1917) mitgeteilt und Beispiele der Lederhautzertrümmerung und Augapfelberstung abgebildet. Sodann fand er (1918) unter mehr als 100 nach Kriegsverletzung enukleierten Augen 5mal bei Tangentialschlitzung der Wand meist durch Granatsplitter eine ungewöhnliche totale Netzhautablösung in Form einer abgeschlossenen prall gefüllten Blase, die vorn durch die mehr oder weniger stark luxierte, vom Netzhautansatzhals krausenartig umfaßte Linse abgeschlossen war. Der vordere Teil der abgelösten Netzhaut war nach dem mikroskopischen Befund mit der verschobenen Linse durch die Zonula ringsherum in festem Zusammenhang geblieben. Nur an der Perforationsstelle war die abgelöste Netzhautblase mit der Bulbuswand verbunden, sonst völlig frei. Erklärt wurde die Mechanik dieser ungewöhnlichen Form von Netzhautablösung dadurch, daß bei Streifung der Augenwand der ganze Bulbusinhalt in Rotation geriet und daß die gesamte Netzhaut in Verbindung mit Zonula, Linse und Glaskörper von ihrer Unterlage losgeschält und verschoben wurde.

Weitere Befunde von zerschossenen Augen finden sich in dem Atlas der Kriegsaugenheilkunde von v. SZILY (1916, 1918) beschrieben und abgebildet.

Ich verweise noch auf die Mitteilungen aus dem Vereinslazarett Universitäts-Augenklinik von PFISTER (1916).

Daß bei Kugelschuß Doppelperforation des Auges ohne sofortige vollständige Zertrümmerung des Auges vorkommt, wurde bereits vorher S. 1972 erwähnt.

Daselbst habe ich auf einen von mir beobachteten Fall von Durchquerung des Auges durch eine Revolverkugel hingewiesen und den makroskopischen Befund der Kornealperforation in Fig. 166, S. 1972, wiedergegeben. Das Auge kam wegen sofortiger Exenteratio bulbi nicht zur histologischen Untersuchung. Ebenso wurde die Doppelperforation des Auges in dem von BERLIN (1908) mitgeteilten Fall bei der Exenteratio bulbi festgestellt. Von besonderem Interesse ist der von OGUCHI (1911) mitgeteilte Fall von Doppelperforation eines Auges durch das moderne Kleinkaliber-Mantelgeschoß. Der Schußkanal verlief von der Nasenwurzel bis zur Schläfengegend. In der Schußbahn war das Auge ohne große Zertrümmerung im Bereich der Sklera zweimal perforiert. Die anatomische Untersuchung des am 22. Tage nach der Verletzung enukleierten Auges ergab Einschuß am nasalen Äquator und Ausschuß etwas nach hinten vom lateralen Äquator. Das Auge war in der hinteren Hälfte etwas geschrumpft und besaß einen Durchmesser von 20 mm. Die Skleralwunden waren in voller Vernarbung begriffen. Die histologische Untersuchung ergab Verkürzung und Verdickung der Iris, Ablösung des Ziliarkörpers, der Aderhaut und Netzhaut, Zerreißung der Netzhaut, Verlagerung der Linse, Schrumpfung des Glaskörpers und Reste von Hämophthalmus. Zwei weitere Fälle von Doppelperforation mit Ausgang in Phthisis bulbi hat OGUCHI (1913) mitgeteilt.

HERTEL (1922 S. 376) hat aus dem Weltkriege einen Fall von einer queren Durchschießung des Auges hinter dem Äquator durch ein Mantelgeschoß, das in der Nase stecken blieb, mitgeteilt und abgebildet.

Über indirekte Schußfolgen am Auge nach Schläfen-, Gesichts- oder Schädelschuß in Fällen, in denen das Geschoß das Auge selbst nicht getroffen hat, liegen einige anatomische Befunde vor.

J. A. Schmidt (1805) fand bei einem Selbstmörder nach Schädelschuß am rechten Auge das Unsichtbarsein der Iris und stellte durch anatomische Untersuchung als Ursache eine Versenkung der Iris nach hinten fest. v. Ammon (1855) hat die indirekten Kontusionsveränderungen beider Augen eines durch Schuß in den Mund verstorbenen Selbstmörders genau beschrieben. Beide Augen und die Lider waren unverletzt, dagegen die Sehnerven innerhalb des Schädels total zerrissen. An dem rechten Auge, an dem schon klinisch das teilweise Verschwinden der Iris durch Einsenkung und Linsenverschiebung nachzuweisen waren, fanden sich bei der anatomischen Untersuchung: Einstülpung eines großen Teils der Iris, Dislokation der Linse mit Einstellung des unteren Randes in die durch Iriseinsenkung erweiterte Pupille, Vorfall des Glaskörpers in die Vorderkammer bis zur Hornhauthinterfläche hin, sowie ein langer keilförmiger Aderhautriß hinter der unverletzten Retina. Am linken Auge fand sich klinisch Erweiterung der Pupille, Schlottern der Iris und anatomisch Dislokation der Linse und des Glaskörpers, Hyperämie der Netzhautgefäße und Anämie der Aderhaut.

Demme (1864) fand in dem linken Auge eines durch eine Streifschußrinne an der linken Stirn verwundeten und nach Heilung der Wunde an Typhus verstorbenen Soldaten an mehreren Stellen Blutextravasate in der Netzhaut, rötliche Färbung der Papille und kleine Blutungen im Optikus selbst.

Nach dem Kriegs-Sanitätsbericht (1888, S. 221) hat die Sektion eines 5 Monate nach der Granatsplitterverletzung des oberen Augenhöhlenrandes prophylaktisch enukleierten Auges Spuren eines Blutergusses unter und in die Netzhaut mit faltenartiger, wenig ausgedehnter Hervorwölbung derselben an der Makula nachweisen lassen.

Alt (1897) hat eine frische vollständige Aderhautruptur nach Orbitalschußverletzung beschrieben. Die Ränder des Risses waren zurückgezogen, die Netzhaut zerrissen und abgelöst. Fast in allen Geweben des Auges fanden sich Blutungen.

Kipp (1908) berichtete über den Befund eines 4 Tage nach der Orbitalschußverletzung entfernten Auges, in dem klinisch eine Durchlöcherung der Makula nachgewiesen war, anfangs mit sehr starker Gefäßverengerung, dann mit besserer Gefäßfüllung.

v. Szily (1917) fand anatomisch schwerste Kontusionsfolgen mit Gewebszerreißungen im Augeninnern ohne nachweisbare Perforation nach Verletzung durch Minenschuß.

Hertel (1916) berichtete über eine Anzahl von Fällen mit schweren Veränderungen lediglich als Folge der Sprengwirkung der Geschosse in der Orbita. Es fanden sich Fälle mit ausgedehnter Zertrümmerung der inneren Augenhäute, speziell der Aderhaut und Netzhaut am hinteren Pol mit Blutungen und Neubildungen von Bindegewebe ohne Skleralriß. In anderen Fällen waren die Augen aufgerissen und schwer deformiert. So bestanden in einem Fall Hämophthalmus, Verlagerung der Iris und Linse nach hinten und breite Infraktion der Hornhaut von der Descemet aus.

Weitere Befunde von Bulbusrupturen nach Orbitaldurchschuß finden sich bei v. Szily (1916) im Atlas der Kriegsaugenheilkunde z. B. T. VIII, Joachim (1919) aus der Universitäts-Augenklinik Heidelberg.

Von besonderem Interesse sind die schweren indirekten Veränderungen des Augenhintergrundes zumal nach Querschüssen der Orbita oder Gesichtsdurchschüssen, bei denen sich klinisch anfangs ausgedehnte

Blutungen im Glaskörper und im Augenhintergrund, häufiger mit nachweisbarer Zerreißung der Netzhaut und Aderhaut, sowie zuweilen mit partieller oder totaler Evulsio nervi optici, und später die Befunde der Chorioretinitis plastica mit membranartigen sehnig-weißen Bindegewebsmassen und Pigmentanhäufungen finden. Es liegen vereinzelte anatomische Befunde der späteren Stadien, sowie einzelne Befunde, die die anfänglichen schweren Veränderungen aufweisen, vor.

Cohn (1872) fand in einem Fall nach Schuß in das linke Jochbein neben flottierenden Glaskörpertrübungen und Blutungen in den Augenmembranen eine ausgedehnte weiße Stelle in der Mitte des Augenhintergrundes, die er in einer guten Abbildung wiedergab. Das 5 Monate nach der Verletzung enukleierte Auge wurde von Waldeyer anatomisch untersucht. Er fand im Augenhintergrund neben kleinen weißen Flecken eine 1—1 1/2 cm breite, 1 1/2 mm dicke bindegewebige Auflagerung, die sich von der Papille aus bis zur Ora serrata erstreckte und in die die Chorioidea und Retina aufgegangen waren. An der Stelle der Papille zeigte sich eine weißliche Erhabenheit. Die Auflagerung auf der Sklera bestand aus zellarmem Bindegewebe. Die Retina wies in der Umgebung einfache Atrophie mit Pigmentwucherung auf, der Ziliarkörper und die Sklera waren intakt. Cohn hielt die Veränderung für das Produkt einer chronischen exsudativen Chorioretinitis, mit gleichzeitiger fibröser Entartung der Retina und Atrophie der Aderhaut.

Goldzieher (1881), der in einem Fall von Durchquerung beider Orbitae durch Revolverschuß 8 Monate später mit dem Augenspiegel an beiden Augen mächtige tumorartige, in den Glaskörperraum vorragende und in einem Auge die Papille deckende Plaques im Augenhintergrund nachweisen konnte, hatte Gelegenheit, ein Auge anatomisch zu untersuchen, das nach Schußverletzung der Orbita wegen Schmerzen später enukleiert werden mußte. Neben Pigmentveränderungen und fibröser Atrophie der Retina fand sich eine knotenförmige Wucherung, die von der Aderhaut ausging und in der sich ausgebildetes Knochengewebe nachweisen ließ. Goldzieher faßte die Veränderung als das Resultat einer plastischen Chorioiditis auf, bei deren Entstehung die Läsion der Ziliarnerven eine Rolle spiele und, wie er später (1901) hervorhob, auch die Mitverletzung von Ziliargefäßen. Er wandte sich gegen die Annahme einer Aderhautruptur und widersprach der Auffassung von Berlin (1881), der bei der Übereinstimmung der Veränderung mit dem bei Organisation von Thromben, bei dem Fehlen von entzündlichen Veränderungen in dem Ziliarkörper, bei dem Nachweis von einfacher Atrophie in der übrigen Aderhaut die Wucherung nicht als das Produkt einer exsudativen Entzündung, sondern einer regressiven Metamorphose von Blutungen und ihrer Folgen angesprochen hatte.

Nettleship (1904) hatte Gelegenheit, ein früheres Stadium zu untersuchen. Nach Durchquerung beider Orbitae bei Schläfenschuß war schon mit dem Augenspiegel beiderseits Aderhautruptur nachgewiesen. 36 Tage nach der Verletzung trat Exitus letalis durch Meningitis ein. Die mikroskopische Untersuchung ergab an beiden Augen Chorioideal- und Retinalruptur mit Verwachsung der einzelnen Schichten, ausgedehnte Hämorrhagien zwischen Aderhaut und Netzhaut, sowie zwischen Netzhaut und Glaskörper, Neubildung eines zellarmen Bindegewebes, welches die durch den Riß entstandene Lücke ausfüllte und sich als fibrilläre Lamelle zwischen Aderhaut und Netzhaut einerseits und zwischen

Retina und Glaskörper andererseits einschob. Die Sklera war intakt. Einen weiteren Fall, bei dem am 17. Tage nach dem Schläfenschuß Exitus letalis erfolgte, hat HERRMANN (1906) untersucht. Der mikroskopische Befund ergab: isolierte Chorioidealruptur temporal von der Papille, sowie Verlötung der rupturierten Stelle mit der wesentlich veränderten Netzhaut durch neugebildetes fibrilläres Bindegewebe, flache Ablatio retinae infolge subretinalen Blutergusses, Ruptur der Aderhaut und Netzhaut mit Ausfüllung der Lücke durch gefäß- und zellenarmes fibrilläres Bindegewebe, in dem Pigmentzellen zerstreut eingelagert waren, Vermehrung der Gliazellen zwischen den Fasern des Nervus opticus und völliges Intaktsein der Sklera.

Über die anatomische Untersuchung der Augen und Orbita von 5 Fällen, in denen Schläfenschuß sofort zum Tod geführt hatte, berichtete ADAM (1911). Die Verletzung der Orbita war eine verhältnismäßig geringe, da die Schüsse nur die Spitze getroffen hatten. 2 Fälle zeigten indirekte Fissuren des Orbitaldachs, in 4 Fällen bestand geringe oder stärkere Protrusio bulbi. Die Bulbusform war meist erheblich verändert, die hintere Partie samt dem Sehnerv nach vorn gebuchtet. Die Aderhaut zeigte gröbere Veränderungen in Gestalt von zahlreichen Blutextravasaten am hinteren Pol, sowie Pigmentwucherungen in der Aderhaut und Netzhaut. Am Sehnervenkopf und in der Sehnervenscheide fanden sich Blutungen.

Fig. 200.

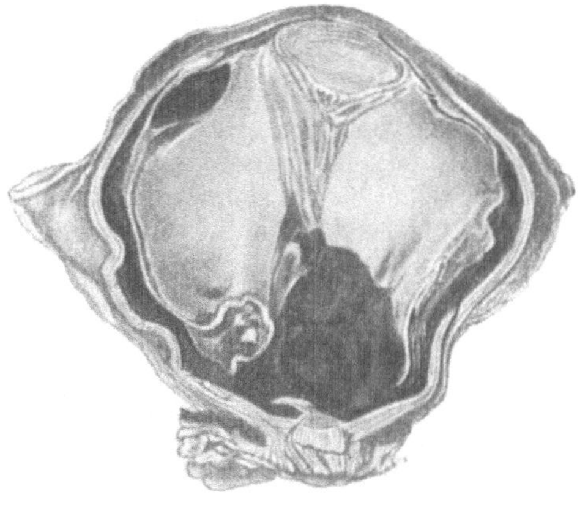

Schuß in die linke Stirn mit Zertrümmerung des Sinus frontalis, des Orbitaldaches und Siebbeins.
Doppelseitiger Exophthalmus und schwere Veränderungen im Augeninnern. Exitus letalis nach 2—3 Tagen. Linkes Auge Horizontalschnitt. Vordere Kammer aufgehoben, Linse nach vorn geschoben, so daß sie die Kornea berührt. Seichte hämorrhagische Netzhautablösung. Temporaler Netzhautabriß an der Ora serrata, zirkulärer Netzhautabriß an der Papille. Dicke Blutung vor der Papille im Glaskörperraum.

Ich selbst hatte Gelegenheit, ein Auge mit Frühstadium und ein Auge mit dem Ausgang von indirekter schwerer Bulbusläsion nach Kugelschußverletzung der Orbita anatomisch zu untersuchen. Die beiden Fälle sind in einer Dissertation von Voss (1913) ausführlicher mitgeteilt.

In dem ersten Fall, von dem Fig. 200 einen Horizontalschnitt durch das linke Auge wiedergibt, handelte es sich um Revolverschuß in die linke Stirn mit Schußrichtung nach unten und innen. Beiderseits bestanden starker Exophthalmus und schwere hämorrhagische Bulbusveränderungen im Innern. Der Exitus letalis erfolgte nach 2—3 Tagen. Die Sektion ergab: Zertrümmerung des linken oberen Orbitalrandes und des Orbitaldachs, Eingedrungensein von Knochensplittern ins Orbitalgewebe, starke hämorrhagische Durchsetzung des Orbitalgewebes, Blutungen in der Stirnbeinhöhle, Zertrümmerung der Siebbeine. Der Schußkanal verlief nach unten innen und erstreckte sich in die Nasenhöhle. Die Kugel wurde nicht gefunden. Die histologische Untersuchung ergab Aufgehobensein der Vorderkammer, Nachvornlagerung der Linse bis zur Hornhauthinterfläche, temporalwärts dicke Blutung hinter dem Ziliarkörper mit Abriß der Retina an der Ora serrata, seichte totale hämorrhagische Netzhautablösung, zirkulären Abriß der Netzhaut dicht vor dem Papillenansatz, dicke klumpige Blutung im hinteren Glaskörperabschnitt, dicht vor der Papille, Blutung in die Optikusscheide bei normaler Lagerung des Sehnerven.

Im zweiten Fall, den ich im Jahre 1891 beobachtete, handelte es sich um den Ausgang einer Schläfenschußverletzung durch Revolverschuß. Die Schußverletzung lag lange Zeit zurück. Damals soll das rechte Auge stark hervorgestanden haben und es habe sich eine Hornhautentzündung angeschlossen. Der Patient wünschte von dem entstellenden blinden Auge befreit zu sein. Das rechte Auge stand in starker Divergenzstellung und zeigte ein totales leukomatöses Hornhautstaphylom. Das Auge war amaurotisch. Bei der Enukleation erwies sich der Bulbus mit dem Orbitalgewebe stark narbig verwachsen. Die anatomische Untersuchung ergab im vorderen Teil den Befund des Totalstaphyloms und am hinteren Bulbusabschnitt starke Bindegewebswucherung mit Netzhaut-Aderhautveränderungen. Die Retina ist zirkulär an der Papille abgerissen, die Aderhaut streckenweise unterbrochen und durch dicke Bindegewebsschwarten ersetzt. Der Optikus ist total atrophisch, aber die Lamina cribrosa an normaler Stelle. Auf der Papille findet sich ein dicker Bindegewebszapfen, der weit in den Glaskörper vorragt. Die Netzhaut und Aderhaut sind in verschiedener Stärke bindegewebig degeneriert, in einiger Entfernung von der Papille aber besser erhalten.

Ich habe noch einen weiteren Fall anatomisch untersucht und durch WALTHER (1919) mitteilen lassen, bei dem 14 Jahre zuvor die Verletzung durch Revolverschuß der Orbita erfolgt war. Die Kugel war am rechten Supraorbitalrand eingedrungen, hatte auf ihrem Weg durch die Orbita die Sklera tangential aufgeschlitzt, den Optikus gestreift und partielle Evulsio nervi optici veranlaßt. Der Kammerwinkel war eingerissen, die Linse nach hinten verschoben und mit ihrem Äquator an der Skleralnarbe verwachsen. An der Aderhautnetzhautruptur bestanden starke plastische Wucherungen mit Knocheneinlagerungen.

Weitere Befunde von frischen Stadien nach Schußverletzung finden sich bei OGUCHI (1913), IGERSHEIMER (1917); v. SZILY (1916, 1917, 1918) brachte in seinem Atlas der Kriegsaugenheilkunde histologische Befunde und Abbildungen der bei Orbital- und Gesichtsdurchschüssen beobachteten Chorioretinitis proliferans und atrophica (Tafel IX, XXVII—XXIX).

MELLER (1918) hat einen Fall von Gewehrdurchschuß durch beide Orbitae nach Kriegsverletzung genau beschrieben und ist der Ansicht, daß nicht eine Berstung der Aderhaut und Netzhaut, sondern eine ausgedehnte traumatische Nekrose durch Quetschung die zur Verschwartung führenden Vorgänge veranlaßt habe.

Den anatomischen Befund von Sehnervenausreißung aus dem Auge (Evulsio nervi optici) nach Schläfenschuß konnte LIEBRECHT (1909) erbringen in einem Fall, bei dem am dritten Tage nach der Verletzung der Exitus letalis erfolgte. Der Sehnerv war aus dem Skleralloch herausgerissen und sein vorderes Ende lag etwa 1 cm vom Auge entfernt in einer mitten zwischen den Muskeln gelegenen Blutung. Das Skleralloch war ausgefüllt mit Glaskörpersträngen, abgelöster Aderhaut und Blutungen, der dem Skleralloch zunächst liegende Teil der Retina war mit herausgerissen. Die Aderhaut war temporalwärts durch Blutungen abgelöst, die Augenmembran stark mit Blut durchsetzt. Während der periphere Teil des ausgerissenen Optikus normale Struktur zeigte, fanden sich in dem mittleren orbitalen Abschnitt starke Blutungen anfangs in der Duralscheide und dann zentralwärts durch einen Pialscheidenriß in den Optikus sich keilförmig erstreckend und den Nerv geradezu in 2 Hälften teilend. An der Stelle der Optikusblutung stieß man auf eine Anzahl von Knochenstücken bis zur Größe eines Kleinfingernagels.

Anatomische Befunde von Evulsio nervi optici nach Orbital- oder Gesichtsschuß als Kriegsverletzung finden sich bei v. Szily (1917, S. 212), Hertel (1916). Bachstez (1920) teilte einen weiteren Fall nach Schläfendurchschuß durch Revolverkugel (Friedensverletzung) ausführlich mit und möchte 2 Arten von sogenannter Ausreißung des Sehnerven unterscheiden, den Typus I, bei dem der Sehnerv mit seiner Duralscheide vom hinteren Pol abgerissen ist z. B. Fall Liebrecht, und den Typus II, bei dem die Dura intakt bleibt, während der Sehnerv in ihr nach rückwärts gleitet unter Abreißung der Lamina cribrosa vom Skleralring z. B. sein mitgeteilter Fall. Er meinte, daß man das Wesen dieser Verletzung durch die Bezeichnung als atypische Skleralruptur im Bereiche der Lamina cribrosa viel richtiger zum Ausdruck bringt als durch die Bezeichnung Ausreißung des Sehnerven.

Die mannigfachen Läsionen des Sehnerven einer oder beider Seiten, wie Zerreißung, Quetschung, Blutungen auf dem Nerv, im Nerv, in der Sehnervenscheide usw. vor allem in der Gegend des Foramen opticum und an der Basis sind durch Sektionsbefunde festgestellt und vielfach ist dadurch der klinische Befund aufgeklärt. Ebenso liegen mehrere Sektionsbefunde über Verletzungen der zentralen Optikusbahn bis zum kortikalen Sehzentrum hin vor.

v. Ammon (1855) fand in dem bereits erwähnten Fall von Schußverletzung in den Mund beide Optici zerrissen. Über mehrere Sektionsbefunde mit Optikusveränderungen in Fällen, in denen klinisch genaue Untersuchung vorgenommen war, berichtete Demme (1864). In einem Fall von Schußwunde der rechten Schläfe und Augenbraue, in dem Herabsetzung des Sehvermögens am rechten Auge und Exophthalmus bestanden und die Augenspiegeluntersuchung große Blässe der Arterien und starke venöse Hyperämie sowie Blutungen in der Umgebung der Papille ergeben hatte, fand sich bei der Sektion eine von der Pars orbitalis dextra des Stirnbeins nach dem Türkensattel sich hinziehende Fissur, über welcher mehrere Blutextravasate lagen, von denen das eine den Stamm des rechten Sehnerven umgab. In einem andern Fall war nach Schuß der linken Schläfengegend das linke Auge erblindet, ophthalmoskopisch waren anfangs starke Verengerung der Arterien und Venen, Blässe der Papille und diffuse Netzhauttrübung nachgewiesen und nach 4 Wochen nur noch geringe Veränderungen gefunden. Die Sektion des an Typhus verstorbenen Soldaten ergab einen Bluterguß im linken Seitenventrikel, der den Thalamus opticus zusammendrückte, ferner einen Bluterguß, der den Stamm des linken Nervus opticus vor seinem Eintritt in das Foramen opticum direkt und die Arteria ophthalmica mit einem Faserstoffknollen umschloß und eine Thrombose bewirkt hatte, sowie eine strahlige bis zur Sella turcica gehende Fissur des Orbitaldachs. Über eine Reihe von Sektionsbefunden mit Läsion der Optikusbahn teils nach Schläfenschuß teils nach Schädelschuß hat Liebrecht (1905) berichtet. In einem Fall von Schläfenschuß, in dem beiderseits Amaurose mit weiter starrer Pupille neben beiderseitiger Protrusio bulbi und fast vollständiger Lähmung der äußeren Augenmuskeln bestanden und in dem schon am 10. Tage Atrophie mit dem Augenspiegel nachweisbar war, trat am 16. Tage Exitus letalis ein. Die Sektion bestätigte doppelseitige Sehnervendurchtrennung. In einem zweiten Fall von Schläfenschuß mit doppelseitiger Amaurose ergab die Sektion rechts Optikusdurchtrennung und links Optikuseinknickung durch die am Nerven liegende Kugel. In einem weiteren Fall von Schläfenschuß, in dem das rechte Auge geplatzt war und das linke Auge Amaurose und ophthalmoskopisch blasse Papille und enge schlechtgefüllte Gefäße aufwies, ergab die Sektion keine Optikuszerreißung, vielmehr eine Zerreißung der Arteria ophthalmica nahe am Foramen opticum mit unvollkommener Thrombose des Gefäßes. In einem Fall von Schädelschuß war das Chiasma durchrissen und in einem anderen Fall ging der Schuß durch die Corpora geniculata.

v. SZILY (1916) fand bei Orbitaldurchschuß den Optikus zerrissen und brachte eine genaue Beschreibung und Abbildung des Befundes in seinem Atlas der Kriegsaugenheilkunde (Tafel IX).

Sehnervenscheidenblutungen fanden KÖHLER (1886), CORDS (1916), v. SZILY (1916), GLAUNING (1919). Von Sektionen, in denen Läsion der zentralen Optikusbahn nachgewiesen war, seien die vorher bereits angeführten Fälle von CHRISTIANSEN (1902), DONATH (1902) und RATIMOW (1890) angeführt. Aus dem Welkriege sind derartige Sektionen mitgeteilt u. a. von BEST (1917), FUCHS und PÖTZL (1917).

Sektionen von Schädelschüssen mit Stauungspapille finden sich u. a. bei KLAUBER (1918).

Die Kriegschirurgie des Auges.

§ 247. Über die im Kriege vorkommenden Verletzungen des Sehorgans liegt eine große Reihe von kasuistischen Mitteilungen und zusammenfassenden Beschreibungen auf Grund von Beobachtungen aus den früheren Kriegen vor. Von zusammenfassenden älteren kriegschirurgischen Arbeiten sei z. B. die allgemeine und spezielle Chirurgie der Schußwunden von DEMME (1861) genannt, die nach den Erfahrungen in den norditalienischen Hospitälern von 1859 bearbeitet ist und bei der die Verletzungen des Sehorgans zum ersten Male unter Beibrigung wertvoller klinischer, ophthalmoskopischer und anatomischer Befunde eingehend berücksichtigt sind. Statistische Angaben über die Häufigkeit der Augenverletzungen in verschiedenen Kriegen wurden bereits in § 14 S. 46 gemacht. Ganz besonders sorgfältig und eingehend sind die bei den deutschen Heeren im Kriege gegen Frankreich 1870/71 beobachteten Verwundungen der Augen in dem bereits vielfach erwähnten Kriegs-Sanitätsbericht (1888) der deutschen Sanitätsabteilungen zusammengestellt und bearbeitet. Auf Grund der in dem Kriegs-Sanitätsbericht enthaltenen Unterlagen hat dann KERN (1890) die Kriegschirurgie des Sehorgans zusammenfassend besprochen.

Der Kriegs-Sanitätsbericht gab ein treffendes Bild der verschiedenartigen in diesem Kriege vorgekommenen Verletzungen des Sehorgans und ihrer Folgen.

Hier sei kurz auf die verschiedenen Ursachen der Augenverletzungen an der Hand des Kriegs-Sanitätsberichtes hingewiesen. Verletzungen durch Pulver sind im Kriege 1870/71 häufig zur Beobachtung gekommen durch Explosion von

Sprengladungen z. B. bei der Minenarbeit, durch Explosion von Granaten in der Nähe der Betroffenen, durch Explosion von Patronentaschen infolge von Schuß einer feindlichen Kugel, durch Gewehrschüsse aus naher oder selbst weiterer Entfernung, wobei die Pulverkörner vom Geschoß mitgerissen wurden, sowie durch Feuer aus dem Gewehr des Hintermannes und durch Zurückschlagen des Pulvers bei Schußabgabe aus dem eignen Gewehr. Die Wirkung der Pulververletzung bestand teils in Verbrennung, teils im Eindringen unverbrannter Körner in die oberflächlichen Membranen und selbst in die Tiefe des Auges. Verletzungen des Auges durch äußeren Luftdruck ohne jede äußere Verwundung wurde in überzeugender Weise beobachtet, dagegen war, wie bereits früher erwähnt wurde, für die sogenannten Luftstreifschüsse nahezu in allen Fällen eine andere Erklärung leicht zu finden. Bei weitem die meisten Verletzungen sind durch Gewehrprojektile und Granatsplitter veranlaßt und dabei sind alle möglichen Vorkommnisse beobachtet worden. Das Verhältnis der Verletzungen durch Gewehrschuß zu dem durch Granatschuß betrug etwa 3:2. Indirekte Geschosse haben die Augen in etwa 7,7% der Fälle geschädigt. Im Krimkriege waren noch häufiger Verletzungen durch Steinsplitter veranlaßt, da dieser Krieg als Belagerungskrieg auf steinigem Boden besondere Gelegenheit zu derartigen Verletzungen bot. Das Verhältnis der Verletzungen durch Gewehrschuß zu dem durch Granatschuß war bei der französischen Armee im Krimkriege 2:3, es überwog also der Granatschuß als Verletzungsursache. Im deutsch-französischen Kriege haben in erster Linie Stein, Sand und Erde als indirekte Geschosse gewirkt. Verursacht waren diese Verletzungen vor allem durch einschlagende oder krepierende Artillerie-Sprenggeschosse, die gegen Mauern, Erdboden, Felsen, Befestigungs- und Belagerungsarbeiten geschleudert waren. Mehr zufällige verletzende Fremdkörper bildeten Holzsplitter von Gewehren, abgerissene Helmschienen, Brillen, zersplitterte Flaschen und in einem Fall ein durch einen Granatsplitter losgerissenes Stück Pferdefleisch.

Hieb- und Stichverletzungen der Augen haben dagegen seit der Entwicklung des Feuergefechtes stetig abgenommen. Nur 3 Hieb- und 25 Stichverletzungen wurden 1870/71 beobachtet, darunter eine Reihe ganz oberflächlicher Verletzungen durch Bajonette. Allerdings muß man bedenken, daß tiefe Bajonettstiche der Orbita leicht ins Gehirn eindringen und den sofortigen Tod veranlassen können, so daß derartige Fälle nicht zur klinischen Beobachtung kommen. Unter den Hiebverletzungen war 2mal die Hornhaut durch Säbelhieb mitverletzt. Durch Kolbenschlag wurde nur eine Hornhautverletzung beobachtet. v. Beck (1872) erwähnte eine Eröffnung der vorderen Kammer mit Vorfall der Iris, Linsentrübung und Ausgang in Erblindung durch Kolbenschlag.

Abgesehen von den Verletzungen im Gefecht kam noch eine Reihe von Augenverletzungen durch Unglücksfälle vor, wie Zerspringen von Geschützrohren, Platzen von Gewehren, Hufschlag usw. So war einem Soldaten die Bajonettspitze des Vordermannes in die Gegend des vorderen linken Augenwinkels bis in den rechten vorderen Hirnlappen eingedrungen. Durch Abspringen von einem Mehlwagen war ein Soldat ausgeglitten, so daß ihm das Wagenrad über den Helm und schräg über die rechte Stirn und Gesichtshälfte ging. Er trug eine Zerreißung des oberen Augenlides mit fehlerhafter Vernarbung der Lidwunden davon (Cohn 1872).

In recht zahlreichen Fällen (unter 206 in Betracht kommenden Fällen 97mal vergl. T. l. d. K.-S.-B., Bd. III, Kap. II, S. 262) wurden nach dem Kriegs-Sanitätsbericht Veränderungen am zweiten Auge beobachtet, die mit mehr oder

weniger großer Wahrscheinlichkeit als sympathische Affektionen aufgefaßt
sind. Wenn auch bei einer strengen Kritik allerdings manche Fälle ausscheiden,
bei denen sympathischer Zusammenhang unwahrscheinlich oder ausgeschlossen
erscheint, so bleiben doch überaus zahlreiche Fälle übrig, in denen sympathische
Leiden anzunehmen sind, zumal da die Art und der Verlauf der Verletzung am
ersten Auge die Gefahr sympathischer Erkrankung nahelegten. Meist hat es
sich um sympathische Reizung, nur selten um sympathische Entzündung des
zweiten Auges gehandelt. Auch war der Verlauf der sympathischen Affektionen
im ganzen ein milder. Da im Kriege 1870/71 nur in einer kleinen Anzahl von
Schußverletzungen des Auges die Entfernung des Bulbus ausgeführt wurde, so
erklärt sich das häufige Vorkommen von sympathischer Reizung des zweiten
Auges. Dimmer (1916) hat die im Kriegs-Sanitätsbericht angeführten Fälle ebenfalls einer Durchsicht unterzogen und kommt zu dem meines Erachtens zu weit
gehendem Schluß, daß auch nicht ein einziger Fall vorliegt, bei dem es sich
sicher um eine sympathische Ophthalmie gehandelt hat. Auch ist zu bedenken,
daß die sympathische Reizung des zweiten Auges ebenfalls ein lästiges Leiden darstellen kann, das wir jetzt kaum noch beobachten, weil eben die verletzten tief
entzündeten Augen entfernt werden. In einer aus dem nordamerikanischen Re-
bellionskriege stammenden Statistik wurde unter 254 Fällen von Zerstörung
eines Auges 41mal sympathische Erkrankung des unverletzten anderen Auges
angenommen, dabei ging aber nur 4mal das sympathisch erkrankte Auge zugrunde.

Es ist die Aufgabe der modernen Kriegschirurgie durch sachgemäße anti-
septische Behandlung der verletzten Augen und durch rechtzeitige Entfernung von
schwer verletzten, erblindeten und entzündeten Augen das Vorkommen von
sympathischer Reizung und vor allem von sympathischer Entzündung zu verhüten.

Unter den zahlreichen sonstigen Mitteilungen, die sich auf die im deutsch-
französischen Kriege beobachteten Verletzungen des Sehorgans beziehen, verdient
vor allem die Arbeit von Cohn (1872) über Schußverletzungen des Auges Er-
wähnung.

Aus den späteren Kriegen liegen zahlreiche kasuistische Mitteilungen über
einzelne oder zahlreiche Fälle von Kriegsverletzungen des Sehorgans vor. Hierher gehören z. B. die Mitteilungen von Tiling (1877), Gill (1879), Talko (1878),
Reich (1879), v. Oettingen (1879), Bornhaut (1879), Keil und Habart (1879),
v. Bergmann (1880), Treacher Collins (1900), Ogilvie (1900), Nettleship (1900),
Critchett (1901), Normann Hansen (1901), Yarr (1902), Stevenson (1903), Berger
(1905), Teich (1905), Williams (1908), Cosmettatos (1914/1915 aus dem
griechisch-türkischen und griechisch-bulgarischen Kriege).

Über Verletzungen des Sehorgans aus dem russisch-japanischen Kriege
1904/5 liegen, zumal von japanischer Seite, mehrere Mitteilungen vor, die deshalb von besonderer Bedeutung sind, weil in diesem Kriege auf beiden Seiten
die modernen kleinkalibrigen Gewehre benutzt sind. Die Russen hatten Mantelgeschosse von 7,6 mm, die Japaner von 6,5 mm Kaliber. Zu erwähnen sind
die Mitteilungen von Mingazzini (1908), Oguchi (1911/1913) und die sorgfältige
Studie von Tatsuje Inouye (1909) über die Sehstörungen bei Schußverletzungen
der kortikalen Sehsphäre, in der auf noch weitere kriegschirurgische Arbeiten
von Japanern verwiesen ist. Ferner sind zu erwähnen die Mitteilungen von
Katz (1905), von v. Merz (1907), Walter (1907) und von Slutschewsky (1906).

Nach Oguchi (1911/1913) betrug im russisch-japanischen Kriege die Zahl
der Augenverletzungen der Japaner 3093, unter denen 1605 Wunden durch

Gewehrprojektile und 771 durch Geschosse gezählt wurden. Oguchi hat die Augenverletzungen in den letzten japanischen Kriegen eingehend bearbeitet und den anatomischen Befund von zahlreichen wegen der mannigfachsten Augenverletzungen enukleierten Augen mitgeteilt. Die Arbeit ist 1913 unter meiner Mitwirkung auch in deutscher Sprache erschienen. Die Feststellungen von Oguchi haben ergeben, daß die Zahl der Verletzungen des Sehorgans in der Schlacht gegenüber den früheren Kriegen sowohl absolut als auch relativ im Verhältnis zu den sonstigen Verwundungen oder im Verhältnis zu den Verletzungen des Kopfes an Zahl ganz bedeutend zugenommen hat. Es hängt das damit zusammen, daß im modernen Kriege die Soldaten viel mehr in liegender Stellung kämpfen und am Kopf verletzt werden. Im deutsch-französischen Kriege kamen z. B. auf deutscher Seite nach dem Kriegs-Sanitätsbericht (S. 45) 860 Fälle von Verletzungen des Sehorgans vor $= 0,86\%$ sämtlicher Verwundungen und $= 8,5\%$ der Verwundungen des Kopfes. Im japanisch-russischen Kriege 1904/5 kamen auf japanischer Seite 3093 Verletzungen des Sehorgans vor $= 2,22\%$ sämtlicher Verwundungen und $= 21,01\%$ der Verwundungen des Kopfes. Nach dem Bericht von v. Merz (1907) waren im russisch-japanischen Kriege in den Hospitälern des roten Kreuzes in Irkutsk 2196 Verwundete mit Schußverletzungen verschiedener Körperteile untergebracht, darunter 45 Mann mit Schußverletzungen der Augen $= 2\%$.

Der Weltkrieg 1914/1918 hat eine ungeheuer große Anzahl von Kriegsverletzungen des Sehorgans gebracht und alle Erfahrungen der früheren Kriege weit übertroffen.

Die Ursachen für Verletzungen des Sehorgans und damit die Arten der Kriegsverletzungen waren viel mannigfacher als in den früheren Kriegen, besonders im Vergleich zum Kriege von 1870/71. Die Verletzungsarten hingen in erster Linie ab von der Art der im Weltkriege benutzten Waffen. Die Waffen dieses Krieges waren erstens die blanken oder kalten Waffen: Bajonett, Lanze, Säbel, Seitengewehr, geschärfte Spaten, Messer, sowie andere kalte Handwaffen im Nahkampf, wie Gewehrkolben, Keule, Morgenstern u. dgl. und als neue Waffe die Fliegerpfeile, ca. 10—15 cm lange, 8 mm dicke Stifte aus Stahl, deren Wirkung den Geschossen nahe kam, zweitens die Feuerwaffen, und zwar die Handfeuerwaffen: Infanteriegewehr, Maschinengewehr, Karabiner, Revolver, Pistole, die Artilleriegeschütze mit Granaten, Schrapnells, Kartätschen, und drittens andere Explosivgeschosse: Bomben, Handgranaten, Minenwerfergeschosse, Gewehrgranaten, Fliegerbomben, Lufttorpedos. Die Wirkung der Feuerwaffen, besonders bei den Explosivgeschossen und damit die Art der Verletzungen war, wie bereits S. 1962 näher ausgeführt wurde, eine viel intensivere und zum Teil andersartige als z. B. im Kriege 1870/71. Dazu kamen die mannigfachen und schweren Schädigungen des Sehorgans durch Kampfgase, besonders die Gasgranaten, durch Verbrennung verschiedenster Art, z. B. durch Flammenwerfer, Explosion von Benzintanks, Karbidlampen, durch Verschüttungen, durch Minenexplosion, durch Schnee- und Steinlawinen, Steinschlag, Blitz, ferner durch Stacheldraht, besonders beim Durchbrechen von Drahtverhauen, durch Baumäste, Baumzweige, Tannenreiser usw. beim Durchschreiten von Wald und Gebüsch oder bei Gefechten im Wald, durch Verletzungen im Flugzeugdienst, besonders durch Sturz vom Flugzeug, im Signaldienst durch Leuchtraketen, Leuchtkugelpistolen und durch viele andere Unglücksfälle, wie Zerplatzen von Geschützrohren, Gewehren, Explosion von Munition, Hufschlag, Sturz vom Pferd, Überfahrenwerden, Autounglück usw. Eine ganz besonders große Rolle spielten die Verletzungen durch indirekte Geschosse, worauf schon S. 1963 näher hingewiesen wurde, ganz besonders im Gebirgskriege durch Steinsplitter, im Seegefecht durch zersplitterte Schiffsteile.

Zahlreiche verschiedenartige Verletzungen des Sehorgans kamen zustande hinter der Front durch alle möglichen Unglücksfälle und in dem vielseitigen Arbeitsdienst hinter der Front, in der Etappe und in der Heimat. Im Gebirgskrieg kamen schwere oft doppelseitige Augenverletzungen durch Sprengungen beim Bau von Straßen, Unterständen, Kavernen usw. vor. In der Heimat führte die Herstellung der Munition und der Sprengstoffe vielfach zu Augenverletzungen. Viele der Verletzungen hinter der Front und im Arbeitsdienst glichen den Friedensverletzungen. Manche Verletzungen, die sonst nur im Frieden vorzukommen pflegten, kamen auch in diesem Weltkriege vor, z. B. erwäbnte Uhthoff (1916) eine Schrotschußverletzung bei einer hinter der Front veranstalteten Hasenjagd.

Die Zahl der Kopfverletzungen und damit auch die Zahl der Verletzungen des Sehorgans hat im Vergleich zu früheren Kriegen, auch zu dem japanisch-russischen Kriege, prozentual erheblich zugenommen. Die absolute und relative Häufigkeit der Verwundungen des Sehorgans wurde wesentlich beeinflußt durch die Kampfesweise und durch die je nach der Art der Kriegsführung vorzugsweise in Betracht kommenden Kampfesmittel und war deshalb zu verschiedenen Zeiten des Krieges und je nach den Fronten eine verschiedene. Im Bewegungskrieg mit Feldschlachten, besonders in den ersten Monaten des Krieges, war die Zahl der Augenverletzungen im Vergleich zu den Verletzungen des übrigen Körpers, besonders der Extremitäten und des Rumpfes, relativ geringer und die Zahl der Verwundungen durch Gewehrgeschoß und Schrapnellkugel relativ häufiger als durch Explosivgeschosse, vor allem Granatsplitter. Im Stellungskriege nahmen die Kopfschüsse und damit die Verletzungen des Sehorgans beträchtlich zu, weil einmal der Kopf im Schützengrabendienst weniger gedeckt war als der übrige Körper und weil sodann die mannigfachen Explosivgeschosse in den Vordergrund traten. Die Zunahme der Zahl der Verletzungen des Sehorgans wurde vor allem durch die gewaltig gesteigerte Anwendung der in ihrer Wirksamkeit ständig erhöhten Explosivgeschosse hervorgerufen. Diese steigerten zudem die Gefahr der gleichzeitigen Verletzung mehrerer Personen durch einen Schuß, die Zahl der gleichzeitigen anderweitigen Verletzungen des Körpers bei einer getroffenen Person, die Gefahr der Doppelseitigkeit von Augenverletzungen und die Gefahr der Verwundung durch indirekte Geschosse. Eine besondere Stellung nahm der Gebirgskrieg ein, da bei ihm die Verletzungen durch Granaten und vor allem durch Steinsplitter als indirekte Geschosse die größte Rolle spielten (Loewenstein 1916, 1922). Die Bedeutung der Verwundungen des Sehorgans durch Explosivgeschosse kommt zum Ausdruck in der beträchtlichen prozentualen Steigerung der Verwundungen durch Granaten gegenüber den Verwundungen durch Gewehrschuß und Schrapnellkugel verglichen mit dem in früheren Kriegen beobachteten prozentualen Verhältnis der die Verwundungen veranlassenden Geschoßart.

Sichere Angaben über die Zahl der Kriegsverletzungen des Sehorgans im Weltkriege und die relative Häufigkeit derselben im Vergleich zu anderen Verwundungen des Körpers sind nicht möglich. Wie FLEISCHER (1922) anführt, betrug nach W. HOFFMANN die Zahl der Verwundeten bis Ende Mai 1919 im ganzen 4211469. UHTHOFF (1915) schätzte die Häufigkeit der Verletzungen des Sehorgans auf 8% aller vorkommenden Kriegsverletzungen, SCHREIBER (1915) auf Grund der Heidelberger Lazarettzugänge auf 5%, WESSELY (1917) auf Grund seiner Erfahrungen ebenfalls auf 5—6%. CORDS (1922) berichtete von einem speziell für Kopf- und Augenverletzungen bestimmten frontnahen Lazarett, daß von 5000 zwischen dem 25. Sept. 1914 und dem 30. März 1917 aufgenommenen Patienten etwa $^4/_5 = 4000$ neben anderen Verwundungen auch eine Verwundung am Kopf aufwiesen. Kriegsverletzung der Augen bestand 917mal, das ist 22,9% der Kopfverletzungen. v. MUTZENBACHER (1916) erwähnte, daß sich bei den Schädelschüssen in 20% eine Augenverwundung fand. LOEWENSTEIN (1922) beobachtete während 12 Monaten Gebirgskrieg unter 6100 chirurgischen Fällen 488 = 8% Augenverletzungen z. T. kombiniert mit anderen Verwundungen. An Zahl standen im Vordergrund die Verletzungen durch Steinsplitter, teils durch feindliche Geschosse, teils durch Sprengungen hinter der Front beim Anlegen von Zufahrtsstraßen usw., teils durch Minenexplosion, teils durch Steinlawinen. Häufig waren doppelseitige Augenverletzungen, 33 unter 92 perforierenden Splitterverletzungen. Bei den französischen Armeen war die Zahl der Augenverletzungen eine anscheinend gleich hohe. GREENWOOD (1917) sah in den französischen Lazaretten, daß 10% aller Verwundeten Augenkomplikationen hatten. Nach GENET (1915) kamen in der Feldschlacht auf 1000 Verwundungen 2 Augenverletzungen, im Stellungskrieg auf 1000 Verwundungen 57 = 5,7% und nach BOURDIER (1916) machten die Augenverwundeten vom Nov. 1915—Juni 1916 5,14% aus.

v. GRÓSZ (1915) fand unter 1000 Augenverletzungen im Weltkriege 46,6% durch Gewehrschuß, 20,2% durch Schrapnell, 25,6% durch Granaten, 4,5% durch Kontusion und 1,1% durch Stich entstanden. KLAUBER (1917) berichtete aus der Innsbrucker Augenklinik über 556 im Gebirgskrieg verletzte Soldaten, von denen 83 doppelseitig verletzt waren. Die Verletzung erfolgte: durch Artillerie in 30,2%, durch Gewehr (einschließlich Maschinengewehr) in 15,1%, durch Handgranate in 7,9%, durch Mine in 10,3%, durch Steinschlag in 9,7%, durch Explosion bei Sprengung und Geschoßmanipulation in 8,8%, durch unbestimmtes Geschoß in 7,4%, durch verschiedene sonstige Ursache in 10,6%.

FLEISCHER (1922) gab eine Zusammenstellung der in der Tübinger Universitäts-Augenklinik (Reservelazarett) beobachteten 1196 Kriegsverletzungen. Bei den Schußverletzungen handelte es sich in 80% um Explosionschüsse, in 15% um Gewehrschüsse, in 5% um Schrapnellschüsse. Das Verhältnis der Verletzungen durch Artillerie- und Explosionschuß zu denen durch Gewehrschuß war also hier fast 1 : 6.

Bei den im Lazarett Universitäts-Augenklinik zu Heidelberg behandelten Schußverletzten war die Verletzung, soweit die Schußart sicher festgestellt werden konnte, veranlaßt 173mal durch Gewehrschuß, 47mal durch Schrapnell, 579mal durch Granate oder anderes Explosivgeschoß. Die Zunahme der Verwundungen durch Explosivgeschosse während des Krieges geht aus folgendem hervor: bis zum 1. August 1915 war festgestellt Verwundung durch Gewehrschuß 88 mal, durch Schrapnell 20 mal, durch Granate 134 mal; in der letzten Kriegszeit vom 1. August 1917 ab durch Gewehrschuß 29 mal, durch Schrapnell 5 mal, durch Explosivgeschosse, besonders Granate, 210 mal.

Zum Vergleich sei noch angeführt: Im deutsch-französischen Kriege 1870/71 waren 96 % aller Verletzungen durch Schußwunden und von den gesamten Schußwunden 61,4 % durch Gewehrkugeln, 38,6 % durch Artilleriegeschosse (Granatsplitter, Schrapnell) veranlaßt. Im japanisch-russischen Kriege waren nach OGUCHI (1913) die Verletzungen entstanden: 1. In der Feldschlacht in 63,9 % durch Gewehrgeschoß, in 24,5 % durch Geschützgeschoß, in 3 % durch indirekte Geschosse, in 4,7 % durch Explosion (Bomben, Handgranaten), in 0,8 % durch Schnitt und Stich, in 3,1 % durch Sonstiges oder Unbekanntes, 2. in der Festungsschlacht in 27,5 % durch Gewehrgeschoß, in 26,1 % durch Geschützgeschoß, in 8,4 % durch indirekte Geschosse, in 32 % durch Explosionsgeschosse, in 0,1 % durch Stich und Schnitt und in 5,8 % durch Sonstiges oder Unbekanntes.

Hinsichtlich der Versorgung der Verletzungen des Sehorgans im Felde ist es die Aufgabe der Sanitätsbehörden, dafür zu sorgen, daß die Verletzungen des Sehorgans möglichst bald eine sachgemäße Behandlung erfahren. Dazu ist erforderlich, daß die Augenverletzten bald in die Hände von Ärzten gelangen, die genügend ophthalmologische Kentnisse besitzen.

Die besonderen Umstände, unter denen die Kriegsverletzungen entstehen, lassen es erklärlich erscheinen, daß die Verletzungen meist nicht so frühzeitig wie Friedensverletzungen in ärztliche Behandlung kommen und daß bei allen perforierenden Wunden die Infektionsgefahr und bei Bulbuswunden die Gefahr der sympathischen Erkrankung, falls nicht rechtzeitig sachgemäß behandelt wird, bedeutend erhöht ist. Sodann bringen es die Kriegsverletzungen hinsichtlich der Durchführung der Behandlung im Unterschied zu den Friedensverletzungen mit sich, daß der Verletzte meist nicht in einer Hand bleibt, sondern daß Arzt und Lazarett unter Umständen mehrmals wechseln.

v. ÖTTINGEN (1879) machte den Vorschlag, daß Ophthalmologen von Fach zu konsultierenden Okulisten je für eine größere Anzahl von Lazaretten ernannt werden, denen die Untersuchung und Behandlung der Augenverletzungen, sowie die ophthalmoskopische Untersuchung bei Kopfverletzungen oder inneren Krankheiten obliegt. Auch empfahl er die Errichtung besonderer Stationen für Augenkranke auf den für die Evakuation der Kranken bestimmten Etappenstraßen. KERN (1890) hielt die Vorschläge von v. ÖTTINGEN für nicht durchführbar.

Das Sanitätsamt der deutschen Armee fußte offenbar, wie ich in der zweiten Auflage dieses Handbuchs 1913 ausgeführt habe, noch auf den Erfahrungen des deutsch-französischen Krieges von 1870/71, in dem Augenverletzungen relativ selten und häufig mit wichtigen chirurgischen Verletzungen kompliziert waren. Deshalb war ein augenärztlicher Kriegssanitätsdienst organisatorisch nicht vorgesehen und die Erfahrungen der späteren Kriege waren organisatorisch noch nicht ausgenutzt. Ich wies aber in der vorigen Auflage dieses Handbuchs 1913 schon darauf hin, daß nach den Erfahrungen der letzten Kriege, besonders des japanisch-russischen Krieges, die Zahl der Augenverletzungen in einem kommenden Kriege beträchtlich zunehmen werde, teils durch Zunahme der Augenverletzungen an sich, teils durch die erhebliche Zunahme der Kämpfenden und damit der Verwundeten in zu erwartenden Schlachten, und daß die von KERN empfohlene Evakuation in die Heimat zur Nachbehandlung für viele Verletzte nicht schnell durchführbar sein werde. Ich legte es nahe, beratende Augenärzte für jeden größeren Armeeteil vorher zu bestimmen und betonte, daß bei der Zunahme der Kopfschüsse die Mitwirkung des Ophthalmologen notwendig sei und daß die augenärztliche Untersuchung und Behandlung eben besondere Fachkenntnisse und spezialärztliche Untersuchungs- und Behandlungsmethoden erfordern. Ich bezeichnete es als die Aufgabe der Sanitätsbehörde dafür zu sorgen, daß die Verletzung des Sehorgans im Felde möglichst bald in die Hände von Ärzten gelangen, die genügend ophthalmologische Kenntnisse besitzen.

Da ein augenärztlicher Kriegssanitätsdienst nicht vorgesehen war, lag zu Beginn des Weltkrieges die anfängliche Behandlung der Augenverletzten in den Händen der Truppenärzte und der Ärzte der Feld- und Kriegslazarette und erst für die in die Heimat Zurückbeförderten war genaue fachärztliche Untersuchung und Behandlung möglich. Nur dort an der Front, wo sich zufällig ein Augenarzt unter den genannten Ärzten befand, konnte dieser den Augenverletzten in seinem Bereich seine Fachkenntnisse zuteil werden lassen.

Sehr bald erwies sich als dringliche Aufgabe, zumal nach Beginn des Stellungskrieges, bei der großen Zahl der mannigfachsten Augenverletzungen den Verletzten schon an der Front eine augenärztliche Behandlung zuteil werden zu lassen, zumal viele Augenverletzte mit anderweitigen Verletzungen, besonders des Schädels, nicht transportfähig waren. Andererseits erschien notwendig, leichter Verletzte, die bald wieder kriegsverwendungsfähig werden konnten, an der Front zu behandeln, damit sie möglichst schnell zur Truppe zurückkehren konnten. Ebenso erwies sich als dringlich die beratende Tätigkeit des Augenarztes für chirurgische Fälle, wie Kopfschüsse, für neurologische Fälle u. a. Dazu kamen die nicht kriegschirurgischen Aufgaben des Brillenersatzes und der Brillenbestimmung für die zahlreichen Mannschaften mit Refraktionsfehlern, die Behandlung von Augenerkrankungen, sei es frisch aufgetretener, sei es von Rückfällen älterer vor der Einstellung vorhandener Erkrankungen, die Untersuchung auf Farbentüchtigkeit, die Untersuchung des Lichtsinns bei der so häufig in Erscheinung getretenen Hemeralopie u. a.

Von verschiedenster Seite wurde auf die Notwendigkeit der augenärztlichen Versorgung an der Front und Einrichtung eines augenärztlichen Dienstes, Schaffung augenärztlicher Stationen mit notwendigem Instrumentarium für Untersuchung und Behandlung, hingewiesen, so von Axenfeld (1914), Adam (1915), Steindorff (1914), Bielschowsky (1914), Birch-Hirschfeld (1915), Paderstein (1915), Wessely (1915), Brückner (1915) u. a. Vielfach wurde berichtet über die behelfsmäßige Herrichtung von Apparaten zur Untersuchung und Behandlung, so von Gilbert (1915), Spiro (1915), Feilchenfeld (1915), Loewenstein (1915), Wessely (1915), Zade (1915), Hertel (1916, 1922), Emanuel (1918), Levi-Sander (1918) u. a.

Es ist voll anzuerkennen, daß vom Kriegssanitätsamt der veränderten Lage und den neuen Aufgaben Rechnung getragen und daß von ihm, wie auch auf anderen Gebieten, organisatorisch Hervorragendes und Gewaltiges geleistet wurde und daß die augenärztliche Versorgung der Truppen, nachdem 1915 die Einrichtung des fachärztlichen Dienstes in die Wege geleitet war, weiterhin auf der Höhe stand.

Möglichst für jede Division wurde eine Augenstation eingerichtet, die an eine Sanitätskompagnie oder ein Feldlazarett angegliedert wurde. Leiter der Augenabteilung war ein Augenarzt. Vielfach wurde die Augenabteilung dem Lazarett für Kopfschüsse angegliedert. Für das Etappengebiet wurde eine größere Augenabteilung in einem Kriegslazarett eingerichtet, die reichhaltiger ausgestattet in der Lage sein sollte, jede Operation und sonstige Behandlung durchzuführen, und die für längeren Aufenthalt der Kranken oder Verwundeten bestimmt war. Da dort auch ein Chirurg, Ohrenarzt, Interner, Röntgenologe, Zahnarzt zur Verfügung standen, so war fachärztliches Zusammenarbeiten auf das beste gewährleistet.

Im Stellungskriege mit seinen stabilen Verhältnissen war erreicht, daß der Mann aus der vordersten Linie, dem Schützengraben, in wenigen Stunden der Augenabteilung zugeführt werden konnte, falls nicht der Transport durch das Artilleriefeuer bei Tage unmöglich gemacht war. Von der Augenabteilung aus konnte nach der ersten fachärztlichen Wundversorgung je nachdem schnellstens der Abtransport entweder in das Kriegslazarett oder in die Heimat erfolgen. Im Bewegungskriege hatte sich die Augenabteilung den geänderten Verhältnissen anzupassen. Wenn während größerer Gefechte die Verwundeten aller Art dem Hauptverbandplatz oder der Sammelstelle zuströmten, so ließ sich nicht durchführen, die Augenverletzten sofort dem Augenarzt zu überweisen. Schnellste erste Versorgung und Rückleitung der Verwundeten war dringlich. Der Augenarzt konnte soweit möglich sich fachärztlich betätigen, sonst aber mußte er bei der ärztlichen Versorgung der Verwundeten teilnehmen.

In der Heimat standen die zahlreichen staatlichen oder Privataugenkliniken als Reservelazarette oder Vereinslazarette des roten Kreuzes zur Verfügung, auch wurden fachärztliche Lazarette und Korpsaugenstationen eingerichtet. Neben der Behandlung von Augenverletzten und Augenkranken und neben der wichtigen beratenden Tätigkeit bei Verletzungen und Erkrankungen auf anderen Gebieten, kamen als wichtige Aufgaben hinzu die genaue augenärztliche Untersuchung der für den Militärdienst Auszuhebenden oder Ausgehobenen und die Begutachtung der durch den Kriegsdienst Beschädigten, die Begutachtung über Diensttauglichkeit und Verwendungsfähigkeit usw.

Hinsichtlich weiterer Einzelheiten über die augenärztliche Versorgung der Truppen im Weltkriege und die augenärztliche Tätigkeit an der Front verweise ich auf den ausführlichen Bericht über die »Augenärztliche Tätigkeit bei einer Armee im jetzigen Kriege« von ZIEMSSEN (1916) gelegentlich der Versammlung der Ophthalmologischen Gesellschaft Heidelberg, sowie auf die Abschnitte im Handbuch der ärztlichen Erfahrungen im Weltkriege 1914/18: »Der augenärztliche Heeresdienst« von AXENFELD (1922) und »Die augenärztliche Tätigkeit in Front- und Feldlazarett« von GILBERT (1922).

Auch in den feindlichen Armeen wurde in ähnlicher Weise die augenärztliche Versorgung der Truppen gefordert und eingerichtet. Ich verweise auf die Mitteilungen von SAINT-MARTIN (1916), GENET (1915), WALKER (1917), WEEKERS (1917).

Es ist die Aufgabe der Militärsanitätsbehörde, die Erfahrungen des Weltkrieges organisatorisch auszunutzen, und schon für die Mobilmachung Augenabteilungen mit einem Augenarzt als Leiter und mit dem je der Verwendung entsprechenden notwendigen Personal, Instrumentarium und sonstigem Zubehör vorzusehen.

Jeder Division müßte eine Augenabteilung mit Angliederung an eine Sanitätskompagnie oder ein Feldlazarett zugewiesen werden. Größere Augenabteilungen mit vollständiger Ausstattung an Apparaten für Untersuchung und Instrumentarium für Operationen einschließlich eines Riesenmagneten sind bei den größeren Kriegslazaretten der Etappe einzurichten und neben dem leitenden Augenarzt hinreichendes und geschultes Personal, darunter ein Augenarzt zur Assistenz, ein Optiker und Mechaniker, beizugeben. Der Leiter würde zugleich als fachärztlicher Beirat für die Grenzgebiete der Medizin zur Verfügung stehen und die Aufsicht über die augenärztlichen Einrichtungen im entsprechenden Armeebezirk ausüben können, falls nicht besondere beratende Augenärzte für eine größere Armee mit diesen Aufgaben betraut werden.

Wichtig erscheint, was auch AXENFELD (1922) betont, daß die Augenabteilungen als etwas Feststehendes planmäßig eingerichtet werden und daß ihnen geschultes Personal zugewiesen und belassen wird. Ebenso sind die Erfahrungen des Weltkrieges für die Heimat zu verwerten. Für die vielfachen Aufgaben sind die Augenkliniken mit ihrer vollkommenen Ausstattung unter Belassung einer genügenden Anzahl von Augenärzten heranzuziehen, sowie besondere Korpsaugenstationen einzurichten.

Welch große Zahl der verschiedenartigsten Verwundungen und Erkrankung der Augen in einzelnen Augenkliniken der Heimat, zumal den frontnahen, behandelt wurden und welche große Tätigkeit die leitenden Ärzte dieser Kliniken bei den vielseitigen Aufgaben der Heimatlazarette auch im Ersatzgeschäft, bei Begutachtungen und als beratende Augenärzte und fachärztliche Beiräte entfalten konnten, geht z. B. für Freiburg aus den verschiedenen Mitteilungen dieser Klinik, besonders aus dem v. Szilyschen Atlas der Kriegsaugenheilkunde hervor. Hier in Heidelberg lagen die Verhältnisse ganz ähnlich. Zu Beginn des Krieges richtete ich in der Klinik sofort ein Lazarett von 40 Betten für Mannschaften und 7 Betten für Offiziere ein. Vom Sanitätsamt des XIV. Armeekorps wurde ich als fachärztlicher Beirat für Nordbaden bestimmt und die sämtlichen Augenlazarette in Nordbaden meiner ärztlichen Aufsicht unterstellt. Die erste Aufnahme im Lazarett Univ.-Augenklinik erfolgte am 21. August 1914, das Lazarett wurde am 1. Juli 1919 aufgehoben. Die Aufnahmenummern erreichten die Zahl von 1995. Eine Anzahl der Aufgenommenen war aber mehrmals aufgenommen. Die Zahl der behandelten Personen betrug 1848. Dabei handelte es sich 1024 mal um Verletzungen am Auge, 735 mal um Erkrankung der Augen, 69 mal um Verletzungen oder Erkrankungen anderer Körperteile. In der Ambulanz der Augenklinik wurden 1915—1918 jährlich 3—4000 Personen für das Militär untersucht.

Eine wie schlechte Prognose die direkten oder indirekten Kriegsverletzungen der Augen für Erhaltung des Auges und brauchbares Sehvermögen ergaben, zeigen z. B. folgende Zusammenstellungen.

Hertel (1914) beobachtete unter 125 Augenverletzungen nur 41 leichtere, sonst schwere Verletzungen. Das Sehen war in 61% verloren, 9 mal doppelseitig. Gelegentlich eines Vortrages in dem Mediz. naturw. Verein zu Heidelberg 1915 über die Kriegsverletzungen des Sehorgans stellte ich den Ausgang der bis dahin beobachteten Kriegsverletzungen des Lazaretts Univ.-Augenklinik zusammen. In 60% der Fälle bestanden völliger Verlust (Enukleation, Exenteration) oder vollständige Erblindung des verletzten Auges, davon in 5% der Fälle doppelseitig. In 6% der Fälle fand sich ungenügende Gebrauchsfähigkeit des Auges bei S unter $\frac{1}{10}$, meist mit Gesichtsfelddefekt, nur in 34% der Fälle war noch leidliche oder gute Sehschärfe vorhanden. In 13% der Fälle war die Augenverletzung doppelseitig, wie erwähnt mit Ausgang in völlige doppelseitige Erblindung in 5%.

Uhthoff (1916) fand bei 252 Fällen in 46% die verletzten Augen total erblindet, in 35% davon war das Auge enukleiert oder exenteriert, 10% besaßen S unter $\frac{1}{10}$, nur 44% der verletzten Augen behielten leidliche oder gute Sehschärfe. Wessely (1917) stellte auf Grund seiner Erfahrung fest, daß von allen Augenverwundungen etwa 40% dem primären Augapfelverlust anheimfallen, etwa 15% nach anfänglicher Erhaltung des Augapfels sekundär enukleiert werden müssen, etwa 15% unter Erhaltung des Bulbus aber ohne praktisch brauchbares Sehvermögen ausheilen und etwa 30% mit praktisch brauchbarem Sehvermögen (durchschnittlich 1/3 der Norm) davon kommen.

Für die Behandlung der Augenverletzungen an der Front ist zu fordern, daß der Verletzte, soweit irgend möglich, frühzeitig in die Hand des Augenarztes kommt. Im Stellungskriege läßt sich ermöglichen, daß der Verletzte sobald als angängig der Augenabteilung in der vorderen Linie zugeführt und hier sachgemäß behandelt wird. Je nach der Art der Verletzung, der Transportfähigkeit, und je nach den Aussichten auf Zeitdauer

der Heilung und auf die zu erwartende Verwendungsfähigkeit des Verletzten
ist hier zu entscheiden, ob er möglichst bald nach rückwärts in ein Kriegslazarett oder Heimatlazarett zu verlegen ist. Danach richten sich die Art
der Versorgung und die Vornahme etwaiger operativer Eingriffe. Im Bewegungskrieg bei größeren Gefechten ist die sofortige augenärztliche Behandlung durch einen Augenarzt, wie erwähnt, nicht durchführbar wegen
der ungewöhnlich großen Zahl von Verwundeten aller Art, die den Ver-
bandsplätzen zuströmen und sofort ärztlich versorgt werden müssen. Für
die Behandlung empfiehlt sich, daß Augenverletzte auf dem Verbandsplatz
nach möglichst gründlicher Reinigung und etwaiger Abtragung vorgefallener
oder vollständig zerfetzter Teile, nach Entfernung etwaiger oberflächlich
sichtbarer Fremdkörper nur mit einem antiseptischen Verband versehen
und möglichst rasch dem Feldlazarett oder stehendem Kriegslazarett zugeführt werden, wo etwaige Eingriffe mit genügend antiseptischen oder aseptischen Kautelen auszuführen sind, was auf dem Hauptverbandsplatz nicht
der Fall sein kann. Ferner ist dafür Sorge zu tragen, daß die transport-
fähigen Augenverletzten möglichst bald evakuiert und in die rückwärtigen
größeren Lazarette überführt werden. Die Evakuation von Augenverletzten
wäre so zu leiten, daß sie in bestimmte Lazarette oder Krankenhäuser,
eventuell in der Heimat kommen, wo Augenspezialisten die weitere Behandlung übernehmen könnten.

Ist das Auge zertrümmert und für das Sehen sicher verloren, so wird
es am besten bald durch Exenteration oder Enukleation vollends entfernt.
Liegen Anzeichen von eitriger Entzündung oder gar von Panophthalmie
vor, so muß ebenfalls das Auge sofort exenteriert werden. Bei schwererer
Verletzung des Auges sollte, wenn irgend möglich, ein Facharzt die Entscheidung über die Entfernung des Auges treffen und die Operation ausführen,
damit erhaltbare Augen nicht unnütz geopfert werden und die Operation
technisch richtig unter möglichster Schonung des Gewebes ausgeführt wird.
Der Nichtfacharzt sollte, falls das Auge nicht vollkommen zertrümmert ist,
von einer primären Entfernung Abstand nehmen, da das Zuwarten von
einigen Tagen keinen Schaden bringen kann. Sind, wie so häufig, bei
Schußwunden des Augapfels die Lider zerrissen, so empfiehlt sich nach
Reinigung der Wunde die primäre Wundnaht oder das Anlegen von Situations-
nähten, um den ungünstigen Verlagerungen und abnormen Verwachsungen
vorzubeugen. Bei kleineren perforierenden Wunden des Auges und fehlender
Entzündung ist konservative Behandlung nach Reinigung der Wunde, Abtragung vorgefallener Teile, Entfernung eingedrungener Fremdkörper, mit
Anwendung von Konjunktivalsuturen und Bindehautdeckung angezeigt. Ist
ein Fremdkörper ins Augeninnere eingedrungen und kann er z. B. beim
Fehlen eines Magneten nicht sofort entfernt werden, so empfiehlt sich zur
Verhütung von Sekundärinfektion Bindehautdeckung der Eingangswunde;

die Fremdkörperentfernung hat dann später zu erfolgen. Da aber die Fälle von umschriebener perforierender Verwundung bei der gegebenen Sachlage nicht frisch und vielfach der Infektion verdächtig in Behandlung kommen, so sind die Chancen für eine konservative Behandlung häufig von vornherein verschlechtert. Sowie in derartigen Fällen stärkere traumatische Entzündung vorliegt, so muß wegen der Gefahr der sympathischen Entzündung ebenfalls die Entfernung des Auges vorgenommen werden, zu der man sich unter allen Umständen bald entschließen soll, wenn das tief entzündete Auge amaurotisch ist oder sicher vollständig erblinden wird.

Die Verhütung der sympathischen Ophthalmie ist bei der Behandlung von Kriegsverletzungen eine der wichtigsten Aufgaben.

Schon Cohn (1872) hielt nach seinen Erfahrungen aus dem Jahre 1870/71 die Enukleation bei jeder perforierenden, von absoluter Amaurose begleiteten perforierenden Augenschußwunde für angezeigt und riet zur Verhütung sympathischer Leiden möglichst frühzeitige Entfernung an.

Im übrigen gelten für die Behandlung der Kriegsverletzungen des Sehorgans dieselben Regeln wie für die gleichartigen Verletzungen im Frieden. Auch bei den Schußverletzungen im Kriege leistet die Aufnahme mittels der Röntgenstrahlen wertvolle Dienste zum Nachweis und zur Bestimmung des Sitzes des Projektils, ev. zum Feststellen des Schußkanals, zur Aufklärung über Art und Ausdehnung der Knochenverletzung, und damit ist die besonders bei Kriegsverletzungen so gefährliche anfängliche Sondierung des Schußkanals ganz zu vermeiden.

Im Weltkriege wurde die primäre Wundnaht der Lider vielfach empfohlen und mit Erfolg angewendet, so von Axenfeld (1914), Hertel (1914), Cords (1915), Gilbert (1915), Wessely (1915), Emanuel (1917, 1918), Stargardt (1918) u. a.

Für die Entfernung von kriegsverletzten Augen ist soweit möglich die Enukleation vorzuziehen, da sie den sichersten Schutz gegen sympathische Ophthalmie bietet. Ist das Auge durch Auftreffen großer Projektile besonders von Infanteriegeschossen vollkommen zertrümmert, der Augeninhalt großenteils entleert und sind ganze Teile herausgerissen, so ist die Exenteration angezeigt, nur muß sie in diesem Falle sorgfältig ausgeführt werden, um sämtliche Reste von Uvealgewebe zu entfernen. An der ganz unregelmäßig zerrissenen Sklera, deren Fetzen oft verlagert, gedreht und übereinander geschoben sind, finden sich meist noch Uvealreste, die Anlaß zu sympathischer Ophthalmie geben können. In der ersten Zeit des Krieges mit seinen großen Schlachten im Bewegungskrieg trafen vielfach Augenverletzte mit angeblich exenterierten Augen ein, deren Stümpfe noch Uvealreste aufwiesen. Ich habe deshalb stets die Stümpfe einer Revision unterzogen (vgl. auch Axenfeld 1914). Im Stellungskriege traten die schweren Zertrümmerungen des Auges durch große Projektile, besonders Infanteriegeschosse, mehr zurück gegenüber den umschriebenen kleinen perforierenden Rißwunden am Auge durch

Granatsplitter, Minen, Handgranaten, indirekte Geschosse wie Steinsplitter usw. Dabei konnte in viel größerem Maßstabe die konservative Behandlung sachgemäß versucht werden, um so mehr als inzwischen die Augenstationen in den vorderen Linien eingerichtet waren und die Verletzten in relativ kurzer Zeit in spezialistische Behandlung kommen konnten. Es wurde zum schnellen Wundschluß der oft klaffenden und unregelmäßigen Rißwunden und zur Verhütung der sekundären Infektion von der Bindehautdeckung ausgiebig Gebrauch gemacht, über deren Anwendung und guten Erfolg bei Kriegsverletzungen von verschiedenen Seiten zum Teil an der Hand größerer Zahlen Mitteilung gemacht wurde, so von Cords (1915), Brückner (1915), Wessely (1915), Gilbert (1915), Krusius (1916), Emanuel (1917, 1918), Stargardt (1918) u. A.

Zur Desinfektion der Hautwunden wurde im Weltkriege von der Jodtinktur ausgiebig Gebrauch gemacht, auch wurde sie von Bahr (1915) zum Betupfen der Bulbuswunden empfohlen.

Stargardt (1918) empfahl bei Lid- und Orbitalwunden zur Verhütung der Wundeiterung die Tiefeninfiltration mit Vuzin (Morgenroth). Ebenso sind möglichst bei allen verunreinigten Wunden Schutzimpfungen mit Tetanusantitoxin verwandt.

Ratschläge über Behandlung der Kriegsverletzungen sind zum großen Teil auf Grund von Erfahrungen an der Front vielfach gegeben, so von Axenfeld (1914), v. Hess (1914), Adam (1915), Brückner (1915), Cords (1915), Gilbert (1915), Zade (1915), Bahr (1915), Schreiber (1915), Birch-Hirschfeld (1915), Wessely (1915, 1917), Salzer 1916), Emanuel (1917, 1918), Krusius (1916), Hertel (1915), v. Szily (1916—18), Stargardt (1918) u. a.

Sodann verweise ich auf das Handbuch der ärztlichen Erfahrungen im Weltkriege 1914/1918, zumal auf Abschnitt AI von Axenfeld (1922) und AII von Gilbert (1922).

Trotz der ungeheuer großen Zahl von Kriegsverletzungen mit perforierenden Verwundungen des Augapfels ist nur in einer ganz kleinen Anzahl von Fällen sympathische Ophthalmie beobachtet worden. Schieck (1916, 1922) konnte auf Grund einer Rundfrage bei den Fachgenossen berichten, daß bis zum Schluß des zweiten Kriegsjahres bei den deutschen Heeren nur 10 Fälle von sympathischer Ophthalmie ihm bekannt geworden sind, von denen 2 nicht durch Kriegshandlungen hervorgerufen waren. Auch im weiteren Verlauf des Krieges blieben die Fälle ganz vereinzelt. Nach Peters (1916) war auch in der englischen Armee die sympathische Ophthalmie nur ganz selten vorgekommen. Morax (1917) konnte durch eine Rundfrage bei französischen Augenärzten bis Ende 1917 nur 39 Fälle sammeln. Dieses günstige Resultat ist der sachgemäßen Wundbehandlung und der rechtzeitigen Entfernung tief entzündeter, verletzter Augen zu verdanken. Wegen der weiteren Einzelheiten verweise ich auf die Mitteilung über die sympathische Ophthalmie bei Kriegsverletzungen von Schieck auf der Versamml. d. Ophth. Ges. Heidelberg (1916) und im Handbuch der ärztlichen Erfahrungen im Weltkriege 1914/1918 (1922).

Bei der ungeheuer großen Zahl von Kriegsbeschädigten hat die Begutachtung der Kriegsfolgen in Bezug auf Verminderung der Erwerbsfähigkeit und Rentenentschädigung eine große Bedeutung erlangt. Bei den Erkrankungen des Auges ist die Entscheidung oft schwierig, ob ein ursächlicher Zusammenhang des Leidens mit dem Militärdienst besteht, sei es, daß das Leiden dadurch veranlaßt, sei es, daß ein vorher vorhandenes Leiden dadurch verschlimmert ist.

Die Frage der Dienstbeschädigung ist bei den reinen Kriegsverletzungen des Sehorgans meist ohne Schwierigkeit zu beantworten. Die Feststellung des Grades der Verminderung der Erwerbsfähigkeit und die Abschätzung der Rente lehnen sich an die auf Grund des Unfallversicherungsgesetzes bei Friedensverletzungen durchgeführte Beurteilung an, wie sie in diesem Handbuch § 43—73 S. 218 ff. ausführlich dargelegt wurde. Der Begutachtung und Rentenberechnung ist jetzt das Reichsversorgunsgesetz (R.V.G.) vom 12. Mai 1920 mit Ausführungsverordnungen und Ausführungsbestimmungen zugrunde zu legen, während vorher die Dienstanweisung zur Beurteilung der Militärdienstfähigkeit und zur Ausstellung von militärärztlichem Gutachten (D.A.Mdf.) vom 9. Februar 1909 maßgebend war.

Die Zahl der infolge von Kriegsverletzungen im Weltkriege doppelseitig Erblindeten war eine außergewöhnlich große. Zu diesen Kriegsblinden im engeren Sinne kamen noch solche hinzu, die infolge von Erkrankungen, welche durch den Militärdienst veranlaßt oder verschlimmert waren, doppelseitig erblindet waren. Die Zahl der Kriegsblinden im deutschen Heere wurde am Ende des Krieges auf etwa 3000 geschätzt. FEILCHENFELD (1922) berichtete, daß nach einer im Juli 1920 vom Reichsarbeitsministerium ausgeführten Reichsstatistik der Kriegsblinden nach Ausscheiden von Doppelzählungen und Nichtvollblinden 2547 Kriegsblinde festgestellt wurden. Daß die Zahl der Kriegsblinden gegenüber den früheren Kriegen beträchtlich steigen werde, ging schon aus den Erfahrungen des japanisch-russischen Krieges von 1904/5 hervor. Nach OGUCHI (1913) kamen bei der japanischen Armee infolge von Augenverletzungen (3093 Verletzungen in der Schlacht, 688 Verletzungen nicht in der Schlacht) 53 Erblindungen auf beiden Augen vor. Die Ursachen der Kriegsblindheit nach Kriegsverletzungen im Weltkriege waren nach einer Zusammenstellung von BAB (1921), bei der die Zahl der Erblindungen etwas höher angegeben war als bei der Reichsstatistik, in 68,3% Einwirkung von Artilleriegeschossen, sonstigen Explosionsgeschossen und Explosionen, in 24,8% Gewehrschuß, in 6,9% sonstige Gewalteinwirkungen. Die von mir im Heidelberger Lazarett der Universitäts-Augenklinik behandelten 90 Kriegserblindungen wurden in den Dissertationen von KAHN und ECK (1920) mitgeteilt.

Die große Zahl von Kriegsblinden aus allen möglichen Berufen rief eine besondere Kriegsblindenfürsorge ins Leben, die sich vor neue

schwierige Aufgaben gestellt sah und die sich das Ziel steckte, die Kriegsblinden möglichst bald arbeits- und verdienstfähig zu machen, sie verschiedenartig, besonders auch im Lesen und Schreiben von Blindenschrift,
Schreibmaschine usw. auszubilden und ihnen in möglichst vielen Berufen
Arbeitsgelegenheit zu verschaffen. Ich muß es mir hier versagen, näher
auf die Kriegserblindungen und die Kriegsblindenfürsorge einzugehen, und
beschränke mich, von den zahlreichen mit dieser Frage sich beschäftigenden
Veröffentlichungen zu nennen die Mitteilungen von COHN und UHTHOFF (1915),
SILEX (1916, 1917, 1918), LEVEBRE (1915), KUH (1915), v. GROSZ (1915,
1916), PETERS (1916), SCHOTTKE (1916), COHN (1916), KRÜCKMANN (1916),
BIRCH-HIRSCHFELD (1916), ANGELUCCI (1916), Kriegstagung der deutschen
Blindenanstalten (1916), AXENFELD (1917), UHTHOFF (1917), BIELSCHOWSKY
(1917), COSSE (1917), KOLBE (1917), SILEX und BETTY HIRSCH (1918), FEIL
CHENFELD (1922), STREHL (1922).

Sodann verweise ich auf die zusammenfassende Bearbeitung von KRÜCK
MANN (1922): Kriegserblindungen und Kriegsblindenfürsorge im Handbuch
der ärztlichen Erfahrungen im Weltkriege 1914/1918, Bd. V, Abschn. XII.

Neben den Kriegsblinden finden sich viele Kriegsverletzte mit starker
Herabsetzung der Sehschärfe an beiden Augen oder an ihrem einzigen Auge.
Diesen Kriegsbeschädigten sind alle optischen Hilfsmittel zur Hebung
und Ausnutzung ihrer Sehschärfe zur Verfügung zu stellen, so die verschiedenen Formen von Lupen, Brillen mit stenopäischem Spalt (JAHN 1918),
vor allem die Zeißsche Fernrohrbrille und Fernrohrlupe eventuell mit den
Hilfsapparaten Stativ, Pult usw. Ich verweise in erster Linie auf die verschiedenen Mitteilungen von STOCK (1915/16), besonders auf seinen Aufsatz im
Handbuch der ärztlichen Erfahrungen im Weltkriege 1914/1918, Bd. V, 1922.

Der Weltkrieg mit seiner bedeutend erhöhten Verletzungsgefahr für
Kopf, Gesicht und Augen hat das Ergreifen von besonderen Schutzmaßnahmen nahegelegt. Die Augen sind zudem besonders gefährdet durch die
kleinsten Splitterchen und Fremdkörper, die durch die Explosivgeschosse in
größter Zahl zerspritzt werden und die beim Auftreffen auf die Gesichtshaut kaum beachtete kleine Wunden verursachen, den Augen aber größten
Schaden zufügen, den Verletzten sofort außer Gefecht setzen und dauernd
schwer oft doppelseitig schädigen können. Ferner ist das Auge bei gewissen Beobachterposten erhöhter Gefahr ausgesetzt. Die Einführung des
Stahlhelms hat die Zahl der Kopfverletzungen bedeutend verringert und
damit auch die Schädigungen des Sehorgans, zumal die nach abwärts gerichtete Krempe einen direkten Schutz für das Auge darstellt. Da sich
unter den Mannschaften viele Brillenträger fanden, so hat die Erfahrung
gezeigt, daß die Brille einen erhöhten Schutz gegen das Auftreffen kleinster Splitterchen und Fremdkörper auf das Auge gewährt, dagegen beim
Auftreffen größerer Splitter den Träger durch Zerspringen der Gläser und

Verletzung durch Glassplitter nicht besonders gefährdet. Der Schutz ist größer als die Gefahr. Zudem wurde, wie AXENFELD (1922) berichtet, versucht den Schutz der Brillen dadurch zu steigern, daß in der allgemein eingeführten Meniskenschießbrille die Dicke der Gläser erhöht wurde.

Sodann wurden, worüber GREEFF (1916, 1922) näher berichtete, Schutzbrillen aus nicht splitternden und durchsichtigen Stoffen eingeführt. Verwandt wurde das Zellon, ein Zellulosederivat, das dem Zelluloid nahesteht, aber nicht wie dieses explosionsfähig ist, sowie das Triplexglas. Ferner wurden gegen die anfliegenden kleinen Splitter besonders auch im Gebirgskrieg als Schutz gegen die Steinsplitter stenopäische Gitter und Schlitzbrillen aus Metall verwandt, die großen Schutz auch gegen größere Splitter gewähren und das freie Sehen kaum behindern. Noch größeren Schutz auch gegen größere mit heftiger Kraft auftreffende Splitter gewährten die Schutzmasken mit Gitter für das freie Sehen, die besonders für exponierte Beobachter bestimmt waren. Auch andere Formen, die an alte Visierhelme erinnerten, wurden angewandt. Für Arbeiten hinter der Front, z. B. Schweißen von Metallen, ebenso wie für gewisse Hantierungen mit Sprengstoffen sind Schutzbrillen ähnlich den im Frieden benutzten Formen ausgegeben worden.

Im Hochgebirgskrieg, sowie bei Schnee war das Tragen von Schutzbrillen aus rauchgrauem Glas, Hallauerglas u. dgl. notwendig als Schutz gegen Blendung, gegen Einwirkung der ultravioletten Strahlen, gegen Kältewirkung, wie das schon früher betont wurde. Ebenso wurde schon auf die Fliegerbrillen und Gasmaskenbrillen hingewiesen. Näheres über: »Schutzbrillen und Augenschutzvorrichtungen im Felde« findet sich bei GREEFF (1922) im Handbuch der ärztlichen Erfahrungen im Weltkriege 1914/1918, Bd. V, S. 255, worauf ich verweisen möchte.

Literatur zu §§ 237—247.

1753.   1. Heister, Medizinische, chirurgische und anatomische Wahrnehmungen. S. 133. Rostock. Ref.: Schmidt. 1898.

1768.   2. Bilguer, J., Chirurgische Wahrnehmungen. S. 162. Frankfurt a. M. Zit. nach Österreich. 1830. Diss. S. 6 u. v. Bergmann. 1880. S. 263.

1805.   3. Schmidt, J. A., Über eine Art des Unsichtbarwerdens der Iris. Ophth. Bibliothek v. Himly u. Schmidt. III, 1. S. 171. Jena.

1812.   4. Larrey, Mémoires de chirurgie militaire et campagnes. Paris.

1816.   5. Thomson, Report of observations made in the british military hospitals in Belgien, after the battle of Waterloo etc. Zander und Geißler. 1864. S. 460.

1818.   6. Hennen, Observations on some important points in the practice of military surgery etc. Edinburgh.

1829.   7. Larrey, Clinique chirurgicale, exercée particulièrement dans les camps et les hôpitaux mititaires, depuis 1792 jusqu'en 1829. Paris.

1830.   8. Oesterreich, De glande plumbea ossi ethmoideo infixa. Diss. Berolini.

1836.   9. Baudens, Clinique des plaies d'armes à feu. Paris. Zander und Geißler, Die Verletzungen des Auges. 1864. S. 453.

1847. 10. v. Meyer, Dissert. inaug. sistens paralyseos N. Trigemini casum. Jena.

1851. 11. Isenschnied, Schweizer Zeitschr. S. 233. Erwähnt bei Zander u. Geißler. 1864. S. 454.

12. Berthérand, Des plaies d'armes à feu de l'orbite. Ann. d'Ocul. XXVI.

13. Berthérand, Coup de feu de l'orbite; portion de balle demeurée enclavée dans l'ethmoïde; considérations générales sur les blessures de l'œil et les projectiles engagés dans les cavités environnantes; faits divers et réflexions. Recueil de mémoires de médicine, de chirurgie et de pharmacie militaires.

1852. 14. Jobert, Avulsion de l'œil produit par une balle. Ann. d'Ocul. XXVII. p. 63.

1855. 15. v. Ammon, Das Verschwinden der Iris durch Einsenkung, anatomisch erwiesen. v. Graefes Arch. f. Ophth. I, 2. S. 119.

1861. 16. Demme, Allgemeine Chirurgie der Kriegswunden. Nach Erfahrungen in den norditalienischen Hospitälern von 1859. Spezielle Chirurgie der Schußwunden. Würzburg, Stahel.

1864. 17. Holmes, Aneurismal tumour of the orbit; recovery. Amer. Journ. of the med. sc. XLVII. p. 44.

18. Zander und Geißler, Die Verletzungen des Auges. Leipzig. (Daselbst ältere Literatur angeführt.)

1866. 19. Rothmund, Schußwunde. Klin. Monatsbl. f. Augenheilk. IV. S. 110.

1867. 20. Mooren, Ophthalmiatrische Beobachtungen. Berlin, Hirschwald.

21. Löffler, Generalbericht über den Gesundheitsdienst im Feldzuge gegen Dänemark. Berlin.

22. Lawson, Injuries of the eye, orbid and eyelids. London.

1868. 23. Niemetschek, Beobachtungen aus den Prager Militärspitälern. Prager Vierteljahrsschr. f. prakt. Heilk. 25. Jahrg. III. Bd. 99. Bd. der ganzen Folge.

24. Fischer, Kriegschirurgie. Erlangen.

1870. 25. Galezowski, Sur les blessures du globe de l'œil et leurs conséquences. Gaz. des Hôp. No. 118—150. p. 469.

26. The medical and surgical history of the war of the rebellion (1861—1865). Prepared in accordance with acts of congress, under the direction of Barnes. Washington.

1871. 27. Giraldès, Gaz. des Hôp. No. 137.

28. Keen and Thomson, Gunshot wound of the brain, followed by fungus cerebri and recovery with hemiopsia. Transact. of the Amer. Ophth. Soc. VIII. p. 122.

29. Cohn, Enukleation des Auges nach Schußverletzungen. Berliner klin. Wochenschr. S. 458.

30. Cohn, Über die in den Kriegslazaretten zu Forbach und Heinitz beobachteten Augenschußwunden. Vortrag in der med. Sekt. d. schles. Ges. f. vaterl. Kultur. Jahresbericht. S. 183.

31. Nagel, Heilung einer durch Schußverletzung verursachten Amaurose mittels Strychnininjektionen. Berliner klin. Wochenschr. Nr. 6.

32. Allmeyer, Schuß in den rechten unteren Augenhöhlenrand. Extraktion der Kugel, plastische Operation. Österr. Zeitschr. f. prakt. Heilk. Nr. 16.

33. Cohn, Eigentümliche Form sympathischer Erkrankung nach Schußverletzung. (Sitzungsber. d. ophth. Ges.) Klin. Monatsbl. f. Augenheilk. S. 460.

34. Saemisch, Schuß in die Orbita ohne Verletzung des Bulbus. Klin. Monatsbl. f. Augenheilk. S. 51.

35. Saemisch, Fall von Blepharospasmus. Klin. Monatsbl. f. Augenheilk. S. 55.

36. Schröter, Rupturen der Chorioidea. Klin. Monatsbl. f. Augenheilk. S. 139.

37. Genth, Schußverletzungen des Auges. Klin. Monatsbl. f. Augenheilk. S. 143.

38. Höring, Okulistische Kriegskasuistik aus der Augenklinik in Ludwigsburg (Württemberg). Klin. Monatsbl. f. Augenheilk. S. 256.

1872. 39. Just, Zur Kriegs-Ophthalmiatrik. Traumatischer Akkommodationskrampf.
         Klin. Monatsbl. f. Augenheilk. S. 256.
      40. Socin, Kriegschirurgische Erfahrungen. Leipzig.
      41. Beck, Chirurgie der Schußverletzungen. Freiburg i. B.
      42. Cohn, Schußverletzungen des Auges. Erlangen, Enke.
      43. Seeligmüller, Lähmung des Sympathicus neben Lähmung des Nervus
         ulnaris durch Schußverletzung. Berliner klin. Wochenschr. IX. Nr. 4.
      44. Fischer, G., Dorf Floing und Schloß Versailles. Kriegschirurgische
         Erinnerungen. Deutsche Zeitschr. f. Chir. I. S. 153.
      45. Lücke, Bericht über die bisher aus dem deutsch-französischen Kriege
         1870/71 hervorgegangene kriegschirurgische Literatur. Deutsche Zeit-
         schrift f. Chir. I. S. 141; II. S. 101.
      46. Mossakowski, Statistischer Bericht über 1415 französische Invaliden
         des deutsch-französischen Krieges 1870/71. Deutsche Zeitschr. f. Chir.
         I. S. 321.
      47. Werner, Heilung einer durch Schußverletzung bewirkten Amaurose durch
         Strychnininjektionen. Berliner klin. Wochenschr. S. 226.
      48. Lossen, Kriegschirurgische Erfahrungen aus den Barackenlazaretten
         zu Mannheim, Heidelberg und Karlsruhe 1870 und 1871. II. Deutsche
         Zeitschr. f. Chir. II. S. 1. Augenverletzungen. S. 6.
1873. 49. Horner, Augenverletzungen durch Hinterladungsgewehre. Korrespon-
         denzblatt f. Schweizer Ärzte. S. 271.
      50. Jodko, Verwundung beider Augäpfel durch einen Revolverschuß. Ref.
         Virchow u. Hirsch, Jahresbericht f. 1873. II. S. 519. Vgl. auch Leber,
         dieses Handb. 1. Aufl. V. S. 917.
      51. Mayer, Kriegschirurgische Mitteilungen aus den Jahren 1870/71. Deutsche
         Zeitschr. f. Chir. III. p. 35. Augenverletzungen. S. 53.
1874. 52. Stoll, Bericht aus dem königl. Württemberg. 4. Feldspital von 1870/71.
         Deutsche militärärztl. Zeitschr. III.
      53. Reuling, Fall von Myosis durch linksseitige Lähmung der Pars cervicalis
         nervi sympathici infolge von Schußverletzung. Arch. f. Augenheilk.
         IV. S. 117.
      54. Berger, Ophthalmologische Mitteilungen aus der Rothmundschen Augen-
         klinik in München. Bayerisches ärztl. Intelligenzbl. XXI. Nr. 30.
1875. 55. Barkan, Remarkable case of sluing-shot injury of the eye. Pacif. med.
         and surg. Journ. Febr. p. 444.
1876. 56. Waldhauer, Verletzungen des Auges und der Augenhöhle. Mitt. aus
         der Witwe Reimerschen Augenheilanstalt (14 Fälle). Klin. Monatsbl.
         f. Augenheilk. S. 96.
      57. Meyer, Über Schußverletzungen des Auges. Inaug.-Diss. Berlin.
      58. Gore, A contribution of the medical history of our West-Afrikan Cam-
         pagnes. London.
1877. 59. Ducellier, Blessure de l'orbite par coup de feu. Recueil d'Opht. p. 353.
      60. Leber, Die Krankheiten der Netzhaut und des Sehnerven. Dieses Handb.
         1. Aufl. V.
      61. Tiling, Bericht über 124 im serbisch-türkischen Kriege im Baracken-
         lazarett des Dorpater Sanitätstrains zu Swilainatz behandelte Schuß-
         verletzungen. Inaug.-Diss. Dorpat.
      62. Longmore, Gunshot injuries: Their history, characteristic features,
         complications, and general treatment. London.
1878. 63. Fischer, Verletzungen durch Kriegswaffen. (Allgemeine Kriegschirurgie.)
         Handb. d. allg. u. spez. Chir. v. Pitha u. Billroth. I. Stuttgart, Enke.
      64. Reich, Die Verletzung des Sehorgans bei Schußwunden des Kopfes.
         Militärmed. Journ. Sept./Okt. (Russisch.) Jahresbericht d. ophth. Lit.
         f. 1878 v. Krückow. Zentralbl. f. prakt. Augenheilk. 1879. S. 42.

1878. 65. Perkowski, Bemerkenswerte Symptome nach einer Schußwunde der Halswirbelsäule. Gaz. lekarska. XXV. Nr. 22—25.

66. Duplay, Arch. gén. de Méd. Dec. Ref.: Zentralbl. f. prakt. Augenheilk. 1879. S. 31.

67. Talko, Die Schußwunden des Auges aus dem russisch-türkischen Kriege vom Jahre 1877. Gaz. lekarska. Nr. 7—12. Ref.: Zentralbl. f. Chir. S. 464.

68. Carreras y Aragó, Beiderseitige Katarakt bei einem noch jungen Manne bei einer Schußverletzung der Gegend des obersten Halswirbels. Clin. oftalm. Ref.: Zentralbl. f. prakt. Augenheilk. S. 270.

1879. 69. Herzenstein, Reflexamblyopie nach Schußverletzung. Zentralbl. f. prakt. Augenheilk. III. S. 65.

70. Werewkin, Bericht über die Besichtigung der Verwundeten durch das ärztliche Komitee bei der gerichtlich-medizinischen Abteilung des klinischen Militärspitals in Petersburg. Militärmed. Journ. Dez. 1878. Jahresbericht d. ophth. Litt. Rußlands v. Krückow. Zentralbl. f. prakt. Augenheilk. III. S. 334.

71. Reich, Erkrankungen des Sehorgans bei Schußverletzungen des Auges. Beobachtungen aus dem russisch-türkischen Kriege im Jahre 1877/78. Klin. Monatsbl. f. Augenheilk. XVII. S. 96.

72. Gill, The war in Zululand. Lancet. II. p. 259.

73. Keil und Habort, Bericht über die im Feldspitale Nr. XV S. III vom 26. August 1878 bis Ende Januar 1879 vorgekommenen Verwundetenbewegungen. Wiener med. Wochenschr. XXIX. Nr. 17.

74. Schlaefke, Die Ätiologie des pulsierenden Exophthalmus. v. Graefes Arch. f. Ophth. XXV, 4. S. 112.

75. v. Oettingen, Die indirekten Läsionen des Auges bei Schußverletzungen der Orbitalgegend. Stuttgart, Enke.

76. Monastirsky, Militärmed. Journ. Febr. (Russisch.) Jahresbericht d. ophth. Litt. Rußlands für d. Jahr 1879 v. Krückow. Zentralbl. f. prakt. Augenheilk. S. 333.

77. Bornhaut, 24 Fälle von Schußwunden, im Militärspital von Kutais behandelt. Militärmed. Journ. Febr. Jahresbericht d. ophth. Lit. Rußlands für d. Jahr 1879 v. Krückow. Zentralbl. f. prakt. Augenheilk. S. 333.

1880. 78. Schröder, Ein Fall von Schläfenwunde durch Revolverkugel. Med. Bote. Nr. 23 u. 24. Ref.: Zentralbl. f. prakt. Augenheilk. S. 539.

79. v. Bergmann, Die Lehre von den Kopfverletzungen. Deutsche Chirurgie v. Billroth u. Lücke. Stuttgart, Enke.

80. Golzieher, Die Verknöcherungen im Auge. Arch. f. Augenheilk. IX. S. 322.

81. Bull, Einige traumatische Affektionen der Knochen der Orbita mit Karies und Perforation. Amer. Journ. of med. sc. Juli. Ref.: Zentralbl. f. prakt. Augenheilk. S. 433.

82. Berlin, Die Krankheiten der Orbita. Dieses Handb. 1. Aufl. XI.

83. v. Hasner, Über retrobulbäre Schußverletzungen beider Augenhöhlen. Prager med. Wochenschr. Nr. 46. S. 453.

84. v. Bergmann, Indirekte Schußfrakturen der Schädelbasis. Zentralbl. f. Chir. Nr. 8. S. 113.

85. Munk, Ein Fall von penetrierender Verwundung des Auges durch explodiertes Schußmaterial. Pester med.-chir. Presse. Budapest. XVI. S. 360.

86. Sattler, Pulsierender Exophthalmus. Dieses Handb. 1. Aufl. Bd. VI. S. 745. (Daselbst Literaturzusammenstellung bis 1880).

87. Koerner, Über die in den letzten 8 Jahren auf der chirurgischen Klinik zu Leipzig behandelten Schußverletzungen. Deutsche Zeitschr. f. Chir. XII. S. 524.

1881. 88. Chauvel, Bull. de la soc. de chir. No. 7.

89. Hense, Hemianopsie bei Schädelverletzung. Zentralbl. f. prakt. Augenheilk. S. 205.

1881. 90. Roosa, Fall von Erschütterung des Glaskörpers, der Chorioidea und Retina durch eine Flintenkugel. (Amer. Ophth. Soc. Newport.) Bericht Zentralbl. f. prakt. Augenheilk. 1882. S. 29.

91. Goldzieher, Über Schußverletzungen des Auges und die nach denselben auftretenden Sehstörungen. Wiener med. Wochenschr. Nr. 17. S. 440 u. Nr. 18. S. 475.

92. Goldzieher, Chorioiditis plastica nach Schußverletzungen. Bericht über d. 13. Vers. d. ophth. Ges. zu Heidelberg. Klin. Monatsbl. f. Augenheilk. XIX. Beilageheft. S. 153.

93. Berlin, Über Chorioiditis plastica nach Schußverletzungen. Wiener med. Wochenschr. Nr. 27. S. 771 u. Nr. 28. S. 805. Bericht d. ophth. Ges. S. 81.

94. Emmert, Verletzungen des menschlichen Auges. Korrespondenzbl. f. Schweizer Ärzte. Nr. 24.

95. Paulicki und Loos, Schußverletzung des Stammes des linken Nervus trigeminus. Deutsche Zeitschr. f. Chir. XIV. S. 151.

96. Zsigmondy, Zwei Selbstmordversuche durch Schuß. Wiener med. Presse. Nr. 46. S. 1449.

97. Rücker, Experimentelle und kasuistische Beiträge zur Lehre von der Höhlenpression bei Schußverletzungen des Schädels. Inaug.-Diss. Dorpat.

98. Burckhart, Ein Beitrag zur Kasuistik der Schußwunden mit Einheilen der Projektile. Deutsche Zeitschr. f. Chir. XV. S. 582.

1882. 99. Fischer, Handbuch der Kriegschirurgie. Die Schußverletzungen des Sehorgans, bearbeitet von Dr. Baer in Breslau. I. S. 260; II. S. 923. Stuttgart, Enke.

100. Weinlechner, Revolverschußwunde in die rechte Schläfe. (Bericht d. k. k. allg. Krankenhauses in Wien von 1881.) Wiener med. Presse. S. 1578).

101. Mandelstamm, Verletzung beider Augen durch eine Pistolenkugel. Zentralbl. f. prakt. Augenheilk. S. 9.

102. v. Beck, Schädelverletzungen. Deutsche Zeitschr. f. Chir. XVI. S. 547.

103. Chibret, Traumatisme des yeux par une balle de pistolet. Revue gén. d'Opht. I. p. 517.

104. Chisolm, Rupture of the eyeball in its posterior hemisphere from a blow in the face. Arch. of Ophth. XI. March.

105. Myrdacz, Sanitätsgeschichte und Statistik der Okkupation Bosniens usw. Wien.

1883. 106. Fischer, G., Ein Ladestock im Gehirn. Heilung. Deutsche Zeitschr. f. Chir. XVIII. S. 411.

107. Doutrelepont, Beitrag zu den Schußverletzungen des Gehirns. Deutsche Zeitschr. f. Chir. XVIII. S. 393.

108. Emrys-Jones, Penetrating wound of the orbit; bullet lodged in the brain. Lancet. I. p. 11.

109. Thomson, Gunshot accident causing fracture of bone and choroido-retinitis. Bullet lodged in orbit. Med. Times and Gaz. I. p. 408.

110. Austin, Gunshot wound of eye; ball penetrating eyeball, opening the ethmoidal cells, and passing on into the cavity of the sphenoid; enucleation of the eye, recovery. Rep. Super. Surg.-Gen. Mar. Hosp. Wash. p. 165. Jahresbericht f. Ophth. S. 615.

1884. 111. Karafiáth, Merkwürdige Erblindung infolge von Schußverletzung. Szemészet. III. Ref: Zentralbl. f. prakt. Augenheilk. S. 423.

112. Messerer, Ein Fall von indirekter Schußfraktur des Schädels. Zentralbl. f. Chir. Nr. 19. S. 297.

113. Koorda Smith, Ein unglücklicher Revolverschuß. Wiener med. Presse. S. 460.

114. Fenger und Lee, Amer. Journ. of the med. sc. No. 175. p. 2.

1885. 115. Gussenbauer, Zur operativen Behandlung der tiefliegenden traumatischen Hirnabszesse. Prager med. Wochenschr. Nr. 1 u. 1886. Nr. 35.

1885. 116. Feutschinski, Zur Kasuistik der Beschädigung des Auges bei Schußwunden des Gesichts. Med. Obosrenije. Nr. 10. Erwähnt Zentralbl.
f. prakt. Augenheilk. S. 549.

117. Kern, Kommotionserscheinungen am Sehorgan bei Schußverletzungen.
Deutsche militärärztl. Zeitschr. XIV. S. 76.

118. Emmert, Vetterli- und Martini-Gewehr, Verletzung des Auges durch
alte Patronen. Korrespondenzbl. f. Schweizer Ärzte. S. 455.

119. Marcus, Über das Emphysem der Orbita. Deutsche Zeitschr. f. Chir.
XXIII. Heft 1 u. 2. S. 169.

120. Pflüger, Schußverletzung beider Okzipitallappen. Tagebl. deutscher
Naturforscher. Straßburg. XVIII. S. 503.

1886. 121. Bernard, Plaies pénétrantes avec corps étrangers de l'orbite par armes
à feu de petit calibre. Thèse de Paris.

122. Moses, Über Verletzungen des Sehnerven bei Schußverletzungen des
Kopfes. Inaug.-Diss. Würzburg.

123. Köhler, Zur Kasuistik der perforierenden Schädelschüsse. Deutsche
militärärztl. Zeitschr. S. 283.

124. Köhler, Zur Kasuistik der Gaumenschüsse. Deutsche Zeitschr. f. Chir.
XXIII. Heft 5 u. 6. S. 381.

125. Köhler, Ein Fall von pulsierendem Exophthalmus. Berliner klin.
Wochenschr. XXIII. S. 550.

126. Bryant, Bullet-wound of forehead; division of left optic nerve, occa-
sional epileptiform seizures, coma, death, necropsy. Lancet. 22. Mai.

127. Smith, Bullet-wound of forehead; optic neuritis; partial recovery.
Lancet. I. p. 970.

128. Delacroix, Blessure pénétrante des orbites par un projectile de cinque
millimètres; lésions des deux yeux, sans perforation de leur coque.
Union méd. et scient. du Nord-Est. X. p. 233. Ref.: Jahresbericht f.
Ophth. S. 556.

129. Köhler, Nachtrag zu: »Zur Kasuistik der Gaumenschüsse«. XXIII.
S. 381. Deutsche Zeitschr. f. Chir. XXIV. S. 602.

130. Seguin, A contribution to the pathology of hemianopsia of central
origin. Journ. of nerv. and ment. disease. January. Ref.: Michels
Jahresber. S. 269.

1887. 131. Baumüller, Konturschuß des Gesichts. Münch. med. Wochenschr. S. 835.

132. Berger, Amaurose à la suite d'une lésion du chiasme. Soc. de chir.
6. Juillet.

133. Steiner, Über Schußwunden aus der Friedenspraxis. Inaug.-Diss. Zürich.

1888. 134. Sanitätsbericht über die deutschen Heere im Kriege gegen Frankreich
1870/71. Bd. III. Spezieller Teil. Die Verwundungen der Augen bei den
deutschen Heeren im Kriege gegen Frankreich 1870/71. Herausgegeben
von der Militär-Medizinal-Abteilung des königl. preuß. Kriegsministeriums
unter Mitwirkung usw. (Daselbst ausführliche Literatur.)

135. Kültz, Zur Kasuistik der Schußverletzungen im Frieden. Inaug.-Diss.
Berlin.

136. v. Förster, Doppelschußverletzungen des Schädels bei Selbstmördern.
Inaug.-Diss. Berlin.

137. Purtscher, Beiträge zur Kenntnis der traumatischen Abduzens-
lähmungen. Arch. f. Augenheilk. XVIII. S. 387.

138. Köhler, Zur Kasuistik der Verletzungen des Sehnerven innerhalb der
Orbita. Berliner klin. Wochenschr. S. 482.

138a. de la Genière, Union méd. No. 89.

139. Gehl, Ein Fall von Verletzung des Sehnerven. Inaug.-Diss. Kiel.

140. Bauer, Zur Kasuistik der Verletzungen des Sehnerven. Inaug.-Diss. Berlin.

141. Arndt, Zur Frage von der Lokalisation der Funktionen der Großhirn-
rinde. Berliner klin. Wochenschr. Nr. 8.

1889. 142. Goldzieher, Veränderungen innerhalb des Auges infolge von Schußverletzung beider Orbitae. Owosegzelület évkönyve. p. 30. Erwähnt
Jahresber. f. Ophth. S. 565.

143. Waldhauer, Fremdkörper in der Orbita. Deutsche Zeitschr. f. Chir.
XXIX. S. 266.

144. Valude, Balle de revolver logée dans la paroi externe de l'œil. Bull.
Soc. anat. de Paris. XIV. p. 117.

1890. 145. Poirier, Arch. gén. de Méd. p. 513.

146. Ratimow, Eine seltene Schußverletzung des Kopfes. Petersburger
med. Wochenschr. Nr. 28.

147. Eisenlohr, Über die Diagnose der Vierhügelerkrankungen. Deutsche
med. Wochenschr. 16. Okt.

148. v. Limbeck, Prager med. Wochenschr. Nr. 45.

149. Pincus, Zwei Fälle von Chorioidealruptur. Berliner klin. Wochenschr.
Nr. 10.

150. Flatten, Über zwei bemerkenswerte Fälle von Fraktur der Schädelbasis. Vierteljahrschr. f. gerichtl. Med. LIII.

151. Issekutz, Schußverletzung des Auges. (Kgl. Ges. d. Ärzte in Budapest.)
Wiener med. Presse. Nr. 12. S. 469.

152. Bayer, Ein Fall von retrobulbärer Schußverletzung. Korrespondenzbl.
d. Vereins deutscher Ärzte in Reichenberg i. B. Nr. 7. S. 9. Erwähnt
im Jahresber. f. Ophth. S. 495.

153. Kern, Kriegschirurgie des Sehorgans. Deutsche militärärztl. Zeitschr.
XIX. Nr. 8. Beilageheft.

1891. 154. Müller, Zur Kasuistik des pulsierenden Exophthalmus. Inaug.-Diss.
Halle a. S.

155. Pohlenz, Über Risse des Sphincter iridis und der Chorioidea. Inaug.-
Diss. Halle a. S.

156. Cabezon, Herida por arma de fuego. Anales del círculo médico Argentino.
Januar. Jahresber. f. Ophth. S. 504.

157. Übl, Ein Beitrag zur Kasuistik der Schußverletzungen des Auges. Inaug.-
Diss. München.

158. Bircher, Jahresbericht der kantonalen Krankenanstalt Aarau.

159. Scholtz, Zur Kasuistik der Schußverletzungen im Frieden. Inaug.-
Diss. Berlin.

160. Moses, Über Verletzungen des Sehnerven bei Schußverletzungen des
Kopfes. Inaug.-Diss. Würzburg.

161. Hirschberg, Das Auge und der Revolver. Berliner klin. Wochenschr.
Nr. 38. S. 933.

1892. 162. Dubuisson, Anévrisme artérioso-veineux de la carotide avec exophtalmie. Union méd. Déc.

163. Heer, Über Schädelbasisbrüche. Inaug.-Diss. Zürich.

1893. 164. Gayet, Exophtalmie avec aneurysme intracranien d'origine traumatique. Recueil d'Opht. p. 102.

165. Roose, Extraction récente d'une balle reçue dans l'orbite droite pendant
la guerre de 1870. Recueil d'Opht. p. 346.

166. v. Beck, Schußverletzung des Gesichts, Sekundärblutung der Arteria
maxillaris interna, Unterbindung in loco. Deutsche Zeitschr. f. Chir.
XXXVI. S. 553.

167. Koch, Schußverletzung. (Ärztl. Lokalverein zu Nürnberg.) Münch. med.
Wochenschr. S. 257.

168. Valude, Cécité double absolue et définitive à la suite d'un coup de
feu. Gaz. des Hôp. 14. Juillet.

169. Smith, Shot wound of the orbit. Med. News. 6. Mai.

170. Schmidt, Ein Fall von Schußwunde des Gehirns mit voller Erblindung
beider Augen. Ref.: Jahresber. f. Ophth. S. 482.

1893. 171. Scheidemann, Augenverletzungen durch Schläfenschüsse. Zentralbl. f. prakt. Augenheilk. XVII. S. 353.

1894. 172. Gengnagel, L., Beitrag zu den Schußverletzungen des Auges. Inaug.-Diss. Gießen.

173. Nürnberger, Drei Fälle von Schußverletzungen des Sehnerven. Inaug.-Diss.

174. Morton, Pistol-ball wound of the crain dividing the left optic nerve in the optic foramen; meningitis; autopsy. Amer. Journ. of Ophth. Mai.

175. Hirschberg, Revolverschußverletzungen. (Gesellsch. d. Charité-Ärzte.) Berliner klin. Wochenschr. Mai u. Zentralbl. f. prakt. Augenheilk. S. 170.

1895. 176. Gottberg, Blindgeschossen beim Selbstmordversuch. Arch. f. Augenkeilk. XXX. S. 193.

177. Keller, Beitrag zur Kenntnis der pathologischen Anatomie der perforierenden Schußverletzungen des Auges. Inaug.-Diss. Jena.

178. Augstein, Beitrag zur Ektropium-Operation. Zentralbl. f. prakt. Augenheilk. S. 353.

179. Kocher, Zur Lehre von den Schußwunden durch Kleinkalibergeschosse. Kassel.

180. Sonnenburg, Thrombose des Sinus cavernosus infolge von Schußverletzung, Bildung eines Aneurysma arterio-venosum. (Verein d. fr. Chir. Berlins. 8. Juli.) Deutsche med. Wochenschr.

181. Loucier, Ein Fall von Schußverletzung des Auges. Medizinkoje Obozrenje. XLIV. p. 994. Ref.: Jahresber. f. Ophth. S. 577.

182. Wenyon, A case of breech-pin of gun in orbit; removal; recovery. Brit. med. Journ. 12. Oct.

183. Power, Case of gun-shot wound of left orbit. — Repented haemorrhage. — Appearance of an aneurysm above inner left canthus. — Ligature of left carotid. — Recovery. Atti dell' XI. Congr. med. internat. Roma. VI. p. 12.

1896. 184. Cohn, Pulsierender Exophthalmus nach Schußverletzung. In.-Diss. Jena.

185. Norman-Hansen, Eine Schußläsion durch die Orbita. Zentralbl. f. prakt. Augenheilk. S. 76.

186. Dartigue, Fracture de la voûte orbitaire par balle de revolver. Presse méd. Ref.: Arch. d'Opht. XVI. p. 591.

187. SantosFernandez, Halswunde, gefolgt von Augenstörungen. Chronica Med. Quirur. de la Habana. No. 12. Juni. Ref.: Zentralbl. f. prakt. Augenheilk. S. 725.

1897. 188. Lawford Knaggs, Recovery of a retinal detachment. (Ophth. Soc. of the Unit. Kingd.) Ophth. Review. p. 30.

189. Friedmann, Über die Anwendung von Röntgenstrahlen zur Feststellung von Fremdkörpern im Auge. Klin. Monatsbl. f. Augenheilk. S. 340.

190. Jocqs, Balle dans l'orbite. Désordres oculaires consécutifs. (Pariser ophth. Ges. 12. Okt. Disk.: Fage, Antonelli, Terson, Meyer.) Recueil d'Opht. p. 588.

191. Piqué, Un cas d'exophtalmus pulsatile. Ann. d'Ocul. CXVII. p. 197.

192. Gorecki, Troubles du corps vitré consécutives à une lésion orbitaire. (Pariser ophth. Ges. 9. Nov.) Revue gén. d'Opht. 1898. p. 15. Ophth. Klinik. 1898. S. 61.

193. Alt, On the histology of a case of sudden blindness caused by an injury to the skull. The first case of fresh choroidal rupture histologically examined. Ophth. Review. p. 289.

1898. 194. v. Bergmann, Zwei Patienten mit eingeheilten Revolverkugeln im Gehirn. (Berliner med. Ges.) Münch. med. Wochenschr. S. 221.

194a. Burkhardt, Bericht über die während der letzten 20 Jahre im hiesigen Krankenhause behandelten Schädelfrakturen. Festschr. z. Eröffnung des Neuen Krankenhauses der Stadt Nürnberg. S. 432.

1898. 195. Cocks, Gunshot wound of the orbit followed by monocular blindness. XV. New York Eye and Ear Infirmary Reports. Ref.: Zentralbl. f. prakt. Augenheilk. S. 534.

196. Blondeau, Corps étranger de l'orbite (balle de revolver) radiographie. (Soc. Belge d'opht. 27. Nov.) Ann. d'Ocul. CXX. p. 48.

197. Feodoroff, Ein Fall von neuroparalytischer Keratitis nach Trigeminusdurchschneidung beim Menschen. Zentralbl. f. prakt. Augenheilk. Juli. S. 198.

198. Hartmann, Schußverletzung des Schädels. (Med.-naturw. Ges. zu Jena. Dez.) Münch. med. Wochenschr. 1899. S. 162.

199. Henschen, Die Röntgenstrahlen im Dienste der Hirnchirurgie. Mitt. aus d. Grenzgebieten d. Med. u. Chir. III. S. 283.

200. Hennicke, Starbildung durch Abschießen einer Stange bzw. Sprosse vom Gehörn eines Rehbocks. Der zool. Garten. No. 12. Das Weidwerk in Wort und Bild. Illustr. Jagd-Unterh.-Bl. zur Deutschen Jägerzeitung. VII. S. 278. Ref.: Michels Jahresber. S. 851.

201. Hirschberg, Über die operative Hebung des infolge von Schläfenschuß gesunkenen Oberlids. Deutsche med. Wochenschr. Nr. 39. S. 613.

202. Langie, Un cas de traumatisme grave de l'œil gauche. Recueil d'Opht. p. 339.

203. Meyer, Déchirures multiples de la choroïde par suite d'un coup de revolver. (Soc. d'opht. de Paris. 7. Déc.) Ann. d'Ocul. CXXI. 1899. p. 38.

204. Keller, Beitrag zur Kasuistik des Exophthalmus pulsans. Inaug.-Diss. Zürich. (Daselbst Literaturzusammenstellung bis 1898.)

205. Pahl, Ein Beitrag zur Kasuistik der Schußverletzungen des Auges. Inaug.-Diss. Greifswald.

206. Schapringer, Vorstellung eines 45jährigen Mannes mit doppelseitiger Erblindung durch Revolverschuß. (Wissenschaftl. Zusammenkunft deutscher Ärzte in New York.) New Yorker med. Monatsschr. X. Nr. 7. S. 354.

207. Schmid, Über direkte Verletzung des Opticus durch Querschuß der Orbita. Inaug.-Diss. Tübingen.

208. Steindorff, Die isolierten, direkten Verletzungen des Sehnerven innerhalb der Augenhöhle. Inaug.-Diss. Halle a. S.

1899. 209. Barker, Revolverschuß in den Mund. Hirnerscheinungen am 28. Tage. Entdeckung der Kugel auf dem Corpus callosum durch Röntgenstrahlen. Entfernung. Arch. f. klin. Chir. LIX. S. 220. (28. Kongr. d. deutschen Ges. f. Chir.) Münchener med. Wochenschr. S. 540 und Deutsche med. Wochenschr. V. Beilageheft. S. 92. — Gunshot wound of the brain through the mouth. Lancet. 2. December.

210. Ginsburg, Zur Symptomatologie und Diagnose der traumatischen Verletzungen des Sehnerven. Westnik Ophth. XVI. S. 243. Ref.: Michels Jahresber. S. 742.

211. Groenouw, Schußverletzung der Augenhöhle mit Nachweis des Geschosses durch Röntgenstrahlen. Klin. Monatsbl. f. Augenheilk. S. 151.

212. Haberkamp, Doppelseitige Erblindung durch Teschingschuß. Arch. f. Augenheilk. XXXVIII, 3. S. 205.

213. Kenneth Scott, A case of traumatic discission of both optic nerves. (Ophth. Soc. of the Unit. Kingd.) Ophth. Review. p. 207.

214. Meyer, Ed., Déchirures de la choroïde et de la rétine par suite d'un coup de revolver. Revue gén. d'Opht. p. 1.

215. Norman-Hansen, Wann entsteht Chorioidealriß bei Schläfenschuß? Zentralbl. f. prakt. Augenheilk. April. S. 104.

216. Wassiljew, Schußverletzung der Orbita. (Moskauer ophth. Verein. 1898.) Westnik Ophth. XVI. S. 464. Ref.: Michels Jahresber. S. 744.

1899. 217. Seydel, Bericht über 14 Trepanationen des Schädels. Münch. med. Wochenschr. S. 278.

218. Praun, Die Verletzungen des Auges. Wiesbaden, Bergmann.

219. v. Bergmann, Die chirurgische Behandlung von Hirnkrankheiten. Berlin, Hirschwald.

220. Denig, Traumatischer Enophthalmus infolge eines Revolverschusses. (Sect. in Ophth. of the New York Acad. of Med.) Ref.: Zeitschr. f. Augenheilk. II. S. 597.

1900. 221. Bock, Ausgebreitete Netzhautabhebung nach Mörserschuß; Erblindung; spontane Wiederherstellung von Sehvermögen. Zentralbl. f. prakt. Augenheilk. S. 262.

222. Delany, Kugelschußverletzung durch den Kopf mit Verlust des rechten Auges und starker Herabsetzung der Sehschärfe auf dem linken. Arch. of Ophth. XXVIII, 3. Ref.: Arch. f. Augenheilk. XLI, 3.

223. Fehr, Schußverletzung. (Berliner ophth. Ges.) Zentralbl. f. prakt. Augenheilk. S. 12.

224. Golowin, Die operative Behandlung des pulsierenden Exophthalmus. Zeitschr. f. Augenheilk. IV. S. 181.

225. Ogilvie, Eye changes in a case of bullet wound of the head. Ophth. Soc. of the Unit. Kingd. 3. Mai.

226. Nettleship, Blindness from bullet wound of the orbit. Ophth. Soc. of the Unit. Kingd. 18. Oct.

227. Treacher Collins und Ford, Case of bullet wound of orbit followed by blindness of both eyes. (Ophth. Soc. of the Unit. Kingd. 8. Nov.) Ophth. Review. p. 166 u. 231.

228. Wilbrand und Saenger, Die Neurologie des Auges. I.

229. Köhler, Die modernen Kriegswaffen usw. Berlin.

230. Scholtz, Über die Ursachen der Bindegewebsproliferationen der Netzhaut und des Glaskörpers. Ungar. Beiträge z. Augenheilk. II. S. 427.

231. Schröder, Drei Fälle von Schußverletzungen des Auges. (Deutscher ärztl. Verein zu Petersburg.) Petersburger med. Wochenschr. Nr. 49. Ref.: Zentralbl. f. prakt. Augenheilk. S. 389.

232. Tiling, Fälle von Schußverletzung des Schädels mit wahrscheinlicher Lokalisation des Projektils. (Deutscher ärztl. Verein zu Petersburg.) Petersburger med. Wochenschr. 18. März. Ref.: Zentralbl. f. prakt. Augenheilk. S. 390.

233. Ballaban, Iridodialyse durch Revolverschuß. Zentralbl. f. prakt. Augenheilk. XXIV. S. 65.

234. Greenleaf, Report of a case of foreign body in the brain. Philadelphia med. Journ. 15. Dec.

235. v. Lewschin, Beitrag zur Fremdkörperextraktion aus dem Gehirn. Über einen Fall von gelungener Extraktion einer Kugel, die $2^3/_4$ Jahre im Gehirn lag. Zentralbl. f. Chir. Nr. 34 u. 35.

236. Gayet, Balle dans le cerveau. Recueil d'Opht. p. 176.

237. Reynier, Balle de revolver dans l'orbite, diagnostiquée et extraite à l'aide de l'appareil de Contremoulin. Recueil d'Opht. p. 687.

238. Tarnawski, Demonstration von zwei Patienten mit Okulomotoriuslähmung. Wratsch. XXI. S. 1128.

239. Kos, Ein Fall von Augenverletzung durch Exerzierschuß. Militärarzt. Nr. 4. Beilage zur Wiener med. Wochenschr. Nr. 9.

240. Fröhlich, Kasuistische Mitteilungen über Schädel- und Gehirnverletzungen. Münch. med. Wochenschr. S. 192.

241. Kerkhoff, Bericht über die im Atjehkriege Verwundeten im ersten Vierteljahr 1897. Geneesk. Tijdschr. v. Nederl. Indië. XL, 1. S. 66.

242. Meister, Zur Frage der Schußverletzungen des Schädels. Wratsch. XXI. S. 790 u. 826.

1901. 243. Critchett, A case of bullet injury of the occipital lobes with loss of the lower half of each visual field. (Ophth. Soc. of the Unit. Kingd. Disc.: Fisher.) Ophth. Review. p. 86.

244. Goldzieher, Beiträge zur Pathologie der orbitalen Schußverletzungen. Zeitschr. f. Augenheilk. VI. S. 277.

245. Hübbenet, Zur Kasuistik der traumatischen Verletzungen des Schädels und des Gehirns. Wojenno-med. Journ. LXXIX. Heft 12.

246. Nicolai, Über Affektionen des Sehorgans bei Schläfenschüssen. Münch. med. Wochenschr. S. 1943.

247. Norman Hansen, Über Läsion des Auges im Kriege. (4. Sitzung d. dänischen ophth. Ges.) Hospitalstid. S. 298.

248. Wilbrand und Saenger, Die Beziehungen des Nervensystems zu den Tränenorganen, zur Bindehaut und zur Hornhaut. II. Wiesbaden, Bergmann.

249. Wagenmann, Exophthalmus pulsans des rechten Auges mit Erblindung des Auges längere Zeit nach Unterbindung der Carotis communis. Münch. med. Wochenschr. S. 1194.

250. Weißbach, Pathologisch-anatomische Untersuchung eines infolge von Exophthalmus pulsans erblindeten Auges. Inaug.-Diss. Jena.

251. Tscherning, Hospitaltidende. No. 16.

252. Sanders, A case of cerebral abscess complicating gunshot injury with bilateral loss of peripheral vision. Lancet. 31. August.

1902. 253. Donath, Über traumatische Läsionen der inneren Kapsel, nebst einem Beitrag zu der akuten Insolationspsychose. Wiener med. Presse. Nr. 27 u. 28.

254. Christiansen, Ein Fall von Schußläsion durch die zentralen optischen Bahnen. Nord. med. Arch. II. Heft 2.

255. Langer, Ein interessanter Fall von Selbstmordversuch. Der Militärarzt. Nr. 11 u. 12.

256. Lass, Schußverletzung des N. opticus und Abducens. Obosr. psych. No. 9.

257. Laqueur, Ein Fall von doppelseitiger Erblindung durch Schläfenschuß. Arch. f. Augenheilk. XLIV. S. 263.

258. Le Fevre, A case of bullet wound of the orbit. Ophth. Record. p. 162.

259. Gamble, Right homonymous Hemianopsia, etc. resulting from a gunshot wound. Ophth. Record. p. 589.

260. Eichel, Schädelschuß. (Schles. Ges. f. vaterl. Kultur.) Ref.: Zentralbl. f. prakt. Augenheilk. S. 404.

261. Yarr, Indirect gunshot injury of eye. Ophth. Review. p. 201.

262. Nicolai, Über Schläfenschüsse mit Beteiligung des Sehorgans. Arch. f. Augenheilk. XLIV. S. 268.

263. Pagenstecher, A. H., Zwei Fälle von traumatischer Retinaveränderung. v. Graefes Arch. f. Ophth. LV. S. 135.

264. Pollnow, Eine Schußverletzung des Auges mit günstigem Ausgang vermittelst der Röntgenaufnahme. Zentralbl. f. prakt. Augenheilk. Juli. S. 194.

265. Terrien, Perforation traumatique des deux globes oculaires par balle de revolver et perte complète de l'olfaction. (Soc. d'opht. de Paris.) Rev. gén. d'Opht. p. 254.

266. Reuchlin, Zur Kasuistik des doppelseitigen pulsierenden Exophthalmus. Inaug.-Diss. Tübingen.

267. Swiontizky, Zur Kasuistik der komplizierten Schädelfrakturen. Bericht d. ärztl. Ges. zu Wilna. 1900—1901.

268. Stewart, Paralysis of the cervical sympathetic. Brit. med. Journ. I. No. 8. p. 1400.

1902. 269. Tilmann, Über Gehirnverletzungen durch stumpfe Gewalt und ihre Beziehungen zu den Brüchen des knöchernen Schädels. Arch. f. klin. Chir. LXVI. S. 750.

270. Wiemuth, Pulsierender Exophthalmus links infolge von Schußverletzung der Arteria carotis communis dextra im Sinus cavernosus; Selbstmordversuch 1895. Demonstration. Bericht: Zentralbl. f. prakt. Augenheilk. S. 223.

271. Strachow, Ein Fall von Schußverletzung der Orbita. Wratsch. Gaz. IX. Nr. 25.

272. Doppertin, Zwei Schädelverletzungen. Deutsche med. Wochenschr. Vereinsbeilage. S. 247.

1903. 273. Frost, Transact. of the Ophth. Soc. of the Unit. Kingd. Disc. 1904. p. 194.

274. Strachow, Ein Fall von Schußverletzung der Orbita. (Demonstration von Röntgenaufnahmen.) Sitzungsber. d. Moskauer augenärztl. Ges.

275. Saylor, Two cases of monocular blindness following traumatism. Ophth. Record. p. 89.

276. Steindorff, Ein Fall von Schußverletzung beider Augen. Zentralbl. f. prakt. Augenheilk. Sept. S. 267.

277. Stevenson, Notes on surgical experiences of the Boer war. Journ. of the Royal Army med. Corps. August.

278. Salzmann, Die Ausreißung des Sehnerven (Evulsio nervi optici). Zeitschr. f. Augenheilk. IX. S. 489.

279. Treacher Collins, Transact. of the Ophth. Soc. of the Unit. Kingd. 1904. p. 194.

1904. 280. Usher, Notes on cases of pulsating exophthalmus. Ophth. Review. p. 315.

281. Barnard and Rugby, Pulsating exophthalmus due to traumatic aneurysm of the internal carotid artery. Ann. of surgery. May.

282. Oliver, Right pulsating exophthalmus; ligature of both the right common carotid artery and the left internal carotid artery. New York med. Journ. and Philadelphia med. Journ. 9. April.

283. Ball, Case of gunshot injury in which one bullet blinded both eyes. Lowa med. Journ. Revue gén. d'Opht. 1905. p. 84.

284. Caye, Des traumatismes de l'œil et de ses annexes par les armes de guerre. Thèse de Nancy.

285. Ferron, De la lésion des nerfs de l'orbite dans leur trajet intracranien consécutive aux coups de feu du crâne. Ann. d'Ocul. CXXXI. p. 360.

286. Günzler, Über direkte Verletzung des Opticus durch Querschüsse der Orbita. Inaug.-Diss. Tübingen.

287. Henschen, Klinische und anatomische Beiträge zur Pathologie des Gehirns. IV.

288. Hansell, A case of bullet removed from the orbit. Ophth. Record. p. 218.

289. Nettleship, A case of indirect gunshot injury of both eyes; death from meningitis five weeks afterwards; microscopical examination of the eyes. Transact. of the Ophth. Soc. of the Unit. Kingd. XXIV. p. 241.

290. Pascale, Amaurosi transitoria per detonazioni di armi da fuoco. Giorn. med. del R. esercito. LII. p. 81.

291. Piroschkow, Zwei Fälle von Schußverletzungen der Orbita. Abhandl. d. Wolozdaschen med. Ges. 1901/1902.

292. Posey, Gunshot wound of orbit. Ophth. Record. p. 287.

293. Wolf, Arch. f. Kinderheilk. XXXII.

294. Schischkin, Eine Patrone in der Orbita. Woenno-med. Journ. April.

1905. 295. Berger, Zur Kasuistik der Schußverletzungen des Auges. Westnik Ophth. XXII. S. 415.

296. Braunschweig, Zur Diagnostik des pulsierenden Exophthalmus. Klin. Monatsbl. f. Augenheilk. XLIII. (N. F. I. Bd.) S. 356.

1905. 297. Delahaye, Plaie de l'œil droit par arme à feu. Perte de la vision des deux yeux. Recueil d'Opht. p. 296.

298. Liebrecht, Klinischer und pathologisch-anatomischer Befund in zwölf Fällen von Schußverletzung des Sehnerven. Verhandl. d. Ges. deutscher Naturf. u. Ärzte zu Breslau. II, 2. S. 322.

299. Lenz, Beiträge zur Hemianopsie. Klin. Monatsbl. f. Augenheilk. XLIII. Beilageheft. S. 263.

300. Katz, Aus der Kriegsaugenpraxis. Russk. Wratsch. Nr. 44. S. 1384.

301. Merz-Weigandt, Zwei Schußverletzungen. Beiträge z. Augenheilk. Festschrift f. Julius Hirschberg.

302. Pollack, Beitrag zu den Verletzungen des Sehorgans durch Schläfenschüsse. Wiener med. Wochenschr. Nr. 36—39.

303. Posey, Gunshot wound of orbit; post-traumatic delirium; removal of bullet with conservation of globe. Ophth. Record. p. 112.

304. Sachsalber, Schußverletzung beider Sehnerven mit langdauernder Amaurose und schließlich geringem peripherem Sehen. Zeitschr. f. Augenheilk. Ergänzungsheft. S. 127.

305. Scholz, Über Verletzungen beider Augen bei Schläfenschüssen. Inaug.-Diss. Greifswald.

306. Teich, Kriegsokulisten. Wiener med. Presse. Nr. 19.

307. Van Duyse, Ferita retrobulbare del nervo ottico da pallino di piombo penetrato di faccia nell' orbita. Rivista ital. di Ottalm. Marzo-Aprile.

308. Zur Verth, Selbstverletzung durch Schuß mittelst Zielmunition (6 mm) in die rechte Schläfe. Münch. med. Wochenschr. S. 1225.

1906. 309. Delanglade et Pons, Exophtalmie pulsatile d'origine traumatique. Revue gén. d'Opht. p. 373.

310. Enslin, Über Schußverletzungen des Sehorgans. Gedenkschrift für v. Leuthold. II. S. 695.

311. Felix, Eigenaardige beiderzijdsche oogafroijkingen na een Schotwound. Geneesk. Tijdschr. v. Neederl. Indië. XLVI, 1. p. 21.

312. Herrmann, Die Kontusionsverletzungen des Auges in klinischer und pathologisch-anatomischer Beziehung. Inaug.-Diss. Leipzig.

313. Kanzel, Fall von Augenverletzung durch eine explodierende Bardonpatrone. (Petersburger ophth. Ges. 30. Nov.) Bericht: Klin. Monatsbl. f. Augenheilk. XLV. (N. F. III. Bd.) S. 133.

314. Lieblein, Zur Kasuistik der Schußverletzungen. Extraktion des Projektils aus der Orbita und dem hinteren Mediastinum. Prager med. Wochenschr. Nr. 50.

315. Parsons, Bullet wound of the orbit. Ophth. Review. p. 54 and Transact. of the Ophth. Soc. of the Unit. Kingd. XVI. p. 124.

316. Oguchi, Lochbildung an der Macula als Folge der Schußverletzung. (Japan. ophth. Ges.) Bericht: Klin. Monatsbl. f. Augenheilk. XLIV. (N. F. II. Bd.) S. 344.

317. Wilbrand und Sänger, Die Neurologie des Auges. III, 2. Wiesbaden, Bergmann.

318. Slutschewsky, Bericht über die Tätigkeit als Arzt im russisch-japanischen Kriege. (Ophth. Ges. zu Odessa.) Bericht: Klin. Monatsbl. f. Augenheilk. XLIV. (N. F. II. Bd.) S. 343.

1907. 319. Becker, Über traumatische Aneurysma der Carotis int. cerebralis mit Exophthalmus pulsans. Zentralbl. f. Chir. Kongreßber. Nr. 31. S. 13.

320. Emanuel, Einseitige Erblindung durch rechtsseitigen Schläfenschuß. Münch. med. Wochenschr. S. 439.

321. Bergmeister, Ein Konturschuß entlang der Orbita. Wiener klin. Wochenschr. Nr. 18.

322. Blessig, Verletzung des Auges durch rückwärts explodierende Gewehrpatronen. Petersburger med. Wochenschr. S. 197.

1907. 323. Gleue, Röntgenphotographie einer merkwürdig gut verlaufenen Schußverletzung von Auge und Gehirn. (4. Vers. d. niedersächs. augenärztl. Vereinigung.) Bericht: Klin. Monatsbl. f. Augenheilk. XLV. (N. F. IV. Bd.) S. 261.

324. Hirschberg, Ein Fall von doppelseitiger Erblindung durch Schläfenschuß. Zentralbl. f. prakt. Augenheilk. März. S. 74.

325. v. Merz, Schußverletzungen des Auges. Statistisches über 45 selbst beobachtete Fälle im russisch-japanischen Kriege. Klin. Monatsbl. f. Augenheilk. XLV. Beilageheft. S. 238.

326. Minor, 10. Pirogowscher Kongreß russischer Ärzte. Ref.: Ärztl. Sachverständigenztg. S. 430 u. 16. internat. med. Kongr. zu Budapest. 1909.

327. Schirmer, Schußverletzung des Auges. Münch. med. Wochenschr. S. 1692.

328. Walter, Die Lage der Augenheilkunde in Irkutsk während des russischjapanischen Krieges. (Odessaer ophth. Verein. 7. Mai.) Bericht: Ophth. Klinik. S. 656.

329. Ulbrich, Zwei interessante Schußverletzungen der Orbita. Arch. f. Augenheilk. LVIII. S. 12.

330. Zimmermann, Schußverletzung der Orbita. Entfernung der Kugel mit Erhaltung des Sehvermögens durch Krönleinsche Operation. Klin. Monatsbl. f. Augenheilk. XLV. (N. F. IV. Bd.) S. 195.

1908. 331. Berlin, Zur Kasuistik der Schußverletzungen des Auges. Inaug.-Diss. Gießen.

332. Gabourd, Complications intraoculaires des corps de feu de la tempe. Thèse de Lyon.

333. Kipp, Tear of the optic nerve by a bullet. Hole at the macula. Microscopical examination of the eye. Amer. Journ. of Ophth. p. 225.

334. Mingazzini, Über Symptome infolge von Verletzungen des Okzipitallappens. Neurol. Zentralbl. Nr. 23.

335. Thiéry, Anévrisme artério-veineux du sinus caverneux. Recueil d'Opht. p. 469.

336. Weinstein, Zur Kasuistik der Schußverletzungen des Sehorgans. Klin. Monatsbl. f. Augenheilk. XLVI. (N. F. V. Bd.) S. 531.

337. Williams, Bullet wounds of the orbit and its surrounding parts. Ophth. Record. p. 271.

1909. 338. Adam, Zur Mechanik der orbitalen Schußverletzungen. (Berliner ophth. Ges. 25. Februar 1905.) Bericht: Klin. Monatsbl. f. Augenheilk. XLVII. (N. F. VII. Bd.) S. 331.

339. Coutela, Stauungspapille bei besonderen Schädelverletzungen. (Soc. d'opht. de Paris.) Bericht: Klin. Monatsbl. f. Augenheilk. XLVII. (N. F. VII. Bd.) S. 193.

340. Liebrecht, Ein Fall von Sehnervenausreißung aus dem Auge (Evulsio n. optici) bei Schläfenschuß mit anatomischem Befunde. Klin. Monatsbl. f. Augenheilk. XLVII. (N. F. VIII. Bd.) S. 273.

341. Luxembourg, Zur Kasuistik der penetrierenden Schädelschußverletzungen. Deutsche Zeitschr. f. Chir. XCIX. Heft 5 u. 6. S. 331.

342. Rollet, L'œil et le revolver. Revue gén. p. 1.

343. Santos Fernandez, Spontaner Austritt eines von einer Lefaucheuxpatrone stammenden Nagels, welcher 8 Jahre lang unter dem oberen Augenlide gesessen hatte, ohne Störungen zu verursachen. Arch. f. Augenheilk. LXII. S. 398.

344. Tatsuji Inouye, Die Sehstörungen bei Schußverletzungen der kortikalen Sehsphäre. Nach Beobachtungen an Verwundeten der letzten japanischen Kriege. Leipzig, Wilhelm Engelmann.

345. Wissmann, Zur Kasuistik der vom Jahre 1896 bis 1906 in der chirurgischen Klinik der königl. Charité behandelten Kopfschußverletzungen. Inaug.-Diss. Berlin.

1909. 346. Vollmer, Zur Behandlung der Schädelschüsse im Felde. Inaug.-Diss.
Berlin.

347. Yvert, Avantage de l'orbitotomie externe curviligne. Recueil d'Opht.
p. 177.

1910. 348. Alexander, Über Schußverletzungen des Auges. Münch. med. Wochenschrift. S. 1813.

349. Awerbach, Schußverletzung. (Moskauer augenärztl. Ges.) Bericht:
Klin. Monatsbl. f. Augenheilk. XLIX. (N. F. XI. Bd.) S. 523.

350. Belewitsch, Die Augenverletzungen beim Militär in den Jahren 1899
bis 1908. Inaug.-Diss. Petersburg.

351. Bourland, Un cas d'enophtalmus traumatique. Ann. d'Ocul. CXLIII.
p. 350.

352. Cords, Ein Fall von Schläfenschuß mit Lähmung des Augensympathicus.
v. Graefes Arch. f. Ophth. LXXV. S. 113.

353. Coutela et Velter, Hémianopsie homonyme par coup de feu à limite
passant par le point de fixation. Arch. d'Opht. p. 129.

354. Nicolai, Beiträge zur Kriegschirurgie des Sehorgans. Deutsche militärärztl. Zeitschr. Heft 14.

355. Péchin, Verletzung der Orbita durch einen Revolverschuß. (Soc. d'opht.
de Paris.) Bericht: Klin. Monatsbl. f. Augenheilk. XLIX. (N. F. XI. Bd.)
S. 220.

356. Steiner, Ringförmige Trübung der vorderen Linsenfläche nach Schußverletzung der Orbita. Klin. Monatsbl. f. Augenheilk. XLVIII. (N. F.
IX. Bd.) S. 60.

1911. 357. Adam, Mechanik und Wirkung der orbitalen Querschußverletzungen.
Zeitschr. f. Augenheilk. XXVI. S. 1 u. 129.

358. Oguchi, Über die Doppelperforation des Bulbus durch das moderne
Kleinkaliber-Mantelgeschoß. v. Graefes Arch. f. Ophth. LXXX. S. 353.

359. Fleischer, Beitrag zur Wirkung der orbitalen Querschußverletzungen.
Arch. f. Augenheilk. LXX, 3. S. 237.

360. Gross, Very extensive direct rupture of the choroid and retina from
a gun shot. Amer. Journ. of Ophth. p. 97.

361. Jarnatowski, Orbitale Querschußverletzung. Zentralbl. f. prakt. Augenheilk. S. 357.

362. Sievers, Ein Fall von Pseudobulbärparalyse durch Schußverletzung.
Grenzgeb. d. Med. u. Chir. XXVIII.

363. Köhler, Schläfenschüsse mit Sehstörungen. Deutsche med. Wochenschrift. S. 430.

364. Eagleton, Report of a case showing the possibility of exploring the
orbital contents from behind through the cranial fossa. Ophth. Sect.
New York Acad. of Med. 20. Nov.

1912. 365. Lystad, Zur Behandlung des pulsierenden Exophthalmus. Klin.
Monatsbl. f. Augenheilk. L. (N. F. XIII. Bd.) S. 88.

366. Zeller, Die chirurgische Behandlung des pulsierenden Exophthalmus.
Deutsche Zeitschr. f. Chir. CXI. Heft 1.

367. Lange, Zur Kasuistik der Augenverletzungen. Klin. Monatsbl. f. Augenheilk. L. (N. F. XIV. Bd.) S. 553.

368. Maklakow, Auge und Revolver. Russk. Wratsch. S. 373.

369. Terson, Grave blessure de guerre ayant entrainé la destruction d'un
œil simulé une ophtalmie sympathique. Etat du second œil 37 ans
après l'extraction d'un corps étranger cristallin et d'une cataracte
adhérente. Ann. d'Ocul. CXLVII. p. 11.

370. Rollet, Balle dans l'orbite extraite par orbitotomie externe curviligne.
Rév. gén. d'Opht. p. 575.

371. van der Hoeve, Augenverletzungen durch Exerzierpatronen. Klin.
Monatsbl. f. Augenheilk. L. (N. F. XIV. Bd.) S. 214.

1912. 372. **Wagenmann**, Über indirekte Bulbusläsionen nach Orbitalkugelschuß. (Vereinigung Südwestdeutscher Augenärzte.) Bericht: Klin. Monatsbl. f. Augenheilk. LI. (N. F. XV. Bd.) S. 91.

373. **Voss**, Zur Kenntnis der indirekten Bulbusveränderungen bei Orbitalkugelschuß. Inaug.-Diss. Heidelberg.

374. **Beykowsky**, Zur Kasuistik der Schußverletzungen des Auges. Münch. med. Wochenschr. S. 620.

375. **Davis**, Loss of vision after shot wound of orbit. Ophth. Record. p. 136.

1913. 376. **Fugulyán**, Ein Fall von Exophthalmus pulsans. (Erdéker Verein.) Ref.: Jahresber. f. Ophth. S. 659.

377. **Rubritius**, Extraktion von Projektilen aus dem retrobulbären Raum. Deutsche med. Wochenschr. S. 632.

378. **Sandmann**, Indirekte Schußverletzung. Münch. med. Wochenschr. S. 1804.

379. **de Lapersonne et Velter**, Traumatisme de l'orbite et du crâne par balle de revolver. Hémianopsie en quadrant. Revue gén. d'Opht. p. 286.

380. **Wolff**, Schußverletzung der Orbita. Deutsche med. Wochenschr. S. 2575.

381. **Burch**, Bullet wound of the orbit. Ophth. Record. p. 262.

382. **Oguchi**, Augenverletzungen im japanischen Heere während des letzten Krieges. Beiträge zur Augenheilk. Heft 83.

383. **Roy**, Revolver bullet in the chiasma consecutive binocular blindness. Ophthalm. IX. p. 63.

384. **Balbuena**, Tratamiento de la exoftalmia pulsátil etc. Arch. de Oftalm. Hisp.-Amer. XIII. p. 72.

385. **Märtens**, Pulsierender Exophthalmus nach Schläfenschuß. (Verein. Niedersächs. Augenärzte.) Bericht: Klin. Monatsbl. f. Augenheilk. LII. S. 523.

386. **Holbeck**, Die Schußverletzungen des Schädels im Kriege. Beobachtungen und Erfahrungen während des russisch-japanischen Krieges 1904/5. Veröffentlichungen aus dem Gebiete des Militärsanitätswesens. Heft 53.

1914. 387. **Adam**, Augenverletzungen im Kriege. Med. Klinik. Nr. 47. Berlin und Wien, Urban & Schwarzenberg.

388. **Axenfeld**, Kriegsophthalmologische und organisatorische Erfahrungen. Deutsche med. Wochenschr. Nr. 39. S. 1779.

389. **Barbazan**, Les hémianopsies dans les traumatismes du crâne par armes à feu. Thèse de Paris.

390. **Bielschowsky**, Über Sehstörungen im Kriege ohne objektiven Befund. Münch. med. Wochenschr. Feldärztl. Beilage. S. 2443.

391. **Bielschowsky**, Demonstration eines Falles von Evulsio nervi optici dextri durch indirekte Gewalt. Münch. med. Wochenschr. Nr. 52.

392. **Cosmettatos**, Les blessures des yeux pendant les deux dernières guerres gréco-turque et gréco-bulgare. Ann. d'Ocul. CLII. p. 90.

393. **Cosmettatos**, Verletzungen der Augen durch Gewehrkugelschüsse während des Krieges. Arch. f. Augenheilk. LXXVIII. S. 129.

394. **Cosmettatos**, Blessures des yeux par des bombes à main pendant la guerre. Clin. Opht. Oct.

395. **Cramer**, Völlige Ausräumung (Avulsio) des Augapfels mit allen Muskeln durch Querschuß. Münch. med. Wochenschr. S. 465.

396. **Harzbecker**, Deutsche med. Wochenschr. S. 1985.

397. **Heine**, Über Augenverletzungen. Münch. med. Wochenschr. Nr. 39. S. 2013.

398. **v. Hess**, Über die wichtigsten Augenverletzungen im Kriege. Med. Klinik. Nr. 43.

399. **Hertel**, Über Verletzungen des Sehorgans im Kriege. Deutsche med. Wochenschr. Nr. 49. S. 2025.

1914. 400. Oehmig, Deutsche med. Wochenschr. S. 2054.
401. Steindorff, Kriegsophthalmologisches. Berl. klin. Wochenschr. Nr. 45.
1915. 402. Adam, Augenverletzungen im Kriege etc. Med. Klinik. Nr. 2. S. 32.
403. Axenfeld, Hemianopische Gesichtsfeldstörungen nach Schädelschüssen. Klin. Monatsbl. f. Augenheilk. LV. S. 126.
404. Bahr, Ratschläge für die erste Wundbehandlung bei Augenverletzungen im Kriege. Münch. med. Wochenschr. Nr. 20. S. 696.
405. Becker, Retinitis proliferans und Hemianopsie. Münch. med. Wochenschrift. Nr. 36. S. 1222.
406. Bergl, Doppelseitige reflektorische Pupillenstarre nach Schädeltrauma durch Granatfernwirkung. Deutsche med. Wochenschr. S. 1160.
407. Bielschowsky, Sehstörungen infolge intrakranieller Schußverletzungen. Münch. med. Wochenschr. Nr. 16. S. 551.
408. Birch-Hirschfeld, Über Kriegsschädigungen des Auges und augenärztliche Versorgung der Truppen. Zeitschr. f. Augenheilk. XXXIII. S. 266.
409. Birch-Hirschfeld, Über einen Fall von Pupillenzerreißung durch Schußverletzung. Zeitschr. f. Augenheilk. XXXIV. S. 289.
410. Bock, Wien. med. Wochenschr. S. 1847.
411. Bourgeois, Traumatismes graves de l'œil par blessure de guerre, sans lésions immédiatement apparentes. Arch. d'Opht. XXXIV. No. 12. p. 766.
412. Brückner, Kriegsschädigungen des Auges. Jahreskurse f. ärztl. Fortbildung. November.
413. Bernheimer, Über Lid- und Bindehautplastik bei Kriegsverletzungen der Augen. Wien. klin. Wochenschr. Nr. 26.
414. Best, Augenbefunde bei Schädelschüssen. (Kriegschirurgentag in Brüssel.) Münch. med. Wochenschr. S. 569 u. Beiträge z. klin. Chir. XCVI. Heft 4. S. 476.
415. Cantonnet, Blessures de guerre. Arch. d'Opht. XXXIV. No. 9. p. 582, No. 10. p. 651 et No. 11. p. 693.
416. Clarke, Some rare ophthalmic »war« cases. Med. Press and Circular. December.
417. Cramer, Über die völlige Ausreißung (Avulsio) des Augapfels mit allen Muskeln durch Gewehrschuß. Münch. med. Wochenschr. Nr. 13. S. 456.
418. Cohn-Uhthoff, Über Kriegsblindenfürsorge. Med. Klinik. Nr. 52.
419. Cords, Der Wert der Bindehautdeckung im Kriege. Münch. med. Wochenschr. Nr. 35. S. 1196.
420. Cords, Prognose und Therapie der Stirnhirn-Orbita-Schüsse. Zeitschr. f. Augenheilk. XXXIV. S. 133.
421. Cosmettatos, Augenverletzungen durch Artilleriegeschosse. Arch. f. Augenheilk. LXXIX. S. 39.
422. Cosmettatos, Verletzungen der Augen während des Krieges durch »indirekte Geschosse«. Arch. f. Augenheilk. LXXIX. S. 29.
423. Dantrelle, Lésions maculaires dans les blessures de guerre. Arch. d'Opht. XXXIV. p. 745.
424. Deutschmann, Über Enukleation und Exenteration verletzter Augen im Felde. Münch. med. Wochenschr. Oktober. S. 1483.
425. Dimmer, Zwei Fälle von Schußverletzungen der zentralen Sehbahn. Wien. klin. Wochenschr. XXVIII. S. 519.
426. Elschnig, Demonstration eines Falles von pulsierendem Exophthalmus nach Durchschuß durch den Schädel. Wien. klin. Wochenschr. S. 692.
427. Elschnig, Die Versorgung der Verwundeten und Erkrankten im Kriege. Kriegsverletzungen des Auges. Med. Klinik. XI. Nr. 20. S. 553.

1915. 428. Eschweiler und Cords, Über Schädelschüsse. Deutsche med. Wochenschrift. Nr. 15. S. 431.

429. Evans, Organic lesions from shall concussion. Brit. med. Journ. 11. Dec.

430. Feilchenfeld, Die augenärztliche Tätigkeit im Kriege. Deutsche med. Wochenschr. S. 1459.

431. Fleischer, Über die bisher beobachteten Kriegsverletzungen der Augen. Württemb. med. Korrespondenzbl.

432. Genet, L'ophtalmologie sur le front. Lyon. chir. 1 Nov. 1915 et Ann. d'Ocul. CLIII. p. 134. 1916.

433. v. Grosz, Augenverletzungen, Augenkrankheiten und Erblindungen im Kriege. Wien. klin. Wochenschr. Nr. 45.

434. Gowland, Cuerpo estrano intra-orbitario. Bolet. de la Soc. de Buenos Aires. p. 74.

435. Hegner, Über seltene Formen von hemianopischen Gesichtsfeldstörungen nach Schußverletzungen. Klin. Monatsbl. f. Augenheilk. LV. S. 642.

436. Heilborn, Vorläufiger Bericht der Augenabteilung über das zweite Kriegsvierteljahr. Wochenschr. f. Therapie u. Hygiene. S. 134.

437. Hertz and Ormond, The treatment of concussion blindness. Lancet. 1. January.

438. Hessberg, Hirnverletzungen mit Augenstörungen. Berl. klin. Wochenschrift. Nr. 6. S. 141.

439. Hönig, Okulomotoriuslähmung als erstes Symptom eines Stirnhirnabszesses. Klin. Monatsbl. f. Augenheilk. LV. S. 382.

440. Jessop, On the papilloedema in gunshot injuries of the vault of the skull. Ophthalmoscope. XIII. p. 592.

441. Jessop, Ophthalmic injuries in warfare. Disc. Ophth. Review. p. 178.

442. Igersheimer, Über operative Erfahrungen bei Kriegsverletzungen des Auges. Klin. Monatsbl. f. Augenheilk. LIV. S. 585.

443. Kriegschirurgentag in Brüssel. Tilmann, Enderlen. Beiträge z. klin. Chir. XCVI. S. 399.

444. Krückmann, Über Augenverletzungen im Kriege. Med. Klinik. S. 348.

444a. Krückmann, Über Kriegsverletzungen des Auges. Zeitschr. f. ärztl. Fortbildung. Nr. 18 u. Med. Klinik. Nr. 43. S. 1195.

445. Kuh, Blinde Soldaten als Masseure. Münch. med. Wochenschr. S. 1217.

446. Kuhnt, Ein Beitrag zur Beseitigung der hochgradigen traumatischen knochenadhärenten Narbenkolobomektropien der Lider. Zeitschr. f. Augenheilk. XXXIII. S. 198.

447. Kuhnt, Einige allgemeine Bemerkungen zur Operation des Narbenektropiums. Zeitschr. f. Augenheilk. XXXIV. S. 258.

448. Lagrange, Des désordres oculaires médiats ou indirects par les armes à feu. Arch. d'Opht. XXXIV. No. 11. p. 658.

449. Landolt, Double rupture du globe oculaire. Arch. d'Opht. XXXIV. No. 13. p. 817.

450. de Lapersonne, Kriegsverletzungen der Orbita und des Bulbus. Arch. d'Opht. XXXIV. p. 493.

451. de Lapersonne, Syndrome oculo-sympathique: fragment de balle dans la 6e vertèbre cervicale. Arch. d'Opht. XXXIV. No. 9. p. 580.

452. Levebre, La cécité par blessures de guerre. Thèse de Lyon.

453. Liebrecht, Gesichtsschuß. Deutsche med. Wochenschr. S. 514.

454. Lister, Removal of eyes in presence of orbital. Ophth. Review. p. 107.

455. Lister, Ophthalmic injuries in warfare. Disc. Ophth. Review. p. 180.

456. Löwenstein, Augenärztliche Beobachtungen aus der vorderen Reihe der Feldsanitätsanstalten. Prag. med. Wochenschr. Nr. 22 u. Wochenschrift f. Therapie u. Hygiene d. Auges. S. 219.

457. Löwenstein, Augenärztliche Beobachtungen aus einem Notreservespital der südwestlichen Front. Münch. med. Wochenschr. Nr. 51. S. 1772.

1915. 458. Lauber und Henning, Moulagenersatz der Augenlider und Konjunk
tiva für Prothesen bei Kriegsverwundeten. Wien. klin. Wochenschr.
S. 356.

459. Mac Callan, Turkish clearing hospital. Ophthalmoscope. Mai. p. 235.

460. Mangini, Hémorrhagies et ruptures des membranes profondes de l'œil
par blessures de guerre sans altérations apparente du globe. Thèse
de Lyon. Ref.: Ann. d'Ocul. CLIII. p. 47.

461. Noethe, Über Nystagmus bei Verletzungen des Fußes der zweiten
Stirnwindung. Deutsche med. Wochenschr. S. 1217.

462. Oehmig, Ein Fall von rechtsseitiger homonymer Hemianopsie nach
Granatsplitterverletzung am Hinterkopf. Deutsche med. Wochenschr.
Nr. 8. S. 239.

463. Oleynik, Über die in der Augenstation des Festungslazaretts I Königsberg i. Pr. beobachteten Augenverletzungen während der ersten sieben
Kriegsmonate. Zeitschr. f. Augenheilk. XXXIV. S. 301.

464. Oliver, Optic neuritis in gunshot wounds of the skull. Brit. med.
Journ. Dec.

465. Oloff, Über Kriegsschädigungen des Auges. Münch. med. Wochenschrift. S. 275.

466. Oloff, Bemerkenswerte Fälle von Verwundung des Sehorgans. Deutsche
med. Wochenschr. S. 1159.

467. Ormond, Injuries to the eye in warfare. Ophth. Review. p. 225.

468. Paderstein, Zur augenärztlichen Versorgung der Truppen. Deutsche
militärärztl. Zeitschr. Heft 19/20.

469. Pagenstecher, Zur Kenntnis der Netzhautschädigung durch erhöhten
Luftdruck. Münch. med. Wochenschr. S. 46. S. 1586.

470. Palomar de la Torre, Herida penetrante de la orbita con retencion
del projectil. Arch. de Oftalm. Hisp.-Amer. p. 424.

471. Parsons, The psychology of traumatic amblyopia following the explosive of shells. Lancet. April.

472. Pascheff, Beitrag zu den Sehstörungen bei Schußverletzungen der
Okzipitallappen. Sofia.

473. Payr, Erfahrungen über Schädelschüsse. Jahreskurse f. ärztl. Fortbildung. 6. Jahrg. Dezember.

474. Rosenmeyer, Fall von transitorischer Rindenblindheit durch Verletzung
am Hinterhaupt. Münch. med. Wochenschr. S. 18.

475. Rosenstein, Tätigkeit des Augenarztes in der vorderen Linie. Münch.
med. Wochenschr. S. 213.

476. Rothfuchs, Komplette homonyme Hemianopsie. Deutsche med.
Wochenschr. S. 514.

477. Russeff, Zwei Fälle von Lähmung des Halssympathikus mit Augen-
erscheinungen bei Kriegsverletzten. Zeitschr. f. Augenheilk. XXXIII.
S. 294.

478. Salzer, Über Schußverletzungen der Augengegend. Münch. med.
Wochenschr. Nr. 8. S. 277.

479. Sänger, Über die durch den Krieg bedingten Folgezustände im Nerven-
system. Münch. med. Wochenschr. S. 524.

480. Schreiber, Beurteilung der Kriegsverletzungen des Sehorgans. Eine
Anleitung für Lazarettärzte. Münch. med. Wochenschr. Nr. 47. S. 1620.

481. Seidel, Münch. med. Wochenschr. Nr. 24. S. 825.

482. Stargardt, Die Dunkeladaptation des Auges bei Sympathikuslähmung.
Zeitschr. f. Augenheilk. XXXIII. S. 149.

483. Stargardt, Dumdumwirkung eines englischen Infanteriegeschosses.
Münch. med. Wochenschr. S. 18. 1914. S. 2448.

484. Spiro, Augenärztliche Beobachtungen aus dem Felde. Zentralbl. f.
prakt. Augenheilk. S. 49.

1915. 485. Stock, Über die Möglichkeit, schwachsichtig gewordenen Patienten (Soldaten) das Lesen wieder zu ermöglichen. Klin. Monatsbl. f. Augenheilk. LV. S. 217 u. Münch. med. Wochenschr. S. 964.

486. Stock, Kriegsverletzungen der Augen. Münch. med. Wochenschr. Nr. 16. S. 550.

487. v. Szily, Über Augenhintergrundsveränderungen bei Schädelverwundungen. Deutsche med. Wochenschr. S. 1008.

488. Terrien, De quelques troubles visuels consécutifs à l'éclatement des obus. Arch. d'Opht. XXXIV. p. 633.

489. Terrien et Ledoux-Lebard, L'extraction des corps étrangers intraorbitaires sous le controle intermittent de l'écran. Arch. d'Opht. XXXV. p. 35.

490. Terrien et Vinsonneau, Hémianopsie par blessures de guerre. Arch. d'Opht. XXXIV. p. 785.

491. Terrien et Cousin, Prophylaxie des blessures du globe oculaire. Arch. d'Opht. XXXIV. p. 811.

492. Uhthoff, Beiträge zu den hemianopischen Gesichtsfeldstörungen nach Schädelschüssen, besonders solchen im Bereich des Hinterhauptes. Klin. Monatsbl. f. Augenheilk. LV. S. 104.

493. Uhthoff, Zwei Fälle von Trigeminusläsion durch Schußverletzung. Klin. Monatsbl. f. Augenheilk. LIV. S. 391.

494. Velhagen, Eine sehr wichtige Kriegsverletzung der Augen. Münch. med. Wochenschr. Nr. 9. S. 310.

495. Waddy, A case of destruction of cortical visual centres by a rifle bullet. Ophthalmoscope. p. 175.

496. Wessely, Augenärztliche Erfahrungen im Felde. Würzburger Abhandl. aus d. Gesamtgeb. d. prakt. Med. XV. Heft 9. S. 167.

497. Westphal, Über Augensymptome in einem Fall von traumatischer Hysterie. Deutsche med. Wochenschr. Sept. S. 1202.

498. Wood, Shrapnel wound of the occipital region with involvement of the visual centres. Ophth. Record. p. 392.

499. Zade, Über Augenerkrankungen im Felde. Münch. med. Wochenschr. Feldärztl. Beilage. Nr. 22. S. 355 u. Nr. 23. S. 376.

1916. 500. Adam, Über Wirkung und Mechanik orbitaler Schußverletzungen. (Kriegsaugenärztl. Tagung zu Budapest.) Arch. f. Augenheilk. LXXXI. Ergänzungsheft. S. 116.

501. Adam, Über Prothesen bei Verlust des Auges und Defekten in der Augengegend. Bericht über d. 40. Vers. d. Ophth. Ges. Heidelberg. S. 243. (Disk.: Hanke, Birch-Hirschfeld, Lauber, Uhthoff, Hessberg, Franke, Thier.)

501a. Adam, Demonstration stereoskopischer Röntgenbilder von Kriegsverletzungen. Bericht über d. 40. Vers. d. Ophth. Ges. Heidelberg. S. 125.

502. Angelucci, La protezione degli occhi dei soldati e la reducazione dei ciechi di guerra. Arch. di Ottalm. XXIII.

503. Augstein, Doppelseitiger pulsierender Exopthalmus als Kriegsverletzung. Klin. Monatsbl. f. Augenheilk. LVI. S. 484.

504. Abelsdorff, Beiderseits zentrales Skotom bei im übrigen normalem Gesichtsfeld nach Hinterhauptschuß. Klin. Monatsbl. f. Augenheilk. LVI. S. 172.

505. Bartels, Bericht über d. 40. Vers. d. Ophth. Ges. Heidelberg. S. 102. Disk.

506. Behr, Über traumatische hypophysäre Dystrophia adiposa. Bericht über d. 40. Vers. d. Ophth. Ges. Heidelberg. S. 488 u. Klin. Monatsbl. f. Augenheilk. LVIII. S. 10. 1917.

507. Best, Augenspiegelbefunde bei Schädelschüssen. Bericht über d. 40. Vers. d. Ophth. Ges. Heidelberg. S. 95. (Disk.: Cords, Fehr, Schnaudigel, Uhthoff.)

1916. 508. **Bielschowsky**, Evulsio N. optici dextri durch indirekte Verletzung. Münch. med. Wochenschr. Nr. 14. S. 501.

509. **Bielschowsky**, Über Motilitätsstörungen nach Kriegsverletzungen. Bericht über d. 40. Vers. d. Ophth. Ges. Heidelberg. S. 107. (Disk.: Elschnig, Seidel.)

510. v. **Blaskovicz**, Über Operation des traumatischen Lidkoloboms. (Kriegstagung d. Ungar. Ophth. Ges. Disk.: Majewski, v. Pflugk.) Arch. f. Augenheilk. LXXXI. Ergänzungsheft. S. 126.

511. **Birch-Hirschfeld**, Zur Kriegsblindenfürsorge. Med. Klinik. S. 203.

512. **Birch-Hirschfeld**. Einige Bemerkungen zu den plastischen Operationen an Lidern, Bindehaut und Orbita bei Schußverletzungen. Zeitschrift f. Augenheilk. XXXVI. S. 36.

513. **Bourdier**, Sclérectomie par blessure de guerre avec intégrité de la vision. Arch. d'Opht. XXXV. p. 239.

513a. **Bourdier**, Plaies pénétrantes du globe oculaire, leur traitement à l'armée. Clin. opht. Nov. p. 691.

514. **Bourguet** et **Ronnaux**, Hémianopsie homonyme etc. Ann. d'Ocul. CLIII. p. 295.

515. **Cantonnet**, Syndrome de Claude Bernard-Horner et syndrome d'Avellis, associés. Arch. d'Opht. XXXV. p. 140.

516. **Carlotti**, Énucléation avec greffe d'un cartilage dans la cavité orbitaire. Ann. d'Ocul. CLIII. p. 178.

517. **Carsten**, Über Ekblepharonprothesen. Zeitschr. f. Augenheilk. XXXVI. S. 209.

518. **Cassinatis**, Des blessures oculaires de guerre. Clin. opht. Janvier.

519. **Cerise**, Deux cas d'hémianopsie double avec conservation de la vision maculaire. Arch. d'Opht. XXXV. p. 297.

520. **Cohn**, Die Zukunft unserer Kriegsblinden. Breslau, Verlag Korn.

521. **Cords**, Todesursachen bei den Kriegsverletzungen der Orbita. Bericht über d. 40. Vers. d. Ophth. Ges. Heidelberg. S. 306.

522. **Cords**, Zur Therapie orbitaler Fremdkörper im Stellungskriege. Zeitschr. f. Augenheilk. XXXV. S. 26.

523. **Cosse**, La prothèse oculaire. Ann. d'Ocul. CLIII. p. 283.

524. **Coulomb** et **Ruppe**, La prothèse oculo-palpébrale. Ann. d'Ocul. CLIII. p. 137.

525. **Cunningham**, Notes of some war wounds of the eye and orbita. Ophthalmoscope. p. 412.

526. **Danis**, Reconstitution du cul-de-sac de la paupière inférieure par autoplastie cutanée. Ann. d'Ocul. CLIII. p. 69.

527. **Darier**, Blessures oculaires de guerre. Ann. d'Ocul. CLIII. p. 46.

528. **Evans**, Peripheral lesions of shell concussion. Ophthalmoscope. p. 467.

529. **Fleischer**, Über den Ausfall bzw. die Erhaltung des nur von einem Auge bestrittenen sichelförmigen Außenteils des binokularen Gesichtsfeldes (des »temporalen Halbmondes«) durch Schußverletzung. Bericht über d. 40. Vers. d. Ophth Ges. Heidelberg. S. 63.

530. **Frenkel**, Sur un syndrome traumatique du segment antérieur de l'œil. Ann. d'Ocul. CLIII. p. 233.

531. **Frenkel**, Sur un cas de scotome paramaculaire avec abaissement de l'acuité visuelle par blessure de la région occipitale. Arch. d'Opht. p. 218.

532. **Gilbert**, Über Kriegsverletzungen des Sehorgans usw. Arch. f. Augenheilk. LXXX. S. 41.

533. **Gilbert**, Über Schläfen- und Stirnhirnorbitalschüsse. Arch. f. Augenheilk. LXXX. S. 236.

534. **Gladhorn**, Über die Evulsio nervi optici infolge indirekter Verletzungen. Inaug.-Diss. Berlin.

1916. 535. v. Grósz, Die Kriegsblindenfürsorge in Ungarn. Bericht über d. 40. Vers. d. Ophth. Ges. Heidelberg. S. 318.

536. Greeff, Brillen und Schutzapparate des Auges aus Zellon und Triplexglas, militärische Sand-, Schnee- und Gasmaskenbrillen. Bericht über d. 40. Vers. d. Ophth. Ges. Heidelberg. S. 294.

537. Greenwood, Ophthalmoscopic work in a British base hospital. Transact. of the Amer. Ophth. Soc. XIV. II. p. 529. Ophthalmoscope. p. 409.

538. Guglianetti, Sui traumatismi di guerra del bulbo oculare etc. Arch. di Ottalm. XXIII. Fasc. 1, 2 e 3.

539. Gutmann, Über Querschläger bei Augenhöhlen-Gesichtshöhlenschüssen. Deutsche med. Wochenschr. Nr. 34. S. 1036.

540. Gutmann, Erfahrungen über Augen- und Augenhöhlenbeteiligung bei Kriegsverletzungen der Kiefer. Berl. klin. Wochenschr. Nr. 36. S. 1000.

541. Gutmann, Augen- und Augenhöhlenbeteiligung bei den Kriegsverletzungen der Kiefer. Mischs Lehrbuch: Die Kriegsverletzungen der Kiefer und der angrenzenden Teile.

542. Harriet, Cataractes polaires postérieures d'origine traumatique. Arch. d'Opht. XXXV. p. 374.

543. Henning Rönne, Querschußläsion der Orbita. (Ophth. Ges. zu Kopenhagen.) Bericht: Klin. Monatsbl. f. Augenheilk. LVI. S. 570.

544. v. Herrenschwand, Seltenere Kriegsaugenverletzungen. Wien. klin. Wochenschr. Nr. 4. S. 115.

545. Hertel, Sektionsbefunde bei Augenkriegsverletzungen. (Kriegsaugenärztl. Tagung zu Budapest.) Arch. f. Augenheilk. LXXXI. Ergänzungsheft. S. 122.

545a. Hertel, Über Fremdkörperverletzungen des Auges im Kriege. Bericht über d. 40. Vers. d. Ophth. Ges. Heidelberg. S. 117.

546. v. Hippel, Die Bedeutung der Stauungspapille bei Hirnschüssen. Bericht über d. 40. Vers. d. Ophth. Ges. Heidelberg. S. 74.

547. Holmes and Lister, Disturbances of vision from cerebral lesions, with special reference to the cortical representation of the macula. Brain. June. Ref.: Amer. Journ. of Ophth. February 1917.

548. Jessop, Quelques leçons ophtalmologiques de la guerre. Arch. d'Opht. XXXV. p. 193.

549. Jickeli, Einseitige Sympathikuslähmung nach Schußverletzung. Klin. Monatsbl. f. Augenheilk. LVI. S. 538.

550. v. Imre, Plastische Operationen an den Augenlidern und in der Umgebung des Auges nach Kriegsverletzungen. (Kriegstagung d. Ungar. Ophth. Ges. in Budapest. Disk.: Levinsohn, Majewski, v. Pflugk.) Arch. f. Augenheilk. LXXXI. Ergänzungsheft. S. 130.

551. Klocke, Herstellung künstlicher Gesichtsprothesen. Med. Klinik. Nr. 21. p. 566.

552. Kriegstagung der deutschen Blindenanstalten. Uhthoff usw. Ref.: Klin. Monatsbl. f. Augenheilk. LVII. S. 176.

553. Krückmann, Über gleichzeitige Verwundungen der Augen- und der Kieferhöhle. (Kriegstagung d. Ungar. Ophth. Ges.) Arch. f. Augenheilk. LXXXI. Ergänzungsheft. S. 143.

554. Krückmann, Über Kriegsblindenfürsorge. (Kriegstagung d. Ungar. Ophth. Ges. zu Budapest. Disk.: Dimmer, Schmeichler, Augstein.) Arch. f. Augenheilk. LXXXI. Ergänzungsheft. S. 143.

555. Krusius, Zur Beurteilung und Behandlung Augenverletzter im Felde. Deutsche med. Wochenschr. Nr. 25. S. 775.

556. Krusius, Die Erfolge der Augapfelnaht und -deckung zur Erhaltung des Auges bei frischen Augapfelverletzungen. Bericht über d. 40. Vers. d. Ophth. Ges. Heidelberg. S. 150.

1916. 557. **Kuhnt**, Über Neubildung von in ganzer Dicke und in ganzer oder umschriebener Ausdehnung zu Verlust gekommenen Augenlidern. Zeitschrift f. Augenheilk. XXXVI. S. 147.

558. **Kuhnt**, Über plastische Operationen am Augapfel, an den Lidern und der Orbita. Zeitschr. f. Augenheilk. XXXVI. S. 1.

559. **Kuhnt**, Plastische Operationen an den Lidern und der Orbita bei Augenverletzungen im Kriege. Bericht über d. 40. Vers. d. Ophth. Ges. Heidelberg. S. 233.

560. **Lagrange**, Un cas de cécité etc. Arch. d'Opht. XXXV. p. 210.

561. **Levinsohn**, Kriegstagung d. Ungar. Ophth. Ges. Disk. Arch. f. Augenheilk. LXXXI. Ergänzungsheft. S. 131.

562. **Löwenstein und Rychlik**, Schädelschüsse und Sehnerv. Med. Klinik. XII. Nr. 6. S. 144.

563. **Löwenstein**, Bericht von Augenverletzungen im Gebirgskriege. Bericht über d. 40. Vers. d. Ophth. Ges. Heidelberg. S. 313.

564. **Löhlein**, Psychogene Blicklähmung unter dem Bilde einer beiderseitigen Lähmung aller äußeren Augenmuskeln. Klin. Monatsbl. f. Augenheilk. S. 541.

565. **Meyerhof**, Beitrag zur unteren Hemianopsie nach Schädelschuß. Klin. Monatsbl. f. Augenheilk. LVI. S. 62.

566. **Meyerhof**, Inkongruente Hemianopsie nach Schädelschuß. Klin. Monatsbl. f. Augenheilk. LVII. S. 390.

567. **Müller, L.**, Über Plastik des Bindehautsackes. Wien. klin. Wochenschr. Nr. 8.

568. **v. Mutschenbacher**, Sehstörungen bei Schädelverletzungen. Deutsche med. Wochenschr. Nr. 48. S. 1471.

569. **Morax**, L'hémianopsie par contusion du crâne. Ann. d'Ocul. CLIII. p. 112.

570. **Morax et Moreau**, Étiologie des blessures oculaires par projectiles de guerre. Ann. d'Ocul. CLIII. p. 321.

571. **Neunhöffer**, Lidplastik. Deutsche med. Wochenschr. Nr. 16. S. 494.

572. **Oloff**, Über psychogene Kriegsschädigungen des Auges. Bericht über d. 40. Vers. d. Ophth. Ges. Heidelberg. S. 304.

573. **Pagenstecher, A. H.**, Über Sehstörung nach Schußverletzung am Hinterhaupt. Arch. f. Augenheilk. LXXX. S. 229.

574. **Passera**, I traumatismi oculari nell' esercito. Novara.

575. **Peters**, Die Augenheilkunde in der Kriegszeit. Rektoratsrede. Rostock.

576. **Pfister**, Skleralruptur mit Aniridie, Linsenluxation und Drucksteigerung infolge Granatsplitterverletzung des Auges. Inaug.-Diss. Heidelberg.

577. **Pierre Marie et Chatelin**, Les troubles visuels dus aux lésions des voies optiques intracérébrales dans les blessures de l'encéphale par coup de feu. Ann. d'Ocul. CLIII. p. 36.

578. **Pincus**, Klinische Beobachtungen an Hinterhauptschüssen. Bericht über d. 40. Vers. d. Ophth. Ges. Heidelberg. S. 56.

579. **Plocher**, Über orbitale Steckschüsse, ihre Symptomatologie, Prognose und Therapie. Klin. Monatsbl. f. Augenheilk. LVI. S. 27.

580. **Rados**, Ein Fall von hochgradigem Enophthalmus traumaticus. Med. Klinik. Nr. 47. S. 1245.

581. **Rauch**, Ophthalmologische Fehlgriffe im Felde. Berl. klin. Wochenschrift. S. 113.

582. **Reis**, Zur Beurteilung der Einbuße an Erwerbsfähigkeit infolge traumatischer homonymer Hemianopsie. Zeitschr. f. Augenheilk. XXXVI. S. 273.

583. **Roche**, Les paralysies du sympathique du cervical dans les blessures de guerre. Arch. d'Opht. XXXV. p. 339.

584. **Roemheld**, Tabes dorsalis oder Meningitis traumatica nach Kopfschuß? Ref.: Klin. Monatsbl. f. Augenheilk. LVII. S. 619.

1916. 585. Röntgen-Atlas der Kriegsverletzungen. Allg. Krankenhaus St. Georg Hamburg. (Lucas Graefe und Sillem, Red, Albers-Schönberg.)

586. Rollet et Mangini, Lésions des membranes profonds de l'œil par blessures de guerre avec intégrité du globe. Clin. opht. Février.

587. Rollet, Prothèse orbito-palpébrale en cire et caoutchouc chez les blessés de guerre. Arch. d'Opht. XXXV. p. 134.

588. Sachse, Über eine neue Methode, zerschossene und verunstaltete Augenhöhlen zu dehnen und zu formen. Münch. med. Wochenschr. Nr. 51. Feldärztl. Beilage. S. 1815.

589. de Saint-Martin, Pronostic des plaies pénétrantes du globe oculaire par blessures de guerre. Ann. d'Ocul. CLIII. p. 43.

590. de Saint-Martin, De la chirurgie oculaire dans les ambulances de l'avant au cours de la première année de la guerre (Août 1914—Juillet 1915). Ann. d'Ocul. CLIII. p. 7.

591. Salzer, Augenheilkunde im Felde. Merkblätter für Feldunterärzte. Münch. med. Wochenschr. S. 140.

592. Schieck, Die Verhütung der sympathischen Ophthalmie bei Kriegsverletzungen. Bericht über d. 40. Vers. d. Ophth. Ges. Heidelberg. S. 160.

593. Schneider, Le tétanos consécutif aux lésions oculaires. Ann. d'Ocul. CLIII. p. 395.

594. Schottke, Die Schlesische Blindenunterrichtsanstalt und unsere Kriegsblinden. Klin. Monatsbl. f. Augenheilk. LVI. S. 293.

595. Silex, Über Verletzungen des Sehorgans und über Kriegsblindenfürsorge. Münch. med. Wochenschr. Nr. 16. S. 571.

596. Silex, Neue Wege in der Kriegsblindenfürsorge. Berlin, Karger.

597. Sourdille, Prothèse oculaire chez les blessés de guerre. Arch. d'Opht. XXXV. p. 356.

598. Stock, Schießbrillen und andere optische Korrektionen. Bericht über d. 40. Vers. d. Ophth. Ges. Heidelberg. S. 281.

599. Suker, Lesion in upper portion of cuneus. Ophth. Record. p. 471.

600. v. Szily, Ophthalmoskopische Befunde von Kriegsverletzungen. Bericht über d. 40. Vers. d. Ophth. Ges. Heidelberg. S. 135.

601. v. Szily, Atlas der Kriegsaugenheilkunde. 1. Lief. Stuttgart, Enke.

602. van Schevensteen, Hémianopsie homonyme etc. Ann. d'Ocul. CLIII. p. 240.

603. Terson, La dionine parmi les réactifs oculaires de la mort. Ann. d'Ocul. CLIII. p. 122.

604. Terrien, Réparation des lésions conjonctivales et palpébrales par blessures de guerre. Arch. d'Opht. XXXV. Nov.-Déc. p. 350.

605. Uhthoff, Kriegsophthalmologische Erfahrungen und Betrachtungen. Berl. klin. Wochenschr. Nr. 1. S. 5.

606. Uhthoff, Über die Verletzungen der zentralen Sehbahnen und des Sehzentrums bei Schädel-, speziell Hinterhauptschüssen. Bericht über d. 40. Vers. d. Ophth. Ges. Heidelberg. S. 7. (Disk.: Best, Franke, Cords, Pascheff, Bartels, Igersheimer, Bielschowsky, Schieck.)

607. Valois et Rouveix, Les borgnes de la guerre. Ann. d'Ocul. CLIII. p. 519.

607a. Valois et Rouveix, Prothèse orbitaire. Clin. opht. Août.

608. Wissmann, Die Beurteilung von Augensymptomen bei Hysterie. Samml. zwangl. Abhandl. X. Heft 1/2.

609. Witmer, Über Schüttelnystagmus. Klin. Monatsbl. f. Augenheilk. LVII. S. 361.

610. Ziemssen, Augenärztliche Tätigkeit bei einer Armee im jetzigen Kriege. Bericht über d. 40. Vers. d. Ophth. Ges. Heidelberg. S. 326.

1917. 611. Axenfeld, Blepharoplastik durch Ohrmuschelübertragung in ganzer Dicke. Deutsche med. Wochenschr. S. 1182.

1917. 612. **Axenfeld**, Inwieweit sind sehschwache Kriegsbeschädigte den Kriegsblinden gleichzustellen? Klin. Monatsbl. f. Augenheilk. LVIII. S. 275.

613. **Best**, Hemianopsie und Seelenblindheit bei Hirnverletzungen. v. Graefes Arch. f. Ophth. XCIII. S. 49.

614. **Bielschowsky**, Die Förderung des akademischen Blindenwesens im Kriege. Klin. Monatsbl. f. Augenheilk. LIX. S. 115.

615. **Borchard** und **Schmieden**, Lehrbuch der Kriegschirurgie. Leipzig.

616. **Bruhn**, Zur Anwendung von Unterlagen für die chirurgische Wiederherstellung der Augenhöhle und ihrer Umgebung. Klin. Monatsbl. f. Augenheilk. LVIII. S. 511.

617. **Beauvieux**, Les troubles visuels dans les blessures par coup de feu de la sphère visuelle corticale ou des radiations optiques. Arch. d'Opht. XXXV. p. 410, 458, 560 et 617.

618. **Caillaud**, Un cas d'exophtalmie pulsatile double par blessure de guerre. Arch. d'Opht. XXXV. p. 746.

619. **Cosse** et **Delord**, Hémianopsie latérale homonyme droite, compliquée d'hémianopsie en quadrant inférieur gauche. Ann. d'Ocul. CLIV. p. 118.

620. **Cosse**, Les aveugles de la guerre. Leur rééducation. Leur avenir. (Soc. d'Opht.) Ann. d'Ocul. CLIV. p. 307.

621. **Cruise**, Protection of the eye in warfare. Brit. Journ. of Ophth. I. p. 527.

622. **Duverger**, Deux mois d'ophtalmologie d'urgence dans un hôpital d'évacuation. Ann. d'Ocul. CLIV. p. 585.

623. **Duverger**, Procédé permettant la réfection exacte du borde libre des paupières. Arch. d'Opht. XXXV. p. 677.

624. **Elschnig**, Konvergenzkrämpfe und intermittierender Nystagmus. Klin. Monatsbl. f. Augenheilk. LVIII. S. 142 u. 299.

625. **Elschnig**, Beiträge zur Glaukomlehre. I. Pulsierender Exophthalmus und Glaukom. v. Graefes Arch. f. Ophth. XCII. S. 101.

626. **Emanuel**, Über die Behandlung von Augenverwundeten in der vordersten Augenstation. Münch. med. Wochenschr. Nr. 50. S. 1603.

627. **Erkes**, Zur Therapie der retrobulbären Schußverletzungen der Orbita. Münch. med. Wochenschr. Nr. 45. S. 1473.

628. **Faschingbauer** und **Böhler**, Über indirekte Schußfrakturen der Schädelbasis. Deutsche med. Wochenschr. Nr. 16. S. 482.

629. **Fuchs** und **Pötzl**, Jahrb. f. Psych. u. Neurol. XXXVIII.

630. **Hirschfeld**, Bemerkungen zur Psychotherapie der hysterischen Blindheit. Med. Klinik. Nr. 13.

631. **Igersheimer**, Zur Anatomie der Contusio bulbi durch Schußverletzung. v. Graefes Arch. f. Ophth. XCIII. S. 269.

632. **Kehrer**, Psychogene Störungen des Auges und des Gehörs. Arch. f. Psych. u. Nervenkrankh. LVIII. S. 402.

633. **Kehrer**, Über seelisch bedingte Hör- und Sehausfälle bei Soldaten. Münch. med. Wochenschr. Nr. 38. S. 1250.

634. **Klauber**, Umschriebene Verletzung des Sehnerven in der Schädelhöhle durch einen Geschoßsplitter. Klin. Monatsbl. f. Augenheil. LIX. S. 413.

635. **Kolbe**, Über doppelseitige Erblindung bei Kriegsteilnehmern. Inaug.-Diss. Breslau.

636. **Krause**, Die Schußverletzungen des Gehirns. Med. Klinik. XIII. S. 233.

637. **Lacroix**, Notes sur le fonctionnement d'un service opht. dans les ambulances de l'avant. Arch. d'Opht. XXXV. p. 482.

638. **Lagrange**, Les fractures de l'orbite. Paris, Masson. Ref.: Ann. d'Ocul. CLIV. p. 552.

639. **Lauber** und **Henning**, Die Lidbulbusprothesen. Klin. Monatsbl. f. Augenheilk. LVIII. S. 66.

640. **Magitot**, Knorpelverpflanzung bei Wunden des Auges. Amer. Journ. of Ophth. Mai. p. 150.

1917. 641. Marguliès, Periphere Fazialislähmung mit fehlendem Bellschem Phänomen. Klin. Monatsbl. f. Augenheilk. LVIII. S. 99.

642. Mayer, Westsche Operation bei Schußverletzungen des Tränennasenganges. Münch. med. Wochenschr. Nr. 25. S. 816.

643. Morax et Désangès, Les lésions traumatiques des voies lacrymales produites par les projectiles de guerre. (Soc. d'Opht. de Paris. 14 Juin.) Ann. d'Ocul. CLIV. p. 450.

644. Morax, Projectiles intra-craniens multiples ayant donné lieu à plusieurs syndromes oculaires; hémianopsie homonyme, kératite neuroparalytique. paralysie des dextro-gyres. Ann. d'Ocul. CLIV. p. 300.

645. Noher, Über Motilitätsstörungen des Auges bei Kriegsteilnehmern. Inaug.-Diss. Breslau.

646. Oloff, Zur Kasuistik der psychogenen Kriegsschädigungen des Sehorgans. Münch. med. Wochenschr. Nr. 6. S. 196. Feldärztl. Beilage.

647. Poppelreuter, Die psychischen Schädigungen durch Kopfschuß im Kriege 1914/16 mit besonderer Berücksichtigung der pathopsychologischen, pädagogischen, gewerblichen und sozialen Beziehungen. I. Die Störungen der niederen und höheren Sehleistungen durch Verletzungen des Okzipitalhirns. Leipzig, L. Voss.

648. Pulfer, Über eine Orbitalschußverletzung mit Ausfallserscheinungen des Geruchs- und Geschmacksnerven, sowie einzelner Quintusäste. Inaug.-Diss. München.

649. Roche, Les inégalités pupillaires dans les lésions de la région maculaire et paramaculaire. Arch. d'Opht. XXXV. p. 680.

650. Römheld, Über Pupillenstörungen und tabesähnliche Krankheitsbilder nach Hals- und Kopfschüssen. Deutsche Zeitschr. f. Nervenheilk. LVI. S. 282.

651. Sänger, Die durch die Kriegsverletzungen bedingten Veränderungen im optischen Zentralapparat. Münch. med. Wochenschr. S. 1498.

652. Silex, Kriegsblinde in der Landwirtschaft. Klin. Monatsbl. f. Augenheilk. LVIII. S. 463.

653. Silex, Die Kriegsblinden in Halbau. Klin. Monatsbl. f. Augenheilk. LIX. S. 166.

654. Stock, Über Kriegsverletzungen des Auges. Med. Klinik. Nr. 14. S. 405.

655. v. Szily, Atlas der Kriegsaugenheilkunde. 2. Lief. Stuttgart, Enke.

656. Uhthoff, Weitere persönliche Erfahrungen und Betrachtungen zur Kriegsblindenfürsorge. Klin. Monatsbl. f. Augenheilk. LVIII. S. 431.

657. Uhthoff, Beiträge zur Gutachtertätigkeit der Ophthalmologen bei Kriegsteilnehmern. Klin. Monatsbl. f. Augenheilk. LVIII. S. 489.

658. Valois, Note sur la prothèse oculaire. Ann. d'Ocul. CLIV. p. 356.

658a. Valois, Prothèse oculo-palpébrales avec l'œil artificiel mobile. Arch. d'Opht. XXXV. p. 556.

659. Velter, Plaies pénétrantes du crâne par projectiles de guerre. etc. Paris. Ref.: Ann. d'Ocul. CLIV. p. 553.

660. Walker, Die Stellung des Augenarztes im Kriege. Ophth. Record. p. 229.

661. Wallis, Papilloedema in relation to gunshot fracture of the mandible. Brit. Journ. of Ophth. I. p. 492.

662. Watkyn-Thomas, A case of ethmoidal injury associated with papilloedema, abducens palsy, and other ocular lesions. Brit. Journ. of Ophth. I. p. 484.

663. Weber, Beitrag zur Kenntnis der orbitalen Steckschüsse. Inaug.-Diss. Heidelberg.

664. Weekers, Organisation du service d'ophtalmologie à l'armée. Ann. d'Ocul. CLIV. p. 569.

665. Wessely, Auge. Lehrbuch d. Kriegschirurgie v. Borchard u. Schmieden. S. 484. Leipzig, Barth.

1918. 666. Bielschowsky, Beiträge zum Blindenbildungswesen. Heft 1. Berlin, J. Springer.

667. Blatt, Beiträge zur genauen Lokalisierung der orbitalen Steckschüsse durch klinische Symptome. Wien. klin. Wochenschr. Nr. 2. S. 61.

668. Bussy, Amaurose transitoire chez les commotionnés. Ann. d'Ocul. CLV. p. 423.

669. Clausen, Verbesserung der Stumpfbildung nach operativer Entfernung des Auges. Bericht über d. 41. Vers. d. Ophth. Ges. Heidelberg. S. 178.

670. Cords, Die pralle Durchblutung der Orbita. Klin. Monatsbl. f. Augenheilk. LX. S. 759.

671. Cords, Seltene Nervenschädigungen durch Schußverletzung. Zeitschr. f. Augenheilk. XXXIX. S. 225.

672. Danis, Reconstitution of the lower cul-de-sac by cutaneous autoplasty. Brit. Journ. of Ophth. June. II. p. 332.

673. Dufour, Über Kriegsverletzungen. (Vers. d. Schweizer Augenärzte.) Bericht: Klin. Monatsbl. f. Augenheilk. LXI. S. 468.

674. Emanuel, Augenärztliche Erfahrungen in Feldlazaretten. Klin. Monatsbl. f. Augenheilk. LX. S. 777 u. LXI. S. 293.

675. Esser, Über plastische Operationen des Gesichts durch Rotation der Wange. Münch. med. Wochenschr. Nr. 7. S. 195.

676. Frenkel, Étude sur le syndrome traumatique du segment antérieur de l'œil. Ann. d'Ocul. CLV. p. 78.

677. Fromaget, Réflexions sur un service de chirurgie oculo-orbitaire de l'armée. Arch. d'Opht. XXXVI. p. 146.

678. Fowelin und Idelson, Gehirnaneurysma nach Schußverletzung usw. Deutsche med. Wochenschr. S. 345.

679. Geller und Ohm, Großhirnrindennystagmus bei einem Soldaten. Klin. Monatsbl. f. Augenheilk. LX. S. 329.

680. Goldschmidt, Beitrag zur Lidplastik bei Anophthalmus. Bericht über d. 41. Vers. d. Ophth. Ges. Heidelberg. S. 170.

681. Goldstein und Gelb, Zeitschr. f. d. ges. Neurol. u. Psych. XLI. Heft 1—3.

682. Gordon Holmes, Disturbances of vision by cerebral lesions. Brit. Journ. of Ophth. July. II. p. 353.

683. v. Grosz, Die Augenheilkunde im Kriege. Arch. f. Augenheilk. LXXXIII. S. 62.

684. Hessberg, Über die Behandlung von Gesichtsverletzungen Kriegsbeschädigter, besonders in der Umgebung des Auges. Med. Klinik. Nr. 4. S. 86.

685. Hönig, Erfahrungen auf dem Gebiete der Augenheilkunde. II. Wien. med. Wochenschr. S. 102.

686. Jahn, Eine wesentliche Verbesserung der Sehschärfe durch stenopäischen Spalt. Klin. Monatsbl. f. Augenheilk. LX. S. 181.

687. Janssen, Die Indikation für die Entfernung von Kriegsgeschossen usw. Beiträge z. klin. Chir. CXII. (I.) S. 125.

688. Kausch, Augenhöhlenplastik. Med. Klinik. Nr. 28. S. 702.

689. Klauber, Klinische und histologische Beobachtungen über das Ödem des Sehnervenkopfes bei Gehirnverletzten. Klin. Monatsbl. f. Augenheilk. LX. S. 504.

690. Lagrange, Atlas d'ophtalmoscopie de guerre. Paris, Masson & Co. Ref.: Arch. d'Opht. XXXVI. p. 125.

691. Lauber, Über Schußverletzungen der Augenhöhle. Klin. Monatsbl. f. Augenheilk. LXI. S. 66.

692. Lauber, Die Lidbulbusprothese. Bericht über d. 41. Vers. d. Ophth. Ges. Heidelberg. S. 177.

693. Lemière, Amblyopie transitoire chez un commotionné. Ann. d'Ocul. CLV. p. 108.

1918. 694. Levi-Sander, Augenärztliches aus einem Feldlazarett. Klin. Monatsbl. f. Augenheilk. LX. S. 266.

695. Meller, Über die Verschwartung der Ader- und Netzhaut nach Schüssen durch die Augenhöhle. Klin. Monatsbl. f. Augenheilk. LX. S. 494.

696. Moreau, Trois cas de nystagmus chez les commotionnés. Ann. d'Ocul. CLV. p. 236.

697. Moreau, Sur les troubles de la vision maculaire par les lésions traumatiques de la région occipitale. Ann. d'Ocul. CLV. p. 357.

698. Pascheff, Seltene nervöse Augenstörungen nach verschiedenen Kriegsverletzungen. Bericht über d. 41. Vers. d. Ophth. Ges. Heidelberg. S. 202 u. Klin. Monatsbl. f. Augenheilk. LXI. S. 684.

699. Pichler, A., Beobachtungen über traumatischen Enophthalmus in drei Kriegsjahren. v. Graefes Arch. f. Ophth. XCV. S. 145.

700. Polack, Vue d'ensemble de la question de la protection oculaire. Ann. d'Ocul. CLV. p. 246.

701. Polyák, Zwei Fälle von Schußverletzungen der Nase mit Verletzung des Tränensacks und Nebenhöhleneiterung durch intranasale Dakryozystostomie geheilt. Internat. Zentralbl. f. Rhinol. XXXIV. S. 67.

702. Raether, Ein Beitrag zur okulären Hysterie. Deutsche med. Wochenschrift. Nr. 37. S. 1017.

703. Rauch, Spontane Luftdruckeinwirkung auf die Netzhautgefäße des menschlichen Auges. Med. Klinik. Nr. 49. S. 1206.

704. Reitsch u. Röper, Schußverletzung des unteren Halsmarkes, günstiger Operationserfolg. Einseitige, willkürliche Pupillenerweiterung. Neurol. Zentralbl. S. 98.

705. Roche, A propos de l'amélioration de la prothèse. Arch. d'Opht. XXXVI. p. 41.

706. Rössler, Hornhautveränderung nach Trigeminusverletzung. Wien. klin. Wochenschr. Nr. 35. S. 979.

707. Rukop, Neue klinische und pathologisch-anatomische Daten für das Gebiet der Augenheilkunde aus dem gegenwärtigen Kriege. Klin. Monatsbl. f. Augenheilk. LXI. S. 433 u. 598.

708. de Saint-Martin, Résultats éloignés d'une blessure des deux orbites par balle de revolver. Ann. d'Ocul. CLV. p. 427.

709. Salus, Doppelseitiger pulsierender Exophthalmus. Klin. Monatsbl. f. Augenheilk. LX. S. 253.

710. Silex und Betty Hirsch, Bericht über unsere dreijährige Tätigkeit an der Blindenlazarettschule usw. Berlin, Selbstverlag der Lazarettschule.

711. Stargardt, Über Wundbehandlung im Felde. Bericht über d. 41. Vers. d. Ophth. Ges. Heidelberg. S. 162.

712. Stocker, Diskussion. Klin. Monatsbl. f. Augenheilk. LXI. S. 468.

713. v. Szily, Atlas der Kriegsaugenheilkunde. 3. Lief. Stuttgart, Enke.

714. Sztanejevits, Über psychogen bedingte assoziierte Blickparesen. Wien. klin. Wochenschr. Nr. 29. S. 812.

714a. Terrien et Cousin, Blessures du globe par éclats de grenade. Nouveau modèle de masque pare-éclats. Arch. d'Opht. XXXVI. p. 129.

715. Vacher, Les plaies orbito-sinusiennes de guerre. Arch. d'Opht. XXXVI. p. 175 et Ann. d'Ocul. CLV. p. 241.

716. Velter, Les troubles oculaires dans les blessures du crâne. Arch. d'Opht. XXXVI. p. 17 et 91.

717. Wätzold, Schwierige Fragen für den begutachtenden Truppenfacharzt. Bericht über d. 41. Vers. d. Ophth. Ges. Heidelberg. S. 139.

718. Wessely, Die besondere Mechanik tangentialer Granatsplitterverletzungen des Bulbus. Bericht über d. 41. Vers. d. Ophth. Ges. Heidelberg. S. 146.

1918. 719. Wilbrand und Sänger, Die Verletzungen der Sehbahnen des Gehirns mit besonderer Berücksichtigung der Kriegsverletzungen. J. F. Bergmann. (Daselbst weitere Literatur.)

1919. 720. Bartels, Über kortikale Augenabweichungen und Nystagmus sowie über das motorische Rindenfeld für die Augen- und Halswender. Klin. Monatsbl. f. Augenheilk. LXII. S. 673.

721. Best, Über Störungen der optischen Lokalisation bei Verletzungen und Herderkrankungen im Hinterhauptlappen. Neurol. Zentralbl. Nr. 13. S. 427.

722. Best, Zur Theorie der Hemianopsie und der höheren Sehzentren. v. Graefes Arch. f. Ophth. C. S. 1.

723. Delord, Étude statistique de la cécité etc. Ann. d'Ocul. CLVI. p. 410.

724. Dorff, Über latenten Nystagmus. Klin. Monatsbl. f. Augenheilk. LXII. S. 804.

725. Esser, Herstellung von behaarten Augenlidrändern. Klin. Monatsbl. f. Augenheilk. LXII. S. 202.

726. Glauning, Über Veränderungen in der Augenhöhle und an den retrobulbären Teilen des Auges bei Kopfschüssen. Klin. Monatsbl. f. Augenheilk. LXII. S. 68.

727. Heermann, Zur Behandlung der Tränensackeiterung bei Kieferverletzten mit der Westschen Operation. Klin. Monatsbl. f. Augenheilk. LXII. S. 88.

728. Hellpach, Die Kriegsneurasthenie. Zeitschr. f. d. ges. Neurol. u. Psych. XLV.

729. Hessberg, Über die operative Beseitigung des Ektropiums des Unterlides im inneren Lidwinkel. Klin. Monatsbl. f. Augenheilk. LXII. S. 84.

730. Joachim, Über einen Fall von Granatsplitterverletzung des Orbitaldachs, die zu indirekter subkonjunktivaler Skleralruptur führte. Inaug.-Diss. Heidelberg.

731. Karplus, Zur Pathologie des Halssympathicus. Wien. klin. Wochenschr. Nr. 21. S. 551.

732. Klauber, Bericht über die Augenverletzungen im Kriege aus dem Jahre 1917. Klin. Monatsbl. f. Augenheilk. LXII. S. 246.

733. de Lapersonne, Résultats du traitement précoce des blessures orbito-oculaires. Arch. d'Opht. XXXVI. p. 387.

734. Lemaître et Garmy, De l'extraction des corps étrangers peri-orbitaires. Ann. d'Ocul. p. 265.

735. Lexer, Wimpernersatz durch freie Transplantation behaarter Haut. Klin. Monatsbl. f. Augenheilk. LXII. S. 486.

736. Monbrun, Le centre cortical de la vision et les radiations optiques. Les hémianopsies de guerre et la projection rétienne cérébrale. Arch. d'Opht. XXXVI. p. 641.

737. Morax, Moreau et Castelain, Les différents types d'altération de la vision maculaire dans les lésions traumatiques occipitales. Ann. d'Ocul. CLVI. p. 1.

738. v. Nagy, Zur Kasuistik des pulsierenden Exophthalmus. Inaug.-Diss. Tübingen.

739. Neitzert, Tränensack- und Tränendrüsenoperationen im Vereinslazarett Universitäts-Augenklinik zu Heidelberg. Inaug.-Diss. Heidelberg.

740. Pichler, Klinische Beobachtungen. I. Luxation des einen, Ausreißung des anderen Auges durch Schuß. II. Traumatische Stauungspapille. Zentralbl. f. prakt. Augenheilk. XLIII. S. 6 u. 9.

741. Saenger, Ein Fall von dauernder zerebraler Erblindung nach Hinterhauptsverletzung. Neurol. Zentralbl. Nr. 7. S. 210.

742. Spalding, Revolver bullet injury of both orbits etc. Arch. of Ophth. XLVIII. p. 317.

743. Velter, Ophtalmoplégie externe bilatérale traumatique. Arch. d'Opht. XXXVI. p. 611.

1919. 744. Walther, Pathologisch-anatomischer Befund eines 14 Jahre zuvor infolge Orbitalkugelschusses erblindeten Auges. Inaug.-Diss. Heidelberg.

744a. Wilson, Gunshot injuries of the cortical visual areas. Brit. Journ. of Ophth. III. p. 453.

1920. 745. Adam, Ein weiterer Beitrag zur Mechanik der orbitalen Querschußverletzungen. Bericht über d. 42. Vers. d. Deutsch. Ophth. Ges. Heidelberg. S. 262.

746. Bachstez, Über die Anatomie und Entstehung der sogenannten Ausreißung des Sehnerven. Klin. Monatsbl. f. Augenheilk. LXV. S. 827.

747. Best, Ergebnisse der Kriegsjahre für die Kenntnis der Sehbahnen und Sehzentren. Zentralbl. f. d. ges. Ophth. III. S. 193.

748. Eck, Über 90 in der Universitäts-Augenklinik zu Heidelberg zur Behandlung gekommene Fälle von doppelseitiger Kriegserblindung. Inaug.-Diss. Heidelberg.

749. Erggelet, Pulsierender Exophthalmus. Münch. med. Wochenschr. Nr. 14. S. 412.

750. Fenton, The organization and activities of the ophthalmic service in the American army of occupation. Amer. Journ. of Ophth. III. S. 343.

751. Fleischer und Ensinger, Homonym-hemianopische Gesichtsfeldstörungen nach Schädel-, speziell Hinterhauptschüssen. Über 67 Kriegsverletzungen des Hinterhaupts bzw. der Sehbahnen. Klin. Monatsbl. f. Augenheilk. LXV. S. 181.

752. Frenkel, Revue gén. d'Opht. XXXIV. p. 1.

753. Goldstein, Kurt und Reichmann, Über praktische und theoretische Ergebnisse aus den Erfahrungen an Hirnschußverletzten. Ergebn. d. inn. Med. u. Kinderheilk. XVIII. S. 405.

754. Krauss, Ophthalmochirurgische Felderfahrungen bei Schädelschüssen mit besonderer Berücksichtigung der Erscheinungen an der Sehnervenpapille. Klin. Monatsbl. f. Augenheilk. LXIV. S. 194.

755. Sattler, C. H., Pulsierender Exophthalmus. Dieses Handb. 2. Aufl. Bd. IX. Kap. XIII.

756. Wätzold, Wer ist kriegsblind? Bericht über d. 42. Vers. d. Deutsch. Ophth. Ges. Heidelberg. S. 212.

757. Wiegmann, Zwei Fälle von Sehnervenschädigung mit ungewöhnlichem Verlauf nach Schädeltrauma. Klin. Monatsbl. f. Augenheilk. LXIV. S. 287.

758. Rousseau, René, Observation de corps étranger intra-orbitaire. Hématome des gaines du nerf optique. Ann. d'Ocul. CLVII. p. 48.

1921. 759. Bab, Die Ursachen der Kriegsblindheit. Zeitschr. f. Augenheilk. XLV. S. 214.

760. Ricker, Die pathologische Anatomie der frischen mechanischen Kriegsschädigungen des Hirns und seiner Hüllen. Handb. d. ärztl. Erfahrungen im Weltkriege 1914/1918. VIII. Path. Anat. herausg. v. L. Aschoff. S. 334.

1922. 761. Axenfeld, Der augenärztliche Heeresdienst. Handbuch d. ärztl. Erfahrungen im Weltkriege 1914/1918. V. Augenheilkunde. Leipzig, Barth. S. 3.

762. Gilbert, Augenärztliche Tätigkeit in Front und Feldlazarett. Ebenda. S. 33.

763. Löwenstein, Augenverletzungen im Gebirgskriege. Ebenda. S. 46.

764. Adam, Über die Mechanik und Wirkung von Gewehr- und Schrapnellkugelschüssen bei Verletzungen des Augapfels und seiner Umgebung. Ebenda. S. 56.

765. Fleischer, Die Augenverwundungen durch Explosivgeschosse einschließlich Luftdruck. Ebenda. S. 72.

766. Schieck, Verhütung der sympathischen Ophthalmie im Kriege. Ebenda. S. 123.

767. Oloff, Über psychogene und funktionelle Augenstörungen im Felde. Ebenda. S. 188.

1922. 768. **Krückmann**, Kriegserblindungen und Kriegsblindenfürsorge. Ebenda. S. 217.

769. **Greeff**, Schutzbrillen und Augenschutzvorrichtungen im Felde. Ebenda. S. 255.

770. **Stock**, Über optische Hilfsmittel für schwachsichtig gewordene Soldaten. Ebenda. S. 271.

771. **Uhthoff**, Die Verletzungen der zentralen optischen Bahnen und des Sehzentrums bei Schädelschüssen, speziell Hinterhauptschüssen. Ebenda. S. 303.

772. **v. Hippel**, Die Stauungspapille bei Schädelschüssen. Ebenda. S. 320.

773. **Bielschowsky**, Störungen im Augenbewegungsapparat als Kriegsschäden. Ebenda. S. 335.

774. **Hertel**, Fremdkörperverwundungen des Auges. Ebenda. S. 361.

775. **Cords**, Über orbitale Durchschüsse und Steckschüsse. Ebenda. S. 405.

776. **Kuhnt**, Plastische Operationen an Lidern und Bindehaut bei Kriegsverletzten. Ebenda. S. 449.

777. **Gutmann**, Gleichzeitige Verwundungen der Orbita und der Nebenhöhlen. Ebenda. S. 523.

778. **Schnaudigel**, Über Augenprothesen bei Kriegsverwundeten. Ebenda. S. 532.

779. Augenärztliche Operationslehre. Dieses Handbuch. 2. u. 3. Aufl. Berlin, Julius Springer.

780. **Feilchenfeld**, Reichsstatistik über Kriegsblinde. Klin. Monatsbl. f. Augenheilk. LXIX. S. 342.

781. **Strehl**, Die Blindenstudienanstalt in Marburg, ihr Zweck und ihr Ziel. Klin. Monatsbl. f. Augenheilk. LXIX. S. 345.

VII. Beschädigung des Auges durch Verletzung des übrigen Körpers.

§ 248.   Primäre oder sekundäre Beschädigungen des Sehorgans werden bei den mannigfachsten Verletzungen des übrigen Körpers oder seiner Organe beobachtet. Je nach der Art der Läsion und ihrer Folgen können sie neben den übrigen Verletzungsfolgen an Bedeutung zurücktreten oder aber mehr in den Vordergrund treten und bei der dauernden Verminderung der Erwerbsfähigkeit durch die Verletzungsfolgen wesentlich mit in Betracht kommen.

Zahlreiche Beschädigungen des Auges durch Verletzungen des übrigen Körpers wurden bereits in den bisherigen Abschnitten erwähnt.

So wurden besonders die mannigfachen primären und sekundären Schädigungen, die das Sehorgan einschließlich der für das Auge wichtigen Nerven und Gefäße bei den verschiedenartigen Verletzungen des Schädels und des Gesichts erleiden kann, in den einzelnen Abschnitten ausführlich abgehandelt. Ebenso wurden schon die Verletzungen des Sympathicus bei Verletzungen am Halse bei den verschiedenartigen Verletzungen berücksichtigt.

Ferner wurde hingewiesen auf die Annahme von Betriebsunfällen bei akuten Vergiftungen, die das Auge in Mitleidenschaft ziehen (S. 237), bei Hitzschlag mit Sehnervenerkrankung (S. 237), bei Erfrierung, bei Durchnässung und heftiger Erkältung mit nachfolgenden Augenaffektionen (S. 238), bei Zirkulationsstörungen, Blutungen usw., durch Heben schwerer Lasten (S. 239), bei Störungen durch heftigen Schreck (S. 239), bei Netzhautablösung durch Heben, Bücken, Erschütterung des Körpers (S. 239), bei Glaukom nach Schreck, Gemütsbewegung, Schokwirkung, nach Fraktur des Femur (Fall Thilliez) usw. (S. 240). Hervorgehoben wurde (S. 240), daß bei einer Reihe von Erkrankungen des Körpers und seiner Organe, z. B. Erkrankungen des Zentralnervensystems und seiner Hüllen, Erkrankungen des Herzens, der Nieren usw. das Trauma eine ursächliche Rolle spielen kann, sei es daß es direkt die Affektion hervorruft, sei es daß es den Verlauf verschlimmert und beschleunigt oder sonst einen wesentlich mitwirkenden Faktor darstellt, so daß diese Erkrankungen als entschädigungspflichtige Unfälle anerkannt werden müssen. Bei einer Reihe dieser Erkrankungen können im weiteren Verlaufe auch Veränderungen an den Augen auftreten, die dann ebenfalls als indirekte Unfallfolgen anzusprechen sind.

Wiederholt, sowohl in § 41, S. 204 als auch in den einzelnen Abschnitten des speziellen Teils, wurde betont, daß die nach Verletzungen des Körpers oder seiner Organe auftretenden traumatischen Neurosen zu den mannigfachsten Augensymptomen führen.

Hingewiesen wurde bereits auf die verschiedenartigen indirekten Kontusionsfolgen am Auge, am Optikus und den übrigen Nerven durch Erschütterung infolge von Verletzungen des übrigen Körpers durch Sturz, Fall usw. (S. 400). Erwähnt wurden z. B. danach auftretende Linsentrübungen (S. 486), Linsenluxation (S. 503), Glaukom durch Schokwirkung (S. 538), Aderhautruptur (S. 551), Veränderungen an den Netzhautgefäßen (S. 571), Netzhautablösung (S. 597), Orbitalblutung durch Bücken usw. (S. 670), Orbitalemphysem (S. 677), Sehnervenläsionen durch Fall auf die Füße oder das Gesäß (S. 760). Auch manche Vorkommnisse bei Geburtsverletzungen gehören hierher, z. B. die Netzhautblutung bei spontanen Geburten (§ 158, S. 869).

Sodann können die chemisch wirksamen Substanzen, die auf den Körper einwirken, indirekt zu Augenläsionen führen, sowohl endogen als auch ektogen. Hingewiesen wurde z. B. auf Vergiftung von Wunden durch Substanzen, die auch auf das Auge schädlich wirken, auf endogene Augenbeschädigung bei äußerlich angewandten Mitteln, z. B. Chrysarobin (S. 1749), sodann auf Mitbeteiligung der Augen bei Erkrankungen durch äußerlich angewandte Mittel, gegen die vielfach Idiosynkrasie besteht, z. B. Jodoform, Sublimat usw. Hierher gehören ferner die Vergiftungen durch zahlreiche gasförmige, flüssige oder feste Substanzen, die, in den Körper gelangt, am Auge, am Optikus usw. die mannigfachsten Läsionen hervorrufen. Viele akute Vergiftungen werden als Betriebsunfälle anerkannt. Ich muß es mir hier versagen, die zahlreichen Gifte, die dem Sehorgan Schaden bringen können, aufzuzählen und muß auf die Lehrbücher der Toxikologie und auf das Handbuch von Lewin und Guillery (1905): Die Wirkung von Arzneimitteln und

Giften auf das Auge, hinweisen, in dem die zahlreichen Substanzen abgehandelt sind.

In den früheren Abschnitten wurde sodann hingewiesen auf die Augenstörungen bei Verletzungen durch Blitzschlag oder Kurzschluß in Fällen, in denen die Augen selbst nicht direkt getroffen waren, ebenso auf die durch strahlende Energien, z. B. Sonnenstich, Hitzschlag. Auch bei Explosionsverletzungen können die Augen, ohne direkt verletzt zu sein, indirekt Schaden nehmen, z. B. durch giftige Gase oder durch Gewalteinwirkung auf den übrigen Körper, z. B. durch Zubodenstürzen usw.

Es seien noch einige Beispiele von Augenläsionen durch Heben schwerer Lasten oder durch Überanstrengung angeführt. Bei derartigen Schädigungen, die bei der Betriebsarbeit entstehen, liegt Betriebsunfall vor, wenn die Arbeit eine außergewöhnliche, über den Rahmen der gewöhnlichen Tätigkeit des Betroffenen hinausgehende Anstrengung bedingte.

So begutachtete v. HIPPEL sen. (1908) einen Fall, bei dem durch Heben eines schweren Deckels offenbar ein Staphylom geplatzt war, so daß es zu sekundärer Infektion mit Panophthalmie kam.

THILLIEZ (1906) teilte 2 Fälle von Makulablutung mit, in dem einen nach Überanstrengung beim Radfahren und im anderen nach anstrengender Feldarbeit.

BARLAY (1901) berichtete über einen Fall von Erblindung, welcher infolge des Aufhebens einer schweren Last plötzlich erfolgte. Anfangs war der Augenhintergrund des völlig erblindeten Auges normal, später entstand Atrophia nervi optici simplex. Angenommen wurde als Ursache der Erblindung eine Blutung in die Optikusscheide.

In einem Fall, in dem v. HASELBERG (1913) den Befund als atypische Aderhautruptur gedeutet und als Ursache der Ruptur das Heben einer Last angenommen hatte, konnte ich als Obergutachter (1913) diese Annahme nicht bestätigen, der Befund sprach für alte abgeheilte Netzhautablösung, nicht für Ruptur.

In einem von BRADBURNE (1915) mitgeteilten Fall zeigte eine Akrobatin, deren Körper bei einem Kunststück in der Luft hängend etwa 3 dutzendmal um eine vertikale Achse herumgeschleudert wurde, Blutungen in Konjunktiva und Oberlidern. GRIFFITH (1911) sah bei einem Schüler, der längere Zeit eine Stellung mit dem Kopf nach unten angenommen hatte, eine episklerale Blutung.

Nach starken Blutverlusten durch Verletzung können Sehstörungen analog denen nach anderweitigem starkem Blutverlust auftreten, die meist auf periphere Optikusläsion, seltener auf Läsion der Optikuszentren zu beziehen sind.

CARLINI (1906) fand Amaurose in einem Fall nach starkem Blutverlust infolge von Verletzung der Arteria radialis. Die Amaurose schwand nach 2 Tagen, dann hob sich der Visus auf $^1/_{10}$, wobei die Gesichtsfelduntersuchung das Bild der unvollständigen linksseitigen Hemianopsie bot. Veränderungen des Augenhintergrundes konnten selbst mehrere Monate nach der Verletzung nicht nachgewiesen werden. Angenommen wurde eine pathologische Veränderung in beiden kortikalen Sehzentren, das rechte Sehzentrum schien stärker betroffen.

PINCUS (1918) berichtete über 2 Fälle von Sehnervenerkrankung nach Blutverlust im Anschluß an schwere Verwundungen im Kriege.

Die an Verletzungen des übrigen Körpers sich anschließenden Infektionen können das Auge mannigfach in Mitleidenschaft ziehen. So kann Erysipel des Kopfes auf die Augenlider übergehen und schwere Schädigungen des Sehorgans herbeiführen durch Lidgangrän, Orbitalphlegmone, Sehnervenerkrankung usw. Infizierte Kopfverletzungen können, wie bereits in den früheren Abschnitten erwähnt wurde, zu den verschiedensten Komplikationen am Sehorgan führen. Anderweitige verschiedenartige Affektionen meist metastatischer Natur können am Auge auftreten, wenn es infolge von Wundinfektion einer Körper- oder Extremitätenwunde zu Septikämie oder Pyämie gekommen ist.

So berichtet z. B. LACAUSSADE (1905) über Lidphlegmone als Folgezustand eines septischen Stiches des Handgelenks.

Über metastatische Ophthalmie nach infizierten Kriegsverwundungen berichtete v. SZILY (1917) an der Hand von 4 Fällen, in denen er den Verlauf der metastatischen Augenentzündung von Anbeginn an beobachten und anschließend die genaue histologische und bakteriologische Untersuchung ausführen konnte. Es handelte sich um einen Infanteriekugelschuß des Gesichts und eine Querschlägerverwundung am Gesäß, um einen Granatsteckschuß am Halse und um zwei infizierte Schußverletzungen der unteren Extremität durch Artilleriegeschoß. Im ersten Fall war die Panophthalmie doppelseitig, in den anderen 3 Fällen einseitig. Ein weiterer Fall ist mitgeteilt von CORIAT und BOULAI (1918).

Läsion des Sehorgans nach ausgedehnter Hautverbrennung.

§ 249. Nach ausgedehnter Hautverbrennung kommen hämorrhagische und entzündliche Veränderungen an der Netzhaut und am Sehnerven vor, die meist unter dem Bild der Retinitis haemorrhagica oder der Neuroretinitis oder der Neuritis retrobulbaris verlaufen und zu vorübergehender oder bleibender Sehstörung führen.

Die genannten Veränderungen stehen in einem direkten ursächlichen Zusammenhang mit der ausgedehnten Hautverbrennung, und zwar ist die Ursache zu sehen teils in der durch die Verbrennung hervorgerufenen Veränderung des Blutes, teils in dem Auftreten von toxischen Schädlichkeiten.

Es ist bekannt, daß bei ausgedehnter Hautverbrennung zu den lokalen Veränderungen gewisse allgemeine hinzutreten, die der Ausdruck einer mehr oder weniger tiefen Störung des gesamten Stoffwechsels des Organismus sind. So kommen schwere Schädigungen des Allgemeinbefindens und der verschiedensten Körperorgane vor, die sich in Fieber, blutigen Stühlen, Darmgeschwüren, Nierenerkrankung usw. äußern. Auch ist bekannt, daß, wenn etwa $2/3$ der Körperoberfläche selbst nur im ersten Grad der Verbrennung betroffen sind, in kurzer Zeit der Tod sicher eintritt. Es stellt sich Apathie ein, der Puls wird frequent, klein, die Respiration beschleunigt, die Temperatur sinkt unter die Norm, die Patienten werden zyanotisch und gehen soporös zugrunde, manchmal nachdem Delirien dem Kollaps voraufgingen.

Hinsichtlich des ursächlichen Zusammenhangs zwischen ausgedehnter Hautverbrennung und den genannten Augenveränderungen verweise ich auf die Arbeiten von mir (1888) und von Lindenmeyer (1906), in denen die verschiedenen Möglichkeiten der ätiologischen Momente näher besprochen sind.

Kasuistik. Mooren (1884) teilte mehrere Fälle von Augenveränderung nach ausgedehnter Hautverbrennung mit und erwähnte, daß diese Erkrankungen nicht so selten seien. In einem 1858 beobachteten Fall fand er nach oberflächlicher Verbrennung des Gesichts, der Brust und der Arme Netzhautblutungen von teils punktförmiger, teils streifiger Gestalt. Mooren gab an, daß auch Neuritis optica, Chorioretinitis ohne Hämorrhagie bei Hautverbrennung vorkämen. Er führte noch einen Fall an, bei dem nach Verbrennung der Unterschenkel eine doppelseitige Neuroretinitis mit starker Hyperästhesie der Retina auftrat.

Sodann erwähnte Knies (1888) auf Grund einer Beobachtung aus der chir. Klinik in Zürich das Vorkommen von Netzhautblutungen nach Hautverbrennung. Ferner habe ich (1888) einen von mir auf der chir. Klinik zu Göttingen beobachteten Fall von ausgesprochener Retinitis haemorrhagica nach Verbrennung der linken Gesichtshälfte, des linken Armes mit der Hand, des Rückens und beider Unterschenkel ausführlich mitgeteilt. Die Blutungen lagen zirkumpapillär, die Papillen waren gerötet, unscharf begrenzt und die Venen stark ausgedehnt, auch fanden sich streifige Trübungen an einzelnen Gefäßen und kleine weiße Flecke in der Retina. Das Sehvermögen war stark herabgesetzt auf Fingerzählen in 4—5'. Nach der Verbrennung waren starke Störungen des Allgemeinbefindens, darunter blutige Stühle, Fieber, Pulsfrequenz, Benommensein usw. aufgetreten. Wegen der Benommenheit ließ sich nicht sicher feststellen, wann die Sehstörung zuerst aufgetreten war. Schon 3 Wochen nach der Verbrennung fielen unstete Augenbewegungen auf, die zu der Augenuntersuchung Anlaß gaben. Die Erkrankung heilte mit voller Sehschärfe aus, nur blieben die Papillen blaß.

Lindenmeyer (1906) teilte einen Fall von Neuritis retrobulbaris mit. Betroffen waren von der Verbrennung der Handrücken, das untere Zweidrittel der Vorderarme und das Gesicht. Etwa 3 Wochen nach der Verbrennung bemerkte der Verletzte Abnahme des Sehvermögens, die schnell zunahm. Es fanden sich bei der Untersuchung 7 Wochen nach der Verletzung neben mehreren zirkumpapillären Netzhautblutungen, Verschwommensein der Papillengrenze, Abblassung der temporalen Papillenhälfte, Herabsetzung des Sehvermögens bis auf Fingerzählen in 1 m mit Zentralskotom für Weiß und Farben. Nach weiteren 5 Wochen war das Sehvermögen auf rechts $^1/_{15}$, links $^1/_{35}$ gehoben, die Papillenabblassung hatte zugenommen.

Läsion des Sehorgans bei den sog. Caisson-Erkrankungen.

§ 250. Bei den sog. Caisson-Erkrankungen, die bei Leuten, die in komprimierter Luft arbeiten, wie Tauchern, Caisson-Arbeitern usw. auftreten und als Betriebsunfälle anzusehen sind, kommen in seltenen Fällen auch Läsionen des Sehorgans vor.

Pick (1907) hat die Aufmerksamkeit der Ophthalmologen auf diese Augenerkrankungen bei Caisson-Arbeitern hingelenkt und selbst einen Fall mit ophthalmoskopischen Veränderungen mitgeteilt. Er wies darauf hin, daß in der zusammenfassenden Bearbeitung der Luftdruckerkrankungen von Heller (1900) folgende Beobachtungen erwähnt sind: 4 Fälle von transitorischen Augenmuskel-

lähmungen (Parese der N. abducentes), 1 Fall von Ptosis mit Akkommodations-
schwäche, 1 Fall von Hemianopsie und 2 Fälle von vorübergehender Amaurose
(Catsaras). In dem von Pick (1907) mitgeteilten Fall, der einen bei dem Neu-
bau einer Brücke beschäftigten Caisson-Arbeiter betraf, fanden sich neben
schweren Allgemeinerscheinungen wie Fieber, motorischer Schwäche, Pulsbeschleunigung, Sopor usw. an beiden Augen Neuritis optica und Blutungen im Augenhintergrund. Die Papillen waren gerötet, die Grenzen verwaschen, die Venen
in der Netzhaut stark ausgedehnt, die Makulagegend ödematös geschwollen mit
rotem Foveafleck. In der Makulagegend fanden sich kleine retinitische Flecken
und rechts eine deutliche Blutung. Die Erkrankung heilte mit voller Sehschärfe
vollständig aus. Die Veränderungen der Sehnerven und der Netzhaut wurden
als die Folgen von Gasembolien der Netzhaut angesehen.

Einen weiteren Fall hat Callan (1908) mitgeteilt, bei dem Stauungspapille
mit einigen streifigen Blutungen im Nerven und in der Makulagegend beobachtet
wurden. Der Tunnelschleusenarbeiter hatte mehrere Monate ohne Beschwerden
im Senkkasten (in der Unterwasserglocke) gearbeitet. Dann traten leichte Anfälle, 2—3 in der Woche auf und 1 Monat vor der Untersuchung war er beim
Verlassen der Schleuse hingestürzt, zeigte vorübergehende Lähmung der Beine
und Arme und es traten Sehschwäche und Diplopie ein. Ophthalmoskopisch
fanden sich beiderseits Stauungspapille mit einigen streifigen Blutungen in den
Nerven und in der Makulagegend, Herabsetzung des Visus und konzentrische
Gesichtsfeldeinengung. Nach 2 Monaten Krankenhausbehandlung stieg der Visus
auf $^6/_{12}$, die Blutungen waren resorbiert und die Diplopie verschwunden. Angenommen wurde eine intrakranielle Drucksteigerung durch die Kongestion mit
nachfolgendem Ödem und Hämorrhagien des Gehirns, möglicherweise durch Zerreißung der kleinsten Gefäße infolge von Gasaustritt.

Wie Pick (1907) ausführte, werden die bei Caisson-Arbeitern auftretenden
Erkrankungen ätiologisch nach 2 Richtungen unterschieden: 1. die beim
Einschleusen entstehenden Ohrerkrankungen (Blutungen des Mittelohrs, Perforation des Trommelfells usw.) infolge der Druckdifferenz zwischen Luft
im Mittelohr und der Außenluft, 2. die sog. Dekompressionserkrankungen
beim Ausschleusen durch die Druckerniedrigung. Hierher gehören Störungen
der Zirkulation und Atmung, nervöse Erkrankungen, Paraplegien, Bewußt-
seinsstörungen und selbst Todesfälle. Die Ursache der Dekompressionserkrankungen liegt, wie Autopsie und Experimente bewiesen haben, in dem
Freiwerden von Gas, hauptsächlich von Stickstoff, aus dem Blut infolge der
schnellen Druckerniedrigung. In den ganz akuten Fällen kann es zu Luftembolie des Herzens und schnellem Tod kommen, in anderen Fällen führt
die Verschleppung von Gasblasen mit dem Blut zu Gasembolien mit nachfolgender Nekrose. Das Gas vermag 6 Tage im Blut zu kreisen, bevor es
definitiv entfernt wird.

Läsion der Augen bei Stauungsblutungen nach starker Kompression der Brust oder des Unterleibs.

§ 251. Bei den Stauungsfolgen nach starker Kompression der Brust
oder des Unterleibs, bei denen massenhafte und ausgedehnte Blutungen vor-

nehmlich in der Haut des Kopfes und des Gesichtes, des Halses, des Nackens, seltener der oberen Extremität, sowie häufig in den Schleimhäuten des Mundes usw. auftreten, sind die Augen in mehrfacher Hinsicht mitbeteiligt. Die Verletzungen entstehen meist nach starker Kontusion oder Quetschung des Rumpfes infolge von Einklemmung, z. B. durch Maschinenteile, durch Fahrstuhl, durch Puffer von Eisenbahnwagen, durch Zertrümmerung von Eisenbahnwagen bei Eisenbahnunglücken, ferner infolge von Verschüttet-werden, Überfahrenwerden, infolge von forcierten Stemm-, Hebe- und Preß-bewegungen bei der Gefahr, durch eine Last erdrückt zu werden.

Kasuistik. Die ersten Beobachtungen von Stauungsblutungen nach Kompression des Unterleibs, die HUETER und VOGT in je 1 Fall zu machen Gelegenheit hatten, sind von WILLERS (1873) ausführlicher mitgeteilt. Sodann berichteten PERTHES (1899) über ausgedehnte Blutextravasate am Kopf nach Kompression des Thorax an der Hand von 2 Fällen und kurz darauf BRAUN (1899) über einen Fall nach Kompression des Unterleibs. Veranlaßt durch diese beiden letzten Mitteilungen habe ich einen im Jahre 1888 auf der LEBERschen Klinik in Göttingen beobachteten Fall nach Kompression des Körpers durch einen Fahrstuhl bekannt gegeben, das Interesse der Ophthalmologen auf diese Verletzungen hingewiesen und die Pathogenese eingehender besprochen. Der ausführlich mitgeteilte Fall war der erste, in dem auch Netzhautblutungen ophthalmoskopisch nachgewiesen waren. Ich konnte sodann noch 4 Fälle kurz anführen, bei denen nach schwerem Eisenbahnunglück Thoraxkompression mit Stauungsblutungen an der Bindehaut und äußeren Haut des Kopfes beobachtet waren. Seitdem sind zahlreiche weitere Fälle mitgeteilt von HOPPE (1901), PICHLER (1901), MORIAN (1901), BURRELL und CRANDON (1902), NIEMANN (1903), BRAUN (1904), NECK (1904), SCHEER (1904), WIENCKE (1904), BEACH und COLL (1904), BORCHARDT (SCHEER 1904), WEGENER (Charité-Annalen Bd. 27), MILNER (1905), JOYNT (1905), ANDERWERTH (1906), BÉAL (1906, 1909), MÖSER (1906), BEATSON (1908), LANG (1909), SCHULTZE (1909), HENNING RÖNNE (1909, 1910), STOEWER (1910), POULARD und CANQUE (1911), PARKER (1911), LE ROUX (1913).

Als Kriegsverletzung beobachtete ich Stauungsblutungen nach Verschüttung im Unterstand.

Klinischer Befund. Die Verletzten bieten ein eigenartiges Aussehen dar. Vor allem erscheint die Haut des Gesichtes, Kopfes und Halses stark geschwollen, gedunsen, unförmig verdickt und durch massenhafte kleine oder etwas größere Blutextravasate blaurot oder selbst blauschwarz verfärbt. Die Hautblutungen und Schwellungen erstrecken sich oft auf den Nacken und den oberen Teil des Rumpfes und selbst bis auf die Arme. Blutungen und Ödeme können sich ferner an den Schleimhäuten der Nasenrachenhöhle und oberen Luftwege, vor allem an den Lippen, am Gaumen, im Rachen, an der Zunge usw. finden.

Stellen, an denen ein elastischer Gegendruck z. B. durch Hosenträgerbänder abgegeben wird, können frei bleiben, worauf ich zuerst hinwies.

In den meisten Fällen ist das Allgemeinbefinden nicht schwer beteiligt, die Verletzten behielten das Bewußtsein, ein Beweis, daß intrakranielle

Stauungsfolgen und Blutungen in der Regel bei der Stauung durch Rumpfkompression nicht vorliegen.

In selteneren Fällen kommt es aber infolge von intrakraniellen Stauungsfolgen zu Zerebralerscheinungen mit Bewußtseinsstörung, seltener mit Lähmung, Hemiparese usw., und in schwersten Fällen tritt der Tod ein. Die Leichen zeigen dann noch die charakteristischen Veränderungen der äußeren Haut infolge der vorangegangenen starken Rumpfkompression.

Bei der Verletzung durch Rumpfkompression weisen die Augen verschieden hochgradige und verschiedenartige Veränderungen auf.

Das äußere Auge, die Lider und die Bindehaut, sind durchweg mitbeteiligt. Die Lider sind ebenso wie die Gesichtshaut stark geschwollen, gedunsen und durch zahlreiche, kleinere oder größere Petechien blaurot oder blauschwarz verfärbt. In der Bindehaut finden sich ebenfalls massenhafte kleine oder größere Blutungen, die durch subkonjunktivale Blutungen abgehobene Bindehaut kann wulstförmig in die Lidspalte vorgedrängt sein.

Vielfach besteht mehr oder weniger erheblicher Exophthalmus durch orbitale Blutungen. Dadurch kann das erschreckende Aussehen, das die Verletzten darbieten, gesteigert werden.

Während massenhafte Stauungsblutungen am äußeren Auge konstant sind, kommen Blutungen im Augeninnern nur seltener vor. In einer kleinen Anzahl der Fälle wurden Netzhautblutungen gefunden, und zwar handelte es sich meist nur um einzelne kleine Hämorrhagien. Ausnahmsweise wurde eine kleine Glaskörperblutung nachgewiesen. In ganz vereinzelten Fällen kann die venöse Hyperämie der Netzhautgefäße etwas stärker sein und neben Blutungen Netzhautödem vorliegen.

In mehreren Fällen wurde eine vorübergehende hochgradige Sehstörung ohne entsprechenden ophthalmoskopischen Befund beobachtet, deren Ursache noch weiterer Aufklärung bedarf. Ebenso kann vorübergehend Mydriasis mit anfangs fehlender und dann träger Reaktion ohne Erblindung beobachtet werden.

In einzelnen Fällen wurden Veränderungen nachgewiesen, die auf eine Läsion des Optikus hinwiesen und die zu ophthalmoskopisch nachweisbarer partieller oder totaler Sehnervenatrophie führten. Das Wesen dieser Störung ist noch nicht genügend aufgeklärt, in Betracht kommen als Ursache Blutungen in den Nerven, Blutungen in die Sehnervenscheide, bleibende Veränderungen an den Gefäßen. In diesen Fällen kommt es zu dauernder Herabsetzung der Sehschärfe, zu Gesichtsfeldstörung oder selbst zu vollständiger Amaurose.

Netzhautblutungen bei Stauung durch Rumpfkompression wurden beobachtet in den Fällen von WAGENMANN (1900), BURRELL AND CRANDON (1902), NECK (1904), SCHEER (1904), WIENECKE (1904), MÖSER (1906) BÉAL (1906, 1909), HENNING RÖNNE (1910), STOEWER (1910).

Neben den Netzhautblutungen fand Stoewer (1910) stärkere venöse Stauung der Netzhautvenen und Netzhautödem. Béal (1906) beobachtete nach Kompression des Thorax durch die Puffer am Eisenbahnwagen am rechten Auge eine Blutung in der Makulagegend mit zentralem absolutem Skotom, Ödem des zirkummakularen Gewebes, enge Arterien und Abblassung der temporalen Papillenhälfte und am linken Auge nur die letztgenannte Veränderung. In einem zweiten Fall beobachtete Béal (1909) nach Kompression des Thorax und des vorderen Teils des Halses durch eine Transmissionsachse am linken Auge eine vorübergehende Erblindung und am rechten Auge eine paramakulare Blutung, Ödem der paramakularen und peripapillären Zone und eine Atrophie der Sehnervenpapille mit starker Verengerung der Arterien. Angenommen wurde, daß unter dem Einfluß des gesteigerten Blutdruckes die Elastica der Art. central. retinae eingerissen wurde, sich dann aufgerollt und zu einem Verschluß des Lumens der Zentralarterie geführt hatte.

In einem von Henning Rönne (1909, 1910) mitgeteilten Fall trat erst einige Tage nach der Kompression des Thorax durch einen Fahrstuhl zunehmende Sehstörung mit Amaurose am linken Auge bei anfangs normalem ophthalmoskopischem Befund und nachfolgender Sehnervenatrophie auf, während am rechten Auge eine kleine Retinalblutung ebenfalls erst einige Tage nach der Verletzung in Erscheinung trat.

Lang (1909) berichtete über eine partielle Sehnervenatrophie mit Gesichtsfelddefekt nach oben. In einem von Möser (1906) mitgeteilten Falle, bei dem Retinalblutungen beobachtet waren, kam es später zu partieller Optikusatrophie.

Über anfängliche, aber bald vorübergehende Erblindung ohne ophthalmoskopischen Befund berichteten Perthes (1899, in 2 Fällen), Neck (1904), Joynt (1905), Anderwerth (1906), Béal (1909).

Braun (1899) fand nach der Verletzung Erweiterung der Pupille mit anfangs fehlender, später träger Reaktion.

Parker (1911) beobachtete nach Kompression durch einen Aufzug neben doppelseitigem Exophthalmus und Bluterguß unter die Bindehaut rechts weiße Papille mit starker Erweiterung der Venen und leichtem Netzhautödem und links nur Venenerweiterung und leichtes Netzhautödem; rechts bestand Amaurose, links normale Sehschärfe. Le Roux (1913) fand nach Thoraxkompression neben doppelseitigen Blutungen an den Lidern und Bindehaut nur rechterseits Ödem am Sehnerven, sowie Blutungen am Sehnerv und Netzhaut mit Ausgang in Sehnervenatrophie.

Als Kriegsverletzung beobachtete ich folgenden Fall. Hauptmann v. N., der von mir wegen Lidzerreißung durch Hufschlag operiert war, erlitt, wieder an die Front gekommen, bald darauf eine schwere Verschüttung im Unterstand mit mehrfachem Beinbruch und starken Hautblutungen. Ophthalmoskopisch fand sich beiderseits starke Ausdehnung und Schlängelung der Venen mit leichter Verschleierung des Papillenrandes und linksseitigen Netzhautblutungen. Herzbefund und Blutdruck normal.

Verlauf. Die Schwellung der äußeren Haut nimmt schnell ab und die Blutungen resorbieren sich in kurzer Zeit. Ebenso gehen die Veränderungen des äußeren Auges bald zurück, doch können die Reste der Hämorrhagien noch nach Wochen nachweisbar sein. Die Netzhautblutungen gehen ebenfalls bald zurück. War mit den Netzhautblutungen eine Sehstörung verbunden, so tritt meist entsprechende Besserung ein.

Durch makulare Blutung kann anfangs starke Herabsetzung der Sehschärfe mit Skotom veranlaßt sein, die aber später zurückgeht. So fand z. B. SCHEER (1904) am linken Auge durch 2 makulare Blutungen Herabsetzung des Visus auf $^5/_{30}$, die Blutungen verschwanden nach 1—2 Monaten und es stellte sich wieder volle Sehschärfe ein. Beobachtet wurde an diesem Fall ausgesprochene Mikropsie, die auf Netzhautödem bezogen wurde.

In den Fällen, in denen später Sehnervenatrophie nachweisbar ist, bleibt das Sehvermögen teilweise oder ganz aufgehoben.

Pathogenese. Das Zustandekommen der starken Stauung ist dadurch zu erklären, daß durch die Rumpfkompression eine erhebliche Steigerung des intrathorakalen Druckes erfolgt. Durch die intrathorakale Druckerhöhung wird der Abfluß des Venenblutes in das rechte Herz behindert und selbst Rückfluß des Blutes nach der Peripherie erzielt. Der rechte Vorhof kann kollabieren, wie durch Sektionen bestätigt ist. Der Umstand, daß die heftige Rückstauung des Blutes so erhebliche Folgen am Kopf und Hals hat, erklärt sich aus dem Verhalten der Venenklappen. Die Vena jugularis interna und externa besitzen an ihrer Einmündungsstelle zwar Klappen, die aber inkonstant und insuffizient sind, während weiterhin die Venen des Kopfes klappenlos sind. Daher kommt es, daß bei heftiger Stauung ein rückläufiger Blutstrom in diesen Gefäßen zustande kommt. Die starke Rückstauung des Blutes kann sich zu den kleinsten Zweigen fortpflanzen und sie zur Zerreißung bringen. An den Extremitäten, deren Venen zahlreiche gut schließende Klappen besitzen, fehlen deshalb die Blutungen in der Regel vollständig.

Erstrecken sich, wie in dem Fall von BRAUN (1899) die Blutungen auf den Arm, so muß man annehmen, daß die Klappen an der Vena subclavia und axillaris entweder vorher nicht ordentlich schlußfähig waren oder durch die starke Dehnung des Gefäßes insuffizient geworden sind.

Je nach den Umständen können verschiedene Momente die Steigerung des intrathorakalen Drucks und die Rückstauung des Venenblutes hervorrufen.

Ist der Brustkorb einer direkten Kompression zwischen zwei harten Flächen ausgesetzt, so kann die gewaltsame Kompression des Thorax direkt eine Steigerung des intrathorakalen Drucks bewirken, wie PERTHES (1899) für seine Fälle annahm. In den Fällen, in denen der Unterleib der komprimierenden Gewalt ausgesetzt ist, werden die Eingeweide stark nach oben verschoben und das Zwerchfell beträchtlich hinaufgedrängt und dadurch die Rückstauung des Blutes veranlaßt (BRAUN 1899).

Ferner kann die intrathorakale Drucksteigerung vermehrt oder hervorgerufen werden durch forciertes Stemmen und Pressen, wobei die Bauchpresse und die Thoraxexspirationsmuskeln bei krampfhaft geschlossener Glottis auf das äußerste angespannt werden und das Zwerchfell stark nach oben gedrängt wird.

In dem von mir beobachteten Fall z. B., bei dem der Verletzte in gebeugter Stellung gegen den niedergehenden Fahrstuhl sich mit aller Kraft stemmte, während es zu einer direkten Kompression des Rumpfes durch wirkliche Einklemmung nicht kam, war die venöse Rückstauung allein durch die forcierte Hebe- und Preßbewegung bei krampfhaft unterbrochener Exspiration erfolgt. Dadurch ist der Übergang gegeben zu den nicht seltenen Fällen, in denen durch heftige Hustenstöße, vor allem beim Keuchhusten, durch Erbrechen usw. Blutextravasate im Gebiet der Kopfgefäße auftreten. Auch in diesen Fällen kommt es zu plötzlicher venöser Stauung durch Erhöhung des intrathorakalen Druckes infolge der forcierten Exspiration bei Verschluß der Glottis.

Die besonderen Druckverhältnisse, unter denen die Gefäße in der Schädelkapsel und in der Bulbuskapsel stehen, lassen es erklärlich erscheinen, daß die betreffenden Venen an einer derartigen plötzlichen Stauung nicht in dem Maße teilnehmen wie die Hautgefäße. Der intraokulare Druck, unter dem die Retina steht, verhindert, daß akute venöse Stase der Körpervenen sofort und in demselben Grade an den Netzhautgefäßen zum Ausdruck kommt.

Nur in einigen Fällen sind Netzhautblutungen beobachtet. Aber auch in diesen Fällen findet man die regulatorische Schutzwirkung des intraokularen Druckes gegen gleichstarke Fortpflanzung der venösen Stase auf die Netzhautgefäße dadurch bestätigt, daß die Blutungen an Zahl und Ausdehnung gering waren, im Gegensatz zu den massenhaften Blutungen, mit der die äußere Haut, die Schleimhäute usw. übersät waren.

Ebenso besteht eine Schutzwirkung gegen die Anteilnahme der Gehirngefäße an der Stauung. Schon nach dem klinischen Symptomenkomplex kann man in der Regel nennenswerte intrakranielle Blutungen mit Sicherheit ausschließen. Selbst in tödlich verlaufenen Fällen können Gehirnblutungen fehlen. So berichtete ORTH (SCHEER 1904) über die Sektion eines derartigen Falles. Die Sektion ergab Freisein des Gehirns und der Hirnhäute, während Haut, Nasenschleimhaut, Orbitalgewebe schwarzrote Färbung aufwiesen. In anderen Fällen sind Stauung in den Gehirngefäßen und Blutungen in der Schädelkapsel beobachtet.

So berichtete z. B. SCHULTZE (1909) über 2 Fälle, darunter 1 tödlich verlaufenen. Die Sektion zeigte eine dünne Schicht flüssigen Blutes zwischen harter und weicher Gehirnhaut und auf der Schnittfläche der Gehirnkammern und des Großhirns zahlreiche abspülbare Blutpunkte, sowie Blutungen am Kehlkopf, an der Luftröhrenschleimhaut usw.

Augenveränderungen nach Leberruptur.

§ 252. Über Augenveränderungen, die in 2 Fällen von traumatischer Leberruptur beobachtet wurden, berichtete TIETZE (1911). Der Befund wurde bestätigt in einem von BANGE (1912) mitgeteilten Fall von geheilter Leberruptur. Es fanden sich Retinalveränderungen mit Ödem und zahlreichen gelbweißen Plaques, die an Retinitis albuminurica erinnerten, aber mit Nierenerkrankung nichts zu tun hatten und auch nicht die Folge von Blutungen waren. Die Erklärung des Befundes stieß auf Schwierigkeit.

In dem ersten von Tietze (1911) mitgeteilten Fall war die Leberruptur durch Überfahrenwerden veranlaßt. Im Gesicht und an der Bindehaut des linken Auges bestanden Stauungsblutungen. Der mit dem Katheter entleerte Urin enthielt weiße und rote Blutkörperchen, massenhafte granulierte Zylinder und starken Eiweißgehalt. Die sonstigen Erscheinungen sprachen für Leberruptur, die bei der Laporotomie gefunden wurde. Der Urinbefund besserte sich schnell.

10 Tage nach der Verletzung wurde über Abnahme des Sehens geklagt. Die Pupille war rechts weiter als links. Ophthalmoskopisch fanden sich rechts Retinalödem, einzelne strichförmige Blutungen in der Nähe der Papille und in dem grauen Augenhintergrund dicht am Optikus mehrere über papillengroße gelbweiße Plaques von runder Form und mit deutlicher Prominenz. Finger wurden in 4 m gezählt. Am linken Auge bestand Retinalödem ohne Herde bei S $5/6$.

Die gelben Herde nahmen anfangs noch zu, konfluierten und gingen innerhalb von 4 Wochen vollständig zurück. Die Sehschärfe wurde normal, das Gesichtsfeld war etwas eingeengt. Etwa 5 Monate nach der Verletzung zeigte sich graue Optikusverfärbung mit Herabsetzung der Sehschärfe auf $5/18$ und starker konzentrischer Gesichtsfeldeinengung.

Im zweiten Fall war die Leberruptur nach Quetschung zwischen 2 Puffern veranlaßt. An Brust und Kopf war außer einer subkonjunktivalen Blutung des linken Auges nichts zu finden. Der Urin war normal und es blieben Erscheinungen von Seiten der Nieren auch weiterhin aus. Es bestanden Zeichen von Leberruptur. Die Laporotomie ergab Ruptur, die genäht wurde; die Heilung wurde durch Lungeninfarkt kompliziert, doch trat langsam Besserung auf. Am fünften Tage nach der Verletzung fanden sich doppelseitige Retinalveränderungen mit zahlreichen gelben Flecken, aber ohne Blutungen. Der Visus war beiderseits etwas herabgesetzt. Es erfolgte schneller Rückgang und nach 3 Wochen war der Augenhintergrund normal.

Die Erklärung des Befundes erschien schwierig. Durch Nierenveränderungen konnten die Herde nicht veranlaßt sein, da solche wohl im ersten Fall vorhanden waren, aber im zweiten Fall fehlten. Aus Blutungen konnten sie ebenfalls nicht hervorgegangen sein, da solche im zweiten Fall fehlten und im ersten Fall nur spärlich waren. Die Befunde erinnerten an die von Purtscher und Körber (Vgl. § 148, S. 791) nach Schädelbasisbruch wahrgenommenen Netzhautveränderungen, die als Lymphorrhagien infolge der plötzlichen Druckerhöhung im Schädelcavum aufgefaßt waren. Die Lymphorrhagie hätte eventuell durch Rumpfkompression erklärt werden können, doch fehlten stärkere Stauungserscheinungen im zweiten Fall. Uthoff, der die Kranken untersuchte, sah die Netzhautveränderungen als Folgen der schweren Anämie an. Gedacht wurde ferner an Intoxikationsvorgänge infolge der starken Nekrose der zertrümmerten Leberteile, so daß die Veränderungen in die Gruppe der Retinitis cachecticorum zu verweisen wären.

In dem von Bange (1912) mitgeteilten Fall hatte sich ein 7 jähriger Knabe durch Aufschlagen des Bauches auf einen Baumstamm eine Leberruptur zugezogen. Bei der Laporotomie fand sich neben starken Blutmassen im Abdomen ein 10 cm langer Riß im rechten Leberlappen, der genäht wurde. 3 Tage nach der Operation wurden ophthalmoskopisch beiderseits in der Umgebung der verwaschenen Papille rundliche weiße und graugelbliche Flecken von Papillengröße nachgewiesen. Der Befund erinnerte an Retinitis albuminurica. Die Funktionen waren normal, die Veränderungen gingen Hand in Hand mit Besserung der Anämie und des Allgemeinbefindens innerhalb von 3 Wochen zurück.

Literatur zu §§ 248—252.

1873. 1. Willers, Über die Dilatation der Blutgefäße des Kopfes nach schweren Verletzungen des Unterleibes. Inaug.-Diss. Greifswald.

1884. 2. Mooren, Hauteinflüsse und Gesichtsstörungen. Wiesbaden.

1888. 3. Knies, Grundriß der Augenheilkunde. S. 243. Wiesbaden.

4. Wagenmann, Retinitis haemorrhagica nach ausgedehnter Hautverbrennung. v. Gräfes Arch. f. Ophth. XXXIV, 2 S. 181.

1899. 5. Perthes, Über ausgedehnte Blutextravasate am Kopf infolge von Kompression des Thorax. Deutsche Zeitschr. f. Chir. L. S. 436.

6. Braun, Stauungsblutungen nach Rumpfkompression. Deutsche Zeitschr. f. Chir. LI. S. 599.

1900. 7. Heller, Luftdruck-Erkrankungen mit besonderer Berücksichtigung der sogenannten Caisson-Krankheit. Wien.

8. Wagenmann, Multiple Blutungen der äußeren Haut und Bindehaut kombiniert mit einer Netzhautblutung nach schwerer Verletzung, Kompression des Körpers durch einen Fahrstuhl. v. Graefes Arch. f. Ophth. LI. S. 550.

1901. 9. Barlay, Über einen Fall von Erblindung nach Heben einer Last. (Ungarisch.) Szemészet. No. 4.

10. Hoppe, Über multiple Gesichts- und Bindehautblutungen. Deutsche med. Wochenschr. S. 505.

11. Pichler, Ein neuer Fall von multiplen Blutungen der Kopfhaut und des Auges nach Kompression des Brustkorbes. Zeitschr. f. Augenheilk. VI. S. 134.

12. Morian, Über einen Fall von Druckstauung. Münch. med. Wochenschrift. No. 2.

1902. 13. Burrell and Crandon, Boston med. surg. Journ. p. 13.

1903. 14. Niemann, Über Druckstauung (Perthes) oder Stauungsblutungen nach Rumpfkompression (Braun). Inaug.-Diss. Straßburg i. E.

1904. 15. Braun, Weiterer Beitrag zur Kenntnis der Stauungsblutungen nach Rumpfkompression. Deutsche Zeitschr. f. Chir. LXXIV. Heft 5 u. 6.

16. Beach and Colb, Traumatic asfyxia. Ann. of surgery. April.

17. Scheer, Netzhautblutungen infolge von Kompression des Thorax. v. Graefes Arch. f. Ophth. LIX. S. 311.

18. Wienecke, Über Stauungsblutungen nach Rumpfkompression. Deutsche Zeitschr. f. Chir. LXXV.

19. Neck, Über Stauungsblutungen nach Rumpfkompresston. Deutsche Zeitschr. f. Chir. LXXV.

1905. 20. Joynt, Notes on a case of pressure stasis. Lancet. April.

21. Milner, Die sogenannten Stauungsblutungen infolge Überdrucks im Rumpf und dessen verschiedene Ursachen. Deutsche Zeitschr. f. Chir. LXXVI.

22. Lewin und Guillery, Die Wirkungen von Arzneimitteln und Giften auf das Auge. I. u. II. Berlin, Hirschwald.

1905. 23. Lacaussade, Ein Fall von Phlegmone der Lider, ein Folgezustand eines septischen Stichs des Handgelenks. L'Opht. provinc. No. 7. Ref.: Zentralbl. f. prakt. Augenheilk. S. 422.

1906. 24. Anderwerth, Über Stauungsblutungen nach Rumpfkompression. Inaug.-Diss. Zürich.

25. Carlini, Amauroti consecutiva ad anemia acuta per emorragica. Clin. ocul. Febbraio. p. 2353.

26. Béal, Des hémorrhagies rétiniennes dans la compression du thorax. Ann. d'Ocul. CXXXV. p. 353. Thèse de Paris.

27. Möser, Über Netzhautblutungen nach Thoraxkompression. Inaug.-Diss. Leipzig.

28. Lindenmeyer, Neuritis retrobulbaris nach Hautverbrennung. Klin. Monatsbl. f. Augenheilk. XLIV. (N. F. I. Bd.) S. 495.

29. Stabel, Blutungen in der Augengegend infolge von Kompression des Abdomens. Deutsche med. Wochenschr. V. Beil. S. 1969.

30. Thilliez, Hémorrhagies chorio-rétiniennes chez des adolescents à la suite d'une période de surmenage physique. Clin. Opht. p. 232 et Journ. des scienc. méd. de Lille. 17. Févr.

1907. 31. Pick, Augenerkrankungen bei Caisson-Arbeitern. Zentralbl. f. prakt Augenheilk. S. 169.

1908. 32. Callan, Doppelseitige Stauungspapille in Verbindung mit komprimierter Luftkrankheit (Caisson disease). Übers. aus Arch. of Ophth. XXXVI. No. 4. Arch. f. Augenheilk. LXI. S. 89.

33. Beatson, Scott. med. and surg. Journ. Juni.

34. v. Hippel sen., Platzen eines Staphyloms nach Heben einer schweren Last, ein Betriebsunfall. Obergutachten. Ref.: v. Michels Jahresber. f. Ophth. S. 791.

1909. 35. Béal, Hémorrhagie rétinienne, œdème rétinien et atrophie optique par compression du thorax et du cou. Ann. d'Ocul. CXLII. p. 89.

36. Lang, Optic atrophy secondary to haemorrhage into optic nerve sheath. (Ophth. Soc. of the Unit. Kingd.) Ophth. Review. p. 91.

37. Schultze, Stauungsblutungen nach Rumpfkompression. (Freie Vereinigung der Chirurgen Berlins.) Deutsche med. Wochenschr. S. 1809.

38. Koch und Henning Rönne, Stauungsblutungen nach Kompression der Brust und des Unterleibes. Dansk Klinik. p. 66. Ref.: Beiträge zur ophth. Literatur aus Dänemark u. Zentralbl. f. prakt. Augenheilk. 1910. S. 51.

1910. 39. Henning Rönne, Sehnervenatrophie nach »Stauungsblutungen«. (Beiträge zur Genese der pathologischen Exkavationen.) Klin. Monatsbl. f. Augenheilk. XLVIII. (N. F. IX. Bd.) S. 50.

40. Stoewer, Sehnervenatrophie, Netzhautblutungen und Ödem infolge von Thoraxkompression. Klin. Monatsbl. f. Augenheilk. XLVIII. (N. F. IX. Bd.) S. 559.

1911. 41. Tietze, Veränderungen am Augenhintergrund bei Fällen von Leberruptur. Arch. f. klin. Chir. XCV. Heft 2.

42. Poulard et Canque, Ecchymoses sous-conjonctivales intenses par compression du thorax. Recueil d'Opht. p. 43.

43. Parker, Optic atrophy from traumatic asphyxia, with report of a case. Arch. of Ophth. XI. p. 159.

44. Griffith, Blood extravasation into the sklera from indirect violence. Med. Record. April.

1912. 45. Bange, Durch den Augenbefund bemerkenswerter Fall von geheilter Leberruptur. Münch. med. Wochenschr. S. 1577.

1913. 46. Le Roux, Atrophie optique unilatérale consécutive à la compression du thorax. Arch. d'Opht. XXXIII. p. 231.

1913. 47. v. Haselberg, Spontanruptur der Aderhaut durch schweres Heben. Char.-Ann. XXXVII.

48. Wagenmann, Zur Ätiologie der Aderhautruptur. (Vereinigung südwestdeutscher Augenärzte.) Bericht: Klin. Monatsbl. f. Augenheilk. LII. 1914. S. 136.

1915. 49. Bradburne, A case of bilateral subconjunctival hemorrhage apparently due to centrifugal force. Ophth. Record. p. 355.

1917. 50. v. Szily, Atlas der Kriegsaugenheilkunde. 2. Lief. Stuttgart, Enke.

1918. 51. Coriat et Boulai, Un cas d'ophtalmie métastatique bilatérale consécutive à une blessure de guerre. Arch. d'Opht. XXXVI. p. 168.

1918. 52. Pincus, Zur Kenntnis der Sehstörungen nach Blutverlust. Bericht über d. 44. Vers. d. Ophth. Ges. Heidelberg. S. 383. v. Graefes Arch. f. Ophth. XCVIII. S. 152.

Namenverzeichnis.

Die fettgedruckten Zahlen beziehen sich auf die Literaturverzeichnisse.

Abadie, Ch. 1004, 1146, 1693, 1695, 1697, 1723, 1925, 1944, 1945; **522, 1055, 1056, 1069, 1151, 1767, 1949.**
Abdullah Djevdet Bey 436; **439.**
Abelsdorff 479, 836, 1639, 1870, 1871, 2026; **484, 857, 1663, 1872, 2097.**
Achard 1671; **564, 1781.**
Achun, A. **521.**
Ackermann 796, 832, 837; **803, 858.**
Adam, Karl 1191, 1195; **1213, 1214.**
—, Kurt 1083, 1125, 1131, 1959, 1960, 1966, 1967, 1989, 1990, 2013, 2014, 2031, 2034, 2037, 2053, 2054, 2059, 2070, 2075; **1098, 1140, 2091, 2092, 2093, 2094, 2097, 2107.**
Adamantiadis 811; **820.**
Adams, J. E. 529; **532, 1581.**
—, Percy 1750, 1763; **1769, 1776.**
Adamück 412, 555, 559, 939, 1004, 1273, 1274, 1276, 1279, 1482, 1552, 1611, 1614, 1617; **426, 519, 564, 604, 951, 1057, 1289, 1290, 1506, 1589, 1628.**
Addario, C. 1008, 1300, 1557; **1060, 1303, 1597.**
Adelheim 639; **664.**
Adler, Hans 732, 1536, 1542; **56, 663, 742, 1397, 1587.**
Agnew 518, 1849; **521, 1455, 1456, 1582.**
Agricola, B. 105, 965; **127, 986.**
Aguilar **1583.**
Ahlfeld 871, 875; **886.**
Ahlström 196, 628, 747, 749, 830, 831, 837, 841, 923, 1146, 1471, 1913; **190, 202, 663, 755, 855, 929, 1138, 1153, 1501, 1950.**
Albanese 97; **131.**
Albers-Schönberg 1192, 1193, 1195, 1199, 1201; **1210, 1211, 1213, 1214.**
Albertin 737; **742.**
Albitos 677; **684.**
Albrand 425; **165, 428.**
Alexander, Lesser 466, 535, 571, 748, 749, 760, 832, 841, 843, 939, 1297, 1310, 1803; **202, 523, 533, 537, 568, 575, 666, 755, 757, 786, 788, 856, 952, 1071, 1259, 1260, 1292, 1303, 1333, 1778, 1811, 1834, 2092.**
—, Louis 159; **165, 1391, 1416.**
Alexejew **13.**
Allemann 748; **756.**

Allen Star 1601, 1613, 1614; **1117, 1626.**
van Allen **1456.**
Allmeyer **2079.**
Allport, F. 965, 1340, 1532, 1538, 1570, 1622; **377, 986, 1415, 1416, 1525, 1590, 1598.**
Alonso 1647, 1690; **1663, 1771.**
Alphonse 1864; **1868.**
Alquié **658.**
Alt, Adolf 178, 179, 459, 473, 528, 560, 592, 617, 635, 636, 641, 644, 646, 647, 1658, 2057; **187, 190, 480, 482, 483, 533, 567, 594, 595, 660, 783, 1054, 1055, 1057, 1213, 1394, 1495, 1597, 1599, 1661, 2085.**
Alter **1528.**
Alvarado **1460, 1497.**
Amberg 1360, 1361, 1538, 1570; **1411, 1595.**
Amberger 1160; **1161.**
Ambrose 1035; **1058.**
Amédée 458, 464; **480.**
Ammann 219, 240, 253, 254, 257, 259, 260, 261, 264, 278, 280, 282, 285, 295, 307, 311, 325, 326, 328, 330, 332, 342, 346, 347, 349, 351, 353, 356, 360, 361, 600; **377, 378, 380, 384, 604, 1527, 1867.**
v. Ammon 471, 473, 550, 559, 609, 1480, 1645, 1654, 2057, 2061; **480, 563, 658, 1504, 1660, 1811, 2079.**
Ammundsen 1422; **1392, 1456.**
Amundsen **1841.**
Anandale **1136.**
Anastasi 1940; **1951.**
Ancke 579, 915; **165, 586, 929.**
Ancona 113; **129.**
Anders **729.**
Anderwerth 2114, 2116; **2121.**
Andozsky 1004; **121, 1061.**
Andral 436; **438, 683.**
André 1473; **1498.**
Andreae, J. 1643, 1666, 1677, 1683, 1686, 1698, 1699, 1700, 1702, 1704, 1705, 1707, 1709, 1712, 1716, 1718, 1719, 1729, 1731, 1740; **1662, 1769, 1770.**
Andresen 1224, 1230, 1234, 1371; **1257, 1408, 1593.**
Andrew **520.**
Andrews, J. A. 1802; **1809.**
Angell **564.**
d'Angelo **1626, 1627.**

Becker 140, 143, 861, 1305, 1312, 1315, 1323, 1330; 145, 867, 1331, 1409.
— 2090, 2094.
— (Chirurg) 2042, 2043.
v. Becker 735; 740.
Beckmann, F. 1874, 1875, 1885, 1888, 1889, 1892; 1893.
Béclère 1194, 1195, 1198; 1210, 1211, 1630.
Bedell 983, 1487; 992, 1510.
Bednarski, A. 641, 646, 1018; 61, 665, 1062, 1257, 1403, 1525.
Beer, J. G. 182, 585, 609, 1147, 1624; 185, 658.
—, Th. 694, 695, 699, 732; 701, 742.
Beevor 794, 796, 800, 809, 811, 814, 816; 801, 817.
Beger 904; 850, 907.
Bègue 1495.
Behm 466, 504, 506, 508, 510, 513, 514, 535; 484, 524.
Behr 1022, 1802, 1806, 1992, 1993; 820, 1072, 1812, 1834, 2097.
Behring 1757; 1767.
Beigneux 1129, 1132; 1137.
Bejkovsky 371; 385.
Beljewitsch 46; 61, 2098.
Bell 53, 846, 1607; 58.
Bellarminoff 311, 896, 915; 703, 909, 930, 1631.
Belley 1864; 1868.
Bellille 1802; 1812.
Bellini 1729.
Bellinzona 665.
Bellion 721.
Bellos 1872.
Bellot 1204, 1575; 1212, 1597.
Bellouard 811, 1731; 816, 1766.
Bellows 684, 743.
Belsky 1358; 1412.
Belt 1589.
Beuda, C. 1760; 1778.
v. Benedek 571.
de Benedetti 105, 729; 127, 704, 744.
Benedikt 182.
Bennett 995, 1014; 1071.
Benson, A. 507, 1919, 1922; 520, 565, 782, 1136, 1947.
Benthal 994; 1062.
Bentzen 100, 994, 1010, 1078, 1694, 1936; 667, 1060, 1062, 1064, 1096, 1769, 1952.
Béranger-Férand 1627.
Bérard 846, 2032.
de Berardinis 106, 107, 110; 125, 126.
Berendes, J. 1262, 1265, 1269; 1292, 1595.
Berens 1405.
Berestnew 114; 121.
Bergel 1967.
Bergemann 1906; 1061, 1951.
Berger, Albr. 1487; 1494, 1507, 1625.
—, C. 748, 1146, 1147, 2064; 756, 1154, 2089.
—, E. 434, 517, 824, 834, 869, 875, 878, 880, 882, 883, 1447, 1479, 1480; 438, 521, 683, 851, 885, 888, 929, 1505, 2080.

Berger, H. 1813, 1815; 1821.
—, Paul (frz.) 1659, 2008, 2018; 1392, 1662, 2083.
Bergeret 1558.
van den Bergh 1843; 1811, 1845.
Bergl 2033; 2094.
Bergmann 708; 718, 1214.
v. Bergmann, E. 673, 728, 729, 736, 737, 759, 763, 766, 770, 791, 796, 798, 821, 826, 828, 830, 831, 834, 837, 839, 841, 845, 846, 1411, 1412, 1957, 1975, 1980, 2014, 2019, 2020, 2029, 2040, 2053, 2064; 675, 740, 781, 800, 850, 851, 1117, 1626, 2081, 2085, 2087.
Bergmeister 687, 695, 699, 883, 1052, 1082, 1247, 1252, 1472, 1473, 1611, 1758, 1760, 1976; 3, 396, 704, 889, 1054, 1070, 1099, 1259, 1260, 1416, 1501, 1577, 1579, 1628, 1773, 1775, 2090.
Berlin, Aug. 1838, 1839; 1845.
—, H. 1003, 1006, 1010; 1064.
—, Joh. 1973, 1995, 1997; 1952, 2091.
—, R. 174, 175, 183, 185, 403, 405, 410, 411, 418, 422, 423, 475, 490, 527, 528, 534, 544, 570, 576, 577, 580, 582, 612, 669, 677, 707, 710, 715, 718, 724, 728, 731, 734, 737, 760, 763, 765, 766, 769, 772, 831, 900, 901, 1041, 1106, 1107, 1112, 1114, 1116, 1124, 1144, 1148, 1244, 1262, 1266, 1281, 1307, 1451, 1533, 1541, 1557, 1561, 1564, 1603, 1613, 1619, 1621, 1976, 1996, 2006, 2009, 2038, 2054, 2056, 2058; 186, 426, 427, 480, 490, 532, 536, 564, 574, 586, 675, 683, 701, 719, 740, 781, 850, 885, 907, 1117, 1151, 1171, 1286, 1455, 1576, 1947, 2081, 2082.
Berliner 796; 803.
Berlit, B. 824; 857.
Bernard, M. 1475, 1992; 1502, 2083.
—, P. 1147; 1155, 1627.
Bernarding 1440, 1447.
Bernardo 529; 533.
Bernartz, H. 1385, 1389, 1536, 1542; 1409, 1594.
Bernhardt, M. 140; 145.
Bernheim 95, 96; 120.
Bernheimer 1750, 2053; 1767, 2094.
Berry, G. A. 273, 274, 323, 967, 1004, 1422, 1823, 1830, 1909; 375, 380, 1057, 1398, 1949.
Berthérand 1957; 2079.
Bertram, E. 861; 865.
—, R. 462, 608, 609, 611, 613, 616, 617, 625, 628, 636, 638, 653, 656, 657; 483, 664.
Bertrand 505; 521.
Best 179, 1827, 1855, 2026, 2027, 2028, 2030, 2054, 2062; 189, 1836, 1845, 1859, 1860, 2094, 2097, 2102, 2106, 2107.
Betke 1370; 1398.
Betti 1427; 1463.
Bettmann, Boerne 534; 450, 481, 521, 532, 537.

Crandon 2114, 2115; 2120.
Crassaignac 712.
Crawford 671, 672, 1729; 675, 1769.
Cranz 1900.
de Crecchio 1639; 1660.
Creniceanu 1082; 1095, 1524, 1583.
Crespi 27, 173; 57, 186, 1053, 1579.
Cretschmar 1073; 1063, 1076.
Cridland 1385, 1763; 1417, 1634, 1776, 1862.
Crigler 1666; 1778.
Crisp 1372; 1415.
Critchett, And 834, 934, 1003, 1244, 1297, 1434, 1476, 1477, 1534, 2024, 2064; 521, 522, 703, 851, 948, 1457, 1496, 1585, 1947, 2088.
Cronigneau 708, 710, 711, 718; 719.
Croskey 1425, 1429; 1459.
Cross F. R. 1055.
—, Richardson 201, 1509.
Crowder 924; 931.
Crozat 1767.
Cruise 1409, 2102.
Cruyl 177; 188.
Crzellitzer 1802; 859, 1812.
Csapodi 163, 811; 165, 817, 1056, 1287, 1457, 1581.
Cuénod 104, 111; 121.
Cuignet 497.
Culbertson 814, 1787; 376, 818, 853, 1800.
Cunier 14, 1442, 1475, 1479, 1480, 1483, 1484, 1517; 1501, 1504, 1507, 1624.
Cunningham 2098.
Cuperus 939, 1654; 952, 1665.
Curdy 939, 946, 1760; 952, 1780.
Cusner 994, 1082, 1919; 1072, 1099, 1952.
Cutler 1797.
Czermak, W. 113, 430, 440, 443, 445, 937, 1659; 126, 188, 438, 450, 948, 1405, 1525, 1591, 1664.
Czerny 1823, 1824; 1832.

Dagilaiski 159; 166.
Daguenet 586.
Dahlfeld 308, 1491; 376, 1205.
Dahlhaus 141, 143; 145.
Dahrenstädt 601; 604.
Daland, Judson 1846, 1862.
Dalén 96, 97, 896, 1131, 1813, 1815, 123, 910, 1140, 1820.
Dalmer 1181, 1306, 1339; 1333, 1416.
Danesi 1899, 1923; 1095, 1458, 1949.
Daniels 1874, 1875; 1893.
Danis M. 1671; 1781.
— 140, 142, 144, 2053; 146, 1190, 1260, 2098, 2104.
Dantrelle 2094.
Danyau 870, 872, 884; 885.
Dar 1279; 1291, 1593.
Darier 144, 141, 143, 501, 535, 693, 699, 700, 701, 965, 966, 972, 1004, 1009, 1011, 1615, 1725; 126, 127, 145, 523, 537, 702, 986, 987, 990, 1057, 1058,

1061, 1064, 1066, 1068, 1069, 1205, 1629, 1769, 2098.
Darling 1293.
Dartigue 1989, 2053; 2085.
Daseni 1589.
Daub 1062.
Daulnoy 731, 771; 703, 743, 785.
Davaine 845.
Davey 505, 506; 520.
Davids 518, 995, 1028, 1385, 1386, 1532; 486, 525, 668, 1072, 1408, 1593.
Davidson, Mackenzie 1191, 1193, 1195, 1197, 1871; 1206, 1208, 1529, 1872.
Davis, Leighton 1815; 1820.
— 56, 512; 58, 519, 2093.
Dawidenkow 811; 820.
Dean 910.
Deane 1194, 1198; 1209, 1210, 1407, 1408.
Debédat 1598.
Debève 1601; 1631.
Debierre 1269, 1473; 755, 782, 1137, 1288, 1391, 1498, 1583.
Debove 852.
Debrou 148; 152.
Decès 148; 152.
Decherd 1108, 1125, 1427; 1119, 1139.
Decker 1278; 1289.
Défontaine 1801, 1803; 1809.
Dehennne 534, 1654, 1691, 129; 378, 384, 521, 532, 536, 1055, 1579, 1661, 1766.
Dehn 708, 711, 717; 720.
Delacroix 628, 1487, 1993; 660, 1054, 1507, 2083.
Delahaye 1984; 2090.
Delamore 217.
Delanglade 2042, 2043; 2090.
Delantsheere 777; 756, 1211, 1952.
Delany 1551, 1994, 1995; 1592, 2087.
Delens 148; 152.
Delneuville 749, 1148; 756, 1070.
Delord 1666, 1672, 1745, 2027; 1780, 2102, 2106.
Delorme 1064.
Demaria 422, 491, 492; 167, 498.
Demarquay 183, 184; 185, 1625.
Demichéri 794, 842; 786, 802, 856.
Demme 728, 766, 774, 775, 1864, 1975, 1976, 1980, 1991, 2007, 2040, 2053, 2057, 2061, 2062; 56, 740, 781, 2079.
Demours 609, 1632, 1914; 658.
Denhaene 684.
Denig 424, 580, 581, 686, 695, 699, 832, 844, 1220, 1268, 1270, 1465, 1475, 1658, 1666, 1695, 1697, 1722, 1784, 1785; 427, 587, 702, 703, 853, 1068, 1222, 1289, 1496, 1588, 1665, 1772, 1778, 1779, 1799, 2087.
Denissenko 573; 520, 575.
Denonvilliers 837.
Denti 158, 751, 837; 165, 755, 782, 1581,
Dépontot 716; 719.
Derby, H 1670, 1671; 127, 1055, 1396, 1781.
Derome 663.

Exner 1205.
Eyer 1306, 1323; 1333.
Eyser 868.

Faber, D. 1487; 1510.
—, E. 1951.
—, E. 441, 1612; 452, 522, 1624.
Fabian 213, 633; 216, 665.
Fabrini 1620; 1632.
Fabre 1319.
Fabri 1775.
Fabricius 1333; 1390.
Fage 749, 876, 1004, 1039, 1787, 1793; 567, 662, 757, 888, 1057, 1060, 1096, 1797.
Faith 163; 166, 1415.
Falch 1612, 1616; 1626.
Falchi 617, 625, 641, 646, 647; 604, 661.
Famechon 623, 1381; 668, 1414.
Fano 133, 618, 621, 622, 1075, 1647, 1942; 137, 438, 603, 659, 661, 683, 783, 928, 1053, 1056, 1057, 1076, 1095, 1152, 1495, 1579, 1625, 1767, 1918.
Faravelli 805, 810, 811; 817.
Faschingbauer 2015; 2102.
Faucheron 754.
Faure 936; 949.
— Beaulieu 1125; 1140.
— Favier 1651; 1660.
Fedoroff 1996, 2032; 2086.
Fehr 197, 198, 514, 622, 641, 646, 1022, 1085, 1089, 1226, 1230, 1245, 1375, 1378, 1484, 1487, 1666, 1677, 1682, 1685, 1802, 1976; 202, 523, 664, 1062, 1064, 1066, 1097, 1207, 1256, 1400, 1402, 1406, 1408, 1509, 1590, 1592, 1776, 1812, 1950, 2087.
— (D. 1916) 2030.
Feilchenfeld, H. 777, 942, 1075, 1081, 1083; 787, 951, 1076, 1097.
— 2070; 2095.
—, W. 253, 256, 279, 831, 1823, 1827, 2076, 2077; 378, 382, 852, 1834, 1835, 2108.
Feilke 995, 1027, 1515, 1731; 1066, 1408, 1526, 1594.
Feinstein 933, 938, 1760; 949, 1771.
Fejer 461, 462, 530, 749, 876, 878, 1143, 1146, 1609; 484, 533, 665, 756, 888, 1154, 1633.
Feldhaus 1333; 1408.
Feldmann 1855; 1859.
Felix 2004, 2033; 2090.
Felser 96; 119.
Fenger 2082.
Fenton 2107.
Ferber 538; 542.
Ferdinands 1919, 1929; 1948.
Féré 1802, 1806; 1809.
Ferenczi 791; 803.
Ferentinos 1823, 1829; 987, 1834.
Fergus 1802, 1806; 382, 1810.
Fergusson 1477; 1503.
Fernandez, Santos 2034.
—, Caro 1456.

Ferrand-Cara 1161; 1161.
Ferret 201.
Ferri 831, 832, 1185, 1473; 852, 1189, 1397, 1402, 1403, 1406, 1500.
Ferrier 843, 1647; 852, 1661.
Ferron 831, 837; 856, 1496, 2089.
Feruglio 109, 978; 132.
Feuer 198; 200.
Feutschinsky 2083.
Février 485, 575.
le Fevre 1996; 2088.
Fick, A., E. 96, 693, 715, 1556; 78, 118, 720, 1398, 1586.
Fieuzal 53, 76; 77, 438.
Filatow 155; 131, 156.
Filipow 1007; 1066.
v. Fillenbaum 12; 13.
Finkelnburg 802.
Finkelstein 822; 887.
Finlay 217, 1058, 1949.
Fisch 967.
Fischer, Erich 505, 506, 509, 511, 558, 561, 738; 525, 569..
—, E. 219, 237, 240, 260, 695, 1007; 380, 703, 1063, 1396, 1398, 1585.
—, Ferd. 1429; 1461.
—, Georg 1965, 2035; 2080.
—, Joh. Nep. 1647, 1683, 1689.
—, Rich. 1078; 1096.
—, Th. 289, 290, 312; 303.
— 114, 207, 512, 829, 964, 1434, 1614, 2020; 129, 215, 519, 855, 1459, 2079, 2082.
Fiser 672, 673, 749, 1126, 1127, 1140, 1607, 1612; 676, 743, 756, 785, 1138, 1153, 1630.
Fisher, W., A. 1379, 1381, 1528, 1551, 1555, 1575; 1210, 1214, 1397, 1402, 1408, 1589, 1594.
— 448, 881, 882, 1477, 2021; 453, 889, 1504.
Flächer 1927; 1954.
Flammer 835, 842; 784, 854.
Flanders 1247; 1258.
Flarer 715; 719.
Flatau 111; 125.
Flatten 763, 826, 833; 783, 2084.
Fleig 1756; 1776.
Fleischer, Br. 1181, 1191, 1194, 1196, 1200, 1202, 1239, 1371, 1389, 1967, 1969, 1995, 1996, 2024, 2026, 2027, 2040, 2047; 1190, 1214, 1215, 1258, 1406, 1592, 1599, 2092, 2095, 2098, 2107.
Fleming 572; 575.
Flemming, Joh. 1870; 1872.
—, Percy, 688, 699, 732, 845, 1004, 1009; 703, 743, 855, 1055.
— 1954.
Fletcher 827, 836, 837; 742, 853, 1053.
Fleury 660.
Flury 1667, 1668, 1670, 1671, 1736, 1738, 1764; 1782.
Földessy 1727; 1767.

Förstemann 831, 837, 841, 843; 854.
Förster, R. 207, 243, 406, 422, 459, 468, 473, 476, 490; 214, 375. 427, 481, 497, 521.
Folker, W., H. 1074; 1076.
Follin 424; 426, 658.
Foltz 1480; 1504.
Fonck 1475; 1501.
de Fonseca 1729; 1580, 1626, 1766.
Fontan 434, 436; 438, 683, 1662, 1893.
Foote 96; 122.
Forlanini 1004, 1519; 1058, 1523, 1586.
la Forse 1625.
Forsmark 1538, 1565, 1566, 1568, 1570; 1596.
v. Forster 1787; 1396, 1398, 1584, 1729, 2083.
Forti 439, 684.
Fortunati 102, 1273, 1721; 119, 1288, 1774.
Fortunato 699, 730; 704, 744.
Foster, Movre 1418.
Foucault 1802; 1809.
Fouchard 994; 663, 784, 1059, 1950.
Foucher 1611, 1612 1802; 683, 1629.
Fourgs 1282, 1474; 1289, 1503.
Fourioux 3.
Fournet 1645; 1455, 1660.
Foveau de Courmelles 1207.
Fowelin 2043; 2104.
Fox, Webster 1194, 1195, 1199; 930, 1210, 1809, 1810.
Frachtmann 388, 466; 396, 484, 524.
Fränkel, Fritz 666.
—, G. 1010, 1179, 1198, 1199, 1429, 1487; 1068, 1072, 1187, 1211, 1391, 1403, 1405, 1457, 1507, 1579.
— 918, 1996, 2054; 929.
France, John 624; 518.
Frank, Otto 1008, 1010; 1066.
Francke 182; 189.
Franco 164; 168.
Frank, Joh. 1008; 1066.
—, L. S. 1456.
—, M. 1339, 1340; 1412.
— 148, 151, 557, 1762; 563, 1769, 1779.
Franke 658.
—, E. 96, 403, 406, 411, 412, 465, 468, 692, 699, 729, 732, 778, 836, 900, 936, 939, 946, 982, 983, 996, 1082, 1204, 1227, 1268, 1272, 1280, 1286, 1300, 1467, 1473, 1475, 1480, 1482, 1486, 1487, 1489, 1529, 1538, 1567, 1570, 1622, 1659, 1723, 1912, 2026; 120, 427, 481, 565, 702, 742, 788, 859, 909, 948, 952, 1058, 1071, 1095, 1208, 1209, 1213, 1215, 1257, 1288, 1290, 1302, 1393, 1406, 1495, 1502, 1503, 1505, 1506, 1508, 1510, 1581, 1591, 1593, 1630, 1664, 1768, 1769, 1954.
Frankl-Hochwart 207, 208, 211; 515, 216.
Frédericq, Léon 1332.
Frenkel 534, 535, 1967, 2008, 2027; 537, 1098, 1600, 2098, 2104, 2107.
Freudenthal 761, 772, 926; 787, 929.
Freund 1867.

Frey, Ernst 210; 217.
Freysz 1815; 1820.
Freytag 1638, 1760; 1665, 1780.
Frézières 1097.
Fribourg 1003; 1054.
Fricke 1729; 1764.
Fridenberg, Percy 589, 602, 807, 1191, 1243, 1274, 1919, 1937; 593, 605, 818. 1054, 1205, 1258, 1291, 1950.
Friebis 1004; 1059.
Friedberg 675.
Friedemann 753; 757, 1950.
Friedenberg 1894.
Friedenwald, A., B. 1729; 1769.
—, H. 671, 672, 811, 830, 832; 675, 819, 851.
— 196, 498, 918, 1159, 1369, 1919; 201, 929, 1137, 1161, 1396, 1400, 1597, 1953.
Friedinger 1299, 1479, 1480, 1484, 1487; 1301, 1505, 1507.
Friedmann, A. 1191; 1205, 1629, 2085.
—, Max 830, 835; 853.
Friedrich, Paul 1112, 1160; 1119, 1161.
Frisco 124.
Fritzsch, Hrch. 882; 885, 886.
Fritzschi 1729.
Fritzel 448; 452.
Fröbelius 658.
Fröhlich, Karl 936, 1996, 2054; 785, 948, 2087.
—, Konrad 967, 1173, 1342, 1473; 1187, 1392, 1458, 1499.
Frogé 754; 756.
Froidbise 795; 802.
Fromaget 140, 141, 143, 535, 538, 619, 630, 641, 646, 837, 966, 968, 995, 1029, 1204, 1538, 1557, 1561, 1570, 1601, 1604, 1612, 1666, 1672, 1745, 1802; 145, 537, 543, 663, 665. 743, 785, 855, 1059, 1062, 1069, 1208, 1209, 1406, 1409, 1588, 1591, 1628, 1630, 1780, 1812, 2104.
Fromm 936, 964, 1004, 1723; 948, 1057, 1585, 1768.
Fronmüller 1624.
Frost 198, 1075, 1608, 2042, 2043; 201, 1077, 2089.
Früchte 181, 194, 196, 200, 1305, 1324, 1328, 1847; 190, 203, 1332, 1510.
Fruginele 1538; 1594.
Fryer 1127, 1156, 1157, 1616; 1118, 1137, 1158, 1626.
Fuchs, E. 53, 80, 84, 86, 88, 90, 93, 109, 133, 137, 173, 199, 399, 405, 421, 432, 433, 444, 473, 488, 489, 493, 505, 528, 547, 573, 591, 592, 608, 612, 614, 641, 647, 650, 653, 657, 676, 684, 692, 699, 701, 733, 749, 826, 831, 842, 843, 939, 940, 959, 967, 979, 980, 982, 1021, 1039, 1080, 1082, 1148, 1225, 1282, 1539, 1649, 1803, 1838, 1840, 1855, 1881, 1892; 57, 125, 127, 129, 131, 138, 139, 187, 203, 428, 439, 452, 453, 485, 497, 525, 533, 568, 575, 593, 594, 684, 702, 743, 755, 757, 852, 858, 950, 951, 988, 991, 1053, 1065, 1095, 1096, 1260, 1417, 1584, 1845, 1861.

Maslenikow 1481, 1482; 1097, 1506.
Mason 1269, 1471, 1473, 1480; 1287, 1498, 1504, 1577, 1578.
Masse 193, 196, 199, 1487; 200, 201, 1507, 1508.
Massie 417, 613, 622, 625; 426, 660.
Massmann 1482; 1506.
Masson 520, 1055.
Massot 733, 734.
Masugi, Atsuhiko 894, 895, 897, 898, 944; 910.
Mathewson 176, 862, 1731, 1838; 186, 868, 1765, 1846.
Mathis 1053.
Matlakowski 701.
Matthieu 98, 1225; 131, 1260.
Mauersberg 106; 130.
Maurizi 1823; 1839.
Mausvezin 148; 152.
Mauthner 411, 461. 549, 554. 577, 582, 825, 826, 832, 838. 1802; 426, 480, 563, 564, 586. 816, 851, 852, 1009.
Mawas 1597.
May. Charles, H. 1658; 1662.
—, E. 1698, 1712, 1716; 1770.
— 1462, 1463.
Mayer, Georg 141, 2041; 145, 2103.
— (1873) 2080.
Mayerhausen 768. 771, 933, 938, 1449, 1712, 1760; 782. 948, 1456, 1766.
Maynard 1004; 667, 1062.
Mayne 1434.
Maygrier 870, 882; 886.
Mayon 178, 1864; 190, 1210, 1867.
Mayweg, sen. 136, 164, 636, 1007. 1010, 1011, 1013, 1344, 1354, 1364, 1365, 1375, 1378, 1379. 1385, 1386, 1538, 1569; 139, 167, 667, 1062, 1065, 1072.
—, jun. 140. 141. 143, 144. 1604, 1615; 146, 1632. 1664.
Mazet 98, 1421; 121, 1257, 1459, 1526, 1592.
Mazza 538; 543.
Meding (N-York) 1442; 1460.
Medwedew 1004; 1056.
v. d. Meer 164; 167.
Meesmann. H. 1241, 1541, 1551; 1255, 1586.
Meierhof, E. 1583.
Meighan, F. S. 176, 1550; 187, 1579, 1584, 1585.
Meinshausen 8; 8.
Meissner 162; 166.
Meister 2087.
Meixner 1305, 1323; 1332.
Meller 180, 194, 197, 198, 440, 641, 649, 655, 979, 981, 1232, 1471, 1723, 2060; 202. 453, 668, 991, 1260, 1501, 1779, 2105.
Mellinger 538, 673, 734, 896, 964, 966, 967, 994, 1009, 1109, 1122. 1335, 1358, 1360, 1361, 1738; 542. 675, 743, 909, 1059, 1061, 1062. 1118, 1137, 1395, 1401, 1409, 1413, 1768.
Mellinghoff 1517, 1758, 1759; 1527, 1774.

Meltzer 731, 732, 771; 704, 744, 786.
Menacho 1195, 1823, 1830; 381, 1210, 1258, 1410, 1833, 1834.
Mende 1609, 1610, 1614; 1633.
v. — 970; 990.
Mendel, F. 601, 1127, 1128. 1132. 1280, 1698; 217. 604, 1138. 1188, 1207, 1290, 1402, 1405, 1407, 1771.
Mendelssohn, Elli 1299, 1467, 1480, 1484, 1487; 1303, 1506. 1510.
Meneghelli 559; 569.
Mengelberg 240, 600; 382, 605, 1210.
Mengin 628, 1299. 1556, 1913, 1941; 603, 661, 1054, 1301, 1581, 1626, 1948.
Ménière 677; 683.
Menton 729; 439, 684, 743, 1118.
Mentzel 235; 385.
Menzies, Acworth 940; 951.
Mercanti, Martin A. 622; 662.
Merdas 254; 377.
Mergel 1036; 1065.
Merkel 434, 1602.
Merritt, George W. 523.
v. Mertz, A. 494; 499.
Merz-Weigandt 494, 1686, 1965, 1970; 498, 1773, 2090.
v. Merz 1970, 1971, 1973, 1982, 1986, 1992, 1995, 2002, 2008, 2064, 2065; 2091.
Messerer 737; 741, 2082.
Metafune 97; 131.
Métaxas 1484, 1487; 1509.
Metge 1389; 1415, 1598.
de Mets 534; 537, 1463.
Mettey 1802, 1803, 1807, 1854; 1811, 1858,
v. d. Meulen 328; 374.
Meurer, C. 1729; 1768.
Meuser 1236; 1259.
Meusnier 436; 438, 683.
Mey 809, 811; 818.
Meyer-Ahrens 1839; 1844.
—, Eduard 100, 771, 1004, 1473, 1802; 567. 781, 1058, 1206, 1394, 1397, 1498, 2086.
—, Ernst 588, 1243, 1268, 1269, 1275, 1278; 592, 1255, 1288.
—, F. 1484, 1485, 1487; 60, 1508, 1646.
—, H. 1777.
—, Karl 1405, 1591.
—, Otto 111, 609, 635, 636, 641, 807; 122, 663.
—, Victor 1669, 1764; 1767.
—, Waldemar Lothar 103, 104, 106, 109; 128, 132.
— (1842 Minden) 1333, 1335.
— (Diss. 1876) 2080.
v. — 2032; 2079.
Meyerhöfer 1273.
Meyerhof 170, 1372, 2026; 171, 1416, 1778, 1953, 2100.
Meyhöfer 468, 517, 968, 1003, 1784, 1786, 1787, 1789, 1790; 480, 1053, 1578, 1798.
de Micas 695, 699, 700, 1425, 1430; 381, 383, 703, 1461, 1497.

Otto (Reg. Arzt, Wien) **1060**.
Ovio 1220, 1649, 1678, 1902, 1903, 1914, 1916, 1919, 1925; **785, 1222, 1664, 1771, 1949**.
Owen 1471, 1473; **1498**.

Pach 1812.
Paderstein 1483, 1487, 1517, 1523, 2070; **1259, 1510, 1527, 2096**.
Page 812, 824; **783, 817, 853, 1393, 1626**.
Pagel 461, 1333; **1401**.
Pagenstecher, A. H. 591, 592, 596, 699, 732, 1993, 2026; **593, 597, 704, 744, 2088, 2100**.
—, Alexander 970, 1004, 1279, 1484, 1486, 1514, 1517, 1604, 1614, 1623; **1053, 1286, 1625, 1893**.
—, Hermann 591, 646, 648, 619, 627, 636, 672, 1039, 1122, 1132, 1133, 1173, 1185, 1304, 1305, 1311, 1312, 1317, 1322, 1787, 1788, 1790, 1864; **592, 660, 675, 1053, 1136, 1187, 1331, 1391, 1798**.
—, H. E. 106, 176, 1671, 1698, 1705, 1707, 1967; **130, 186, 1773, 1780, 2096**.
—, Karl (Elberfeld) 1078, 1918, 1945; **1094, 1916**.
Pahl 1919, 1936, 1943, 2055; **58, 1950, 2086**.
Pajot 872, 876; **885**.
Palich-Szántó, Olga 1169, 1389; **1172, 1417**.
Palomar de la Torre 2051; **2096**.
Paly 53; **59**.
Pamard 1483, 1486, 1512, 1647, 1917; **1507, 1946**.
Panas 100, 104, 176, 182, 183, 669, 696, 706, 747, 748, 766, 774, 791, 821, 822, 826, 828, 830, 831, 923, 1142, 1144, 1146, 1308, 1992, 2001, 2032, 2039, 2051; **122, 125, 188, 189, 665, 675, 703, 706, 756, 771, 800, 851, 854, 856, 928, 929, 1153, 1154, 1209, 1799, 1811, 1820, 1951**.
Pansier 566, 1402, 1584, 1769.
Pansini 120.
Pantinsky 1584.
Paon 622, 641, 646; **665**.
Paparcone 1666, 1672, 1731; **1780**.
Pape 1007; **1065**.
Pardo 493; **499**.
Paré 1111.
Pargamin 1392.
Parinaud 141, 143, 1102; **145, 216**.
Parisotti 471, 473, 562, 750; **482, 522, 537, 566, 570, 757, 1069**.
Park, Levis 861, 864; **867**.
— **741**.
Parker, E. F. **675**.
—, F. L. **1580**.
— 1305, 1354, 1813, 1815, 2114, 2116; **1332, 1411, 1820, 2121**.
Parlato 644, 646; **667**.
Parsons, J. H. 591, 900, 901, 1041, 1125, 1132, 1466, 1854, 1857, 1976, 2040; **911, 1139, 1497, 1860, 1861, 2090, 2096**.
Parthenheimer 837; **859**.

Pascale 1966; **2029**.
Pascheff 198, 892, 843, 1112, 1760, 2026, 2032, 2033; **203, 858, 1120, 1779, 2096, 2105**.
Pasetti 706, 1358, 1802, 1807; **707, 1411**.
Passauer 472; **480**.
Passavant 754, 864, 1156; **1158**.
Passera 2100.
Passow 1854; **1862**.
Pastega 1795, 1813; **1820**.
Paterson 126.
Paton 1865; **1868**.
Patry 1110, 1121; **1120, 1140**.
Patterson 90, 104, 106, 431, 1473; **130, 439, 949, 1070, 1416, 1500**.
Patton 1213.
Paul, A. 873, 875; **887**.
—, L. 102, 103, 105, 108, 1732; **127, 1139, 1773**.
Paulesco 864; **867**.
Paulicki 1980, 2032; **2082**.
Paulus 798; **801**.
Pauly 1389.
Pawel 175, 1725; **189, 1770**.
Payne 785.
Payr 2031; **788, 2096**.
Péan 729; **741**.
Pechdo 1056.
Péchin 589, 752, 1112; **594, 755, 756, 785, 1120, 1138, 2092**.
Peck 875, 880; **664, 886, 888**.
Pédebidon 417, 621, 622; **427, 520, 660**.
Peiper 60.
—, O. 1897, 1903; **1952**.
Peltesohn 1385, 1538; **1405, 1591**.
Penet 518; **521, 1095**.
Penner 1906; **1953**.
Penzoldt 157; **157**.
Peppmüller 1827.
Percival 274, 356; **377, 1410**.
Percy 1602.
Peretti 503, 770, 771, 806, 826; **523, 784, 818, 854**.
Pergeus 76, 1827; **78, 1836**.
Perkowsky 2081.
Perles 111, 114, 1480; **120, 121, 1398, 1505, 1587**.
Perlia 160, 163, 165, 288; **78, 166, 167, 385**.
Perlmann, Alfred 135, 600, 677, 1109, 1177; **139, 439, 605, 684, 1120, 1189, 1527**.
Perret 141.
Perrin 1599, 1781.
Perrod 454, 464, 686, 732, 749; **385, 485, 704, 745, 757**.
Perthes 727, 731, 735, 2114, 2116, 2117; **721, 745, 2120**.
Pes, O. 106, 116, 141, 142, 148, 152, 915, 918, 919, 1615; **122, 126, 146, 153, 930, 1630**.
Peschel 1009, 1483, 1484, 1487; **1065, 1508**.
Peszkowski **438, 683**.
Peters, Albert 207, 208, 238, 299, 364, 368, 442, 493, 538, 540, 541, 730, 811, 814,